《本草纲目·修治》新编

主编◎刘艳菊 王光忠

U0232660

长江出版传媒
湖北科学技术出版社

图书在版编目(CIP)数据

《本草纲目·修治》新编/刘艳菊,王光忠主编.—武汉:湖北
科学技术出版社,2021.4
ISBN 978-7-5706-0883-6

Ⅰ.①本… Ⅱ.①刘… ②王… Ⅲ.①《本草纲目》Ⅳ.①R281.3

中国版本图书馆 CIP 数据核字(2020)第 055512 号

策　　划:冯友仁
责任编辑:程玉珊　李　青　　　　　　　　　　　　封面设计:胡　博

出版发行:湖北科学技术出版社　　　　　　　　　电话:027-87679447
地　　址:武汉市雄楚大街 268 号　　　　　　　　邮编:430070
　　　　　(湖北出版文化城 B 座 13—14 层)
网　　址:http://www.hbstp.com.cn

印　　刷:武汉市金港彩印有限公司　　　　　　　　　　　邮编:430023

889×1194　　　　　　1/16　　　　　　33.75 印张　　　　　　930 千字
2021 年 4 月第 1 版　　　　　　　　　　　　2021 年 4 月第 1 次印刷
　　　　　　　　　　　　　　　　　　　　　　　　定价:198.00 元

《〈本草纲目·修治〉新编》

编 委 会

前　言

　　《本草纲目》是明代伟大医药学家李时珍（1518—1593）撰写的鸿篇巨制，是我国珍贵的医药文化遗产。《本草纲目》内容丰富，涵盖中医药学、矿物学、冶金学、植物学、化学，以及动物学等。收载药物 1 892 种，方剂 10 000 余首，附图 1 109 幅。药物分为水、火、土、金石、草、谷、菜、果、木、服器、虫、鳞、介、禽、兽、人等 16 部，每种药物阐发内容主要包括"释名""集解""正误""修治""气味""主治""发明""附方"八项，系统阐释药物的"名称""产地采收""炮制""性味功能""方剂配伍""正误"等。汇集了明代之前历代医药学家本草精粹，广征博集，自成体系。为后世药物采制、加工炮制、临床用药等提供了丰富的理论基础和实践经验。

　　《本草纲目》正文以品种为纲，八项为目。部分品种设有"修治"专项，"修治"即为现代"炮制"。修治方法包括炒、炙、煅、蒸、煮、煿等，并增补了发酵、发芽、制曲等。李时珍在"修治"项既收集了雷敩、弘景、李珣、大明、宗奭、元素、震亨等医家的论述和文献，品种有 289 种，又记述了对前人和自己的经验体会，共 604 条，其中李时珍一人占有 168 条。

　　为了梳理《本草纲目》所涉及"修治"的品种及方法，厘清古今炮制方法传承脉络，阐述修治对炮制技术发展的影响，编者通过系统整理统计《本草纲目》有"修治"项的药物为 333 味（前人统计为 330 种）。其记载内容除炮制方法外，还涵盖产地加工、贮藏方法等。为了传承时珍修治文化，编写组在深度研究其原文的基础上，充分尊重原文，以金陵版《本草纲目》为蓝本，收集"修治"品种，以现代生产可参考、临床可借鉴、研究可查阅为目的，编撰了《〈本草纲目·修治〉新编》一书。

　　本书分为总论和各论两部分。总论分为两章，首先介绍了李时珍的身世及其《本草纲目》编著的艰辛历程，其次阐述了《本草纲目》对中药产地加工和炮制技术的贡献。各论分为十章，参照《本草纲目》的品种类别方法，以植物（根、茎、叶、花、果实）、动物、矿物为类别。每一品种下设来源、修治原文、古代炮制、现代炮制、研究概况、述评等项目。对于常用品种编写项目尽量齐全，冷背或不用品种项目有删减。其中古代炮制，是按朝代梳理清代之前炮制方法。现代炮制包括炮制方法、炮制作用、质量要求。炮制方法主要收载 2020 版《中国药典》方法（即文中未标注出处者。若引用非 2020 版则有标注）、地方规范方法（多省市收载的相同方法，文中标注较新的规范，简写格式为：版本年限＋省市名）或权威著作收录的方法。炮制作用和质量控制遵循炮制方法出处相关要求，尽量引用权威资料。研究概况分为化学成分、工艺研究、药理作用，以现代公开发表高水平文章为参考整理而成。述评主要对《本草纲目》修治项收载的方法特点，与古今方法的关系，并客观评述李时珍对前人方法的修辑和对当今炮制技术发展的影响，以及为我们留下深层次探索的问题，吸取精华，弃去糟粕。本书采用两种检索形式，主目录按部位分类检索，各类品种按笔画排序；附录1检索按金陵本《本草纲目》原著排序，并与本书药物名称对照，方便读者查阅。为了省略文字，参考古代典籍以缩写表示，全书名称及相关图书信息可见附录2，期刊论文省略。

在本书编写过程中，编者竭尽全力，深入研究，考证、审修无数，希望为广大《本草纲目》医药文化爱好者、中医药从业人士提供一部实用、准确的参考读物。

刘梅菊

王克光

2020 年 5 月

目　录

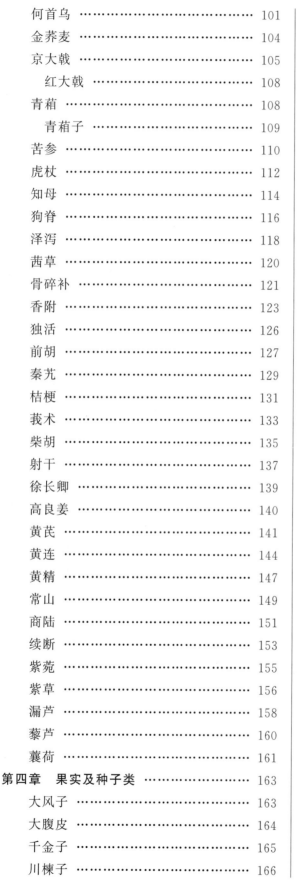

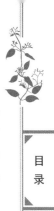

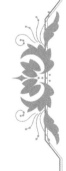

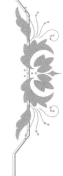

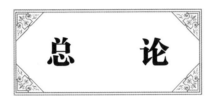

总　　论

第一章
李时珍和《本草纲目》

第一节　李时珍的出身家世

蕲州，位于湖北东部，在万里长江黄金水道之北岸，素以环境优美、坡泽纵横、山水相依而著称于世。在这块名传经史、富饶神奇的沃土上，明代中叶诞生了一位被当代人誉称为世界文化名人、世界科学巨人、伟大的医药学家——李时珍。

虽然历史的车轮已驶入 21 世纪，世界科学技术有了空前的飞跃发展，但是人们只要一谈到李时珍，无不钦佩他对中国文化繁荣昌盛所做出的巨大贡献，无不赞誉他对自然科学的承前启后、推进科学技术发展所起的巨大作用。李时珍毕生献身于中华文化，潜心于自然科学的研究，为中华民族乃至世界留下了十分珍贵的科学遗产——《本草纲目》。他的杰出成就不仅在中国文化史上、科学史上是罕见的，在世界上亦占有举足轻重的地位。

正因为李时珍对人类的杰出贡献和不朽成就，激起了世界人民 400 余年来对他无限怀念之情，科技界、文化界、史学界十分关注李时珍的出身家世，并进行了许多卓有成效的收集整理研究。关于李时珍的出身家世，历史文献记载很多，零星分散。为了弄清这位伟人的出身家世，一些著名学者、历史学家多次前往蕲州一带实地寻找李时珍的家世遗迹，在浩如烟海的文献中查找其家世线索。可惜时代的变迁，且经明末战乱，尤其是农民起义军张献忠攻打蕲州的那次战火。当时李时珍的孙子、告老回乡的山西按察副使李树初率众坚守蕲州拒敌，因朝廷腐败未发援兵，驻守日久，终因粮绝弹尽，蕲州沦陷，李树初和其家人均被张献忠杀害，家中资产（包括家谱一类的文献）被洗劫一空，致使有关李时珍祖辈（祖父以上）情况无实录可考。

李时珍的祖父，由于无家谱可查，名字也无法弄清楚。但根据史料推测，李时珍的祖父也是以医为业，家境比较殷实。

李时珍的父亲名李言闻，字子郁，号月池。他"博学经史"，才思敏捷。早年热衷于仕途，以优良的成绩考取贡生，曾多次参加科举考试，终因时乖命蹇而未能入仕。中年因家庭生活所迫，遂以医为业，业医不久，声誉四起，周围百里莫不称他为"华佗再世""扁鹊重生"。于明嘉靖二十八年（公元 1549 年）因医学造诣精深被朝廷选拔为太医院史目。在太医院里李言闻如鱼得水，他充分利用太医院医学人才荟萃、医学著作收藏丰厚的优势，如饥似渴地吸收医药学知识，取他人之长补己之短，使自己的医术得到长足的进步。晚年辞官归里，怀着"济世救民"的仁爱之心，在蕲州一座道教正一派的道观——玄妙观设诊，以精湛的医技造福乡里，为州人称颂。乡里特立一石碑于观前，以彰李言闻的功德。可惜的是因时代的变迁，玄妙观被毁，但石碑犹存，现存放于李时珍医院内李时珍医史文献馆里。

李言闻不仅医术高明，且以品德高尚而闻名乡里。清代文学家顾景星的《白茅堂集》中载有李言闻劝乡里和睦的事迹。乡里一兄弟俩分家立业时弟弟恃强霸占其兄的田产，其兄不从，遂诉之于衙门，兄弟俩诉讼日久，苦不堪言。李言闻为此特召兄弟俩到家，置办酒食好言好语劝解，力求他们兄弟和睦，哪知兄弟俩酒足饭饱，仍然争论不止，毫无和解之意。李言闻看到此情此景，感到痛心疾首，深责自己劝解不力。数年后，胜方为赢官司耗尽家产，败诉者死于狱中，家族他人乘机瓜分其遗产，尸体无人过问，李言闻大义出资为其下葬，乡里众人莫不称颂其济世美德。

李言闻从习儒起就与蕲州豪门绅士往来密切，并有深厚的情谊。当时蕲州有顾、冯、李、郝四大家族，特别是顾家，从元代起就是官僚家庭，到明代中叶，更盛于前，就连朱氏宗室樊山王也是顾家门下常客。顾家的主人顾敦不仅是顾家户首，也是当地有名的乡绅，他平时喜爱附庸风雅，笼络学识丰富之士，李言闻即是他拉拢的对象之一。从此李言闻时常出入顾家，并与有"天下清绝，顾问、顾阙"美誉的顾氏兄弟交往甚厚。顾氏兄弟德高望重，名闻朝野，《三楚文献录·二顾先生传》有"天下咸重二夫子……诵慕乃在公卿硕辅之上"的赞誉。顾氏后人顾景星在《白茅堂集·顾桂岩家传》中多处提到李、顾的交往背景，李言闻逝世，"桂岩公哭之恸"，由此可见李言闻与顾氏兄弟交往情谊非同一般。

李言闻在长期的医疗实践中，颇为留心总结临床经验，寻幽探秘发前人之未发，并将其撰写成文，著有《医学八脉注》《四诊发明》《痘疹证治》《人参传》《艾叶传》等书。

李言闻生有两子一女，长子果珍，号隣湖，娶妻田氏，李果珍的生平事迹史料无记载。1981年在蕲州发现了他的墓碑，碑上记载李果珍死于明万历辛巳，即公元1581年。他没有生子，立其弟李时珍的季子李建木为嗣子。李时珍还有一个姐姐，嫁到蕲州一姓柳的人家。

李时珍为李言闻的次子，娶妻吴氏，生有4个儿子，长子建中，次子建元，三子建方，四子建木。李时珍的孙子有6人，即李树初、李树本、李树声、李树良、李树宗、李树勋。曾孙有李具庆、李长庆、李寿庆、李福庆。李时珍的第七代孙有3人，即李用枚、李焞、李炬。在有关的史料中，从李时珍的父亲李言闻开始，可以查到第八代，第八代以后的情况就无法找到了，有待今之史学者和民间人士发掘。

从李言闻开始，李氏一门子孙，非儒即医，或儒医两兼，在蕲州乃至朝廷都有很高的声誉和地位。李建中是李时珍的大儿子，字龙源，他性格温顺，深得李时珍夫妇的喜爱。建中自小聪明敏慧，读书勤奋刻苦，10岁就能吟诗作对，故史载他"十岁能文"。12岁考中秀才，嘉靖甲子年（公元1564年）参加乡试，李建中一举夺魁，考中举人，载誉而归，完成了他父亲李时珍多年的夙愿。他中举后，即被朝廷委任为四川蓬溪知县。在任期间，他秉公执法，刚正不阿，为官清廉，政绩卓著。任满以公正廉洁而升任云南永昌通判，因其父李时珍年老多病，李建中三上表章，请求朝廷准许回乡事亲，自此一直居住蕲州。其著作有《蜀游草》《明木山诗》数卷。李建木，字泰阶，是蕲州颇为有名的秀才。建木性情淡泊，不思仕途功名，但嗜读史书，历代兴衰，文人轶事，他都了然于胸。并将历史事例作为借鉴，告诫或鞭策自己。他有着浓厚的"仁爱"之心，万历二年（公元1574年），蕲州遇到百年难逢的大水，蕲州一带不少房屋被毁，田地被淹，灾民遍布全城，衣食无着，露宿街头。李建木看到此情此景，尽管家里并不宽裕，仍然在街头煮粥赈灾救民，使数百人得以度过这场自然灾害，乡人莫不歌颂建木的功德。李建方是李时珍诸子中唯一继承父业行医的儿子，他学医勤奋，潜心学习其父李时珍的诊疗技术，在较短的时间里，就能辨别药物，在临床上能融会贯通。短短数年就医术大进，不久其高明的医术传到京城，被朝廷选拔到太医院任职。李树初，字客天，是李时珍的孙子，他自小聪明伶俐，读书勤奋用功，于万历四十六年（公元1618年）参加乡试，以优异的成绩考中进士，被朝廷授予户都主事的职务。在任期内，李树初工作认真，待人诚恳和气，深得上司及同僚的喜欢。后以处事方正被推荐升任为山西按察副使，一跃成为朝廷的高级官员。李树初后期在蕲州率兵抗击张献忠率领的农民起义军而以身殉职。

李氏家门还以贤德著称于乡里，为了表彰其才能和高尚德行，乡人将李时珍、李建中、李建木和李树初祖孙四人奉为蕲州"四贤"。明末清初的文学家顾景星曾为李氏"四贤"作传，在明代天启四年（公元 1624 年）蕲州人为"四贤"立了一座坊表，坊表后经战乱倒塌，光绪乙巳年（公元 1905 年），当地人又立了一块"四贤"坊表故址碑，此碑现存于蕲州李时珍医院内李时珍医史文献馆里。

从李时珍的父亲李言闻起，他的家境可称得上中等水平，生活比较稳定。到了李建中、李树初时期，已成为蕲州赫赫有名的上层贵族、官僚地主家庭。优越的社会地位，富裕的家庭环境，对李时珍后代的教育和成长提供了良好的条件。

由于李氏家谱的亡佚，对系统地了解李时珍的家世无疑是一个很大的损失。同时，也给现代查考李时珍家世留下了难以逾越的障碍，使不少问题至今仍然争论不休，得不到圆满的答案。根据有限的历史文献，也只能查到李时珍的第七代孙就中断了线索，故李时珍后代仍然是一个谜，我们期待以后有更多的发现，来解释李时珍家世的诸多疑团，从而使今人彻底弄清李时珍祖父以上的情况，和李时珍第七代以后的子孙后人的情况，以表达今人对李时珍的无限敬仰之情。

第二节　《本草纲目》的出版历程

李时珍倾毕生的精力，从 35 岁即明嘉靖三十一年（公元 1552 年）开始着手编写《本草纲目》，至 61 岁即明万历六年（公元 1578 年）方才脱稿完成，其间长达 27 年之久，经过艰苦卓绝的努力，《本草纲目》于 1578 年编写成功，这不仅凝聚着李时珍毕生的心血结晶，而且也浸透了他的儿子、孙子和学生们辛勤劳动的汗水。从首版的金陵版所收载的辑写名单中，就可以了解到在《本草纲目》的浩大编著工程中，李时珍动员了他的四个儿子、四个孙子及他的徒弟来参加这一伟大工作，如此家庭式的祖孙三代、徒子徒孙进行着这么规模宏大的科学巨著的编写，在世界史上是绝无仅有的。

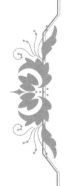

《本草纲目》定稿后，李时珍为了这部书的出版，几经周折，他于 1578—1579 年，在其儿子的扶持下，先到黄州府，后到武昌、南昌官府，均找不到肯接受刻印的商人，而当时黄州、武昌官府人员不仅不肯出资付梓，而且就《本草纲目》中反神仙道教内容，对李时珍进行了人身攻击和凌辱，并扬言要殴打李时珍父子。虽然此时不乏有人有意出资出版，但要求李时珍更改其中的反神仙道教的内容，李时珍断然予以回绝和批驳。李时珍遭受到了上自皇帝、王公贵族，下至地方豪绅的道教积极奉行者的巨大淫威和歧视，冒着生命危险，耐心说教，据理力争。李时珍更加充分地认识到《本草纲目》出版意义之重大，这也更加坚定了李时珍出版《本草纲目》的决心。

《本草纲目》的出版虽然遭受到困难，但是却已被广泛地传抄开了，不少有识之士通过各种途径告知李时珍，要求李时珍请文坛巨匠王世贞为之作序，意欲借其声望，使《本草纲目》能够引起朝野的重视，李时珍也认为这是唯一的途径。对于王世贞，李时珍是在王世贞 1573 年就任湖北按察使时见过面，王世贞是当时赫赫有名的文学大家，独主文坛 20 年，极负盛名。1580 年，王世贞已被朝廷免职家居南京太仓县，但是"士大夫及山人词客，衲子羽流，莫不奔走门下，片字褒赏，声价骤起"之盛况依然不因其免职而冷落。于是，李时珍于 1580 年秋季，由蕲州乘船顺江东下，经过十几天的长途跋涉后，终于于九月九日在南京太仓县弇山园拜会了当时的文坛领袖王世贞。

见到王世贞后，李时珍说明求序之意，并极力陈述《本草纲目》编著的重大现实意义，李时珍表示"愿乞一言，以托不朽"。此时的王世贞正迷恋于道家养生成仙术，对李时珍恳切之言不屑一顾，特别反感李时珍在《本草纲目》中对道教方士进行的批判和驳斥，加之李时珍刚到太仓时，正是昙阳子升天之时，道教方士云集，王世贞正在其列。李时珍认为昙阳子所说的全是虚妄之语，她平日所讲的全是道书上的疯话，并力劝王世贞不要迷信，以免误伤身体或性命。王世贞不仅不听劝告，反而与李时珍发生争执，这时的王世贞宁为昙阳子作传，也没有给《本草纲目》作序，只是送给李时珍一首诗，对李时珍诚恳之求作了讥讽，戏赠曰：

> 李叟维肖直塘树，便睹仙真跨龙去。
>
> 却出青囊肘后书，似求玄晏先生序。
>
> 华阳真逸临欲仙，误注本草迟十年。
>
> 何如但附贤郎舄，羊角横搏上九天。

李时珍看到无法求得王世贞写序，心情十分沉重，感到世态炎凉，刻书渺茫。心想如果就这样，毕生心血将付诸东流，科学真理难以昭然于世。于是，李时珍在南京开台悬壶行医，当时南京是五方杂居、文人荟萃之地，又是明代出版的中心，书商经营规模颇大，刻本技术精良。李时珍充分利用空余时间寻找南京这一全国木版刻印大都会的书商刻印，与当时金陵出版商胡承龙有过接触，虽然未有书商愿意承担这部鸿篇巨著的刻印，但其卓越的医术在南京不胫而走，加之李时珍曾在朝廷太医院工作过，更使不少官府人员求治于他，李时珍充分利用各种机会呼吁刻印《本草纲目》的重要性和必要性，同时利用治病救人的机会批驳迷信道教成仙之术的民众和官府。

1589年，王世贞再度被朝廷起用，任南京刑部尚书，上任后的王世贞，已耳闻朝野内外不时地议论曾求序于他的闻名遐迩的大医家李时珍，更听言李时珍"千里就药于门，立活不取值"高尚品德，王世贞利用其特殊社会地位弄到了从民间传抄的《本草纲目》部分卷本，开始细心研读，并根据自己几十年信奉道教方士成仙术而致身患难言之疾的切身体会，深感李时珍《本草纲目》中所言确乃"帝王之秘箓，臣民之重宝"。于时，特托人请李时珍给自己治病，李时珍听说王世贞找他治病，正中其多年向王世贞求序的心愿，同意再次前往王世贞的弇山园。

1590年2月上旬，李时珍再次来到王世贞的太仓县弇山园，李时珍不仅给王世贞治好了因迷恋道教方士之仙术给身体造成的祸患，而且感动了王世贞这位文坛巨匠。当李时珍再次表明请求他作序时，王世贞欣然应允，并挽留李时珍在弇山园住几天，就在这短短的几天里，这两位第三次见面的年过花甲的老人谈得十分投机。一位是文坛巨匠，一位是盖世名医，虽然他们各人奋斗的事业不同，但是对待科学和真理的态度都是严肃认真的。

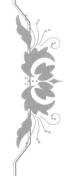

王世贞全面看完《本草纲目》后，赞叹不止，并拜撰作序，称颂李时珍"真北斗以南一人"。他在序中言，翻开《本草纲目》"如入金谷之园，种色夺目；如登龙君之宫，宝藏悉陈；陈对冰壶玉鉴，毛发可指数也"。并称《本草纲目》"博而不繁，详而有要，综核究竟，直窥渊海。兹岂禁以医书觏哉，实性理之精微，格物之通典。帝王之秘箓，臣民之重宝"。王世贞对李时珍和《本草纲目》的评语，绝非过誉，经过历史的验证，是恰如其分、受之无愧。而一生刚正不阿的王世贞，对人从不妄赞一辞，独于李时珍《本草纲目》推崇备至，欣赏有加，信非偶然。

就在王世贞给《本草纲目》作序的这年，即1590年，南京著名书商胡承龙就已读过《本草纲目》的手抄本，认为这是一部极有价值的著作，理应流传百世，只是未有名家推荐和官府重视。当胡承龙得知王世贞已给《本草纲目》写了序，并给予了极高评价时，便决定出资印行，而此时的李时珍自1580年来南京到1590年，已在南京为民业医、济世救民十个春秋，因生活条件艰苦，损害了他的健康，身体日渐衰弱，交稿胡承龙后，不得不匆匆起程逆江而上回到世居之地——蕲州。李时珍回蕲后，只好由其长子建中代去南京，几经周折，才与书商胡承龙洽谈成功，自此《本草纲目》开始付刻。胡承龙自 1590 年接稿开始到 1593 年，前后历时 4 年，方才全部刻完，当书刻好之时，即将印刷出版，李时珍逝世的噩耗就从蕲州传到南京。李时珍与世长辞之后的第三年即 1596 年，划时代巨著《本草纲目》在南京首刊出版，此版世称金陵版。李时珍在逝世前叮嘱儿子李建元把《本草纲目》一书和《遗表》上呈给明神宗皇帝，李建元遵其父遗嘱于 1596 年 11 月上疏进呈，而昏庸无能的神宗皇帝，根本不理朝政，梦想炼丹成仙，更不关注社会医药事业的发展，当接到李时珍毕生心血的结晶——《本草纲目》时，连看都未看，仅仅御批为"书留览，礼部知道，钦此"。

虽然《本草纲目》的出版问世未能得到当时神宗皇帝的高度重视，但是因其巨大的实用价值和科学价值而在国内外被广为传抄和再版。

第二章
《本草纲目》对炮制的贡献

　　《本草纲目》是李时珍的惊世之作，著作的贡献和影响跨越了时代和国度。《本草纲目》不仅仅是医药史上的一部巨著，也是矿物学、冶金学、植物学、化学及动物学的综合著作。李时珍是我国植物形态学的开创者，为我国古代植物分类学史谱写下了光辉的篇章。他用亲身实践得出的结论校正了历代本草的错误；发明了不少药物的真正效用，增加新药 374 种；介绍和发展了整个中药学的基本理论；对于沉淀、过滤、升华蒸馏等技术的精通和详细记录，使其成为化学、矿物学研究的先驱；对畜牧兽医及有关栽培的记载，无疑为人类留下了一份宝贵的遗产。达尔文在《动物与植物在家养下的变异》一书中赞誉《本草纲目》为"1596 年出版的中国百科全书"，李时珍被列入世界古代科学家之林，当之无愧。

　　《本草纲目》更是我国古代医药专著中论述中药最全面、最系统、最丰富的典籍。著作对中医药所涉及的内容无一疏漏，中药炮制技术与作用也不例外。在《本草纲目》一书中，部分药物正文下设有【修治】专项，专门记载了每种药物的炮制方法。除此项外，还在篇首的"序例"和品种的【集解】和【发明】项下散在地记述了中药炮制的理论和作用，以及药材的采收与加工方法。《本草纲目》蕴藏着无比丰富的中药制药技术和理论，对中药的采制与炮制学科的发展起着重要作用。

第一节　《本草纲目》关于采收加工方法与理论

　　药材采收加工是指对来源于自然、可作为药用的植物、动物和矿物适时进行采收，并采用适当方法进行加工，最终生产成商品药材的过程。药材的采收与加工是人类在繁衍发展过程中与疾病抗争积累的制药技术的宝贵经验。人们经历了长期的摸索，根据药物特点和临床疗效不断调整加工方法，使加工手段逐渐趋于成熟和完善。至今，每种药材都形成了较稳定的加工方法。

　　中药采收与加工的起源可追溯到原始社会，经历了由简单的收割、干燥，到较为复杂的蒸、煮、发汗、熏硫等技术的应用。采收加工技术在历朝历代的医药专著甚至文学作品中均有记载。李时珍的《本草纲目》也不例外，在序例第一卷中不仅总结了前人的经验，也阐述了李时珍自己的观点，提出诸多精辟理论。《本草纲目》载药 1892 种，对每种药材的性味、产地、形态、采集加工及配方等都有叙述。药材的采收时节、加工方法均记述于【集解】项下。诸多品种不仅收载了前人本草典籍的相关内容，更有李时珍自己的观点和认识。

　　药材采收的关键是时间性和道地性，加工方法必须符合药物自身性质和特点。在《本草纲目》中有论述，"生产有南北，气节有早迟，根苗异收采，制造异法度"是李时珍对中药种植的道地性、采收的时间性和不同品种加工方法差异性的综合阐述。总结《本草纲目》论述，关于药材采收加工主要原则有以下几方面。

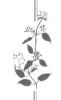

一、依时采收原则

药材采收应依时采收，才可保证药材质量。药材采收时间分生长年限和采收时间。药材生长年限不同，质量差异明显。在最佳采收年限中，不同采收期，又将影响药材的药效和质量，所有药材均以最佳采收年限，最佳采收期质优效佳。一般来讲，根茎类多在秋冬季节采收，叶类以在花前期或盛花期采收为多，皮类以春末夏初为佳。正如陈嘉谟在《本草蒙筌》中所描述的："采未老枝茎，汁正充溢，摘将开花蕊，气尚保藏。实收已熟，味纯；叶采新生，力倍。"在《本草纲目》"序例"中收载"采药分六气岁物"，曰"司岁备物，则无遗主矣。岁物者，天地之专精也。非司岁物则气散，质同而异等也。气味有厚薄，性味有躁静，治保有多少，力化有深浅"；"药工专司岁气，所收药物所主无遗略矣"。即表述采收药物应适时采收，方可保证药物性味功能。在《本草纲目》中还记载了李时珍总结的采收加工规律。根茎类采收，如人参"秋冬采者坚实，春夏采者虚软"。地黄"本草以二、八月采根，殊未穷物性。八月残叶犹在，叶中精气，未尽归根，二月新苗已生，根中精气已滋于叶。不如正月、九月采者殊好"。大蓟"四月采苗，九月采根，并阴干用"。鸢尾"九、十月采根"。全草及叶类采收与干燥，如紫草"三月逐垄下子，九月子熟时刈草，春社前后采根阴干"。艾叶"三月三，五月五日采叶曝干"。种子类如王不留行：时珍曰"苗、子皆入药"，"三月收苗，五月收子"。《本草纲目》也收载了前人的方法，如麦冬，《别录》曰"生函谷川谷及肥土石间久废处，二、三、八、十月采根，阴干"。《本草纲目》较详尽地记述了各草本部位的最佳采收期。

二、道地为佳原则

中药有其赖以生存的生长环境，正是因为这种环境的影响，赋予了中药相应的性味功能。从物质基础来说，药材也就具有了与其功效相一致的化学成分。经过几千年的临床验证，药材产区不同，疗效差异较大。古人以临床疗效验证，将功效最佳者称为道地药材，该产区也称为道地产区，生产的药材质优效佳。

药材种植有与其功效相适宜的生长环境，不可随意引种生产，否则将会虽有其名，终无其实，可谓"橘生淮南则为橘，生于淮北则为枳"。中药讲究道地性，《本草纲目》在【集解】中有记载。如在人参项下，时珍曰"上党，今潞州也，……，今所用者皆是辽参"。黄连"汉末李当之本草，惟取蜀郡黄肥而坚者为善。今虽吴、蜀皆有，惟以雅州、眉州者为良"。"天雄、附子、乌头，并以蜀道绵州、龙州出者佳。余处纵有，力弱不相似"。三七"生广西南丹诸州番峒深山中"。甘草"赤皮断理，看之坚实者，是枹罕草，最佳。枹罕是西羌地名"（指川北）。艾，时珍曰"艾叶本草不著土产，但云生田野……自成化以来，则以蕲州者为胜，用充万物，天下重之，谓之蕲艾"。上述所描述道地药材产区与现在一致。

三、特色产地加工

《本草纲目》记载了诸多药物的采收与加工方法。根据药物本身的性质不同，其加工方法有所不同。药材产地加工方法以净制、干燥为主。药材采收后需除去泥沙、非药用部位及分离药用部位。干燥过程可分为阴干、晒干和曝干；有的加工过程须用蒸、煮或烫等方法。在《本草纲目》【修治】和【集解】项下收载了诸多典籍中的加工方法。如黄精，敦曰"凡采得以溪水洗净蒸之，从巳至子，薄切干用"。黄连"凡使以布拭去肉毛，用浆水浸二伏时，滤出，于柳木火上焙干用"。牡丹"生巴郡山谷及汉中，二八月采根阴干"；"凡采得根日干，以铜刀劈破去骨"。记述了丹皮的

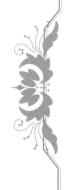

产地加工方法。蓬莪术"九月采，削去皮，蒸熟曝干用"。关于干地黄的产地加工方法，时珍曰"本经所谓干地黄者，即生地黄之干者也。其法取地黄一百斤，择肥者六十斤洗净，晒令微皱。以拣下者洗净，木臼中捣绞汁尽，投酒更捣，取汁拌前地黄，日中晒干，或火焙干用"。半夏"半夏生槐里川谷。五月、八月采根，暴晒"。甘草"采得去芦头及赤皮，阴干用"；"凡使须去头尾尖处，其头尾吐人"。

《本草纲目》收载了丰富的药材采收与加工方法，并且在"序例"中也归纳了精辟的采收加工理论，即道地性理论和采收时间理论。但对药材采收加工后的贮藏保管方法未有记载和涉及。贮藏保管是药材质量的重要保证，在这样的惊世巨著中未有体现，略显缺憾。

第二节 "修治"方法和品种

《本草纲目》是我国古代医药专著中，论述中药最全面、最系统、最丰富的典籍。著作对中药炮制技术与作用记载也不例外，在《本草纲目》中，333味（前人统计为330种）药物正文下设有【修治】专项，专门记载了这些药物的炮制方法。收载药物炮制方法包括炒、炙、煅、蒸、煮、焯等，并在前人的基础上增加了发酵、发芽、制曲等，具体品种详见表2-1。各炮制方法涉及品种达491种，详见表2-2。在该项下李时珍既收集了如雷敩、弘景、李珣、大明、宗奭、元素、震亨等人的论述和文献，品种有289种，也记述了当时的经验，共604条，其中李时珍一人的经验占有168条，有些药物的炮制品应用在【发明】或其他内容中也有体现。

表2-1 《本草纲目》记载有"修治"专项品种

分类	品种数（333味）	品 种 名
草部	124	甘草、黄耆、人参、桔梗、黄精、萎蕤、知母、肉苁蓉、赤箭、苍术、狗脊、巴戟天、远志、淫羊藿、仙茅、玄参、紫草、黄连、秦艽、柴胡、前胡、独活、升麻、苦参、贝母、龙胆、细辛、鬼督邮、徐长卿、白薇、白前、当归、蛇床、白芷、芍药、牡丹、木香、杜若、高良姜、豆蔻、荜茇、蒟酱、肉豆蔻、补骨脂、蓬莪茂、荆三棱、香附子、泽兰、兰草、香薷、赤车使者、艾、青蒿、茺蔚、刘寄奴草、旋覆花、青葙、续断、漏卢、飞廉、胡卢巴、蠡实、恶实、葈耳、蘘荷、麻黄、灯心草、干地黄、熟地黄、牛膝、紫菀、麦门冬、败酱、款冬花、瞿麦、王不留行、葶苈、车前、虎杖、蒺藜、大黄、商陆、防葵、大戟、甘遂、续随子、莨菪、云实、蓖麻子、常山、藜芦、附子、天雄、侧子、乌头、天南星、半夏、射干、芫花、莽草、菟丝子、五味子、覆盆子、马兜铃、牵牛子、栝楼、天门冬、百部、何首乌、女萎、茜草、防己、赤地利、络石、泽泻、菖蒲、蒲黄、水萍、海藻、昆布、石斛、骨碎补、石韦、卷柏、马勃
谷部	5	胡麻、大麻、薏苡仁、罂粟壳、扁豆
菜部	3	韭子、胡葱、灰藋
果部	33	山楂、白柿、醂柿、柿糕、石榴皮、黄橘皮、青橘皮、橘核、薯蓣、李根皮、杏仁、乌梅、核桃仁、桃花、桃茎及白皮、桃胶、木瓜、枇杷叶、橡实、橡实斗壳、槲若、槟榔、大腹子、椰子、蜀椒、秦椒、毕澄茄、吴茱萸、甜瓜子仁、甜瓜蒂、莲实、荷叶、芡实

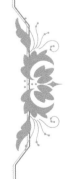

《本草纲目·修治》新编

分类	品种数	品　种　名
木部	47	柏实、柏叶、松脂、辛夷、沉香、枫香脂、乳香、没药、麒麟竭、龙脑香、樟脑、檗木、厚朴、杜仲、干漆、椿樗、楝实、槐实、槐花、皂荚、皂荚子、无食子、诃黎勒、榉木皮、白杨木皮、苏方木、巴豆、大风子、桑根、楮实、枳实、卮子、蕤核、山茱萸、郁李、卫矛、枸杞、牡荆沥、蔓荆实、密蒙花、卖木子、茯苓、琥珀、猪苓、雷丸、桑上寄生、淡竹沥
虫部	20	蜂蜜、露蜂房、五倍子、桑螵蛸、僵蚕、樗鸡、斑蝥、芫青、葛上亭长、地胆、水蛭、蛴螬、蝉蜕、蜣螂、蛋虻、蟾蜍、蛤蟆、蜈蚣、马陆、蚯蚓
鳞部	10	龙骨、龙齿、龙角、鼍甲、鲮鲤甲、石龙子、蛤蚧、蛇蜕、白花蛇、乌贼鱼骨
介部	16	龟甲、秦龟甲、绿毛龟、鳖甲、蟹、牡蛎、珍珠、文蛤、海蛤、石决明、蛤粉、魁蛤、贝子、紫贝、珂、甲香
禽部	5	雄雀屎、伏翼、天鼠屎、五灵脂、鸱头
兽部	20	猪脂、白马阴茎、阿胶、牛黄、虎骨、虎睛、象胆、犀角、熊脂、熊掌、羚羊角、鹿茸、鹿角、白胶、麋角、麋茸、麝香、猫屎、腽肭脐、猬皮
人部	4	发髲、天灵盖、人胞、胞衣水
土部	2	白垩、梁上尘
金石部	11	银屑、赤铜屑、自然铜、铅、铅霜、密陀僧、铁华粉、玉屑、玉泉、云母、紫石英
石部	33	丹砂、水银、水银粉、粉霜、灵砂、雄黄、雌黄、石膏、滑石、五色石脂、炉甘石、井泉石、石钟乳、阳起石、磁石、代赭石、禹余粮、太一余粮、曾青、砒石、土黄、礞石、花乳石、金牙石、蛇黄、食盐、凝水石、风化消、玄明粉、消石、硇砂、石硫黄、矾石

表 2-2　《本草纲目》炮制方法及品种统计表

方法分类（491种）		品　种　名
水制 (45)	浸制（26）	苍术、仙茅、秦艽、前胡、龙胆、细辛、当归、杜若、款冬花、瞿麦、附子、天南星、侧子、菟丝子、何首乌、络石、泽泻、扁豆、石榴皮、桃胶、郁李、枸杞、半夏、香附子、青蒿、大麻
	洗制（5）	白微、半夏、防己、黄橘皮、薯蓣
	水飞（5）	五灵脂、井泉石、丹砂、石膏、五色石脂
	其他（9）	白梅（渍）、珍珠（渍）、飞廉（拌）、灯心草（澄）、栝楼（浸澄）、麦门冬（烫）、沉香（水磨粉）、茯苓、禹余粮

方法分类		品 种 名
火制 （201）	炒法 （66）	炒黄（甘草、贝母、蛇床、菖蒲、石韦、李根皮、杏仁、乌梅、核桃仁、秦椒、蜀椒、辛夷、乳香、没药、枳实、水蛭、蛤蚧、乌贼鱼骨、绿毛龟、鸱头、麋角、麋茸、桑螵蛸、茺蔚、葶苈）、炒焦（附子、侧子、橡实斗壳、槲若），炒炭（核桃仁、橡实斗壳、干漆、巴豆、卮子、蛤蚧、猫屎），米炒（葶苈、贝母、薏苡仁、樗鸡、斑蝥、芫青、葛上亭长、地胆、蛴螬），吴茱萸炒（豆蔻），面麸炒（杏仁），麸炒（核桃仁、枳实、马陆），木末炒（蜈蚣），蛤粉（炒鲮鲤甲、阿胶），草灰（炒阿胶），土炒（鲮鲤甲），面炒（阿胶、樗鸡），其他（狗脊-去毛、蒺藜-去刺、天雄-去皮、高良姜、蠡实、车前、乌头、蒲黄、扁豆、椰子、荷叶、槐花、牡荆沥、雷丸、淡竹沥、露蜂房、螳螂、蜚虻、猬皮、荆三棱、梁上尘）
	炙法（46）	酒炙（知母、芍药、山茱萸、鼍甲、石龙子、蛤蚧、蛇蜕、龟甲、秦龟甲、虎骨、人胞、龙骨、龙齿、龙角、蘖木、白花蛇、腽肭脐、伏翼），醋炙（黄连、芍药、蠡实、芫花、罂粟壳、青橘皮、鲮鲤甲、石龙子、蛇蜕、龟甲、鳖甲、虎骨、蓬莪茂、荆三棱），盐炙（知母、黄连、蘖木、补骨脂），姜炙（黄连、枇杷叶、厚朴），蜜炙（黄耆、罂粟壳、枇杷叶、皂荚、蛤蚧、蛇蜕、鹿角、蘖木），酥炙（甘草、枇杷叶、厚朴、皂荚、卫矛、卖子木、蛤蟆、鼍甲、鲮鲤甲、石龙子、蛤蚧、龟甲、秦龟甲、阿胶、虎骨、鹿茸、天灵盖、龙齿、枇杷叶），油炙（淫羊藿、石韦、龟甲、阿胶、雄黄），吴茱萸炙（黄连），猪胆汁炙（黄连），朴硝炙（黄连），黄土炙（黄连），干漆炙（黄连），酥蜜炙（杜仲），黄精自然汁炙（防葵）
	制法（19）	米泔水制（桔梗、苍术、僵蚕），酒制（巴戟天、续断、百部、蛤蟆、龙骨、龙齿、龙角），甘草水制（白前、枸杞、熊雀屎），醋制（莘荑），黄精自然汁制（牛膝、鹿茸），蜜制（紫菀），生羊血制（虎睛），浆水制（黄连）
	烘焙法（16）	人参、知母、白芷、麦门冬、大黄、马兜铃、海藻、骨碎补、灰藋、橘核、薯蓣、椿樗、无食子、桑根、天鼠屎、艾
	煨法（12）	木香、豆蔻、肉豆蔻、甘遂、天南星、大腹子、樟脑、牡荆沥、蜈蚣、石决明、石硫黄、赤箭
	煅法（36）	乳香、没药、蟾蜍、蛇蜕、牡蛎、蛤粉、魁蛤、紫贝、贝子、伏翼、鹿角、白垩、赤铜屑、铅、阳起石、金牙石、消石、矾石、龙骨、龙齿、龙角、蓬莪茂、牡蛎、发髲、铅霜、紫石英、水银、炉甘石、阳起石、磁石、花乳石、蛇黄、自然铜、代赭石、消石、石膏
	熬法（3）	桔梗、蚯蚓、巴戟天
	炼法（3）	蘘荷、猪脂、熊脂

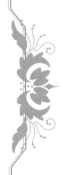

《本草纲目·修治》新编

方法分类		品 种 名
水火共制（178）	蒸法（91）	甘草、黄耆、黄精、萎蕤、肉苁蓉、狗脊、仙茅、玄参、紫草、升麻、苦参、徐长卿、白薇、蛇床、白芷、芍药、牡丹、蒟酱、漏卢、胡卢巴、恶实、菜耳、熟地黄、牛膝、败酱、王不留行、车前、蒺藜、大黄、商陆、云实、常山、天南星、莽草、五味子、覆盆子、牵牛子、天门冬、何首乌、女萎、防己、赤地利、蒲黄、海藻、石斛、骨碎补、胡麻、韭子、胡葱、山楂、柿糕、薯蓣、乌梅、木瓜、橡实、秦椒、蜀椒、荜澄茄、莲实、芡实、柏实、松脂、椿樗、楝实、槐实、诃黎勒、榉木皮、白杨木皮、苏方木、楮实、蔓荆实、密蒙花、猪苓、雷丸、露蜂房、桑螵蛸、紫贝、贝子、白马阴茎、石钟乳、龙骨、龙齿、龙角、大戟、菟丝子、补骨脂、赤车使者、芫蔚、刘寄奴草、旋覆花
	煮法（73）	鬼督邮、麻黄、莨菪、蓖麻子、藜芦、附子、侧子、乌头、射干、芫花、菖蒲、昆布、卷柏、薏苡仁、杏仁、核桃仁、吴茱萸、莲实、芡实、松脂、辛夷、枫香脂、槐花、皂荚子、巴豆、芫青、葛上亭长、地胆、斑蝥、蕤核、茯苓、琥珀、蝉蜕、乌贼鱼骨、鳖甲、珍珠、文蛤、海蛤、石决明、甲香、熊掌、白胶、天灵盖、人胞、密陀僧、玉泉、水银、曾青、凝水石、硇砂、龙骨、龙齿、龙角、大戟、石钟乳、磁石、代赭石、太一余粮、石硫黄、大风子、消石、蓬莪茂、荆三棱、香附子、艾、灵砂、雄黄、雌黄、滑石、盐
	复制法（14）	甘遂、菟丝子、自然铜、丹砂、代赭石、石硫黄、玄明粉、文蛤、海蛤、常山、柏叶、白花蛇、云母、麋角
其他（67）		制霜（续随子、甜瓜子仁、巴豆、铁华粉、风化硝、水银粉、粉霜、灵砂、白柿），发酵（附子、侧子、天南星、半夏、五倍子），研磨（乳香、没药、麒麟竭、蛴螬、珂、象胆、犀角、羚羊角、麝香、蚯蚓），贮藏（人参、龙脑香、蟹），净制（蔓荆实、柴胡、升麻、牵牛子、石韦、桃茎及白皮、甜瓜蒂），其他（桃花、木瓜、青葙、桑上寄生、白马阴茎、泽兰、香薷、天雄、独活、干地黄、车前、虎杖、茜草、水萍、马勃、醂柿、黄橘皮、槟榔、莲实、蟾酥、龙骨、龙齿、龙角、牛黄、胞衣水、银屑、玉屑、玉泉、云母、土黄、赤箭、兰草、艾）

注：参考《本草纲目》金陵版。

第三节　有关中药炮制理论

中药炮制技术是传统制药技术，其发展得益于中医临床实践。古代医药学家根据炮制技术、炮制作用与临床疾病之间的内在规律，经凝练、提升而形成了炮制基本理论。李时珍在《本草纲目》中总结了诸多炮制理论，为后期炮制品扩展和临床应用提供了理论基础。主要有以下几方面。

一、药性理论

中药药性主要包括四气五味、升降浮沉、归经及毒性等，它是药物作用属性的具体体现。《本草纲目》在"序例"和具体品种的【修治】【发明】等内容中涉及炮制对毒性、归经和升降浮沉等药性理论的影响。

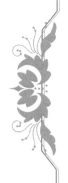

1. 制毒理论

在我国中医药史上，任何一种理论的出现都不是孤立的、偶然的，都与中医理论紧密相连，有着明显的继承性，李时珍在他丰富的临床经验指导下，继承和发展了中药炮制的理论。例如，对于《神农本草经》序例中的"若有毒宜制，可用相畏相杀者，不尔勿合用也"的理论进一步解释说"相畏者，受彼之制也，……相杀者，制彼之毒也"。这种药物配伍的理论论述，已引申为"以药制药"的炮制方法，使之沿用至今。

2. 归经及升降浮沉理论

《本草纲目》全文录用了前人对于炮制分类、辅料作用及制药要求的记载，以备考察。对于炮制和配伍对药物升降浮沉和归经的影响，李时珍有精辟的总结，曰："升者引之以咸寒，则沉而直达下焦；沉者引之以酒，则浮而上至巅顶。此非极窥天地之奥，而达造化之权者，不能至此，一物之中，有根升稍降，生升熟降，是升降在物亦在人也。"李时珍运用朴素的唯物主义观点，阐述药物的升降浮沉可以人为改变，这个理论成为炮制重要理论之一。

采用炮制方法改变药物的归经和升降浮沉，达到"因病殊治"的目的，是李时珍灵活用药的具体体现。在《本草纲目》中有诸多药物经过炮制后改变药性，而满足治疗不同疾病的需要。如在黄连【修治】项下："黄连为治火之主药；治本脏之火，则生用之；治肝胆之实火，则以猪胆汁浸炒；治肝胆之虚火，则以醋浸炒；治上焦之火，则以酒炒；治中焦之火，则以姜汁炒；治下焦之火，则以盐水或朴硝研细调水和炒……"又如，香附子，李时珍曰："炒黑则止血，得童溲浸则入血分而补虚，盐水浸炒则入血分而润燥，青盐炒则补肾气，酒浸炒则行经络，醋浸炒则消积聚，姜汁炒则化痰饮。"在五味子项下记载有"入补药熟用，入嗽药生用"。对于枇杷叶，时珍曰："治胃病以姜汁涂炙，治肺病以蜜水涂炙。"黄柏"性寒而沉，生用则降实火，熟用则不伤胃，酒制则治上，盐制则治下，蜜制则治中"。

归经、升降浮沉等药性理论是在中医学独特理论体系——辨证论治的指导下的正确运用。李时珍为炮制对临床疗效的影响所积累的完整资料，是古代医籍中难得的珍贵遗产。

二、辅料作用理论

辅料在中药炮制中占有很重要的位置，李时珍对各种辅料除了搜集前人的论述之外，还进行了理论阐释。如他在黄连项下总结了酒制、姜制、盐水制等制法后指出"诸药不独为之引导，盖辛热能制其苦寒，咸寒能制其燥性……"这就是所说的"反制"理论，且一直是明代以来运用辅料的依据。

1. 酒

李时珍在老酒项下写道"和血养气，暖胃辟寒"，还说"常饮入药俱良"；在酒炒香附项下他认为"酒浸炒则行经络"；在白芍项下认为"惟避中寒者以酒炒"，这是对"引药上行""缓和药性"的酒制理论的发展和充实。

2. 醋

《本草纲目》在醋【主治】项下记载有"消痈肿、散水气、杀毒邪"，并引证了赵卿"无非取其酸收之义，而又有散瘀解毒之功"的论述，这与前人酸能收涩的理论相一致。在白芍项下，李时珍曰"入女人血药以醋炒耳"；在莪术项下又曰"今人多以醋炒或煮熟入药，取其引入血分也"。李时珍对于醋的功用、醋制的作用和适应范围做了比较详尽的论述，这就进一步充实了醋制理论。

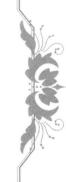

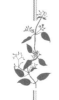

3. 蜜

李时珍曰"蜜入药之功有五，清热也，补中也，解毒也，润燥也，止痛也"。生则性凉故能清热；熟则性温故能补中；甘而和平，故能解毒；柔而濡泽，故能润燥；缓可以去急，故能止心腹、肌肉、疮疡之痛。目前各地多用炼蜜来炮制止咳平喘、补脾益气的药物，这与李时珍对蜂蜜功效的深刻认识是紧密相关的。李时珍所记载的炼蜜方法也一直沿用至今。

4. 盐

《本草纲目》中记载："盐为百病之主，百病无不用之，故服补肾药用盐汤者，咸归肾，引药气入本脏也。"又说："治积聚结核用之者，咸能软坚也……大小便病用之者，咸能润下也。"李时珍对于盐的认识和前人有相同的地方，也有不同之处，他没有完全附会前人之说，而严肃地指出"喘嗽水肿消渴者，盐为大忌"，这一科学的论断与现代医学中肾炎水肿病人忌盐的理论完全吻合。李时珍在 16 世纪就能提出如此卓绝的见解，比西洋医学至少要早两百年，不得不说这是我们民族的骄傲，这也正是李时珍伟大之所在。

5. 姜

时珍曰"姜能开痰下气"，并认为"生用发散，熟用和中"。这与目前姜制的适应范围"祛痰止咳，降逆止呕"相同。古人运用姜作为辅料是利用姜本身的性味与药物产生协调和拮抗的作用。李时珍对姜功效的认识，正是用姜作为辅料运用的一个非常好的说明。

第四节　《本草纲目》关于炮制工艺与质量标准

炮制工艺与质量标准是中药饮片保证药效的关键，辅料质量是影响药物质量的重要因素。《本草纲目》在【修治】专项中描述了药物的主要炮制工艺及其标准，同时将诸多现在作为炮制用的辅料，在《本草纲目》中以药物品种的方式详尽地收载了它们的制备方法和相关要求。

一、炮制工艺及标准的记载

李时珍在《本草纲目》一书中收载了迄今为止炮制所应用的各种方法，详尽地记载了炮制的工艺过程，其中有辅料和水的用量，如"灰一斗""滔五升""半盏"等。有炮制所需要的时间，如"煮一伏时""浸一宿""从已至亥""二十沸"等。有所用燃料和相应火力如"炭火""桑柴火""伏火""顶火煅"等。并且阐明了各种药物经过炮制所起的作用，为目前研究炮制提供了火力（温度）、火候（时间）和辅料用量参考。又如，在甘遂【修治】项下有"今人多以面煨熟用，以去其毒"。乳香项下时珍曰"……或言以灯心同研则易细"。苍术："性燥，故以糯米泔浸，去其油。"白芷"今人采根洗刮寸截，以石灰拌匀，晒收，为其易蛀，并欲色白也"。肉桂"炒过则不损胎也"。仅此几例就包括有去毒、去油、易细、不损胎、防蛀等多种作用。在炮制中，火制是常用的方法，对于不能用火制的药物，李时珍明确指出，在木香【修治】项下曰"凡入理气药只生用，不见火"。由于理气药多具有芳香之味，用火处理会使香味散失，这种 16 世纪的科学见解，至今仍有效地指导着实践。李时珍的这些阐述为炮制方法的不断改进起到的指引作用，不可低估。

中药炮制的质量标准，直至今日仍并不完善，直接影响到饮片的质量。然而早在明代，李时珍就对不同的制品提出了不同的要求。挖掘《本草纲目》中有关炮制品质量要求的记载，对于提高炮制品的质量，制定合理的、科学的质量控制标准仍具有重要意义。例如，炒法中附子的质量要求有

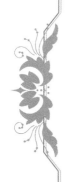

"炒令内外俱黄，去火毒入药"，煅法中如伏翼【修治】项下曰"多煅，存性耳"。礞石项下有"灰火十五斤，簇定煅至消尽，其石色如金为度"。洗法中如"海藻洗尽咸味"。捣法中如"菟丝子……曝捣，须臾悉细，艾则捣之柔烂如绵为度"。复制法中天南星项下记载有"味不麻舌为熟，未熟再蒸至不麻乃止"。食盐项下记载有"蒸炼白色乃良"。红曲项下有"其米过心者谓之生黄，入酒及酢醢中，鲜红可爱，未过心者不甚佳"。熟地黄【修治】项下"其地黄当光黑如漆，味甘如饴"。凡此种种，形色气味，面面俱到。李时珍对炮制品的质量记载极其细致。随着现代分析技术和仪器的发展，研究李时珍所描述的质量要求，深刻理解原始的传统标准，将为炮制品制定出符合传统又满足现代技术的质量标准提供重要依据。

李时珍对前人的论述和记载，不是全盘接受，而是批判地加以整理，"存其是，指其非"，将正确的继承下来，谬误的予以纠正。例如，李时珍在描述了艾叶的正确方法后说"或以糯糊和作饼，及酒炒者皆不佳"。又如，在刘寄奴【修治】项下雷敩曰"凡采得去茎叶、只用实"。而李时珍曰"茎、叶、花、子皆可用"，纠正了雷敩去茎叶的方法。在银屑项下，弘景曰"为屑，当以水银研令消也"。恭曰"方家用银屑，取见成银箔，以水银消之为泥，合消石及盐研为粉。……用之乃佳"。李时珍针锋相对地指出"入药只用银箔易细，若用水银盐消制者，反有毒矣"，说明错误的方法相反会增加毒性。在大戟项下，雷敩曰"采得后，于槐砧上细锉，与海芋叶拌蒸……"。时珍则曰："凡采得以浆水煮软，去骨晒干用，海芋叶麻而有毒，恐不可用也。"李时珍在记述地黄的多种炮制方法后曰："今市中唯以酒煮熟售者，不可用。"李时珍对古人错误方法的纠正，是他长期实践的结果，用目前所沿用和科研的成果来考量，他的见解仍具有重要指导意义。

二、辅料质量要求记载

李时珍在《本草纲目》中，虽没有对炮制辅料设专论记述，但以药物的形式记载了诸多辅料。不仅对其主治功用描述详尽，对其来源和质量也有明确记载。如土炒之辅料，常用伏龙肝亦称灶心土。时珍曰："伏龙肝取经十年灶下，掘深一尺，有色为紫瓷者是真，可缩贺，伏丹砂。"还记载："盖益不知猪肝之意，而用灶下土以为之者也。"亦有以东壁土作为土炒辅料，《本草纲目》对东壁土的作用及来源如此记载："盖脾主土，喜燥而恶湿，故取太阳真火所照之土，引真火生发之气，补土而胜湿，则吐泻自止也。""盖东壁先得太阳真火烘炙……初出少火之气壮，及当午则壮火之气衰，故不用南壁而用东壁。"食盐是炙法炮制常用辅料，时珍曰"入药须以水化，澄去脚滓，煎炼白色，乃良"。描述了盐的质量要求，应该是色白为佳。米二泔，现在虽然用其炮制的品种不多，但在地方规范中仍保留有较多米泔水制的方法，但在《本草纲目》中应用较多，称"米泔水"为"淅二泔"或"米渖"。时珍曰："淅，洗米也。渖，汁也。泔，泔汁也。第二次者，清而可用。"辅料醋，在《本草纲目》中如此记载："醋，惟米醋二三年者入药。"醋的品种较多，有米醋、糯米醋、粟米醋、小麦醋等，制法大同小异。"米醋，三伏时用仓米一斗，淘洗蒸饭，摊冷盦黄……密封暖处，三七日成矣"。

除此以外，蜜、油等均有详尽的记载，因此认为《本草纲目》为炮制辅料提供了制备方法依据和质量标准的雏形。

李时珍书考八百余家、稿凡三易，复者芟之，阙者绲之，讹者绳之。所著成巨著的功绩永存。《本草纲目》较全面地总结了我国明代以前的炮制经验，精辟地阐述和发展了中药炮制的理论，记载了炮制对药物疗效的影响，解释了诸多药物的炮制作用。古为今用，发展古法；凝练理论，拓展效用。

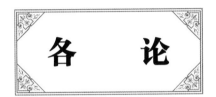

各　论

第三章
根与根茎类

人参 （Renshen）

《本草纲目》·草部·第十二卷·人参

本品为五加科植物人参 *Panax ginseng* C. A. Mey. 的干燥根和根茎。人参药材经洗净、蒸制、干燥，制得红参药材。

【"修治"原文】

根

【弘景曰】人参易蛀蚛，唯纳新器中密封，可经年不坏。

【炳曰】人参频见风日则易蛀，惟用盛过麻油瓦罐，泡净焙干。入华阴细辛与参相间收之，密封，可留经年。一法：用淋过灶灰晒干罐收亦可。

【李言闻曰】人参生时背阳，故不喜见风日。凡生用宜咬咀；熟用，宜隔纸焙之，或醇酒润透咬咀、焙熟用，并忌铁器。

【古代炮制】

南北朝有去芦头（《雷公》）。唐代有到入药中、焙干（《外台》）。宋代有焙、微炒（《总微》），黄泥裹煨（《朱氏》），去芦、上蒸（《疮疡》），制炭（《证类》）等。元代有蜜炙（《世医》）。明代有生碾为末、不用铜铁、捶碎拍破、炙（《要诀》），湿纸裹煨、盐炒（《普济方》），陈酒浸（《保元》），人乳拌、烘干、人乳浸后饭上蒸（《醒斋》）。清代有青盐制（《逢原》），五灵脂制（《新编》），川乌煮（《从众录》），煎膏（《金鉴》）。

【现代炮制】

1. 炮制方法

人参：取人参药材，润透，切薄片，干燥，或用时粉碎或捣碎。

红参：取红参药材，润透，切薄片，干燥，用时粉碎或捣碎。

2. 炮制作用

人参：甘、微苦，微温。归脾、肺、心、肾经。大补元气，复脉固脱，补脾益肺，生津养血，安神益智。用于体虚欲脱，肢冷脉微，脾虚食少，肺虚喘咳，津伤口渴，内热消渴，气血亏虚，久病虚羸，惊悸失眠，阳痿宫冷。

红参：甘、微苦，温。归脾、肺、心、肾经。大补元气，复脉固脱，益气摄血。用于体虚欲脱，肢冷脉微，气不摄血，崩漏下血。

3. 质量要求

人参：呈圆形或类圆形薄片。外表皮灰黄色。切面淡黄白色或类白色，显粉性，形成层环纹棕黄色，皮部有黄棕色的点状树脂道及放射性裂隙。体轻，质脆。香气特异，味微苦、甘。水分不得过 12.0%，总灰分不得过 5.0%，含总六六六不得过 0.2 mg/kg，总滴滴涕不得过 0.2 mg/kg，五氯硝基苯不得过 0.1 mg/kg，六氯苯不得过 0.1 mg/kg，七氯不得过 0.05 mg/kg，艾氏剂不得过 0.05 mg/kg，氯丹不得过 0.1 mg/kg，人参皂苷 Rg_1 和人参皂苷 Re 的总量不得少于 0.27%，人参皂苷 Rb_1 不得少于 0.18%。

红参：呈类圆形或椭圆形薄片。外表皮红棕色，半透明。切面平坦，角质样。质硬而脆。气微香而特异，味甘、微苦。水分不得过 12.0%。含人参皂苷 Rg_1 和人参皂苷 Re 的总量不得少于 0.22%，人参皂苷 Rb_1 不得少于 0.18%。

【研究概况】

1. 化学成分

1）人参所含成分

人参主含人参皂苷类成分，其中多数是达玛烷型皂苷，按其苷元结构又可分为人参二醇类、人参三醇类和齐墩果酸类。人参二醇类主要有 $Ra_1 \sim Ra_3$、$Rb_1 \sim Rb_3$、Rc、Rd、Rg_3；人参三醇类主要有 Re、Rf、Rg_1、Rg_2、Rh；齐墩果酸类主要有人参皂苷 Ro。另外还有人参多糖类、多肽、氨基酸、挥发油、微量元素等成分。

2）炮制对化学成分的影响

（1）皂苷类。人参经过高温蒸制、干燥成红参的过程中，人参皂苷的变化十分明显。极性较大的皂苷含量减少，极性较小的皂苷含量增加。同时，同分异构体和差向异构体也会相应产生。人参经硫熏蒸后人参皂苷的总含量与非熏蒸的相比较减少了 64%，此外在非熏蒸的人参中可检测到人参皂苷 Rh_2 和人参皂苷 Rg_5，而熏蒸后此类成分消失。

（2）糖类。人参加工成红参过程中，人参中的糖受热、酶和酸等条件影响，会发生不同程度的水解。人参蒸制成红参后多糖含量由 51.32% 减少至 33.18%，而低聚糖和还原糖则有不同程度的增加。

（3）氨基酸类。人参炮制成红参的过程中会引起氨基酸类成分的变化，主要表现为各类氨基酸都有一定程度的损失，以精氨酸损失最大，但氨基酸种类基本没有变化。

（4）挥发油类。人参蒸制成红参后，挥发油含量和组成均有所变化。挥发油成分从 52 种变为 26 种，有 34 种成分损失，但是倍半萜类成分损失较少，并且有 6 种特有成分生成。有学者对鲜人参、生晒参和红参的挥发性成分进行了研究，鉴定了 47 种化合物，鲜人参含有其中 13 种，生晒参含有其中 23 种，而红参含有其中 26 种。

2. 工艺研究

红参是人参的最常见炮制品。以人参总皂苷含量为指标，张颖等得到人参加工为红参的最佳炮制工艺为：每 400 g 鲜参，升温时间 60 min，蒸制温度 100℃，蒸制时间 6 h。李卓艳以人参总皂苷和 Rg_3 作为指标，利用正交试验优化红参加工工艺，结果为每 100 g 鲜参、蒸制 4 h、70℃、烘干 8 h 时。

3. 药理作用

人参具有大补元气、复脉固脱、补脾益肺、生津养血、安神益智的功效。现代药理研究主要有以下几方面。

1）对造血功能影响

人参乙醇或水提取物可使兔骨髓、肝、脾等红细胞生成素的水平升高。人参总皂苷是由具溶血性和抗溶血性的 2 种类型的皂苷所组成。原人参三醇类人参皂苷 Re、Rg_1、20（R）-Rg_2、20（S）-Rg_2 和 Rh 等都具有抗溶血作用，其中 20（R）-Rg_2、20（S）-Rg_2 在较高浓度时还表现出溶血作用；原人参二醇类人参皂苷 Rb_1、Rb_2、Rc 和 Rd 均表现出抗溶血作用，其中人参皂苷 Rd 在浓度较高时表现出了溶血作用。齐墩果酸型人参皂苷 Ro 在较低浓度便表现出抗溶血作用。人参多

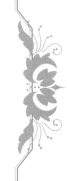

糖对小鼠造血干/祖细胞具有动员作用。

2）对心血管系统的影响

（1）强心、抗休克。人参浸提液小剂量能提高心肌收缩力，高剂量能减弱心肌收缩力并减慢心率，表现为双向调节作用。在心肌能衰竭时，人参的强心作用更为显著。注射人参皂苷后能回升动脉压，恢复肾血浆流量，保护内毒素休克致肾衰大鼠。于蕾研究发现，人参二醇组皂苷能改善微循环状态，改善内毒素休克大鼠的低血压状态，起到抗休克的作用。

（2）扩血管、调节血压。人参对血管有先收缩后扩张的作用，表现为小剂量使血管收缩、大剂量使血管扩张。人参皂苷可以显著降低血清 TCH 和 TG 含量，可以影响血浆皮质醇含量，从而影响血压的高低。人参皂苷 Rb_1 具有较显著的抗高血压效应，可有效降低暂时性或者持久性的高血压，效果强于 Rg_1，通过刺激内皮细胞依赖的血管舒张，达到降压目的。

（3）抗心肌缺血。人参提取物可促进侧支循环缓解心肌缺血症状。李朋在急性心肌梗死后心室重构实验中发现 Rb_1 能够治疗急性心肌梗。吴红金研究发现 Rg_1 可显著降低 ^{60}Co 照射所致的心肌细胞凋亡，同时降低心肌细胞凋亡相关基因半胱氨酸天冬氨酸蛋白酶 3（Caspase-3）、Bax 和相关蛋白磷酸化-应激性蛋白激酶（p-JNK）、p-p38 的表达，升高磷酸化-细胞外调节蛋白激酶（p-ERK）蛋白表达。

（4）抗心律失常。人参茎叶皂苷能抗氯仿诱发的小鼠心律失常，预防乌头碱诱发的小鼠心律失常。陈彩霞实验研究人参皂苷 Re 对异丙肾上腺素所致家兔实验性室性心律失常的保护作用。结果证实，Re 能使异丙肾上腺素所致室性心律失常转为窦性心律，且 Re 的剂量越大，维持窦性心律的时间越长。

（5）抗血栓。田建明证实人参皂苷在抗血小板聚集，防止血栓形成，降低血同型半胱氨酸方面也发挥积极作用。

3）对内分泌系统的影响

人参无性激素样作用，而能促进垂体分泌促性腺激素，加速大鼠的性成熟过程，或使性已成熟的雌性大鼠的动情期延长，摘除卵巢后此作用消失。人参皂苷有明显的抗应激作用，可明显地抑制小鼠肾上腺、胸腺、脾、甲状腺等器官在应激反应中质量的变化。

4）对物质代谢的影响

人参降血糖活性成分为人参皂苷、人参多糖、多肽等。人参醇提物通过调节机体的免疫功能，减轻自身免疫反应的损害，减少胰岛细胞的损伤，并使损伤的胰岛细胞得到一定程度的恢复，从而降低了血清自身抗体水平，进而降低了模型小鼠的血糖水平。人参皂苷 Rc、Rh、Rb_2 可以通过抑制胰脂肪酶活性起到降脂作用。

5）对中枢神经系统的影响

（1）对中枢神经系统的双向调节作用。人参能加强大脑皮质的兴奋过程和抑制过程，使兴奋和抑制两种过程达到平衡，人参皂苷小剂量主要表现为对中枢的兴奋作用，大剂量则转为抑制作用。从人参所含的有效成分分析、人参皂苷 Rb 类有中枢镇静作用，Rb_1、Rb_2、Rc 混合皂苷有安定作用、Rg 类有中枢兴奋作用，Rg_1 有抗疲劳作用。

（2）对神经细胞损伤的保护作用。人参皂苷在神经元可调节各种类型的离子通道，如抑制电压依赖性 Ca^{2+} 通道和 Na^+ 通道的活性；还能抑制配体门控性离子通道，如 NMDA，阻断 Ca^{2+} 内流，清除自由基，抑制氧化应激的过程，从而发挥神经保护作用。

（3）改善记忆能力。主要成分有原人参二醇皂苷（PDS）、人参皂苷 Rb_1、Rg_2、Re 等。PDS 具有良好的改善小鼠记忆障碍的作用，Rb_1 对染铅小鼠的学习记忆障碍有改善作用。在部分模拟 MID 的行为和病理学改变的实验中，Rg_2 能明显改善 MID 模型大鼠的学习记忆成绩。

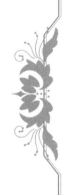

（4）抗疲劳。正常时血清肌酸激酶（CK）和乳酸盐脱氢酶（LDH）的活性较低，但在病理状态和剧烈运动后，活性则显著升高。人参皂苷 Rg₁ 可以使血液血清中 CK、LDH 活性显著降低，大大减轻对细胞的损伤。赵远通过小鼠负重游泳实验、常压缺氧实验，确定了人参及其炮制品能够明显延长小鼠常压大耐缺氧时间和耐疲劳游泳时间，增加疲劳小鼠肝糖原和肌糖原含量，同时降低血乳酸和血清尿素氮的含量。

（5）抗应激。有研究表明，手术前口服人参皂苷胶囊有助于降低手术后应激反应，减轻手术后疲劳，促进老年胃肠外科病人的早期康复。

（6）镇静、镇痛。人参皂苷 Rb₁、Rb₂、Rc、Rd 的混合物具有镇静作用，Rg 类具有兴奋作用。人参可以使中枢神经系统状态趋于平衡。曹荣发现 Rd 是通过脊髓背角内 P 物质和 NK-1 受体表达的影响从而达到镇痛作用的。

6）增强免疫功能和抗肿瘤作用

人参总皂苷能增强人肺癌 PG 细胞导致的淋巴细胞株 Jurkat 细胞生长抑制和凋亡。张才军通过建立环磷酰胺诱导的免疫功能低下小鼠模型，研究人参皂苷 Rh₁ 对小鼠脾指数、胸腺指数等的影响。结果发现，免疫功能低下小鼠的脾指数和胸腺指数显著低于正常小鼠，人参皂苷 Rh₁ 治疗能明显上调其脾指数和胸腺指数，提示人参皂苷 Rh₁ 通过提高脾指数和胸腺指数而提高机体免疫防御能力。宋洋发现用人参皂苷 Rg₃ 联合细胞因子可以将正常人单核细胞体外诱导成为形态、表型和功能符合树突状细胞特征的细胞，可使单核细胞诱导 DC 产率增加，从而刺激初始 T 细胞活化增殖而启动适应性免疫应答。人参中性糖和人参果胶均能促进 T、B 淋巴细胞增殖。人参多糖也可以通过诱导脐血的单核细胞定向分化为树突状细胞，改善其免疫功能。

人参多糖通过增强机体免疫功能，刺激机体产生相关抗体来实现抗肿瘤作用。β-榄香烯能有效抑制肿瘤细胞核酸合成，诱导肿瘤细胞凋亡、分化，增强肿瘤细胞的免疫原性，改善和提高荷瘤小鼠细胞免疫功能以实现抗肿瘤作用。人参炔醇可抑制离体培养的人胃腺癌细胞的增殖，抑制潜伏的淋巴细胞 L1210 中 DNA、RNA 和蛋白质的合成。

7）抗衰老作用

人参延缓衰老过程和预防早衰的主要成分是人参皂苷，其能够刺激功能低下的生理系统，使机体生理生化反应趋于正常，并阻止由于其他原因引起的恶性循环，以达到延年益寿的目的。人参皂苷有显著的抗小鼠皮肤衰老作用，可明显提高皮肤抗氧化酶活力和增强成纤维细胞活性。人参皂苷 Rb₁ 可对抗紫外线辐照后皮肤细胞的氧化损伤，促进胶原合成和抑制基质金属蛋白酶的表达，起到对皮肤的光保护作用。人参水煎剂抗小鼠衰老可能是作用于 Nckapl 和 Atp5al 基因。

8）其他

人参除以上作用外，还有保肝肾、抗病毒等作用。

【述评】

据古籍记载，人参炮制方法主要有去芦头、焙、微炒、煨、蒸、制炭、蜜炙、盐制、酒制、人乳制等。《本草纲目》记载有生咀和焙制法，与现在人参的炮制方法相似。生咀与现在人参大多切片泡水饮用或打粉服用类似。所记载的贮藏方法"细辛与人参相间收之"；"用淋过灶灰晒干罐收"一直沿用至今。宋代蒸法至今仍广泛应用，但《本草纲目》中未收载。人参"去芦"从南北朝就有记载，炮制目的明确。"采根用时，去其芦头，不去者吐人，慎之"（《证类》）。"肺虚气短少气虚喘烦热，去芦用之"（《回春》）。古人认为人参芦具有致吐等副作用。现代研究表明人参芦与根所含化学成分相似，但含量差异较大，如总皂苷含量芦是根的 2～3 倍，挥发油达到 60 倍。研究证明不去芦未见致吐作用，现版《中国药典》也没有规定去芦。

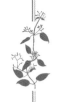

大黄 （Dahuang）

《本草纲目》·草部·第十七卷·大黄

本品为蓼科植物掌叶大黄 *Rheum palmatum* L.、唐古特大黄 *Rheum tanguticum* Maxim. ex Balf. 或药用大黄 *Rheum officinale* Baill. 的干燥根和根茎。

【"修治"原文】

根

【雷曰】凡使细切，以文如水旋斑紧重者，到片蒸之，从巳至未，晒干，又洒腊水蒸之，从未至亥，如此凡七次。晒干，却洒淡蜜水再蒸一伏时，其大黄必如乌膏样，乃晒干用。

【藏器曰】凡用有蒸、有生、有熟，不得一概用之。

【承曰】大黄采时，皆以火石煿干货卖，更无生者，用之亦不须更多炮炙蒸煮。

【古代炮制】

汉代有去黑皮、炮熟、酒浸（《玉函》），酒洗（《伤寒》），蒸制（《金匮》）等方法。唐代有炒微赤、熬令黑色（《千金》），醋煎制（《食疗》），湿纸裹煨（《颅囟》）等法。宋代增加了九蒸九曝干、酒洗炒、蜜水浸焙、醋炒、姜汁炙（《总录》），湿纸裹蒸（《普济方》），酒洗蒸、酒巴豆蒸炒（《药证》），酒浸蒸（《百问》），醋浸蒸（《博济》），麸煨蒸（《三因》），童便制（《苏沈》），米泔浸炒（《活人书》）等方法。金元时代增加有面裹蒸（《儒门》），酒浸后纸裹煨（《瑞竹》），醋浸后湿纸裹煨（《宝鉴》），烧存性（《十药》），面裹煨（《保命》）等法。明、清以后又增加了酒煮（《普济方》），醋煮（《医学》），醋煨（《准绳》），黄连吴萸制（《保元》），韭汁制（《说约》），石灰炒（《治全》）等方法。

【现代炮制】

1. 炮制方法

大黄：除去杂质，洗净，润透，切厚片或块，晾干。

酒大黄：取净大黄片或块，黄酒拌匀，润透，文火炒干，色泽加深，取出。每 100 kg 大黄片或块，用黄酒 10 kg。

熟大黄：取净大黄片或块，黄酒拌匀，闷润，蒸至内外均呈黑色。每 100 kg 大黄片或块，用黄酒 30 kg。

大黄炭：取净大黄片或块，武火炒至外表呈焦黑色时，取出。

醋大黄：取净大黄片或块，用米醋拌匀，闷润，待醋被吸尽后，文火炒至微显火色。每 100 kg 大黄，用米醋 15 kg。（2005《天津》）

清宁片：取大黄片或块，加水满过药面，武火煮约 2 h 至烂时，加入黄酒（100∶30）搅拌，再煮成泥状，晒干，粉碎。取过 100 目细粉，再与黄酒、炼蜜混合成团块状，蒸至透，取出搓成直径约 14 mm 的圆条，于 50～55℃干燥至七成干时，装入容器内闷约 10d 至内外湿度一致，手摸有挺劲，取出，切厚片，晾干。每 100 kg 大黄片或块，用黄酒 75 kg，炼蜜 40 kg。（2005《安徽》）

2. 炮制作用

大黄：苦，寒。归脾、胃、大肠、肝、心包经。泻下攻积，清热泻火，凉血解毒，逐瘀通经，利湿退黄。用于实热积滞便秘，血热吐衄，目赤咽肿，痈肿疔疮，肠痈腹痛，瘀血经闭，产后瘀阻，跌打损伤，湿热痢疾，黄疸尿赤，淋证，水肿，外治烧烫伤。生大黄沉降，气味重浊，走而不守，直达下焦，泻下作用峻烈，易伤胃气。以攻积导滞、泻火解毒力强。

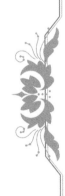

酒大黄：苦寒泻下作用稍缓，并借酒升提之性，引药上行，以清上焦血分热毒为主，用于目赤咽肿、牙龈肿痛。

熟大黄：缓和泻下之力，减轻腹痛的副作用，增强活血祛瘀的作用。用于火毒疮疡、瘀血内停、癥瘕、经闭等证。

大黄炭：泻下作用极微，凉血化瘀止血，用于血热有瘀出血。

醋大黄：泻下作用减弱，以消积化瘀为主。用于食积痞满，产后瘀停，癥瘕癖积。

清宁片：泻下作用缓和，具缓泻而不伤气、逐瘀而不败正之功。

3. 质量要求

大黄：呈不规则类圆形厚片或块，大小不等。外表皮黄棕色或棕褐色，有纵皱纹及疙瘩状隆起。切面黄棕色至淡红棕色，较平坦，有明显散在或排列成环的星点，有空隙。水分不得过 13%，灰分不得过 10.0%。水溶性浸出物不得少于 25.0%。含总蒽醌不得少于 1.5%，含游离蒽醌不得少于 0.2%。

酒大黄：形如大黄片，表面深棕黄色，有的可见焦斑。微有酒香气。水分不得过 13.0%，灰分不得过 10.0%。水溶性浸出物不得少于 25.0%。含总蒽醌不得少于 1.5%，含游离蒽醌不得少于 0.50%。

熟大黄：形如大黄片，表面黑色，断面中间隐约可见放射状纹理，质坚硬，气微香。水分不得过 13.0%，灰分不得过 10.0%。水溶性浸出物不得少于 25.0%。含总蒽醌不得少于 1.5%，含游离蒽醌不得少于 0.50%。

大黄炭：形如大黄片，表面焦黑色，内部深棕色或焦褐色，具焦香气。总灰分不得过 10.0%。水溶性浸出物不得少于 25.0%。含总蒽醌不得少于 0.90%，含游离蒽醌不得少于 0.50%。

醋大黄：形如大黄片，表面深棕黄色或棕褐色，断面浅棕色。微有醋香气。

清宁片：为圆形厚片，表面乌黑色。有香气，味微苦甘。

【研究概况】

1. 化学成分

1）大黄所含成分

大黄主要成分有蒽醌类、蒽酮类、二苯乙烯类、苯丁酮类、鞣质类、多糖类等。其中蒽醌类主要包括大黄酸、大黄素、芦荟大黄素、大黄素甲醚、大黄酚等。

2）炮制对化学成分的影响

（1）对蒽醌类化合物的影响。大黄中主要成分是蒽醌类化合物，在生品中主要为结合型蒽醌苷类，经过炮制后分解为游离蒽醌。谢明等研究结果显示：各饮片中游离蒽醌含量：大黄炭＞熟大黄＞酒大黄＞生大黄片；结合蒽醌含量：生大黄片＞酒大黄＞熟大黄＞大黄炭；总蒽醌含量：生大黄片＞酒大黄＞大黄炭＞熟大黄。周慧等研究发现，炮制后芦荟大黄素、大黄酸的含量均有不同程度的增加，其中酒制后分别增加了 0.02%、0.04%；醋制后大黄酸、大黄素的含量分别增加了 0.09%、0.02%；而炮制后大黄酚和大黄素甲醚的含量均较生品降低，但各成分含量变化的比例不同。

（2）对鞣质类化合物的影响。李会芳等研究发现大黄不同炮制品中鞣质的含量有差异：生大黄＞酒大黄＞熟大黄＞大黄炭。王云等研究结果显示大黄酒、醋、熟、炭饮片中没食子酸的含量与生品比较均有不同程度的增加，其中以熟大黄的增加幅度最显著，为 139.3%；儿茶素熟片和炭片中未检测到，其他饮片含量相近。雷鹏等研究表明，酒大黄中没食子酸含量降低，熟大黄及大黄炭中没食子酸含量均增加。

（3）对其他类化合物的影响。李保珍等研究结果发现，酒大黄、醋大黄、熟大黄三者的醇溶性

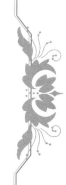

浸出物和水溶性浸出物浸出率与生大黄比均有所提高。滕坤等研究结果发现，酒大黄和熟大黄会使大黄中多糖含量有所增加，且酒大黄对大黄中多糖的含量影响较大；大黄炭和醋大黄会使大黄中多糖含量有所降低，且醋大黄多糖的含量变化较大。

2. 工艺研究

李昭等以出血、凝血时间作为综合评价指标，采用正交试验优选大黄炭的最佳炮制条件为：200 g 大黄饮片，炒制温度 220℃，炒制时间 10 min。崔春利等以没食子酸、大黄酚-8-O-β-D 葡萄糖苷、芦荟大黄素等 7 种成分的综合评分为指标，采用 Box-Behnken 响应面试验设计，优选熟大黄最佳炮制工艺为：每 100 g 饮片加酒量 35 mL，闷润时间 2 h，蒸制时间 11 h。

3. 药理作用

大黄具有泻下攻积、清热泻火、凉血解毒、逐瘀通经、利湿退黄作用。现代药理研究主要有以下几个方面。

1）泻下

大黄生品为攻下药，泻下作用峻烈，经过炮制后不同炮制品泻下作用均有所缓解。杨伟鹏等用炭末排出时间测定法和排便频度试验观察大黄不同炮制品泻下作用，最终结果为不同炮制品均具有明显的泻下作用，经炮制后泻下作用有所减弱。李会芳等测定了大黄不同炮制品的致泻效价，发现致泻效价生大黄＞酒大黄＞熟大黄，大黄炭无致泻效价。

2）解热

隋峰等研究表明，生大黄、酒大黄、熟大黄和大黄炭均有不同程度的解热作用，但解热作用强度前两者明显高于后两者，其机制可能与抑制下丘脑中 cAMP 含量的升高有关。另有研究认为，大黄可抑制 Na^+-K^+-ATP 酶活性，减少 ATP 分解，为解热作用机制之一。在同等剂量下，对鲜酵母致热大鼠均有明显的解热作用，持续时间达 3 h 以上，熟大黄和大黄炭在给药后 3 h 解热作用较生品减弱。

3）抗菌

大黄不仅具有广谱抗菌作用，其中对葡萄球菌、淋球菌最敏感，还与其他抗菌药物有协同增效作用，且不易产生耐药性。大黄抗菌的有效成分主要为游离型蒽醌化合物。其各种炮制品均有一定抑菌效力，其中酒大黄抑菌效力与生品相近，酒炖大黄、酒炒大黄对绿脓杆菌及伤寒杆菌的抑菌效力优于生品，石灰制大黄对大肠杆菌的抑制作用明显优于生品及其他制品。肖碧琼以生大黄、酒大黄、熟大黄、大黄炭的提取液作用于金黄色葡萄球菌、绿脓杆菌、大肠志贺菌、巴氏杆菌、大肠杆菌、链球菌 6 种病菌，分析对比其效果及抑菌浓度，发现生大黄具有最佳抑菌作用，大黄炭效果最差。

4）保肝利胆

大黄具有保肝利胆作用。周方等研究认为大黄素对胆汁淤积型肝炎有保护作用，其作用机制可能是通过上调肝脏中与胆汁酸代谢相关的转运蛋白 P-糖蛋白的表达以减少胆汁酸及其他有毒化合物在肝脏中的蓄积。有研究发现芦荟大黄素对小鼠急性肝损害有保护作用，不仅能阻止肝细胞的死亡，而且对脂质过氧化引起的炎症反应也有保护作用。大黄煎剂对乙型肝炎表面抗原有明显抑制作用，体内可激发机体产生干扰素，提高抗病毒能力。此外，大黄还可促进肝脏合成白蛋白和谷氨酰胺合成酶，使氨与谷氨酸结合生成谷氨酰胺而起到解毒作用。熟大黄能促进胆汁分泌，并可增加胆汁中胆红素和胆汁酸的含量，解除胆管括约肌痉挛，增强十二指肠和胆管舒张，疏通胆管和微细胆小管内淤积的胆汁。

5）抗肿瘤

Yu 等研究大黄提取物对肺癌患者放疗后因辐射诱导产生的肺毒素、肺功能、TGF-β_1 及 IL-6

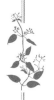

的影响，发现大黄提取物能明显稀释肺毒素，降低 TGF-β_1 和 IL-6 水平而改善肺功能。Cai 等研究发现大黄素具有抑制胰腺癌细胞增殖作用，其机制可能与诱导细胞凋亡机制类似。Chen 等研究发现大黄素、芦荟大黄素及大黄酸能够通过抑制基质金属蛋白酶-9 的基因表达而抑制人舌癌细胞的转移。

6）血液流变学方面

隋峰等比较和分析了生大黄、酒大黄、熟大黄、大黄炭的活血化瘀作用异同。发现大黄 4 种炮制品对急性血瘀大鼠的全血黏度、血浆黏度、红细胞比积、血浆纤维蛋白原及凝血酶原时间、凝血活酶时间、凝血酶时间等指标均具有不同程度的改善。赵玲等采用灌胃热性中药结合皮下注射盐酸肾上腺素的方法，复制大鼠热结血瘀模型，再灌胃不同剂量的生、熟大黄及生、熟大黄组成下瘀血汤，结果显示熟大黄各剂量组与相应剂量的生大黄相比，其血液流变学的各项指标检测值均有改变，其中熟大黄高剂量组全血黏度、红细胞刚性指数与变形指数差异显著。

7）其他

生大黄煎剂对胰蛋白酶、胰脂肪酶和胰淀粉酶的活性均具有明显的抑制作用。清宁片、醋大黄、酒炖大黄、酒大黄、大黄炭等 5 种炮制品煎液对胃蛋白酶活性都没有明显的影响；对胰蛋白酶、胰脂肪酶、胰淀粉酶活性具有不同的影响；大黄炭对胰蛋白酶和胰淀粉酶无抑制作用；醋大黄对胰蛋白酶活性的抑制作用最强，酒大黄对胰淀粉酶活性的抑制作用最强。有研究发现大黄中分离的 lindleyin 可通过雌激素受体调节激素，提取物 ERR731 具有明显的雌激素调节作用，常用来治疗妇女的更年期症状。Zheng 等认为大黄酸通过抑制氨基己糖途径发挥对肾病、糖尿病的治疗作用。

【述评】

据古籍记载，大黄炮制方法多达 30 余种，主要有蒸、酒蒸、酒浸、酒洗、纸裹煨、麸煨、醋煮、醋煎、炒等。《本草纲目》中载有蒸法。宋代已记载有"煨大黄""大黄恐寒则损胃气，须煨"，但该法《本草纲目》未收录。

现版《中国药典》收载有大黄、酒大黄、熟大黄、大黄炭，地方规范还收载有醋大黄、清宁片等。大黄具泻下攻积、清热泻火、凉血解毒、逐瘀通经、利湿退黄等功效，生大黄泻下作用强烈，经加辅料蒸或加热处理后作用缓和。与《本草纲目》记载的作用一致。目前大黄不仅用于临床常见病、多发病的治疗上，在急、危、重症及疑难病方面，也显示其独特的功效。通过传承古人经验，其在临床上的作用将会不断拓展，甚至有新的发现。

三棱 (Sanleng)

《本草纲目》·草部·第十四卷·荆三棱

本品为黑三棱科植物黑三棱 *Sparganium stoloniferum* Buch-Ham. 的干燥块茎。

【"修治"原文】

根

【元素曰】入用须炮熟。

【时珍曰】消积须用醋浸一日，炒或煮熟焙干，入药乃良。

【古代炮制】

唐代有炮法（《产宝》）。宋代有煨、醋炙（《圣惠方》），纸煨（《洪氏》），制炭（《朱氏》），醋煮（《局方》），醋浸、米煮制（《三因》），煮制（《百问》）。元代有酒炒制（《丹溪》），酒浸制（《世医》），巴豆制

（《宝鉴》）。明、清时期增加了蒸制（《本草汇》），面煨制、乌头制（《普济方》），干漆制（《奇效》）等炮制方法。

【现代炮制】

1. 炮制方法

三棱：除去杂质，浸泡，润透，切薄片，干燥。

醋三棱：取净三棱片，米醋拌匀，闷润，文火炒干。每 100 kg 三棱片，用米醋 15 kg。

2. 炮制作用

三棱：辛、苦，平。归肝、脾经。具有破血行气、消积止痛功能。用于癥瘕痞块，痛经，瘀血经闭，胸痹心痛，食积胀痛。生三棱为血中气药，辛散苦泄、破瘀消积之力颇强。

醋三棱：醋炒后入肝经走血分，增强破血祛瘀、消积止痛作用。

3. 质量要求

三棱：呈类圆形的薄片。外表皮灰棕色。切面灰白色或黄白色，粗糙，有多数明显的细筋脉点。气微，味淡，嚼之微有麻辣感。水分不得过 15.0％，总灰分不得过 6.0％。醇溶性浸出物不得少于 7.5％。

醋三棱：形如三棱片，切面黄色至黄棕色，偶见焦黄斑，微有醋香气。水分不得过 13.0％，总灰分不得过 5.0％。醇溶性浸出物不得少于 7.5％。

【研究概况】

1. 化学成分

1）三棱所含成分

三棱化学成分主要为挥发油类、黄酮类、苯丙素类、皂苷类、有机酸类、甾醇类、糖类、生物碱类及微量元素等。

2）炮制对化学成分的影响

毛淑杰等研究表明，三棱不同炮制品中黄酮类成分含量顺序为醋炒品＞醋煮品＞清蒸品＞生品＞麸炒品。寿洲芳等研究表明，三棱不同炮制品中总皂苷含量顺序为醋炒品＞醋煮品＞生品＞清蒸品＞麸炒品。张群智等研究发现，醋炒品中甘露醇含量略高，比生品高 5％左右。

2. 工艺研究

邓世容采用正交试验法，以水浸出物和总黄酮为评价指标，优选出醋炙三棱的最佳工艺为：三棱片 100 g，加入 30 mL 的米醋溶液（米醋：水＝1∶1），拌匀，闷润 15 min，（140±10）℃翻炒 20 min。

3. 药理作用

三棱具有破血行气、消积止痛的功能。现代药理研究主要有以下几方面。

1）对血液指标的影响

和岚等分别以三棱和丹参的水煎液给大鼠灌胃，观察其对血液流变学的影响。结果表明，三棱组、丹参组不同切变率下全血黏度均降低，红细胞变形指数均提高。三棱组平均血小板体积（MPV）明显降低，丹参组 MPV 变化不明显。陆兔林等研究发现三棱总黄酮具较强的抗血小板聚集及抗血栓作用。

2）镇痛

毛春芹采用小鼠扭体法、热板法对三棱中相对含量较高的总黄酮进行镇痛作用研究，同时比较不同炮制品的作用强弱，结果发现三棱总黄酮具显著镇痛作用，而且三棱经醋制后，镇痛作用较生品有所增强。

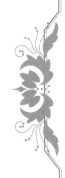

3）抗肿瘤

李学臣研究表明，三棱水提物能够提高 H22 荷瘤小鼠血清中 TNF-a、IL-2 水平，从而发挥抗肿瘤的作用，抑瘤率随药物浓度的提高而提高。张瑾峰等研究发现，莪术、三棱及 IL-6 对人乳腺癌细胞（MCF-7）凋亡有诱导作用。徐立春等研究发现三棱、莪术提取物修饰的肿瘤细胞疫苗可以明显增强对 B16 的抗瘤效应。

4）保肝

李娟等研究结果表明：三棱、莪术能改善肝脏组织病理学变化，降低肝纤维化大鼠的细胞凋亡、Bax 蛋白表达，提高 Bcl-2 蛋白表达，发挥抗肝纤维化作用。

【述评】

据古籍记载，三棱炮制方法主要有煨、醋制、酒制等。《本草纲目》记载有炮熟、醋制。三棱为血中气药，破血行气之力较强，体质虚弱者不宜使用。炮熟，缓和破气作用；醋制，增强散瘀作用。醋三棱一直沿用至今。现版《中国药典》收载了三棱和醋三棱两种饮片。李时珍还在【发明】项记载："三棱破气散结，可疗诸病，其功可近于香附而力峻，故难久服。"可见，李时珍对三棱的药性把握之精准。

山药 （Shanyao）

《本草纲目》·菜部·第二十七卷·薯蓣

本品为薯蓣科植物薯蓣 *Dioscorea opposita* Thunb. 的干燥根茎。可除去外皮，趁鲜切厚片，干燥制成"山药片"。

【"修治"原文】

【颂曰】采白根刮去黄皮，以水浸之，糁白矾末少许入水中，经宿净洗去涎，焙干用。

【宗奭曰】入药贵生干之，故古方皆用干山药。盖生则性滑，不可入药；熟则滞气，只堪啖耳。其法：冬月以布裹手，用竹刀剐去皮，竹筛盛，置檐风处，不得见日，一夕干五分，候全干收之。或置焙笼中，微火烘干亦佳。

【敩曰】凡使勿用平田生二三纪者，须要山中生经十纪者。皮赤，四面有须者妙。采得以铜刀刮去赤皮，洗去涎，蒸过曝干用。

【古代炮制】

南北朝有蒸法（《雷公》）。唐代有熟者和蜜（《食疗》）法。宋代增加了姜炙（《普本》），炒黄（《妇人》），酒浸、酒蒸（《朱氏》），酒煎（《履巉岩》）等法。金、元时代有白矾水浸焙（《儒门》），酒浸、火炮（《瑞竹》）等法。明、清时代又增加了姜汁浸炒（《普济方》），乳汁浸（《滇南》），葱盐炒黄姜汁拌蒸（《保元》），酒炒（《景岳》），乳汁拌微焙（《正宗》），醋煮（《醒斋》），乳汁蒸（《幼幼》），炒焦（《医案》），土炒、盐水炒（《害利》）等法。

【现代炮制】

1. 炮制方法

山药：除去杂质，分开大小个，泡润至透，切厚片，干燥。

山药片：取山药片，除去杂质。

土炒山药：按土炒法，炒至山药表面均匀挂土粉，取出，筛去土粉。每 100 kg 山药片，用灶心土 30 kg。（2005《天津》）

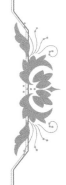

麸炒山药：按麸炒法，炒至山药黄色时，取出，筛去麦麸。每 100 kg 山药片，用麦麸 10～15 kg。

2. 炮制作用

山药：甘，平。归脾、肺、肾经。具有生津益肺、补脾养胃、补肾涩精的功能。用于脾虚泄泻，久泻不止，肺虚喘咳，肾虚遗精，带下，尿频，虚热消渴。

土炒山药：补脾止泻作用增强。用于脾虚久泻，或大便泄泻。

麸炒山药：增强补脾健胃作用。用于脾虚食少，泄泻便溏，白带过多。

3. 质量要求

山药：呈类圆形的厚片。表面类白色或淡黄白色，质脆，易折断，切面类白色，富粉性。水分不得过 16.0%，总灰分不得过 4.0%，二氧化硫残留量不得过 400 mg/kg。水溶性浸出物不得少于 4.0%。

山药片：为不规则的厚片，皱缩不平，切面白色或黄白色，质坚脆，粉性。气微，味淡、微酸。水分不得过 12.0%，总灰分不得过 5.0%，二氧化硫残留量不得过 10 mg/kg。水溶性浸出物不得少于 10.0%。

土炒山药：形如毛山药片或光山药片，表面土红色，粘有土粉，略有焦香气。

麸炒山药：形如毛山药片或光山药片，切面黄白色或微黄色，偶见焦斑，略有焦香气。水分不得过 12.0%，总灰分不得过 4.0%，二氧化硫残留量不得过 400 mg/kg。水溶性浸出物不得少于 4.0%。

【研究概况】

1. 化学成分

1）山药所含成分

山药的主要活性成分是多糖，其次是黄酮类成分和酯类成分。还含有氨基酸和蛋白质。

2）炮制对化学成分的影响

麸炒山药中尿囊素含量较山药有所增高，而土炒山药和炒山药均呈下降趋势，其中炒山药下降最为显著。有研究将生山药、麸炒山药、膨化山药三种炮制品进行对比研究发现膨化山药中的薯蓣皂苷元含量增加。山药和 7 种山药炮制品中多糖含量顺序为生品＞蜜麸炒＞炒黄＞米炒＞土炒＞炒焦＞炒炭＞麸炒。

2. 工艺研究

周函钰等采用正交试验法和多指标综合加权评分法，以多糖含量和饮片性状为考察指标，优选山药的最佳炮制工艺为：饮片 10 kg，温度 155℃，炒 11 min，蜜麸量为 10%，转速为 20 r/min。

3. 药理作用

山药具有补脾养胃、生津益肺、补肾涩精作用。现代药理研究主要有以下几方面。

1）调节胃肠功能

研究表明，山药醇提物灌胃给药，能抑制大黄致脾虚模型小鼠胃排空及肠管推进运动；体外抑制氯化乙酰胆碱及氯化钡引起的离体回肠强直性收缩。山药粗多糖能抑制脾虚小鼠胃排空及小肠推进，增加脾脏指数与胸腺指数，说明山药多糖成分可能通过调节免疫而起到对脾虚小鼠的补脾健胃作用。

2）降血糖

舒思洁等发现山药能降低小鼠的血糖和血脂含量，提高肝糖原和心肌糖原含量，促进血糖利用。杨宏莉等探讨山药多糖对 2 型糖尿病大鼠糖代谢及关键酶己糖激酶、琥珀酸脱氢酶及苹果酸脱氢酶活性的影响，结果表明，山药多糖能显著降低大鼠的血糖；而 HK、SDH、MDH 活性也有不

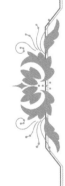

同程度的提高。许效群等实验发现，山药汁可显著降低糖尿病大鼠的血糖水平和糖化血红蛋白，并使胰岛素分泌水平恢复性升高。

3）调节免疫作用

山药多糖在体内能显著提高荷瘤小鼠的 T 淋巴细胞增殖能力和 NK 细胞活性，同时还能明显提高小鼠脾脏细胞产生 IL-2 的能力和腹腔巨噬细胞产生 TNF-α 能力。山药多糖可以改善正常小鼠的免疫功能，也能够恢复免疫低下小鼠的免疫功能，显著降低 MDA 含量，增加小鼠巨噬细胞上清液中 T-SOD 的活力，提高机体产生 NO 及 IL-1β 的能力，从而更好地保护机体细胞免受损伤，增强机体的免疫能力。

4）抗氧化作用

山药多糖能降低 CCl_4 损伤小鼠血清 ALT、AST 活性和 MDA、NO 含量，降低肝体指数，提高肝脏 SOD、GSH-Px 活性和 GSH 的含量，对小鼠肝、肾、心肌、脑组织体内外具有抗氧化作用。山药多糖也可明显降低肾缺血再灌注损伤模型大鼠血清 BUN、Scr 含量，升高肾组织 SOD、GSH-Px 活性，降低 MDA 水平，说明山药多糖可通过抗氧化作用改善肾缺血再灌注损伤。山药多糖对 DPPH·、·OH 及 O^{2-} 具有较强的清除能力。山药中薯蓣皂苷对衰老小鼠具有提高抗氧化酶活性、清除自由基、减少过氧化脂质生成作用。山药皮中多酚具有良好的还原能力，对烷氧基和烷过氧基均有明显的抑制作用，说明山药皮中多酚具有明显的体外抗氧化作用。

【述评】

据古籍记载，山药炮制方法主要有蒸、炒、酒制、醋制、蜜制、姜制、乳制、药汁制等。其中《本草纲目》收载了去皮法，如"用竹刀刮去皮""采得以铜刀刮去赤皮"，以及蒸法。现代多生用、麸炒、土炒。现版《中国药典》收载有生山药和麸炒山药。地方规范还有土炒山药记载。土炒可增强补脾止泻作用；麸炒增强补脾健胃、益肾固精作用。

山药是药食两用中药，作为食品，人们普遍食用；作为药品，是良好补中益气药，用于治疗虚证，尤其对治疗脾胃虚弱证效果好。山药的抗衰老作用在《本草纲目》中有记载："轻身不饥延年。"现代研究表明山药的主要成分山药多糖具有明显的体外和体内抗氧化活性，也验证了《本草纲目》中这一记载的科学性。

川贝母 （Chuanbeimu）

《本草纲目》·草部·第十三卷·贝母

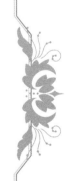

本品为百合科植物川贝母 *Fritillaria cirrhosa* D. Don、暗紫贝母 *Fritillaria unibracteata* Hsiao et K. C. Hsia、甘肃贝母 *Fritillaria przewalskii* Maxim.、梭砂贝母 *Fritillaria delavayi* Franch.、太白贝母 *Fritillaria taipaiensis* P. Y. Li 或瓦布贝母 *Fritillaria unibracteata* Hsiao et K. C. Hsia var. *wabuensis* (S. Y. Tang et S. C. Yue) Z. D. Liu, S, Wang et S. C. Chen 的干燥鳞茎。按性状不同分别习称"松贝""青贝""炉贝"。

【"修治"原文】

根

【敩曰】凡使，先于柳木灰中炮黄，擘，去内口鼻中有米许大者心一颗，后拌糯米于鏊上同炒，待米黄，去米用。

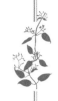

【古代炮制】

南北朝有糯米拌炒、米熟去米用（《雷公》）的方法。明代沿用了该方法。清代增加了炒制（《玉衡》），药汁四制法（《拾遗》），面炒黄（《增广》），蒸制（《笔花》）等炮制方法。

【现代炮制】

1. 炮制方法

川贝母：除去杂质，用时捣碎，或研磨。

2. 炮制作用

川贝母：苦、甘，微寒。归肺、心经。具有清热润肺、化痰止咳、散结消痈的功能。用于肺热燥咳，干咳少痰，阴虚劳嗽，咳痰带血。

3. 质量要求

松贝：呈类圆锥形或近球形，高 0.3～0.8 cm，直径 0.3～0.9 cm。表面类白色。外层鳞叶 2 瓣，大小悬殊，大瓣紧抱小瓣，未抱部分呈新月形，习称"怀中抱月"；顶部闭合，内有类圆柱形、顶端稍尖的心芽和小鳞叶 1～2 枚；先端钝圆或稍尖，底部平，微凹入，中心有 1 灰褐色的鳞茎盘，偶有残存须根。质硬而脆，断面白色，富粉性。气微，味微苦。

青贝：呈类扁球形，高 0.4～1.4 cm，直径 0.4～1.6 cm。外层鳞叶 2 瓣，大小相近，相对抱合，顶部开裂，内有心芽和小鳞叶 2～3 枚及细圆柱形的残茎。

炉贝：呈长圆锥形，高 0.7～2.5 cm，直径 0.5～2.5 cm。表面类白色或浅棕黄色，有的具棕色斑点。外层鳞叶 2 瓣，大小相近，顶部开裂而略尖，基部稍尖或较钝。栽培品呈类扁球形或短圆柱形，高 0.5～2 cm，直径 1～2.5 cm。表面类白色或浅棕黄色，稍粗糙，有的具浅黄色斑点。外层鳞叶 2 瓣，大小相近，顶部多开裂而较平。

水分不得过 15.0%，总灰分不得过 5.0%，醇溶性浸出物不得少于 9.0%，总生物碱不得少于 0.050%。

【研究概况】

1. 化学成分

川贝母主含生物碱类成分，主要包括川贝碱、西贝素等成分。

2. 药理作用

川贝母具有清热润肺、化痰止咳的功效。现代药理研究主要有以下几方面。

1）镇咳祛痰作用

马鹏等采用小鼠氨水引咳实验、豚鼠枸橼酸引咳实验、小鼠气管段酚红实验、醋酸致小鼠腹腔通透性升高实验，比较研究发现太白贝母粉末和醇提物的止咳、祛痰明显，其效果与川贝母无明显差异。梁惠婵等人采用相同模型研究表明，太白贝母、暗紫贝母和梭砂贝母均具有良好的祛痰作用，暗紫贝母的祛痰作用最强，太白贝母与梭砂贝母祛痰作用相近。

2）抗菌作用

熊玮等曾报道川贝母醇提物对金黄色葡萄球菌和大肠杆菌有明显抑制作用。肖灿鹏等发现贝母碱对卡他球菌、金黄色葡萄球菌、大肠杆菌、克雷伯肺炎杆菌有抑制作用。

【述评】

据古籍记载，贝母炮制方法主要有米炒、面炒、药汁制、蒸制等。《本草纲目》记载有糯米炒法，现代多用生品，地方规范有川贝粉记载。《本草纲目》所载贝母包括川贝母、浙贝母等。临床上川贝母和浙贝母等都能清肺化痰而止咳，故可用于痰热咳嗽，但川贝母性凉而甘，兼有润肺之功，多用于肺虚久咳，痰少咽燥等证；而浙贝母苦、寒，开泄力大，清火散结作用较强，多用于外感风热、痰火郁结的咳嗽。糯米炒贝母的炮制方法现代应用较少，未见相关报道。

浙贝母 （Zhebeimu）

《本草纲目》·草部·第十三卷·贝母

本品为百合科植物浙贝母 *Fritillaria thunbergii* Miq. 的干燥鳞茎。大者去心芽习称"大贝"或元宝贝，小者不去心芽称为"珠贝"。趁鲜切习称"浙贝片"。

【"修治"原文】

同"川贝母"

【现代炮制】

1. 炮制方法

浙贝母：除去杂质。未切片者，洗净，润透，切厚片，干燥；或打成碎块。

2. 炮制作用

浙贝母：苦，寒。归肺、心经。具有清热化痰止咳、解毒散结消痈作用。用于风热咳嗽，痰火咳嗽，肺痈，乳痈，瘰疬，疮毒。

3. 质量要求

浙贝母：为类圆形的厚片或碎块，有的具心芽，外皮黄褐色或灰褐色，略皱缩；或淡黄白色，较光滑或被有白色粉末。切面微鼓起或平坦，灰白色或粉白色，略角质状或富粉性。多质坚硬，易折断；或质硬，断面灰白色或白色，有的浅黄棕色。气微，味苦。

水分不得过 18.0%，总灰分不得过 6.0%，醇溶性浸出物不得少于 8.0%，贝母素甲和贝母素乙的总量不得少于 0.080%。

【研究概况】

1. 化学成分

1）浙贝母所含成分

浙贝母主含生物碱，主要成分有贝母新碱、贝母碱（贝母素甲）、贝母芬碱、贝母定碱、去氢贝母碱（贝母素乙）、浙贝丙素、浙贝酮、贝母替定碱等。

2）炮制对化学成分的影响

张焱新等研究结果显示浙贝母鲜切饮片的贝母素甲、贝母素乙含量、浸出物含量比硫熏浙贝母饮片高，石灰蛤粉浙贝母饮片次之，且硫熏浙贝母饮片的硫含量远远高于鲜切浙贝母饮片和石灰蛤粉浙贝母饮片。

2. 工艺研究

程斌等比较了 4 种无硫化产地加工的浙贝母质量，以成品外观、含水量、贝母素甲和贝母素乙含量为指标，比较贝壳粉吸附、生切烘干、冷冻干燥、微波干燥 4 种加工工艺，浙贝母的贝母素甲和贝母素乙总量存在一定差异，冷冻干燥品中含量最高，微波干燥品和生切烘干制品次之，贝壳粉吸附制品含量最低。采用微波干燥代替传统的产地加工方法有一定可行性。

3. 药理作用

浙贝母具有清热化痰止咳、解毒散结消痈之功效。现代药理研究主要有以下几方面。

1）镇咳祛痰作用

李萍等对市场上常用的暗紫贝母、浙贝母等 11 种商品贝母进行了镇咳药理作用筛选，发现 11 种贝母的总生物碱部分均有显著的镇咳作用。浙贝母的乙醇提取物也有显著的镇咳作用。钱伯初等

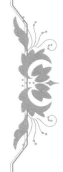

实验证实，灌胃或皮下注射浙贝母中浙贝甲素或浙贝乙素均有镇咳作用。

2）抗炎镇痛作用

张明发等以灌胃形式给予小鼠浙贝母醇提取物，结果显示能使乙酸引起的扭体反应次数减少，使热痛刺激甩尾反应的 3 h 痛阈平均提高。连续以灌胃浙贝母醇提取物，对二甲苯所致的小鼠耳肿厚度、角叉菜胶所致的小鼠足跖肿胀厚度、对乙酸提高小鼠腹腔毛细血管通透性均有一定的抑制作用。

3）其他

浙贝母还具有溶石、抗溃疡、止泻、抗肿瘤和抗菌等作用。

【述评】

见"川贝母"。

川乌 (Chuanwu)

《本草纲目》·草部·第十七卷·乌头

川乌本品为毛茛科植物乌头 *Aconitum carmichaelii* Debx. 的干燥母根。

【"修治"原文】

同"草乌"。

【古代炮制】

汉代有煻灰火炮、蜜煮（《金匮》）法。唐代有熬（《千金》），烧作灰（《产宝》），火煨、米炒、醋煮（《理伤》）等法。宋代增加了微炒、黑豆煮、酒浸、酒拌炒、童便制（《圣惠方》），盐炒（《博济》），酒煮（《苏沈》），黑豆同炒、盐煮炒（《总录》），蚌粉炒制、乌豆蒸（《局方》），煅存性（《总微》），牡蛎粉炒制、米泔浸后麸炒制（《三因》），麻油煎令黄（《朱氏》），姜汁浸、童便浸后姜炒（《扁鹊》）等方法。元代有土制（《丹溪》）法。明清时代又增加了酒和童便制、盐姜制、面炒制、蛤粉炒制、米泔浸（《普济方》），盐酒浸（《医学》），酒醋制（《纲目》），并提出湿纸煨后酒煮、以入口不麻为度（《醒斋》），童便及浓甘草汤同煮汁尽为度（《必读》），草果蒸（《串雅外》）等多种炮制方法。

【现代炮制】

1. 炮制方法

生川乌：除去杂质。用时捣碎。

制川乌：取川乌，大小分开，用水浸泡至内无干心，取出，加水煮沸 4～6 h（或蒸 6～8 h）至取大个及实心者切开内无白心，口尝微有麻舌感时，取出，晾至六成干，切片，干燥。

2. 炮制作用

川乌：辛，苦，热；有大毒。归心、肝、肾、脾经。具有祛风除湿、温经止痛的功能。生川乌有大毒，多外用。

制川乌：毒性由大毒降为有毒，可供内服。祛风除湿，温经止痛。用于风寒湿痹，关节疼痛，心腹冷痛，寒疝作痛，麻醉止痛。

3. 质量要求

川乌：呈不规则的圆锥形，稍弯曲，顶端常有残茎，中部多向一侧膨大，长 2～7.5 cm，直径 1.2～2.5 cm。表面棕褐色或灰棕色，皱缩，有小瘤状侧根及子根脱离后的痕迹。质坚实，断面类白色或浅灰黄色，形成层环纹呈多角形。气微，味辛辣、麻舌。水分不得过 12.0%，总灰分不得过 9.0%、酸不溶性灰分不得过 2.0%。含乌头碱、次乌头碱和新乌头碱的总量应为 0.050%～0.17%。

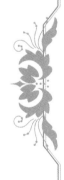

制川乌：为不规则或长三角形的片。表面黑褐色或黄褐色，有灰棕色形成层环纹。体轻，质脆，断面有光泽。气微，微有麻舌感。水分不得过 11.0%，含双酯型生物碱以乌头碱、次乌头碱及新乌头碱的总量计不得过 0.040%。含苯甲酰乌头原碱、苯甲酰次乌头原碱及苯甲酰新乌头原碱的总量应为 0.070%～0.15%。

【研究概况】

1. 化学成分

1）川乌所含成分

川乌中主含生物碱类，主要成分有乌头碱、次乌头碱和新乌头碱等。此外还含有黄酮、挥发油、多糖等成分。

2）炮制对化学成分的影响

随着炮制时间延长，川乌中乌头碱等双酯型生物碱质量分数逐渐减少，而单酯型生物碱质量分数逐渐增加，到一定时间后逐渐减少，从而使毒性降低。另一原因可能是炮制过程中脂肪酰基取代了 C_8 位上的乙酰基，降低了毒性。研究表明，川乌浸泡时间越长，总生物碱损失越多，但对酯型生物碱影响不大。川乌经蒸煮处理可促使双酯型生物碱水解以降低毒性，但若炮制太过，其镇痛、抗炎作用也减弱。邓广海等研究发现，高压蒸制 30 min 后，川乌毒性成分双酯型生物碱含量明显降低，且与蒸制时间有显著的相关性，时间延长，含量逐渐降低，到 180 min 后，其含量几乎检测不到。故应注意控制川乌适中的炮制程度。苏建树等研究发现，酵母菌发酵后川乌中新乌头碱、乌头碱、次乌头碱质量分数明显低于发酵前，表明微生物发酵有助于降低川乌、附子中毒性生物碱的含量。

2. 工艺研究

龚潮池等以生物碱含量为检测指标，优选川乌炮制过程中的浸泡、干燥以及蒸制条件，制川乌最佳炮制工艺为：40℃浸泡，25～26 h、111℃（50kPa）蒸制 1 h、60℃烘干。葛喜珍等研究酵母菌发酵对川乌和附子（黑顺片）中总生物碱含量的影响，结果表明，发酵后总生物碱的含量高于煎煮炮制。

3. 药理作用

川乌具有祛风除湿、温经止痛的功能。现代药理研究主要有以下几方面。

1）抗炎作用

师海波等发现川乌中的川乌总碱对组胺、5-HT 所致大鼠皮肤毛细血管通透性的亢进，角叉菜胶、蛋清、组胺和 5-HT 所致大鼠的足肿胀，二甲苯所致小鼠的耳肿胀，巴豆油所致肉芽囊肿渗出与增生，以及白细胞游走、前列腺素 E 合成均有明显抑制作用，能显著性抑制可逆性被动 Arthu 反应、大鼠迟发型超敏反应、佐剂关节炎等免疫性炎症。川乌中的乌头碱类化合物对急性炎症模型具有抑制作用。动物实验表明川乌对白细胞趋化、组织水肿胀、毛细血管通透性增高、炎性渗出均有抑制作用。

2）镇痛作用

川乌能显著减少醋酸所致小鼠扭体次数，延长小鼠扭体潜伏期，明显提高小鼠热板痛阈值。有实验利用 K^+ 皮下透入刺激、热刺激、电刺激 3 种刺激方法，加上扭体实验造成 4 种实验性疼痛模型，观察川乌、防己配伍前后对家兔、小鼠痛阈的影响。结果表明，在 3 h 之内各给药组均显示有明显的镇痛作用，其中川乌与防己配伍组和川乌组作用较强；24 h 时川乌与防己配伍组镇痛作用继续增强，并持续较高水平。

3）抗肿瘤作用

川乌水煎液能显著抑制小鼠 Lewis 肺癌自发转移，也能对小鼠中出现的移植性肿瘤前胃癌 FC 和肉瘤 S180 有抑制作用。川乌对在体小鼠腹水型肝癌的抑制率为 47.18%～57.14%，能抑制癌细

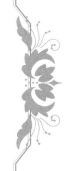

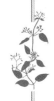

胞的有丝分裂；在以荷瘤小鼠为研究对象的药理实验中发现，川乌能维持荷瘤小鼠体温、血氧饱和度、红细胞 ATP 酶活性和血流变的情况，改善瘤内缺氧、毛细血管通透性及细胞间连接通信等状况，阻止肿瘤生长和转移。

4）免疫调节作用

马健等研究发现乌头碱能够提高 2 种小鼠腹腔巨噬细胞表面 Ia 抗原的表达，从而增强巨噬细胞递呈抗原能力，促进免疫应答反应。日本学者 Hikino 发现新乌头原碱可刺激小鼠肺对氨基酸的摄入，增加肺部蛋白质合成，对免疫调节有着极强的活性。刘太华等研究发现川乌注射液可以提高化疗患者巨噬细胞的吞噬功能，从而增强免疫力。李晓玉等研究发现滇乌碱能够延长小鼠耳后心肌移植的心肌存活时间，具有免疫调节的作用。Zhao 等研究发现附子多糖 FPS-1 可明显刺激伴刀豆球蛋白 A 和脂多糖造模后小鼠淋巴细胞增殖，并促进脾细胞产生抗体，具有免疫促进作用。

5）对心血管的作用

研究发现，川乌脂溶性活性成分主要为乌头碱，小剂量具有抗急性心肌缺血的作用；适当剂量的乌头碱和次乌头碱能有效抑制 H_2O_2 诱导的 Wistar 大鼠心肌细胞氧化损伤和凋亡。水溶性活性成分去甲乌药碱可浓度依赖性增强心肌收缩力和最大收缩舒张速率；附子苷和尿嘧啶通过增强心肌收缩力起到强心的作用，且两者不会影响心率。周远鹏等研究发现 8 种乌头碱类似物在不引起心律失常的剂量下均表现降压和抑制心肌收缩力的作用。

【述评】

乌头始载于《神农本草经》，列为下品，为川乌与草乌的总称，又称乌喙、奚毒，其汁又名射罔（《别录》），一直沿用至明代。至《本草纲目》始有川乌与草乌之分。李时珍云："乌头有两种，出彰明者，即附子之母，今人谓之川乌头是也。……其产江左、山南等处者，乃本经所列之乌头，今人谓之草乌头是也。故曰其汁煎为射罔。"同时，李时珍还指出，川乌来源于家种，而草乌则来源于野生。川乌与草乌毒性强弱不同。草乌毒性更强。李时珍云："草乌头、射罔，乃至毒之药。非若川乌头，人所栽种，加以酿制，杀其毒性之比。"

据古籍记载，川乌的炮制方法较多，以炮、熬、醋煮、酒煮、黑豆汁煮辅料制、煨为主。但《本草纲目》仅记载了炮、乌大豆煮制，其中煮制的方法一直沿用至今。其目的是"去其毒用"。从炮制方法演变看，古代早期以干热加工为主，宋代以后以煮制为主如，酒煮、醋煮、黑豆煮等。

《本草纲目》记载乌头临床作用明确，主要应用于治疗风寒湿痹及中风等。但两者侧重的作用不同，草乌性热，擅长去除风寒湿气，除痹止痛的药效强于川乌。川乌性温，擅长散寒治风寒湿痹。现代研究表明川乌和草乌虽在原植物来源、性状及生物碱种类等很多方面存在相似之处，但两者之间的区别较明显，特别是在毒性方面差异非常显著，临床上应加以区分。对炮制减毒的方法和工艺有待进一步改进和优化，进而完善制川乌、制草乌的质量标准，使之更安全地应用于临床。

草乌 （Caowu）

《本草纲目》·草部·第十七卷·乌头

草乌为毛茛科植物北乌头 *Aconitum kusnezoffii* Reichb. 的干燥块根。

【"修治"原文】

根

【时珍曰】草乌头或生用，或炮用，或以乌大豆同煮熟，去其毒用。

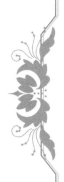

【古代炮制】

唐代有姜汁煮、醋煮、山矾灰汁浸(《理伤》)等的炮制方法。宋代有炒焦(《总病论》)，炒黑存性、盐水浸、盐水浸后麸炒、童便浸、麸和巴豆同炒黑色(《总录》)，盐炒(《普本》)，火炮(《局方》)，薄荷生姜汁浸(《总微》)，水煮(《卫济》)，米泔浸、黑豆同煮(《三因》)，酒浸(《传信》)，盐油炒(《朱氏》)，豆腐煮(《急救》)，麻油浸炒(《疮疡》)等方法。元代有煨制(《丹溪》)法。明代增加了姜汁浸、醋炒、醋淬、醋浸、醋炙后麸炒、粟米炒(《普济方》)，姜汁炒(《入门》)，酒淬(《准绳》)，米泔浸后炒焦(《保元》)，酒煮(《醒斋》)等方法。清代又增加了绿豆同煮(《全生集》)，面炒(《串雅外》)，面裹煨(《增广》)等炮制方法。

【现代炮制】

1. 炮制方法

生草乌：除去杂质，洗净，干燥。

制草乌：取草乌，大小分开，用水浸泡至内无干心，取出，加水煮至取大个切开内无白心、口尝微有麻舌感时，取出，晾至六成干后切薄片，干燥。

2. 炮制作用

草乌：辛、苦，热；有大毒。归心、肝、肾、脾经。具有祛风除湿、温经止痛功能。生草乌有大毒，多作外用。用于喉痹，痈疽，疔疮，瘰疬。

制草乌：毒性由大毒降为有毒，可供内服。祛风除湿，温经止痛。用于风寒湿痹，关节疼痛，心腹冷痛，寒疝作痛，麻醉止痛。

3. 质量要求

草乌：呈不规则长圆锥形，略弯曲，长 2～7 cm，直径 0.6～1.8 cm。顶端常有残茎和少数不定根残基，有的顶端一侧有一枯萎的芽，一侧有一圆形或扁圆形不定根残基。表面灰褐色或黑棕褐色，皱缩，有纵皱纹、点状须根痕及数个瘤状侧根。质硬，断面灰白色或暗灰色，有裂隙，形成层环纹多角形或类圆形，髓部较大或中空。气微，味辛辣、麻舌。杂质（残茎）不得过 5%，水分不得过 12.0%，总灰分不得过 6.0%。含乌头碱、次乌头碱和新乌头碱的总量应为 0.15%～0.75%。

制草乌：呈不规则圆形或近三角形的片。表面黑褐色，有灰白色多角形形成层环和点状维管束，并有空隙，周边皱缩或弯曲。质脆。气微，味微辛辣，稍有麻舌感。水分不得过 12.0%。含双酯型生物碱以乌头碱、次乌头碱和新乌头碱的总量计不得过 0.040%。含苯甲酰乌头原碱、苯甲酰次乌头原碱及苯甲酰新乌头原碱的总量应为 0.020%～0.070%。

【研究概况】

1. 化学成分

1）草乌所含成分

草乌主要成分为生物碱，以双酯类生物碱为主，主要有乌头碱、次乌头碱和新乌头碱等。还含有糖类及挥发性成分。

2）炮制对化学成分的影响

草乌经炮制后，双酯型生物碱含量明显减少，转化为相应的单酯型生物碱，在一定的炮制时间内，其双酯型生物碱和单酯型生物碱的含量呈一定的相关性，即生品中总双酯型生物碱含量越高，炮制后未水解的双酯型生物碱和生成的单酯型生物碱的含量就越高，相反则越低。杜红等采用不同类型的米醋炮制草乌，HPLC 法测定炮制品中 3 种双酯型生物碱和 3 种单酯型生物碱的含量，结果各炮制品中双酯型生物碱的含量：生草乌＞食用乙酸制草乌＞工业乙酸制草乌＞陈醋制草乌≈龙门米醋制草乌＞玫瑰醋制草乌＞药典法制草乌；单酯型生物碱的含量：药典法制草乌＞食用乙酸制草

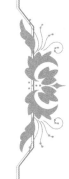

乌＞龙门米醋制草乌≈工业乙酸制草乌＞陈醋制草乌≈玫瑰醋制草乌＞生草乌。表明醋制草乌可以达到炮制减毒的效果，食用醋比乙酸的减毒效果更佳。

2. 工艺研究

侯跃飞研究表明草乌残茎和去残茎草乌中 6 种生物碱成分含量存在差异，残茎属于生物碱成分含量较低的非药用部位，故需去除。草乌经浸泡处理后单酯、双酯型生物碱和总生物碱的损失率分别为 20.97％、31.13％、14.57％，润湿法能最大限度保留生物碱含量；常压蒸煮法和高压蒸制法的去毒效果最好，其总双酯型生物碱未能检测到，两种高温烘制法含量分别为 0.690 3 mg/g 和 0.557 5 mg/g，均高于中国药典的限量要求。以总生物碱和酯型生物碱含量变化为指标，优选出草乌的最佳炮制工艺：水浸润透，切厚片，加压（127℃、0.15 MPa）蒸 3 h。

3. 药理作用

草乌具有祛风除湿、温经止痛的功能。现代药理研究主要有以下几方面。

1）镇痛作用

草乌制剂、乌头碱、次乌头碱对用电刺激鼠尾法或热板法引起的疼痛反应，均有镇痛作用。草乌甲素为优良的抗炎镇痛类药物。对风湿性及类风湿性关节炎、肩周炎、良性关节痛、腰及四肢关节扭伤、挫伤、带状疱疹、癌症晚期疼痛等均有良好疗效，且无成瘾性。

2）抗炎作用

研究发现草乌的抗炎成分为乌头类生物碱。乌头总碱可明显减少角叉莱胶引起炎症渗出物中 PGE 含量，以及能明显抑制组胺及五羟色胺引起的毛细血管通透性增强，减轻炎症反应。

3）抗肿瘤作用

乌头碱注射液，有抑制癌瘤生长和抑制癌细胞自发转移的作用，临床应用治疗晚期未经手术、放疗、化疗的患者，可减轻患者的病痛并提高其免疫力，且治疗过程无不良反应。因此，乌头注射液可用于晚期胃癌等消化系统恶性肿瘤的治疗。

4）其他

草乌还具降糖、麻醉作用。

【述评】

草乌与川乌毒性强弱不同。草乌毒性更强。两者成分、药效、毒性及临床有诸多相似之处。参见川乌。

牛膝 （Niuxi）

《本草纲目》·草部·第十六卷·牛膝

本品为苋科植物牛膝 *Achyranthes bidentata* Bl. 的干燥根。

【"修治"原文】

根

【敩曰】 凡使去头芦，以黄精自然汁浸一宿，漉出，到，焙干用。

【时珍曰】 今惟以酒浸入药，欲下行则生用，滋补则焙用，或酒拌蒸过用。

【古代炮制】

晋代有酒渍服（《肘后》）。南北朝刘宋时代有黄精自然汁浸制（《雷公》）。唐代有用生牛膝汁、入汤酒用（《千金》），酒浸《理伤》）等法。宋代增加了烧为灰、微炙、生地黄汁制（《圣惠方》），浆水浸、酒煮、酒浸熬膏（《博济》），慢火炒制（《宝产》），酒拌炒（《妇人》），酒洗、盐水炒（《扁鹊》）等法。元代又增加了茶水炒（《世医》），焙制（《瑞竹》）。明清时代又增加了酒拌（《理例》），酒拌蒸（《景岳》），酒浸拌蒸（《本草汇》），盐酒炒（《遵生》），炒炭、酒炒炭（《治裁》）等法。

【现代炮制】

1. 炮制方法

牛膝：除去杂质，洗净，润透，除去芦头，切段，晒干或低温干燥。

酒牛膝：取牛膝段，按酒炙法，文火炒干。每100 kg牛膝，用黄酒10 kg。

盐牛膝：取牛膝段，按盐炙法，文火炒干。每100 kg牛膝，用食盐2 kg。（2005《安徽》）

2. 炮制作用

牛膝：苦、甘、酸，平。归肝、肾经。具有逐瘀通经、补肝肾、强筋骨、利尿通淋、引血下行功能。用于经闭，痛经，腰膝酸痛，筋骨无力，淋证，水肿，头痛，眩晕，牙痛，口疮，吐血，衄血。

酒牛膝：增强活血祛瘀、通经止痛的作用。用于风湿痹痛，瘀血阻滞。

盐牛膝：引药下行，增强补肝肾、强筋骨、利尿通淋的作用。用于肾虚腰痛，水月不利，挤腹作痛，湿热下注，尤以下半身腰膝关节疼痛为长。

3. 质量要求

牛膝：呈圆柱形的段。外表皮灰黄色或淡棕色，有微细的纵皱纹及横长皮孔。质硬脆，易折断，受潮变软。切面平坦，淡棕色或棕色，略呈角质样而油润，中心维管束木部较大，黄白色，其外围散有多数黄白色点状维管束，断续排列成2～4轮。气微，味微甜而稍苦涩。水分不得过15.0%，总灰分不得过9.0%，二氧化硫残留量不得过400 mg/kg。醇溶性浸出物不得少于5.0%。含β-蜕皮甾酮不得少于0.030%。

酒牛膝：形如牛膝段，表面色略深，偶见焦斑。微有酒香气。水分不得过15.0%，总灰分不得过9.0%，二氧化硫残留量不得过400 mg/kg。醇溶性浸出物不得少于4.0%。含β-蜕皮甾酮不得少于0.030%。

盐牛膝：形如牛膝段，深黄色，有焦斑，味咸。

【研究概况】

1. 化学成分

1）牛膝所含成分

牛膝主要含脱皮甾酮、牛膝甾酮、红苋甾酮及皂苷成分，另含有多糖及无机微量元素。

2）炮制对化学成分的影响

李迪等研究结果发现，不同炮制品齐墩果酸的含量顺序为酒烫品（1.26%）＞盐烫品（1.15%）＞酒炙品（1.06%）＞盐炙品（0.96%）＞生品（0.83%）。表明炮制可使齐墩果酸的含量增加。多糖的含量牛膝酒制品（9.06%）＞盐制品（8.20%）＞生品（6.05%）＞牛膝炭（4.88%）。李建科等采用火焰原子吸收光谱法测定怀牛膝四种饮片中10种微量元素的含量。结果表明，微量元素锶、钴的含量均增加；酒蒸、酒炙后锌的含量增加；在酒炙、盐炙后铜、钙的含量增加，铁的含量降低；炮制后锰、镍、锂、镁均有所降低或大体持平。

2. 工艺研究

徐德春等采用正交实验设计法研究怀牛膝切制最佳切制工艺：将药材切成3 mm厚；最佳酒炙

工艺为：每 100 kg 加 10 kg 黄酒拌匀，用文火炒至表面黄色，见少许焦斑。罗霄山等以齐墩果酸含量为指标，筛选盐炙怀牛膝的最佳炮制工艺为：加 3％的盐量在 100℃下烘至 20 min。

3. 药理作用

牛膝具有逐瘀通经、补肝肾、强筋骨、利尿通淋、引血下行的功效。现代药理研究主要表现在以下几方面。

1）抗骨质疏松作用

牛膝水提液经过 D101 型大孔树脂 50％乙醇洗脱组分具有抗骨质疏松、加速大鼠骨折愈合作用。怀牛膝水煎液可提高实验大鼠的活动能力，阻断骨矿质的丢失情况，使骨中有机质的含量增加，骨密度提高。牛膝中三萜皂苷还具有较强的抑制破骨细胞活性，该抑制作用具有可逆性。

2）抗肿瘤作用

王一飞等从牛膝中分离得到总皂苷（ABS），采用体内、外实验对其抗肿瘤作用进行研究，结果显示，随着药物浓度的升高，ABS 体外对艾氏腹水癌细胞的细胞毒作用逐渐增强，对肿瘤细胞具有抑制作用。冯婷等研究发现牛膝多糖可增强 DC 诱导的细胞毒性 T 淋巴细胞对 EC9706 细胞的杀伤活性。

3）免疫调节作用

崔维等研究牛膝饮片及牛膝多糖对免疫功能的影响，结果显示二者均能提高环磷酰胺造成免疫抑制模型小鼠胸腺、脾脏质量、吞噬百分率、吞噬指数，促进溶血素、溶血斑形成，提高淋巴细胞转化率；两者均能提高免疫抑制小鼠各免疫指数。此外，牛膝的另一有效成分牛膝皂苷，可以促进球虫免疫鸡的免疫功能。

4）降血糖作用

陈秋等发现牛膝中蜕皮甾酮能够增加 HepG2 细胞对葡萄糖的消耗量；在胰岛素抵抗细胞模型中蜕皮甾酮能增加胰岛素的敏感性，改善体内糖代谢。郭新民等发现牛膝水煎液可以降低Ⅱ型糖尿病（DM）大鼠肝脏胰岛素酶（IDE）基因及 DM 大鼠脑组织 p75 基因的表达，发挥降糖作用。薛胜霞等发现牛膝多糖硫酸酯衍生物（S-AbP）、牛膝多糖和牛膝 P-AbP 能够显著降低糖尿病模型大鼠的血糖含量，其中以 S-AbP 降糖效果最优。而牛膝多糖则只对 HDL-C 起作用。

5）对心血管系统影响

池雪林等应用斯氏蛙心灌流方法，以离体的牛蛙心为研究对象，发现在一定范围内，牛蛙心肌收缩能力随着牛膝多糖用药浓度的增加也随之增强，二者有显著的量效关系。作用机制是牛膝多糖溶液对蛙心的正性肌力作用主要通过作用于 β 受体，与 M 受体无关。

6）其他

怀牛膝总皂苷具有显著的抗着床、抗早孕和抗生育作用，多肽类物质对神经生长具有保护作用，多糖具抗动脉粥样硬化作用。

【述评】

牛膝始载于《神农本草经》，历代文献所载牛膝包含川牛膝。现版《中国药典》把牛膝和川牛膝分别收载。《本草纲目》虽收载牛膝一个品种，但根据【集解】项下的详细描述，应包括川牛膝与怀牛膝两种。《本草纲目》记载牛膝的炮制方法为酒浸和酒蒸。时珍曰"今惟以酒浸入药，欲下行则生用，滋补则焙用，或酒拌蒸过用"，酒炙法沿用至今。现版《中国药典》载有生用和酒制两种。地方地方规范还收载有盐牛膝。川牛膝与怀牛膝分的功效有相似之处，又有差别，川牛膝以逐瘀血通经，通利关节，利尿通淋为主；怀牛膝以逐瘀通经，补肝肾，强筋骨，利尿通淋，引血下行为主。

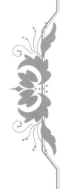

川牛膝 (Chuanniuxi)

《本草纲目》·草部·第十六卷·牛膝

本品为苋科植物川牛膝 *Cyathula officinalis* Kuan 的干燥根。

【"修治"原文】

同"牛膝"

【古代炮制】

唐代有酒浸焙干用(《理伤》)的方法。宋代有去苗烧灰(《圣惠方》),酒浸蒸(《局方》)等方法。元代有酒洗(《活幼》)的方法。明、清时代增加了茶水浸(《普济方》),童便酒浸(《医学》),首乌黑豆七蒸、七晒(《准绳》),与何首乌同蒸(《本草述》)等炮制方法。

【现代炮制】

1. 炮制方法

川牛膝:除去杂质及芦头,洗净,润透,切薄片,干燥。

酒川牛膝:取川牛膝片,黄酒拌匀,闷润,文火加热炒干。每 100 kg 川牛膝,用黄酒 10 kg。

盐川牛膝:取川牛膝片,盐水拌匀,闷润,文火加热炒干。每 100 kg 川牛膝,用食盐 2 kg。(2005《安徽》)

2. 炮制作用

川牛膝:甘、微苦,平。归肝、肾经。具有逐瘀通经、通利关节、利尿通淋的功能。用于经闭癥瘕,胞衣不下,跌扑损伤,风湿痹痛,足痿筋挛,尿血血淋。

酒川牛膝:增强逐瘀止痛、通利关节的作用,用于关节痹痛,足痿疼挛,跌扑肿痛及肾虚腰痛。

盐川牛膝:增强利尿通淋的作用,用于尿血血淋,小便不利等。

3. 质量要求

川牛膝:呈圆形或椭圆形薄片。外表皮黄棕色或灰褐色。切面浅黄色至棕黄色。可见多数排列成数轮同心环的黄色点状维管束。气微,味甜。水分不得过 12.0%,总灰分不得过 8.0%。水溶性浸出物不得少于 60.0%,杯苋甾酮不得少于 0.030%。

酒川牛膝:本品形如川牛膝片,表面棕黑色。微有酒香气,味甜。水分不得过 12.0%,总灰分不得过 8.0%。水溶性浸出物不得少于 60.0%,杯苋甾酮不得少于 0.030%。

盐川牛膝:表面暗褐色,味微咸。

【研究概况】

1. 化学成分

1) 川牛膝所含成分

川牛膝主含甾类、三萜皂苷类和多糖类成分。其中甾类主要有杯苋甾酮、蜕皮甾酮等。

2) 炮制对化学成分的影响

童凯等研究表明,酒炙至少对其中的 16 个成分产生了显著影响:3 个成分新检出,2 个成分含量上升,11 个成分含量下降;盐炙至少对其中的 12 个成分产生了显著影响:3 个成分新检出,6 个成分含量上升,3 个成分含量下降。但葛根素、杯苋甾酮、大豆苷元 3 个成分酒炙后未明显提高,盐炙后仅有葛根素的量得到一定程度的提升。川牛膝酒炙前后阿魏酸的含量测定结果显示,生品在 0.59~0.73,酒炙品为 0.62~0.85。

3）工艺研究

黎万寿等以水溶性成分及杯苋甾酮的含量为考察指标，采用正交设计法优选川牛膝的酒炙、盐炙工艺，结果显示川牛膝的最佳酒炙工艺为：每 100 kg 饮片加 10 kg 黄酒润透，130℃炒制 15 min；最佳盐炙工艺为：饮片加 2％饮片量盐的盐水润透，150℃炒制 15 min。

2. 药理作用

川牛膝具有逐瘀通经、通利关节、利尿通淋的功能。现代药理研究主要有以下几方面。

1）对心血管系统的影响

川牛膝可改善肠系膜微循环，降低血浆黏度，具有降压作用。曲智勇等实验结果表明，川牛膝醇提物给自发性高血压大鼠 6～8 周后可维持血压相对稳定，降压作用与依那普利效果相当。川牛膝水煎液在降低血压的同时还可减轻大鼠左心室肥厚。体外研究表明，川牛膝含药血清可促进大鼠胸主动脉血管内皮细胞增殖，降低脂多糖对细胞的损伤，降低内皮细胞血管紧张素转化酶 mRNA 和血管紧张素Ⅱ1b 受体 mRNA 表达。

2）对免疫功能的影响

研究表明，川牛膝多糖可增强正常小鼠迟发型变态反应和 NK 细胞活性，提高小鼠碳粒廓清速率、抗体生成细胞数量和腹腔巨噬细胞吞噬鸡红细胞百分率；改善由环磷酰胺导致的小鼠白细胞数减少，提高鸡血清 IgG、IgA 含量。体外研究表明，川牛膝多糖可促进 B 淋巴细胞增殖，增强小鼠 NK 细胞活性和腹腔巨噬细胞吞噬中性红活性。

3）抗肿瘤作用

川牛膝多糖具有抗肿瘤作用。研究表明川牛膝多糖对小鼠肉瘤的抑制率为 10.00％～48.08％；对小鼠肝癌的抑制率为 21.995％～42.10％。川牛膝中的 Graminans 型果聚糖 CoPS3 具有抑制小鼠 Lewis 移植肺癌生长的作用。Zhou 等从川牛膝中分离出两种糖苷类化合物，具有抑制 MDA-MB-231 的作用。

4）其他

川牛膝还具延缓衰老及对雌激素具有双向调节的作用；川牛膝含的昆虫变态激素、脱皮甾酮、杯苋甾酮有促进蛋白质合成、抗血小板聚集等活性。

【述评】

见"牛膝"。

天冬 （Tiandong）

《本草纲目》·草部·第十八卷·天门冬

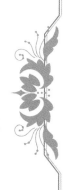

本品为百合科植物天门冬 *Asparagus cochinchinensis*（Lour.）Merr. 的干燥块根。

【"修治"原文】

根

【弘景曰】门冬采得蒸，剥去皮食之，甚甘美，止饥。虽曝干，尤脂润难捣，必须曝于日中或火烘之。今人呼苗为棘刺，煮作饮宜人，而终非真棘刺也。

【颂曰】二、三、七、八月采根，蒸剥去皮，四破去心，曝干用。

【敩曰】采得去皮、心，用柳木甑及柳木柴蒸一伏时，洒酒令遍，更添火蒸。作小架去地二尺，摊于上，曝干用。

【古代炮制】

汉代有去心（《伤寒》）。南北朝有酒蒸（《雷公》）。唐代有捣汁（《千金》），蜜煮（《食疗》）。宋代有蒸制（《证类》），焙制（《局方》）。元代增加了炒制（《丹溪》）。明、清时代又增加了慢火炙、煮制（《普济方》），酒浸（《医学》），姜汁浸（《仁术》），盐炒（《保元》），甘草蜜糖共制（《新编》），熬膏（《求真》）等法。

【现代炮制】

1. 炮制方法

天冬：除去杂质，迅速洗净，切薄片，干燥。

2. 炮制作用

天冬：甘，苦，寒。归肺经、肾经。具有养阴润燥、清肺生津的功能。用于肺燥干咳，顿咳痰黏，腰膝酸痛，骨蒸潮热，内热消渴，热病津伤，咽干口渴，肠燥便秘。

3. 质量要求

天冬：呈类圆形或不规则形的片，外表面黄白色至淡棕色，半透明，光滑或具深浅不等的纵皱纹，偶有残存的灰棕色外皮。质硬或柔润，有黏性。切面角质样，中柱黄白色。气微，味甘微苦。水分不得过 16.0%，总灰分不得过 5.0%，醇溶性浸出物不得少于 80.0%，二氧化硫残留量不得超过 400 mg/kg。

【研究概况】

1. 化学成分

天门冬主要含有氨基酸、甾体皂苷类、多糖，还含有维生素、黄酮、蒽醌、强心苷等成分。

2. 药理作用

天门冬具有养阴润燥、清肺生津作用。现代药理研究主要有以下几方面。

1）抗菌作用

天门冬水煎剂中的甾体皂苷类成分有抗菌作用。温晶媛等研究发现，天门冬属 9 种药用植物的根及芦笋都对大多数革兰阳性菌有作用。体外抗菌实验表明，天门冬煎剂对炭疽杆菌、甲型及乙型溶血性链球菌、白喉杆菌、类白喉杆菌、肺炎链球菌、金黄色葡萄球菌、柠檬色葡萄球菌、白色葡萄球菌及枯草杆菌有不同程度的抑制作用。

2）抗衰老作用

赵玉佳等研究发现，天冬水提取液及其纳米型中药均能显著增强衰老模型小鼠血清中的 NOS 活性，提高 NO 含量，降低 LPF 含量，且纳米型中药的药效强于天冬水提取液的药效。李敏等研究发现，长期服用天冬水提取液高剂量组能延缓小鼠由 D-半乳糖引起的衰老。熊大胜等研究也表明，天冬块根多糖能提高小鼠血浆和肝脑组织 SOD 活性、降低 MDA 含量，具抗氧化、延缓衰老作用。

3）降血糖作用

俞发荣等实验结果表明，天冬提取物具有明显改善模型大鼠的糖尿病症状、降低血糖作用。陈红艳等发现天冬降糖胶囊可显著降低血糖，并能对抗四氧嘧啶诱发的各种生化指标变化，说明天冬降糖胶囊具有明显抗试验性糖尿病作用。

4）抗肿瘤作用

学者发现从天冬分离的成分 Asparacoside 对人骨肉瘤细胞、人肺癌细胞等有中度细胞毒性。有研究也表明，从天冬中提取分离出的菝葜皂苷元-3-O-［a-L-吡喃鼠李糖基（1-4）］-D-吡喃葡萄糖苷具有抗肿瘤活性。另外，薯蓣皂苷元也是天冬的抗肿瘤活性成分，能抑制乳腺癌的生存和增殖。天冬多糖对低氧条件下人肝癌细胞的生长有明显的抑制作用，并能有效抑制人肝癌细胞的侵袭与迁移。

【述评】

据古籍记载，天冬炮制方法有酒制、蜜制、蒸、焙、炒、煮、熬膏及辅料制等。《本草纲目》记载有蒸制、酒制法，其中蒸制法一直沿用至今。经蒸制后易去其外皮，除去非药用部位，还能缓和寒性，并减轻苦味。酒制法未见使用。现版《中国药典》收载天冬切薄片，在许多地方规范（2005《安徽》，2008《北京》2015《浙江》等）中还有切段规格。

天冬具有养阴润燥、清肺生津作用，为滋腻之品。时珍曰："天门冬清金降火，益水之上源，故能下通肾气，入滋补方。"古今对其功效描述一致。

天南星 （Tiannanxing）

《本草纲目》·草部·第十七卷·虎掌、天南星

本品为天南星科植物天南星 Arisaema erubescens（Wall.）Schott、异叶天南星 Arisaema heterophyllum Bl. 或东北天南星 Arisaemaa murense Maxim. 的干燥块茎。

【"修治"原文】

块茎

【颂曰】 九月采虎掌根，去皮脐，入器中汤浸五七日，日换三四遍，洗去涎，曝干用。或再火炮裂用。

【时珍曰】 凡天南星须用一两以上者佳。治风痰，有生用者，须以温汤洗净，仍以白矾汤，或入皂角汁，浸三日夜，日日换水，曝干用。若熟用者，须于黄土地掘一小坑，深五六寸，以炭火烧赤，以好酒沃之。安南星于内，瓦盆覆定，灰泥固济，一夜取出用。急用，即以湿纸包，于煻灰火中炮裂也。一法：治风热痰，以酒浸一宿，桑柴火蒸之，常洒酒入甑内，令气猛。一伏时取出，竹刀切开，味不麻舌为熟。未熟再蒸，至不麻乃止。脾虚多痰，则以生姜渣和黄泥包南星煨熟，去泥焙用。造南星麯法：以姜汁、矾汤，和南星末作小饼子，安篮内，楮叶包盖，待上黄衣，乃取晒收之。造胆星法：以南星生研末，腊月取黄牯牛胆汁和剂，纳入胆中，系悬风处干之。年久者弥佳。

【古代炮制】

唐代有石灰炒黄、面裹煨、炮、姜汁浸（《理伤》）等法。宋代有黄酒炒、生姜拌炒、牛乳拌炒（《圣惠方》），湿纸裹熟（热）灰内煨（《博济》），烧熟（《苏沈》），牛胆汁制（《药证》），酒煮、酒浸麸炒、姜酒制、韭汁煮（《总录》），姜水姜汁煮、麸炒、羊胆制（《普本》），酒蒸、姜汁煮（《局方》），薄荷汁制、朱砂制（《总微》），油焙黄、雪水煮（《洪氏》），姜蜜制、姜甘草制（《朱氏》），与生姜同捣成饼（《扁鹊》），白矾皂荚同煮（《疮疡》）等炮制方法。元代增加了九蒸九晒（《宝鉴》），皂角水浸（《丹溪》）的方法。明、清时代又增加了蜜、酒制，生姜、朱砂、乳香制，生姜、川朴制，姜汁、皂角、荆芥制，黑豆、青盐制，炒赤，白矾汤泡去毒水（《普济方》），酒熏（《奇效》），姜汁、皂角制（《品汇》），姜汁、白矾制，生姜汁、皂角汁、白矾水制，生姜、牙皂、蜜制（《保元》），以姜汁、矾汤和天南星末作饼造曲（《从新》）等炮制方法。

【现代炮制】

1. 炮制方法

生天南星：除去杂质，洗净，干燥。

制天南星：取净天南星，按大小分别浸泡，每日换水 2～3 次，如起白沫时，换水后加白矾

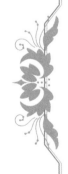

（每 100 kg 天南星，加白矾 2 kg），泡 1d 后，再进行换水，至切开口尝微有麻舌感时取出。将生姜片、白矾置锅内加适量水煮沸，倒入天南星共煮至无干心时取出，捞出，晾至四至六成干，切薄片，干燥。每 100 kg 天南星，用生姜、白矾各 12.5 kg。

胆南星：为制天南星的细粉与牛、羊或猪胆汁经加工而成，或为生天南星细粉与牛、羊或猪胆汁经发酵加工而成。

2. 炮制作用

天南星：苦、辛、温；有毒。归肺、肝、脾经。具有燥湿化痰、祛风止痉、散结消肿功效。多用于顽痰咳嗽、风痰眩晕、中风痰壅、口眼歪斜、半身不遂、癫痫、惊风、破伤风。生天南星辛温燥烈、散结消肿。有毒，多外用，治痈肿、蛇虫咬伤。也有内服者，以祛风止痉为主。

制天南星：毒性降低，增强燥湿化痰的作用。

胆南星：缓和燥烈之性，降低毒性，药性由温转凉，由辛转苦，功能由温化寒痰转为清化热痰。清热化痰、息风定惊。用于痰热咳嗽，咯痰黄稠，中风痰迷，癫狂惊痫。

3. 质量要求

天南星：呈扁球形，高 1～2 cm，直径 1.5～6.5 cm。表面类白色或淡棕色，较光滑，顶端有凹陷的茎痕，周围有麻点状根痕，有的块茎周边有小扁球状侧芽。质坚硬，不易破碎，断面不平坦，白色，粉性。气微辛，味麻辣。水分不得过 15.0%，总灰分不得过 5.0%，醇溶性浸出物不得少于 9.0%，总黄酮不得少于 0.050%。

制天南星：本品呈类圆形或不规则形的薄片。黄色或淡棕色，质脆易碎，断面角质状。气微，味涩，微麻。水分不得过 12.0%，总灰分不得过 4.0%，含白矾不得过 12.0%，总黄酮不得少于 0.050%。

胆南星：呈方块状或圆柱形，棕黄色、灰棕色或棕黑色，质硬，气微腥，味苦。

【研究概况】

1. 化学成分

1）天南星所含成分

天南星含有生物碱、黄酮、苷类、甾醇类、糖类、脂肪酸、凝集素和核苷等多种化学成分。

2）炮制对化学成分的影响

研究表明，总生物碱在天南星炮制过程中含量逐步降低。天南星制品的夏佛塔苷含量较生品下降了 82.2%，这是由于在炮制过程中黄酮苷类成分发生脱糖基反应所致。电镜观察发现，天南星炮制前后饮片中的针晶超微结构发生了明显变化，经 $KAl(SO_4)_2 \cdot 12H_2O$、$AlCl_3$ 溶液浸泡 12 h 后，针晶尖端被破坏。

2. 工艺研究

研究表明，天南星经 8% 白矾溶液闷润后，加热加压 60 min，麻味消除，水浸出物量提高，采用本法炮制天南星，损失的成分比药典法少。以口尝麻辣味为指标，采用正交试验设计，优选出东北南星炮制的最佳工艺：东北南星生品 100 kg，清水漂 8d（每天换水 2～3 次），加到适量水煮沸的生姜片和白矾溶液中（每 100 kg 南星用生姜 12.5 kg，白矾 6 kg），煮 2 h，取出，晾至 4～6 成干，切薄片晾干。唐思园对胆南星发酵工艺研究表明，以牛胆粉为原料，在 37℃ 条件下 25% RH 干燥发酵得到的胆南星，胆酸类成分的含量较高。

3. 药理作用

天南星具有燥湿化痰、祛风解痉、散结消肿之功效。现代药理研究主要有以下几方面。

1）祛痰作用

给家兔灌胃天南星煎剂能显著增加其呼吸道黏液分泌，南星皂苷成分对胃黏膜具有刺激性，口服时能反射性地增加气管或支气管的分泌液。采用小鼠酚红排泄法进行实验，结果表明，天南星及

掌叶半夏煎剂口服有祛痰作用。

2）抗惊厥作用

天南星提取物具有镇静作用，与戊巴比妥钠有明显的协同作用。研究表明，胆南星制品的混悬液灌胃、水浸液腹腔注射、醇提取物腹腔注射小鼠均可增强戊巴比妥钠的催眠作用。

吴鲁东研究天南星浸出物对士的宁引起的小鼠惊厥有明显的抑制作用，且可明显降低惊厥小鼠的病死率。研究表明天南星超临界 CO_2-乙醇萃取物对青霉素点燃癫痫有明显的对抗作用，可延长青霉素诱发大鼠痫性发作的潜伏期和痫性放电的潜伏期，减少痫性放电的频率，降低痫波最高波幅，同时在作用高峰期可使大鼠的惊厥发作程度明显减轻。

3）抗炎作用

天南星醋糊和酒糊足部外用对苯酚溶液灼烧豚鼠左侧面颊所造成的口腔溃疡模型有治疗作用，可显著减少豚鼠口疮模型口腔溃疡面积、可显著改善口腔溃疡程度、口腔溃疡局部病理变化。天南星外用也可用于腮腺炎、恶疮、缠腰火丹、咽喉肿痛、马牙疳、睑腺炎等。

4）抗肿瘤作用

天南星醇提取液能抑制人 K562 细胞、胃癌 BGC823 细胞、肺癌 A549 细胞的增殖，诱导 K562 细胞凋亡。天南星醇提物及水提物高、中、低剂量组体内对小鼠 S180 肉瘤的生长均有明显抑制作用。鲜天南星经水提醇沉后浓缩制剂，体外对 HeLa 细胞有抑制作用，对小鼠实验性肿瘤，包括肉瘤 S180、HCA 实体瘤、鳞状上皮型宫颈癌都有明显抗癌作用。

5）其他

各天南星炮制品的水煎液均有促凝血作用，而水浸液则具有抗凝血作用，但是胆南星水浸液无促凝血作用。天南星针晶的毒性明显强于天南星生品粉末、炮制品粉末及生品水提物，炮制品的毒性最低。

【述评】

据古籍记载，天南星炮制方法主要有炮、煨、胆汁制、酒煮、酒蒸、甘草汁煮、姜汁煮、白矾制、皂角制等。《本草纲目》中记载较为详细，有白矾浸、炮法、煨法、酒蒸法、制曲法、胆汁制法等，其中白矾水浸泡、发酵法和胆汁制法现在仍在沿用。现版《中国药典》收载有天南星、制天南星和胆南星。

《本草纲目》记述南星的临床作用，指出"治风痰……须用汤洗净，仍以白矾汤，或皂角汁浸三日夜"；"治风热痰，以酒浸一宿，……常洒酒入瓶内，令气猛，……未熟再蒸，至不麻舌为止"；"治脾虚多痰，则以生姜渣和黄泥包南星煨熟，去泥焙用"等，充分体现了李时珍准确使用炮制品的经验。根据《本草纲目》记载，胆南星炮制辅料是牛胆汁，但古今胆南星的制法中均以牛胆汁、羊胆汁等应用，它们所含成分应有明显差别，其性味、功能也有一定差异。天南星炮制时，究竟选择哪一种动物胆汁能对天南星的功效起到协同增效或减毒作用最强，有待进一步研究。

由于历代本草记载不一致，且各地民间用名的混淆，李时珍误将天南星和虎掌混为一谈。现代本草考证表明二者并非一物，将虎掌恢复原名天南星。为药典收录品种。

天雄 (Tianxiong)

《本草纲目》·草部·第十七卷·天雄

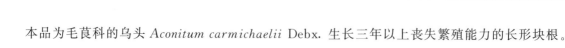

本品为毛茛科的乌头 *Aconitum carmichaelii* Debx. 生长三年以上丧失繁殖能力的长形块根。

【"修治"原文】

块根

【敩曰】宜炮皴去皮尖底用，或阴制如附子法亦得。

【大明曰】凡丸散炮去皮用；饮药即和皮生使甚佳。

【时珍曰】熟用一法：每十两以酒浸七日。掘土坑，用炭半秤煅赤，去火，以醋二升沃之，候干，乘热入天雄在内，小盆合一夜，取出，去脐用之。

【古代炮制】

汉代有炮（《金匮》）法。南北朝有去皮、尖，切薄片，东流水并黑豆制（《雷公》）。到了唐朝，新增干姜制。宋代又增焙（《局方》），煅（《总微》），盐制《博济方》、酒制、酒醋共制。金元时期，仍沿用炮法和盐制法，新增童便制。明清时期，出现了隔纸焙制法、煨制法。增加姜汁制、大豆制，以及盐酒、酒童便、童便甘草等复合制法。

【述评】

川乌、附子、天雄来源于同一种植物毛茛科的乌头 *Aconitum carmichaelii* Debx.，根据其来源是主根、侧根还是独根，分别称之。时珍曰："天雄乃种附子而生出或变出，其形长而不生子。"三者均含乌头碱类成分，功能主治也较相似，可祛风寒湿痹。但天雄作用弱于川乌，强于附子。天雄为有毒之药，炮制历史悠久，但自 20 世纪 60 年代起其国内炮制工艺已失传。我国大陆 20 世纪 60 年代后基本没有天雄商品和饮片规格，但港澳、东南亚地区仍习惯沿用炮天雄入方治疗元阳素虚、肾亏阳虚证患者。

天花粉 （Tianhuafen）

《本草纲目》·草部·第十八卷·栝楼

本品为葫芦科植物栝楼 *Trichmanthes kirilowii* Maxim. 或双边栝楼 *Trichosanthes rosthornii* Harms 的干燥根。秋、冬两季采挖，洗净，除去外皮，切段或纵剖成瓣，干燥。

【"修治"原文】

根

【周定王曰】秋冬采根，去皮寸切，水浸，逐日换水，四五日取出，捣泥，以绢袋滤汁澄粉，晒干用。

【古代炮制】

唐代有酒浸（《颅囟》）法。宋代有药汁制（《雷公》），湿纸裹煨、面煨（《史载》），湿纸裹煨后酒浸（《局方》），酒炙（《总录》），酒炒（《朱氏》），炒制（《圣惠方》），炙制（《博济》）法。金代有酒浸三日曝干《保命》法。明代有好酒二升浸一日焙干《普方方》，酒洗（《医学》），面煨（《大法》），火煨（《保元》），焙制（《婴童》），煅制（《回春》）法。清代有蒸制（《辩义》），姜制（《幼幼》）法。

【现代炮制】

1. 炮制方法

天花粉：略泡，润透，切厚片，干燥。

2. 炮制作用

天花粉：甘、微苦，微寒。归肺、胃经。具有清热泻火、生津止渴、消肿排脓功效。用于热病烦渴，肺热燥咳，内热消渴，疮疡肿毒。

3. 质量要求

天花粉：呈类圆形、半圆形或不规则形的厚片。外表皮黄白色或淡棕黄色。切面可见黄色木质部小孔，略呈放射状排列。气微，味微苦。水分不得过 15.0%，总灰分不得过 5.0%，二氧化硫残留量不得过 400 mg/kg，水溶性浸出物不得少于 15.0%。

【研究概况】

1. 化学成分

天花粉主要含植物凝集素、蛋白质、淀粉、皂苷、多糖类、氨基酸类、酶类等化学成分。

2. 药理作用

天花粉具有清热泻火、生津止渴、消肿排脓的作用。现代药理研究主要有以下几方面。

1）抗肿瘤作用

天花粉的主要有效成分天花粉蛋白（TCS）已在临床上用于肺癌、宫颈癌等多种肿瘤的治疗。治疗肺癌时，TCS 可能通过 JNK 信号转导通路的激活诱导肺腺癌 A549 细胞 Bcl-2 的表达，从而诱导细胞凋亡；用于治疗宫颈癌时，TCS 有促进 Smac 的去甲基化和增加宫颈癌 Caski 细胞中的表达，TCS 对宫颈癌 Caski 细胞 DN-MTI 基因表达有直接抑制作用。

2）抗病毒作用

TCS 可通过抑制逆转录酶活性，使人免疫缺陷病毒 I 型的复制受阻。陈光福等研究发现，TCS 能抑制单纯疱疹病毒 I 型的复制，发挥对感染性脑损伤的保护作用，减轻脑损伤和脑水肿。

3）降血糖作用

天花粉乙酸乙酯提取物和凝集素粗品具有较强的降糖作用，其中以凝集素部位为佳，凝集素可通过抑制脂肪的分解和促进脂肪合成而发挥胰岛素样作用。

4）终止妊娠

TCS 可用于引产，还能治疗葡萄胎、死胎、宫外孕、过期流产等妇科疾病，其作用机理是 TCS 可迅速引起胎盘的滋养层细胞变性坏死，使绒毛破损，导致了血循环障碍，然后加速绒毛组织退化坏死，引起炎症反应，出现胎盘循环和营养障碍，造成胎儿死亡。同时，内源性前列腺素的合成和子宫积液增加，使子宫收缩增强，导致流产。临床上广泛地应用 TCS 治疗异位妊娠、子宫瘢痕妊娠、宫颈妊娠、输卵管妊娠等。

5）调节免疫作用

TCS 通过激活 IL-4 和 IL-10 的分泌一种属于 $CD8^+$ Tc2 亚群 T 细胞，诱导相关免疫抑制表达。天花粉多糖对人 PBMC 有明显促增殖和活化作用，不同程度地上调 T 淋巴细胞亚群中 $CD3^+$、$CD4^+$、$CD8^+$ T 细胞的含量，并可诱导人 PBMC 高水平分泌产生 TNF-α、IL-6，天花粉多糖具有明显的增强免疫活性作用。

【述评】

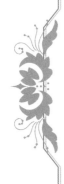

据古籍记载，天花粉炮制方法主要有炒、制炭、蜜炙、酒制、焙制、药汁制等。《本草纲目》记载有制粉法，与现代方法基本一致。现版《中国药典》仅载有生品。现代研究表明，天花粉主含天花粉蛋白，具有抗肿瘤、抗病毒、降血糖、免疫调节等药效，也有肾毒性和生殖毒性。古代天花粉有多种加热炮制法，与破坏蛋白质、降低毒副作用有关。由于天花粉蛋白加热易失活。生品或制粉入药使用有科学道理。

天花粉可治疗消渴症，在《本草纲目》中有记载，因素体阴虚，复因饮食不节，情志失调，劳作过度发为消渴，临床上分上、中、下三消，无论是肺燥还是胃热或肾虚都是以天花粉为其治病主药。

天麻 (Tianma)

《本草纲目》·草部·第十二卷·赤箭·天麻

本品为兰科植物天麻 *Gastrodia elata* Bl. 的干燥块茎。

【"修治"原文】

根

【敩曰】修事天麻十两，锉，安于瓶中。用蒺藜子一镒，缓火熬焦，盖于天麻上，以三重纸封系，从巳至未取出，蒺藜炒过，盖系如前，凡七遍。用布拭上气汗，刀劈焙干，单捣用。若用御风草，亦同此法。

【时珍曰】此乃治风痹药，故如此修事也。若治肝经风虚，惟洗净，以湿纸包，于糠火中煨熟，取出切片，酒浸一宿，焙干用。

【古代炮制】

南北朝有药汁制（《雷公》）。唐代有酒浸（《颅囟经》）。宋代有微炒（《圣惠方》），炙制（《博济》），酒浸后湿纸裹煨、炮、面裹煨（《史载》），酒浸炙（《总录》），酒浸炒（《朱氏》）。明、清有麸炒（《普济方》），焙制（《婴童》），酒洗后焙干（《医学》），火煅（《回春》），火炮（《保元》），蒸制（《辨义》），姜制（《幼幼》）。

【现代炮制】

1. 炮制方法

天麻：洗净，润透或蒸软，切薄片，干燥。

2. 炮制作用

天麻：甘、平。归肝经。息风止痉，平抑肝阳，祛风通络。用于小儿惊风，癫痫抽搐，破伤风，头痛眩晕，手足不遂，肢体麻木，风湿痹痛。

3. 质量要求

天麻：呈不规则薄片。外表皮淡黄色至黄棕色，有时可见点状排成的横环纹。切面黄白色至淡棕色。角质样，半透明。气微，味甘。水分不得过 12.0%，总灰分不得过 4.50%，二氧化硫残留量不得过 400 mg/kg，醇溶性浸出物不得少于 15.0%，含天麻素和对羟基苯甲醇总量不得少于 0.25%。

【研究概况】

1. 化学成分

1）天麻所含成分

天麻主含酚类有机酸类、多糖类及甾体类等。主要成分有天麻素和对羟基苯甲醇。

2）炮制对化学成分的影响

钱岩等研究表明，天麻一体化加工饮片中天麻素和巴利森苷 A、B、C、E 质量分数比传统加工饮片高。尹珉等研究显示，硫黄熏蒸对天麻素的含量影响较大，明显低于未熏硫的。孙静等研究不同加工方法饮片的多糖含量高低顺序为真空冷冻干燥饮片、鲜切饮片、蒸制饮片、半润透饮片、润透饮片。

2. 炮制工艺

宋嬿等以天麻素含量为考察指标，采用正交试验优选常压蒸制天麻最佳条件为：105℃蒸制

20 min，切薄片，（70±2）℃干燥4 h。单鸣秋等采用 Box-Behnken 设计方法，以天麻中5个指标性成分天麻素及巴利森苷 A、B、C、E 质量分数的综合评分作为指标，优选出最佳一体化加工工艺为蒸制30 min，60℃干燥12 h。曾恋情等以天麻有效成分天麻素为指标，采用正交设计法，优选出最佳的冷冻干燥工艺参数为：物料切片厚度1 mm、预冻温度−20℃、一次干燥时间为3 h、干燥温度为40℃。

3. 药理作用

天麻具有息风止痉、平抑肝阳、祛风通络的作用。现代药理研究主要有以下几方面。

1）抗惊厥、癫痫作用

张涛研究发现，天麻素能缩短小鼠惊厥发作持续的时间，且能抑制由惊厥发作引起的学习和记忆能力的下降，并对神经系统具有保护作用。陈小银等研究发现天麻素可激活海马兴奋性氨基酸神经递质受体谷氨酸和抑制海马性神经递质受体 γ-氨基丁酸的活性与表达，降低大脑皮层的兴奋性。陆延安等研究表明，天麻素治疗癫痫具有良好的临床疗效，能有效提高整体治疗效果，促进患者的脑电图异常改善。

2）镇静催眠作用

有研究报道，天麻素可协同戊巴比妥钠，显著增加小鼠心肌的营养性血流量，缓解其自主活动，明显增强其抗缺氧能力。邹宁等也发现天麻素可明显减少小鼠的自主活动次数，显著缩短小鼠入睡所需时间，增加入睡只数，作用与巴比妥钠类似。

3）抗炎镇痛作用

蕾娜等研究发现，黄天麻、乌天麻、绿天麻乙醇提取物均能提高热板法致痛小鼠的痛阈值，并能减少冰醋酸致小鼠扭体的次数，其中乌天麻和黄天麻的镇痛、抗炎作用更显著。天麻素镇痛、抗炎作用可能与减少神经冲动传入、减少疼痛递质传递、激活镇痛抗炎物质释放及抑制疼痛相关基因表达有关。

4）降血压作用

缪化春等发现天麻多糖可使高血压模型大鼠的收缩压和舒张压明显降低，其作用机制与促进内源性舒张血管物质的生成及抑制内源性收缩血管物质的释放，最终恢复二者拮抗效应的平衡有关。

5）保护心脑血管作用

多项实验表明天麻能够降低血压和外周血管阻力，改善动脉顺应性，对心血管系统起到很好的保护作用。聂晶等研究发现大鼠在动脉闭塞引发局灶性脑缺血的状况下，应用天麻素可减轻脑水肿、明显缩小脑梗死面积。

6）保护神经细胞，改善记忆

洪英等研究发现，天麻的甲醇提取物的乙醚萃取物对小鼠由于红藻氨酸所导致的神经细胞损伤有一定的保护作用。可能是因为对于细胞中一氧化氮的合酶活性产生了抑制作用，使凋亡的细胞数量减少。王艳研究发现，天麻素可通过减少 PC12 细胞内活性氧（ROS）生成，抑制脂多糖（LPS）诱导的细胞凋亡，从而减轻氧化应激造成的神经元损伤。

天麻对于由东莨菪碱所造成的学习记忆损伤起到很好的改善作用。陈绍春等发现，快速老化痴呆模型小鼠应用天麻素后，额叶生长抑素的转录水平和表达水平均有所增加，对学习记忆可起到一定的促进作用。

7）其他

天麻还有抗衰老、免疫增强、抑菌等作用。

【述评】

据古籍记载，天麻炮制方法主要有酒制、姜制、麸制、煨、蒸、炒、焙、药汁制等。其中《本

草纲目》记载有蒺藜制、酒制、煨、焙等。蒺藜制、煨制现已未见使用，酒制也少见。现版《中国药典》仅载有生品，地方规范收载有煨天麻（2005《安徽》）。天麻蒸制后切片，能杀酶保苷，保存药效。天麻为治风痹之药，根据中药炮制理论，酒制可增强其祛风通络作用，因此《本草纲目》记载天麻酒制符合炮制理论。

木香 （Muxiang）

《本草纲目》·草部·第十四卷·木香

本品为菊科植物木香 *Aucklandia lappa* Decne. 的干燥根。

【"修治"原文】

根

【时珍曰】凡入理气药，只生用，不见火。若实大肠，宜面煨熟用。

【古代炮制】

宋代有炙微赤锉（《圣惠方》），面裹煨（《苏沈》），火炮（《史载》），炒、焙（《局方》），黄连制（《朱氏》），吴茱萸制（《总录》）等多种炮制方法。明代还增加了酒制（《保元》），茶水炒、酥炙（《普济方》），水磨汁（《仁术》）等法。清代又增加了姜汁磨、酒汁磨（《说约》），蒸制（《备要》）等法。

【现代炮制】

1. 炮制方法

木香：除去杂质，洗净，闷透，切厚片，干燥。

煨木香：取未干燥的木香片，在铁丝匾中，用一层草纸，一层木香片，间隔平铺数层，置炉火旁或烘干室内，烘煨至木香中所含的挥发油渗至纸上，取出。

2. 炮制作用

木香：辛、苦，温。归脾、胃、大肠、三焦、胆经。具有行气止痛、健脾消食的功能。用于胸胁、脘腹胀痛，泻痢后重，食积不消，不思饮食。生木香行气作用强，以温中行气止痛为主。

煨木香：实肠止泻。用于泄泻腹痛。

3. 质量要求

木香：呈类圆形或不规则的厚片。外表皮黄棕色至灰褐色，有纵皱纹。切面棕黄色至棕褐色，中部有明显菊花心状的放射纹理，形成层环棕色，褐色油点（油室）散在。气香特异，味微苦。水分不得过 14.0%，总灰分不得过 4.0%，醇溶性浸出物不得少于 12.0%，含木香烃内酯和去氢木香内酯的总量不得少于 1.5%。

煨木香：形如木香片。气微香，味微苦。总灰分不得过 4.5%。

【研究概况】

1. 化学成分

1）木香所含成分

木香主要含挥发油、木香碱、菊糖等。挥发油中主要成分有木香内酯、去氢木香内酯等。

2）炮制对化学成分的影响

姜潆津子研究表明，木香不同炮制品挥发油含量：生品＞麸煨品＞清炒品＞纸煨品＞麸炒品＞酒制品＞面煨品；木香烃内酯含量：生品＞麸煨品＞清炒品＞纸煨品＞麸炒品＞酒制品＞面煨品，去氢木香内酯含量：生品＞麸煨品＞纸煨品＞清炒品＞酒制品＞麸炒品＞面煨品。

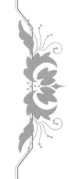

2. 工艺研究

姜漾津子采用单因素试验，以挥发油、木香烃内酯和去氢木香内酯的含量为评价指标，优选出麸煨木香的最佳炮制工艺：即每 30 g 饮片加 9 g 麦麸，于 110～120℃下煨制 10 min。

3. 药理作用

木香具有行气止痛、健脾消食的功效。现代药理研究主要有以下几个方面。

1）调节胃肠运动

木香水煎剂给小鼠灌胃后，能提高正常小鼠的小肠推进率。木香水提液、挥发油和总生物碱对小鼠离体小肠先有轻度兴奋作用，随后紧张性与节律性则明显降低。有研究表明，不同剂量的木香煎剂对胃排空及肠推进功能均有促进作用，并呈剂量依赖关系，这种量效关系在促胃动力作用方面更为明显。

2）抗炎作用

张明发等研究发现，木香醇提物抑制水浸应激性溃疡、盐酸性溃疡和吲哚美辛-乙醇性溃疡、NaOH 性和氨水性溃疡形成，提示抗溃疡活性存在于木香的脂溶性部分。木香抗溃疡机理与胃黏膜保护作用有关。木香丙酮提取物能抑制由盐酸-乙醇混合溶液诱发的大鼠胃溃疡，表明其对胃黏膜有保护作用。木香醇提物能抑制二甲苯引起的小鼠耳肿、角叉莱胶引起的小鼠足跖肿胀，减少小鼠小肠性腹泻和大肠性腹泻次数，对小鼠墨汁胃肠推进运动也有一定的抑制作用。

3）利胆作用

王永兵等研究表明：灌胃给予木香水提物和木香烃内酯对小鼠的肠蠕动具有抑制作用；木香水提物组、木香醇提物组、木香烃内酯组、去氢木香内酯组与对照组相比，各组均有明显的利胆作用，且醇提物要比水提物作用强，木香烃内酯和去氢木香内酯利胆作用很强。邵芸等采用小鼠耳郭、足跖炎性肿胀程度测定和大鼠胆汁排泄量测定。结果表明，其具有较好的抗炎、利胆作用，为临床治疗胆囊炎提供了依据。

4）松弛支气管平滑肌

腹腔注射木香内酯或去内酯挥发油对吸收致死量组胺或乙酰胆碱气雾剂鼠有保护作用，可延长致喘潜伏期、降低死亡率，表明其能直接扩张支气管平滑肌。水提液、醇提液、挥发油、去内酯挥发油与总生物碱静脉注射对麻醉犬呼吸有一定的抑制作用，其中挥发油抑制作用较强，油中所含内酯成分和去内酯挥发油无镇咳作用。

【述评】

据古籍记载，木香炮制方法主要有研细、炙、煨、炮、炒、焙、酥、药汁制、酒制、蒸制、磨汁等。《本草纲目》中仅记载了煨法，曰："凡入理气药，只生用，不见火。若实大肠，宜面煨熟用。"所述方法与作用与今天的临床应用完全一致。煨法早在宋代《苏沈良方》中已有记载，一直沿用至今。现版《中国药典》收载了木香和煨木香。生木香行气作用强，多用于脘腹胀痛。煨制后可除去部分油质，实肠止泻作用增强。用于脾虚泄泻、肠鸣腹痛等症。

升麻 (Shengma)

《本草纲目》·草部·第十三卷·升麻

本品为毛茛科植物大三叶升麻 *Cimicifuga heracleifolia* Kom.、兴安升麻 *Cimicifuga dahurica*（Turcz.）Maxim. 或升麻 *Cimicifuga foetida* L. 的干燥根茎。

【"修治"原文】

根茎

【敩曰】采得刮去粗皮，用黄精自然汁浸一宿，曝干，锉蒸，再暴用。

【时珍曰】今人惟取里白外黑而紧实者，谓之鬼脸升麻，去须及头芦，锉用。

【古代炮制】

晋代有炙法、蜜煎(《肘后》)。南北朝有黄精汁制(《雷公》)。宋代有煅炭(《总录》)，焙制(《普本》)，酒炒(《朱氏》)等方法。明代增加了炒制(《普济方》)，盐水炒(《景岳》)，醋拌炒(《大法》)。清代增加了蜜炒(《本草述》)，土炒(《金鉴》)，蒸制(《求真》)，炒黑、姜汁拌炒(《治裁》)等炮制方法。

【现代炮制】

1. 炮制方法

升麻：略泡，洗净，润透，切厚片，干燥。

蜜升麻：取升麻按蜜炙法，文火炒至不粘手。每 100 kg 升麻，用炼蜜 25 kg。(2015《浙江》)

2. 炮制作用

升麻：辛、微甘、微寒。归肺、脾、胃、大肠经。具有发表透疹、清热解毒、升举阳气的功能。用于风热头痛，齿痛，口疮，咽喉肿痛，麻疹不透，阳毒发斑，脱肛，子宫脱垂。

蜜升麻：辛散功能减弱，升阳作用缓和而持久，并减少对胃的刺激性。

3. 质量要求

升麻：呈不规则的厚片。表面黑褐色或棕褐色，粗糙不平，具须根痕，体轻，质坚硬，不易折断，断面不平坦，有裂隙，显纤维性，黄绿色或淡黄白色。气微，味微苦而涩。水分不得过 13.0%，总灰分不得过 8.0%，酸不溶性灰分不得过 4.0%，含异阿魏酸不得少于 0.10%。

蜜升麻：形如升麻片，表面黄棕色或棕褐色，味甜而微苦。

【研究概况】

1. 化学成分

1) 升麻所含化学成分

升麻中主要含三萜皂苷和肉桂酸衍生物。另外还含有色原酮类、含氮化合物等。主要成分为异阿魏酸。

2) 炮制对化学成分的影响

潘瑞乐等研究发现，蜜升麻中阿魏酸和异阿魏酸含量较生饮片显著增加，升麻酚酸类化合物在炮制过程中其酸酯类成分水解生成有机酸和醇类，使阿魏酸和异阿魏酸含量增加。李洋等研究显示，升麻不同炮制品中异阿魏酸含量依次为：升麻炭＞醋升麻＞酒升麻＞升麻生品。

2. 工艺研究

张慧芳等以传统外观性状和内在质量（异阿魏酸和总有机酸含量）为评价指标，采用正交试验法优选得到升麻蜜炙工艺为：炼蜜加等体积的水，加入净升麻片，拌匀，闷润 30 min，置锅内，180℃（锅底温度）炒炙 25 min。于晓等采用正交试验法，以外观性状、异阿魏酸含量为指标，优选升麻炭最佳炮制工艺为：加样量 3 kg，炒制温度 400℃，炒制 10 min。祝靖等采用星点设计-效应面法以阿魏酸和异阿魏酸含量为指标进行归一化处理，优选出樟帮特色升麻蜜制工艺为：加蜜量 10%、麸量 15%，130℃炒制 7 min。

3. 药理作用

升麻具有发表透疹、清热解毒、升举阳气的功能。现代药理研究主要有以下几个方面。

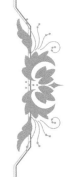

1）抗病原微生物

潘力等研究升麻的抗病毒作用，发现嗜杀酵母 T158c/S14a 与升麻提取物共培养后，嗜杀作用的强度也发生了变化：与升麻提取物共培养的两种表型的抑菌圈都比对照组 T158c/S14a 小，提示升麻抑制了 T158c/S14a 毒素 K1 的分泌。升麻中三萜皂苷成分，具有明显的抗 H9 淋巴细胞中 HIV 复制的作用，以其中 actein 化合物的作用最强。也有研究表明其三萜类化合物具有抗疟原虫的活性。

2）抗变态反应

Kim 等采用肥大细胞建立体内和体外模型，研究升麻提取物 BCE 在变态反应中的作用。结果显示，BCE 在局部淋巴结试验中没有表现皮肤致敏性的潜力，而口服 BCE 可以显著抑制抗 IgE 诱导的皮肤过敏反应，BCE 具有抑制大鼠腹腔肥大细胞组胺释放的活性；抑制佛波醇酯和钙离子通道（A23187）诱导的人肥大细胞白血病细胞系 HMC-1 细胞中白细胞介素 4、白细胞介素 5 和肿瘤坏死因子 α mRNA 表达。升麻提取物具有抗变态反应的活性。可能与其抑制肥大细胞组胺释放和细胞因子基因表达有关。

3）抗肿瘤作用

田泽等从兴安升麻提取的 24-O-乙酰升麻醇-3-O-β-D-木糖苷，可有效抑制人肝癌细胞株 HepG2 的增殖。研究显示，其诱导的肿瘤细胞凋亡和细胞周期阻滞与半胱氨酸天冬氨酸蛋白酶家族的激活、抗凋亡蛋白 Bcl-2 表达的改变及细胞周期素依赖性激酶 Cdc2 和细胞周期蛋白 B 的下调直接相关。Tian Z 等发现升麻总苷对人肝癌细胞株 HepG2 具有较强的抑制作用，但对原代培养正常小鼠肝细胞的抑制作用较弱。低浓度升麻总苷可明显抑制小鼠肝癌 H22 的生长，具有良好的抗肿瘤活性，并呈现一定的剂量依赖性。

4）抗骨质疏松作用

升麻提取物在骨密度及最大荷载、挠度、破坏载荷、能量吸收极限强度和破坏强度指标上均表现有良好的骨保护效应，可以有效地拮抗去卵巢后雌激素降低引起的骨质量下降，同时还可显著提高去卵巢大鼠的骨密度和骨矿物质的含量。

5）其他

升麻提取物可明显改善绝经期睡眠、情绪紊乱和潮热潮红现象，还能改善血脂和骨特异性碱性磷酸酶水平。

【述评】

据古籍记载，升麻炮制方法主要有炙、焙、蜜制、酒制、盐水制、醋制、炒黑、蒸、煅炭、土炒、炒制、药汁制等。《本草纲目》记载了黄精汁制法，现代已未见该法使用，认为去心具科学性。现版《中国药典》收载了生品，较多地方规范收载有蜜炙品，少数收载了炒品（2015《浙江》）和炭品（2005《天津》）。

《本草纲目》记载蜜升麻主要用于治疗"疮毒"，与现代蜜升麻作用有所不同。现在主要用于治疗中气虚弱的短气乏力、倦怠，以及气虚下陷或气虚不能摄血等病症。《本草纲目》把历代对升麻的应用汇总为："解百毒"，"能解痘毒，惟初发热时，可用解毒"。与现在描述的主治功能一致。

巴戟天 （Bajitian）

《本草纲目》·草部·第十二卷·巴戟天

本品为茜草科植物巴戟天 *Morinda officinalis* How 的干燥根。

【"修治"原文】

根

【敩曰】凡使须用枸杞子汤浸一宿，待稍软漉出，再酒浸一伏时，漉出，同菊花熬焦黄，去菊花，以布拭干用。

【时珍曰】今法：惟以酒浸一宿，锉焙入药。若急用，只以温水浸软去心也。

【古代炮制】

南北朝有枸杞、酒、菊花制（《雷公》）。宋代有酒煮（《博济》），糯米同炒（《衍义》），酒焙（《总录》），面炒、盐汤浸（《局方》）。元代有酒炒（《瑞竹》）。明代有酒浸、油炒、火炮（《普济方》），炒制（《医学》），盐水煮（《入门》），甘草汤浸、枸杞汤浸（《仁术》），盐水泡（保元），甘草汤炒（《景岳》），甘草汁煮（《醒斋》），去心、青盐酒煮（《奇效》）。清代有酒洗（《说约》），酒浸蒸（《玉楸》），"助阳杞子汁浸蒸，去风湿好酒拌炒，摄精金樱子汁拌炒，理肾气菊花同煮"（《得配》）。

【现代炮制】

1. 炮制方法

巴戟天：除去杂质。

巴戟肉：取净巴戟天，加热蒸透，趁热除去木心，切段，干燥。

盐巴戟天：取净巴戟天，盐水拌匀，闷透，置蒸制容器内蒸透，趁热除去木心，切段，干燥。每 100 kg 巴戟天，用食盐 2 kg。

制巴戟天：取甘草，捣碎，加水煎汤，去渣，加入净巴戟天拌匀，文火煮至药透汁尽，趁热除去木心，切段，干燥。每 100 kg 巴戟天，用甘草 6 kg。

2. 炮制作用

巴戟天：甘、辛，微温。归肾、肝经。具有补肾阳、强筋骨、祛风湿的功效。用于阳痿遗精，宫冷不孕，月经不调，少腹冷痛，风湿痹痛，筋骨痿软。生品以补肝肾祛风湿力胜。

盐巴戟天：盐制后功专入肾，且温而不燥，增强补肾助阳的作用，久服无伤阴之弊。

制巴戟天：甘草制后味甘，增强补益作用，多用于补肾助阳，益气养血方中。

3. 质量要求

巴戟肉：呈扁圆柱形短段或不规则块。表面灰黄色或暗灰色，具纵纹和横裂纹。切面皮部厚，紫色或淡紫色，中空。气微，味甘而微涩。

盐巴戟天：形似巴戟肉。气微，味甘、咸而微涩。

制巴戟天：形似巴戟肉。气微，味甘而微涩。

巴戟天、巴戟肉、盐巴戟天、制巴戟天：水分不得过 15.0%，总灰分不得过 6.0%，水溶性浸出物不得少于 50.0%，含耐斯糖不得少于 2.0%。

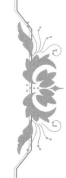

【研究概况】

1. 化学成分

1）巴戟天所含成分

巴戟天主含糖类，包括耐斯糖。其次是蒽醌类、环烯醚萜苷类、有机酸类等成分。

2）炮制对化学成分的影响

陈美艳等测定结果表明，甘草制巴戟天的总蒽醌和游离蒽醌含量最高，而盐炙巴戟天最低；结合蒽醌的含量：生巴戟天最高，甘草制巴戟天最低。李倩等研究结果显示：巴戟天中甲基异茜草素-1-甲醚在加热和加入辅料盐后均有增溶现象，随着时间的延长，其含量逐渐下降；在加入甘草后该成分明显下降。徐吉银等研究显示，巴戟天经炮制后水晶兰苷的含量降低，且巴戟肉、盐蒸巴戟天较制巴戟天中含量更低。周灿等测定了巴戟天各炮制品及其木心中多糖的含量，其高低依次为甘草制巴戟天＞巴戟肉＞盐蒸巴戟天＞巴戟天木心，说明甘草水制巴戟天有利于多糖的溶出。肖凤霞等测定结果表明，巴戟炮制品中各微量元素含量均比生巴戟天高。吴祎等测定结果表明，4～5年生巴戟天生品中含有 14 种游离氨基酸；酒蒸品中氨基酸总量较生品增加约 14.8％；盐蒸品和甘草水制品中氨基酸总量基本不变；盐炒品中氨基酸总量减少约 12.4％；酒炒品中氨基酸总量减少约 43.9％。

2. 工艺研究

胡昌江等以巴戟天中总蒽醌和水晶兰苷的含量为指标，优选得到盐制巴戟天的最佳炮制工艺为：每 100 g 巴戟天，加盐水 50 mL（其中含食盐 2 g），闷润 90 min 后置蒸制容器蒸 15 min，取出，趁热去心，切段，置 80℃烘箱干燥 2 h。

3. 药理作用

巴戟天具有补肾阳、强筋骨、祛风湿的功效。现代药理研究主要有以下几方面。

1）壮肾阳作用

崔妮等采用腺嘌呤建立小鼠肾阳虚模型，分别给予巴戟天 4 种炮制品，以小鼠体征、体重、睾丸系数、精囊腺系数、血清睾酮、血清皮质醇、血清肌酐、组织病理学检查等为评价指标。结果表明，各炮制品均可以改善肾阳虚小鼠的症状，其中盐巴戟组治疗效果最显著。肖凤霞等研究发现，巴戟天低聚糖能显著提高果蝇性活力和羽化率。表明巴戟天低聚糖具有一定的补肾壮阳作用。杨欣等研究发现巴戟天水提物对活性氧所致的人精子过氧化损伤有明显干预作用，对精子运动功能具保护作用。

2）调节免疫作用

有学者报道巴戟天可以提高 NIH 小鼠体外培养的脾细胞对刀豆蛋白 A 的反应性，可以促进 T 和 B 淋巴细胞转化增殖，还能促进小鼠脾细胞 IL-2 和 INF-γ 的分泌，而 IL-2 和 INF-γ 可以增强体内的细胞免疫性。郭重仪等通过对小鼠淋巴细胞转化、自然杀伤（NK）细胞活性试验进行研究结果显示，巴戟天生品与盐蒸巴戟天均能明显提高淋巴细胞的转化和 NK 细胞的活性，说明巴戟天生品与盐蒸巴戟天均有免疫增强作用。刘琛等发现巴戟天多糖能升高梗阻性黄疸大鼠 T 细胞的 $CD4^+$ 水平，降低 $CD8^+$ 水平，以及升高 $CD4^+/CD8^+$ 值，表明巴戟天多糖对梗阻性黄疸大鼠 T 细胞的免疫平衡功能有改善的作用。

3）抗骨质疏松作用

朱猛勇等发现，巴戟天多糖可提高切除卵巢后骨质疏松大鼠的骨密度及降低血清 IL-6，增加血清 Ca、Mg、P、Fe、Zn 等矿物及微量元素水平，发挥抗骨质疏松作用。李楠等研究发现，巴戟天多糖能显著促进体外培养成骨细胞增殖、促进成骨细胞分泌碱性磷酸酶与骨钙素、促进成骨细胞转化生长因子 β_1 mRNA、Cbfα1 mRNA 的表达。说明巴戟天可以改善绝经后骨细胞的丢失，能促进成骨细胞形成抑制其凋亡，在骨形成中发挥重要作用。

4）抗衰老、抗氧化作用

付嘉等以 D-半乳糖致衰老小鼠为模型研究发现，大、小剂量巴戟天水煎剂组均可明显提高血清超氧化物歧化酶（SOD）和谷胱甘肽过氧化物酶（GSH-Px）活性并降低血清丙二醛（MDA）含量。因此认为巴戟天可通过补充外源性抗氧化物质或促进机体产生内源性抗氧化物质，清除自由基，抑制脂质过氧化损伤，延缓衰老。刘霄等采用相同模型，观察巴戟天多糖对小鼠血浆、肝、心和脑中 SOD 活性及 MDA 含量的影响。结果：巴戟天多糖能提高 D-半乳糖衰老型小鼠血浆、肝、心和脑中 SOD 的活性并降低 MDA 的含量。这些研究表明巴戟天多糖通过降低 MDA 含量，抗自由基作用等发挥抗氧化作用。

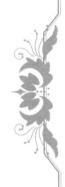

5）抗肿瘤作用

付嘉等以 S180 瘤株制备荷瘤动物模型研究巴戟天杭肿瘤作用，结果表明：巴戟天水提液可明显降低荷瘤小鼠的 RBC-C3bRR 并升高 RBC-ICR，提高荷瘤小鼠血清 IL-2 含量，使荷瘤小鼠外周血 T 淋巴细胞 CD4$^+$ 下降、CD8$^+$ 升高，并明显提高小鼠外周血 CD4$^+$ TLC 百分率、降低 CD8$^+$ TLC 百分率。

6）抗炎作用

吴岩斌等研究发现，巴戟天醇提物、乙酸乙酯部位、正丁醇部位对 LPS 刺激的 RAW264.7 巨噬细胞产生的 NO 含量有显著的抑制作用，表明巴戟天可能通过抑制 NO 的产生发挥抗炎作用。Choi 等研究发现，巴戟天中的水晶兰苷具有镇痛消炎的作用。

7）其他

巴戟天还有保护心肌、抗缺氧、抗抑郁等作用。

【述评】

据古籍记载，巴戟天炮制方法主要有去心、辅料（酒、盐、油、药汁）制、辅料（米、面）炒、炮等。《本草纲目》记载了酒浸、去心的方法，其中去心一直沿用。现代研究表明，巴戟天木心中有效成分多糖含量较低，且木心占药材的比重较大，为 20%～30%，认为专心更具科学性。现版《中国药典》收载巴戟肉、盐巴戟天和制巴戟天均需蒸透去心。巴戟天味辛、性温，生品祛风湿力胜，盐制后专入肾，且温而不燥，增强补肾助阳的作用，久服无伤阴之弊。甘草制后味甘，增强补益作用，多用于补肾助阳，益气养血方中。

甘草 (Gancao)

《本草纲目》·草部·第十二卷·甘草

本品为豆科植物甘草 *Glycyrrhiza uralensis* Fisch.、胀果甘草 *Glycyrrhiza inflata* Bat. 或光果甘草 *Glycyrrhiza glabra* L. 的干燥根和根茎。

【"修治"原文】

根

【雷曰】凡使须去头尾尖处，其头、尾吐人。每用切长三寸，擘作六七片，入瓷器中盛，用酒浸蒸，从巳至午，取出曝干，锉细用。一法：每斤用酥七两涂炙，酥尽为度。又法：先炮令内外赤黄用。

【时珍曰】方书炙甘草皆用长流水蘸湿炙之，至熟刮去赤皮，或用浆水炙熟，未有酥炙、酒蒸者。大抵补中宜炙用，泻火宜生用。

【古代炮制】

汉代有炙焦为末（《玉函》），微炒（《金匮》）。南北朝有去头尾尖、火炮、酒浸蒸后炙酥（《雷公》）。唐代有炙制（《千金》），蜜煎（《千金翼》）。宋代有炒存性（《博济》），纸裹醋浸煨（《苏沈》），淡浆水炙（《证类》），盐水浸炙、猪胆汁浸炙、油浸炙（《总录》），爁制（《局方》），炮、黄泥裹煨（《朱氏》）。明、清时代有炮再麸炒（《普济方》），蜜炙（《医学》），酥制（《纲目》），涂麻油炙姜汁炒、酒炒（《必读》），长流水浸透，炭火炙（《大成》），粳米拌炒（《得配》），乌药煎汁吸入，去乌药（《从众录》）。

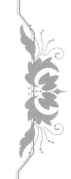

【现代炮制】

1. 炮制方法

甘草：除去杂质，洗净润透，切厚片，干燥。

炙甘草：取甘草按蜜炙法，文火炒至黄色至深黄色，不粘手。每 100 kg 甘草，用炼蜜 25 kg。

2. 炮制作用

甘草：甘，平。归心、肺、胃经。具有补脾益气、清热解毒、祛痰止咳、缓急止痛、调和诸药的功能。用于脾胃虚弱，倦怠乏力，心悸气短，咳嗽痰多，脘腹、四肢挛急疼痛，痈肿疮毒，缓解药物毒性、烈性。生甘草味甘偏凉，长于泻火解毒、化痰止咳。

炙甘草：补脾和胃，益气复脉力胜。用于脾胃虚弱，倦怠乏力，心动悸，脉结代。

3. 质量要求

甘草：呈类圆形或椭圆形的厚片。外表皮红棕色或灰棕色，具纵皱纹。切面略显纤维性，中心黄白色，有明显放射状纹理及形成层环。质坚实，具粉性。气微，味甜而特殊。水分不得过 12.0%，总灰分不得过 5.0%、酸不溶性灰分不得过 2.0%，铅不得过 5 mg/kg、镉不得过 1 mg/kg、砷不得过 2 mg/kg、汞不得过 0.2 mg/kg、铜不得过 20 mg/kg，含五氯硝基苯不得过 0.1 mg/kg。含甘草苷不得少于 0.45%，甘草酸不得少于 1.8%。

炙甘草：形似甘草。切面黄色至深黄色，偶有焦斑。略有黏性。具焦香气，味甜。水分不得过 10.0%，总灰分不得过 5.0%。含甘草苷不得少于 0.50%，甘草酸不得少于 1.0%。

【研究概况】

1. 化学成分

1）甘草所含成分

甘草主含三萜皂苷类和黄酮类成分。三萜类成分主要为甘草酸；黄酮类成分主要有甘草苷、异甘草苷、新甘草苷等。其次是香豆素类，氨基酸类，生物碱类等成分。

2）炮制对化学成分的影响

清炒甘草和炙甘草色谱图比较，有 6 个色谱峰峰面积清炒甘草＞炙甘草，其余色谱峰峰面积均清炒甘草＜炙甘草。甘草中甘草酸和甘草苷含量均有一定程度的降低，炙甘草两成分分别降低 6.60% 和 9.93%，清炒甘草中分别降低 48.83% 和 30.34%。甘草苷和甘草酸之间比例生甘草为 1.87，炙甘草为 1.94，清炒甘草为 1.38。甘草及其不同炮制品中 5-羟甲基糠醛含量为炙甘草（0.091%）＞清炒甘草（0.059%）＞生甘草（0%）。

2. 工艺研究

李爱光等采用远红外烘干法得到蜜炙甘草的最佳炮制工艺条件为：加蜜量 25%，烘制温度 75℃，烘制时间 40 min。周倩等以外观性状、甘草酸和甘草苷含量为评价指标，优选出甘草的最佳蜜炙工艺即炼蜜和水 2:1 混合，加入净甘草片，拌匀，闷润 30 min，130℃（锅底温度），炒制 20 min。

3. 药理作用

甘草具有补脾益气、清热解毒、祛痰止咳、缓急止痛、调和诸药的功能。现代药理研究主要有以下几方面。

1）解毒作用

甘草可解毒，其解毒机制为甘草酸对毒物有吸附作用，甘草酸水解产物葡萄糖醛酸能与毒物结合，以及甘草酸具有肾上腺皮质激素样作用，增强肝脏的解毒能力等方面因素综合作用的结果。有实验表明对毒鼠强中毒的抢救，利用甘草的解毒作用和大黄的泻下作用相互配伍应用，一次排空率达 92.1%，效果非常显著。

2）抗炎作用

甘草酸能够明显减少促炎症因子和趋化因子的表达，抑制结肠过氧化物酶，减少活性氧化物导致的脂质蛋白变性和器官损伤，明显改善右旋糖酐硫酸酯钠导致的结肠炎。Liu 等认为甘草酸还能明显改善三硝基苯磺酸导致的结肠组织病理变化，直肠给予甘草酸能明显缓解肠炎症状，降低丙二醛水平，提高血清和组织中的超氧化物歧化酶活性和抗炎细胞因子 IL-1b、IL-6、IL-10 水平。

3）抗病毒作用

有实验研究，甘草多糖对柯萨奇病毒、牛艾滋病病毒、腺病毒Ⅲ型有明显的抑制作用。甘草多糖主要是通过增强免疫细胞的活性，增强巨噬细胞吞噬致病微生物的能力。甘草酸能使 A 型流感病毒感染的人类肺细胞数量减少，CCID50 滴度减少 90％。甘草酸二铵盐能抑制传染性支气管炎病毒，并且能完全抑制细胞感染。

4）抗肿瘤作用

胡菁等研究表明，一定剂量的甘草多糖对 S180 肿瘤细胞的生长有明显的抑制作用，可以延长小鼠的生存期。甘草多糖单独使用可以诱导肿瘤细胞的凋亡，和化疗药一起应用对于抗癌和抑癌有协同作用。甘草次酸在一定浓度和剂量下可抑制癌细胞增殖，促进癌细胞凋亡。研究表明，在甘草次酸诱导肿瘤细胞凋亡的过程中，都有活性氧的参与。王元等研究表明，甘草酸通过对 DNA 合成限速酶及核苷酸还原酶活性的抑制和降低，阻碍多种肿瘤细胞从 DNA 合成前期到合成期的移行，从而达到分化癌细胞、抑制癌细胞增殖的目的。

5）免疫调节作用

大量研究表明，甘草多糖类化合物是一种免疫调节剂，具有抗补体、促有丝分裂、调节巨噬细胞 Fc 受体兴奋性的活性，能显著提高小鼠巨噬细胞吞噬功能，活化小鼠网状内皮系统，能刺激巨噬细胞的吞噬能力，增强其能量代谢水平，促进 IL-1、IL-6、IL-12 的分泌，还能够通过刺激巨噬细胞 iNOS 的 mRNA 在转录水平上从头合成从而增加 NO 和 iNOS 的生成量。

6）其他

甘草还有保肝、祛痰、抗菌、抗溃疡、抗诱变等作用。

【述评】

据古籍记载，甘草炮制方法主要有去头尾尖、去芦头赤皮、炙、炒、炮、煨、辅料（酒、蜜、油、酥、姜）制等。李时珍曰："方书炙甘草皆用长流水蘸湿炙之，至熟刮去赤皮，或用浆水炙熟，未有酥炙、酒蒸者。大抵补中宜炙用；泻火宜生用。"所记载炙法为水炙，与现在蜜炙不同，其他制法现在未见记载和使用。现版《中国药典》收载有甘草和炙甘草。

甘草味甘偏凉，长于泻火解毒，化痰止咳；炙甘草甘平，以补脾和胃，益气复脉力胜。《本草纲目》中甘草分根、稍、头分别入药，其临床作用记载明确。根气味甘平，温中下气，补益五脏，止咳，缓和药性，解毒作用。甘草稍（须根）性寒，清火解毒，生用治胸中积热，去茎中痛。甘草头（芦头）行瘀血，消肿毒。生用能行足厥阴、阳明二经污浊之血，消肿导毒。主痈肿，宜入吐药。但现代未见将其不同部位分开使用。现代研究也表明，不同部位的化学成分含量差异显著。也从其物质基础角度验证了《本草纲目》这一记载的科学性。

甘遂（Gansui）

《本草纲目》·草部·第十七卷·甘遂

本品为大戟科植物甘遂 *Euphorbia kansui* T. N. Liouex T . R Wang 的干燥块根。

【"修治"原文】

根

【敩曰】凡采得去茎，于槐砧上细锉，用生甘草汤、荠苨自然汁二味，搅浸三日，其水如墨汁，乃漉出，用东流水淘六七次，令清水为度。漉出，于土器中熬脆用之。

【时珍曰】今人多以面裹煨熟用，以去其毒。

【古代炮制】

晋代有猪肾炙制（《肘后》），熬法（《范汪方》）。南朝宋时有甘草、荠苨复制法（《雷公》）。宋代新增了煨法，并分为面裹、慢火"煨令微黄"（《圣惠方》）和"湿纸裹煨"（《伤寒》），改熬法为炒法，并要求"炒令黄色"（《博济方》），胡麻炒法（《圣惠方》），醋炒法、酥炒法、麸炒法及炮法（《总录》）。金元时期有面裹煮制、改猪肾制中的火炙为"荷叶包煨"（《儒门》），面裹浸制、水浸法、水煮法（《丹溪》）。明代增加了大麦炒法（《普济方》）。将雷敩的熬制工艺改为"面包煨熟"（《准绳》）。清代有"甘草煎汤浸、面裹，糠火煨"（《治全》），淘制（《本草汇》），猪心制（《本草述》）等。

【现代炮制】

1. 炮制方法

甘遂：除去杂质，洗净，干燥。

醋甘遂：取净甘遂，加醋拌匀，闷润，文火炒干。每 100 kg 甘遂，用米醋 30 kg。

2. 炮制作用

甘遂：苦，寒；有毒。归肺、肾、大肠经。具有泻水逐饮、消肿散结的功效。药力峻烈，临床多入丸、散剂用，用于水肿胀满，胸腹积水，痰饮积聚，气逆咳喘，二便不利，风痰癫痫，痈肿疮毒。

醋甘遂：毒性降低，缓和泻下作用，用于腹水肿满，痰饮积聚，气逆咳喘，风痰癫痫，二便不利。

3. 质量要求

甘遂：呈椭圆形、长圆柱形或连珠形，长 1～5 cm，直径 0.5～2.5 cm。表面类白色或黄白色，凹陷处有棕色外皮残留。质脆，易折断，断面粉性，白色，木部微显放射状纹理；长圆柱状者纤维性较强。气微，味微甘而辣。水分不得过 12.0%，总灰分不得过 3.0%，醇溶性浸出物不得少于 15.0%，大戟二烯醇不得少于 0.12%。

醋甘遂：形如甘遂，表面黄色至棕黄色，有的可见焦斑。微有醋香气，味微酸而辣。水分不得过 12.0%，总灰分不得过 3.0%，醇溶性浸出物不得少于 15.0%，大戟二烯醇不得少于 0.12%。

【研究概况】

1. 化学成分

1）甘遂所含成分

甘遂主要含有二萜、三萜及甾体类化合物，其他成分包括香豆素、脂肪酸、蔗糖、鞣质、树脂等。主要成分有大戟二烯醇等。

2）炮制对化学成分的影响

李征军等报道，甘遂醋制后二萜类成分甘遂萜酯 A 和甘遂萜酯 B 的含量有所降低。修彦凤等分离鉴定了甘遂醋制后含量降低的 3 个成分，分别为 3-O-（2，3-二甲基丁酰基）-13-O-十二烷基酰基巨大戟二萜醇、β-谷甾醇、大戟二烯醇。邵霞等发现，甘遂醋炙前后挥发油成分发生了较大变化，其中 6 个成分含量降低、2 个成分消失、15 个新成分出现。张姗姗等报道，甘遂醋炙品的多糖得率高于生品，推测可能是醋炙利于多糖类成分溶出或能促进其他成分转化为多糖。石典花等发现并证实了甘遂经醋炙后，大戟二烯醇在高温汽化过程中转化成其光学异构体羊毛甾醇，因而含量降低。

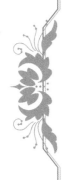

2. 工艺研究

张丽等采用正交法，选取甘遂主要毒性成分 3-O-（2，4-癸二烯酰基）-20-O-乙酰基巨大戟二萜醇为指标，确定醋甘遂最佳炮制条件为：净甘遂量为 20 g 时，加入甘遂质量 30％的醋，260℃炒制 9 min。石典花等以毒效部位特征峰峰面积之和及外观性状为指标，采用正交试验优选出最佳醋炙工艺为：净甘遂量 1 kg 时，加醋量 30％，230℃炒制 30 min。

3. 药理作用

甘遂具有泻水逐饮、消肿散结之功效。现代药理研究主要有以下几个方面。

1）泻水逐饮

甘遂可刺激肠管，促进肠蠕动，从而加速推动肠内容物，产生泻下作用。炮制后，其泻下作用显著减弱。刘艳菊等研究发现，甘遂醋制品中各极性部位与生品相比，泻下作用均有所缓和。耿婷等报道，甘遂具有泻下作用的主要成分大多为二萜类。张桥等研究表明，生、醋甘遂均具显著的泻水逐饮功效，对癌性腹水模型大鼠有良好的症状改善作用。沈娟等研究显示，甘遂醋炙前后均可减少恶性胸水模型大鼠的胸水量及改善相关生理指标，且具有剂量依赖性。曹艳研究表明，醋炙甘遂提取物对小鼠的肾脏毒性小，且表现出较明显的利尿作用。

2）抗肿瘤作用

甘遂生品醇提物能较好地抑制 MCF-7 细胞，而对 A549、HepG2 细胞则无抑制作用；水提物对 MCF-7 细胞无抑制作用，低浓度下不能抑制 A549、Hep G2 细胞，但高浓度下反而可促进其增殖；醋炙甘遂乙酸乙酯部位可较好地抑制体外肿瘤细胞增殖，但其水提物则无任何效果。

【述评】

据古籍记载，甘遂炮制方法主要有熬、煨、炒、醋炒等法。《本草纲目》记载"以面煨熟去毒"。甘遂为峻下逐水药，生品有毒，通过炮制可降毒。现版《中国药典》仅载有醋制法，醋制可以降低毒性，缓和泻下作用。地方规范有面裹煨甘遂记载（2005《安徽》），此外还有豆腐制甘遂方法。

"十八反"是传统中药配伍禁忌理论的核心内容。从古代典籍文献到现代《中国药典》等均注明甘草与甘遂等逐水药不宜同用，但《雷公炮炙论》中记载有用甘草制甘遂，在《本草纲目》【发明】项，李时珍列举数例，证实甘遂与甘草可以同用并有实效，如"张仲景治心下留饮，与甘草同用，取其相反而立功也"。刘河间《保命集》云："凡水肿服药未全消者，以甘遂末涂腹，绕脐令满，内服甘草水，其肿便去。"又王璆《百一选方》云："脚气上攻，结成肿核，及一切肿毒。用甘遂末，水调敷肿处，即浓煎甘草汁服，其肿即散。二物相反，而感应如此。"现代亦有研究表明甘遂和甘草配伍确实存在药效协同的现象，特别是在抗肿瘤、抗炎和调节免疫方面，也验证了《本草纲目》中这一记载的科学性。

龙胆 （Longdan）

《本草纲目》·草部·第十三卷·龙胆

本品为龙胆科植物条叶龙胆 *Gentiana manshurica* Kitag.、龙胆 *Gentiana scabra* Bge.、三花龙胆 *Gentiana triflora* Pall. 或坚龙胆 *Gentiana rigescens* Franch. 的干燥根和根茎。前三种习称"龙胆"，后一种习称"坚龙胆"。

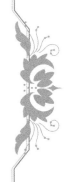

【"修治"原文】

根和根茎

【敩曰】采得阴干。用时,铜刀切去须上头子,剉细,甘草汤浸一宿,漉出,曝干用。

【古代炮制】

晋代有酒煮服(《肘后》)。南北朝有甘草汤制(《雷公》)。宋代有生姜汁浸(《证类》),炒制(《传信》),酒拌炒、炒焦、酒拌炒黑、锻制(《妇人》)。明代有防己、酒制(《发挥》),焙制(《普济方》),酒浸炒(《理例》),酒拌炒焦(《明医》),炒黑(《保婴》),酒洗(《医学》),酒浸(《仁术》),酒洗炒(《瑶函》)。清代有柴胡拌炒(《大成》),蜜炒、猪胆汁拌炒(《得配》)。

【现代炮制】

1. 炮制方法

龙胆:除去杂质,洗净,润透,切段,干燥。

酒龙胆:取龙胆,按酒炙法文火炒干。每100 kg龙胆,用黄酒10 kg。(2015《浙江》)

2. 炮制作用

龙胆:苦,寒。归肝、胆经。具有清热燥湿、泻肝胆火的功效。用于湿热黄疸,阴肿阴痒,白带,湿疹,肝火目赤,耳鸣耳聋,胁痛口苦,惊风抽搐。

酒龙胆:提升药力,引药上行。用于肝胆实火所致的头胀头痛,耳鸣耳聋,以及风热目赤肿痛。

3. 质量要求

龙胆:呈不规则形的段。根茎呈不规则块片,表面暗灰棕色或深棕色。根圆柱形,表面淡黄色至黄棕色,有的有横皱纹,具纵皱纹。切面皮部黄白色至棕黄色,木部色较浅。气微,味甚苦。水分不得过9.0%,灰分不得过7.0%、酸不溶性灰分不得过3.0%,水溶性浸出物不得少于36.0%,含龙胆苦苷不得少于2.0%。

坚龙胆:呈不规则形的段。根表面无横皱纹,膜质外皮已脱落,表面黄棕色至深棕色。切面皮部黄棕色,木部色较浅。水分、灰分、酸不溶性灰分、水溶性浸出物同龙胆、含龙胆苦苷不得少于1.0%。

酒龙胆:形如龙胆,色泽加深,略有酒气。

【研究概况】

1. 化学成分

1)龙胆所含成分

龙胆主要含有裂环环烯醚萜苷成分,主要包括龙胆苦苷、当药苦苷、当药苷、苦龙胆酯苷等。其次是生物碱、黄酮、香豆素及内酯等化合物。

2)炮制对化学成分的影响

徐宏亮比较10批生龙胆和酒炙龙胆,结果显示酒炙龙胆中龙胆苦苷和獐牙菜苦苷的含量均高于生品,提示炮制可以促进龙胆饮片中环烯醚萜苷类成分溶出。

2. 工艺研究

王彩君等采用正交设计,以水浸出物的含量及龙胆苦苷的量为指标,优选酒炙龙胆工艺为:龙胆切短段(5~10 mm),加入饮片质量1/5酒,闷润2 h,文火炒制。也有研究优选酒炙龙胆最佳工艺:加入饮片量10%的酒、电炉功率900 W、炒制7 min。

3. 药理作用

龙胆具有清热燥湿、泻肝胆火作用。现代药理研究主要有以下几个方面。

1)保肝作用

崔兴日等研究发现,龙胆草水提物对半乳糖所致大鼠血清ALT的升高有明显降低作用,给药

组大鼠血清 SOD、GSH-PX 较模型组显著升高，而 MDA 含量显著降低，这说明龙胆草水提物的保肝机制与其对抗自由基脂质过氧化密切相关。佟丽等对小鼠尾静脉注射龙胆粉针剂后，血清谷丙转氨酶和谷草转氨酶活性与肝损伤模型组比较显著降低。说明龙胆粉针剂能拮抗 CCl₄ 所致化学性肝损伤并对免疫性肝损伤有较好的保护作用。

龙胆中主要成分龙胆苦苷可治疗肝损伤型肝炎，并具有保肝作用和抗肝毒的作用。香树素是龙胆中重要的三萜类成分之一，α-香树素与 β-香树素可降低血清中丙氨酸氨基转移酶（ALT）和天冬氨酸转氨酶（AST）活性，恢复缺失的肝脏谷胱甘肽（GSH），起到保护肝脏的作用。

2）对中枢神经系统作用

Chen 等根据 NR2B 受体下降规则，发现龙胆苦苷可显著降低前扣带皮层（ACC）中 NR2B 受体释放突触后电流，起到抗抑郁、抗惊厥、镇痛作用。有研究发现龙胆苦苷可以通过影响钙离子流来舒张平滑肌，对人体内脏的正常工作有影响。α-香树素和 β-香树素有抗焦虑、抗抑郁作用。

3）抗炎作用

龙胆草水提物具有明显的抗炎、解热作用。龙胆草水提物能显著抑制角叉菜胶所致的大鼠足趾肿胀。α-香树素，β-香树素与抗炎药地塞米松明显抑制肿瘤坏死因子导致的牙周炎。

4）调节胃肠道功能

龙胆苦苷可直接促进胃液分泌使游离酸增加，能使离体肠管张力增加，收缩幅度加大。龙胆注射液能显著增加胆汁分泌量。獐牙菜苦苷通过抑制多巴胺 D2 受体对 5-羟色胺（5-HT）受体的影响来刺激肠胃运动，从而促进消化。

5）抗肿瘤作用

关龙胆乙酸乙酯萃取物对体外培养的 MGC-803、Hela 和 HepG2 三种细胞均具有显著的增殖抑制作用。江蔚新研究表明，龙胆多糖对小鼠 S180 实体瘤的生长抑制作用研究表明，龙胆多糖组荷瘤鼠生存质量明显高于阴性对照组，表现为肿瘤生长缓慢，瘤体较小，反应及活动均较敏捷，食欲较好，实验结束时亦无明显恶病质状态。而模型对照组小鼠瘤体生长快，毛色暗淡，反应迟钝，食欲不振，后期消瘦明显，实验表明龙胆多糖有一定抗肿瘤作用。

6）其他

龙胆还具有抗菌、抗氧化、降血脂等作用。

【述评】

据古籍记载，龙胆炮制方法主要有辅料（酒、姜、胆汁、蜜、甘草）制、炒、煅、焙等法，以酒制多见。《本草纲目》载有甘草制法。现版《中国药典》仅收载龙胆生品，地方规范有酒龙胆记载。据《本草纲目》记载，龙胆可用于湿热黄疸、寒湿脚气、咽喉痛、目赤、阴部湿痒等证。【发明】项曰："其用有四：……寒湿香港脚，四也。"香港脚现代又称为脚气病和手足癣，一般多为真菌病引起，中医多用以龙胆为君药的龙胆泻肝汤进行治疗。现代研究发现龙胆具有显著的抗炎、抗病原微生物等药理作用，验证了《本草纲目》所记载的科学性。

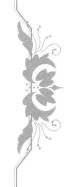

仙茅 (Xianmao)

《本草纲目》·草部·第十二卷·仙茅

本品为石蒜科植物仙茅 *Curculigo orchioides* Gaertn. 的干燥根茎。

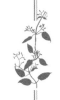

【"修治"原文】

根茎

【敩曰】采得，以清水洗，刮去皮，于槐砧上用铜刀切豆许大，以生稀布袋盛，于乌豆水中浸一宿，取出，用酒拌湿蒸之，从巳至亥，取出曝干。勿犯铁器及牛乳，斑人髭须。

【大明曰】彭祖单服法：以竹刀刮切，糯米泔浸去赤汁出毒，后无妨损。

【古代炮制】

南北朝有乌豆水浸后加酒拌蒸（《雷公》）。宋代有米泔水浸（《总录》），酒浸（《济生》）。明、清时代有酒蒸、糯米泔浸后酒拌蒸（《景岳》），蒸制（《正宗》），制用（《分经》）。

【现代炮制】

1. 炮制方法

仙茅：除去杂质，洗净，切段，干燥。

酒仙茅：取净仙茅段，按酒炙法，文火炒干。每 100 kg 仙茅段，用黄酒 10 kg。（2015《四川》）

2. 炮制作用

仙茅：辛，热；有毒。归肾、肝、脾经。具有补肾阳、强筋骨、祛寒湿的功效。用于阳痿精冷，筋骨痿软，腰膝冷痹，阳虚冷泻。生品有毒，以散寒祛湿、消痈肿为主。

酒仙茅：毒性降低，以补肾壮阳为主。

3. 质量要求

仙茅：呈类圆形或不规则形的厚片或段，外表皮棕色至褐色，粗糙，有的可见纵皱纹和细孔状的须根痕。切面灰白色至棕褐色，有多数棕色小点，中间有深色环纹。气微香，味微苦、辛。水分不得过 13.0%，总灰分不得过 10.0%、酸不溶性灰分不得过 2.0%，醇溶性浸出物不得少于 7.0%，仙茅苷不得少于 0.080%。

酒仙茅：形如仙茅。表面色泽加深，微有酒香气。

【研究概况】

1. 化学成分

仙茅主要含皂苷，如仙茅苷。其次是糖类、酚类、微量元素等成分。

2. 炮制工艺

艾雪等以仙茅苷、苔黑酚葡萄糖苷、水溶性浸出物的含量为综合评价指标，采用正交试验优选出酒炙仙茅最佳炮制工艺：每 100 kg 仙茅加 10 kg 黄酒，100～110℃炒制 10 min。

3. 药理作用

仙茅具有补肾阳、强筋骨、祛寒湿的功效。现代药理研究主要有以下几个方面。

1）抗骨质疏松作用

许红涛等研究发现，仙茅苯甲酯类总酚苷不仅可显著增加维 A 酸骨质疏松大鼠的骨密度，降低尿液中钙与肌酐的比值和抗酒石酸酸性磷酸酶活性，抑制骨吸收，还可调节维 A 酸模型大鼠血清中骨钙素的水平，增加碱性磷酸酶的活性，促进骨形成。张乃丹等发现，仙茅酚苷类成分仙茅苷、仙茅素 A、苔黑酚葡萄糖苷和苔黑酚龙胆二糖苷均可促进成骨细胞的骨形成，抑制破骨细胞的骨吸收，具有显著的抗骨质疏松作用。吴国清等研究证实，体外实验中仙茅提取物能明显促进成骨细胞 MC3T3-E1 细胞的增殖。

2）增强免疫作用

Bafna 等用环磷酰胺诱导的免疫功能低下小鼠为研究模型，发现仙茅甲醇提取物呈剂量依赖地提高小鼠的体液抗体滴度，其机理可能是仙茅能促进迟发型超敏反应，增加白细胞水平，从而激活

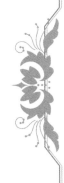

体液中 T 细胞和 B 细胞的调节作用，以增强免疫功能。

3）保护心肌作用

仙茅多糖对阿霉素引起的心肌损伤具有明显保护作用，其作用机制可能与抗自由基、抑制脂质过氧化作用有关。仙茅苷预处理心肌细胞可保护过氧化氢所诱导的氧化损伤，其作用可能与抑制脂质过氧化、增加抗氧化酶活性、减少心肌细胞凋亡有关。

4）其他

仙茅还有增强物质代谢、增强心脏收缩力等作用。

【述评】

据古籍记载，仙茅的炮制方法主要有酒制、蒸制、米泔水制、乌豆制等。《本草纲目》记载有乌豆水浸后加酒拌蒸、糯米泔浸。现代仙茅多酒制，可以降低其毒性的同时增强其补肾壮阳的功效。《本草纲目》记载仙茅"勿犯铁器及牛奶""用竹刀刮切"，该记载是由于仙茅中含有鞣质和酚类成分易与铁、蛋白发生化学反应，从而影响仙茅的药效。

白芷（Baizhi）

《本草纲目》·草部·第十四卷·白芷

本品为伞形科植物白芷 *Angelica dahurica*（Fisch. ex Hoffm.）Benth. et Hook. f. 或杭白芷 *Angelica dahurica*（Fisch. ex Hoffm.）Benth. et Hook. f. var. *formosana*（Boiss.）Shan et Yuan 的干燥根。

【"修治"原文】

根

【敩曰】采得刮去土皮，细剉，以黄精片等分，同蒸一伏时，晒干去黄精用。

【时珍曰】今人采根洗刮寸截，以石灰拌匀，晒收，为其易蛀，并欲色白也。入药微焙。

【古代炮制】

南北朝有用黄精制（《雷公》）。宋代有炒黄、湿纸裹煨（《博济》），焙制（《活人书》），醋浸焙干（《总录》），米泔浸（《急救》），酒制（《疮疡》）等方法。元代有盐水炒、醋炒（《世医》）的方法。明代增加了酒炒（《滇南》），炒黑用（《蒙筌》），烧存性（《医学》），面裹煨（《准绳》），酒浸（《启玄》）等方法。清代又增加了蒸制（《本草汇》），煅制（《切用》），萝卜汁浸（《治裁》），酒洗（《增广》），酒蒸（《医醇》）等多种炮制方法。

【现代炮制】

1. 炮制方法

白芷：除去杂质，大小分开，略浸，润透，切厚片，干燥。

2. 炮制作用

白芷：辛，温。归胃、大肠、肺经。具有解表散寒、祛风止痛、宣通鼻窍、燥湿止带、消肿排脓的功效。用于感冒头痛，眉棱骨痛，鼻塞流涕，鼻鼽，鼻渊，牙痛，带下，疮疡肿痛。

3. 质量要求

白芷：呈类圆形的厚片。外表皮灰棕色或黄棕色。切面白色或灰白色，具粉性，形成层环棕色，近方形或近圆形，皮部散有多数棕色油点。气芳香，味辛、微苦。水分不得过 14.0%，总灰分不得过 5.0%，醇溶性浸出物不得少于 15.0%，含欧前胡素不得少于 0.080%。

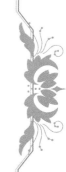

【研究概况】

1. 化学成分

白芷主含香豆素类，主要成分为欧前胡素等。其次是挥发油、微量元素等。

2. 工艺研究

采用正交试验法，以欧前胡素、异欧前胡素的含量为考察指标，优选白芷最佳切制工艺：浸泡2 h，切厚片，60℃烘干。

3. 药理作用

白芷具有解表散寒、祛风止痛、宣通鼻窍、燥湿止带、消肿排脓的功效。现代药理研究主要有以下几个方面。

1）抗炎镇痛作用

杭白芷香豆素组分对酵母引起的大鼠发热有显著解热作用，对热板所致小鼠疼痛和醋酸所致小鼠扭体反应均有显著抑制作用。并能对抗二甲苯所致的小鼠耳肿胀和蛋清所致的大鼠足肿胀。

2）抗病原微生物作用

白芷对多种细菌，如大肠埃希菌、宋氏痢疾杆菌、弗氏痢疾杆菌、变形杆菌、伤寒杆菌、副伤寒杆菌、铜绿假单胞菌、霍乱杆菌、人型结核杆菌、金黄色葡萄球菌等均有不同程度的抑制作用。70％乙醇提取液能抑制克鲁斯氏锥虫表边毛体的形成。

3）抑制黑色素生成

酪氨酸酶作为黑色素生成过程中的主要限速酶，其活性调控着黑色素的沉着过程。白芷能抑制酪氨酸酶活性，且对酪氨酸酶的抑制作用是一种可逆的非竞争性抑制，故可能具有一定的美白作用。

【述评】

据古籍记载，白芷炮制方法主要有炒、煨、焙、煅、辅料（酒、醋）制等。《本草纲目》转载了雷敩的"黄精制"法，李时珍总结当时白芷加工方法，曰："采根洗刮寸截，以石灰拌匀，晒收，为其易蛀，并欲色白也。入药微焙。"该法为白芷的产地加工及贮藏保管方法，沿用至今。而黄精制法已未见使用。

白芷是历代医家喜用的美容药。《本草纲目》【主治】有记载："长肌肤，润泽颜色，可做面脂。"现在该作用使用广泛，但由于白芷中的呋喃香豆素具有光敏性和光毒性，《化妆品卫生规范条例》中规定呋喃香豆素是禁用品，因此限制了白芷在美白产品的应用。查阅古方发现，古籍中记载白芷美白方的使用方法，通常是夜间洗面后涂抹，次日清晨洗净，说明白芷在避光的条件下可以使用。

白前 （Baiqian）

《本草纲目》·草部·第十三卷·白前

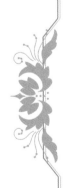

本品为萝藦科植物柳叶白前 *Cynanchum stauntonii* （Decne.）Schltr. ex Levi. 或芫花叶白前 *Cynanchum glaucescens* （Decne.）Hand.-Mazz. 的干燥根茎和根。

【"修治"原文】

根茎和根

【敩曰】凡用，以生甘草水浸一伏时，漉出，去头须，焙干收用。

【古代炮制】

南北朝有甘草汁浸后焙干法（《雷公》）。清代饭上蒸后再炒（《增广》）。

【现代炮制】

1. 炮制方法

白前：除去杂质，洗净，润透，切段，干燥。

蜜白前：取净白前段，按蜜炙法，文火炒至不粘手。每 100 kg 白前段，用炼蜜 25 kg。

2. 炮制作用

白前：辛、苦，微温。归肺经。具降气、消痰、止咳的功能。用于肺气壅实，咳嗽痰多，胸满喘急。生品解表理肺、降气化痰力胜。

蜜白前：能缓和白前对胃的刺激性，偏于润肺降气，增强止咳的作用。常用于肺虚咳嗽或肺燥咳嗽。

3. 质量要求

柳叶白前：根茎呈细圆柱形的段，直径 1.5～4 mm。表面黄白色或黄棕色，节明显。质脆，断面中空。有时节外簇生纤细的根或根痕，根直径不及 1 mm。气微。味微甜。

共花叶白前：根茎呈细圆柱形的段，表面灰绿色或灰黄色。质较硬。根直径约 1 mm。白前水分不得过 12.0%。

蜜白前：根茎呈细圆柱形的段，直径 1.5～4 mm。表面深黄色至黄棕色，节明显。断面中空。有时节处簇生纤细根或根痕。略有黏性，味甜。水分不得过 11.0%。

【述评】

白前古代炮制方法少，主要有甘草汁浸后焙干、蒸后再炒的方法。《本草纲目》记载了"甘草水浸后焙干"法，此种炮制方法从南北朝刘宋时代出现一直沿用至清代，现代临床已未见使用。现版《中国药典》收载了白前、蜜白前两种饮片，作用有所区别：白前生品长于解表理肺，降气化痰；蜜炙能缓和白前对胃的刺激性，偏于润肺降气，能增强止咳的作用。

白薇 （Baiwei）

《本草纲目》·草部·第十三卷·白薇

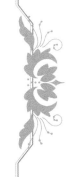

本品为萝藦科植物白薇 *Cynanchum atratum* Bge. 或蔓生白薇 *Cynanchum versicolor* Bge. 的干燥根和根茎。

【"修治"原文】

根和根茎

【敩曰】凡采得，以糯米泔汁浸一宿，取出去髭，于槐砧上细锉，蒸之，从申至巳，晒干用。

【时珍曰】后人惟以酒洗用。

【古代炮制】

南北朝有糯米泔浸、蒸（《雷公》）。宋代有炒法（《总录》）和焙法（《宝产》）。清代有酒洗、糯米泔浸、蒸晒后用（《本草汇》）和酒洗（《说约》）。

【现代炮制】

1. 炮制方法

白薇：除去杂质，洗净，润透，切段，干燥。

2. 炮制作用

白薇：苦、咸，寒。归胃、肝、肾经。具有清热凉血、利尿通淋、解毒疗疮的功效。用于温邪伤营发热，阴虚发热，骨蒸劳热，产后血虚发热，热淋，血淋，痈疽肿毒。

3. 质量要求

白薇：呈不规则的小段。根茎不规则形，可见圆形凹陷茎痕，结节处残存多数簇生的根，根细，直径小于 0.2 mm，表面棕黄色。切面皮部类白色或黄白色，木部较皮部窄小，黄色。质脆。质脆，易折断，断面皮部黄白色，木部黄色。气微，味苦。水分不得过 11.0%，总灰分不得过 13.0%，酸不溶性灰分不得过 4.0%，浸出物不得少于 19.0%。

【研究概况】

1. 化学成分

白薇中主要含挥发油、强心苷及微量元素等成分。

2. 药理作用

白薇具有清热凉血、利尿通淋、解毒疗疮的功效。现代药理研究主要有以下几个方面。

1）退热抗炎作用

薛宝云等使用白薇水煎液、醇提取物和醚提取物对大鼠酵母致热后的退热作用进行比较，结果表明白薇水提取物有明显的退热作用，但醇提取物和醚提取物退热效果不明显。白薇水提物腹腔注射对巴豆油致炎剂所致小鼠耳郭渗出性炎症具有非常显著的抗炎作用。

2）抗肿瘤作用

邱声祥等用从蔓生白薇中分离出来的蔓生白薇苷 A 进行体内抗肿瘤实验，实验表明蔓生白薇苷 A 具有良好的肿瘤抑制活性。

3）其他

蔓生白薇的水提物有一定的平喘作用，直立白薇的水提物有一定的祛痰作用。白薇皂苷能增强心肌收缩。

【述评】

据古籍记载，白薇炮制方法有米泔制、炒法、焙法、酒制、蒸制等。《本草纲目》载有米泔水浸蒸和酒洗法。现版《中国药典》仅收载白薇生品。

白薇味苦、咸、性寒，具有清热凉血、利尿通淋、解毒疗疮的功效，现代药理研究表明白薇具有退热及抗炎作用。《本草纲目》中记载白薇采用米泔水浸蒸，可缓和其苦寒之性；同时【修治】项曰："后人惟以酒洗用。"酒性热，也可缓和其苦寒之性。但现代未见相关方法记载。

白芍 (Baishao)

《本草纲目》·草部·第十四卷·芍药

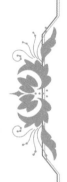

本品为毛茛科植物芍药 *Paeonia lactiflora* Pall. 的干燥根。夏、秋两季采挖，洗净，除去头尾和细根，置沸水中煮后除去外皮或去皮后再煮，晒干。

【"修治"原文】

根

【敩曰】凡采得，竹刀刮去皮并头土，到细，以蜜水拌蒸，从巳至未，晒干用。

【时珍曰】今人多生用，惟避中寒者以酒炒，入女人血药以醋炒耳。

【古代炮制】

南北朝有蜜蒸（雷公）。唐代有熬令黄（《千金》），炙令黄、炒黄（《产宝》）等。宋代有焙制（《普本》），煮制（《总微》），微炒、炒焦（《妇人》），酒炒（《扁鹊》）等。元代有米泔水浸炒（《世医》），酒浸（《汤液》），炒炭（《丹溪》）等。明代增加了童便制（《普济方》），煨制（《奇效》），煅存性（《医学》），醋炒（《纲目》），姜汁浸炒（《仁术》），盐酒炒（《回春》），陈米炒（《宋氏》），盐水炒（《保元》），酒浸蒸（《大法》），煨熟酒焙（《必读》），薄荷汁炒（《瑶函》）等辅料制的方法。清代又增加了酒洗（《暑疫》），酒拌（《金鉴》），肉桂汤浸炒（《条辩》），桂酒炒（《害利》），土炒（《时病》）等炮制方法。

【现代炮制】

1. 炮制方法

白芍：洗净，润透，切薄片，干燥。

酒白芍：取净白芍片，按酒炙法，文火炒至微黄色。每 100 kg 白芍片，用黄酒 10 kg。

炒白芍：取净白芍片，文火加热，炒至微黄色。

醋白芍：取白芍片，按醋炙法，文火炒干。每 100 kg 白芍片，用米醋 15 kg（2010《广东》）、用醋 20 kg（2012《山东》）。

土炒白芍：取白芍片，按土炒法，炒至表面挂土色，筛去土粉。每 100 kg 白芍，用灶心土粉 30 kg（2008《北京》）、用灶心粉 20 kg（2012《天津》）。

2. 炮制作用

白芍：苦，酸，微寒。归肝、脾经。具有养血调经、敛阴止汗、柔肝止痛、平抑肝阳功效。用于血虚萎黄，月经不调，自汗，盗汗，胁痛，腹痛，四肢挛痛，头痛眩晕。

酒白芍：酸寒伐肝之性降低，入血分，善调经止血、柔肝止痛。用于肝郁血虚，胁痛腹痛，月经不调，四肢挛痛。

炒白芍：寒性缓和，以养血和营、敛阴止汗为主。用于血虚萎黄，腹痛泄泻，自汗盗汗。

醋白芍：引药入肝经，增强敛血养血、疏肝解郁作用。用于肝郁乳汁不通，尿血。

土炒白芍：可借土气入脾，增强养血和脾、止泻作用，适用于肝旺脾虚，腹痛腹泻。

3. 质量要求

白芍：呈类圆形的薄片。表面淡棕红色或类白色，平滑。切面类白色或微带棕红色，形成层环明显，可见稍隆起的筋脉纹呈放射状排列。气微，味微苦、酸。水分不得过 14.0%，总灰分不得过 4.0%，二氧化硫残留量不得过 400 mg/kg，水溶性浸出物不得少于 22.0%，含芍药苷不得少于 1.2%。

酒白芍：形如白芍片，表面微黄色或淡棕黄色，有的可见焦斑。微有酒香气。水分不得过 14.0%，总灰分不得过 4.0%，二氧化硫残留量不得过 400 mg/kg，水溶性浸出物不得少于 20.5%，含芍药苷不得少于 1.2%。

炒白芍：形如白芍片，表面微黄色或淡棕黄色，有的可见焦斑。气微香。水分不得过 10.0%，总灰分不得过 4.0%，二氧化硫残留量不得过 400 mg/kg，水溶性浸出物不得少于 22.0%，含芍药苷不得少于 1.2%。

醋白芍：形如白芍片，表面微黄色，微有醋气。

土炒白芍：形如白芍片，表面土黄色，微有焦土气。

【研究概况】

1. 化学成分

1）白芍所含成分

白芍中主要含有单萜（苷）类，如芍药苷、氧化芍药苷、芍药内酯等。此外，还含有三萜类、黄酮类、多糖、鞣质及挥发油等成分。

2）炮制对化学成分的影响

刘素香等测定了不同炮制品中芍药苷和芍药内酯苷的含量，结果芍药苷含量：生白芍＞酒白

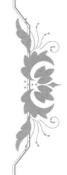

芍＞醋白芍＞麸炒白芍＞清炒白芍＞土炒白芍＞酒麸制白芍；芍药内酯苷含量：土炒白芍＞麸炒白芍＞酒白芍＞醋白芍＞清炒白芍＞酒麸制白芍＞生白芍。胡雨等通过测定白芍及其炮制品中芍药苷、芍药内酯苷及苯甲酰芍药苷含量，结果显示白芍经炮制后芍药苷含量均有所下降，而芍药内酯苷及苯甲酰芍药苷含量均有所升高。芍药苷含量：生白芍＞酒白芍＞麸炒白芍；芍药内酯含量：麸炒白芍＞酒白芍＞生白芍，苯甲酰芍药苷含量：麸炒白芍＞酒白芍＞生白芍。

2. 工艺研究

以芍药苷、芍药内酯苷及水溶性浸出物含量为指标，采用正交设计试验优选生白芍的切制工艺为：加 60℃ 的水，浸润时间 1 h，闷润时间 72 h，饮片切制厚度为 0.5 mm。以白芍水煎液中芍药总苷的含量为指标，采用正交设计试验优选出醋炙白芍的最佳炮制工艺：50 g 白芍饮片，加饮片质量 20％ 米醋拌匀，闷润 1 h，130℃ 的油浴锅中，不断翻炒 10 min。以芍药苷、芍药内酯苷含量的综合评分为响应值，通过响应面法-中心复合试验优选出土炒白术的工艺参数：200℃（锅底温度），加入灶心土，炒至温度稳定在 200℃ 时，加入白芍片，翻炒 11 min。每 100 kg 白芍片，加灶心土 30 kg。采用正交试验和多指标综合加权评分法，以白芍药苷、氧化芍药苷、芍药内酯苷、没食子酸 4 个指标性成分质量分数和浸出物得率为指标，优选出麸炒白芍的最佳工艺：在 50 g 白芍片中加入其质量的 10％ 的麸皮，在 200℃ 下炒制 8 min。以外观性状及芍药苷、水溶性浸出物含量为综合评价指标，通过正交试验法优选出酒白芍炮制工艺：取净生白芍片 1 kg，加 10％ 黄酒拌匀，闷润，待黄酒被吸尽后，置热锅内，于 90℃ 炒 15 min。

3. 药理作用

白芍具有养血调经、敛阴止汗、柔肝止痛、平抑肝阳的作用。现代药理研究主要有以下几个方面。

1）抗炎镇痛作用

王凌研究显示，运用催产素所致小鼠子宫收缩，发现白芍能延长首次扭体的潜伏期时间，并能减少小鼠的扭体次数，说明白芍具有一定的调经止痛的功效。高崇凯等用白芍总苷粉针剂静脉滴注法可以显著减少醋酸引起的小鼠扭体次数。

刘皈阳等采用热板法和醋酸扭体法观察白芍不同炮制品镇痛作用，结果显示酒白芍和醋白芍镇痛作用较强。李颖等研究结果显示，炒白芍、酒白芍、醋白芍均可增加小鼠基础痛阈值，其中酒白芍、醋白芍的镇痛作用优于生白芍、炒白芍。

生白芍、炒白芍、酒白芍、醋白芍均有一定的抗炎作用，降低小鼠耳郭肿胀度。白芍不同炮制品均具有镇痛、镇静、抗炎的作用，但酒白芍、醋白芍的镇痛、镇静作用明显增强。

2）保肝作用

白芍总苷可显著改善小鼠肝损伤后的血清丙氨酸转氨酶升高，血清蛋白下降及肝糖原含量降低，并使形态学上的肝细胞变性和坏死得到明显的改善和恢复。同时超微结构上肝细胞内线粒体的肿胀、内浆网的空泡变性、溶酶体的脱落也得到明显改善。

3）抗惊厥作用

白芍总苷呈剂量依赖性对抗小鼠的最大电休克发作，能对抗士的宁引起的小鼠和大鼠的惊厥。郑跃辉等观察柴胡-白芍不同比例配伍对小鼠最大电惊厥模型、戊四氮模型、士的宁模型及毛果芸香碱模型的阵挛潜伏期、强直潜伏期、死亡潜伏期及死亡数的影响，结果显示柴胡-白芍 2：1 配伍应用对最大电惊厥、戊四氮、毛果芸香碱诱发的急性小鼠癫痫模型抗惊厥作用效果最好。

4）对免疫系统的影响

白芍总苷粉针剂可降低小鼠迟发型超敏反应和碳廓清指数，又可抑制刀豆素蛋白诱导的体外小鼠脾淋巴细胞增殖反应，且不会明显减轻主要免疫器官胸腺和脾脏的重量。

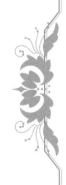

5）其他

白芍对糖尿病肾病具有肾保护作用，白芍总苷有镇静作用。

【述评】

白芍和赤芍在《本草纲目》中均记在"芍药"品种下，在【释名】、【集解】等项下，明确指出有"白者金白芍，赤者木白芍"之分，而今两者被分别收载。两者的产地加工方法不同。

芍药【修治】项下转载了雷敩的"去皮"和"蜜炙法"。其中净制时，雷敩曰："竹刀刮去皮并头土。"明确白芍去皮，需用竹刀。其原理已被现代科学证实，与其所含鞣质类成分有关。蜜蒸法现未见使用。李时珍曰"今人多生用，惟避中寒者以酒炒，入女人血药以醋炒耳"，酒白芍、醋白芍一直沿用至今。现版《中国药典》收载有生品、炒品、酒品。生品养血调经，敛阴止汗，柔肝止痛，平抑肝阳；炒制后寒性缓和，以养血和营，敛阴止汗为主；酒制后酸寒伐肝之性降低，入血分，善调经止血，柔肝止痛。

《本草纲目》在芍药品种下，未将白芍和赤芍分别记载，但其明确描述了赤芍和白芍的性状和功效主治的差异，与现代记载基本吻合。白芍和赤芍的主要差异在于：

（1）基原不尽相同。白芍来源于芍药的根，而赤芍除芍药外，还有川赤芍。

（2）外观性状差异。白芍外表皮白色或淡红色，光滑，质坚，断面平坦；赤芍外表皮棕褐色，粗糙，质硬易折。外观差异主要是由两者的产地加工方法不同而产生，白芍需去皮煮制干燥，赤芍干燥即可。

（3）性味功能差异。白芍味苦、酸，性微寒。归肝、脾经。养血调经，敛阴止汗，柔肝止痛，平抑肝阳。赤芍味苦，性微寒。归肝经。具有清热凉血、散瘀止痛的功效。该差异在《本草纲目》中亦有记载："白补赤泻，白收赤散。"

赤芍 （Chishao）

《本草纲目》·草部·第十四卷·芍药

本品为毛茛科植物芍药 *Paeonia lactiflora* PalL. 或川赤芍 *Paeonia veitchii* Lynch 的干燥根。

【"修治"原文】

同白芍

【古代炮制】

唐代有酒浸一宿（《理伤》）。宋代有烧灰（《圣惠方》），焙制（《洪氏》），炒制（《妇人》），煮制（《百问》）等。元代有"泔浸去油，用川椒、葱白煮令黑色，焙用"（《世医》），煨法（《丹溪》）。明代有酒炒（《景岳》），并认为生用"能泻能散"（《蒙筌》）。清代有酒洗（《大成》），蜜水拌蒸（《钩元》），醋炒（《备要》）等。还提出了"今人多生用，惟避中寒者以酒炒，入女人血药以醋炒"（《钩元》）。

【现代炮制】

1. 炮制方法

赤芍：除去杂质，分开大小，洗净，润透，切厚片，干燥。

炒赤芍：取净赤芍片，文火炒至颜色加深。（2005《安徽》）

酒赤芍：取净赤芍片，按酒炙法，文火炒至微黄色。每 100 kg 赤芍片，用黄酒 12 kg。（2009《甘肃》）

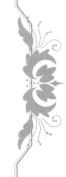

2. 炮制作用

赤芍：苦，微寒。归肝经。具有清热凉血、散瘀止痛的功效。用于热入营血，温毒发斑，吐血衄血，目赤肿痛，肝郁胁痛，经闭痛经，癥瘕腹痛，跌扑损伤，痈肿疮疡。生品以清热凉血力胜。

炒赤芍：药性缓和，活血止痛而不寒中，可用于瘀滞疼痛。

酒赤芍：以活血散瘀见长，清热凉血作用甚弱。

3. 质量要求

赤芍：呈类圆形切片，外表皮棕褐色。切面粉白色或粉红色，皮部窄，木部放射状纹理明显，有的有裂隙。质硬而脆。味微苦。芍药苷不得少于 1.5%。

炒赤芍：形如赤芍，颜色加深，偶有焦斑。

酒赤芍：形如赤芍，微黄色，略有酒气。

【研究概况】

1. 化学成分

1）赤芍所含成分

赤芍中主要含单萜类化合物，如芍药苷、芍药内酯苷、氧化芍药苷等。还含有黄酮及其苷、鞣质、挥发油、酚酸及其苷、多糖、醇类、酚类、生物碱等成分。

2）炮制对化学成分的影响

周慧等研究结果显示，赤芍经酒炙和炒制后芍药苷的含量：生赤芍＞炒赤芍＞酒炙赤芍。段娟等对赤芍及其炮制品中主要化学成分进行了含量测定，结果表明，没食子酸的含量：酒炙赤芍＞麸炒赤芍＞生赤芍＞醋炙赤芍；儿茶素的含量：生品＞酒炙品＞麸炒品＞醋炙品；芍药苷的含量：生品＞酒炙品＞麸炒品＞醋炙品；苯甲酸的含量：酒炙品＞醋炙品＞麸炒品＞生品；五没食子酰基葡萄糖：生品＞麸炒品＞酒炙品＞醋炙品；苯甲酰芍药苷：生品＞酒炙品＞麸炒品＞醋炙品。

2. 药理作用

赤芍具有清热凉血、散瘀止痛的功效。现代药理研究主要有以下几个方面。

1）抗血栓、抗凝血作用

王忠良以 ADP 诱导大鼠血小板聚集，研究结果显示赤芍抑制血小板聚集作用强于白芍。王瑞等以相同模型研究显示，赤芍其脂溶性和水溶性成分均能不同程度地抑制血小板聚集，明显延长部分凝血活酶时间。赤芍煎剂灌服，能显著抑制大鼠体外血栓形成，延长血栓形成时间，减轻血栓湿重和干重，减少血栓长度。赤芍水煎液、芍药苷对 ADP、胶原、花生四烯酸等所致的血小板聚集有显著抑制效果。赤芍总苷能够显著延长小鼠凝血时间、凝血酶原时间及凝血酶时间；显著降低大鼠外源性凝血因子Ⅱ、Ⅴ及内源性凝血因子Ⅸ的活性，升高大鼠 AT-Ⅲ活性，提示赤芍总苷有抗凝血作用。

徐红梅等用肾上腺素并附加冰浴的方法复制血瘀模型，结果显示，赤芍总苷能降低血瘀大鼠的血液黏度、纤维蛋白原含量和红细胞聚集指数，减小红细胞比积，对血瘀模型大鼠血液流变学有明显的改善作用。

2）保肝作用

赤芍具有保肝作用，其主要作用机制：①抗氧化损伤；②抑制炎性因子释放，改善肝脏微循环；③降低肝脏总一氧化氮合酶（NOS）/诱导型一氧化氮合酶（iNOS）的活性及 NO 的量，阻断 NO 对肝脏的损伤作用及调控对肝脏基因表达等。芍药苷可通过降低肝组织丙二醛（MDA）、活性氧（ROS）、NO、NADPH 氧化酶 4（NOX4）的量及增加谷胱甘肽（GSH）的量而避免肝氧化损伤。

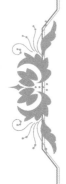

3）其他

芍药苷具有神经保护作用，赤芍提取物具有改善小鼠学习记忆的作用。赤芍总苷具抗癌和抗胃溃疡作用。

【述评】

同"白芍"。

玄参 （Xuanshen）

《本草纲目》·草部·第十二卷·玄参

本品为玄参科植物玄参 *Scrophularia ningpoensis* Hemsl. 的干燥根。

【"修治"原文】

根

【敩曰】 凡采得后，须用蒲草重重相隔，入甑蒸两伏时，晒干用。勿犯铜器，饵之噎人喉，丧人目。

【古代炮制】

南北朝有蒸（《雷公》）。宋代有焙制（《总录》），炒制（《扁鹊》）。明代有酒蒸（《入门》），酒洗（《粹言》），微炒（《瑶函》）等方法。清代又增加了酒浸（《要旨》），酒炒（《增广》）。

【现代炮制】

1. 炮制方法

玄参：除去残留根茎和杂质，洗净，润透，切薄片，干燥；或微泡，蒸透，稍晾，切薄片，干燥。

2. 炮制作用

玄参：甘、苦、咸，微寒。归肺、胃、肾经。具有清热凉血、滋阴降火、解毒散结的功效。

3. 质量要求

玄参：呈类圆形或椭圆形的薄片。外表皮灰黄色或灰褐色。切面黑色，微有光泽，有的具裂隙。气特异似焦糖，味甘，微苦。水分不得过 16.0%，总灰分不得过 5.0%、酸不溶性灰分不得过 2.0%，水溶性浸出物不得少于 60.0%，哈巴苷和哈巴俄苷的总量不得少于 0.45%。

【研究概况】

1. 化学成分

1）玄参所含成分

玄参主要含环烯醚萜苷类、苯丙素苷类、芳香糖苷类、多糖等。主要活性成分有哈巴苷、哈巴俄苷等。

2）炮制对化学成分的影响

曹岗等研究发现随着蒸制时间增长，玄参中 5-羟甲基糠醛含量显著增加。方学敏等测定结果显示，玄参蒸制后，多糖含量降低。王静哲等采 UPLC-Q-TOP-MS 比较烘干玄参和传统加工玄参的化学成分，烘干玄参中有 26 种成分的含量变化显著，鉴定出了其中的 15 种成分，包括 9 种环烯醚萜类化合物和 6 种苯丙素类化合物；含量降低的成分有桃叶珊瑚苷、6-O-甲基梓醇、哈巴俄苷、8-

O-香豆酰基哈巴俄苷、8-O-阿魏酰基哈巴俄苷、阿格托苷、异阿格托苷、安格洛苷 C 和 Scrophulo-side B₁；含量增加的成分有哈巴苷、哈巴俄苷同分异构体、6″-O-α-D-半乳糖哈巴俄苷、6-O-α-D-半乳糖哈巴俄苷、斩龙剑苷 A 和肉桂酸。

2. 工艺研究

张传辉等优选玄参最佳润制工艺：加水量为药材的 0.6 倍、浸润时间 20 h、干燥温度 50℃。曹岗等以浸出物、哈巴俄苷、5-羟甲基糠醛为指标，采用正交试验法优选玄参最佳蒸制工艺：浸泡 30 min，蒸制 2 h，95 ℃干燥。

3. 药理作用

玄参具有清热凉血、滋阴降火、解毒散结的功效。现代药理研究主要有以下几个方面。

1）抗炎作用

王珲等研究发现玄参色素提取物对二甲苯致小鼠耳郭肿胀、冰醋酸致腹腔毛细血管通透性增高均有明显的抑制作用，其中高剂量下作用尤其显著。抗炎机制研究表明，玄参降低超氧化物自由基的产量进而降低 iNOS 的活性。

2）对心脑血管的影响

玄参提取物可明显降低动脉硬化模型大鼠胆固醇和低密度脂蛋白的水平，提高高密度脂蛋白与低密度脂蛋白的比值，抑制模型大鼠动脉壁中膜的增厚。玄参总苷可以改善大鼠因大脑中动脉缺血所致的行为学障碍；缩小脑部缺血大鼠的脑梗死面积，降低梗死率；降低大脑中动脉栓塞模型大鼠的脑组织含水量，体现出对局灶性脑缺血较好的保护作用。

3）抗心肌肥大作用

顾伟梁等研究玄参水提物对心室重构大鼠心肌纤维化的影响发现，玄参水提液能降低大鼠心肌 Hyp 的表达量，抑制心肌细胞的肥大，减小左心室心肌细胞的横断面面积，对心肌细胞和间质胶原重构两方面都有显著的抑制作用，表现很好的抑制心室重构的特点。进一步研究发现，玄参可显著降低动物心脏指数，降低心肌血管紧张素Ⅱ、醛固酮含量，同时降低血管紧张素Ⅱ受体 1 型基因的过量表达。也有研究发现玄参具防治心肌肥厚的疗效。

4）抗疲劳作用

王珲等发现玄参多糖成分可降低运动后小鼠血清尿素氮、血乳酸含量，增加小鼠肝糖原含量，具有抗疲劳的作用。宋健等研究发现服用玄参多糖能提高肌糖原和肝糖原含量，减少力竭运动后血乳酸的堆积，维持血糖恒定，延长小鼠力竭时间，说明玄参多糖能够缓解机体运动性疲劳的产生。

5）其他

玄参还具有解热、保护神经元、抗痛风、抗氧化和保肝等作用。

【述评】

据古籍记载，玄参炮制方法有蒸、焙、炒、酒制等。其中《本草纲目》记载有蒸制法，该法沿用至今。现版《中国药典》收载了蒸制切片法和软化切片法。

玄参酒制、蒸制为古代常用方法。并对其炮制作用进行了阐述："玄参行表，治浮游无根之火，得酒气而力愈健（《粹言》）。""入滋阴剂，须蒸晒过，并减寒性（《钩元》）。"但现代中医临床未见酒制玄参使用。玄参有清热凉血、滋阴降火、解毒散结功效，目前对软化切制品和蒸制切制品没有区别使用，两者的区别相关研究较少。

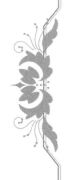

半夏 （Banxia）

《本草纲目》·草部·第十七卷·半夏

本品为天南星科植物半夏 *Pinellia ternata* （Thunb.） Breit. 的干燥块茎。

【"修治"原文】

根

【弘景曰】 凡用，以汤洗十许过，令滑尽。不尔，有毒戟人咽喉。方中有半夏必须用生姜者，以制其毒故也。曰：修事半夏四两，用白芥子末二两，酽醋六两，搅浊，将半夏投中，洗三遍用之。若洗涎不尽，令人气逆，肝气怒满。

【时珍曰】 今治半夏，惟洗去皮垢，以汤泡浸七日，逐日换汤，晾干切片，姜汁拌焙入药。或研为末，以姜汁入汤浸澄三日，沥去涎水，晒干用，谓之半夏粉。或研末以姜汁合作饼子，日干用，谓之半夏饼。或研末以姜汁、白矾汤和作饼，楮叶包置篮中，待生黄衣，日干用，谓之半夏曲。白飞霞《医通》云：痰分之病，半夏为主，造而为曲尤佳。治湿痰以姜汁、白矾汤和之；治风痰以姜汁及皂荚煎汁和之；治火痰以姜汁、竹沥或荆沥和之；治寒痰，以姜汁、矾汤，入白芥子末和之，此皆造曲妙法也。

【古代炮制】

春秋战国有秫米治（《内经》）。南齐有熬制和姜浸（《鬼遗》）。梁代有煮制（《集注》）。唐代有火炮（《千金》）和焙制（《外台》）。宋代有姜浸（《总微》），姜炒（《圣惠方》《总微》），姜煮（《总录》），芥子、醋洗（《雷公》），酒、姜浸（《博济》），浆水、雪水煮（《苏沈》），浆水、米炒，猪苓炒、酒、麸炒（《总录》），矾、姜制（《卫济》），姜、萝卜制（《传信》），姜、甘草制（《朱氏》），姜、矾、牙皂制（《扁鹊》），焙制（《济生》），麸制（《圣惠方》），浆制（《博济》《证类》），姜汁半夏曲（《证类》《百问》），灰制（《证类》），醋制（《总录》），矾制（《总录》《总微》），米制（《总录》），炙制（《三因》），炒制（《妇人》），菜油制（《疮疡》）。元代有姜洗（《脾胃论》），姜泡（《瑞竹》），生用（《世医》），皂角制、泔制和香油制（《丹溪》）。明代有姜拌（《明医》），姜焙（《医学》），姜煨（《原始》），吴茱萸制、萝卜制、盐、猪苓制、浆水、姜制（《普济方》），姜、矾、皂荚制（《婴童》），矾、皂角、巴豆制（《医学》），姜、竹沥制（《纲目》），姜、油制（《回春》），甘草制（《准绳》），硝、姜制（《粹言》），杏仁、矾、牙皂制（《保元》），白矾、姜汁半夏曲（《仁术》），酒制（《普济方》《医学》），煨制（《撮要》），制炭（《准绳》）。清代有姜炙（《医案》），法制半夏（《汇纂》），姜、桑叶、盐制（《新编》），皂荚、矾制、皂荚、矾、姜、竹沥制（《逢原》），羌活、姜制（《良朋》），巴豆制（《串雅内》），仙半夏（《拾遗》），姜、盐制（《便读》），胆汁制（《逢原》），盐制（《要旨》《治裁》）。

【现代炮制】

1. 炮制方法

半夏：除去杂质。用时捣碎。

清半夏：取净半夏，大小分开，用8％白矾溶液浸泡或煮至内无干心，口尝微有麻舌感，取出，洗净，切厚片，干燥。每100 kg净半夏，用白矾20 kg。

姜半夏：取净半夏，大小分开，用水浸泡至内无干心时，取出；另取生姜切片煎汤，加白矾与

半夏共煮透，取出，晾干，或晾至半干，干燥；或切薄片，干燥。每 100 kg 净半夏，用生姜 25 kg、白矾 12.5 kg。

法半夏：取半夏，大小分开，用水浸泡至内无干心，取出；另取甘草适量，加水煎煮两次，合并煎液，倒入用适量水制成的石灰液中，搅匀，加入上述已浸透的半夏，浸泡，每日搅拌 1～2 次，并保持浸液 pH 值 12 以上，至剖面黄色均匀，口尝微有麻舌感时，取出，洗净，阴干或烘干，即得。每 100 kg 净半夏，用甘草 15 kg、生石灰 10 kg。

半夏曲：取法半夏、赤小豆、苦杏仁共研细粉，与面粉混合均匀，加入鲜青蒿、鲜辣蓼、鲜苍耳草之煎出液，搅拌揉匀，堆置发酵，压成片状，切成小块，晒干。每 100 kg 法半夏，用赤小豆 30 kg、苦杏仁 30 kg、面粉 400 kg、鲜青蒿 30 kg、鲜辣蓼 30 kg、鲜苍耳草 30 kg。（2005《安徽》）

2. 炮制作用

半夏：辛，温；有毒。归脾、胃、肺经。具有燥湿化痰、降逆止呕、消痞散结的功效。用于湿痰寒痰，咳喘痰多，痰饮眩悸，风痰眩晕，痰厥头痛，呕吐反胃，胸脘痞闷，梅核气；外治痈肿痰核。生半夏有毒，使人呕吐，咽喉肿痛，失音。一般不作内服，多作外用，用于疮痈肿毒，湿痰咳嗽。半夏经炮制后，能降低毒性，缓和药性，消除副作用。

清半夏：长于燥湿化痰。用于湿痰咳嗽，胃脘痞满，痰涎凝聚，咯吐不出。

姜半夏：增强降逆止呕作用，以温中化痰、降逆止呕为主。用于痰饮呕吐，胃脘痞满。

法半夏：以燥湿化痰为主，偏于祛寒痰，同时具有调和脾胃的作用。用于痰多咳喘，痰饮眩悸，风痰眩晕，痰厥头痛。

半夏曲：甘、微辛、温，归脾、胃经。具有健脾温胃、燥湿化痰的功效。临床以化痰止咳、消食积为主。

3. 质量要求

半夏：呈类球形，有的稍偏斜，直径 0.6～1.6 cm。表面白色或浅黄色，顶端有凹陷的茎痕，周围密布麻点状根痕；下面钝圆，较光滑。质坚实，断面洁白，富粉性。气微，味辛、麻舌而刺喉。水分不得过 13.0%，总灰分不得过 4.0%，水溶性浸出物不得少于 7.5%。

清半夏：呈椭圆形、类圆形或不规则的片。切面淡灰色呈灰白色或黄白色至黄棕色，可见灰白色点状或短线状维管束迹，有的残留栓皮处下方显淡紫红色斑纹。质脆，易折断，断面略呈粉性或角质样。气微，味微涩、微有麻舌感。水分不得过 13.0%，总灰分不得过 4.5%，含白矾不得过 10.0%，水溶性浸出物不得少于 7.0%。

姜半夏：呈片状、不规则颗粒状或类球形。表面棕色至棕褐色。质硬脆，断面淡黄棕色，常具角质样光泽。气微香，味淡、微有麻舌感，嚼之略粘牙。水分不得过 13.0%，总灰分不得过 7.5%，含白矾不得过 8.5%，水溶性浸出物不得少于 10.0%。

法半夏：呈类球形或破碎成不规则颗粒状。表面淡黄白色、黄色或棕黄色。质较松脆或硬脆，断面黄色或淡黄色，颗粒者质稍硬脆。气微，味淡略甘、微有麻舌感。水分不得过 13.0%，总灰分不得过 9.0%，水溶性浸出物不得少于 5.0%。

半夏曲：为小立方块，表面浅黄色，质疏松，有细蜂窝眼。

【研究概况】

1. 化学成分

1) 半夏所含成分

半夏主要含有蛋白、生物碱、嘌呤核苷、有机酸、半夏多糖、甾醇类成分；其次还含有淀粉、

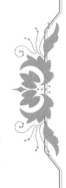

挥发油及多种氨基酸等。

2）炮制对化学成分的影响

半夏炮制前后各类成分的含量有差异，各种炮制品中主要化学成分的含量高低顺序如下。生物碱：生半夏＞法半夏＞姜半夏、清半夏；鸟苷：生半夏＞清半夏＞姜半夏＞法半夏；蛋白质：生半夏＞法半夏＞清半夏＞姜半夏；总糖：生半夏＞清半夏＞姜半夏＞法半夏；草酸钙针晶：生半夏均高于炮制品。

2. 工艺研究

张琳等以草酸钙针晶及总游离有机酸含量、家兔眼结膜刺激性进行综合评价，优选清半夏炮制工艺为：30℃左右，浓度8%的白矾溶液，浸泡24 h。汤华清等以浸出物和总有机酸为评价指标，优选出清半夏最佳炮制工艺为：130℃蒸制60 min、白矾用量6∶1。张琳等研究法半夏的炮制工艺：30℃条件下，浸泡48 h，而且证明升高温度可以缩短消除麻辣感的时间。魏运姣等以甘草酸单铵盐为指标，优选法半夏最佳炮制工艺：100 g半夏，以15 g甘草煎煮1 h，滤液浓缩至180 mL，浸泡7d。梁君等以草酸钙针晶质量分数、水溶性浸出物得率、白矾残留量为指标，优选出姜半夏最佳炮制工艺：鲜半夏100 g，去皮；另取白矾10 g，少量温水溶化，生姜20 g捣烂，共置容器中加水100 mL，加热至沸腾30 min后浸泡3d，再以120℃加压蒸煮40 min，闷润放凉后清水冲洗干净，取出。晾至半干，切片，干燥。

3. 药理作用

半夏具有燥湿化痰、降逆止呕、消痞散结的功效。现代药理研究主要有以下几个方面。

1）祛痰镇咳作用

谌立巍等研究发现，半夏水煎剂能提高小鼠气管酚红排泌量。胡昌江等用生半夏和法半夏乙醇提取物给小鼠灌胃，均能提高气管酚红排泌量，且法半夏的祛痰作用明显强于生半夏。邓青南等报道，半夏水煎醇沉提取液可促进水通道蛋白-5表达，提高气道黏液水分，降低痰液黏度，产生祛痰作用。

熊凤兰等报道，半夏水煎剂能减少氨水诱发小鼠咳嗽的次数，连续灌胃10~11次可达到无咳嗽症状。曾颂等比较研究发现包括生半夏在内的各种炮制品均能延长氨水引咳潜伏期和减少咳嗽次数，其镇咳强弱顺序为姜半夏＞法半夏＞生半夏＞清半夏。杨冰月等研究发现，不同来源品种半夏的提取物其总有机酸含量越高，镇咳作用越强。

2）抗炎作用

半夏具有显著的抗炎作用，其总生物碱对二甲苯致小鼠耳郭肿胀、醋酸致小鼠毛细血管通透性增加及大鼠棉球肉芽肿的形成均有明显抑制作用。半夏水煎醇沉提取物可抑制肿瘤坏死因子-α等炎症因子的表达。

3）对胃肠道的影响

吴浩等研究发现，生半夏能显著降低大鼠胃液中PGE2的含量，导致胃黏膜大面积（70%）损伤，抑制胃蛋白酶活性，并明显促进小鼠胃肠道运动。这些与生半夏致吐、致泻及胃腹灼痛等毒性表现一致。而姜半夏却可减缓胃肠运动，对胃蛋白酶和PGE2的含量无明显影响，胃肠黏膜损伤较轻；说明姜制可以消除生半夏对胃肠黏膜的刺激，同时发挥和胃降逆止呕的功效。

4）抗肿瘤作用

周茜等研究发现，半夏总生物碱对Λ549人肺癌细胞的增殖有明显的抑制作用，且随半夏总生物碱浓度的增加和用药时间的延长，对肺癌细胞的抑制作用增强。陈芳等试验发现，半夏总生物碱对肝癌细胞Bel-7402有明显的抑制作用，且随浓度增加，抑制作用增强。孙欢等发现半夏总生物碱

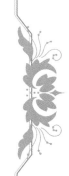

对人乳腺癌细胞 MD-MB-435S 的增殖有明显抑制作用。另外，付芸等发现，半夏蛋白具有显著抗 Bel-7402 肿瘤细胞的活性。赵永娟等研究半夏多糖时，发现其对小鼠肉瘤（S180）、小鼠肝癌（H22）、小鼠艾氏腹水瘤（EAC）有显著抑制作用。

5）对帕金森病的影响

近年来，研究半夏总生物碱对帕金森病影响的报道增多。段凯等研究发现，半夏总生物碱具有改善学习记忆能力，对大鼠神经系统退行性病变有一定作用，能增加帕金森模型大鼠皮质部分及血清超氧化物歧化酶（SOD）和谷胱甘肽过氧化物酶（GSH）的含量，抑制丙二醛（MDA）和 H_2O_2 的产生，提高帕金森模型大鼠的学习和抗氧化能力。此外，周芳等在研究半夏对帕金森病大鼠学习和记忆功能的影响时，发现半夏总生物碱对 6-羟基多巴胺诱导的 PC12 细胞损伤及凋亡有一定抑制作用。

6）其他

半夏能抑制中枢神经系统，具有镇痛、镇静催眠作用；有预防造影剂副反应和抗早孕等作用。

【述评】

半夏为有毒中药，古代炮制方法较多。其中《本草纲目》记载有姜制、白矾制、姜矾制、姜汁皂荚制、竹沥制以及粉碎制曲，大多数方法沿用至今。现版《中国药典》载有半夏、清半夏、姜半夏、法半夏，部分《规范》中载有半夏曲。

半夏为化痰药。《本草纲目》记载半夏主治热痰、风痰、寒痰、痰痞；胸胀咳逆、时气呕逆、胃冷呕哕等，对不同"痰证"和"呕吐"均有方施治。中医所讲的"痰"包括有形之痰和无形之痰，半夏用于治疗有形之痰与其化痰、抗炎及止咳作用相关；无形之痰主要指风痰和痹症，即现代医学所称的肿瘤。半夏现代药理研究与古代所载主治功能一致。

目前关于半夏降毒原理研究较多，对于"半夏草酸钙蛋白毒针晶是其主要毒性成分"的观点得到较广泛认可。

石菖蒲 (Shichangpu)

《本草纲目》·草部·第十九卷·菖蒲

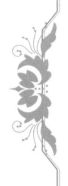

石菖蒲为天南星科植物石菖蒲 *Acorus tatarinowii* Schott. 的干燥根茎。

【"修治"原文】

根

【敩曰】凡使勿用泥菖、夏菖二件，如竹根鞭，形黑、气秽味腥。惟石上生者，根条嫩黄，紧硬节稠，一寸九节者，是真也。采得以铜刀刮去黄黑硬节皮一重，以嫩桑枝条相伴蒸熟，曝干剉用。

【时珍曰】服者须如上法制。若常用，但去毛微炒耳。

【古代炮制】

南北朝有用铜刀刮去节皮，拌桑枝蒸制（《雷公》）。宋代有米泔浸酒炒制（《总录》），桑叶水炒制（《扁鹊》），米泔浸制（《圣惠方》），微炒（《局方》），酒浸（《疮疡》）等炮制方法。元代增加了盐炒、桃仁炒（《世医》）。明、清朝有斑蝥炒制（《奇效》），人乳和童便浸制、忌铁（《醒斋》），铜刀刮去粗皮、米泔浸、饭上蒸（《通玄》），盐炙、去心微炙（《普济方》），酒煎（《蒙筌》），细蜜炙（《保婴》），猪胆汁炒（《回春》），取鲜洗净去毛用（《得配》）等炮制方法。

【现代炮制】

1. 炮制方法

石菖蒲：除去杂质，洗净，润透，切厚片，干燥。

2. 炮制作用

石菖蒲：辛、苦，温。归心、胃经。具有化湿开胃、开窍豁痰、醒神益智之功效。用于神昏癫痫，健忘失眠，耳鸣耳聋，脘痞不饥，噤口下痢。

3. 质量要求

石菖蒲：呈扁圆形或长条形的厚片。外表皮棕褐色或灰棕色，有的可见环节及根痕。切面纤维性，类白色或微红色，有明显环纹及油点。气芳香，味苦、微辛。水分不得过 13.0%，总灰分不得过 10.0%，醇溶性浸出物不得少于 10.0%，挥发油不得少于 0.7%。

【研究概况】

1. 化学成分

石菖蒲含挥发油、糖类、有机酸、氨基酸等成分。倍半萜类化合物是石菖蒲挥发油的重要组成部分。

2. 药理作用

石菖蒲具有化湿开胃、开窍豁痰、醒神益智作用。现代药理研究主要有以下几方面。

1）抗惊厥作用

石菖蒲醇提取物能对抗大鼠、小鼠的最大电休克发作和小鼠的戊四氮最小阈发作及小鼠的士的宁的惊厥反应，具有明显的抗惊厥作用。方若鸣等研究表明：含石菖蒲的安脑片有抗苦味毒和硫代氨基脲引起小鼠惊厥的作用，显著延长惊厥潜伏期，减少惊厥次数，延迟死亡时间，能对抗最大电休克发作，明显降低发作率；能降低癫痫的发作级别，延长发作潜伏期。

2）镇静作用

石菖蒲水煎剂、挥发油、醇提物、氯仿提取物都有镇静作用，以挥发油的活性最强。唐红梅等研究石菖蒲不同部位对士的宁、谷氨酸钠所致惊厥小鼠的作用，结果显示石菖蒲的总挥发油和水提液均有中枢镇静作用，是中枢镇静作用的主要有效部位。石菖蒲煎剂及挥发油均能使小白鼠自发活动减少，能解除单笼饲养小鼠的攻击作用，与戊巴比妥钠合用有协同作用。

3）神经保护作用

石菖蒲有效成分 β-细辛醚和丁香酚通过调控凋亡基因的表达，对神经细胞的损伤具有一定的保护作用。β-细辛醚可能通过上调或下调 α-烯醇化酶、钙/钙调蛋白依赖蛋白激酶、尿激酶型纤溶酶原激活物和 P53 抑癌基因等蛋白质的表达量，参与促进大鼠海马受损神经元保护作用。β-细辛醚对三氯化铝引起的痴呆小鼠脑皮质神经元凋亡具有保护作用，对谷氨酸所致 PC12 细胞和的皮层神经细胞损伤具有保护作用。还能抑制细胞色素 C 和凋亡蛋白 Caspase-3 的激活，从而抑制 Aβ 对 PC12 的神经毒性，对多种神经损伤具有保护作用。

4）对心血管的影响

吴启瑞等研究发现石菖蒲有效成分 β-细辛醚对二亚硫酸钠复制的缺血-再灌注（MI-RI）损伤心肌细胞具有保护作用，能有效抑制 MI-RI 心肌细胞线粒体损伤。石菖蒲挥发油、β-细辛醚能明显降低动脉粥样硬化大鼠血脂 CHOL 及 LDL-C，能改善高黏血症大鼠的血液流变性，能降低心肌缺血大鼠 ET 水平、提高 NO 的含量，降低心肌组织损伤程度和坏死率，对心肌细胞有明显的保护作用。

5）抗肿瘤作用

石菖蒲挥发油对小鼠肝癌、小鼠 S180 腹水瘤细胞有明显的抑制作用。其所含成分 α-细辛醚对

人食管癌 EC109 细胞有明显的增殖抑制作用，且具有剂量-效应关系，并对 EC109 细胞具有促进凋亡作用。

6）其他

石菖蒲还有抑制哮喘、抗菌和抗肿瘤作用。

【述评】

据古籍记载，石菖蒲主要炮制方法有净制、切制、炒、炙、焙、泔制、盐制、桑枝拌蒸、桑叶炒制、酒制、蜜制、胆汁制、人乳童便制等。其中《本草纲目》记载了净制、桑枝拌蒸、炒制等方法。这些方法现未见使用。现版《中国药典》仅收载了生石菖蒲。《本草纲目》记载菖蒲主治"风寒湿痹""开心孔、通九窍""益心智"等，现代中医临床认为菖蒲具化湿开胃、开窍豁痰、醒神益智作用。古今对其功能主治记载一致。现代研究表明，石菖蒲具有保护神经、保护心肌、镇静、抗惊厥、抗肿瘤等多种药效作用。

《本草纲目》记载石菖蒲"凡使，一寸九节者，是真也"。该"九节"并非指"九节菖蒲"。古人认为石菖蒲生于山间石缝，生长缓慢，质地致密，小节密集，以一寸九节表达其意，并非指现在的九节菖蒲。目前，与石菖蒲混淆的九节菖蒲为毛茛科阿尔银莲花的根茎，两者性状、药效均不同，且九节菖蒲有小毒。两者不可混淆。

玉竹 （Yuzhu）

《本草纲目》·草部·第十二卷·萎蕤

本品为百合科植物玉竹 *Polygonatum odoratum* （Mill.）Druce 的干燥根茎。

【"修治"原文】

根

【敩曰】 凡使勿用黄精并钩吻，二物相似。萎蕤节上有须毛，茎斑，叶尖处有小黄点，为不同。采得以竹刀刮去节皮，洗净，以蜜水浸一宿，蒸了焙干用。

【古代炮制】

南北朝有蜜蒸（《雷公》）。宋代有刮皮蒸（《圣惠方》），焙制（《总录》）等法。明代有蜜浸（《蒙筌》），蒸制（《通玄》）。清代有蜜水或酒浸蒸（《备要》），炒香（《医案》）。

【现代炮制】

1. 炮制方法

玉竹：除去杂质，洗净，润透，切厚片或段，干燥。

制玉竹：将玉竹，蒸 6～8 h，闷 8～12 h，必要时上下翻动继续蒸闷至外表黑色，内部近黑色，拌汁干燥。（2015《浙江》）

2. 炮制作用

玉竹：甘，微寒。归肺、胃经。具有养阴润燥、生津止渴之功效。用于肺胃阴伤，燥热咳嗽，咽干口渴，内热消渴。

制玉竹：以滋阴益气为主。

3. 质量要求

玉竹：呈不规则厚片或段。外表皮黄白色至淡黄棕色，半透明，有时可见环节。切面角质样或显颗粒性。气微，味甘，嚼之发黏。水分不得过 16.0%，总灰分不得过 3.0%，70%醇溶性浸出物

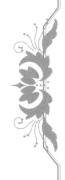

不得少于 50.0%，多糖不得少于 6.0%。

制玉竹：形如玉竹。表面黑色，内部近黑色。气似焦糖，味微甜，嚼之发黏。

【研究概况】

1. 化学成分

1）玉竹所含成分

玉竹主含多糖类成分。其次是甾体皂苷、黄酮、氨基酸、挥发油等。

2）炮制对化学成分的影响

张永清比较了不同加工法（阴干、晒干、烘干）对玉竹质量的影响，结果表明，随着干燥温度的提高，干燥时间缩短，药材的出干率及水浸出物、可溶性糖、淀粉含量均有不同程度的提高，但蛋白质、氨基酸及各类紫外吸收成分含量却因药材总干物质的增加而有所降低，认为以烘干为宜。陈胜璜研究表明，清蒸、蜜蒸、蜜炒、清炒、酒蒸 5 种炮制方法中，多糖含量，水溶性浸出物，醇溶性浸出物均以蜜蒸品最高。

2. 药理作用

玉竹具有养阴润燥、生津止渴的功效。现代药理研究主要有以下几方面。

1）降血糖作用

谢建军研究表明，玉竹可以明显减轻四氧嘧啶对糖尿病大鼠胰岛 B 细胞的损伤，对胰岛 B 细胞有一定的保护作用。张立新研究发现玉竹提取物对链脲佐菌素诱导的 I 型糖尿病小鼠和由肾上腺素诱发的高血糖小鼠具有降糖作用。玉竹 70%乙醇提取物会影响血糖含量，并具有显著的量效关系。

2）免疫调节作用

张国学发现玉竹能提高环磷酰胺造成免疫抑制模型小鼠胸腺、脾脏质量、吞噬百分率、吞噬指数，促进溶血素、溶血斑形成，提高淋巴细胞转化率。有研究表明玉竹甾体皂苷是以增强体液免疫及吞噬功能为主的免疫增强剂。其中玉竹皂苷 POD-II 有诱生集落刺激因子（CSF）的作用，POD-II 腹腔注射后，小鼠血清 CSF 水平明显提高，且有明显的量效关系；在诱生 CSF 的同时还诱生集落抑制因子（CIF），参与机体的免疫及造血调节。

3）抗氧化作用

徐大量采用 DPPH 法和总还原能力测定法考察玉竹水提液的体外抗氧化能力，结果表明玉竹水提液体外具有与维生素 C 和芦丁相似的抗氧化能力，玉竹水提液通过提高衰老小鼠血浆 SOD 活力及降低肝脏组织中 MDA 含量来实现抗氧化作用。实验发现玉竹糖蛋白粗提物具有一定的抗氧化活性，因其可降低受试小鼠的血清、肝脏和脑中 MDA 含量，并且能提高血清、肝脏和脑中 SOD、CAT 及 GSH-Px 活性。玉竹水提液可通过抑制氧化损伤，增强细胞抗氧化能力，减少炎症细胞因子分泌而减轻中波紫外线对角质形成细胞的损伤。

4）抗肿瘤作用

玉竹提取物 B 可通过抑制人食管癌细胞 Eca-109 增殖并诱导其凋亡发挥抗肿瘤作用，随着提取物 B 浓度增加，Eca-109 细胞凋亡率逐渐增加，呈一定浓度依赖性。玉竹黄酮类化合物具有诱导乳腺肿瘤细胞中 Bcl-2 磷酸化、凋亡和阻滞 G2/M 细胞周期的作用，提示其具有抗肿瘤作用。该类成分对肿瘤细胞 K562、A549 和 HCT-15 也具有明显的抑制作用。

5）其他

玉竹还有保护子宫内膜、抗血栓、抗缺氧、抗衰老等作用。

【述评】

据古籍记载，玉竹的炮制方法有蜜水制、蒸制、焙制、炒制等。其中《本草纲目》记载有蜜蒸法。现版《中国药典》仅载有生玉竹，但部分规范中载有蜜制、酒制和蒸制的方法。现代研究表明，玉竹中含有皂苷、黄酮、多糖类成分，易溶于水，浸润时应防止有效成分流失。《本草纲目》中记载的临床作用与现代玉竹的药理作用一致。

地黄（Dihuang）

《本草纲目》·草部·第十六卷·地黄

本品为玄参科植物地黄 *Rehmannia glutinosa* Libosch. 的新鲜或干燥块根。秋季采挖，除去芦头、须根及泥沙，鲜用；或将地黄缓缓烘焙至约八成干。前者习称"鲜地黄"，后者习称"生地黄"。

【"修治"原文】

干地黄

【藏器曰】干地黄，本经不言生干及蒸干。方家所用二物各别，蒸干即温补，生干即平宣，当依此法用。

【时珍曰】本经所谓干地黄者，即生地黄之干者也。其法取地黄一百斤，择肥者六十斤洗净，晒令微皱。以拣下者洗净，木臼中捣绞汁尽，投酒更捣，取汁拌前地黄，日中晒干，或火焙干用。

熟地黄

【颂曰】作熟地黄法：取肥地黄三二十斤净洗，别以拣下瘦短者三二十斤捣绞取汁，投石器中，浸漉令浃，甑上浸三四过，时时浸滤转蒸讫，又暴使汁尽。其地黄当光黑如漆，味甘如饴。需瓷器收之，以其脂柔喜润也。

【敩曰】采生地去皮，瓷锅上柳木甑蒸之，摊令气歇，拌酒再蒸，又出令干。勿犯铜铁器，令人肾消并发白，男损营，女损卫也。

【时珍曰】近时造法：拣取沉水肥大者，以好酒入缩砂仁末在内，拌匀，柳木甑于瓦锅内蒸令气透，晾干。再以砂仁酒拌蒸晾。如此九蒸九晾乃止。盖地黄性泥，得砂仁之香而窜，合和五脏冲和之气，归宿丹田故也。今市中惟以酒煮熟售者，不可用。

【古代炮制】

汉代有蒸后绞汁（《金匮》）。梁代有酒浸（《集注》）。南北朝有蒸后拌酒再蒸（《雷公》）。唐代有多次蒸制、熬制（《千金方》），蜜煎（《食疗》）等方法。宋代有饶令黑（《圣惠方》），醋炒（《博济》），洒酒九蒸九曝（《史载》），姜汁炒（《局方》），九蒸（《朱氏》）等方法。元代有酒拌炒、酒煮、盐水炒（《世医》）等炮制方法。明代增加了盐煨浸炒、煮制（《普济方》），蜜拌（《医学》），酒与砂仁九蒸九曝（《本草纲目》），砂仁-茯苓-酒煮（《禁方》），黄连制（《准绳》），砂仁炒（《粹言》），砂仁-茯苓煮（《景岳》），姜汁浸焙后火煅（《济阴》），姜酒拌炒（《必读》），砂仁沉香制（《通玄》）等方法。清代又增加了炒焦（《大成》），纸包烧存性、面包煨（《本草述》），乳汁浸（《钩元》），人乳山药拌蒸（《尊生》），青盐水炒（《玉楸》），纸包火煨（《串雅内》），人乳炒、童便煮、童便拌炒（《得配》），砂仁酒姜拌蒸（《拾遗》），红花炒、蛤粉炒（《医醇》）等炮制方法。

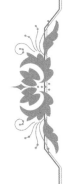

【现代炮制】

1. 炮制方法

鲜地黄：取鲜药材，除去杂质，洗净，用时切厚片或绞汁。

生地黄：取原药材，除去杂质，洗净，闷润，切厚片，干燥。

熟地黄

(1) 取生地黄，加黄酒拌匀，密闭隔水炖至酒吸尽，取出，晾晒至外皮黏液稍干时，切厚片或块，干燥。每 100 kg 生地黄，用黄酒 30～50 kg。

(2) 取生地黄，隔水蒸至黑润，取出，晒至八成干时，切厚片或块，干燥。

生地炭：取生地片，武火炒至炭黑、发泡鼓起、内有弹性时，喷洒少量清水，灭尽火星。(2015《四川》)

熟地炭：取熟地黄片，武火炒至表面焦黑色，内部焦褐色，喷淋清水少许灭尽火星，或用闷煅法煅炭。(2015《四川》)

2. 炮制作用

鲜地黄：甘，苦，寒。归心、肝、肾经。具有清热生津、凉血、止血的功能。用于热病伤阴，舌绛烦渴，温毒发斑，吐血，衄血，咽喉肿痛。

生地黄：甘，寒。归心、肝、肾经。具有清热凉血、养阴生津的功能。用于热入营血，温毒发斑，吐血衄血，热病伤阴，舌绛烦渴，津伤便秘，阴虚发热，骨蒸劳热，内热消渴。

熟地黄：甘，微温。归肝、肾经。具补血滋阴、益精填髓的功能。用于血虚萎黄，心悸怔忡，月经不调，崩漏下血，肝肾阴虚，腰膝酸软，骨蒸潮热，盗汗遗精，内热消渴，眩晕，耳鸣，须发早白。

生地炭：入血分凉血止血，用于血热引起的咯血、吐血，衄血，尿血，便血，崩漏。

熟地炭：以补血止血为主，用于崩漏或虚损性出血。

3. 质量要求

鲜地黄：呈纺锤形或条状或厚片，外皮薄，表面浅红黄色，具弯曲的纵皱纹、芽痕、横长皮孔样突起及不规则瘢痕。肉质，易断，断面皮部淡黄白色，可见橘红色油点，木部黄白色，导管呈放射状排列。气微，味微甜、微苦。

生地黄：呈类圆形或不规则的厚片。外表皮棕黑色或棕灰色，极皱缩，具不规则的横曲纹。切面棕黄色至黑色或乌黑色，有光泽，具黏性。气微，味微甜。水分不得过 15.0%，总灰分不得过 8.0%、酸不溶性灰分不得过 3.0%，水溶性浸出物不得少于 65.0%，梓醇不得少于 0.20%，地黄苷 D 不得少于 0.10%。

熟地黄：为不规则的块片、碎块，大小、厚薄不一。表面乌黑色，有光泽，黏性大。质柔软而带韧性，不易折断，断面乌黑色，有光泽。气微，味甜。水分不得过 15.0%，总灰分不得过 8.0%、酸不溶性灰分不得过 3.0%，水溶性浸出物不得少于 65.0%，地黄苷 D 不得少于 0.050%。

生地炭：形似生地黄，表面焦黑色，质轻松鼓胀，外皮焦脆，中心部呈棕黑色并有蜂窝状裂隙，有焦苦味。

熟地炭：形似熟地黄，表面焦黑色，有光泽，较生地炭色深。

【研究概况】

1. 化学成分

1）地黄所含成分

地黄主要含环烯醚萜苷类、苯乙醇苷类、糖类、氨基酸等化学成分。其中环烯醚萜苷类主要有

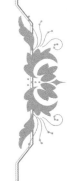

梓醇、地黄苷 D 等；苯乙醇苷主要有毛蕊糖苷等。

2）炮制对化学成分的影响

郭楠等测定结果显示，水苏糖含量由高到低依次为鲜地黄＞生地黄＞熟地黄。孔莹莹等测定发现怀地黄不同炮制品中梓醇的含量：鲜地黄 3.46％＞生地黄 0.81％＞熟地黄 0.33％。表明怀地黄中的梓醇含量在炮制过程中逐步减少。岳超等对生地黄和熟地黄中地黄苷 D、益母草苷、毛蕊花糖苷 3 种活性成分进行含量测定，比较炮制前后含量变化，测定结果显示 3 种成分经过炮制加工均呈不同程度的降低。地黄苷 D 相对稳定，益母草苷系单糖苷，热稳定性较差。刘方等研究结果显示，梓醇含量为生地黄＞酒熟地黄＞蒸熟地黄＞砂仁制熟地黄＞生地黄炭＞熟地黄炭。杜红光测定结果也表明，地黄的不同炮制品中梓醇的含量相差很大，生地黄中的含量为鲜地黄中的 60％，而熟地黄仅存 20％ 左右。

宋志前等采用 HPLC 法分析发现鲜地黄中未检测到 5-羟甲基麦芽酚和 5-羟甲基糠醛，加工炮制成生地黄和熟地黄后均检测到，其在熟地黄中的含量高于生地黄，在熟地黄中两者的含量均随炮制时间的延长而逐渐升高，分别炮制至 24 h 和 32 h 达到最高，随后降低。

2. 工艺研究

张静等以 5-羟甲基糠醛、毛蕊花糖苷、还原性糖、水浸出物含量及性状评分为指标，优选九蒸九晒地黄最优工艺：每 100 kg 地黄，用黄酒 40 kg，反复 9 次蒸制、每次蒸制 6 h，70℃鼓风干燥。张浩等以毛蕊花糖苷、梓醇和浸出物含量为指标，优选熟地黄先切片再蒸制的炮制工艺：每 100 kg 地黄，浸润水量 20L，浸润时间 2 h，蒸制时间 7 h。

3. 药理作用

地黄具有清热凉血、养阴生津之功效；熟地黄具有补血滋阴、益精填髓之功效。现代药理研究主要有以下几个方面。

1）对免疫系统的影响

地黄多糖具有免疫活性。赵素荣等考察不同浓度地黄多糖灌胃对小鼠免疫功能的影响，结果表明，各种剂量地黄多糖均可使小鼠的脾指数显著提高，单核巨噬细胞的吞噬功能增强。地黄多糖可显著刺激淋巴细胞增殖和 T 细胞的生长速度，上调 T 淋巴细胞中 IL-2 和 IFN-γ 的生成，还可上调小鼠骨髓来源的树突状细胞 CD40、CD80、CD83、CD86 和 MHCⅡ分子的表达，下调由于 IL-12 和 TNF-α 生成诱导的胞饮作用和吞噬作用，有效地促进树突状细胞的成熟，增强宿主免疫。

2）对血液系统的影响

（1）凝血作用。鲜地黄、生地黄均具有凉血止血作用。贾秀梅等用大鼠血热出血模型，分别用鲜地黄、鲜地黄汁、鲜地黄粉、颗粒、饮片给大鼠灌胃，能改善血热出血大鼠的全血黏度及血浆黏度的增加、凝血时间延长，使之与正常大鼠水平接近，具有凉血止血作用。王梅等研究证实生地黄水煎液的乙醇部位可使小鼠出、凝血时间明显缩短。

（2）增强机体造血。熟地黄多糖可增强机体造血，具有补血功效。研究表明，熟地黄补血功能具有双向调节作用，对血虚模型小鼠白细胞计数（WBC）、红细胞计数（RBC）、血红蛋白（HB）、血小板（PLT）的保护作用优于熟地黄非多糖部分和熟地黄水煎液。黄霞等研究熟地黄多糖对不同血虚模型小鼠的影响，结果表明熟地黄多糖对小鼠化学性损伤、放射性损伤均有明显的保护作用，对不同血虚模型小鼠外周血象、骨髓有核细胞下降均有拮抗作用，对小鼠造血干细胞具有促进增殖、分化作用。另有报道，熟地黄多糖可显著升高其红细胞、白细胞、血红蛋白、血小板水平，基本接近正常水平，提示熟地黄多糖可显著改善放血与环磷酰胺并用所致气血双虚模型小鼠的造血功能。

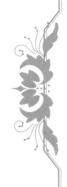

（3）降血糖作用。吴金环等用糖尿病小鼠模型，灌胃给予不同浓度生地黄、熟地黄颗粒剂，发现地黄对糖尿病小鼠的降血糖作用优于熟地黄。研究表明，地黄所含成分梓醇可明显增高 3T3-L1 脂肪细胞的葡萄糖消耗量，抑制过氧化物酶体增长因子活化受体（PPAR-γ）蛋白表达，具有体外调节脂肪细胞糖脂代谢的作用。全国辉等研究证明地黄寡糖能缓解糖尿病小鼠体重下降现象，使血糖、血脂水平均显著降低，有利于延缓糖尿病进展及防治并发症的发生。地黄多糖可以有效改善模型大鼠的空腹血糖、胰岛素水平、总胆固醇、三酰甘油等相关生化指标，因此，地黄多糖对肥胖糖尿病大鼠起到治疗作用。

3）对中枢神经系统的影响

熟地黄能增强化学药所致记忆障碍模型小鼠的学习记忆和空间记忆能力，其作用机制可能与降低脑内 Al^{3+} 含量，保护脑组织及维持脑内 Glu/GABA 的正常水平有关。薛丽君等对贫血大鼠模型灌胃不同浓度地黄水提液，用 Morris 水迷宫对空间记忆能力进行观测，结果发现地黄治疗组空间记忆力显著提高，可能与改善贫血、提高血浆红细胞生成素水平、上调脑红细胞生成素及其受体表达有关。地黄中有效成分梓醇和地黄多糖对神经衰老、对脑损伤具有保护作用。

4）抗肿瘤作用

地黄寡糖具有抗肿瘤作用。体外实验表明，水苏糖对 HepG-2 人肝癌细胞和 SGC-7901 人胃癌细胞均有明显的抑制作用；水苏糖还能明显增强环磷酰胺的抑瘤作用。有研究表明，熟地黄水提液能明显刺激 BALB/C 小鼠单核分泌细胞因子 TNF-α，具有对肿瘤细胞的杀伤活性和抗肿瘤活性。

5）其他

地黄还具有抗焦虑、抗氧化、保护胃黏膜、抗骨质疏松、抗电离辐射作用及改善糖尿病肾病肾功能和保护脑缺血作用。

【述评】

据古籍记载，地黄炮制方法有绞汁、蒸、酒浸、酒炒、九蒸九晒、蜜炒、辅料制等几十种。其中《本草纲目》记载有干地黄和熟地黄的炮制方法，干地黄用地黄汁拌，经过多次晒制或烘焙、发汗制得。熟地黄为九蒸九晒、以砂仁拌酒作辅料蒸制而得。时珍曰"今市中惟以酒煮熟售者，不可用"。指出熟地黄应为蒸制而非煮制所得。该方法沿用至今。现版《中国药典》收载有地黄、熟地黄。熟地黄采用酒炖或清蒸方法制得。在有些地方规范中收载熟地黄以酒和砂仁、陈皮、生姜等为辅料制备。此外还有鲜地黄、生地炭和熟地炭。生地黄、熟地黄作用有别，时珍曰："虽主治证同，而凉血补血之功稍异。"男子多阴虚，宜用熟地黄；女子多血热，宜用生地黄。熟地黄可生精血、填骨髓、长肌肉、治胎产百病、男子五劳七伤等；生地黄大寒，可解诸热、利水道、消瘀血，治妇人崩血、胎不落等。李时珍关于生地黄和熟地黄的论述对地黄炮制生产和临床用药具有重要指导意义。

百部 （Baibu）

《本草纲目》·草部·第十八卷·百部

本品为百部科植物直立百部 *Stemona sessilifolia* （Miq.）Miq.、蔓生百部 *Stemona japonica* （Bl.）Miq. 或对叶百部 *Stemona tuberosa* Lour. 的干燥块根。

【"修治"原文】

根

【敩曰】凡采得以竹刀劈，去心皮花，作数十条，悬檐下风干。却用酒浸一宿，漉出焙干，锉用。或一窠八十三条者，号曰地仙苗。若修事饵之，可千岁也。

【古代炮制】

南北朝有酒浸法(《雷公》)。唐代有制汁用(《千金》)，熬制(《外台》)法。宋代增加了炒制(《药证》)，炙制(《证类》)，焙制(《总微》)等方法。明、清时代又增加了酒浸炒(《蒙筌》)，酒洗炒(《入门》)，酒洗(《说约》)，蒸后再炒、蒸焙(《增广》)等炮制方法。

【现代炮制】

1. 炮制方法

百部：除去杂质，洗净，润透，切厚片，干燥。

蜜百部：净百部片按蜜炙法，文火炒至黄色至深黄色，不粘手。每 100 kg 百部，用炼蜜 12.5 kg。

2. 炮制作用

百部：甘、苦，微温。归肺经。具有润肺下气止咳、杀虫灭虱的功效。用于新久咳嗽，肺痨咳嗽，顿咳；外用于头虱，体虱，蛲虫病，阴痒。

蜜百部：蜜炙后可缓和对胃的刺激性，并增强润肺止咳的作用。用于阴虚劳嗽。

3. 质量要求

百部：呈不规则厚片或不规则条形斜片；表面灰白色、棕黄色，有深纵皱纹；切面灰白色、淡黄棕色或黄白色，角质样；皮部较厚，中柱扁缩。质韧软。气微、味甘、苦。水分不得过 12.0%。

蜜百部：形同百部片，表面棕黄色或褐棕色，略带焦斑，稍有黏性。味甜。水分不得过 12.0%。

【研究概况】

1. 化学成分

1）百部所含成分

百部主含生物碱，此外含有机酸、糖类、脂类、蛋白质等。

2）炮制对化学成分的影响

利用雷氏盐比色法测定百部生品、水炒饮片、蜜炙饮片中总生物碱含量，结果水炒饮片生物碱含量最高，生品次之，蜜炙饮片总生物碱含量最低。

2. 药理作用

百部具润肺下气止咳、杀虫灭虱的功效。现代药理研究主要有以下几个方面。

1）抗菌和抗病毒作用

百部煎液或浸液对多种致病菌及皮肤真菌有抑制作用，如对肺炎球菌、乙型溶血性链球菌、脑膜炎球菌、金黄色葡萄球菌、白色葡萄球菌、结核杆菌、痢疾杆菌、伤寒杆菌、副伤寒杆菌、大肠杆菌、变形杆菌、白喉杆菌、肺炎杆菌、鼠疫杆菌、炭疽杆菌、绿脓杆菌等均有不同程度的抗菌作用。

2）镇咳祛痰、平喘作用

百部生物碱具有较强的镇咳、平喘作用。百部生物碱提取液具有松弛平滑肌、中枢麻痹等作用。其对组胺所致的离体豚鼠支气管平滑肌痉挛有一定的松弛作用；同时能降低动物呼吸中枢的兴奋性，松弛平滑肌，抑制咳嗽反射。其作用强度较氨茶碱缓和而持久。

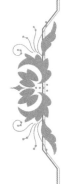

3）抗肿瘤作用

研究表明，从对叶百部中分离得到的 3，5-二羟基-4-甲基联苯对 P388 瘤株及肝癌细胞株具有抑制作用。Rinner 等研究对叶百部粗提物对甲状腺样癌的 8 种不同细胞的作用，结果表明，对叶百部粗提物具有增强细胞凋亡诱导作用。

4）毒性

百部有小毒，对胃肠道有一定的刺激作用。人体服用百部过量会降低呼吸中枢兴奋性，导致呼吸中枢麻痹，呼吸困难。

【述评】

据古籍记载，百部炮制方法主要有酒制、熬、炒、炙、焙、蒸等。其中《本草纲目》中记载了酒浸法。该方法现代未见使用。临床应用主要为生品和蜜炙品，认为生品有小毒，对胃有一定的刺激性，宜外用，以灭虱杀虫见长；酒炙法为古法中的主流方法，"酒制升提"与"主肺咳上气"之功有关；蜜炙法在古法中少见，为现在主要炮制方法，蜜炙可缓和对胃的刺激性，并增强润肺止咳的作用。

当归 （Danggui）

《本草纲目》·草部·第十四卷·当归

本品为伞形科植物当归 *Angelica sinensis* （Oliv.）Diels 的干燥根。

【"修治"原文】

根

【敩曰】凡用去芦头，以酒浸一宿入药。止血破血，头尾效各不同。若要破血，即使头一节硬实处。若要止痛止血，即用尾。若一并用，服食无效，不如不使，惟单使妙也。

【元素曰】头止血，尾破血，身和血，全身即一破一止也。先以水洗净土。治上酒浸，治外酒洗过，或火干、日干、入药。

【杲曰】头止血而上行，身养血而守中，梢破血而下流，全活血而不走。

【时珍曰】雷、张二氏所说头尾功效各异。凡物之根，身半以上，气脉上行，法乎天；身半以下，气脉下行，法乎地。人身法象天地，则治上当用头，治中当用身，治下当用尾，通治则当全用，乃一定之理也。当以张氏之说为优。凡晒干乘热纸封瓮收之，不蛀。

【古代炮制】

南北朝有炒法（《鬼遗》）。唐代有酒浸（《理伤》）。宋代有醋炒（《博济》），酒润、米拌炒（《总录》），酒洗（《产育》），醋浸后炒焦（《总微》），酒炒（《宝产》），酒拌（《妇人》）等方法。明代增加了生地黄汁浸、盐水炒（《普济方》），姜汁浸（《蒙筌》），米泔浸后炒（《婴童》），煅存性（《医学》），姜汁炒（《入门》），火烧存性（《济阴》），炒黑（《一草亭》）等方法。清代又增加了酒蒸（《本草汇》），醋煮、童便制（《本草述》），黑豆汁反复浸蒸（《良朋》），吴茱萸炒（《解要》），土炒（《金鉴》），芍药汁炒（《得配》），半酒半醋炒（《玉尺》）等方法。

【现代炮制】

1.炮制方法

当归：除去杂质，洗净，润透，切薄片，晒干或低温干燥。

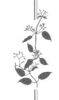

酒当归：取净当归片，按酒炙法，文火炒干。每 100 kg 当归片，用黄酒 10 kg

土炒当归：取当归片，按土炒法炒至当归片挂土色。筛去土粉。每 100 kg 当归片，用灶心土粉 20 kg。（2009《甘肃》）

当归炭：取当归片，中火炒至外表微黑色，内部棕褐色。（2009《甘肃》）

当归头：取净当归根头，洗，稍润，切薄片，晒干或低温干燥。（2009《甘肃》、2015《四川》）

当归身：取切去当归头及腿（支根）的部分，切薄片，晒干或低温干燥。（2009《甘肃》）

当归尾：取净当归腿（支根），切横片或斜片，晒干或低温干燥。（2009《甘肃》）

2. 炮制作用

当归：甘、辛，温。归肝、心、脾经。具有补血活血、调经止痛、润肠通便的功能。用于血虚萎黄，眩晕心悸，月经不调，经闭痛经，虚寒腹痛，风湿痹痛，跌扑损伤，痈疽疮疡，肠燥便秘。生品长于补血、调经、润肠通便。

酒当归：增强活血通经的作用。用于经闭痛经，风湿痹痛，跌扑损伤。

土炒当归：既能增强入脾补血作用，又能缓和油润而不致滑肠。用于血虚又便溏的患者。

当归炭：以止血和血为主。

当归头：补血而上行。

当归身：养血而守中。

当归尾：破血而下行。

3. 质量要求

当归：呈类圆形、椭圆形或不规则薄片。外表皮浅棕色至棕褐色。切面浅棕黄色或黄白色，平坦，有裂隙，中间有浅棕色的形成层环，并有多数棕色的油点，香气浓郁，味甘、辛、微苦。水分不得过 15.0%，总灰分不得过 7.0%、酸不溶灰分不得过 2.0%，醇溶性浸出物不得少于 45%。

酒当归：形如当归片。切面深黄色或浅棕黄色，略有焦斑。香气浓郁，并略有酒香气。水分不得过 10.0%，总灰分不得过 7.0%、酸不溶灰分不得过 2.0%，醇溶性浸出物不得少于 50.0%。

土炒当归：形如当归片。表面挂土黄色，具土香气。

当归炭：表面黑褐色，断面灰棕色。质枯脆，气味减弱，并带涩味。

当归头：薄片，有宽阔髓部。

当归身：薄片，形成层呈棕色直线条。

当归尾：薄片，边缘凸凹不平。

【研究概况】

1. 化学成分

1）当归所含成分

当归主要含挥发油、多糖、有机酸、氨基酸、香豆素等成分。

2）炮制对化学成分的影响

当归经炮制后，挥发油和阿魏酸含量均有不同程度的降低，顺序均为：生当归＞酒炙当归＞土炒当归＞当归炭。总鞣质含量顺序为：当归炭＞土炒当归＞生当归＞酒炙当归。当归及其炮制品的还原性糖和水溶性糖的含量依次排列为：酒炒当归＞生当归＞清炒当归＞土炒当归＞炭当归；水溶性粗多糖的含量顺序依次为：酒炒当归＞生当归＞土炒当归＞清炒当归＞炭当归。藁本内酯的含量依次排列为：当归炭＞酒当归＞生当归。

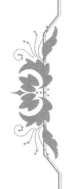

2. 工艺研究

滕菲以水浸出物、挥发油、阿魏酸和多糖含量为指标，对当归主根和支根的不同软化工艺进行比较，优选出了当归的软化工艺：主根和支根分开，润 6 h（主根）或 1.5 h（支根）至含水量 25％～30％。以水溶性浸出物、阿魏酸、挥发油和多糖为指标，优选当归片的最佳切制工艺：切制厚度为 1～2 mm，干燥温度为 40℃。以挥发油和阿魏酸含量为指标，采用正交试验法，优选酒当归的炮制工艺：黄酒用量 10％，闷润 1 h，140℃ 炒制 15 min。

3. 药理作用

当归具有补血活血、调经止痛、润肠通便的功能。现代药理研究主要有以下几个方面。

1）对血液系统的影响

当归为补血要药。Liu 对当归多糖作用于小鼠脾细胞研究后发现，小剂量多糖可以使贫血小鼠的外周血红蛋白快速恢复至正常水平。另有研究发现，当归多糖可通过促进造血干细胞与造血祖细胞的增长生殖与分化，造血微环境中的巨噬细胞、纤维细胞、淋巴细胞等被直接或间接地诱导和激活，从而产生造血的效应。张雁等研究发现当归多糖能提高放射损伤小鼠红细胞免疫黏附功能，对放射性损伤小鼠骨髓细胞有增殖活性，提高小鼠外周血象，并能改善造血功能。当归多糖在凝血方面表现出双向性调节作用，既有显著的抗凝血活性，又有明显的止血作用。

2）对心脑血管系统的影响

当归能增加心肌氧的供给，减少氧的消耗，减轻麻醉犬因阻断冠脉时的心肌梗死范围。阿魏酸能增强小鼠心肌摄取能力，使离体豚鼠和离体兔的冠脉血管扩张，冠脉流量增加，并能降低心肌氧耗量，抵抗垂体后叶素引起的兔心肌缺血和结扎引起的急性心肌梗死。心肌缺血再灌注后心肌细胞凋亡随灌注时间的延长而显著增加。张光毅等研究表明当归内酯能够显著减小脑中动脉闭塞所致大鼠的脑梗死面积，改善脑中动脉闭塞大鼠的神经症状，降低缺血脑组织中诱导型一氧化氮合酶的表达量、酶活性及一氧化氮水平，并对大鼠局部脑缺血损伤有保护作用。王本祥等认为当归能扩张外周及冠状血管，使冠状血管阻力和总外周阻力下降，降低血压。

3）对平滑肌的作用

刘琳娜等研究表明，当归挥发油可抑制小鼠离体正常子宫平滑肌的收缩幅度、频率和活动力，对催产素所致离体子宫平滑肌的剧烈收缩亦可抑制，并能使其恢复至正常水平；说明当归挥发油对正常和病理性子宫平滑肌均有抑制作用，并有较强的抗子宫平滑肌痉挛作用。当归对正常离体大鼠子宫平滑肌的收缩功能呈双向调节作用，小剂量时对子宫平滑肌起兴奋作用，大剂量时呈抑制作用。当归挥发油具有松弛支气管平滑肌的作用，也能舒张胃肠平滑肌，降低肌张力。王瑞琼等研究发现当归挥发油对兔离体胃底、胃体、十二指肠、空肠和回肠平滑肌均具有舒张作用，且呈现浓度依赖关系。

4）增强免疫功能

当归水浸液不仅能使正常小鼠巨噬细胞吞噬功能增强，还可以对抗环磷酰胺对小鼠腹腔巨噬细胞的抑制作用。当归注射液可提高小鼠巨噬细胞吞噬功能，激活淋巴细胞产生抗体和促进溶菌酶的产生。当归、当归多糖及阿魏酸钠静脉注射均能显著提高单核细胞对刚果红的廓清率。当归多糖能拮抗强的松龙引起的小鼠免疫器官胸腺、脾脏重量减轻和外周血中白细胞数下降，并能提高小鼠 E 花环形成率及 α-醋酸萘酯酶阳性率，促进淋巴细胞的增殖，对刀豆素（ConA）活化的小鼠胸腺细胞的增殖也有促进作用。此外，当归多糖腹腔注射能增加溶血空斑的形成细胞数，显著增加免疫球蛋白，而皮下注射或静脉注射对抗体的参数无明显作用。

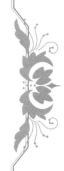

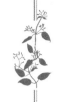

【述评】

据古籍记载，当归炮制方法多为辅料制，固体辅料有土、米，液体辅料有酒、醋、盐水、姜汁、药汁等，此外还有煅存性、火烧存性、炒黑等方法。其中《本草纲目》载有的炮制方法主要为当归分头、身、尾和全当归入药、酒制等，并记载"头止血，尾破血，身和血，全身即一破一止也""治上酒浸，治外酒洗过"等作用。《本草纲目》中记载的饮片规格及作用一直沿用至今。现版《中国药典》载有当归和酒当归，未分当归头、当归身和当归尾，但部分《规范》中还有当归头、当归尾、当归身、土炒当归和当归炭等饮片规格。

现代研究表明，当归不同药用部位功效不同，与其化学成分含量不同有关：当归尾的挥发油、阿魏酸的含量最高，当归身居次，当归头最低。当归中活血化瘀起主要作用的是正丁烯基苯酞、藁本内酯、阿魏酸等成分，这3个成分在当归尾中含量最高，当归头最低。这与当归尾破血，当归头止血的中医理论相符。

通过统计，《本草纲目》中记载当归的【附方】27首，其中1首明确用当归身，2首用当归尾，可见当时当归头、身、尾分开使用，但大部分处方均使用全当归，取其通治一身上下，补血活血的功效。因此，对于当归饮片，分为头、身、尾和全当归四种饮片规格临床入药的深层原理需进一步研究，为准确传承古人的临床经验提供依据。

防己 （Fangji）

《本草纲目》·草部·第十八卷·防己

本品为防己科植物粉防己 *Stephania tetrandra* S. Moore 的干燥根。

【"修治"原文】

【敩曰】凡使勿用木条，色黄、腥、皮皱、上有丁足子，不堪用。惟要心有花文黄色者，细剉，以车前草根相对蒸半日，晒干取用。

【时珍曰】今人多去皮剉，酒洗晒干用。

【古代炮制】

南北朝有车前草根同蒸（《雷公》）。唐代有酒洗（《新修》）。宋代沿用酒洗（《妇人》）。元代有去皮用（《汤液》）。明清时代有"刮净粗皮，才咀成薄片"（《蒙筌》），酒浸（《奇效》），酒洗、焙（《医学》），酒浸、微焙（《正宗》），酒润（《全生集》）等法。

【现代炮制】

1. 炮制方法

防己：除去杂质，稍浸，洗净，润透，切厚片，干燥。

2. 炮制作用

防己：苦，寒。归膀胱、肺经。具祛风止痛、利水消肿作用。用于风湿痹痛，水肿脚气，小便不利，湿疹疮毒。

3. 质量要求

防己：呈类圆形或半圆形的厚片。外表皮淡灰黄色。切面灰白色，粉性，有稀疏的放射状纹理。气微，味苦。水分不得过12.0%，总灰分不得过4.0%，醇溶性浸出物不得少于5.0%，含粉防己碱和防己诺林碱的总量不得少于1.4%。

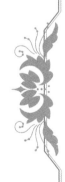

【研究概况】

1. 化学成分

防己主要含生物碱，其中粉防己碱和防己诺林碱为主要活性成分。还含有黄酮苷、酚类、有机酸、挥发油等。

2. 药理作用

防己具祛风止痛、利水消肿功效。现代药理研究主要有以下几方面。

1）抗炎作用

防己中的粉防己碱具有广泛抗炎作用，对全身各部位急、慢性炎症均能有效抑制。粉防己碱通过抑制磷脂酶 A_2，从而抑制花生四烯酸代谢的环氧化酶和脂氧化酶 2 条途径，阻止单核细胞和中性白细胞中前列腺素和白三烯的产生。研究发现粉防己碱对小鼠局部烫伤性炎症、家兔实验性葡萄膜炎和前色素膜炎、大鼠角叉菜胶性胸腹膜炎、大鼠溃疡性结肠炎、大鼠原发性关节炎、大鼠类风湿性关节炎、实验性自身免疫性脑脊髓炎等都具有较明确的抗炎作用。

研究显示，Ⅱ型胶原（CIA）大鼠经过粉防己碱治疗后，关节腔液和血清 1L-1β、IL-6、TNF-α含量降低，说明粉防己碱可以通过调节细胞因子变化而达到治疗 CIA 模型大鼠。粉防己碱还能降低β-葡聚糖诱导巨噬细胞介导的炎症反应。

2）对心血管的作用

（1）抗心肌损伤。张萌等研究表明：粉防己碱能够抑制心肌损伤，保护心肌；同时能够升高抗氧化酶 SOD、CAT 和非酶性抗氧化物质还原型谷胱甘肽（GSH）的水平，清除大鼠体内的自由基，增强抗氧化能力，减少机体受到的氧化应激损伤，粉防己碱的抗氧化作用是其发挥心肌保护作用的重要机制。常超等实验结果证明，粉防己碱能明显抑制缺血再灌注损伤引起的心肌细胞凋亡，其作用机制可能与促进 Bcl-2 蛋白表达，减少 Bax 蛋白表达，升高 Bcl-2/Bax 比值有关。Shen 等研究发现粉防己碱可以减弱主动脉缩窄诱导的心脏肥大，抑制纤维化和炎症反应，并且抑制活性氧的产生活化，减小心脏肥大和纤维化，减少心脏体重、肺重与体重比值及心肌细胞横断面积。

（2）抗心律失常。细胞电生理研究表明，防己中的粉防己碱能抑制心室细胞 T 和 L 型钙通道，是一慢控门的钙激活钾通道的特异性阻滞剂，具有良好的抗心律失常作用。蒋桔泉等研究证明粉防己碱有抗氯化铯诱发早期后除极及室性心律失常作用。

3）其他

防己还具有抗病原微生物、抗肝纤维化等作用。

【述评】

据古籍记载，防己炮制方法主要有酒制法和去皮。《本草纲目》记载了去皮及酒制法。酒制防己始于唐代，被历代沿用，时珍曰"今人多去皮剉，酒洗晒干用"。防己产地加工需去粗皮，酒制可缓和防己寒凉之性，增强祛风止痛作用。现版《中国药典》仅收载了防己生饮片。酒制防己现未见使用，按其功能酒制可增强祛风散寒作用，该法未能传承下来，其合理性有必要探索。

防葵 (Fangkui)

《本草纲目》·草部·第十七卷·防葵

【"修治"原文】

根

【敩曰】 凡使须拣去蚘末，用甘草汤浸一宿，漉出曝干，用黄精自然汁一、二升拌了，土器中炒至汁尽用。

【述评】

关于防葵的基原历史上有较多说法。陶弘景曰："防葵与狼毒同根而相似，但狼毒沉水，此则不沉水为稀有品种，使用较少。"《博物志》亦有记载："防葵与狼毒相似。"《雷公》："凡使，勿误用狼毒，缘真似防葵，而验之有异，效又不同，且须审之，恐误疾人。"时珍曰："防葵乃神农上品药，黄帝、岐伯、桐君、雷公、扁鹊、吴普皆言其无毒；独别录言中火者服之，令人恍惚见鬼。……狼毒之乱防葵，其来亦远矣，不可不辩。"从历代记载看，防葵植物形态差异较大，至今难以确定。有学者对防葵原植物进行了考证，认为《神农本草经》记载的防葵应该是今之短毛独活，目前国内主要以牛尾独活命名应用。但根据《本草纲目》及其他典籍描述，防葵主治疝瘕肠泄，膀胱热结，溺不下等症；而短牛毛独活功效为祛风除湿，通痹止痛。因此两者在功效描述上差别较大。还不能确认为同一种药物。

远志 （Yuanzhi）

《本草纲目》·草部·第十二卷·远志

本品为远志科植物远志 *Polygala tenuifolia* Willd. 或卵叶远志 *Polygala sibirica* L. 的干燥根。

【"修治"原文】

根

【敩曰】凡使，须去心，否则令人烦闷。仍用甘草汤浸一宿，曝干或焙干用。

【古代炮制】

南齐时期有去心（《鬼遗》）。至南北朝有去心、熟甘草汤浸（《雷公》）。宋代有炒黄、甘草煮、生姜汁炒（《普本》），酒浸（《鸡峰》），焙制、酒蒸（《局方》），姜汁淹、酒蒸炒（《三因》）。明、清时期有小麦炒、干姜汁蘸焙（《普济方》），灯心煮（《奇效》），米泔煮（《准绳》），微炒（《正宗》），甘草汁蒸（《醒斋》），炙制（《金鉴》），炒炭（《治裁》）。

【现代炮制】

1. 炮制方法

远志：除去杂质，略洗，润透，切段，干燥。

制远志：取甘草，煎汤，去渣，加入净远志，文火煮至汤吸尽，取出，干燥。每 100 kg 远志，用甘草 6 kg。

蜜远志：取制远志按蜜炙法，文火炒至深黄色，略带焦斑，不粘手。每 100 kg 远志，用炼蜜 25 kg。（2018《湖北》）

2. 炮制作用

远志：苦、辛，温。归心、肾、肺经。具有安神益智、交通心肾、祛痰、消肿。用于心肾不交引起的失眠多梦、健忘惊悸、神志恍惚，咳痰不爽，疮疡肿毒，乳房肿痛。生品"戟人咽喉"，多外用涂敷，用于痈疽肿毒，乳房肿痛。

制远志：缓和苦燥之性，消除刺喉麻感，以安神益智为主。

蜜远志：增强化痰止咳作用。

3. 质量要求

远志：呈圆柱形的段。外表皮灰黄色至灰棕色，有横皱纹。切面棕黄色。气微，味苦、微辛，

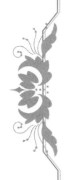

嚼之有刺喉感。水分不得过 12.0%，总灰分不得过 6.0%，每 1 000 g 含黄曲霉毒素 B_1 不得过 5 μg，黄曲霉毒素 G_2、G_1、B_2、B_1 总量不得过 10 μg，醇溶性浸出物不得少于 30.0%，细叶远志皂苷不得少于 2.0%，远志𠯌酮Ⅲ不得少于 0.15%，3，6′-二芥子酰基蔗糖不得少于 0.50%。

制远志：形如远志段，表面黄棕色。味微甜。水分不得过 12.0%，总灰分不得过 6.0%、酸不溶性灰分不得过 3.0%，每 1 000 g 含黄曲霉毒素 B_1 不得过 5 μg，黄曲霉毒素 G_2、黄曲霉毒素 G_1、黄曲霉毒素 B_2 和黄曲霉毒素 B_1 总量不得过 10 μg，醇溶性浸出物不得少于 30.0%，细叶远志皂苷不得少于 2.0%，远志𠯌酮Ⅲ不得少于 0.10%，3，6′-二芥子酰基蔗糖不得少于 0.30%。

蜜远志：形如远志段，显棕红色，稍带焦斑，有黏性，气焦香，味甜。

【研究概况】

1. 化学成分

1）远志所含成分

远志主含皂苷类、寡糖酯类、酮类成分，此外，尚含有机酸、生物碱、黄酮等成分。主要成分有远志𠯌酮Ⅲ、3，6′-二芥子酰基蔗糖和细叶远志皂苷等。

2）炮制对化学成分的影响

研究结果表明，不同炮制方法对远志醇浸出物含量的影响为蜜远志＞酒远志＞甘草制远志＞远志＞姜汁炙远志＞炒远志；远志酸含量：酒远志＞甘草制远志＞蜜远志＞远志＞姜汁炙远志＞炒远志。与蜜远志相比，生远志与甘草制远志化学成分更加接近；三者中部分氨基酸、有机酸及糖类等的量变化较大；与生远志相比，蜜远志总皂苷量几乎不变，甘草制远志则有所上升；糖酯类化合物 3，6′-二芥子酰基蔗糖在甘草制远志中其量降低，蜜远志中最低。远志经甘草汁煮制后，有 2 种寡糖酯类成分消失，另有 9 种寡糖酯成分和 3 种皂苷类成分含量显著降低。

2. 炮制工艺

朱舟等以远志总皂苷含量为指标，采用正交试验法优选微波干燥法蜜炙远志，最佳炮制工艺为：100 g 远志，加蜜量 25%，微波火力 80，加热时间 4 min。吴丽丽等以远志酸和醇浸出物含量为指标。采用正交试验优选制远志最佳工艺为：取甘草饮片 6 g，加水量为 60 mL，煎煮两次，每次 30 min，滤过，合并煎液，加入净远志 100 g，文火加热至甘草煎液被吸尽，取出，晾干。

3. 药理作用

远志具有安神益智、交通心肾、祛痰、消肿的功能。现代药理研究主要有以下几个方面。

1）镇静催眠与抗惊厥作用

文莉研究显示，远志乙酸乙酯部分对戊巴比妥类药物有协同作用，对中枢神经有抑制作用，从而产生镇静催眠作用。马骁等通过戊巴比妥钠协同小鼠催眠实验与小鼠自主活动实验研究，结果发现，远志炮制品高剂量能显著增强对小鼠戊巴比妥钠协同催眠的作用，并显著抑制小鼠的活动时间。王建等通过相同模型研究发现远志通过不同条件蜜炙后，其安神效果依然存在。

2）抗抑郁作用

有研究发现，远志醇提物可显著提高慢性应激大鼠海马区 BDNF 及其受体 TrkBmRNA 的表达，调控慢性应激抑郁模型大鼠海马区 Bcl-2/Bax 比例，抑制神经细胞的凋亡；明显降低慢性应激大鼠血清中促肾上腺皮质激素和皮质酮激素水平，从而改善抑郁症状。另外，远志能通过增加大鼠 4 个神经可塑性基因的表达或者增加 SOD 活性，抑制老鼠血浆皮质醇水平的升高，从而发挥出抗抑郁作用。

3）祛痰镇咳作用

刘贤武等研究发现，各种蜜远志与生远志均不同程度呈现镇咳祛痰作用，蜜炙后其镇咳祛痰作用不受影响。郭娟等研究表明，远志及其炮制品均具有较强的止咳化痰作用，小鼠给予生远志及其

炮制品均可使咳嗽次数明显减少；且生远志高剂量、蜜远志低剂量及制远志高剂量组还有明显的祛痰作用。

4）抗衰老与抗氧化作用

闫明等认为远志水提取物使衰老小鼠红细胞中超氧化物歧化酶（SOD）和肝组织谷胱甘肽过氧化物酶（GSH-Px）活性明显升高，通过清除机体过多的自由基、调高机体抗氧化能力，从而发挥抗衰老的作用。远志皂苷也可通过提高 SOD 活性，降低 MDA 量阻止 H_2O_2 介导的氧化损伤，降低脂质、蛋白质及 DNA 的损伤，进而对 H_2O_2 诱导的 PC12 细胞损伤表现出显著保护作用，发挥抗氧化作用。

5）抗痴呆、脑保护、益智作用

Shin KY 等研究发现远志提取物 BT-11 通过增加小鼠脑内葡萄糖的利用及神经细胞黏附因子的水平，修复压力诱导的记忆缺陷，且 BT-11 不仅能够提高老年人的认知能力，还能提高成年人的记忆力。蒋辉等研究表明远志皂苷能够有效改善 A1-42 海马定向注射所致阿尔茨海默病（AD）模型小鼠的记忆功能，使 AD 模型小鼠氧化应激损伤明显下降。

6）其他

远志还有消肿利尿、抗癌、抗炎等作用。

【述评】

据古籍记载，远志的炮制方法有去心、炒黄、炒炭、辅料（甘草、姜汁、酒、米泔）制、焙等。其中《本草纲目》记载了甘草制远志，该法沿用至今。现版《中国药典》收载了远志和制远志，部分地方规范还收载有蜜远志，蜜远志为近代炮制方法。远志生品有刺激性，戟人咽喉，多外用，以解毒消肿为主。甘草汁制后，缓和苦燥之性，消除刺喉麻感，以安神益智为主。蜜炙可增强化痰止咳作用。

远志去心在南齐时代就有记载，至南北朝刘宋时代提出"用时须去心，若不去心，服之令人闷"。据现代研究，远志的木部化学成分与皮部化学成分相似，虽皮中皂苷是心部的 25 倍，皮部祛痰、抗惊厥、溶血作用强于木心，但带心远志的毒性和溶血作用小于皮，且镇静作用强，祛痰作用不减弱。有些远志较为细小，不易去心。综合以上原因，远志在现代应用中不再要求去心。

麦冬 （Maidong）

《本草纲目》·草部·第十六卷·麦门冬

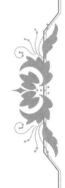

本品为百合科植物麦冬 *Ophiopogon japonicus* （L. f） Ker-Gawl. 的干燥块根。

【"修治"原文】

根

【弘景曰】凡用取肥大者，汤泽，抽去心，不尔令人烦。大抵一斤须减去四五两也。

【时珍曰】凡入汤液，以滚水润湿，少顷抽去心，或以瓦焙软，乘热去心。若入丸散，须瓦焙热，即于风中吹冷，如此三四次，即易燥，且不损药力。或以汤浸捣膏和药，亦可。滋补药，则以酒浸捣之。

【古代炮制】

汉代有去心（《玉函》）。唐代有取汁、煮制（《千金》），熬制（《外台》）的方法。宋代有焙制、炒制（《圣惠方》）法。元代有酒浸（《汤液》）法。明、清增加了盐炒（《保元》），酒浸生姜汁杏仁制（《乘雅》），姜汁炒（《说约》），糯米拌炒（《幼幼》），酒浸糯米拌蒸（《得配》），炒焦（《从众录》），辰砂拌（《害利》），青黛拌（《医醇》）等炮制方法。

【现代炮制】

1. 炮制方法

麦冬：除去杂质，洗净、润透，轧扁，干燥。

朱麦冬：取麦冬。微用清水喷润，加朱砂细粉，拌匀，使麦冬表面均匀染上朱砂细粉为度，取出，晾干。每 100 kg 麦冬，用朱砂粉 2 kg（1988《全国》）或用朱砂粉 3 kg（2009《甘肃》）。

2. 炮制作用

麦冬：甘、微苦，微寒。归心、肺、胃经。具有养阴生津、润肺清心的作用。用于肺燥干咳，阴虚痨嗽，喉痹咽痛，津伤口渴，内热消渴，心烦失眠，肠燥便秘，咽白喉。

朱麦冬：增强润肺清心、安神的作用。

3. 质量要求

麦冬：呈纺锤形或为轧扁的纺锤形块片。表面淡黄色或灰黄色，有细纵纹。质柔韧，断面黄白色，半透明，中柱细小。气微香，味甘、微苦。水分不得过 18.0%，总灰分不得过 5.0%，水溶性浸出物不得少于 60.0%，总皂苷不得少于 0.12%。

朱麦冬：形如麦冬，表面带朱红色，断面黄白色。

【研究概况】

1. 化学成分

1）麦冬所含成分

麦冬主要含皂苷，包括麦冬皂苷 A、B、B′、C、C′、D、D′等。其苷元分为鲁斯可型和薯蓣型。麦冬皂苷 A、B、C、D 的苷元为鲁斯可苷元，麦冬皂苷 B′、C′、D′苷元为薯蓣苷元。

2）炮制对化学成分的影响

宋金春等采用紫外分光法对麦冬、去心麦冬、朱麦冬和酒麦冬中总黄酮进行含量测定，结果为去心麦冬＞麦冬＞朱麦冬＞酒麦冬。杨德泉对不同炮制方法炮制的麦冬进行浸出物的检验，结果为去心麦冬＞生品麦冬＞米炒麦冬＞单炒麦冬＞朱麦冬。麦冬炮制后总黄酮和浸出物含量均降低。

2. 工艺研究

拣净杂质，用 2 倍温水（约 70℃）浸泡 30 min 后，取出闷润 24 h，待柔软夹住露出之心端，缓缓抽出，再洗净晒干。

3. 药理作用

麦冬具有养阴生津、润肺清心之功效。现代药理研究主要有以下几个方面。

1）对免疫系统的影响

麦冬多糖能显著增加小鼠胸腺和脾脏的重量，增强小鼠网状内皮系统的吞噬能力，提高血清中溶血素含量，具有良好的免疫增强和刺激作用。另外，麦冬多糖对 ^{60}Co-γ 射线全身照射和环磷酰胺造成的小鼠免疫损伤具有一定的保护作用，还能升高环磷酰胺小鼠的外周血白细胞数。用不同剂量川麦冬多糖注射免疫力低下小鼠（由恒定磁场辐射引起），结果发现小鼠白细胞、红细胞等数目明显增加，胸腺质量也增加。表明麦冬总皂苷能调节机体的巨噬细胞吞噬功能。

2）对心血管的影响

麦冬多糖可明显改善冠状动脉结扎大鼠的血液流变学，改善左心室功能，显著减少心肌梗死面积。麦冬多糖 MDG-1 对碱性成纤维细胞生长因子（bFGF）有明显上调作用，也可上调 bFGF mRNA 的表达，从而促进人微血管内皮细胞血管的生成，促进绒毛尿囊膜血管生成。麦冬多糖 MDG-1（4 mmol/L）通过鞘氨醇磷酸酯（S1P）信号通路发挥抗心肌缺血活性，可以提高 HMEC-1 细胞鞘

氨醇激酶 SPHK 活性，促进胞内与缺血心脏 S1P 的释放。Wang 等亦发现麦冬多糖 MDG-1 具有抗心肌细胞损伤的功效。多种单 PEG 修饰麦冬多糖与原结构麦冬多糖均具有很好的抗心肌缺血疗效。

3）降血糖作用

研究发现，麦冬多糖能明显改善胰岛素敏感性，使周围组织对胰岛素抵抗降低；麦冬多糖能显著降低四氧嘧啶引起的糖尿病小鼠的空腹血糖和提高血清胰岛素水平；麦冬多糖 MDG-1 还可降低由链脲霉素（STZ）诱导得到的糖尿病小鼠血糖，并对其胰岛素有一定的改善作用。毛讯亦发现麦冬水提物能显著降低糖尿病小鼠空腹血糖、增加胸腺及脾脏指数。

4）抗肿瘤作用

麦冬多糖能抑制 S180 肉瘤和腹水瘤的生长，对小鼠原发性肝癌实体瘤也有一定的抑制作用。麦冬皂苷 B 对非小细胞肺癌（NSCLC）具有细胞毒性，对 PI3K/Akt/mTOR 通路具有抑制作用。麦冬皂苷 C 可通过抑制缺氧微环境诱导的早期反应因子等阻止乳腺癌肿瘤细胞的转移。麦冬通过免疫促进作用对荷瘤小鼠具有一定的抑瘤谱及抑瘤强度。

5）抗炎作用

田友青等对短葶山麦冬水提物、总皂苷及主要成分 Lm-3 的抗炎活性进行研究，发现短葶山麦冬具有显著体内外抗炎活性，其主要活性成分为总皂苷和 Lm-3。麦冬中鲁斯可皂苷元在 mRNA 和蛋白质水平上可抑制 TNF-α 诱导的 ICAM-1 的过表达，降低 NF-κB p65 的迁移和 DNA 结合活性，下调 NF-κB 信号通路介导的，从而表现出抗炎活性。麦冬中高异黄酮衍生物也具有抗炎活性，麦冬黄烷酮 G、麦冬呋甾皂苷 A、麦冬呋甾皂苷 B 分别作用支气管上皮细胞 BEAS-2B 48 h 后，能浓度依赖地下调 IL-4 诱导的嗜酸细胞活化趋化因子的产生。

6）其他

麦冬还具有抗衰老、抗心律失常、抗过敏和抑制支气管收缩等作用。

【述评】

麦冬，别名"麦门冬"。据古籍记载，麦冬炮制方法有：去心、煮制、炒、焙、酒浸、蒸及辅料制等。《本草纲目》记载："凡入汤液，以滚水润湿，少顷抽去心，或以瓦焙软，乘热去心。"说明麦冬应去心使用，认为入丸散"焙"用，入滋补剂"酒浸擂碎"。以剂型不同选择不同炮制方法。麦冬去心在许多地区仍有保留，市场上也有销售。现版《中国药典》不再要求去心。研究认为麦冬无需去心，临床应用未见不良反应。此外，李时珍还描述了麦冬的干燥方法："若入丸散，须瓦焙热，即于风中吹冷，如此三四次，即易燥，且不损药力。"如此干燥，能较好保存麦冬的药效，更容易粉碎，便于入丸散剂。这正是炮制的目的之一。

附子 (Fuzi)

《本草纲目》·草部·第十七卷·附子·侧子

本品为毛茛科植物乌头 *Aconitum carmichaelii* Debx. 的子根的加工品。6月下旬至8月上旬采挖，除去母根、须根及泥沙，习称"泥附子"。

选择个大、均匀的泥附子，洗净，浸入胆巴的水溶液中过夜，再加食盐，继续浸泡，每日取出晒晾，并逐渐延长晒晾时间，直至附子表面出现大量结晶盐粒（盐霜）、体质变硬为止，习称"盐附子"。

取泥附子，按大小分别洗净，浸入胆巴的水溶液中数日，连同浸液煮至透心，捞出，水漂，纵切成厚约 0.5 cm 的片，再用水浸漂，用调色液使附片染成浓茶色，取出，蒸至出现油面、光泽后，烘至半干，再晒干或继续烘干，习称"黑顺片"。

选择大小均匀的泥附子，洗净，浸入胆巴的水溶液中数日，连同浸液煮至透心，捞出，剥去外皮，纵切成厚约 0.3 cm 的片，用水浸漂，取出，蒸透，晒干，习称"白附片"。

【"修治"原文】

【保升曰】附子、乌头、天雄、侧子、乌喙，采得，以生熟汤浸半日，勿令灭气，出以白灰裹之，数易使干。又法：以米粥及糟曲等。

【颂曰】五物收时，一处造酿。其法：先于六月内，造大小面曲。未采前半月，用大麦煮成粥，以曲造醋，候熟去糟。其醋不用太酸，酸则以水解之。将附子去根须，于新瓮内淹七日，日搅一遍，捞出以疏筛摊之，令生白衣。乃向慢风日中晒之百十日，以透干为度。若猛日，则皱而皮不附肉。

【时珍曰】按《附子记》云：此物畏恶最多，不能常熟。或种美而苗不茂，或苗秀而根不充，或以酿而腐，或以曝而挛，若有神物阴为之者。故园人常祷于神，目为药妖。其酿法：用醋醅安密室中，淹覆弥月，乃发出晾干。方出酿时，其大有如拳者，已定辄不盈握，故及一两者极难得。土人云：但得半两以上者皆良。蜀人饵者少，惟秦陕闽浙人宜之。然秦人才市其下者，闽浙才得其中者，其上品则皆贵人得之矣。

【弘景曰】凡用附子、乌头、天雄，皆热灰微炮令拆，勿过焦。惟姜附汤生用之。俗方每用附子，须甘草、人参、生姜相配者，正制其毒故也。

【敩曰】凡使乌头，宜文武火中炮令皱拆，擘破用。若用附子，须底平有九角如铁色，一个重一两者，即是气全。勿用杂木火，只以柳木灰火中炮令皱拆，以刀刮去上孕子，并去底尖，擘破，于屋下平地上掘一土坑安之，一宿取出，焙干用。若阴制者，生去皮尖底，薄切，以东流水并黑豆浸五日夜，漉出，日中晒干用。

【震亨曰】凡乌、附、天雄，须用童子小便浸透煮过，以杀其毒，并助下行之力，入盐少许尤好。或以小便浸二、七日，拣去坏者，以竹刀每个切作四片，井水淘净，逐日换水，再浸七日，晒干用。

【时珍曰】附子生用则发散，熟用则峻补。生用者，须如阴制之法，去皮脐入药。熟用者，以水浸过，炮令发拆，去皮脐，乘热切片再炒，令内外俱黄，去火毒入药。又法：每一个，用甘草二钱，盐水、姜汁、童尿各半盏，同煮熟，出火毒一夜用之，则毒去也。

【古代炮制】

汉代有火炮法（《玉函》）。晋代有炒炭（《肘后》）。南北朝有黑豆浸（《雷公》）。唐代有蜜涂炙（《千金》），纸裹煨（《理伤》）。宋代有水浸（《圣惠方》），生姜煮（《博济》），姜汁淬、醋浸、以大小麦酿曲造醋浸（《证类》），烧灰存性、盐汤浸炒、黄连炒、姜汁煮（《总录》），黑豆煮、盐水浸后炮、醋淬（《三因》），童便浸后煨及作一窍入朱砂、湿面裹煨（《妇人》），童便煮（《痘疹方》），赤小豆煮、生姜米泔浸（《朱氏》），姜炒（《百问》）等。明代增加了煮制，蜜水煮，巴豆煮，防风、盐、黑豆同炒（《普济方》），青盐炒，猪脂煎（《奇效》），童便浸后炮（《理例》），姜汁、盐、甘草、童便同煮（《本草纲目》），盐、姜汁同煮，黄连、甘草、童便同煮（《仁术》），童便浸（《禁方》），盐、米泔水同煮（《准绳》），麸炒（《保元》），炒制、甘草汤浸炒（《景岳》），醋炙（《济阴》），童便、甘草汤同煮（《必读》）等方法。清代又增加了单蒸（《握灵》），甘草、防风同煮后再用童便煮（《说约》），姜汁浸后煨（《大成》），甘草汤泡（《新编》），黄连甘草制（《逢原》），酒泡（《良朋》），童便、甘草汤浸（《必用》），甘草、甘遂、酒煮（《串雅外》），甘草汤煎（《霍乱》），甘草汤浸后煨（《增广》），盐腌（《问答》）等。

【现代炮制】

1. 炮制方法

附片（黑顺片、白附片）：直接入药。

炮附片：取附片，按砂烫法，武火拌炒至鼓起并微变色，取出，筛去砂。

淡附片：取盐附子，用清水浸漂，每日换水 2～3 次，至盐分漂尽，与甘草、黑豆加水共煮透心，至切开后口尝无麻舌感时，取出，除去甘草，黑豆，切薄片，晒干。每 100 kg 盐附子，用甘草 5 kg、黑豆 10 kg。

2. 炮制作用

附子：辛、甘，大热；有毒。归心、肾、脾经。具有回阳救逆、补火助阳、散寒止痛的功能。用于亡阳虚脱，肢冷脉微，心阳不足，胸痹心痛，虚寒吐泻，脘腹冷痛，肾阳虚衰，阳痿宫冷，阴寒水肿，阳虚外感，寒湿痹痛。生附子毒性较大，制成黑顺片、白附片后，毒性降低，可直接入药。

炮附片：以温肾暖脾，补命门之火力胜。用于心腹冷痛，虚寒吐泻。

淡附片：以回阳救逆，散寒止痛为主。用于亡阳虚脱，肢冷脉微，寒湿痹痛，心腹疼痛，阳虚水肿，阳虚感冒。相对于炮附片来说药力较缓和。

3. 质量要求

黑顺片：为纵切片，上宽下窄，长 1.7～5 cm，宽 0.9～3 cm，厚 0.2～0.5 cm，外皮黑褐色，切面暗黄色，油润具光泽，半透明状，并有纵向导管束。质硬而脆，断面角质样。气微，味淡。

白附片：厚约 0.3 cm，无外皮，黄白色，半透明。附片（黑顺片、白附片）总灰分不得过 6.0%，酸不溶性灰分不得过 1.0%。

炮附片：形如黑顺片或白附片，表面鼓起黄棕色，质松脆。气微，味淡。水分不得过 15.0%，含双酯型生物碱以新乌头碱、次乌头碱和乌头碱的总量计不得过 0.020%。

淡附片：呈纵切片，上宽下窄，长 1.7～5 cm，宽 0.9～3 cm，厚 0.2～0.5 cm。外皮褐色。切面褐色，半透明，有纵向导管束。质硬，断面角质样。气微，味淡，口尝无麻舌感。水分不得过 15.0%，总灰分不得过 7.0%，酸不溶性不得过 1.0%。含双酯型生物碱以新乌头碱、次乌头碱和乌头碱的总量计不得超过 0.010%，含苯甲酰新乌头原碱、苯甲酰乌头原碱和苯甲酰次乌头原碱的总量不得少于 0.010%。

【研究概况】

1. 化学成分

1）附子所含化学成分

附子主要含生物碱类成分，其主要包括新乌头碱、次乌头碱、乌头碱、苯甲酰新乌头原碱、苯甲酰乌头原碱和苯甲酰次乌头原碱等生物碱，双酯型二萜类生物碱是其毒性成分。其他还有醇胺、脂类及多糖类成分等。

2）炮制对化学成分的影响

附子的主要毒性成分双酯型二萜类生物碱（乌头碱、新乌头碱、次乌头碱）在加热、酸碱条件下容易水解成毒性较小的单酯型生物碱，炮制后由于双酯型乌头碱类成分的分解使其毒性降低；此外乌头碱类成分其结构上 8 位乙酰基被脂肪酰基置换，而生成毒性较小的脂生物碱。水浸泡也可以降低附子的毒性，但易损失有效成分。有研究证实，附子在泡、浸漂的过程中生物碱损失 80% 以上；蒸、煮都能降低附子的毒性，但煮法也存在有效成分流失的弊端。经实验证明，生附片用氯化镁煮 15 min，生物碱含量下降约 50%。

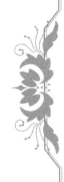

2. 工艺研究

卢文清等采用灰火煨制附子，有2种方法，一是柳木灰火煨制法，一是谷壳灰火煨制法。附子煨制后，毒性变小，副作用减少，其性温和。杨明等用微波炮制附子。净附子去皮后、入50％老水中浸泡10～15 h，再换清水浸泡20～24 h，如此反复2～4次的水处理后蒸制10～20 min，晾干或烘干后用2450 MHz或915 MHz的微波机进行辐射干燥，制得含水量为10％以下的附子。王莉等将洗净的附子浸入食盐胆巴水数日，经漂洗切片后，在110℃及0.7 kg/cm条件下蒸30 min，干燥即得。此方法可破坏毒性生物碱成分，保留强心成分且简化工艺。

方莉等以双酯型生物碱含量、总生物碱含量及外观质量为综合评价指标，采用正交试验法，优选附子的高压蒸制工艺为：500 g附子经润湿后，0.10 MPa压力下蒸制150 min。林华等以6种单、双酯型生物碱、总生物碱含量和外观评分为指标，采用正交试验法最终确定附子最佳高温烘制工艺：500 g附子经换水浸透法处理后，120℃烘制12 h，即得。

3. 药理作用

附子具有回阳救逆、补火助阳、散寒止痛之功效。现代药理研究主要有以下几个方面。

1）强心作用

研究表明，不同的实验模型上均证明附子有强心作用。徐暾海等研究发现从附子中分离的成分附子苷，在整体和离体动物实验中均显示有明显的强心作用。但乌头碱在不引起心律失常的剂量下证明无明显的增强心肌收缩力及减慢心肌收缩频率、降压作用。张世忠等研究表明乌头碱对心功能减退的心脏具有强心作用，通过激动心肌钾通道增强乌头碱的强心作用和有效浓度范围。大多数学者认为钙离子在附子强心中起了一定的作用。王立岩等研究表明附子炮制前后有效部位在离体蟾蜍与在体大鼠上均有强心作用。张志仁等研究表明附子炮制前后有效部位对正常及心衰大鼠血流动力学作用趋势一致，且对心衰大鼠血流动力学作用较正常大鼠血流动力学作用显著。

2）抗炎镇痛作用

李立纪比较了新法加工附子总生物碱高于附片13倍，但两者抗炎、镇痛的效果无显著性差异。新法加工的附子对二甲苯所致小鼠耳郭肿胀和角叉菜胶所致大鼠足趾肿胀具有抑制作用，能够减少酒石酸锑钾所致小鼠扭体次数，对热板法小鼠的痛阈值无影响。表明其具有抗炎作用；对外周性疼痛具有缓解作用。而对中枢性疼痛无明显影响。辜学敏等研究表明甘草附子汤对大鼠佐剂性关节炎有治疗作用，此作用可能与其降低脂质过氧化、恢复抗氧化酶活性、抑制致炎因子NO的合成等有关。

3）对免疫系统的作用

附子水煎液对免疫功能的影响，表现为增强脾细胞、产生抗体，脾细胞对刀豆蛋白A增殖反应的作用与芪附汤相近。马健等研究发现乌头碱增强巨噬细胞表面抗原表达，提高其暴露抗原能力，从而增强机体免疫应答反应。廖运新等研究发现附子饼灸足三里、气海、命门穴后，老年人红细胞免疫功能得到明显加强。陈玉春通过研究参附汤及其单味中药附子、人参对小鼠脾淋巴细胞产生IL-2的影响来探讨免疫调节作用机理。结果表明附子能显著刺激小鼠脾淋巴细胞分泌IL-2，并可能与其促进细胞代谢功能的药理特性有关。附子水煎液能促进阳虚小鼠脾细胞产生抗体。

4）抗肿瘤作用

附子粗多糖和酸性多糖有显著的抑瘤作用，其作用机制主要是增强机体的细胞免疫功能，诱导肿瘤细胞凋亡和调节癌基因的表达。王米渠等实验表明，附子干姜汤可使大鼠C3b受体免疫黏附功能上升，使血中循环免疫复合物减少，使肿瘤坏死因子有下降的趋势。附子与贝母单用及配伍后体

内外抗肿瘤实验发现附子、浙贝单用均有抑瘤及抑制癌转移作用。

5）抗衰老作用

附子能提高老年大鼠血清总抗氧化能力及红细胞超氧化物歧化酶的活性，降低脑组织脂褐素和肝组织丙二醛含量，增加心肌组织 Na^+-K^+-ATPase 的活性，可改善肝细胞膜脂流动性。表明附子能增强抗机体抗氧化能力，具有抗衰老作用。

【述评】

附子被誉为"回阳救逆之第一品，补命门真火第一要药"。附子在《本草纲目》【发明】项记载："乌附毒药，非危病不用，而补药中少加引导，其功甚捷。"可见附子具有毒性，应注意应用得当可发挥补益作用。《本草纲目》记载："附子生用则发散，熟用则峻补。"古代医家常用生品，但须"久煎"而用之，用于回阳救逆，为中医治疗危急重症之药。

据古籍记载，附子炮制方法有：火制法包括炮、烧、炒、炙、蒸、煮等，辅料制法包括醋制、蜜制、姜汁制、童便制、甘草制等。《本草纲目》记载有浸泡、煮、炮和煨法，与现在的方法类似。现在临床应用的主要有黑顺片、白附片及炮附片，地方炮制规范还记载有淡附片（2005《天津》《安徽》），蒸附片、炒附片、黄附片、熟附片、跑天雄（2015《四川》）等品种。

《本草纲目》将附子和侧子单列记载，认为两者来源略有差异。【恭曰】侧子、附子，皆是乌头下旁出者。以小者为侧子，大者为附子。【时珍曰】侧子生于附子之侧，故名。侧子乃附子粘连小者尔。两者功能主治相近，炮制方法一致。现在已无"侧子"这一品种，将其归并为"附子"之中。此外，《本草纲目》还区别了侧子与天雄的功效，"侧子散生旁侧，体无定在，其气轻扬，宜其发散四肢，充达皮毛，为治风之药。天雄长而尖，其气亲上，宜其补上焦之阳虚"。2015 年版《四川省中药饮片炮制规范》将侧子、天雄都归在附子项下。

天雄、附子、川乌来源于同一植物，但其功效差异较大，其奥秘至今未能全面阐释，中医中药内涵的博大精深可见一斑。

苍术（Cangzhu）

《本草纲目》·草部·第十二卷·术

本品为菊科植物茅苍术 *Atractylodes lancea*（Thunb.）DC. 或北苍术 *Atractylodes chinensis*（DC.）Koidz. 的干燥根茎。

【"修治"原文】

根茎

【大明曰】用术以米泔浸一宿，入药。

【宗奭曰】苍术辛烈，须米泔浸洗，再换泔浸二日，去上粗皮用。

【时珍曰】苍术性燥，故以糯米泔浸去其油，切片，焙干用。亦有用脂麻同炒，以制其燥者。

【古代炮制】

唐代有米汁浸炒、醋煮（《理伤》）法。宋代有炒黄（《圣惠方》），米泔浸后麸炒（《衍义》），米泔浸后醋炒、皂角煮后盐水炒（《总录》），米泔浸后盐炒（《总微》），土炒（《妇人》）。金元时期有茴香炒、茱萸炒、猪苓炒、童便浸、东流水浸焙（《世医》），米泔浸后乌头、川楝子同炒焦黄，川椒、破固纸、陈皮、酒浸后炒，酒醋浸炒（《瑞竹》）。明代有制炭、蒸法、露制、茱萸制（《普济方》），土米泔并制、姜汁炒（《仁术》），桑葚取汁制（《景岳》），米泔浸后牡蛎粉炒（《济阴》），米泔浸后黑豆蜜酒人乳并制（《大法》），米泔浸后再用土、水浸并与脂麻粳米糠拌炒（《乘雅》）。清代则有九蒸九晒法（《集解》），炒焦法、土炒炭法（《全生集》）和烘制（《丛话》）等炮制方法。

【现代炮制】

1. 炮制方法

苍术：除去杂质，洗净，润透，切厚片，干燥。

麸炒苍术：取净苍术，按麸炒法，翻炒至苍术表面深黄色。每 100 kg 苍术，用麦麸 10 kg。

焦苍术：取净苍术片，中火炒至焦褐色时，喷淋少许清水，再用文火炒干。（2018《湖北》）

2. 炮制作用

苍术：辛、苦，温。归脾、胃、肝经。具有燥湿健脾、祛风散寒、明目的功效。用于湿阻中焦，脘腹胀满，泄泻，水肿，脚气痿躄，风湿痹痛，风寒感冒，夜盲，眼目昏涩。生苍术辛温而燥烈，以燥湿、祛风、散寒为主，用于风湿痹痛、风寒夹湿表证等。

麸炒苍术：辛味减弱，燥性缓和，气变芳香，增强了健脾和胃的作用。

焦苍术：辛燥之性大减，以固肠止泻为主。用于脾虚泄泻、久痢等。

3. 质量要求

苍术：呈不规则圆形或条形厚片。外表皮灰棕色至黄棕色，有皱纹，有时可见根痕。切面黄白色或灰白色，散有多数橙黄色或棕红色油室，有的可析出白色细针状结晶。气香特异，味微甘、辛、苦。水分不得过 11.0%，总灰分不得过 5.0%，苍术素不得少于 0.30%。

麸炒苍术：形如苍术片，表面深黄色，散有多数棕褐色油室。有焦香气。水分不得过 10.0%，总灰分不得过 5.0%，苍术素不得少于 0.20%。

焦苍术：形如苍术片，表面焦褐色，有焦香气。

【研究概况】

1. 化学成分

1）苍术所含成分

苍术主要含有挥发油、多种萜苷和多糖，其中挥发油主要包括倍半萜类（如茅术醇、β-桉叶醇、苍术酮等）和聚乙烯炔类（如苍术素、苍术素醇等）；萜苷主要包括苍术苷 A、苍术苷 B 等。其次是氨基酸、脂肪酸及少量糠醛、黄酮和酚酸类成分。

2）炮制对化学成分的影响

刘艳菊等通过 GC-MS 技术分析了苍术麸炒前后挥发性成分的变化情况，发现挥发油成分的种类没有变化，但含量降低，其中有 7 个成分显著减少，分别是茅术醇减少 76.5%，β-桉叶醇减少 79.7%，苍术酮减少 77.8%，β-愈创木烯减少 78.1%，α-蒎烯减少 78.3%，α-没药醇减少 75.1%，4-苯乙烯基哒嗪减少 74.2%。还发现炒苍术的麦麸中挥发油及低极性成分与单炒麦麸相比，新增 4 种成分，说明麦麸吸附和加热作用使麸炒苍术的挥发油含量降低。李鑫等实验结果显示，麸炒后饮片中邻苯二甲酸二异丁酯含量显著降低。单晨啸等运用超快速液相-四级杆-飞行时间串联质谱技术考察了北苍术麸炒前后化学成分整体变化，结果麸炒品中白术内酯Ⅰ、白术内酯Ⅱ、苍术苷 A 和一个未知成分的含量显著增加，而白术内酯Ⅲ、苍术醇和 α-姜黄烯的含量显著降低。刘玉强等采用高效液相色谱法测定了生苍术及麸炒苍术中倍半萜类成分苍术烯内酯丙、聚乙烯炔类成分（4E，6E，12E）-十四癸三烯-8，10-二炔-1，3-二乙酸酯的含量，发现除个别饮片外，麸炒后这两种成分含量均低于生品。刘佳鑫等测定了 14 个不同地区市售苍术麸炒后 5-羟甲基糠醛的含量变化，发现麸炒

苍术中该成分的量高于生苍术 2 倍以上。霍岩等采用苯酚-硫酸比色法测定了不同来源的苍术麸炒前后苍术多糖的含量变化情况，结果显示苍术麸炒后苍术多糖的含量总体呈下降趋势。

2. 炮制工艺

刘艳菊等以多指标综合分析，采用正交试验设计法优选麸炒苍术工艺：每 100 g 苍术加麦麸 30 g，150℃时投药，炒制 5 min，翻炒频率 70 次/min。李萍等以苍术素含量、水溶性浸出物、醇溶性浸出物和外观评分的综合评分为评价指标，采用 Box-Behnken 效应面法优选麸炒苍术炮制工艺参数：每 500 g 苍术，加 50 g 麦麸、翻炒温度 140℃、翻炒时间 3 min。孙雄杰等通过正交试验法，以苍术中鞣质质量分数和小鼠腹泻指数为考察指标，通过多指标综合加权评分法，优选焦苍术最佳工艺：苍术 150 g，220～230℃炒制 6 min，翻炒频率 50 次/min。

3. 药理作用

苍术具有燥湿健脾、祛风散寒、明目等功能。现代药理研究主要有以下几个方面。

1）改善胃功能

有学者采用湿阻中焦大鼠模型考察了苍术麸炒前后水提物和正丁醇部位的健脾和燥湿作用的变化。结果发现苍术水提物和正丁醇部位均可以提高湿阻中焦大鼠血清胃泌素水平和增加小肠推进率，且可以增加模型大鼠脾质量，该作用麸炒品强于生品，提示苍术麸炒后健脾作用有所增强。王丹凤等以大黄苦寒泻下法造成大鼠脾虚模型，对苍术麸炒前后的健脾作用进行研究，结果生苍术和麸炒苍术均能提高血清胃泌素、D-木糖和淀粉酶的含量，降低血管活性肠肽的含量，显示出一定的健脾作用

2）利尿作用

苍术的有效成分 β-桉叶醇有很强的抑制 Na^+-K^+-ATP 酶活性作用，从而降低输送能量，提供细胞内 Na^+、K^+ 的交换而达到利尿效应。也有报道，苍术无利尿作用，但却显著增加钠、钾的排泄。

3）抗炎作用

研究表明苍术乙醇提取物可明显抑制小鼠肉芽肿，在 50～200 $\mu g/mL$ 时抑制佛波醇酯加钙离子载体 A23187 诱导人肥大细胞表达 TNF、IL-6、IL-8 等炎性细胞因子；邓时贵等报道抑制二甲苯致小鼠耳肿和耳皮肤的急性炎性渗出，长期保存（180d）的茅苍术挥发油抗急性炎症作用较新鲜的更强。β-桉叶醇能通过阻滞肥大细胞 p38 丝裂原活化蛋白激酶（MAPK）和 NF-κB 活化，抑制受体交互作用蛋白-2 表达和半胱天冬酶-1 活化，对抗佛波醇酯加钙离子载体 A23187 刺激人肥大细胞表达 IL-6，产生肥大细胞介导的炎症反应；β-桉叶醇还能对抗脂多糖激活的巨噬细胞产生一氧化氮（NO）；苍术酮也有抗炎作用，能减轻大鼠棉球肉芽肿和佛波醇酯引起的耳肿。

4）保肝作用

塔西斯等研究发现，生、麸苍术的水提液和多糖部位均能降低 CCl_4 引起的急性肝损伤小鼠血清中 AST、ALT 水平和降低小鼠的肝脏系数，且麸炒苍术水提液和多糖部位的保肝作用强于生苍术。沙多依等比较了北苍术麸炒前后挥发油部位对 CCl_4 诱导的小鼠急性肝损伤模型的保肝作用，结果发现生品及麸炒品挥发油高剂量能显著降低肝损伤小鼠的摄食量，显著增加肾脏系数。生苍术挥发油各剂量均能显著降低模型小鼠血清 AST 水平，但对 ALT 水平具有升高作用。麸炒苍术挥发油各剂量对模型小鼠血清中 ALT、AST 水平均具有降低作用，与生苍术比较，麸炒苍术挥发油保肝作用更加显著。

5）免疫调节作用

苍术生品及麸炒品的水提取物对环磷酰胺致免疫低下小鼠的免疫功能具有调节作用，可以明显提高血清溶血素水平，提示其能够增强免疫功能，苍术麸炒后较生品有更显著的疗效。寇小红等发

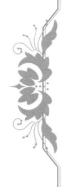

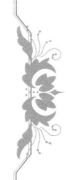

现苍术多糖经腹腔注射，可增加小鼠腹腔巨噬细胞数量，显著促进小鼠巨噬细胞的吞噬功能；还可对抗强的松龙或环磷酰胺对吞噬功能的抑制作用和促进网状内皮质系统的吞噬功能，并能提高红细胞免疫小鼠血清中溶血素的浓度，诱导白细胞介素的产生。

6）其他

苍术还有抗肿瘤、降糖、抗心律失常、抗氧化等作用。

【述评】

宋代之前"苍术""白术"统称为"术"。《本草纲目》收载的"术"品种下包含苍术、并且单列。据古籍记载，苍术炮制方法主要有炒黄、炒焦、炒黑、辅料（大茴香、脂麻、糠、土）炒、炮、烘、蒸、童便制及各种辅料（醋、米泔水、盐、酒、姜、油、乳、蜜、药汁）制等，其中药汁制多达 30 余种。《本草纲目》记载有米泔水制、脂麻炒，米泔水制现有沿用。现代苍术常用的炮制品为苍术生品、麸炒品和炒焦品 3 种。苍术生品温燥而辛烈，化湿和胃、祛风散寒。麸炒后辛味减弱，燥性缓和，气变芳香，增强了健脾和胃的作用。炒焦后辛燥之性大减，以固肠止泻为主。

杜若（Duruo）

《本草纲目》·草部·第十四卷·杜若

【"修治"原文】

根

【敩曰】凡使勿用鸭喋草根，真相似，只是味效不同。凡采得根，以刀刮去黄赤皮，细剉，用三重绢袋阴干，临使以蜜浸一夜，漉出用。

【述评】

时珍曰："杜若乃神农上品，治足少阴、太阳诸证要药，而世不知用，惜哉。"可见，当时杜若已少有人用。现代相关典籍未见该药的记载，无杜若相关研究。

何首乌（Heshouwu）

《本草纲目》·草部·第十八卷·何首乌

本品为蓼科植物何首乌 *Polygonum multiflorum* Thunb. 的干燥块根。

【"修治"原文】

根

【志曰】春、夏、秋采其根，雌雄共用。乘湿以布拭去土，曝干。临时以苦竹刀切，米泔浸经宿，曝干，木杵臼捣之。忌铁器。

【慎微曰】方用新采者，去皮，铜刀切薄片，入甑内，以瓷锅蒸之。旋以热水从上淋下，勿令满溢，直候无气味，乃取出曝干用。

【时珍曰】近时治法：用何首乌、赤白各一斤，竹刀刮去粗皮，米泔浸一夜，切片。用黑豆三斗，每次用三升三合三勺，以水泡过。砂锅内铺豆一层，首乌一层，重重铺尽，蒸之。豆熟，取出去豆，将何首乌晒干，再以豆蒸。如此九蒸九晒，乃用。

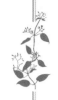

【古代炮制】

唐代有黑豆蒸、醋煮、水煮熟黑豆酒煮（《理伤》），用米泔浸一宿（《本草图经》）。宋代增加了单蒸、米泔水浸后九蒸久暴（《圣惠方》），生姜甘草制（《朱氏》），牛膝制（《履巉岩》）等法。金元有米泔黑豆干枣同制（《儒门》）。明代又增加了黑豆人乳制（《回春》），黑豆牛膝人乳制（《醒斋》），人乳拌蒸、酒浸蒸（《景岳》）。清代还增加了乌羊肉制（《良朋》），牛乳制（《切用》）。

【现代炮制】

1. 炮制方法

何首乌：除去杂质，洗净，稍浸，润透，切厚片或块，干燥。

制首乌：取何首乌片或块，用黑豆汁拌匀，置非铁质容器内炖至汁液吸尽；或清蒸或用黑豆汁拌匀后蒸至内外均呈棕褐色，或晒至半干，切片，干燥。每 100 kg 何首乌片或块，用黑豆 10 kg。

黑豆汁制法：取黑豆 10 kg，加水适量，煮约 4 h，熬汁约 15 kg，豆渣再加水煮约 3 h，熬汁约 10 kg，合并得黑豆汁约 25 kg。

2. 炮制作用

何首乌：苦、甘、涩，微温。归肝、心、肾经。具解毒、消痈、截疟、润肠通便的功能。用于疮痈，瘰疬，风疹瘙痒，久疟体虚，肠燥便秘。

制首乌：黑豆制后，味甘而厚则入阴，消除了生首乌滑肠致泄的副作用。具有补肝肾、益精血、乌须发、强筋骨、化浊降脂的作用。用于血虚萎黄，眩晕耳鸣，须发早白，腰膝酸软，肢体麻木，崩漏带下，久疟体虚，高脂血症。

3. 质量要求

何首乌：呈不规则的厚片或块。外表皮红棕色或红褐色，皱缩不平，有浅沟，并有横长皮孔样突起及细根痕。切面浅黄棕色或浅红棕色，显粉性；横切面有的皮部可见云锦状花纹，中央木部较大，有的呈木心。气微，味微苦而甘涩。水分不得过 10.0%，总灰分不得过 5.0%，含结合蒽醌不得少于 0.05%，含 2，3，5，4'-四羟基二苯乙烯-2-β-O-D-葡萄糖苷不得少于 1.0%。

制首乌：形如何首乌。表面黑褐色或棕褐色。质坚硬，断面角质样，棕褐色或黑色。气微，味微甘而苦涩。水分不得过 12.0%，总灰分不得过 9.0%，含 2，3，5，4'-四羟基二苯乙烯-2-β-O-D-葡萄糖苷不得少于 0.70%，含游离蒽醌不得少于 0.10%。

【研究概况】

1. 化学成分

1）何首乌所含成分

何首乌主要含蒽醌类、二苯乙烯苷类化合物，还含有磷脂类、淀粉、鞣质、脂肪、氨基酸、矿物质等成分。蒽醌类包括大黄酚、大黄素、大黄酸、大黄素甲醚、大黄酚蒽醌、芦荟大黄素等。二苯乙烯苷类主要有 2，3，5，4'-四羟基二苯乙烯-2-O-β-D-葡萄糖苷等。

2）炮制对化学成分的影响

制首乌中结合蒽醌含量明显降低，而总蒽醌含量有所上升。清蒸何首乌中游离蒽醌类大黄素、大黄素甲醚、结合蒽醌类大黄素-8-O-β-D-吡喃葡萄糖苷、大黄素甲醚—8-O-β-D-吡喃葡萄糖苷及二苯乙烯类 2，3，5，4'-四羟基二苯乙烯-2-O-β-D-葡萄糖苷的含量均明显降低。九蒸九晒可使何首乌二苯乙烯苷含量显著下降、游离蒽醌含量显著上升，水溶性总糖含量升高。

不同炮制工艺何首乌炮制品二苯乙烯苷含量为：生片>黑豆汁高压蒸片>黑豆汁炖片>黑豆汁蒸片>清蒸片>黑豆汁屉上蒸片，总游离蒽醌含量：黑豆汁高压蒸片>黑豆汁蒸片>黑豆汁炖片>清蒸片>黑豆汁屉上蒸片>生片，总蒽醌含量：生片>黑豆汁高压蒸片>黑豆汁蒸片>黑豆汁炖片>清蒸片>黑豆汁屉上蒸片。采用不同辅料蒸制时，何首乌炮制品卵磷脂含量的顺序为生品>酒

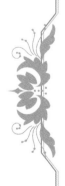

制品＞豆制品＞清蒸品＞豆加酒制品；相同条件下，厚片中的卵磷脂含量比薄片中的高。

2. 工艺研究

赵氏等以结合蒽醌含量和淀粉糊化程度为指标，研究 120℃下边长 0.8～1 cm 粒状和 2～4 mm 厚片 2 种规格何首乌饮片的清蒸工艺，显示粒状蒸制 6 h 最佳，片状蒸 4 h 最佳。李氏等以淀粉粒在何首乌炮制过程中的变化和各炮制品中的蒽醌类成分、总糖、卵磷脂、二苯乙烯苷、水溶性浸出物的含量为指标，结果确定何首乌作为补益药应用时，采用七蒸七晒炮制品较好。任氏等将何首乌分别采用黑豆汁拌蒸 0、2、4、6、8、10 h 和传统工艺（九蒸九晒）炮制后，饮片中二苯乙烯苷的含量为传统工艺炮制品＞生品＞黑豆汁拌蒸品。用黑豆汁拌蒸，二苯乙烯苷的含量先逐渐上升而后下降，以蒸制 6 h 为最高。田氏等以二苯乙烯苷、多糖、大黄素的含量为指标，采用正交设计综合评分法优化黑豆汁炖何首乌的工艺为炖 36 h、80℃干燥 9 h。罗氏等用硫酸-苯酚法测定何首乌及其炮制品中还原性糖、水溶性糖和多糖的含量，确定清蒸何首乌最佳条件为蒸制 35 h，100℃干燥。

3. 药理作用

何首乌具解毒、消痈、截疟、润肠通便的功能。现代药理研究主要有以下几个方面。

1）降脂保肝作用

有研究显示，何首乌不同提取物能有效降低高脂血症患者血清总胆固醇（TC）、总甘油三酯（TG）水平，抑制体内外脂肪酸合酶（FAS）的活性，显著降低高脂血症模型小鼠血清 TC、TG 含量，具有降脂减肥作用。何首乌总苷、二苯乙烯苷、大黄素及卵磷脂等成分可有效降低载脂蛋白 E 基因缺陷（ApoE－/－）小鼠及高脂血症模型大鼠血清 TC、TG、LDL-C 含量，升高血清 NO 水平和总抗氧化能力（TAC），下调主动脉斑块 NF-kB 蛋白表达，降低动脉粥样硬化指数（AI）、血液高凝状态和肝酶活性，增加肝细胞 LCLR mRNA 的表达，具有良好的调节血脂作用及对酒精和高脂饲料致肝损伤的保护作用。

2）抗氧化作用

何首乌二苯乙烯苷（TSG）能显著降低高脂血症模型大鼠血清 MDA 的含量，提高血清 SOD，CAT，GSH-PX 活性及 TAC，纠正自由基代谢紊乱，从而降低脂质过氧化作用对心血管的损伤。何首乌多糖能提高亚急性衰老模型小鼠体内抗氧化酶的活性，清除氧自由基，抑制脂质过氧化。TSG 能有效清除 DPPH 自由基，抑制自由基产生，减少抗氧化剂的消耗，减少细胞凋亡，从而有效地抑制氧糖剥夺（OGD）诱导的体外培养鼠脑缺血模型星形胶质细胞（AS）的损伤。

3）抗骨质疏松作用

何首乌水煎液和醇提物乙酸乙酯萃取部位可抑制未成熟成骨细胞、促进成骨细胞的分化形成，抑制破骨细胞的数量及活性，从而有效预防骨丢失，防治骨质疏松。生首乌水煎液含药血清能促进 SCF mRNA 表达，诱导 MSCs 分泌可溶性 SCF 蛋白，促进骨髓间充质干细胞（MSC）的增殖；制首乌水煎液含药血清，则能有效上调成骨相关基因（OC、ALP、Cbfa1）mRNA 的表达，促进体外培养成骨细胞增殖。

4）抗菌作用

何首乌不同炮制品水煎液均有不同程度的抑菌作用，其中生何首乌水煎液抗金黄色葡萄球菌作用均比其他炮制品强，何首乌不同炮制品对白色葡萄球菌、福氏痢疾杆菌、白喉杆菌等均有不同程度的抑制作用。其中，黑豆蒸何首乌对白色葡萄球菌、酒蒸何首乌和地黄汁蒸何首乌对白喉杆菌抑制力均优于生品及其他炮制品。何首乌总酚酸和总黄酮能有效抑制金黄色葡萄球菌、四联球菌和大肠杆菌的活性，水提物能抑制金黄色葡萄球菌和荧光假单胞菌的活性。

5）抗肿瘤作用

研究发现，何首乌提取物及其成分可通过增强机体特异性免疫和非特异性免疫作用，而达到整

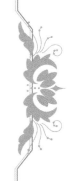

体抗肿瘤作用。其中，何首乌蒽醌苷在体外可促进小鼠 T、B 淋巴细胞的增殖，增强巨噬细胞吞噬中性红的能力，提高 NK 细胞活性及分泌 TNF 活性，并可促进 MLR，拮抗 Mit C 所致淋巴细胞增殖的抑制作用，具有良好的调节机体免疫功能；此外，大黄素可减轻原代培养小鼠肝细胞的脂肪变性、抑制人乳腺癌细胞、肺鳞细胞、肝癌细胞株 SMMC-7721。

6）其他

何首乌不同提取物还具有降血糖、益智、抗抑郁等作用。

【述评】

据古籍记载，何首乌炮制方法有辅料（黑豆、泔、醋、酒、药汁、乳）制、煮、蒸、炮、炒制等 30 余种炮制方法。《本草纲目》记载有米泔制、清蒸、黑豆蒸，并强调九蒸九晒、忌铁器。其中黑豆蒸制从唐代一直沿用至今。何首乌经黑豆蒸制后，具有补肝肾、益精血、乌须发、强筋骨、化浊降脂作用。而生何首乌，具有解毒、消痈、截疟、润肠通便的作用。

《本草纲目》【修治】曰："春夏秋采其根，雌雄并用……忌铁器。"根据中医五行生克制化理论"金性克木之生发之气"，伐木伤肝，补肝肾药遇铁器不仅无益于肝肾，反而"肝肾受伤也"，故曰"补肝肾药更忌铁器"。现代研究表明，铁器会使何首乌中抗氧化有效成分发生还原，减弱抗氧化作用、影响疗效；通过实验证实 Fe^{3+} 和 Fe^{2+} 对何首乌中二苯乙烯苷的影响显著，尤其是在 Fe^{3+} 的条件下，二苯乙烯苷在 2 h 内降解超过 98％，可能降解产物之一对羟基苯甲醛，有一定的黏膜刺激性，提示铁器或通过影响何首乌化学成分的改变进而影响其毒性，同时验证了《本草纲目》中这一记载的科学性。

何首乌古代炮制法为九蒸九曝，而现代工艺已简化，甚至有的仅蒸制一次。目前由于何首乌的炮制机制还不能全面阐明，基于评价指标选择的差异，导致现代许多炮制工艺研究得出工艺参数也不一致，此外，法定标准缺少可操作工艺参数和专属性评价指标，导致制首乌炮制工艺不规范，甚至偶有何首乌肝损伤发生。虽然近年来何首乌炮制工艺的改进研究取得了一定的进展，但是以安全性评价与临床疗效作为理论基础的工艺规范仍需进一步完善。

金荞麦 （Jinqiaomai）

《本草纲目》·耳部·第十八卷·赤地利

本品为蓼科植物金荞麦 *Fagopyrum dibotrys*（D. Don）Hara. 的干燥根茎。

【"修治"原文】

根

【敩曰】凡采得细剉，用蓝叶并根，同入生绢袋盛之，蒸一伏时，去蓝晒用。

【古代炮制】

南北朝有"凡采得后，细剉，用蓝叶并根并剉"（《雷公》）。

【现代炮制】

1. 炮制方法

金荞麦：除去杂质，洗净，润透，切厚片，干燥。

2. 炮制作用

金荞麦：微辛、涩，凉。归肺经。清热解毒，排脓祛瘀。用于肺痈吐脓，肺热喘咳，乳蛾肿痛。

3. 质量要求

金荞麦：为不规则厚片，外表皮棕褐色，或有时脱落，切面淡黄白色或淡红棕色，有放射纹理。气微，味微涩。水分不得过 15%，总灰分不得过 5.0%，醇溶性浸出物不得少于 14.0%，表儿茶素不得少于 0.020%。

【现代研究】

1. 化学成分

金荞麦主含黄酮、甾体、鞣质等类成分。主要成分有表儿茶素、双聚原矢车菊素、海柯皂苷元等。

2. 药理研究

金荞麦具有清热解毒、排脓祛瘀功效，现代药理研究主要有以下几个方面。

1）抗肿瘤作用

金荞麦具有较好抗肿瘤作用，其作用机制包括直接阻止肿瘤细胞生长，抑制肿瘤细胞侵袭、转移，诱导肿瘤细胞凋亡和自噬，抑制肿瘤血管生长，抗炎抗氧化及增强机体免疫力等。金荞麦主要活性成分黄酮和酚类具有广谱抗肿瘤作用。研究表明，橙皮苷通过基质细胞衍生因子 1（SDF1）/趋化因子受体 4（CXCR4）途径下调 MMP9，抑制非小细胞肺癌细胞迁移；苜蓿素通过黏着斑激酶（FAK）/AKT 途径抑制胶质瘤细胞迁移。

2）抗炎作用

研究表明，金荞麦浸膏可显著抑制小鼠耳肿胀，对氨水引起的小鼠咳嗽能使咳嗽次数减少，能增加小鼠气管酚红的排泌作用。金荞麦片可降低脾虚湿热证肠易激综合征腹泻型（IBS-D）大鼠内脏高敏感性，有效抑制免疫炎症反应，多靶点、多层次地参与调节胃肠动力。金荞麦片对实验性 IBS-D 具有量效依赖作用。

3）抗菌作用

金荞麦根和茎叶不同提取物对细菌和真菌均有一定的抑制作用。各种提取物对金黄色葡萄球菌、大肠杆菌、枯草芽孢杆菌、苏云芽孢杆菌、卡拉双球菌等细菌都有明显的抑菌作用，但是对 5406 放线菌只有乙醇提取物和茎叶水提取物有一定的抑制效果。对鞭毛菌、白色念珠菌、松赤枯病菌、玉米纹枯病菌、油菜菌核病菌、玉米弯胞杆菌、小麦赤霉病菌、绿色木霉等真菌都有明显的抑菌作用。

【述评】

金荞麦在《新修本草》及《本草纲目》中名为赤地利，在其他典籍中还有金锁银开、金银锁等别名。金荞麦古代炮制方法主要为剉法，与现版《中国药典》的切制一致。《本草纲目》记载其主治赤白冷热多痢，断血破血，带下赤白，生肌肉。与现在主治功能基本一致。

京大戟 (Jingdaji)

《本草纲目》·草部·第十七卷·大戟

本品为大戟科植物大戟 *Euphorbia pekinensis* Rupr. 的干燥根。

【"修治"原文】

根

【敩曰】凡使勿用附生者，误服令人泄气不禁，即煎荠苨汤解之。采得后，于槐砧上细锉，与

海芋叶拌蒸，从巳至申，去芋叶，晒干用。

【时珍曰】凡采得以浆水煮软，去骨，晒干用。海芋叶麻而有毒，恐不可用也。

【古代炮制】

南北朝有海芋叶拌蒸（《雷公》）。唐代有熬令变色、炒令黄色（《外台》）。宋代有麸炒、河水煮去皮焙、浆水制、米泔水浸、酒炙（《总录》），生姜汁和面裹煨（《圣惠方》）。元时增加了酒浸三宿切片、焙干（《瑞竹》）。金时又增加了醋浸煮（《儒门》）。明清增加了醋浸炒（《景岳》），蒸制（《入门》），枣制（《通玄》《握灵》），盐水炒（《串雅补》）等法。

【现代炮制】

1. 炮制方法

京大戟：除去杂质，洗净，润透，切厚片，干燥。

醋京大戟：取净京大戟，加定量醋与适量水浸没药面，煮至醋吸尽，内无自心时，取出晾至6～7成干时，切厚片，干燥。每100 kg京大戟，用米醋30 kg。

2. 炮制作用

京大戟：苦，寒；有毒。归肺、脾、肾经。具有泻水逐饮、消肿散结的作用。用于水肿胀满，胸腹积水，痰饮积聚，气逆咳喘，二便不利，痈肿疮毒，瘰疬痰核。生大戟有毒，泻下力猛，多外用。用于蛇虫咬伤、热毒痈肿疮毒。

醋京大戟：降低毒性，缓和峻泻作用。用于水肿喘满，胸腹积水，痰饮结聚。

3. 质量要求

京大戟：呈不规则长圆形或圆形厚片。外表皮灰棕爸或棕褐色，粗糙，有皱纹。切面棕黄色或类白色，纤维性。质坚硬。气微，味微苦涩。水分不得过11.0%，醇溶性浸出物不得少于8.0%，含大戟二烯醇不得少于0.60%。

醋京大戟：形如京大戟，色泽加深，微有醋气。

【研究概况】

1. 化学成分

1）京大戟所含成分

京大戟主要含二萜类、三萜类、黄酮类、鞣质类等成分，此外，还含挥发油、有机酸、树胶、树脂等，其中萜类成分为京大戟的主要活性成分，包括京大戟素、大戟醇和甘遂甾醇等。

2）炮制对化学成分的影响

邱韵萦等测定结果表明，生品中大戟二烯醇含量8.11～10.59 mg/g，醋制品中含量为7.57～9.35 mg/g。曹雨诞等测定结果也表明，醋制后大戟二烯醇平均含量由11.45 mg/g降低到9.37 mg/g，甘遂甾醇平均含量由6.27 mg/g降低到4.96 mg/g，醋制加速了萜类化合物的分解。曾颜等同时测定了京大戟生品和炮制品中甘遂甾醇、大戟二烯醇和24-亚甲基环阿尔廷醇含量。结果表明，醋制品中3种三萜成分均略有降低，但经过统计学分析，与生品没有显著性差异。

2. 工艺研究

孙立立等采用正交设计试验，以大戟二烯醇含量、醇浸出物、水浸出物、饮片外观、断面性状等指标综合加权评分，优选了醋京大戟炮制工艺：每100 g京大戟药材，加入醋30 g和水270 g，拌匀，闷润，文火煮至醋水被吸尽，取出，晾至六至七成干，切厚片。

3. 药理作用

京大戟具有泻水逐饮、消肿散结的作用。现代药理研究主要有以下几个方面。

1）泻下作用

邱韵萦等采用肠推进运动模型及巨噬细胞炎症模型，观察肠蠕动及巨噬细胞释放 NO 的能力，

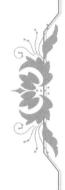

实验结果表明京大戟可诱导炎症反应，并明显促进肠推进运动，产生强烈的泻下作用，醋制后致炎及肠推进作用显著减弱，进而缓和京大戟的泻下作用。

2）抗癌作用

文成英等通过观察大戟注射液对 KY821 白血病细胞株及 12 例正常人骨髓细胞集落产率的影响，结果表明大戟注射液具有抗癌作用，且对于正常人骨髓粒单细胞集落的抑制作用明显低于高三尖杉酯碱的抑制作用，即大戟注射液的毒副作用较低；体外实验证明其具有抑制癌细胞 DNA 合成作用。尚溪瀛等研究发现京大戟注射液可以使 L615 白血病小鼠的生存期延长，并阻断 S 期细胞，从而抑制 L615 白血病小鼠细胞的合成，证明了京大戟注射液具有抗癌作用。陈飞燕等研究发现京大戟中二萜类化合物 pekinenal 对人肝癌细胞增殖有明显的抑制作用，并存在着明显的浓度依赖关系。

3）毒性

京大戟为有毒中药，其毒性主要表现为肝毒性、肾毒性及肠细胞毒性。Hou 等结合组织病理学和代谢组学方法研究京大戟乙醇提取物引起的肝毒性和肾毒性，经组织病理学检查显示肝细胞部分液化坏死、肾小球萎缩及肾髓质中出现明显的肾小管细胞液化坏死，采用正离子电离模式的超高效液相色谱/质谱法分析对照组和京大戟处理组大鼠的尿液样本，发现肌酸酐、苯丙氨酸、犬尿喹啉酸、黄尿酸、亮氨酸和 2，8-二羟基喹啉等内源性代谢物的生成增加，而马尿酸和苯乙酰甘氨酸的生物合成下降，结果证明京大戟的乙醇提取物可造成肝毒性和肾毒性。曹雨诞等采用 MTT 比色法的检测结果显示京大戟生品能够显著抑制大鼠小肠隐窝上皮细胞 IEC-6 的增殖，从而增加对肠细胞的毒性；醋制京大戟的减毒机制可能为通过降低京大戟对 IEC-6 细胞膜通透性，从而降低京大戟对肠细胞的毒性。

4）其他

京大戟还具有升压、抗氧化应激、利尿和抗炎等作用。

【述评】

据古籍记载，大戟炮制方法有蒸、炒、麸炒、辅料（米泔水、浆水、酒、醋）制等。《本草纲目》转载了雷敩的蒸法，认为大戟有毒，不可生用。曰"于槐砧上细锉，与海芋叶拌蒸，从巳至申，去芋叶，晒干用"。李时珍对该炮制方法提出了不同观点："凡采得以浆水煮软，去骨，晒干用。海芋叶麻而有毒，恐不可用也。"现代研究验证李时珍观点正确性。海芋叶的汁液含氢氰酸、生物碱等成分，有毒。误食会引致舌头麻木、肿大及中枢神经中毒，严重时可能有生命危险。现版《中国药典》仅记载醋制法。醋和浆水中均含有机酸类成分，煮制可降低京大戟毒性。

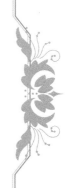

关于大戟来源，按李时珍《本草纲目》【集解】项所述："大戟生平泽甚多，直茎高二三尺，中空，折之有浆……杭州紫大戟为上，江南大戟次之。北方大戟色白，其根皮柔韧如棉，甚峻利，能伤人。"说明大戟品种较多，来源不同。现代早期文献记载的大戟，其来源包括红大戟与京大戟等。《中国药典》1995 年版之前收载的大戟亦包括两者，之后将两品种单列，直至现在。京、红大戟来源不同，成分差异大，但作用相近。然而毒性差别较大。红大戟临床应用广泛，主要是因其毒性较小。而以京大戟入方的一些经典方剂（如紫金锭、十枣汤、大戟散等），若以红大戟代替，没有依据不可取之。2020 年版《中国药典》在炮制方法及注意事项上，京大戟仍沿袭古法，醋炙降低毒性，并注意与甘草不宜同用；而红大戟未作要求。现代文献中关于红大戟的研究少见报道。

红大戟 （Hongdaji）

《本草纲目》·草部·第十七卷·大戟

本品为茜草科植物红大戟 *Knoxia valerianoides* Thorel et Pitard 的干燥块根。

【"修治"原文】

根

同京大戟。

【古代炮制】

同京大戟。

【现代炮制】

1. 炮制方法

红大戟：除去杂质，洗净，润透，切厚片，干燥。

醋红大戟：取原药材，加入米醋和适量水，煮至醋液被吸尽，取出，晾至6～7成干时，切厚片，干燥。（2005《天津》）

或按醋炙法，文火炒干，取出。每100 kg红大戟，用米醋20 kg。（2015《四川》）

2. 炮制作用

红大戟：苦，寒；有小毒。归肺、脾、肾经。具有泻水逐饮、消肿散结之功效。可用于水肿胀满，胸腹积水，痰饮积聚，气逆咳喘，二便不利，痈肿疮毒，瘰疬痰核。

醋红大戟：毒性降低，峻泻作用缓和。

3. 质量要求

红大戟：呈不规则长圆形或圆形厚片。外表皮红褐色或棕黄色，切面棕黄色。气微，味甘、微辛。水分不得过11.0％，总灰分不得过15.0％、酸不溶性灰分不得过4.0％，醇溶性浸出物不得少于7.0％，含3-羟基巴戟醌不得少于0.030％，含芦西定为0.040％～0.15％。

醋红大戟：形如红大戟，色泽加深，微有醋气。

【述评】

见"京大戟"。

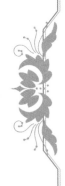

青葙 （Qingxiang）

《本草纲目》·草部·第十五卷·青葙

本品为苋科植物青葙 *Celosia argentea* L. 的茎叶或根。

【"修治"原文】

茎叶

【敩曰】凡用先烧铁杵臼，乃捣用之。

【古代炮制】

南北朝有捣用（《雷公》）的记载。

【现代炮制】

1. 炮制方法

青葙：除去杂质，洗净，切段，干燥。

2. 炮制作用

青葙：苦，寒。归肝、膀胱经。具有燥湿、清热、杀虫、凉血的功能。用于湿热带下，小便不利，尿浊，泄泻，阴痒，疮疥，痔疮，创伤出血。

青葙子 （Qingxiangzi）

《本草纲目》·草部·第十五卷·青葙

本品为苋科植物青葙 *Celosia argentea* L. 的干燥成熟种子。

【古代炮制】

宋代有炒制、熬制（《总录》）。明代有"水淘去泥，磨碎"（《一草亭》），微炒捣碎（《入门》），焙制（《普济方》）。清代有"临用捣"（《本草汇》）等法。

【现代炮制】

1. 炮制方法

青葙子：除去杂质，筛去灰屑。用时捣碎。

炒青葙子：取净青葙子，文火炒至微有爆裂，有香气溢出。（2018《湖北》）

2. 炮制作用

青葙子：苦，微寒。归肝经。具有清肝泻火、明目退翳的功能。用于肝热目赤，目生翳膜，视物昏花，肝火眩晕。生品清肝泻火作用强，用于肝热目赤、肝火眩晕。

炒青葙子：寒性缓和，易于煎出有效成分。

3. 质量要求

青葙子：呈扁圆形。表面黑色或红黑色，光亮，中间微隆起，侧边微凹处载有种脐。种皮薄而脆。气微，味淡。水分不得过 12.0%，总灰分不得过 13.0%，酸不溶性灰分不得过 9.0%。

炒青葙子：形如青葙子，光泽不明显，断面淡黄色，有香气。

【研究概况】

1. 化学成分

青葙子含有脂肪酸、氨基酸、三萜、多糖等类成分。

2. 药理作用

青葙子具有清肝泻火、明目退翳之功。现代药理研究主要有以下几个方面。

1）保肝作用

Hase K 等从青葙子水提取物中分离得到酸性杂多糖活性成分青葙素，对治疗肝炎等肝脏疾病有效，可显著降低血清中 AST、ALT 和 LDH 水平，有效抑制四氯化碳引起的大鼠肝损伤，保肝作用强。同时青葙素可以抑制血浆转氨酶（GPT、GOT）和 LDH 的升高，能够降低四氯化碳引起的大鼠肝化学性损伤后的血浆胆红素水平。还有研究表明青葙苷 A 具有诱导 Hep G2 细胞凋亡的作

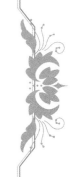

用，其机制可能与激活 Caspase-3/7 和抑制 NF-κB 蛋白表达有关。

2）抗动脉粥样硬化作用

青葙子中青葙总皂苷（TCS）能够显著减小主动脉内斑块面积，从而对动脉粥样硬化发挥较好治疗作用。在细胞水平，TCS 能够减少巨噬细胞对脂质的吞噬，减少泡沫细胞的形成；在 mRNA 水平上，TCS 能够下调 CD 的表达，TCS 对动脉粥样硬化的治疗作用可能与促进细胞自噬有关。

3）降血糖作用

青葙子乙醇提取物（ACAS）可以降低四氧嘧啶诱导大鼠的糖尿病的血糖，并且呈剂量依赖关系。持续给药 15 d 不仅能显著降低糖尿病大鼠的血糖水平，而且 ACAS 对正常大鼠的血糖水平的影响不明显，给药剂量达到 5 g/kg 时没有显示明显的毒性反应。同时发现 ACAS 还可以防止糖尿病大鼠体质量的减少。对四氧嘧啶诱导超强游离基产生和引起组织损伤有非常有效的保护作用。青葙子提取浸膏可以减少血清过氧化物水平和保护胰脏的功能。

4）抗肿瘤和免疫调控作用

Hase K 等对青葙子提取物（CAE）的抗癌转移作用进行了研究。在经门静脉注射结肠癌细胞进行肿瘤细胞接种前，连续腹膜内给药 7 d，发现 CAE 明显抑制了肿瘤的肝转移，并且呈剂量依赖性。体外实验发现 CEA 还能介导巨噬细胞产生 IL-12。CEA 抗癌转移作用的基础在于其具有免疫调控的特性，包括诱导产生 IL-12、IL-2 和 IFN-γ，导致 Th1 支配的免疫状态和激活巨噬细胞达到抗肿瘤状态。

【述评】

《本草纲目》收载了青葙茎叶和子，认为其茎叶主治"风瘙身痒，杀三虫"，有很好的杀虫作用。而其子主治"五脏邪气、益脑、明耳目、强筋骨、去风寒湿痹，治肝脏热毒冲眼、赤障青盲翳肿"等。与现代研究基本吻合。

现在青葙茎叶少见入药，以子入药常见。现版《中国药典》仅载有青葙子，具有清肝泻火、明目退翳之效。用于肝热目赤，目生翳膜，视物昏花，肝火眩晕。青葙子以捣、炒为主要方法，炒制从宋代就有，而《本草纲目》仅记载了青葙茎叶的炮制方法，未见其子的修治法。

苦参 （Kushen）

《本草纲目》·草部·第十三卷·苦参

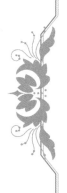

本品为豆科植物苦参 *Sophora flavescens* Ait. 的干燥根。

【"修治"原文】

根

【敩曰】采根，用糯米浓泔汁浸一宿，其腥秽气并浮在水面上，须重重淘过，即蒸之，从巳至申，取晒切用。

【古代炮制】

汉代有醋煮（《金匮》）的方法。晋代有酒煮（《肘后》）的方法。南北朝有米泔水汁浸后蒸（《雷公》）的方法。唐代有炙制（《外台》）法。宋代增加了煨制（《圣惠方》），炒黄（《证类》），酒制（《妇人》）、酒炒（《疮疡》）方法。元代有酒洗（《宝鉴》）法。明清时代又增加了酒浸（《发挥》），酒浸湿蒸晒九次、油炒（《大成》），酒渍、醋渍（《本草述》），米泔浸炒（《尊生》），焙制（《幼幼》），醋炒（《得配》）等炮制方法。

【现代炮制】

1. 炮制方法

苦参：除去残留根头，大小分开，洗净，浸泡至约六成透时，润透，切厚片，干燥。

2. 炮制作用

苦参：苦，寒。归心、肝、胃、大肠、膀胱经。具清热燥湿、杀虫、利尿功能。用于热痢，便血，黄疸尿闭，赤白带下，阴肿阴痒，湿疹，湿疮，皮肤瘙痒，疥癣麻风；外治滴虫性阴道炎。

3. 质量要求

苦参：呈类圆形或不规则形的厚片。外表皮灰棕色或棕黄色，有时可见横长皮孔样突起，外皮薄，常破裂反卷或脱落，脱落处显黄色或棕黄色，光滑。切面黄白色，纤维性，具放射状纹理和裂隙，有的可见同心性环纹。气微，味极苦。水分不得过 11.0%，总灰分不得过 8.0%，水溶性浸出物不得少于 20.0%，含苦参碱和氧化苦参碱的总量不得少于 1.0%。

【研究概况】

1. 化学成分

1）苦参所含成分

苦参中主要含有黄酮类、生物碱类、皂苷类、醌类、二烷基色原酮衍生物等。主要成分有苦参碱、氧化苦参碱等。

2）炮制对化学成分的影响

江海燕等研究表明，炮制温度、辅料（酒和米醋）使苦参炮制前后的苦参碱和氧化苦参碱含量产生变化，苦参不同炮制品中苦参碱含量大小依次为炒炭品＞炒黄品＞酒炙品＞醋炙品＞麸炒品＞生品；氧化苦参碱含量大小依次为生品＞酒炙品＞麸炒品＞炒黄品＞醋炙品＞炒炭品。

2. 工艺研究

邓捷圆等以苦参碱和氧化苦参碱为测定指标，通过正交试验法，优选出苦参最佳切制工艺：浸泡 20 min，润 20 h，100℃干燥。

3. 药理作用

苦参具有清热燥湿、杀虫、利尿的功效。现代药理研究主要有以下几个方面。

1）抗菌、抗病毒作用

苦参的丙酮提取物被证明具有抗白色念珠菌和酿酒酵母等真菌的活性，且明显高于苦参水提物、乙醇提取物和正丁醇提取物。杜思邈等研究发现苦参总生物碱和苦参总黄酮提取物均有抗菌和杀菌效果。苦参的氯仿提取物具有良好的抗 HIV-1 病毒活性，但不具有抑制 HIV-1 反转录的活性。

2）抗肿瘤作用

苦参总生物碱能通过抑制内皮细胞 ECV304 的增殖和迁移发挥其抗肿瘤活性，并且能使处于 G0/G1 期的 VSMC 百分比增高，且呈剂量依赖性，从而抑制 VSMC 的细胞增殖。张丽楠研究发现苦参总碱具有抑制人肺腺癌 A549 细胞株增殖的活性。体内实验研究表明，苦参总碱能抑制荷 S180 肉瘤和 H22 肝癌小鼠瘤体的生长，延长荷瘤小鼠的生存时间。并且抗 H22 肝癌活性明显高于对荷 S180 肉瘤，表明苦参总碱具有明显的抗肿瘤作用。发酵和非发酵的苦参提取物均能抑制喉咙瘤细胞 Hep2 的生长，但非发酵的苦参提取物具有更强的抑制活性。孙明瑜发现苦参中黄酮类化合物具有很好的抗癌活性，不仅比苦参生物碱更强的细胞毒性，还能抑制人多种肿瘤细胞株生长。尤其对非小细胞肺癌 H460 和食管癌 Eca-109 有良好活性。

3）抗过敏作用

苦参甲醇提取物可用于治疗过敏性皮肤病，其机制是通过抑制 Th1 转导反应，阻止信号传递来避免激活肥大细胞，同时抑制肥大细胞脱粒，避免过敏反应。Lee 等人发现苦参具有抗炎功能，主

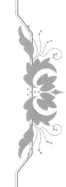

要通过阻塞铜绿假单胞菌所调节的NF-κB/炎症小体的激活及后续产生的IL-1β。

4）其他

苦参还具有保护心脑血管、抗氧化、抗糖尿病、抗过敏等作用。

【述评】

据古籍记载，苦参炮制方法有醋制（炒、煮、渍）、酒制（煮、洗、炒、浸、蒸等）、米泔水制、油制、炙、煨、炒（炒黄、炒存性等）、蒸、煮、焙等。《本草纲目》记载有糯米水浸后蒸制。现在多生用。

苦参药用历史悠久，其味苦、性寒，具有清热燥湿、杀虫、利尿的功效。《本草纲目》【主治】曰"炒存性，米饮服，治肠风泻血并热痢"，【附方】曰"血痢不止苦参炒焦为末"，分别记录了苦参炒炭和炒焦可以治疗血痢出血的独特功效，但现代少见使用，也未见研究文献。同时《本草纲目》【修治】项引述《雷公》苦参的炮制方法："用糯米浓泔水水浸后，上有腥秽气并在水面上浮，须重重淘过，即蒸之。"其中腥秽气可能是豆科植物特有气味。现代研究发现苦参中主要成分为生物碱类成分，糯米浓泔水浸后再蒸制晒干，一定会对其生物碱含量产生影响，从而影响其药理作用，但其炮制物质基础和炮制机理未见报道。此外，苦参酒制、醋制的炮制方法古代常用，认为"醋炒，治少腹热痛。酒炒治时症热结"（《得配》）。《本草纲目》【附方】中也有较多的记载，如伤寒结胸"天行病四、五日，结胸满痛壮热。苦参一两，以醋三升，煮取一升二合，饮之取吐，即愈。天行毒病，非苦参、醋药不解（《外台秘要》）"，大风癞疾"颂曰：用苦参五两（切）。以好酒三斗渍三十日。每饮一合，日三服，常服不绝。若觉痹，即瘥"。现代炮制理论认为，醋制、酒制有利于苦参生物碱的溶出，提高疗效，并能缓和药性等。但苦参醋制、酒制法现代少见，其是否有保留的意义，有待开展深入研究。

虎杖 （Huzhang）

《本草纲目》·草部·第十六卷·虎杖

本品为蓼科植物虎杖 *Polygonum cuspidatum* Sieb. Et Zucc. 的干燥根茎和根。

【"修治"原文】

根

【敩曰】采得细锉，却用叶包一夜，晒干用。

【古代炮制】

南北朝有晒干《雷公》的记载。唐代有："去头脑，洗去土，燥切。"（《千金翼》）

【现代炮制】

1. 炮制方法

虎杖：除去杂质，洗净，润透，切厚片，干燥。

2. 炮制作用

虎杖：微苦，微寒。归肝、胆、肺经。具有利湿退黄、清热解毒、散瘀止痛、止咳化痰的功能。用于湿热黄疸，淋浊，带下，风湿痹痛，痈肿疮毒，水火烫伤，经闭，癥瘕，跌打损伤，肺热咳嗽。

3. 质量要求

虎杖：呈不规则厚片，外表皮棕褐色，有时可见有纵皱纹和须根痕，切面皮部较薄，木部宽

广，棕黄色，射线放射状，皮部与木部较易分离。根茎髓中有隔或呈空洞状。质坚硬。气微，味微苦、涩。水分不得过 12.0%，总灰分不得过 5.0%、酸不溶性灰分不得过 1.0%，醇溶性浸出物不得少于 9.0%，含大黄素不得少于 0.60%，虎杖苷不得少于 0.15%。

【研究概况】

1. 化学成分

1）虎杖所含成分

虎杖主要含蒽醌、芪类，主要为大黄素、大黄素甲醚、大黄酚、虎杖苷、白藜芦醇等。另含黄酮、鞣质和多糖等。

2）炮制对化学成分的影响

江海燕等研究不同虎杖炮制品中成分含量变化，结果总蒽醌含量大小依次为：盐炙虎杖＞姜炙虎杖＞生品炒黄＞炒焦＞炒炭＞醋炙＞蜜炙；大黄素含量：酒炙品＞醋炙品＞ 90℃ 30 min 烘品＞ 60℃ 60 min 烘品＞ 90℃ 60 min 烘品＞盐炙品＞生品，各炮制品中大黄素的含量与生品相比差异显著。潘莹等采用 HPLC 法测定虎杖不同炮制品中白藜芦醇苷的含量，依次为生品＞盐炙品＞醋炙品＞酒炙品。杨梓懿等研究结果显示，炒炭使虎杖鞣质含量增高，水浸出物、醇浸出物，游离蒽醌，总蒽醌含量降低。总之，炮制使大黄素含量、鞣质含量升高，使虎杖苷、水浸出物、醇浸出物、游离蒽醌、总蒽醌含量降低。

2. 药理作用

虎杖具有利湿退黄、清热解毒、散瘀止痛、止咳化痰之功效。现代药理研究主要有以下几个方面。

1）抗炎作用

张海防等通过多种炎症模型进行实验，证明虎杖的醋酸乙酯提取物具有抗炎作用，作用机制可能与抑制炎症介质前列腺素 E_2（PGE_2）的合成、抑制细胞免疫及垂体-肾上腺皮质系统有关。

2）抗病毒作用

有研究表明，虎杖大黄素不仅可以对 1-型单纯疱疹病毒株（HSV-1）直接杀灭、增殖抑制、感染阻断，还可抑制带状疱疹病毒（V2V）、2-型单纯疱疹病毒（HSV-2）、伪狂犬病流感及副流感病毒、痘苗病毒等。王志洁等报道虎杖有效成分大黄素和白藜芦醇苷对人疱疹病毒 HSV21F 株、HSV22333 株具有明显的直接杀灭、增殖抑制及感染阻断作用。陈考坛等研究结果表明，白藜芦醇等显著抑制 H1N1 流感病毒神经氨酸酶的活性。Susan 等报道了 2 型和 3 型小儿麻痹病毒能够被大黄酚显著地抑制，其半数抑制浓度（IC_{50}）分别为 210、20 ng/L。虎杖水煎液对 HSV-1、HSV-2、甲型流感病毒京科 68-1 株、埃可病毒Ⅱ型、3 型腺病毒、Ⅱ型脊髓灰质炎病毒、9 型埃可病毒、A9 及 B5 型科萨奇病毒、乙型脑炎病毒等有抑制作用。

3）抗菌作用

虎杖对多种细菌均有较好的抑制作用。朱廷儒等研究表明金黄色葡萄球菌和肝炎双球菌能够被大黄素、大黄素-8-葡萄糖苷等抑制。虎杖亦对铜绿假单胞菌有较好的抑制作用。虎杖煎剂在体外对金黄色葡萄球菌、白色葡萄球菌、溶血性链球菌、卡他球菌、大肠杆菌、变形杆菌、福氏痢疾杆菌、绿脓杆菌等均有较强抑制作用，并且对钩端螺旋体有杀灭作用。虎杖煎剂还可以抑制非 mecA 基因介导的耐甲氧西林金黄色葡萄球菌生长。

4）对心血管系统的影响

（1）调节血脂。研究表明复方虎杖提取物可以改善高脂饲料致高脂血症模型大鼠的血清血脂水平，具有一定的降血脂作用。虎杖降脂颗粒对高脂乳剂诱导的高脂血症模型大鼠具有明显的治疗作用，该作用可能与其提高机体的抗氧化能力、抵抗自由基介导的脂质过氧化作用、调节肝脏脂代谢关键酶脂蛋白酯酶（LPL）和肝酯酶（HL）的活性及改善血液流变学有关。

（2）抗血栓形成和防止脑出血。虎杖苷可以通过改善微循环，从而产生抗血栓形成的作用；还可以通过抗氧化、改善脑水肿、抗细胞凋亡及保护神经细胞来拮抗脑出血后的脑组织损伤，具有一定的干预凝血酶致神经细胞损伤作用和抗实验性脑出血作用。

（3）扩张血管和心肌保护。吴阳等以累计浓度法观察虎杖苷对苯肾上腺素预收缩血管的舒张效应，并观察不同信号通路阻断剂对虎杖苷效应的影响。结果表明，虎杖苷具有直接舒张血管的作用，该作用依赖于内皮功能的完整性，其机制可能与 PPARβ、NF-κB 信号通路及 NO 释放有关，而与前列环素的作用无关。程建忠等研究表明，虎杖苷具有降低总胆固醇（TC）、TG、β-脂蛋白及升高 α-脂蛋白的作用，可以改善心肌缺血大鼠心脏功能。虎杖苷还对缺血受损心肌具有保护作用，其作用与降低大鼠胆固醇含量、改善高脂血症脂代谢紊乱有关。

5）抗肿瘤作用

虎杖具有广谱的抑制肿瘤细胞增殖的作用。研究证明，虎杖苷可以抑制裸鼠移植瘤的生长，抑制肺癌和乳腺癌细胞的迁移、贴壁能力和侵袭能力。白藜芦醇丙烯酰胺类衍生物对人乳腺癌 MCF-7 细胞株、肺腺癌 A549 细胞株和小鼠黑色素瘤 B16-F10 细胞株具有良好的抗增殖活性。白藜芦醇可显著抑制小鼠肝癌 Hepa1-6 细胞增殖，提示白藜芦醇对肝癌细胞具有一定程度的抑制作用。王长本等报道，白藜芦醇在较低浓度即可诱导胃癌 HGC27 细胞 S 期抑制，使 S 期细胞比例减少，将肿瘤细胞周期阻滞在 G_0/G_1 期，抑制 DNA 生物合成。单中杰等研究结果表明，白藜芦醇可使人肾细胞癌 786-0 的 G_1 期及 G_2 期比例显著下降，S 期比例明显升高，将细胞阻滞在 S 期而诱导细胞凋亡。

6）其他

虎杖还有抗氧化、改善阿尔茨海默病症状、免疫调节、保护肺损伤、保护肝细胞等作用。

【述评】

虎杖炮制方法简单，古代仅有剉法，《本草纲目》也记载了该法，与《中国药典》的"切制"一致。虎杖临床以生品使用，其主要功效为"利湿退黄、清热解毒、散瘀止痛、止咳化痰"。《本草纲目》记载虎杖主治"风在骨节间及血瘀，煮汁作酒服之"。即治风湿可佐酒服之，与酒炙有异曲同工之效。此外，【发明】有"暑月以根和甘草同煎为饮，色如琥珀可爱，甚甘美。瓶置井中，令冷澈如冰，时人呼为冷饮子，啜之且尊于茗，极解暑毒"。提示虎杖有解暑作用，为现代饮品开发提供了思路。

知母 (Zhimu)

《本草纲目》·草部·第十二卷·知母

本品为百合科植物知母 *Anemarrhena asphodeloides* Bge. 的干燥根茎。

【"修治"原文】

根

【敩曰】凡使，先于槐砧上锉细，焙干，木臼杵捣，勿犯铁器。

【时珍曰】凡用，拣肥润里白者，去毛，切。引经上行则用酒浸焙干；下行，则用盐水润焙。

【古代炮制】

宋代有煨制（《圣惠方》），焙制（《指迷》），炒制（《宝产》），酒炒、酒拌炒黑（《妇人》），盐水炒（《扁鹊》），盐酒拌炒（《疮疡》）。元代有酒洗（《脾胃论》），酒浸（《瑞竹》）。明代有蜜水拌炒（《入门》），人乳汁盐酒炒（《回春》），童便浸（《准绳》），姜汤浸（《保元》）。

【现代炮制】

1. 炮制方法

知母：除去杂质，洗净，润透，切厚片，干燥，去毛屑。

盐知母：取净知母片，文火炒至变色，喷淋盐水，炒干。每 100 kg 知母，用食盐 2 kg。

2. 炮制作用

知母：苦、甘，寒。归肺、胃肾经。具有清热泻火、滋阴润燥的功效。用于外感热病，高热烦渴，肺热燥咳，骨蒸潮热，内热消渴，肠燥便秘。生品苦寒滑利，清热泻火、生津润燥。泻肺、胃之火宜生用。

盐知母：引药下行，专于入肾，增强滋阴降火作用，善清虚热。

3. 质量要求

知母：呈不规则类圆形的厚片。外表皮黄棕色或棕色，可见少量残存的黄棕色叶基纤维和凹陷或突起的点状根痕。切面黄白色至黄色。气微，味微甜、略苦，嚼之带黏性。水分不得过 12.0%，总灰分不得过 9.0%、酸不溶性灰分不得过 2.0%，含芒果苷不得少于 0.50%，知母苷Ⅱ不得少于 3.0%。

盐知母：形如知母片，色黄或微带焦斑。微咸。水分不得过 12.0%，总灰分不得过 9.0%、酸不溶性灰分不得过 2.0%，含芒果苷不得少于 0.40%，知母苷Ⅱ不得少于 2.0%。

【研究概况】

1. 化学成分

1）知母所含成分

知母主含甾体皂苷，主要包括芒果苷和知母苷Ⅱ。其次是双苯吡酮类、木脂素类、多糖类、有机酸类、大量黏液质及微量元素成分。

2）炮制对化学成分的影响

郭晓晔等研究发现各种不同干燥加工方法对知母有效成分含量有影响，以有效成分保有方面考虑，不同干燥方法优劣顺序：微波干燥＞远红外干燥＞烘干＞晒干≈阴干。高慧等研究表明知母盐制后，薄层色谱显示中强极性成分发生了明显变化；盐制后芒果苷含量有所降低，菝葜皂苷元含量有所增加。宋泽璧等发现知母盐炙后牡荆素含量降低。刘波研究发现不同炮制方法对知母主要成分芒果苷的影响：盐制＞麸制＞盐麸制＞酒制＞炒制＞生品，新芒果苷：生品＞盐麸制＞盐制＞酒制＞麸制＞炒制。

2. 炮制工艺

宋珅等以菝葜皂苷元、芒果苷含量为指标，采用正交设计法，优选光知母水处理最佳工艺：润制时间 15 h，切制规格 3 mm，干燥温度 60℃。陆兔林等以菝葜皂苷元、芒果苷为考察指标，采用正交设计优选盐炙知母的最佳工艺：取知母片 100 g，2 g 盐加水配成 15 mL 盐水溶液，闷润至盐水被药物吸尽，置炒制容器内，180℃为炒制 8 min。

3. 药理作用

知母具有清热泻火、滋阴润燥的功效。现代药理研究主要有以下几个方面。

1）抗炎作用

代渊等研究表明知母总多糖可以显著改善二甲苯致小鼠耳郭肿胀、醋酸致小鼠腹腔毛细血管通透性增高等炎症反应。LEE 等实验证明，知母中的木脂素类成分尼艾酚可有效抑制神经炎症病变的发生，其原理是通过抑制小胶质细胞中一氧化氮合酶和环氧酶-2 的表达从而减弱炎细胞的生成和抑制 NF-κB 的活性实现的。

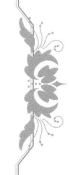

2）降血脂作用

知母总皂苷通过增强 LDLR 的活性，从而结合更多脂类用于细胞增殖和合成固醇类激素及胆汁酸盐，减少血浆中的脂类成分，最终起到减轻高脂血症所引起的心脑血管损害的作用。JO YH 等从知母中分离得到的二苯甲酮类化合物对胰脂肪酶具有很强的抑制作用，从而调节血脂水平。

3）抗氧化作用

骆健俊等发现芒果苷具有较强的抗氧化能力，对骨髓间充质干细胞的氧化应激损伤有明显的保护作用。其机制可能与芒果苷提高细胞内超氧化物歧化酶及过氧化氢酶的活性，降低细胞内丙二醛及活性氧水平密切相关。

4）其他

知母还有保护血管内皮、抑制血栓形成、抗骨质疏松、抗肿瘤、抗哮喘、抗抑郁等作用。

【述评】

据古籍记载，知母炮制方法有煨、焙、炒及辅料（酒、盐、蜜、人乳汁盐酒、童便、姜汁）制等。《本草纲目》记述了盐制和酒制法。现版《中国药典》收载有知母和盐知母，部分炮制规范还收载了炒法、麸炒和酒炙等炮制方法。传统炮制理论认为生品苦寒滑利，清热泻火、生津润燥。泻肺、胃之火宜生用。盐炙引药下行，专于入肾，增强滋阴降火作用，善清虚热。李时珍曰："引经上行则用酒浸焙干；下行，则用盐水润焙。"陈嘉谟曰："去净皮毛，忌犯铁器，引经上颈，酒炒才升，益肾滋阴，盐炒便入。"王好古曰："酒浸曝干，恐寒伤胃气也。"可见，知母盐制和酒制在古代有广泛应用，但酒制法现代少见，其是否有保留的意义，有待开展深入研究。

狗脊（Gouji）

《本草纲目》·草部·第十二卷·狗脊

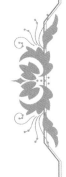

本品为蚌壳蕨科植物金毛狗脊 *Cibotium barometz*（L.）J. Sm. 的干燥根茎。秋、冬两季采挖，除去泥沙，干燥；或去硬根、叶柄及金黄色绒毛，切厚片，干燥，为"生狗脊片"；蒸后晒至六七成干，切厚片，干燥，为"熟狗脊片"。

【"修治"原文】

根茎

【敩曰】凡修事，火燎去须，细锉了，酒浸一夜，蒸之，从巳至申，取出晒干用。

【时珍曰】今人惟锉炒，去毛须用。

【古代炮制】

南北朝有酒拌蒸（《雷公》）。宋代有火燎去毛（《博济》），酥炙去毛、去毛醋炙（《总录》），炙去毛后焙制（《普本》），酒浸蒸（《局方》），爁制（《洪氏》），火炮（《百问》）。明、清时代有去毛净后米醋煮、炒去毛净、火煅红去毛用肉（《普济方》），炙制（《医学》），酒浸（《启玄》），酒浸炒去毛（《逢原》）。

【现代炮制】

1. 炮制方法

狗脊：除去杂质；未切片者，洗净，润透，切厚片，干燥。

烫狗脊：取生狗脊片，用砂烫至鼓起，放凉后除去残存绒毛。

2. 炮制作用

狗脊：苦、甘、温。归肝、肾经。具有祛风湿、补肝肾、强腰膝。用于风寒湿痹，关节疼痛，屈伸不利。

烫狗脊：质地松脆，便于粉碎和煎出有效成分，便于除去残存绒毛。以补肝肾、强筋骨为主。

3. 质量要求

狗脊：呈不规则长条形或圆形厚片。切面浅棕色，较平滑，近边缘1～4 mm处有1条棕黄色隆起的木质部环纹或条纹，边缘不整齐，偶有金黄色绒毛残留；质脆，易折断，有粉性。无臭，味淡、微涩。水分不得过13.0%，总灰分不得过3.0%，醇溶性浸出物不得少于20.0%。

烫狗脊：形如狗脊片，表面略鼓起，棕褐色。气微，味淡、微涩。水分不得过13.0%，总灰分不得过3.0%，醇溶性浸出物不得少于20.0%，含原儿茶酸不得少于0.020%。

【研究概况】

1. 化学成分

1）狗脊所含成分

狗脊主要含挥发油、淀粉、酚酸类等。主要成分有原儿茶酸等。

2）炮制对化学成分的影响

狗脊炮制后鞣质含量均降低，原儿茶酸含量升高。氨基酸总量生品含量最高，其中游离氨基酸生品高于炮制品，水解氨基酸炮制品高于生品。5-羟甲基糠醛、原儿茶酸和原儿茶醛的含量为砂炒品＞酒蒸品＞单蒸品＞生品。

2. 炮制工艺

赵敏杰等以原儿茶酸、原儿茶醛含量的综合评分为指标，通过正交试验优选出鲜狗脊切片烘干后润蒸的炮制方法，最佳工艺：生狗脊片室温浸润1 h，武火蒸4 h，停火闷润4 h。解世全等以5-羟甲基糠醛、原儿茶酸、原儿茶醛为考察指标，采用正交实验法优选砂烫狗脊的最佳工艺：取8倍量砂、180～190℃烫制6 min。

3. 药理作用

狗脊具有祛风湿、补肝肾、强腰膝的功效。现代药理研究主要有以下几个方面。

1）防治骨质疏松

狗脊能够显著促进成骨细胞增殖。徐钢等采用CCK-8法检测狗脊不同炮制品对成骨细胞的影响，结果显示酒制狗脊的正丁醇部位、原儿茶酸、原儿茶醛及曲酸等酚类化合物均可促进成骨细胞增殖，其中尤以正丁醇提取物促进成骨细胞增殖作用最为显著，认为狗脊各炮制品均可用于治疗骨质疏松症。狗脊还具有抑制破骨细胞生成等作用，可用于防治骨质疏松症。

2）抗炎作用

动物实验发现，狗脊生品的正丁醇和乙酸乙酯提取物均具有抑制慢性炎症及肉芽肿形成等作用。赵敏杰等以脂多糖（LPS）刺激单核巨噬细胞RAW264.7为体外模型，通过比较细胞上清液中炎性细胞因子IL-1β、IL-6、TNF-α及炎性介质NO和PGE2的水平和总评分，评价狗脊不同炮制品的抗炎作用，综合评分由高到低依次为生狗脊＞烫狗脊＞酒狗脊＞盐狗脊＞蒸狗脊。

3）活血镇痛作用

鞠成国等研究发现，高剂量的生狗脊和砂烫狗脊镇痛作用较显著，且狗脊毛、狗脊和砂烫狗脊均有不同程度的活血作用。李军等研究发现，狗脊能够改善血液流变性，可以起到活血化瘀的作用，且砂烫法炮制能够增强其疗效。

4）其他

狗脊还有保肝、抗氧化等作用。

【述评】

据古籍记载，狗脊炮制方法主要有去毛（火燎去毛、火煅后去毛、炒去毛、炙去毛等）、爁制、炒、炮、煅、焙、蒸、酒制、醋制、酥制等。《本草纲目》仅记载有去毛、酒蒸法，这些方法沿用至今。古代文献中几乎都记载了狗脊去毛。

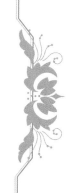

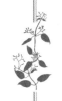

泽泻 （Zexie）

《本草纲目》·草部·第十九卷·泽泻

本品为泽泻科植物东方泽泻 *Alisma orientale* （Sam.）Juzep. 或泽泻 *Alisma plantago-aquatica* Linn. 的干燥块茎。

【"修治"原文】

根

【敩曰】不计多少，细锉，酒浸一宿，取出曝干，任用。

【古代炮制】

南北朝有酒浸（《雷公》）。宋代有酒浸一宿炙（《总录》《局方》），酒浸、蒸焙（《传信》），水洗剉作块、无灰酒湿瓦上蒸（《背疽方》），微炒（《洪氏》）。金、元代有炒（《儒门》），蒸（《世医》）。明代有蒸焙（《启玄》），刮去毛、水洗润切、有酒浸。有皂角水浸切焙用。夏月频晒不生虫（《仁术》），煨（《景岳》），米泔浸去毛、蒸或捣碎焙（《大法》），米泔浸炒（《醒斋》）。清代有酒炒用（《得配》），酒拌（《求真》），酒拌烘（《要旨》），炒黄色（《说约》），盐水拌（《备要》），盐水炒（《幼幼》）的炮制方法。

【现代炮制】

1. 炮制方法

泽泻：除去杂质，稍浸，润透，切厚片，干燥。

盐泽泻：取泽泻片，加盐水拌匀，闷润，文火炒干。每 100 kg 泽泻，用食盐 2 kg。

2. 炮制作用

泽泻：甘、淡，寒。归肾、膀胱经。具利水渗湿、泄热、化浊降脂作用。用于小便不利，水肿胀满，泄泻尿少，痰饮眩晕，热淋涩痛，高脂血症。

盐泽泻：引药下行，增强滋阴、泄热、利尿的作用，并利尿而不伤阴，用于小便淋涩，遗精淋漓，腰部重痛。

3. 质量要求

泽泻：呈圆形或椭圆形厚片。外表皮淡黄色至淡黄棕色，可见细小突起的须根痕。切面黄白色至淡黄色，粉性，有多数细孔。气微，味微苦。水分不得过 12.0%，总灰分不得过 5.0%，醇溶性浸出物不得少于 10.0%，含 23-乙酰泽泻醇 B 和 23-乙酰泽泻醇 C 的总量不得少于 0.10%。

盐泽泻：形如泽泻片。表面微黄色，偶见焦斑，味微咸。水分不得过 13.0%，总灰分不得过 6.0%，醇溶性浸出物不得少于 9.0%，含 23-乙酰泽泻醇 B 和 23-乙酰泽泻醇 C 的总量不得少于 0.040%。

【研究概况】

1. 化学成分

1）泽泻所含成分

泽泻主要含有三萜及倍半萜类，主要成分有 23-乙酰泽泻醇 B、C 等。还含有二萜、甾醇、挥发油、生物碱、脂肪酸、蛋白质及淀粉等。

2）炮制对化学成分的影响

泽泻炮制后其三萜类成分提取率：泽泻醇 A＞24-乙酰泽泻醇 A＞泽泻醇 B＞23-乙酰泽泻醇 B；且各炮制品中 23-乙酰泽泻醇 B、24-乙酰泽泻醇 A 的水煎煮提取率比相应的生泽泻的提取率高。

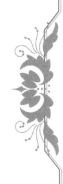

2. 工艺研究

戴小欢等以 24-乙酰泽泻醇 A 及 23-乙酰泽泻醇 B 为评价指标，采用正交实验法，优选盐炙泽泻的最佳炮制工艺：每 30 g 泽泻，用 12 mL 盐水（含 0.6 g 盐），闷润 5 h，在 110℃下炒制 35 min。王新功等以泽泻醇-B 为评价指标，采用正交试验优选出麸炒泽泻的最佳炮制工艺：每 100 kg 泽泻用麦麸 12.5 kg，温度 160～170℃，炒制 3 min。

3. 药理作用

泽泻具利水渗湿、泄热、化浊降脂作用。现代药理研究主要有以下几个方面。

1）利尿作用

泽泻有明显的利尿作用。作用强弱与采收季节、药用部位、炮制方法、给药途径及生物的种属有关。冬季采集的正品泽泻利尿作用最强。王立新等研究结果表明，泽泻醇提物、水提物、24-乙酰泽泻醇 A 均有利尿作用，24-乙酰泽泻醇 A 为泽泻的主要利尿成分。伍小燕等的研究表明，泽泻水提物具有显著的利尿活性，可显著增加大鼠的尿量，增加大鼠血 Na^+、尿 K^+ 和尿 Cl^- 水平，其利尿活性可能是通过调节肾脏髓质 AQP2 表达而产生。

2）抗肾炎作用

使用免疫复合物（IC）肾炎大鼠对泽泻的抗肾炎活性进行药理学研究，发现甲醇热提取物能减少尿蛋白排泄量，降低肾小球细胞浸润、肾小管变性和再生及抑制 IC 肾炎大鼠各种并发症的发生。

3）扩张血管作用

离体兔心灌注实验表明，泽泻醇提物的水溶性部分能显著增加冠脉流量，对心率无明显影响，对心肌收缩力呈轻度的抑制作用。体外实验发现泽泻对正常和肝硬变大鼠具有明显的血管扩张作用。这可能是通过血管内皮细胞增加前列环素和一氧化碳的释放而发挥扩展血管作用，该作用具有血管内皮依赖性。

4）降低血清胆固醇作用

吴水生以 HepG2 细胞为模型，Lipitor 为阳性对照，加入不同浓度的 Alisol Monoacetate A 和 B，培养 24 h 后分别收集与测定培养液及细胞内的胆固醇含量。结果表明随着 Alisol Monoacetate A 和 B 浓度的增加，细胞内胆固醇含量也显著升高，存在正量效关系；但培养液内的胆固醇含量无明显不同，所以，Alisol Monoacetate A 和 B 可能具有增强细胞的线粒体代谢活性而促进 HepG2 合成胆固醇的作用。

5）其他

泽泻还有抑制平滑肌收缩、改善老年痴呆、抑制肿瘤和免疫调节等作用。

【述评】

据古籍记载，泽泻炮制方法以酒浸、炒、蒸为主要方法，至清代后出现盐水拌炒法。《本草纲目》收载细锉和酒制法。现在临床上以生品和盐泽泻使用较多，其次是麸炒泽泻，酒制泽泻少见。现版《中国药典》收载有泽泻和盐泽泻。盐炙泽泻可引药下行、增强滋阴、泄热、利尿的作用。该方法于清代出现，沿用至今。泽泻服用不当会产生副作用，元素曰："泽泻乃除湿之圣药，无此疾服之，令人目盲。"扁鹊云："多服病人眼。"时珍曰："泽泻渗去其湿，聪明耳目之功。若久服，则降令太过，清气不升，真阴潜耗，安得不目昏也？"可见古人对泽泻的药效和副作用已有丰富的临床经验，认为无疾或久服会有"昏目"副作用。因此应对症下药，并注意用药剂量和服用周期。现代有学者对泽泻的肾毒性进行了研究，认为对肾损伤者有一定影响。至于久服泽泻导致"目盲"的机理有待进一步研究。

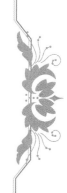

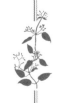

茜草 （Qiancao）

《本草纲目》·草部·第十八卷·茜草

本品为茜草科植物茜草 *Rubia cordifolia* L. 的干燥根和根茎。

【"修治"原文】

根

【敩曰】凡使，用铜刀于槐砧上剉，日干，勿犯铅铁器。勿用赤柳草根，真相似，只是味酸涩。误服令人患内障眼，速服甘草水止之，即毒气散。

【古代炮制】

宋代有炒制（《证类》），焙制（《总微》）等方法。金、元时期有烧灰存性（《儒门》《十药》）的方法。明、清时代增加了酒洗（《启玄》），酒炒和童便制（《得配》）等法。

【现代炮制】

1. 炮制方法

茜草：除去杂质，洗净，润透，切厚片或段，干燥。

茜草炭：取茜草片或段，武火炒至表面焦黑色，内部棕黑色，喷洒少许清水，灭尽火星，取出晾干。

2. 炮制作用

茜草：苦，寒。归肝经。具有凉血、祛瘀、止血、通经之功效。用于吐血，衄血，崩漏，外伤出血，瘀阻经闭，关节痹痛，跌扑肿痛。

茜草炭：炒炭后寒性减弱，以止血为主。

3. 质量要求

茜草：呈不规则的厚片或段。根呈圆柱形，外表皮红棕色或暗棕色，具细纵纹；皮部脱落处呈黄红色。切面皮部狭，紫红色，木部宽广，浅黄红色，导管孔多数。气微，味微苦，久嚼刺舌。水分不得过 12.0%，总灰分不得过 15.0%、酸不溶性灰分不得过 5.0%，醇溶性浸出物不得少于 9.0%，含大叶茜草素不得少于 0.2%，羟基茜草素不得少于 0.08%。

茜草炭：形如茜草片或段，表面黑褐色，内部棕褐色。气微，味苦、涩。水分不得过 8.0%，醇溶性浸出物不得少于 10.0%。

【研究概况】

1. 化学成分

1）茜草所含成分

茜草主含环己肽类、蒽醌类、还原萘醌类，还含有鞣质、多糖类、萜类、微量元素等。主要成分有大叶茜草素、羟基茜草素等。

2）炮制对化学成分的影响

有研究表明，茜草炒炭后大叶茜草素含量大幅降低，羟基茜草素和 1，3-二羟基蒽醌绝对含量很低；而炒炭后 1，3，6-三羟基-2-甲基蒽醌显著升高。

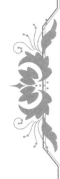

2. 工艺研究

丁安伟等以茜草炭的止血作用为指标，采用正交试验法优选茜草炭的最佳炮制工艺：230℃炒制 9 min。陈朝军等以凝血时间为指标，通过正交实验优选出炒炭工艺：温度为 220～260℃、时间为 12～17 min、粒度 2～5 mm。

3. 药理作用

茜草具有凉血止血、祛瘀通经的功效。现代药理研究主要有以下几个方面。

1）止血作用

宋善俊等研究发现茜草对凝血三阶段（凝血活酶生成，凝血酶生成，纤维蛋白形成）均有促进作用，而且其凝血作用可能与其抗肝素效能有关。动物实验证明茜草具有延长小鼠凝血时间的作用，而茜草炭则能明显缩短小鼠的凝血时间，家兔口服茜草温浸液后 30～60 min 均有明显的促进血液凝固作用，表现为复钙时间、凝血酶原时间及白陶土部分凝血活酶时间缩短。口服茜草炭能明显缩短小白鼠尾部出血的时间。

2）抗炎作用

研究表明，用脂多糖处理小鼠 RAW264.7 巨噬细胞，NO、iNOS 及 IL-1β 和 IL-6 的含量均显著上升，而加入大叶茜草素共孵育后，这些炎症介质的水平有所下降。另外大叶茜草素的降解产物羧基大叶茜草素也能够抑制脂多糖诱导 RAW264.7 巨噬细胞中 NO 含量的升高。除了萘醌类化合物，从茜草中分离出的 1-羟甲基蒽醌可以通过抑制 iNOS 表达来减少 NO 含量，从而缓解脂多糖和干扰素 IFN-γ 对小鼠腹腔巨噬细胞的损伤。大叶茜草素及其降级产物能够抑制脂多糖诱导的 JAK2 磷酸化，并能抑制 NF-κB 的转录，说明这些化合物具有调节炎症相关信号通路的潜力。

3）抗氧化、清除自由基作用

动物实验表明，茜草多糖对小鼠肝匀浆在 37℃ 生成丙二醛（MDA）含量的抑制率为 64.1%，对邻苯三酚产生的氧自由基有显著的抑制作用，对 H_2O_2 所致的红细胞溶血率亦有显著的降低作用。茜草双酯还能保护心肌超氧化物歧化酶（SOD）、胱甘肽过氧化物酶（GSH-Px）的活性，降低脂质过氧化物 MDA 的产生，揭示茜草双酯具有抗氧化作用。茜草多糖对大鼠肾缺血再灌注损伤模型有保护作用，其机制为降低 MDA 的含量，显著性增加 SOD、Na^+-K^+-ATP 酶及 Ca^{2+}-ATP 酶的活性，减轻肾功能的损伤。

4）其他

茜草还具有抗肿瘤、增强免疫力、护肝及止咳作用。

【述评】

据古籍记载，茜草炮制方法有炒制、焙制、制炭、酒制、童便制等。《本草纲目》中转载了《雷公》的炮制方法："凡使，用铜刀于槐砧上到，日干，勿犯铅铁器。"现代研究显示，茜草中含有大量蒽醌、鞣质等成分，易与铁发生反应。提示古法具有科学性。

现版《中国药典》收载了茜草和茜草炭。茜草生品清热凉血止血、祛瘀通经。炒炭后寒性减弱，增强止血作用，用于各种出血症。药理研究也表明，茜草炒炭后止血作用明显优于生品。

骨碎补 (Gusuibu)

《本草纲目》·草部·第二十卷·骨碎补

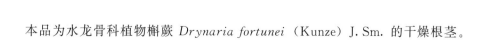

本品为水龙骨科植物槲蕨 *Drynaria fortunei* (Kunze) J. Sm. 的干燥根茎。

【"修治"原文】

根

【敩曰】凡采得，用铜刀刮去黄赤毛，细切，蜜拌润，甑蒸一日，晒干用。急用只焙干，不蒸亦得也。

【古代炮制】

南北朝有去毛、蜜拌润后蒸（《雷公》）。唐代有姜制、去毛炒（《理伤》）。宋代增加了火炮（《证类》），盐水炒（《总录》），酒拌蒸（《局方》），酒浸炒、焙制（《妇人》）等方法。明清时代还有炒黑（《普济方》），炙（《理例》），蒸焙（《本草汇》），制炭（《得配》），酒炒（《增广》）等方法。

【现代炮制】

1. 炮制方法

骨碎补：除去杂质，洗净，润透，切厚片，干燥。

烫骨碎补：净骨碎补或片，按砂烫法武火炒至鼓起，撞去毛。

2. 炮制作用

骨碎补：苦，温。归入肝、肾经。具有疗伤止痛、补肾强骨功效；外用消风祛斑。用于跌扑闪挫，筋骨折伤，肾虚腰痛，筋骨痿软，耳鸣耳聋，牙齿松动；外治斑秃，白癜风。

烫骨碎补：质地松脆，易于除去鳞片，便于调剂和制剂，有利于有效成分的煎出，以补肾强骨、疗伤止痛为主。

3. 质量要求

骨碎补：呈不规则厚片。表面深棕色至棕褐色，常残留细小棕色的鳞片，有的可见圆形的叶痕。切面红棕色，黄色的维管束点状排列成环。气微，味淡、微涩。水分不得过 14.0%，总灰分不得过 7.0%。浸出物不得少于 16.0%。含柚皮苷不得少于 0.50%。

烫骨碎补：形如骨碎补或片，表面黄棕色至深棕色。体膨大鼓起，质轻、酥松。水分不得过 13.0%，总灰分不得过 10.0%。浸出物不得少于 16.0%，含柚皮苷不得少于 0.4%。

【研究概况】

1. 化学成分

1）骨碎补所含化学成分

骨碎补主要含有酚酸、黄酮类、苯丙素类、木脂素、三萜类等。主要成分有柚皮苷等。

2）炮制对化学成分的影响

研究表明，骨碎补生品、清炒品、砂烫品及烘制品等四种饮片中柚皮苷的含量差异为，砂烫品、烘制品比生品高 47.45%，清炒品比生品高 34%。

2. 工艺研究

李静等以柚皮苷、总黄酮和煎出物含量等多指标综合评分法优选砂烫骨碎补的工艺为：用 6 倍量油砂，210℃加热炮制 3 min。耿妍等以柚皮苷的含量为指标，采用正交试验优选骨碎补盐炙工艺：每 20 g 药用 30 mL 盐水（含 4 g 盐）浸润 8 h，在 190℃下砂烫 4 min。

3. 药理作用

骨碎补具有疗伤止痛、补肾强骨功效。现代药理研究主要有以下几个方面。

1）保护骨组织作用

（1）抗骨质疏松。胡其勇等发现骨碎补总黄酮可显著提高血钙、血磷水平，拮抗股骨和腰椎骨密度降低。Long M 等考察骨碎补的水和醇提取液促细胞增殖作用，结果表明骨碎补水相和醇相提取物中分别存在有较高活性的促成骨细胞增殖、分化和钙化的物质。周荣魁等发现从骨碎补中的黄烷-3-醇类成分可促进成骨样细胞 ROS17/218 的增殖。研究表明，骨碎补提取液还可抑制破骨母细

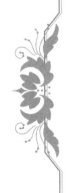

胞向成熟破骨细胞转化，从而抑制破骨细胞性骨吸收。此外，骨碎补对于激素引起的骨质疏松症也有一定的防治作用。

（2）保护牙骨细胞。陈莉丽等发现在豚鼠牙齿畸形模型中，骨碎补能显著改善齿骨密度，使牙齿坚硬度增强，促进牙骨细胞的进一步合成。许彦枝等研究发现经骨碎补作用的人牙龈成纤维细胞生长分泌功能活跃、矿化能力增强。骨碎补水提物还能有效抑制牙周主要致病菌的生长，减少牙周组织破坏

（3）促骨细胞增殖分化。唐琪等以小鼠成骨细胞株 MC3T3 E1 作为药物筛选的细胞模型，研究骨碎补水、醇提取液的细胞增殖、分化和钙化的作用。结果表明，骨碎补水相和醇相提取物中分别存在较高活性的促成骨细胞增殖、分化和钙化的物质。尹文哲等选择 10 月龄 SD 雄性大鼠，观察骨碎补总黄酮（TFDF）对大鼠成骨细胞增殖、分化及细胞外信号调节激酶表达的影响，结果表明，TFDF 可促进成骨细胞的分化成熟，其作用机制可能与 ERK 通路相关。

2）抗炎作用

尚平等观察到骨碎补有显著的抗炎抗肿作用。谢雁鸣等发现黄酮组与模型组相比有明显抗炎作用，症状改善显著。张建新等研究发现骨碎补总黄酮能减少软骨基质降解和关节软骨破坏，对膝骨关节炎有一定的抑制作用。此外，高颖等研究发现骨碎补总黄酮对组织胺、5-羟色胺引起的炎症水肿也有抑制作用。

3）改善肾脏功能

骨碎补能显著改善链霉素诱导大鼠肾衰模型肾脏功能，提高肾小球滤过率，改变肾小球结构，恢复肾小管功能，有效降低血中肌酐、尿素氮的含量。张迪华等采用肺炎链球菌建立小鼠慢性肾衰竭模型，发现骨碎补能显著改善肾功能，提高血清肌酐水平，阻断肾近曲小管的病理改变，阻断肾小球的恶化，使肾脏功能得以保留。

4）其他

骨碎补还具有抑制链霉素耳毒性、改善脂质代谢等作用。

【述评】

据古籍记载，骨碎补炮制方法有去毛、蜜蒸、酒蒸、酒炒、炮等。《本草纲目》记载去黄赤毛，细切，蜜拌蒸法。由于骨碎补外披鳞片，质地坚韧，现在多采用砂烫法，既便于去毛，又可酥脆药物，从而增强药效。现未见蜜制法使用。骨碎补可泡酒，利于补肾、强筋骨。

香附 (Xiangfu)

《本草纲目》·草部·第十四卷·莎草、香附子

本品为莎草科植物莎草 *Cyperus rotundus* L. 的干燥根茎。

【"修治"原文】

根

【敩曰】凡采得阴干，于石臼中捣之，切忌铁器。

【时珍曰】凡采得连苗曝干，以火燎去苗及毛。用时以水洗净，石上磨去皮，用童子小便浸透，洗晒捣用。或生或炒，或以酒醋盐水浸，诸法各从本方，详见于下。又稻草煮之，味不苦。

【古代炮制】

唐代有炒制法（《理伤》）。宋代有胆汁制（《总录》），蒸制（《洪氏》），水煮（《传信》），制炭（《济生

方》），酒炒（《朱氏》），童便醋盐水制（《疮疡》）等。元代增加有醋煮（《活幼》），麸炒（《瑞竹》）等。明清时代辅料制方法增多，有醋炒、盐炒焦、巴豆制、生姜汁浸炒（《普济方》），皂角水浸（《奇效》），米泔浸炒（《婴童》），蜜水炒、醋洗焙（《本草述》），童便酒炒（《集解》），酒、醋、姜、童便的四制香附（《串雅内》）等。

【现代炮制】

1. 炮制方法

香附：除去毛须及杂质，切厚片或碾碎。

醋香附：取香附片（粒），加定量米醋拌匀，闷润，文火炒干。

取净香附，加入定量米醋及与米醋等量的水，共煮至醋液基本吸尽，内外均呈深褐色。每100 kg 香附，用米醋 20 kg。（2015《浙江》）

酒香附：取净香附粒或片，加入黄酒拌匀，闷透，文火加热炒干。每100 kg 香附，用黄酒 20 kg。（2010《湖南》）

四制香附：取净香附粒或片，加入定量的生姜汁、米醋、黄酒、盐水拌匀，闷透，文火炒干。每100 kg 香附粒或片，用生姜 5 kg（取汁），米醋、黄酒各 l0 kg，食盐 2 kg（清水溶化）。（2010《湖南》）

香附炭：取净香附，中火炒至表面焦黑色，内部焦褐色，喷淋清水少许，灭尽火星，取出晾干。（（2010《湖南》 2015《浙江》））

2. 炮制作用

香附：辛、微苦、微甘，平。归肝、脾、三焦经。具有疏肝解郁、理气宽中、调经止痛的功能。用于肝郁气滞，胸胁胀痛，疝气疼痛，乳房胀痛，脾胃气滞，脘腹痞闷，胀满疼痛，月经不调，经闭痛经。生香附，上行胸膈，外达肌表，故多入解表剂。

醋香附：专入肝经，疏肝止痛作用增强，并能消积化滞。

酒香附：能通经脉，散结滞。多用于治疗寒疝腹痛。

四制香附：以行气解郁、调经散结为主。多用于治疗胁痛、痛经、月经不调。

香附炭：苦、涩、温，能止血。多用于治妇女崩漏不止。

3. 质量要求

香附：呈不规则厚片或颗粒状。外表皮棕褐色或黑褐色，有时可见环节。切面色白或黄棕色，质硬，内皮层环纹明显。气香，味微苦。水分不得过 13.0%，总灰分不得过 4.0%，醇溶性浸出物不得少于 11.5%，挥发油不得少于 1.0%。

醋香附：形如香附片（粒），表面黑褐色。微有醋香气，味微苦。水分不得过 13.0%，总灰分不得过 4.0%，醇溶性浸出物不得少于 13.0%，挥发油不得少于 0.8%。

酒香附：形如香附片（粒），表面红紫色，略具酒气。

四制香附：形如香附片（粒），表面深棕褐色，内部呈黄褐色，具有清香气。

香附炭：表面焦黑色，内部焦褐色，质脆，易碎，气焦香，味苦涩。

【研究概况】

1. 化学成分

1）香附所含成分

香附主要含有挥发油，还有黄酮类、糖类、三萜类等。

2）炮制对化学成分的影响

香附炒炭后挥发油得率均明显下降，醋制香附、醋蒸香附、四制香附与生品相比挥发油含量差别不大。香附不同炮制品中 α-香附酮含量差异明显，其含量顺序为四制香附＞醋蒸香附＞醋炒香附。

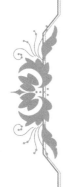

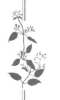

2. 工艺研究

陈华师等以浸出物含量、挥发油含量为指标，优选出醋蒸香附的最佳炮制工艺：取药量 20% 的米醋，用米醋质量 20% 的水稀释搅匀，闷润 70 h，蒸制压力为 0.10 MPa，蒸制温度为 110℃，蒸制时间为 4.5 h（大档）或 4 h（小档）。胡志方等以 α-香附酮及总黄酮含量为评价指标，采用均匀设计法优选江西建昌帮四制香附炮制工艺：每 1 kg 药物用生姜 10 g，食盐 8 g，黄酒 0.6 kg，米醋 0.8 kg，在 160～170℃ 炒制 20 min。鲁湘鄂等采用正交表设计实验，以 α-香附酮的含量为评价指标，筛选醋炙香附的最佳炮制工艺：醋的用量 60%（质量分数），闷 1 h，加入饮片时的温度为 150℃，炒制 10 min。

3. 药理作用

香附具有疏肝解郁、理气宽中、调经止痛的功能。现代药理研究主要有以下几个方面。

1）抑制子宫平滑肌收缩

宿树兰等发现香附四物汤中的挥发油部位具有显著的抑制子宫平滑肌收缩效应。温东婷等通过实验发现 α-香附酮可有效抑制未孕大鼠离体子宫肌的自发性收缩，同时抑制由缩宫素引起的离体子宫肌的收缩，且呈剂量依赖性。李志强等发现香附通过前列腺素的合成与释放减弱未孕大鼠离体子宫平滑肌的收缩运动，收缩波频率减慢、振幅减小。

2）雌激素样作用

香附挥发油对去卵巢大鼠有轻度雌激素样活性，香附挥发油 0.2 mL，间隔 6 h 皮下注射 2 次，48 h 后阴道上皮完全角质化。阴道内给药时，挥发油、香附烯和香附酮可致阴道上皮角质化。

3）抑制肠平滑肌作用

香附具有抑制胃排空，促进肠传输的作用。香附经二氧化碳超临界流体萃取后药渣的提取液对兔离体肠平滑肌具有抑制作用，能降低正常兔离体肠运动频率及张力，香附对乙酰胆碱作用下离体肠管的张力幅度及频率都有抑制作用。

4）其他

香附还具催眠、解热镇痛及抗菌作用。

【述评】

据古籍记载，香附炮制方法主要有炒、制炭、蒸、煮、胆汁制、酒炒、盐水制、醋制（煮、炒）、麸炒、四制（酒、醋、姜、童便）等。《本草纲目》收载有去毛、童便制、酒醋盐共制、炒、煮法。其中去毛为产地加工法，一直沿用。现版《中国药典》载有香附和醋香附，地方规范中还载有酒香附、四制香附和香附炭。

《本草纲目》【发明】项记述了香附临床作用。时珍曰："生则上行胸膈，外达皮肤；熟则下走肝肾，外彻腰足。炒黑则止血，得童溲浸则入血分而补虚，盐水浸炒则入血分而润燥，青盐炒则补肾气，酒浸炒则行经络，醋浸炒则消积聚，姜汁炒则化痰饮。"李时珍通过采用不同炮制方法将香附的临床作用发挥到极致。香附的配伍应用亦非常广泛，如香附"得参、术，则补气；得归、地，则补血；得木香，则疏滞和中；……乃气病之总司，女科之主帅也"。这些论述对香附临床应用具有重要指导意义。

《本草纲目》把莎草和香附子并列同一品种，李时珍解释："别录止云莎草，不言用苗用根。后世皆用其根，名香附子，而不知莎草之名也。"香附子为莎草的根茎，莎草地上部分不入药，正如李时珍所说"其草可为笠及雨衣"。

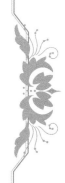

独活 （Duhuo）

《本草纲目》·草部·第十三卷·独活

本品为伞形科植物重齿毛当归 *Angelica pubescens* Maxim. f. *biserrata* Shan et Yuan 的干燥根。

【"修治"原文】

根

【敩曰】采得细锉，以淫羊藿拌，挹二日，曝干去藿用，免烦人心。

【时珍曰】此乃服食家治法，寻常去皮或焙用尔。

【古代炮制】

南北朝有淫羊藿制（《雷公》）的方法。明代增加了盐水浸焙（《普济方》），炒制（《理例》），焙制（《本草纲目》），酒洗（《回春》）。清代有酒炒（《串雅外》），酒浸（《玉尺》）等炮制方法。

【现代炮制】

1. 炮制方法

独活：除去杂质，洗净，润透，切薄片，晒干或低温干燥。

2. 炮制作用

独活：辛、苦，微温。归肾、膀胱经。具有祛风除湿、通痹止痛的功能。用于风寒湿痹，腰膝疼痛，少阴伏风头痛，风寒挟湿头痛。

3. 质量要求

独活：呈类圆形薄片。外表皮灰褐色或棕褐色，具皱纹。切面皮部灰白色至灰褐色，有多数散在棕色油点，木部灰黄色至黄棕色，形成层环棕色。有特异香气。味苦、辛、微麻舌。水分不得过 10.0%，总灰分不得过 8.0%、酸不溶性灰分不得过 2.0%，含蛇床子素不得少于 0.50%，含二氢欧山芹醇当归酸酯不得少于 0.080%。

【研究概况】

1. 化学成分

独活主含香豆素和挥发油，还有少量甾醇和糖类。其主要成分有蛇床子素、二氢欧山芹醇当归酸酯等。

2. 药理作用

独活具有祛风除湿、通痹止痛功能。现代药理研究主要有以下几个方面。

1) 抗炎作用

张革等研究发现，独活胶囊对佐剂性关节炎有显著的预防及治疗作用，且对炎症的抑制作用非常明显。对角叉菜胶和蛋清所致的大鼠足趾炎症有明显的抑制作用，对大鼠棉球肉芽肿的形成有很好的抑制作用，并能显著抑制 2,4-二硝基氯苯引起的小鼠皮肤迟发型超敏反应。从毛当归活性部分得到的单体成分甲氧基欧芹素能显著抑制角叉菜胶诱导的小鼠后爪水肿和醋酸引起的疼痛。

2) 抗肿瘤作用

独活中蛇床子素对人肺腺癌细胞株 A549 和人肝癌细胞株 Bel-7402 有较强的细胞毒性作用，体内对小鼠肝癌 H22 实体瘤也有明显的抑制活性，且对机体基本无毒副作用。周俊等研究发现蛇床子素对肺腺癌和肺鳞癌有较显著的抑瘤作用，也能显著降低 BALB/C 裸鼠血清中肺癌标志物 DR-70 的水平。杨秀伟等发现独活中有效成分花椒毒素对人鼻咽癌细胞株 KB、人白血病细胞株 HL-60 及人表皮癌细胞株 A 432 的生长有抑制作用，且呈浓度-效应关系。

3）其他

独活的煎剂或浸膏对小鼠有镇静、镇痛、催眠的作用。

【述评】

据古籍记载，独活炮制方法有淫羊藿制、盐水制、酒制、炒、焙等。《本草纲目》记载了淫羊藿制，并指出该法美食家制法，通常去皮或焙干供药用。现代以生品使用为主，因其含有挥发油等成分不宜加热。独活具有祛风除湿、通痹止痛的作用，广泛应用在类风湿关节炎、强直性脊柱炎等病症的治疗。在古代，独活有酒制的炮制方法，《本草纲目》【附方】中也多有酒制或酒服的应用方法，因此，酒制独活炮制作用值得进一步研究。

前胡 （Qianhu）

《本草纲目》·草部·第十三卷·前胡

本品为伞形科植物白花前胡 *Peucedanum praeruptorum* Dunn 的干燥根。

【“修治”原文】

根

【教曰】修事先用刀刮去苍黑皮并髭土了，细锉，以甜竹沥浸令润，日中晒干用。

【古代炮制】

南北朝有甜竹沥浸（《雷公》）。唐代有熬（《千金翼》）。宋代有焙、生姜汁制炒（《局方》）。明清多去芦头生用。

【现代炮制】

1. 炮制方法

前胡：除去杂质，洗净，润透，切薄片，晒干。

蜜前胡：取前胡片按蜜炙法，文火炒至不粘手。每 100 kg 前胡，用炼蜜 25 kg。

2. 炮制作用

前胡：苦、辛，微寒。归肺经。具有降气化痰、散风清热的功能。用于痰热喘满，咯痰黄稠，风热咳嗽痰多。

蜜前胡：以润肺止咳为主。用于肺燥咳嗽，咳嗽痰黄，咽喉干燥，胸闷气促，胸膈不利，呕吐不食。

3. 质量要求

前胡：呈类圆形或不规则形的薄片。外表皮黑褐色或灰黄色，有时可见残留的纤维状叶鞘残基。切面黄白色至淡黄色，皮部散有多数棕黄色油点，可见棕色环纹及放射状纹理。气芳香，味微苦、辛。水分不得过 12.0%，总灰分不得过 6.0%、酸不溶性灰分不得过 2.0%，醇溶性浸出物不得少于 20.0%，白花前胡甲素不得少于 0.90%，白花前胡乙素不得少于 0.24%。

蜜前胡：形如前胡片，表面黄褐色，略具光泽，滋润。味微甜。水分不得过 13.0%，总灰分不得过 8.0%、酸不溶性灰分不得过 2.0%，醇溶性浸出物不得少于 20.0%，白花前胡甲素不得少于 0.90%，白花前胡乙素不得少于 0.24%。

【研究概况】

1. 化学成分

1）前胡所含成分

前胡主含香豆素类，此外还含有挥发油类、菲醌类、有机酸类及甾醇类。主要成分有白花前胡甲素、白花前胡乙素等。

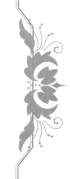

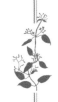

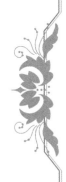

2）炮制对化学成分的影响

张玮婕等分析不同前胡炮制品中主要香豆素类成分的含量，结果发现其含量依次为炒前胡＞姜前胡＞蜜前胡；蜜前胡中白花前胡甲素和白花前胡乙素的含量均有减少，但是白花前胡 E 素的减少程度并不显著。

2. 工艺研究

梁益敏等采用正交试验法，以水溶性浸出物、醇溶性浸出物及白花前胡丙素含量为考察指标，优选蜜炙白花前胡的最佳工艺：白花前胡饮片 100 g，加蜂蜜 25 g，闷润 1.5 h，80℃炒干。同时比较了炒干法和烘干法，两者成分差异不大，但炮制时间烘法长于炒法。张坚艺以白花前胡甲素的含量作为评价依据，优选前胡的净制工艺：浸润水量 50 mL/100 g，切 3 mm 薄片，干燥温度 60℃；蜜制工艺为：加蜜闷润 6 h 后中火炒制 10 min。

3. 药理作用

前胡具有降气化痰、散风清热的功能。现代药理研究主要有以下几个方面。

1）祛痰作用

从白花前胡和紫花前胡中分别提取得到的白花前胡丙素和紫花前胡苷能增强小鼠气管排泌酚红，具有祛痰作用。张村等观察前胡蜜炙前后的祛痰、镇咳和平喘作用的差异，结果显示，祛痰作用以蜜前胡中剂量最强，蜜前胡高剂量镇咳效果较佳，平喘作用以蜜前胡低剂量和生前胡低剂量明显。前胡蜜炙后祛痰、平喘、止咳作用较生品略有增强。

2）保护心肌细胞作用

白花前胡提取液能调节因腹主动脉缩窄所致的心肌细胞凋亡相关基因的表达，从而抑制心肌重塑，对心衰发挥生物学治疗作用。进一步实验发现，白花前胡提取液含药血清可能通过有效抑制细胞信号转导 JNK 通路中重要的核转录因子 C-Jun 蛋白的表达，降低心肌细胞对高浓度内皮素-1 刺激的反应性，遏制心肌肥厚、心室重塑及细胞凋亡，而且有调节因为 ET-1 引起的心肌细胞凋亡相关基因表达改变的作用，发挥保护心肌的作用。有研究发现白花前胡提取物对垂体后叶素诱发小鼠急性心肌缺血模型、结扎左冠状动脉前支致麻醉大鼠性心肌缺血模型有显著保护作用。白花前胡丙素可以在一定程度上提高动物心肌组织耐缺氧的能力，而且可以保护损伤的心肌细胞，对急性缺血及缺血-再灌注模型有保护作用。刘小叶等发现，白花前胡丙素对于冠脉结扎引起的大鼠心肌细胞缺血有明显的保护作用，其机制可能与减少氧自由基的释放及降低其活性有关。从白花前胡提取的吡喃香豆素成分前胡甲素，具有钙内流阻滞剂和钾通道开放剂双重作用，保护或减轻心肌缺血再灌注时心肌细胞的损伤。

3）抗氧化作用

白花前胡中的香豆素类（TCP）能显著抑制小鼠肝匀浆丙二醛（MDA）的产生，提示 TCP 能有效地抑制脂质过氧化反应。TCP 的氧自由基清除效应可能是其抗炎和心血管保护作用的机制之一。TCP 有清除氧自由基作用且对脂质过氧化反应有抑制作用，其活性与剂量呈正相关。

4）抗肿瘤作用

从白花前胡中分离的角型吡喃骈香豆素可以诱导人急性髓样白血病 HL-60 细胞分化。左云飞等研究发现前胡中榄香烯不仅能有效抑制小鼠肿瘤的生长，同时能增强小鼠 NK 细胞、腹腔巨噬细胞对移植性肿瘤的杀伤作用。方仁杏等发现 β-榄香烯对小鼠的 Lewis 肺癌皮下移植瘤有明显的抑制作用，其抑瘤率在 30％以上。说明 β-榄香烯对肺癌有明显的治疗作用。从白花前胡中得到的 3 个凯尔消旋内酯衍生物对 B16 小鼠黑色素瘤细胞系的黑素生成有一定的抑制作用。

5）其他

白花前胡中的挥发油对大肠杆菌、伤寒沙门菌和弗氏志贺菌有一定的抗菌活性，还可减轻野百合碱引起的肺动脉压升高作用。

【述评】

据古籍记载，前胡炮制方法有熬、焙、甜竹沥制、姜制等。《本草纲目》记载了甜竹沥制法，旨在借竹沥消胸中热痰，增强前胡清热化痰的功效。研究表明，前胡的主要有效成分为香豆素类成分，其中白花前胡甲素具显著的钙离子拮抗、松弛支气管平滑肌、抑制过敏性介质的释放等活性，这些药理活性与前胡在中医临床上治疗支气管炎、风热感冒的功效基本相符。但现在竹沥前胡在临床未见使用。现版《中国药典》收载有前胡生品和蜜炙品，为临床常用炮制品。

秦艽 （Qinjiao）

《本草纲目》·草部·第十三卷·秦艽

本品为龙胆科植物秦艽 *Gentiana macrophylla* P all.、麻花秦艽 *Gentiana straminea* Maxim.、粗茎秦艽 *Gentiana crassicaulis* Duthie ex Burk. 或小秦艽 *Gentiana dahurica* Fisch. 的干燥根。前三种按性状不同分别习称"秦艽"和"麻花艽"，后一种习称"小秦艽"。

【"修治"原文】

根

【敩曰】秦艽须于脚纹处认取：左纹列为秦，治疾；右纹列为艽，即发脚气。凡用秦，以布拭去黄白毛，乃用还元汤浸一宿，日干用。

【时珍曰】秦艽，但以左纹者为良，分秦与艽为二名，谬矣。

【古代炮制】

南北朝有还元汤浸（《雷公》）。宋代有炙（《博济》），童子便浸（《总录》），酒拌（《疮疡》）。明代增加了酒洗浸（《仁术》），酒洗（《醒斋》）。清代有酒煎（《解要》），童便浸后炒（《得配》）等方法。

【现代炮制】

1. 炮制方法

秦艽：除去杂质，洗净，润透，切厚片，干燥。

酒秦艽：取秦艽，按酒炙法，文火炒干。每 100 kg 秦艽，用黄酒 20 kg。（2009《甘肃》）

2. 炮制作用

秦艽：辛、苦，平。归胃、肝、胆经。具有祛风湿、清湿热、止痹痛、退虚热的功效。用于风湿痹痛，中风半身不遂，筋脉拘挛，骨节酸痛，湿热黄疸，骨蒸潮热，小儿疳积发热。

酒秦艽：增强祛风湿作用。

3. 质量要求

秦艽：呈类圆形的厚片。外表皮黄棕色、灰黄色或棕褐色，粗糙，有扭曲纵纹或网状孔纹。切面皮部黄色或棕黄色，木部黄色，有的中心呈枯朽状。气特异，味苦、微涩。水分不得过 9.0%，总灰分不得过 8.0%、酸不溶性灰分不得过 3.0%，醇溶性浸出物不得少于 20.0%，龙胆苦苷和马钱苷酸的总量不得少于 2.5%。

酒秦艽：形如秦艽，表面棕黄色或棕褐色。有酒香气。

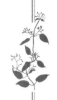

【研究概况】

1. 化学成分

1）秦艽所含成分

秦艽中主含环烯醚萜苷类成分，包括龙胆苦苷、马钱苷酸等。此外还含有挥发油、糖类等。

2）炮制对化学成分的影响

高娟等研究发现龙胆苦苷的量在清炒品中最高，阴干品中的量较少，可能与细胞中分解酶失活的速度有关。在水煮、清蒸品中，龙胆苦苷损失较大，可能是龙胆苦苷在水中大量溶解，造成饮片中的量很低。酒制品中，龙胆苦苷的量稍有降低。

何禄仁等通过对市售秦艽饮片及野生采集品自制炒品、酒炙品测定其有效成分龙胆苦苷的含量，结果 20 个炒制样品中，16 个样品均呈现下降的趋势，20 个酒炙样品中，15 个样品呈现含量下降的趋势，但两者及每个样品下降的比例不同，可能与饮片直径、切制的厚薄、完整程度有关。

2. 工艺研究

张霞等以龙胆苦苷含量为指标，采用正交设计法优选秦艽炒制工艺为：炒制温度 100℃，炒制时间 10 min。

3. 药理作用

秦艽具有祛风湿、清湿热、止痹痛、退虚热功效。现代药理研究主要有以下几个方面。

1）抗炎镇痛作用

Jia 等研究发现秦艽和麻花艽均具有显著的抗炎和镇痛作用。麻花秦艽能减轻二甲苯所致小鼠耳肿胀的体积和大鼠角叉菜胶足趾肿胀率，提高热板法引起小鼠的痛阈值及延长光电甩尾法所致的潜伏期，显著地减少醋酸引起的扭体次数。杨建宏等研究表明，秦艽提取物有明显的抗炎镇痛作用。崔景荣等验证并比较了中国药典规定的四种秦艽的抗炎镇痛作用，粗茎秦艽的水提物和醇提物对于巴豆油引起的小鼠耳肿胀、角叉菜胶引起的大鼠足肿胀及醋酸引发的小鼠扭体反应均有明显的抑制作用。在巴豆油致炎实验中，粗茎秦艽比其他三种秦艽作用稍强，醇提物作用略强于水提物；而在角叉菜胶实验中同等剂量下比较，粗茎秦艽显示出明显的抗炎作用，略高于麻花秦艽、秦艽，其水提物和醇提物对于化学刺激引起的疼痛均有明显的镇痛作用，并随着剂量增大镇痛作用加强。

2）抗肿瘤作用

汪海英等采用在体动物试验，观察秦艽总苷对接种人肝癌细胞 SMMC-7721 的小鼠的抑瘤作用。结果表明，秦艽总苷对移植性肿瘤有一定的抑制作用，能延长荷瘤动物的生存时间，其机制可能与增强免疫有关。还发现一定浓度的秦艽总苷对人肝癌细胞 SMMC-7721 和淋巴癌细胞 U937 有抑制生长的作用。

3）抗菌、抗病毒作用

张永贵等研究发现，秦艽提取物对多种念珠菌具有明显的抑制作用。刘志春等用琼脂扩散法测定发现秦艽的 50% 乙醇 80℃ 热浸液可抑制痢疾杆菌的生长。李成叶等发现秦艽提取物对金黄色葡萄球菌较敏感。李永平和李福安发现秦艽具有较好的抗甲型和乙型流感病毒感染的作用。

4）其他

秦艽还具有保肝、调节免疫，升血糖、保护胃黏膜等作用。

【述评】

据古籍记载，秦艽炮制方法有还元汤制、炙制、酒制（酒浸、酒洗、酒煎）、炒制等。《本草纲目》仅记载有还元汤浸法。现代多生用，地方规范有炒制和酒制。

秦艽属常用大宗药材，临床应用广泛，但由于多种因素造成秦艽药材资源的匮乏，面临濒危的境地，现被列为国家三级重点保护野生药材。秦艽的炮制方法在历代医药典籍中收录很少，研究资

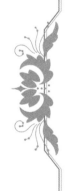

料相对贫乏。关于《本草纲目》中记载的"还元汤浸法"，始载于《雷公》。时珍曰"尿，从尸从水，会意也。方家谓之轮回酒、还元汤，隐语也"，这里使用的还原汤即为人的尿液，以健康儿童小便为佳，称"童便"。现代未见该法炮制秦艽。

桔梗 （Jiegeng）

《本草纲目》·草部·第十二卷·桔梗

本品为桔梗科植物桔梗 *Platycodon grandiflorum*（Jacq.）A. DC. 的干燥根。

【"修治"原文】

根

【敩曰】凡使勿用木梗，真似桔梗，只是咬之腥涩不堪。凡用桔梗，须去头上尖硬二三分以来，并两畔附枝。于槐砧上细锉，用生百合捣膏，投水中浸一伏时滤出，缓火熬令干用。每桔梗四两，用百合二两五钱。

【时珍曰】今但刮去浮皮，米泔水浸一夜，切片微炒用。

【古代炮制】

南北朝有百合水浸制（《雷公》）。唐代有去芦、去苗（《理伤》）。宋代有炒令紫黑（《朱氏》），姜汁浸制（《普本》），蜜蒸（《总录》）。元代有炒黄（《丹溪》），蜜炙（《活幼》），米泔水浸制（《汤液》）。明代有炒至微焦、酒炙（《普济方》），米泔蒸制（《醒斋》），麸炒、醋炙（《奇效》）。

【现代炮制】

1. 炮制方法

桔梗：除去杂质，洗净，润透，切厚片，干燥。

蜜桔梗：取桔梗片，按蜜炙法，文火炒至不粘手，取出。每 100 kg 桔梗，用炼蜜 15～25 kg。（2015《浙江》）

2. 炮制作用

桔梗：苦、辛，平。归肺经。具有宣肺、利咽、祛痰、排脓的功能。用于咳嗽痰多，胸闷不畅，咽痛音哑，肺痈吐脓。

蜜桔梗：增强润肺止咳作用。

3. 质量要求

桔梗：呈椭圆形或不规则厚片。外皮多已除去或偶有残留。切面皮部黄白色，较窄；形成层环纹明显，棕色；木部宽，有较多裂隙。气微，味微甜后苦。水分不得过 12.0%，总灰分不得过 5.0%，醇溶性浸出物不得少于 17.0%，桔梗皂苷 D 不得少于 0.10%。

蜜桔梗：形如桔梗片，表面淡黄色至淡棕色，滋润，微具蜜糖香气。味甜而后苦。

【研究概况】

1. 化学成分

1）桔梗所含成分

桔梗主含三萜皂苷，其中主要成分为桔梗皂苷 D。另外还有黄酮、多糖、挥发油、花色苷、脂肪酸、微量元素和氨基酸等成分。

2）炮制对化学成分的影响

罗学伦采用重量法分别对桔梗几种不同炮制品进行实验比较，结果各种炮制品的皂苷含量均比

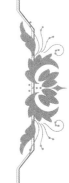

生品高，尤以蜜制的皂苷含量最高。桔梗去皮加工较不去皮加工总多糖含量高 6.1%；同时去皮后桔梗容易干燥，故以去皮加工为好。

2. 工艺研究

李娴先通过正交设计法，优选出桔梗微波干燥的最佳条件：取去皮的桔梗 100 g，用中火（火力 80%）微波干燥 3 min，取出，晒干。以出干率、桔梗总皂苷及水浸出物含量对比微波干燥法和烘干法，结果表明微波法优于烘干法。

3. 药理作用

桔梗具有宣肺、利咽、祛痰、排脓的功能。现代药理研究主要有以下几个方面。

1）祛痰、镇咳作用

桔梗煎液能刺激胃黏膜，增加支气管黏膜分泌，使痰液稀释从而排出。桔梗总皂苷及桔梗总次皂苷均能增加小鼠呼吸道酚红排泌量。梁仲远利用氨水刺激建立小鼠咳嗽模型，实验结果证明桔梗水提液在镇咳、祛痰方面效果较好。

2）抗炎作用

桔梗水提物可促进哮喘豚鼠肺组织中脂氧素 A4（LXA4）释放，调节机体内 LXA4 发挥广泛的抗炎作用。桔梗的抗炎活性主要是由桔梗皂苷 D 和 D3 发挥作用。隋美娇也证明了桔梗总皂苷能改善肺炎支原体（MP）感染大鼠肺部组织的炎症，且对肺部的修复作用可能是通过上调 SP-A 表达实现的。桔梗皂苷各剂量组对鹿角菜胶急性炎症和棉球性慢性炎症均有不同程度的抑制作用。

3）抗肿瘤作用

吴葆华实验证明，桔梗皂苷 D 具有体外抑制结肠癌细胞生长的作用，其机制与其影响周期蛋白 C-Myc、Cyclin D1 和 CDK6 的表达，将细胞阻滞于 G_1 期而诱导结肠癌细胞凋亡相关。李伟研究结果表明，桔梗皂苷 D、桔梗皂苷 D_3、远志皂苷 D 对人肝癌 Bel-7402 细胞株的增殖有较强的抑制活性，且桔梗皂苷 D 对人肝癌 Bel-7402、胃癌 BGC-823、乳腺癌 MCF-7 细胞株的增殖抑制最强，呈剂量依赖关系。因此，桔梗皂苷具有良好的体外抗肿瘤活性，体外抗肿瘤活性与皂苷结构存在明显的构效关系。

4）降血糖、降血脂作用

栾海艳等研究表明，桔梗总皂苷能明显降低 2 型糖尿病肝病大鼠的血糖、改善血脂代谢紊乱、保护肝功能，上调 BMP-9 mRNA 的表达，从而减轻 2 型糖尿病肝病大鼠肝脏的损伤。郑杰实验研究结果显示短期服用桔梗醇提物能明显降低高血糖小鼠血糖水平；桔梗醇提物可以增加外源胰岛素作用效果，但不能改变内源胰岛水平。桔梗多糖具有显著降低血清总胆固醇和血清三酰甘油作用，有较好的降血脂作用。

5）免疫调节作用

桔梗多糖能明显增加环磷酰胺诱导的免疫抑制小鼠的胸腺指数和脾脏指数，显著提高血清中白细胞介素-2 和肿瘤坏死因子-α 的含量，并呈剂量依赖性。桔梗皂苷胶囊能显著降低慢支小鼠肺组织 BALF 中白细胞总数及中性粒细胞、淋巴细胞比例，提高巨噬细胞比例。桔梗提取物对哮喘豚鼠 IFN-γ 分泌有促进作用，从而间接起到调节 Th1/Th2 的平衡作用，由于其显著升高了支气管哮喘豚鼠血清 IFN-γ 的水平，从而增强了细胞免疫功能和非特异性抗感染能力。

6）其他

桔梗还具有抗氧化、保肝、抗肥胖、抗疲劳等作用。

【述评】

据古籍记载，桔梗炮制方法有百合浸、净制、炒、蜜米泔水制等。《本草纲目》仅记载了去皮法，现代研究证明去皮后桔梗中总多糖含量会增加且更易干燥。现今多使用桔梗生品和蜜炙品，蜜炙后可增强其润肺止咳的功效。

桔梗"去芦"出自《雷公》，曰"须去头上尖硬二、三分"。《本草纲目》中也有收载，并认为芦"吐上膈风热痰湿，生研末，白汤调服一二钱，探吐"。但现代研究表明桔梗芦头所含成分与主根基本一致，且皂苷含量芦头多于根。因此，现已不去芦头。《本草纲目》中记载桔梗有小毒，现代研究中未见报道。

莪术 （Ezhu）

《本草纲目》·草部·第十四卷·蓬莪术

本品为姜科植物蓬莪术 *Curcuma phaeocaulis* Val.、广西莪术 *Curcuma kwangsiensis* S. G. Lee et C. F. Liang 或温郁金 *Curcuma wenyujin* Y. H. Chen et C. Ling 的干燥根茎。后者习称"温莪术"。

【"修治"原文】

根

【敩曰】 凡使，于砂盆中以醋磨令尽，然后于火畔熻干，重筛过用。

【颂曰】 此物极坚硬，难捣治，用时热灰火中煨令透，乘热捣之，即碎如粉。

【时珍曰】 今人多以醋炒或煮熟入药，取其引入血分也。

【古代炮制】

南北朝有醋磨（《雷公》）。宋代有煨制（《圣惠方》），酒磨、酒醋制（《证类》），火炮（《总录》），醋炒、酒炒（《妇人》），醋煮（《局方》），油制（《朱氏》），巴豆制（《济生方》）。元代有醋炙（《瑞竹》），醋浸（《宝鉴》），酒洗（《丹溪》）。明代有醋煨、纸煨（《济阴》），面煨（《普济方》），虻虫制（《奇效》）。清代有羊血拌炒或鸡血拌炒（《逢原》），蒸熟炮法（《害利》）。

【现代炮制】

1. 炮制方法

莪术：除去杂质，略泡，洗净，蒸软，切厚片，干燥。

醋莪术：取净莪术，加入定量醋与适量水，浸润 1～2 h，文火加热煮至透心，取出，稍凉，切厚片，干燥。每 100 kg 莪术，用米醋 20 kg。

2. 炮制作用

莪术：辛、苦，温。归肝、脾经。具有行气破血、消积止痛的功效。用于癥瘕痞块，瘀血经闭，胸痹心痛，食积胀痛。生莪术行气消积力强。

醋莪术：主入肝经血分，散瘀止痛作用增强。

3. 质量要求

莪术：呈类圆形或椭圆形的厚片。外表皮灰黄色或灰棕色，有时可见环节或须根痕。切面黄绿色、黄棕色或棕褐色，内皮层环纹明显，散在"筋脉"小点。气微香，味微苦而辛。水分不得过 14.0%，总灰分不得过 7.0%、酸不溶灰分不得过 2.0%，醇溶性浸出物不得少于 7.0%，挥发油不得少于 1.0%。

醋莪术：形如莪术片，色泽加深，角质状，微有醋香气。水分不得过 14.0%，总灰分不得过 7.0%、酸不溶灰分不得过 2.0%，醇溶性浸出物不得少于 7.0%，挥发油不得少于 1.0%。

【研究概况】

1. 化学成分

1）莪术所含成分

莪术主要含挥发油、姜黄素类等成分。挥发油性中主要有莪术双酮、莪术醇等。

2）炮制对化学成分的影响

覃葆等研究表明，广西莪术各炮制品姜黄素的含量为生品＞醋炙品＞醋煮品。莪术醇含量高低依次为生品＞醋炒品＞莪术片＞醋煮品＞酒制品。陆兔林等比较不同炮制方法对莪术挥发油及其 4 种主要活性成分莪术二酮、莪术醇、牻牛儿酮和 β-榄香烯的影响，结果表明，与生品相比，莪术的醋煮品和醋炙品挥发油及其 4 种活性成分均有不同程度下降，并且莪术醋炙品下降程度高于醋煮品。

2. 工艺研究

采用正交设计试验，以莪术中挥发油和姜黄素含量为指标，优选出了水蒸莪术的最佳工艺：水润 20 min，置蒸笼内蒸至上气后 30 min，取出，切为 3 mm 厚的饮片。罗妮妮等以姜黄素、挥发油含量及干膏收率为指标，设计正交试验结合人工神经网络模型进一步优化炮制工艺参数，最终确定蓬莪术醋煮工艺：每 100 kg 莪术加 20 kg 米醋和 6 倍量水浸润 5 h，煎煮时间 1.5 h 后趁热切片，于55℃烘箱中烘干。

3. 药理作用

莪术具有行气破血、消积止痛的功效。现代药理研究主要有以下几个方面。

1）抗凝血、抗血栓作用

莪术油中的莪术二酮具有抗血小板聚集和抗血栓形成的作用，研究表明，莪术二酮通过提高血液中环磷酸腺苷（cAMP）水平并抑制细胞内钙离子的活化来抑制血小板的聚集，通过舒张血管来抑制小鼠尾部血栓的形成等研究了姜黄素类化合物的体外抗凝血与抗血栓活性，结果显示姜黄素、双去甲氧基姜黄素、去甲氧基姜黄素都能延长大耳白兔血浆复钙时间及血浆凝固时间，且都可以加快体外血栓和全血凝块的溶解，证明其具有较好的抗凝血和抗血栓作用。

2）抗肿瘤作用

莪术挥发油具有广谱抗肿瘤活性。莪术油能抑制 Hela 细胞的生长，莪术醇能明显抑制人宫颈癌 CASKI 细胞的体外增殖，且可阻滞 CASKI 细胞周期于 G_2/M 期并诱导细胞凋亡。莪术油能够降低二羟甲基丁酸（DMBA）诱导大鼠乳腺癌癌前病变组织中癌基因的表达，并可以有效抑制大鼠乳腺癌癌前病变的发展，阻断乳腺癌的发生。莪术油还能明显抑制人卵巢上皮癌细胞 SKOV3 的增殖。此外有研究表明，莪术油对肝癌 HepG2 细胞的增殖具有抑制作用。柳昀熠等研究发现，吉马酮对人肝癌细胞的增殖有明显的抑制作用，而同样浓度的吉马酮对正常人肝细胞增殖的抑制效果相对较弱。莪术油通过阻滞细胞周期及诱导凋亡和坏死抑制肺腺癌 A549 细胞增殖。莪术油能影响人胃癌细胞 SGC-7901 的增殖并诱导其凋亡，其含药血清还能逆转胃癌耐药细胞系 SGC7901/CDDP 的耐药性。

3）其他

莪术还具有抗病毒、抗菌、抗炎及中枢神经保护、抗惊厥等作用。

【述评】

据现版《中国药典》记载，莪术来源有三个，蓬莪术为莪术来源之一。但根据《本草纲目》**【集解】**项描述"蓬莪术生西戎及广南诸州"，"江浙或有之……"等信息分析，这里的"蓬莪术"应为"莪术"代称。莪术为医家治积聚诸气最要之药，入肝，能破气中之血。

据古籍记载，莪术的炮制方法有醋制（磨、炒、煮、浸）、煨（纸、面）制、炮、蒸等法。《本

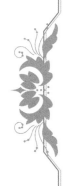

草纲目》收载有"醋磨"和"煨法"。李时珍总结当时的习用方法为"醋炒或醋煮法",该法一直沿用至今。莪术经醋炙或醋煮后,引药入肝经血分,散瘀止痛作用增强。煨法现在仍有地方使用,经煨制后,莪术有缓和破血作用。

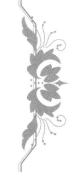

柴胡 （Chaihu）

《本草纲目》·草部·第十三卷·茈胡

本品为伞形科植物柴胡 *Bupleurum Chinese* DC. 或狭叶柴胡 *Bupleurum scorzonerifolium* Willd. 的干燥根。按性状不同,分别习称"北柴胡"和"南柴胡"。

【"修治"原文】

根

【敩曰】凡采得银州柴胡,去须及头,用银刀削去赤薄皮少许,以粗布拭净,锉用。勿令犯火,立便无效也。

【古代炮制】

南北朝有去髭并头净制（《雷公》）。唐代有熬（《千金》）。宋代有焙制（《博济》）。元代有酒拌（《丹溪》）,酒炒（《原机》）。明清有醋炒制（《医学》）,炒制（《一草亭》）,炙制（《条辩》）,蜜炙（《本草汇》）,鳖血制（《长沙方歌括劝读》）。

【现代炮制】

1. 炮制方法

柴胡（南、北）:除去杂质和残茎,洗净,润透,切厚片,干燥。

醋柴胡:取柴胡按醋炙法,文火炒干。每 100 kg 柴胡,用米醋 20 kg。

蜜柴胡:取柴胡片按蜜炙法,文火炒至深黄,不粘手为度。每 100 kg 柴胡,用炼蜜 20 kg。(2015《四川》)

2. 炮制作用

柴胡:辛、苦,微寒。归肝胆、肺经。具有疏散退热、疏肝解郁、升举阳气之功。用于感冒发热,寒热往来,胸胁胀痛,月经不调,子宫脱垂,脱肛。生柴胡的升散作用较强,多用于解表退热。

醋柴胡:能缓和升散之性,增强疏肝止痛之功。

蜜柴胡:缓和药性。适用于身体虚弱的患者。

3. 质量要求

北柴胡:呈不规则厚片。外表皮黑褐色或浅棕色,具纵皱纹和支根痕。切面淡黄白色,纤维性。质硬。气微香,味微苦。

醋北柴胡:形如北柴胡片,表面淡棕黄色,微有醋香气,味微苦。

北柴胡及醋北柴胡水分不得超过 10.0%,总灰分不得过 8.0%、酸不溶性灰分不得过 3.0%,醇溶性浸出物不得少于 12.0%,柴胡皂苷 a 和柴胡皂苷 d 的总量不得少于 0.3%。

南柴胡:呈类圆形或不规则片。外表皮红棕色或黑褐色。有时可见根头处具细密环纹或有细毛状枯叶纤维。切面黄白色,平坦。具败油气。

醋南柴胡:形如南柴胡片,微有醋香气。

蜜柴胡:形如柴胡,深黄色或棕黄色,具蜜香味。

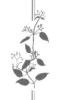

【研究概况】

1. 化学成分

1）柴胡所含成分

柴胡主要含有皂苷和挥发油，皂苷中主要成分为柴胡皂苷 a、b、c、d。此外，柴胡中还含有植物甾醇、侧金盏花醇、多糖、黄酮类等成分。

2）炮制对化学成分的影响

范秦鹤等研究显示，不同柴胡炮制品总皂苷含量为蜜柴胡＞酒柴胡＞醋柴胡＞原生药＞生柴胡，皂苷组分无明显差异。挥发油含量顺序为蜜柴胡＞醋柴胡＞酒柴胡＞生柴胡，除蜜柴胡挥发油的组分有变化外，其他炮制品挥发油组分无明显差异。

醋制品中柴胡皂苷 a、d 的含量低于生品，而柴胡皂苷 b1、b2 的含量高于生品，原因是柴胡皂苷 a、d 结构不稳定，经加热及米醋中酸性成分的作用，转化成柴胡皂苷 b1、b2。而酒柴胡中柴胡皂苷 a、b1、b2、d 的含量均比生柴胡和醋柴胡高。

许腊英等分析北柴胡醋制前后的超临界二氧化碳萃取物，从炮制前后北柴胡超临界二氧化碳萃取物中鉴定出 38 种成分。在相对含量较高的成分中，8 种成分相对含量炮制后明显下降，7 种成分相对含量明显上升。炮制后，北柴胡低沸点成分有下降趋势，高沸点成分有上升趋势。柴胡经炮制后多糖含量降低，生柴胡中多糖含量最高。

2. 工艺研究

白宗利等用正交试验法，以柴胡皂苷 b2 含量为指标，优选醋柴胡的最佳工艺：每 100 kg 柴胡用 60 kg 米醋，闷润 4 h，于 140～150℃炒制 6 min。于欢以柴胡皂苷 a、c、d 及醇溶性浸出物含量的综合评分为指标，通过正交试验优选出鳖血柴胡最佳炮制工艺：150℃炮制 10 min，鳖血量 0.05 mL/g。祝靖以柴胡皂苷 a、d 质量分数及血清胃泌素质量浓度的综合评分为指标，通过正交试验优选酒麸柴胡的最佳炮制工艺：麦麸用量 15％，黄酒用量 15％，100℃炒制 7 min。

3. 药理作用

柴胡具有和解退热、疏肝解郁、升举阳气的作用。现代药理研究主要有以下几个方面。

1）保肝作用

汪巍等研究结果显示，柴胡与醋柴胡均可抗猪血清致大鼠免疫损伤性肝纤维化，降低大鼠血清Ⅲ型前胶原、Ⅳ型胶原、透明质酸、层粘连蛋白、纤维连接蛋白的水平，肝小叶形态有所恢复、肝纤维化有所改善，其中醋柴胡作用明显。陈青莲等研究结果显示，醋制和醋拌柴胡能显著降低中毒小鼠血清谷丙转氨酶，各给药组均有轻度减轻肝损伤的作用。赵晶丽等研究发现北柴胡醋炙品疏肝利胆作用最强，蜜炙品次之，酒炙品与生柴胡作用相当。

2）解热镇痛作用

宁艳梅等比较鳖血柴胡不同比例炮制品的解热镇痛作用，结果发现鳖血柴胡能降低发热小鼠的体温，但解热效果随时间延长有所差别，鳖血柴胡不同比例炮制品对小鼠均有显著的镇痛作用，其中以柴胡∶鳖血为 100∶20 的比例作用最强。薛燕等通过大鼠的酵母致热模型验证柴胡的挥发油、皂苷和皂苷元具有解热作用。

3）抗炎作用

刘伟等研究结果显示，柴胡及不同炮制品对二甲苯所致小鼠耳肿胀均有抑制作用，且酒制品优于生品和醋制品。王丽娜等实验结果发现，生柴胡对角叉菜胶所致大鼠足跖肿胀，棉球引起的肉芽增生，二甲苯所致大鼠耳肿胀和毛细血管通透性增加均有拮抗作用，醋柴胡对二甲苯所致大鼠耳肿胀有拮抗作用，生柴胡抗炎作用优于醋柴胡。柴胡皂苷是柴胡发挥抗炎作用的主要成分。柴胡皂苷对角叉菜胶所致的大鼠足肿胀有抑制作用。

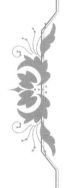

4）抗抑郁作用

白宗利等考察柴胡醋制前后对急性中毒肝气郁结小鼠影响，发现柴胡和醋柴胡均可显著改善小鼠性情烦躁、易激怒、饮食下降、体质量减轻或增长缓慢，大便次数增多等肝郁气结证候的表现，拮抗肝郁证小鼠免疫器官重量减轻，且醋柴胡作用强于生柴胡。王丽娜等实验结果发现，柴胡可以使抑郁症小鼠脑内 NE、DA 含量明显增加，且醋柴胡作用强于生柴胡，作用机理可能与增加脑内单胺类递质 NE、DA 含量有关。

5）免疫调节作用

柴胡多糖对辐射引起的小鼠损伤有明显保护和免疫增强作用。柴胡皂苷 a、d、f 可使小鼠淋巴 T 细胞、B 细胞的活性升高，增加白细胞介素-2 的分泌水平，柴胡皂苷 a、d 还可提高血浆中 IgA、IgG、IgM 水平。

6）其他

柴胡还具有保护心血管、抗肿瘤、抗病毒、抗惊厥等作用。

【述评】

据古籍记载，柴胡炮制方法有去须及头、熬、焙、炒、辅料（酒、醋、蜜、鳖血）制等。《本草纲目》仅记载有净制法。近代沿用了历史上的醋炙、酒炙、蜜炙、鳖血制、炒制等法，现版《中国药典》仅收载了柴胡生品和醋炙品。生柴胡的升散作用强，多用于解表退热；醋炙后能缓和升散之性，增强疏肝止痛之用。

《本草纲目》【修治】曰"勿令犯火，立便无效"。提示柴胡炮制忌火，这与柴胡含挥发油成分有关。但现代研究发现，采用加热炮制的柴胡炮制品，挥发油含量高于生品，可能由于经炒制加热，油室组织受到一定程度的破坏，油滴向周围组织扩散，皮层细胞间裂隙增大。使挥发油易于溶出，同时加入液体辅料也可能促进了挥发油的溶出，故醋、酒、蜜柴胡挥发油的含量较生品升高。同时历代炮制方法中也多见柴胡见火加热的炮制方法，比如醋炒制、炙制、蜜炙和鳖血制等方法，且醋柴胡、鳖血柴胡至今仍在临床上广泛使用。

射干 (Shegan)

《本草纲目》·草部·第十七卷·射干

本品为鸢尾科植物射干 *Belamcanda chinensis*（L.）DC. 的干燥根茎。

【"修治"原文】

根

【敩曰】凡采根，先以米泔水浸一宿，漉出，然后以篁竹叶煮之，从午至亥，日干用。

【古代炮制】

梁代有薄切（《集注》）。南北朝有米泔制（《雷公》）。唐代有捣汁（《食疗》《外台》）。宋代有去须（《总病论》），米泔制（《三因》）。明代增加了洗浸（《医学》），并沿用了泔制（《必要》）。清代增加了米泔浸煮熟炒（《逢原》），制炭（《条辨》）和酒炒黑（《治裁》）。

【现代炮制】

1. 炮制方法

射干：除去杂质，洗净，润透，切薄片，干燥。

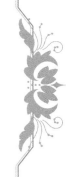

2. 炮制作用

射干：苦，寒。归肺经。具有清热解毒、消痰、利咽的功能。用于热毒痰火郁结，咽喉肿痛，痰涎壅盛，咳嗽气喘。

3. 质量要求

射干：为不规则形或长条形的薄片。外表皮黄褐色、棕褐色或黑褐色，皱缩，可见残留的须根和须根痕，有的可见环纹。切面淡黄色或鲜黄色，具散在筋脉小点或筋脉纹，有的可见环纹。气微，味苦、微辛。水分不得过10.0%，总灰分不得过7.0%，醇溶性浸出物不得少于18.0%，次野鸢尾黄素不得少于0.10%。

【研究概况】

1. 化学成分

1）射干所含成分

射干主含异黄酮类成分，主要有次野鸢尾黄素等。其次还含有甾体、三萜核苷等类成分。

2）炮制对化学成分的影响

射干经米泔水炮制后，射干苷及野鸢尾苷等苷类成分含量下降，而鸢尾黄素、鸢尾甲黄素 A、鸢尾甲黄素 B、野鸢尾黄素等苷元含量有所增加。

2. 工艺研究

王迪等以射干苷、野鸢尾苷、野鸢尾黄素、次野鸢尾黄素、鸢尾黄素和白射干素的含量为指标，采用正交试验优选射干软化和切制工艺：加 3 倍水量浸泡、软化 24 h、切片厚度 1～2 mm、干燥温度 80℃。

3. 药理作用

射干具有清热解毒、消痰、利咽的功效。现代药理研究主要有以下几个方面。

1）抗菌作用

研究表明，鸢尾黄素对发癣菌属皮肤真菌有显著抑制作用；射干乙醇提取物对大肠杆菌、绿脓杆菌、金黄色葡萄球菌、溶血性链球菌等有很好的抗菌活性。秦文艳等研究发现，射干提取物对革兰阴性菌和革兰阳性菌均有不同程度的抑制作用；但对革兰阳性菌的抑菌作用较强，最小抑菌浓度较低，而对革兰阴性菌相对较弱。

2）抗炎作用

射干所含成分鸢尾苷及鸢尾黄素均具有抗菌消炎的活性，鸢尾黄素及鸢尾苷均能抑制 TPA 或胡萝卜素对 COX-2 的诱导及抑制 PGE2 的产生，且鸢尾黄素的抑制作用更强。

3）抗肿瘤作用

有研究认为，鸢尾黄素能通过抑制肿瘤部位血管的增生和诱导肿瘤坏死因子，具有明显的抗肿瘤活性；其次，鸢尾黄素还可作用于前列腺细胞的胰岛生长因子 1 受体调节细胞，有治疗前列腺癌的可能。

4）其他

射干还具有清除自由基、抗血栓、提高免疫功能、抑制被动皮肤过敏反应等作用。

【述评】

据古籍记载，射干炮制方法主要有净制、切制、米泔水制等。《本草纲目》记载了米泔水制，该法在古代典籍中记载较多。时珍曰："射干，寒，多服泻人。"米泔水制是否与其副作用有关有待考证。现版《中国药典》仅收载了射干生品。

徐长卿 （Xuchangqing）

《本草纲目》·草部·第十三卷·徐长卿

本品为萝藦科植物徐长卿 *Cynanchum paniculatum*（Bge.）Kitag. 的干燥根和根茎。

【"修治"原文】

根和根茎

【敩曰】凡采得粗杵，拌少蜜令遍，以瓷器盛，蒸三伏时，日干用。

【现代炮制】

1. 炮制方法

徐长卿：除去杂质，迅速洗净，切段，阴干。

2. 炮制作用

徐长卿：辛，温。归肝、胃经。具有祛风、化湿、止痛、止痒的功能。用于风湿痹痛，胃痛胀满，牙痛，腰痛，跌扑伤痛，风疹、湿疹。

3. 质量要求

徐长卿：呈不规则的段。表面淡黄白色至淡棕黄色或棕色，有细纵皱纹。切面粉性，皮部类白色或黄白色，形成层环淡棕色，木部细小。气香，味微辛凉。水分不得过 15.0%，总灰分不得过 10.0%、酸不溶性灰分不得过 5.0%，醇溶性浸出物不得少于 10.0%，丹皮酚不得少于 1.3%。

【研究概况】

1. 化学成分

徐长卿主含酚类黄酮，此外含有甾醇、多糖、生物碱、氨基酸等。主要成分有丹皮酚等。

2. 药理研究

徐长卿具有祛风、化湿、止痛、止痒的功能。现代药理研究主要有以下几个方面。

1）抗炎作用

吴琪等研究发现，徐长卿含有多种活性成分促进 Bcl-2/Bax 蛋白的表达，从而增高 Bcl-2/Bax 的比值进而抑制细胞凋亡，使兔膝关节炎模型的关节软骨退变和破坏得到延缓，显示徐长卿具有明显的抗炎作用。Nadeem 发现徐长卿中丹皮酚能作用于组胺、5-羟色胺、缓激肽，还能调节花生四烯酸的代谢，并可以清除自由基。

2）抗病毒和抗肿瘤作用

谢斌等研究表明，徐长卿水提物在体外细胞培养中对 HBsAg 和 HBeAg 两种抗原的分泌有较好的抑制作用，证明徐长卿有抗乙型肝炎病毒的作用。徐长卿的水提物对体外培养的 HepG-2、Bel-7407 细胞的生长有抑制作用。丹皮酚可以诱导细胞凋亡，具有抗肿瘤作用，且有选择性。褚文希等发现徐长卿具有逆转肿瘤多药耐药活性。林丽珊等研究发现徐长卿多糖灌胃给药对小鼠移植性腹水癌 H22、EAC 和实体瘤 S180 生长具有抑制作用。

3）镇痛作用

许青松等发现徐长卿水煎剂可明显延长小鼠 2 h 镇痛阈值，延长扭体反应潜伏期，减少扭体次数。

4）其他

徐长卿还有解痉、抗辐射、降压、降血脂、抗动脉粥样硬化等作用。

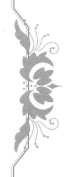

【述评】

古籍中记载徐长卿炮制方法仅有拌蜜蒸法,《本草纲目》转载了该法。现在蜜蒸法已不再使用,仅用生品。《本草纲目》记载徐长卿主治"鬼物百精蛊毒,疫疾邪恶气,温疟等,该描述带巫化迷信色彩,可治"疫疾"和"温疟"。与《中国药典》记载祛风、化湿、止痛、止痒的功效有较大差异。

高良姜 (Gaoliangjiang)

《本草纲目》·草部·第十四卷·高良姜

本品为姜科植物高良姜 *Alpinia officinarum* Hance 的干燥根茎。

【"修治"原文】

根

【时珍曰】 高凉姜、红豆蔻,并宜炒过入药。亦有以姜同吴茱萸、东壁土炒过入药用者。

【古代炮制】

唐代有火炙焦香、酒煮法(《外台》)。宋代有去芦炒制(《苏沈》),炒黑(《总录》),麻油炒制(《普本》),斑蝥炒制(《局方》),东壁土炒制(《朱氏》),火炮(《急救》),醋炒(《产宝》)等炮制方法。元代新增湿纸裹煨法、用水煮制法(《世医》)。明代增加了炙制、巴豆炒制(《普济方》),陈壁土、巴豆、陈仓米各别分炒而合用炮制法、青盐炒制(《奇效》),吴茱萸、东壁土拌炒(《纲目》),同莪术、三棱、米醋共煮炮制法(《准绳》)。清代有猪胆汁浸后东壁土炒黑炮制法(《握灵》),吴茱萸汤浸炒法(《害利》)等。

【现代炮制】

1. 炮制方法

高良姜:除去杂质,洗净,润透,切薄片,晒干。

2. 炮制作用

高良姜:辛,热。归、脾、胃经。具有温胃止呕、散寒止痛的功效。用于脘腹冷痛,胃寒呕吐,嗳气吞酸。

3. 质量要求

高良姜:呈类圆形或不规则形的薄片。外表皮棕红色至暗棕色,有的可见环节和须根痕。切面灰棕色至红棕色,外周色较淡,具多数散在的筋脉小点,中心圆形,约占 1/3。气香,味辛辣。水分不得过 13.0%,总灰分不得过 4.0%,高良姜素不得少于 0.70%。

【研究概况】

1. 化学成分

高良姜主要含黄酮类、挥发油和二芳基庚烷类化合物,此外有甾醇类、糖苷类和苯丙素类化合物。主要有高良姜素、槲皮素、山柰素等。

2. 药理作用

高良姜具有温胃止呕、散寒止痛的功效。现代药理研究主要有以下几个方面。

1) 止呕作用

Borrelli 等通过小鼠镇痛和家鸽止呕药效指标,对高良姜不同化学部位进行了筛选,结果显示各部位均具有镇痛、止呕双重药理作用,而且醇提物的活性强于水提物。

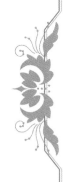

2）抗溃疡作用

彭钧等研究结果显示，高良姜超临界萃取物能降低束缚-水浸应激性胃溃疡的形成，对模型大鼠胃液分泌、血清胃泌素、胃黏膜生长抑素水平有一定的调节功能，可能是其抗溃疡作用的机制之一。王海燕等观察高良姜油对胃溃疡小鼠模型血清胃肠激素的影响，结果发现高良姜油能降低利血平致胃溃疡小鼠模型溃疡指数及提高溃疡抑制率。可能与其降低模型小鼠血清胃动素、P 物质，升高血清生长抑素、血管活性肠肽的含量有关。

3）胃肠道解痉作用

林蕊对高良姜超临界萃取物肠道解痉作用机制进行了研究，发现高良姜超临界萃取物对于乙酰胆碱、新斯的明所致的离体肠管痉挛有剂量依赖性抑制作用，但不能完全解除其所致痉挛，并且对乙酰胆碱所致痉挛有非竞争性的拮抗作用。对新斯的明所致亢进的小鼠小肠炭末推进和对于新斯的明所致大鼠在体肠管收缩亢进有抑制作用，对于新斯的明所致兔肠管收缩张力增强也有抑制作用，结果提示，高良姜超临界萃取物抑制肠管收缩的作用与胆碱能 M 受体有关。此外其对氯化钡所致痉挛具有抑制作用、对组胺所致肠管收缩增强有抑制及非竞争性拮抗作用，对氯化钙引起无钙环境下高钾除极化肠肌张力增加有抑制作用。

4）抗菌作用

高良姜提取物对金黄色葡萄球菌、枯草芽孢杆菌及白色念珠菌仍有较强的抑菌和杀菌作用，且呈剂量依赖性。以抗菌活性和提取分离相结合的方法从高良姜的活性部位中分离得到 8 个化合物，抗菌活性测定结果表明高良姜素、原儿茶酸、槲皮素和山奈酚对多种细菌均有不同程度的抗菌活性。

5）抗氧化作用

高良姜中含有丰富的黄酮类化合物，对 2，2-二苯基-1-苦味酰基（DPPH）自由基体系、超氧阴离子自由基体系、羟自由基体系的清除能力较强，其氧化活性微弱于 VC 和 BHT。高良姜多糖也具有较好的抗氧化活性，清除自由基能力、还原力和螯合铁离子能力均表现出一定的浓度依赖性。

6）抗肿瘤作用

王玉霞等研究结果证明，高良姜与生姜组合物对于小鼠体内 S180 肉瘤、艾氏腹水瘤也有抑制作用。魏晴等对高良姜抗肿瘤活性部位进行了筛选，结果发现高良姜中的脂溶性组分对肝癌、胃癌和乳腺癌等细胞株增殖均具有很好的抑制作用，证明脂溶性组分为高良姜发挥抗肿瘤作用的活性部位。也有研究结果显示，高良姜总黄酮能显著抑制宫颈癌 SiHa 细胞的增殖并诱导细胞凋亡。

【述评】

据古籍记载，高良姜炮制方法主要有炙焦香、炒黑、炮、土炒、煮、辅料制等 20 余种方法。《本草纲目》载有炒制，或姜、吴茱萸、东壁土共炒，这些方法现在均未见使用。现版《中国药典》仅收载了生品。《本草纲目》【发明】项中，时珍曰"心脾冷痛，用高良姜，细判微炒为末"，即用于脘腹冷痛需炒，该方法现在虽未见使用，但按照中医从辨证施治原则，该方法炮制药物符合中医药理论。

《本草纲目》记载高良姜具醒酒作用，曰"善醒醉，解酒毒，无他要使也"。现有研究表明高良姜水提液和醇提液均具有解酒作用，且水提液效果更显著，可进一步开发成醒酒剂。

黄芪（Huangqi）

《本草纲目》·草部·第十二卷·黄耆

本品为豆科植物蒙古黄芪 *Astragalus membranaceus*（Fisch.）Bge. var. *mongholicus*（Bge.）Hsiao 或膜荚黄芪 *Astragalus membranaceus*（Fisch.）Bge. 的干燥根。

【"修治"原文】

根

【敩曰】凡使勿用木草，真相似，只是生时叶短并根横也。须去头上皱皮，蒸半日，擘细，于槐砧上锉用。

【时珍曰】今人但捶扁，以蜜水涂炙数次，以熟为度。亦有以盐汤润透，器盛，于汤瓶蒸熟切用者。

【古代炮制】

南北朝有蒸制（《雷公》）。宋代有蜜炙（《药证》），涂蜜炙（《局方》），蜜汤拌炒（《宝产》），蜜水浸蒸、盐蒸（《背疽方》），盐水洗（《总录》），盐汤浸（《三因》），炒制、盐水拌炒（《妇人》），盐水浸火炙（《痘诊方》），无灰酒浸制或酒煮（《传信》），制炭（《证类》），焙制、微炒（《总微》），黄泥煨（《朱氏》），湿纸煨（《普济方》），蒸制（《疮疡》）等。元代有盐蜜水涂炙（《活幼》），蜜炙（《世医》）。明代有白蜜合好酒煮如糊（《普济方》），酒拌炒（《医学》），姜汁炙（《仁术》），米泔拌炒（《准绳》），桂汤蒸熟（《保元》），盐炒（《普济方》），炙（《要诀》），陈酒制（《保元》），人乳拌、人乳浸（《醒斋》）等。清代有盐酒炒（《本草汇》），青盐制（《逢原》），防风和北五味各别煎汤复制、五灵脂制（《新编》），川芎合酒煎制、川乌制（《从众录》），木通、升麻、丹皮、沙参、玉竹、制附子、五味子防风、蜜糖等九制黄芪（《增广》），人乳制七次（《拾遗》），煎膏（《金鉴》）。

【现代炮制】

1. 炮制方法

黄芪：除去杂质，大小分开，洗净，润透，切厚片，干燥。

炙黄芪：取黄芪按蜜炙法，文火炒至不粘手。每 100 kg 黄芪，用炼蜜 25 kg。

2. 炮制作用

黄芪：甘，微温。归肺、脾经。具有补气升阳、固表止汗、利水消肿、生津养血、行滞通痹、托毒排脓、敛疮生肌的功能。用于气虚乏力，食少便溏，中气下陷，久泻脱肛，便血崩漏，表虚自汗，气虚水肿，内热消渴，血虚萎黄，半身不遂，痹痛麻木，痈疽难溃，久溃不敛。生品长于益气固表、托毒生肌、利尿消肿。用于表虚自汗，感冒。

炙黄芪：甘，温。归肺、脾经。益气补中作用强。用于气虚乏力，食少便溏。

3. 质量要求

黄芪：呈类圆形或椭圆形的厚片，外表皮黄白色至淡棕色。切面皮部黄白色，木部淡黄色，有放射状纹理及裂隙，有的中心偶有枯朽状，黑褐色或呈空洞。气微，味微甜，嚼之有豆腥味。水分不得过 10.0%，总灰分不得过 5.0%，铅不得过 5 mg/kg、镉不得过 0.3 mg/kg、砷不得过 2 mg/kg、汞不得过 0.2 mg/kg、铜不得过 20 mg/kg，五氯硝基苯不得过 0.1 mg/kg，水溶性浸出物不得少于 17.0%，黄芪甲苷不得少于 0.080%，毛蕊异黄酮葡萄糖苷不得少于 0.020%。

炙黄芪：呈圆形或椭圆形的厚片，直径 0.8～3.5 cm，厚 0.1～0.4 cm。外表皮淡棕色或淡棕褐色，略有光泽，可见纵皱纹或纵沟。切面皮部黄白色，木部淡黄色，有放射状纹理和裂隙，有的中心偶有枯朽状，黑褐色或呈空调。具蜜香气，味甜，略带黏性，嚼之微有豆腥味。水分不得过 10.0%，总灰分不得过 4.0%，黄芪甲苷不得少于 0.060%，毛蕊异黄酮葡萄糖苷不得少于 0.020%。

【研究概况】

1. 化学成分

1）黄芪所含成分

黄芪主含黄芪多糖、黄酮类和三萜皂苷类。主要成分有毛蕊异黄酮、黄芪甲苷等。另外还有生

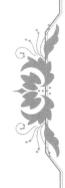

物碱、氨基酸及多种微量元素等成分。

2）炮制对化学成分的影响

李利明等研究发现不同炮制方法对黄芪成分有影响。黄酮类：酒黄芪中毛蕊异黄酮的含量高于生黄芪；蜜黄芪中黄酮类成分含量明显下降，而盐黄芪、米黄芪对黄酮类成分的影响不明显；水溶性糖含量：生黄芪＞米黄芪＞酒黄芪＞盐黄芪＞炒黄芪；还原性糖：生黄芪＞米黄芪＞酒黄芪＞盐黄芪＞炒黄芪；多糖：酒黄芪＞盐黄芪＞炒黄芪＞米黄芪＞生黄芪。黄芪在蜜炙后，包括毛蕊异黄酮、芒柄花素、汉黄芩素、3,9-二-O-甲基尼森香豌豆紫檀酚等在内的 8 种成分含量降低。在特征图谱中，黄芪清炒或蜜炙后，未发现明显的化学成分消失或增加现象，但大部分的小分子有机物含量下降，清炒下降的更明显。

2. 工艺研究

周倩等采用正交试验法，以外观性状、指纹图谱特征峰峰面积为评价指标，优选出蜜炙黄芪最佳工艺参数：取黄芪质量 25％的炼蜜，用水按 1∶1 混合后，加入净黄芪片，拌匀，闷润 30 min，置锅内，200～240℃炒至饮片表面温度为 100℃，取出。杨志雄等以黄芪甲苷的含量为评价指标，优选微波炮制蜜黄芪最佳工艺：微波火力 100％、加热时间 4 min、含蜜量 25％。

3. 药理作用

具有补气升阳、固表止汗、利水消肿、生津养血、行滞通痹、托毒排脓、敛疮生肌的功能。现代药理研究主要有以下几个方面。

1）对机体免疫系统的作用

（1）增强体液免疫功能。黄芪可以明显促进机体的抗体生成功能，血清中抗体水平的高低直接关系到机体免疫状况。

（2）增强细胞免疫功能。黄芪可对细胞凋亡起到抑制作用，将 T 淋巴细胞亚群比例调整到正常状态。

（3）增强机体非特异性免疫功能。人体血液中的白细胞总数在黄芪的作用下会发生显著增加，进而对机体血清溶血素水平有很大提高，增强机体内的巨噬细胞及中性粒细胞的吞噬杀菌功能。

（4）免疫调节功能。黄芪多糖作为黄芪中的主要化学成分之一，可有效调节淋巴细胞亚群比例，并且能够提高细胞表面黏附分子的表达，促进淋巴细胞再循环。

2）对心脑血管系统的作用

（1）强心作用。黄芪总皂苷小剂量（2 mg）可加重心力衰竭，中等剂量（4 mg）和大剂量（8 mg）则有抗心力衰竭作用，黄芪苷 IV 在质量浓度为 20～50 g/mL 时对可离体豚鼠乳头肌标本产生正性肌力作用，其机理是黄芪抑制心肌细胞内磷酸二酯酶（PDE）的活性剂钙调蛋白，从而抑制 PDE 活性。

（2）保护心肌。刘洋研究发现，黄芪对心肌缺血缺氧、缺血/再灌注损伤、缺氧缺糖/复氧复糖损伤、感染病毒及药物中毒的心肌均有明显的保护作用。杜小燕等研究结果显示，黄芪皂苷 IV 能够减少心肌细胞凋亡，对心肌缺血再灌注损伤具有一定的保护作用，机制可能与抑制 p-STAT1、诱导 p-STA3 蛋白表达有关。

（3）调节血压。黄芪对血压具有双向调节作用，具有利尿降压，降低肺动脉压及右心前负荷，扩张周围血管，降低动脉压，从而改善心功能的作用，同时对冠状动脉有直接扩张作用。黄芪可增加人体总蛋白和白蛋白量，降低尿蛋白，并通过强心增加心脏搏出量或扩张血管而达到升高血压或降低血压的作用。

（4）黄芪甲苷可显著增加小鼠脑组织 ATP、ADP、AMP 含量，增强脑组织 GLUT3 基因和蛋白表达，说明黄芪甲苷可明显改善脑缺血/再灌注损伤后脑组织能量代谢，促进缺血脑组织对能量

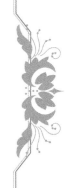

物质的利用。

3）对糖代谢的影响

黄芪多糖能够显著降低 2-DM 胰岛素抵抗大鼠的血糖，显著降低 2-DM 胰岛素抵抗大鼠血清 TG、CH、LDL 含量，同时显著升高血清 HDL 含量。黄芪多糖可以降低 2 型糖尿病胰岛素抵抗大鼠血糖和改善体内脂代谢紊乱。

4）抗肿瘤作用

现代研究表明，黄芪提取物及其制剂不仅能直接抑制多种癌细胞（如人红系白血病细胞、人肝癌细胞、人胃癌细胞、人子宫内膜癌细胞等）增殖，还能通过增强机体的免疫功能抵抗肿瘤，并在一定程度上诱导癌细胞凋亡。也有人发现黄芪皂苷能逆转肝癌耐药细胞 BEL-7402/5-FU 对 5-FU 的耐药性，逆转作用与药物浓度呈正相关。

5）其他

黄芪还有保肝、保护胃黏膜、抗衰老、抗菌、抗病毒等作用。

【述评】

据古籍记载，黄芪炮制方法主要有炒、蒸、酒（煮、炒、浸）制、蜜（炙、炒、蒸、蜜酒煮）制、盐（焙、浸、蒸、炒、炙、盐蜜炙、盐酒炒）制、姜汁制、米泔制、乳汁制、九制黄芪等，主要以加液体辅料炮制为主。《本草纲目》记载有蜜炙、蒸制、盐蒸制法。其中蜜炙法一直沿用至今，蜜炙可以增强黄芪益气补中的功效。而蒸制方法现已不多见。

黄芪为补气药，主要包括补气升阳、固表止汗、利水消肿、生津养血、行滞通痹、托毒排脓、敛疮生肌等功效。黄芪最早出现的炮制方法为南北朝刘宋时的蒸制，到明清时期，对其炮制方法和作用有发挥，如"生用治痈疽，蜜炙补虚损""治下虚盐水或蒸或炒药""上部酒拌炒，中部米泔拌炒，下部盐水炒""以酒炙，既助其达表，又行其泥滞也，若补肾及崩带淋浊药中，须盐水炒之"等。可见，黄芪古代的炮制技术和理论极其丰富。现代黄芪除了生用和蜜炙用之外，少见到其他炮制品的临床应用。

.

黄连 （Huanglian）

《本草纲目》·草部·第十三卷·黄连

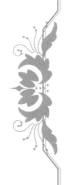

本品为毛茛科植物黄连 *Coptis Chinensis* Franch.、三角黄连 *Coptis deltoidea* C. Y. Cheng et Hsiao 或云连 *Coptis teeta* Wall. 的干燥根茎。三种分别习称为"味连""雅连""云连"。

【"修治"原文】

根

【敩曰】 凡使以布拭去肉毛，用浆水浸二伏时，漉出，于柳木火上焙干用。

【时珍曰】 五脏六腑皆有火，平则治，动则病，固有君火相火之说，其实一气而已。黄连入手少阴心经，为治火之主药：治本脏之火，则生用之；治肝胆之实火，则以猪胆汁浸炒；治肝胆之虚火，则以醋浸炒；治上焦之火，则以酒炒；治中焦之火，则以姜汁炒；治下焦之火，则以盐水或朴硝研细调水和炒；治气分湿热之火，则以吴茱萸汤浸炒；治血分块中伏火，则以干漆末调水炒；治食积之火，则以黄土研细调水和炒。诸法不独为之引导，盖辛热能制其苦寒，咸寒能制其燥性，在用者详酌之。

【古代炮制】

唐代有熬(《千金翼》)。宋代有微炒(《圣惠方》),酒煮、炒令紫色(《活人书》),好酒浸制(《洪氏》)、酒洗(《妇人》),酒洗炒(《扁鹊》),米泔浸制(《要证》),麸炒焦黄色、同吴茱萸共炒制(《总录》),同巴豆共同煮制(《总微》),酒煮时要求用银器(《三因》)。元代增加了酒蒸、陈壁土炒制(《丹溪》),童便浸制(《原机》),姜制拌炒(《世医》)。明代新增了吴茱萸煎汤炒(《保元》),朴硝炒制、干漆炒制、猪胆汁炒、人乳炒制、酽醋制、盐汤制(《蒙筌》),吴茱萸和益智仁共同炒制(《医学》),冬瓜汁浸制七次(《普济方》),酒洗后再与吴茱萸共同炒制(《回春》),用湿槐花共同拌炒、牛胆汁浸制(《景岳》)。清代有入猪大肠中煮熟用(《说约》),黄土、姜汁、酒和蜜四制黄连(《本草汇》)。

【现代炮制】

1. 炮制方法

黄连:除去杂质,润透后切薄片,晾干,或用时捣碎。

酒黄连:取黄连按酒炙法,文火炒干。每100 kg黄连,用黄酒12.5 kg。

姜黄连:取黄连按姜炙法,文火炒干。每100 kg黄连,用生姜12.5 kg。

萸黄连:取吴茱萸加适量水煎煮,煎液与黄连拌匀,待液吸尽,炒干。每100 kg黄连,用吴茱萸10 kg。

2. 炮制作用

黄连:苦,寒。归心、脾、胃、肝、胆、大肠经。具有清热燥湿、泻火解毒的功能。用于湿热痞满,呕吐吞酸,泻痢,黄疸,高热神昏,心火亢盛,心烦不寐,心悸不宁,血热吐衄,目赤,牙痛,消渴,痈肿疔疮;外治湿疹,湿疮,耳道流脓。生用苦寒性强,长于清热燥湿、泻火解毒。

酒黄连:能引药上行,缓其寒性,善清上焦火热。用于目赤,口疮。

姜黄连:缓和苦寒之性,并增强其止呕作用,以清胃和胃止呕为主。用于寒热互结,湿热中阻,痞满呕吐。

萸黄连:抑制其苦寒之性,且能疏肝理气,使其寒而不滞,以清气分湿热、清肝胆郁火为主,善于舒肝和胃、止呕、止泻。用于肝胃不和、呕吐吞酸、湿热泻痢。

3. 质量要求

黄连:为呈不规则薄片或碎块,外表皮灰黄色或黄褐色,粗糙,有细小的须。切面或碎断面鲜黄色或红黄色,具放射状纹理,气微,味极苦。

酒黄连:形如黄连,色泽较深,味苦,略带酒香气。

姜黄连:形如黄连,表面棕黄色,味苦,有姜的辛辣味。

萸黄连:形如黄连,表面棕黄色,有吴茱萸的辛辣香气。

黄连、酒黄连、姜黄连、萸黄连水分不得过12.0%,总灰分不得过3.5%,醇溶性浸出物不得少于15.0%,含小檗碱不得少于5.0%,含表小檗碱、黄连碱和巴马汀的总量不得少于3.3%。

【研究概况】

1. 化学成分

1)黄连所含成分

黄连主含生物碱类成分,主要有小檗碱、黄连碱、巴马汀、表小檗碱等。其次是有机酸、木质素、多糖等。

2)炮制对化学成分的影响

不同炮制方法对黄连生物碱的影响。药根碱含量为姜黄连＞萸黄连＞酒黄连＞生黄连;表小檗碱含量为萸黄连＞姜黄连＞生黄连＞酒黄连;黄连碱含量为生黄连＞酒黄连＞萸黄连＞姜黄连;巴马汀含量为萸黄连＞生黄连＞酒黄连＞姜黄连;小檗碱含量为姜黄连＞萸黄连＞生黄连＞酒黄连。

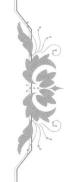

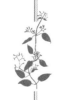

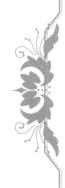

2. 工艺研究

沈晓庆等以表小檗碱、黄连碱、巴马汀和小檗碱含量为指标，采用单因素试验和正交试验得出黄连的最佳软化方法为淋法，一般在室温下，每 100 kg 药材用 60 L 水软化 48 h。最佳切制工艺为切成 1～2 mm 的顶头片。

傅华荣等采用正交试验优选，以酒黄连饮片外观性状、醇浸出物和 3 种生物碱含量为指标，优选酒黄连的最佳炮制工艺：黄酒加入量 15%，闷润 40 min，100℃炒制 10 min。石继连等优化酒黄连的最佳烘制工艺：黄连加 15%黄酒润透后，在 150℃下烘制 30 min；康大力得出的酒黄连烘制最佳工艺：取黄连饮片加 12.5%黄酒，闷润，待黄酒被吸尽后，置 120℃烘箱中烘制 30 min。

姜林等以盐酸小檗碱和总生物碱的含量为指标优选萸黄连最佳炮炙工艺：加 10 mL（0.2 g/mL）吴茱萸水煎液，润 30 min，100℃炒制 15 min。钟凌云等研究优选出胆黄连炮制工艺：12%胆汁，100℃炒制 10 min。

3. 药理作用

黄连具有清热燥湿、泻火解毒之功能。现代药理研究主要有以下几方面。

1）抑菌作用

黄连提取物对小麦赤霉菌、玉米小斑菌、番茄灰霉菌、油菜菌核菌 4 种真菌具有较好的抑制率。黄连可能是铜绿假单胞菌密度感应抑制剂，可以抑制铜绿假单胞菌多种生物学特性。盐酸小檗碱体外有较强的抑菌作用，抑菌强弱依次为金黄色葡萄球菌＞枯草杆菌＞大肠杆菌。黄连不同炮制品抑菌活性有区别，炮制后苦寒之性缓解的黄连抑菌活性提高，且抗菌谱更广。

2）降血糖作用

黄连具有降低血糖的作用，其总生物碱对链脲佐菌素所致的糖尿病大鼠有降低血糖的作用。小檗碱、黄连碱、药根碱及表小檗碱 4 种生物碱对细胞糖代谢均有一定影响，其体外降糖能力依次为小檗碱＞黄连碱＞药根碱＞表小檗碱。

黄连具有明显改善胰岛素抵抗，抑制前脂肪细胞分化的作用，在增加细胞对葡萄糖摄取的同时不会引起脂肪的聚集而造成体重增加。小檗碱对 2 型糖尿病治疗效果好，具有改善 2 型糖尿病大鼠胰岛素抵抗的作用，可明显降低 2 型糖尿病患者的血清视黄醇结合蛋白 4 水平。小檗碱对 2 型糖尿病早期出现的血管内皮损伤有良好的保护作用，其机制可能与其降血糖、调节血脂、改善胰岛素抵抗及内皮依赖性的血管舒张反应等作用有关。

酒蒸黄连总生物碱具有抗糖尿病认知功能障碍作用，对防治 2 型糖尿病的作用比生黄连作用更优，进一步研究证明酒蒸黄连可以显著增强大鼠体内超氧化物歧化酶和谷胱甘肽过氧化物活性，并通过这一机制降低丙二醛水平，从而促进机体对氧自由基的代谢，并且可明显降低血糖及 NO 水平，保护胰岛 B 细胞，对 2 型糖尿病大鼠氧化应激损伤可起到一定的保护作用。

3）降血脂作用

黄连生物碱可以调节血脂代谢紊乱，具有调节金黄地鼠血脂代谢的作用，且黄连碱的降脂效果最好。此外，小檗碱与巴马汀也具有降脂作用，能降低总胆固醇 TC、血清低密度脂蛋白胆固醇 LDL-C 水平的作用。

4）其他

黄连具有抗焦虑、抗溃疡性结肠炎、抗阿尔茨海默病及预防结肠癌等作用。

【述评】

据古籍记载，黄连炮制方法有炒、酒制（煮、浸、洗、炒）、米泔水制、吴茱萸制、胆汁制、乳制、醋制、姜制、盐制、土炒、麸炒、朴硝炒等几十种。《本草纲目》转载历史上的大多方法，其中胆汁制、姜制、酒制、吴茱萸制的炮制方法沿用至今，并对各炮制品的临床作用叙述详尽，对五脏的各种热症均有方施治。包括清心火、治下焦火、中焦火和气分、血分之火。

黄连是使用广泛的清热解毒药、抗感染药，用于各种细菌、病毒等感染性疾病，尤其对急性胃肠炎、急性菌痢效果最好，现代医学认为其具广谱抗菌作用。目前由于滥用抗生素而导致细菌耐药性，选择黄连不同炮制品作为抗菌药，可遏制这一现象发生。

黄连治疗消渴症在《本草纲目》中有记载，其【发明】项曰"黄连大苦大寒，用之降火燥湿，中病即当止……。治消渴，用酒蒸黄连"。现已有报道黄连的主要成分小檗碱具治疗糖尿病作用，也验证了《本草纲目》中这一记载的科学性。但《本草纲目》所记载的"治消渴，用酒蒸黄连"，现今酒蒸黄连炮制品在临床上已无使用，在中医临床上治疗消渴症时选用黄连何种炮制品值得探讨。

黄精 （Huangjing）

《本草纲目》·草部·第十二卷·黄精

本品为百合科植物滇黄精 *Polygonatum kingianum* Coll. et Hemsl.、黄精 *Polygonatum sibiricum* Red. 或多花黄精 *Polygonatum cyrtonema* Hua 的干燥根茎。按形状不同，习称"大黄精""鸡头黄精""姜形黄精"。

【"修治"原文】

根茎

【敩曰】凡采得以溪水洗净蒸之，从巳至子，薄切，曝干用。

【颂曰】羊公服黄精法：二月、三月采根，入地八九寸为上。细切一石，以水二石五斗，煮去苦味，漉出，囊中压取汁，澄清再煎，如膏乃止。以炒黑黄豆末，相和得所，捏作饼子，如钱大。初服二枚，日益之。亦可焙干筛末，水服。

【诜曰】饵黄精法：取瓮子去底，釜内安置得所，入黄精令满，密盖，蒸至气溜，即曝之。如此九蒸九曝。若生则刺人咽喉。若服生者，初时只可一寸半，渐渐增之，十日不食，服止三尺五寸。三百日后，尽见鬼神，久必升天。根、叶、花、实皆可食之。但以相对者是正，不对者名偏精也。

【古代炮制】

南北朝有蒸制（《雷公》）。唐代有九蒸九曝（《食疗》）。宋代有蔓荆子水蒸九曝干（《圣惠方》）。明代有黑豆煮制（《禁方》），水煮烂熟（《粹言》），酒蒸（《保元》）。清代有砂锅蒸（《玉楸》），黄精煎膏共黑豆末和作饼（《指南》）。

【现代炮制】

1. 炮制方法

黄精：除去杂质，洗净，略润，切厚片，干燥。

酒黄精：取净黄精，加黄酒拌匀，隔水蒸透或炖透，稍晾，切厚片，干燥。每100 kg黄精，用黄酒20 kg。

2. 炮制作用

黄精：甘，平。归脾、肺、肾经。具有补气养阴、健脾、润肺、益肾的功效。用于脾胃气虚，体倦乏力，胃阴不足，口干食少，肺虚燥咳，劳嗽咳血，精血不足，腰膝酸软，须发早白，内热消渴。生黄精具麻味，刺人咽喉。一般不直接入药。

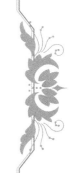

酒黄精：蒸制可增强补脾润肺益肾的功能，并可除去麻味，以免刺激咽喉。加黄酒可使其滋而不腻，增强补肾益血的作用。

3. 质量要求

黄精：呈不规则的厚片，外表皮淡黄色至黄棕色。切面略呈角质样，淡黄色至黄棕色，可见多少淡黄色筋脉小点。质稍硬而韧。气微，味甜，嚼之有黏性。水分不得过 15.0%，总灰分不得过 4.0%，醇溶性浸出物不得少于 45.0%，黄精多糖不得少于 7.0%。

酒黄精：形如黄精。表面棕褐色至黑色，有光泽，中心棕色至浅褐色，可见筋脉小点。质较柔软。味甜，微有酒香气。水分不得过 15.0%，总灰分不得过 4.0%，醇溶性浸出物不得少于 45.0%，黄精多糖不得少于 4.0%。

【研究概况】

1. 化学成分

1）黄精所含成分

黄精主含多糖和甾体皂苷类。另外还有三萜皂苷类、黄酮类、生物碱、木脂素、挥发油、氨基酸和微量元素等成分。

2）炮制对化学成分的影响

曾林燕等研究发现，黄精炮制过程中新产生的 2 种成分为 5-羟甲基麦芽酚（DDMP）和 5-羟甲基糠醛（5-HMF）。多花黄精中 DDMP 的量随着炮制时间的延长逐渐升高，至炮制 24 h 达到最高，随后开始逐渐降低；5-HMF 的量随着炮制时间的延长逐渐升高。王永禄研究结果显示：与黄精生品相比，常压蒸制和高压蒸制酒黄精，化学成分均发生改变，有 3 个色谱峰消失，新增 4 个色谱峰；且两种蒸制间化学成分差异明显。杨云考察不同炮制时间 5-HMF 含量的变化规律，结果发现蒸制 30 h 内其含量基本稳定，受热 30 h 以后含量急剧上升，但片黄精清蒸 36 h，个黄精酒炖 45 h，片黄精酒炖 50 h 左右时，5-HMF 含量又逐渐下降，可能是由于长时间蒸制及高温 5-HMF 被破坏。

2. 工艺研究

张英等以黄精中多糖、醇浸出物和水浸出物为指标，采用均匀试验优选清蒸黄精最佳工艺：蒸 6 h，闷润 12 h，70℃干燥。崔於采用正交试验法，以小鼠耳肿胀度的减轻程度为指标，优选酒黄精的大生产炮制工艺：生黄精药材 25 kg 加 20% 质量黄酒润 18 h，蒸 8 h，焖 8 h。取出，晾至八成干，切厚片，干燥。张婕采用正交试验法，以外观性状和黄精多糖为指标，优选黄精加压酒蒸工艺：黄精 100 g，10% 质量黄酒闷润，120℃高压蒸 60 min，取出，切 3 mm 厚片，干燥。孙秀梅等测定 3 种炮制品的 5-羟甲基糠醛、水浸出物、乙醇浸出物、正丁醇浸出物、多糖和总糖含量，综合评判，黄精加压酒蒸工艺明显优于常压蒸制和加压清蒸工艺的样品。

3. 药理作用

黄精具有补气养阴、健脾、润肺、益肾的功效。现代药理研究主要有以下几个方面。

1）免疫调节作用

黄精多糖可以提高小鼠脏器指数，也可明显改善环磷酰胺致免疫抑制小鼠的免疫功能。黄精多糖不但能增强小鼠体液免疫功能，还可增强小鼠细胞免疫的功能。

2）抗衰老作用

王爱梅等发现黄精可以减少衰老小鼠脑组织中 MDA 的产生，从而减少脑中氧自由基的产生，增强清除氧自由基的能力，提高机体抗氧化的功能，抑制机体、组织、细胞的过氧化过程，并能明显提高脑细胞 Na^+-K^+-ATP 酶及 Ca^{2+}-ATP 酶的活性，防止细胞内 Ca^{2+} 超载从而起到抗衰老的作用。

3）降血糖作用

黄精多糖可提高糖尿病模型组小鼠血清胰岛素含量，能够降低血清及肝脏中升高的一氧化氮和

一氧化氮合酶；在某种程度上能够改善小鼠胰岛内分泌细胞形态结构；说明黄精多糖对糖尿病小鼠血糖降低有一定的促进作用。也有研究表明，黄精多糖能够降低 STZ 糖尿病大鼠血糖，提高胰岛素表达。

4）抗肿瘤作用

张峰等研究结果表明，中、高剂量的黄精多糖可以显著延长 S180 腹水型荷瘤小鼠的存活时间，可显著提高荷瘤小鼠的脾脏指数和胸腺指数。段华等研究结果也表明，黄精多糖各剂量组均能显著地抑制肿瘤生长，高剂量组抑瘤率为 54.5％，其作用接近环磷酰胺组（57.7％）。黄精多糖各剂量组能显著提高肿瘤组织中 Caspase-3，8，9 活性。黄精多糖对肝癌 H22 移植瘤小鼠具有显著的抑瘤作用。

5）其他

黄精多糖还有脑保护、抗动脉粥样硬化、降血脂、抗炎、抗菌等作用。

【述评】

据古籍记载，黄精炮制方法有清蒸、酒蒸、九蒸九曝、煮制、黑豆制、熟地汁制等。《本草纲目》记载有蒸制、九蒸九曝法，这些方法一直沿用至今。现在黄精除酒蒸外，还有加黑豆、熟地、蜜等辅料蒸制的方法。黄精古今方法主要是蒸制或煮制，与其"若生则刺人咽喉"有关，蒸制可消除此副作用。黄精含有多糖、甾体皂苷、三萜皂苷、黄酮等多种成分，其药效作用物质基础及炮制原理尚不明确，有待深入。

常山 （Changshan）

《本草纲目》·草部·第十七卷·常山

本品为虎耳草科植物常山 *Dichroa febrifuga* Lour. 的干燥根。

【"修治"原文】

【敩曰】 采时连根苗收。如用茎叶，临时去根，以甘草细剉，同水拌湿蒸之。临时去甘草，取蜀漆细剉，又拌甘草水匀，再蒸，日干用。其常山，凡用以酒浸一宿，漉出日干，熬捣用。

【时珍曰】 近时有酒浸蒸熟或瓦炒熟者，亦不甚吐人。又有醋制者，吐人。

【古代炮制】

晋朝有酒制和白酒煮制（《肘后》）。南北朝有酒熬（《雷公》）。宋代有酒蒸制（《局方》）。明代有酒炒（《万氏》），酒浸（《回春》），醋炒、醋煮、醋焙、水煮制（《普济方》），炒制（《奇效》），甘草蒸制（《本草纲目》）等炮制方法。

【现代炮制】

1. 炮制方法

常山：除去杂质，分开大小，浸泡，润透，切薄片，晒干。

炒常山：取常山，文火加热炒至色变深。

酒常山：取净常按酒炙法，文火炒干。每 100 kg 常山，用黄酒 10 kg。（2018《湖北》）

2. 炮制作用

常山：苦、辛、寒，有毒，归肺、肝、心经。具有涌吐痰涎、截疟的功效。用于痰饮停聚，胸膈痞塞，疟疾。生用上行，涌吐痰饮作用强。

炒常山、酒常山：作用缓和，毒性降低，可减轻恶心呕吐的副作用，多用于截疟。

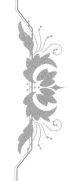

第三章 根与根茎类

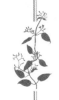

3. 质量要求

常山：呈不规则的薄片。外表皮淡黄色，无外皮。切面黄白色，有放射状纹理。质硬。气微，味苦。水分不得过 10.0%，总灰分不得过 4.0%。

炒常山：形如常山，表面黄色。水分不得过 10.0%，总灰分不得过 4.0%。

酒常山：形如常山，色深黄，略有酒香气。

【研究概况】

1. 化学成分

1）常山所含成分

常山主含生物碱，主要成分有常山碱甲、乙、丙、异常山碱等。其次是香豆素、甾体、多酚类成分。

2）炮制对化学成分的影响

常山炮制前后，生物碱含量由高到低的顺序为生常山＞润常山＞浸常山＞酒常山＞炒常山。

2. 工艺研究

常山质地很硬，目前多用水浸泡、闷润等处理后切片。常山浸 7d 后，生物碱含量损失近 1/3，采用润法切片，生物碱也有一定程度的损失。常山经酒炒、清炒等炮制后，虽能降低毒性，但也降低了有效成分含量和疗效。

3. 药理作用

常山具有涌吐痰涎、截疟作用。现代药理研究主要有以下几个方面。

1）抗疟疾作用

常山主要活性虫成分常山碱的截疟活性比奎宁高 100 倍。Kikuchi 等对合成的常山碱类衍生物进行体外抗恶性疟原活性试验和对模型鼠乳腺细胞的细胞毒性试验。结果表明：常山碱、异常山碱的抗恶性疟原虫活性较好，但细胞毒性偏大。

2）抗癌作用

Vermel 等从常山中分离得到常山碱和异常山碱，进行动物体外抗癌活性试验结果发现，在 37℃，浓度为 0.25% 时，常山碱对模型鼠腹水癌细胞作用 3 h 后，癌细胞的死亡率为 80%～90%。

3）抗阿米巴原虫作用

常山碱乙在体外对溶组织阿米巴原虫有抑制作用，效力较盐酸依米丁强一倍。对大鼠肠阿米巴原虫，常山碱乙口服的最小有效剂量为每日 1.0 mg/kg，连用 6d，效力大于依米丁，治疗指数也比依米丁大一倍。

4）其他

常山还有抗鸡球虫病、消炎、促进伤口愈合等作用。

【述评】

据古籍记载，常山炮制方法以酒制（蒸、浸、炒）和醋制（蒸、煮、焙）为主，还有甘草蒸、炒、煮法等。《本草纲目》转载了雷敩的甘草蒸和酒浸法，同时李时珍还总结了当时常山习用炮制方法，包括酒蒸法、炒法和醋制法。并阐述了酒蒸、炒制不甚吐人，醋制可吐人。目前保留了常山酒炙法和炒法，与其炮制后消除致吐副作用有关。由于醋制可吐人，被后世淘汰。

常山在《本草纲目》中包括"常山、蜀漆。根据【别录】记载，认为常山为根，蜀漆为茎苗。时珍曰："常山、蜀漆有劫痰截疟之功，须在发散表邪及提出阳分之后，用之得宜，神效立见，用失其法，真气必伤。"可见当时根和苗均入药。现版药典仅收载了常山的根。

常山在我国分布广泛、资源丰富。现代药理活性研究表明，常山具有抗疟疾、抗肿瘤、消炎、促进伤口愈合等功效。但常山碱、异常山碱存在严重的细胞毒性，因此，以常山碱、异常山碱为先导化合物，合成活性高、细胞毒性低的抗疟疾化合物具有十分重要的意义。

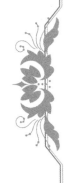

商陆 (Shanglu)

《本草纲目》·草部·第十七卷·商陆

本品为商陆科植物商陆 *Phytolacca acinosa* Roxb. 或垂序商陆 *Phytolacca americana* L. 的干燥根。

【"修治"原文】

根

【敩曰】取花白者根，铜刀刮去皮，薄切，以东流水浸两宿，漉出，架甑蒸，以黑豆叶一重，商陆一重，如此蒸之，从午至亥，取出去豆叶，曝干锉用。无豆叶，以豆代之。

【古代炮制】

先秦有醋渍(《病方》)。汉代就有熬制(《玉函》)。南北朝时有铜刀去皮后豆叶蒸制(《雷公》)。唐代有捣蒸(《外台》)。宋代有切晒干炒令黄(《圣惠方》)。明代有绿豆蒸制(《入门》)，豆汤浸制(《原始》)，黑豆蒸制(《必读》)。清代有黑豆汤浸蒸用(《备要》)，炒干出火毒以酒浸制(《本草述》)，薄切醋炒制(《辑要》)，入药米泔浸两宿、豆叶蒸(《握灵》)。

【现代炮制】

1. 炮制方法

商陆：除去杂质，洗净，润透，切厚片或块，干燥。

醋商陆：取商陆片（块）按醋炙法，文火炒干。每 100 kg 商陆，用米醋 30 kg。

2. 炮制作用

商陆：苦，寒；有毒。归肺、脾、肾、大肠经。逐水消肿，通利二便；外用解毒散结。用于水肿胀满，二便不通；生品长于消肿解毒。

醋商陆：毒性降低，泻下作用缓和，以逐水消肿为主。

3. 质量要求

商陆：呈横切或纵切的不规则厚片。外皮灰黄色或灰棕色。横切片弯曲不平，边缘皱缩，直径 2~8 cm；切面浅黄棕色或黄白色，木部隆起，形成数个突起的同心性环轮。纵切片弯曲或卷曲，长 5~8 cm，宽 1~2 cm，木部呈平行条状突起。质硬。气微，味稍甜，久嚼麻舌。杂质不得过 2%，水分不得过 13.0%，酸不溶性灰分不得过 2.5%，水溶性浸出物不得少于 10.0%，商陆皂苷甲不得少于 0.15%。

醋商陆：形如商陆片（块）。表面黄棕色，微有醋香气，味稍甜，久嚼麻舌。水分不得过 13.0%，酸不溶性灰分不得过 2.0%，水溶性浸出物不得少于 15.0%，商陆皂苷甲不得少于 0.20%。

【研究概况】

1. 化学成分

1）商陆所含成分

商陆主含三萜皂苷、黄酮、酚酸、甾醇及多糖等。主要成分有商陆皂苷甲等。

2）炮制对化学成分的影响

商陆醋炙或清蒸 1 h 后，商陆皂苷甲含量升高，醋蒸、清蒸 10 h、绿豆蒸、高压蒸后，商陆皂苷甲含量下降，尤以醋蒸品下降明显。清蒸、绿豆蒸 1 h 后商陆皂苷甲的含量上升，之后随着炮制

时间的延长，商陆皂苷甲的含量又逐渐下降。商陆经醋炙后总皂苷质量分数由 1.66% 升至 1.91%，商陆皂苷甲质量分数由 0.64% 增至 0.82%。

2. 工艺研究

陈琳等采用正交试验设计，以商陆皂苷甲含量及小鼠胃肠道刺激性毒性为指标，通过多指标综合评分优选醋商陆的炮制工艺：生商陆饮片 300 g，加入饮片重量 30% 醋拌匀，闷润至醋被吸尽，于 120℃ 炒制 30 min。

3. 药理作用

商陆具有逐水消肿、通利二便，外用解毒散结的功效。现代药理研究主要有以下几个方面。

1）对泌尿系统的影响

研究表明商陆水提液可使离体蟾蜍肾尿流量增加，毛细血管扩张，血流量增加。庞军等又发现其水煎液可能通过降低血清中白介素-2 受体水平使阿霉素肾病大鼠模型的蛋白排泄量明显减少，血清白蛋白量增高。将商陆水煎剂与原发性肾病综合征病人血清共同培养，发现上清液中 IL-6、TNF-α 含量显著降低，说明商陆能够抑制淋巴细胞产生细胞因子，推测其可能对原发性肾病综合征具有治疗作用。张亮等发现商陆皂苷甲可使抗 Thy1 系膜增生性肾炎模型大鼠的尿蛋白降低，并能抑制系膜细胞增殖及基质增生，其疗效优于地塞米松。商陆皂苷甲还能改善免疫复合物沉积，并能抑制 TNF-α、IL-1 或 IL-6 的产生。

2）对免疫系统的影响

商陆总皂苷和商陆皂苷辛（EH）能诱导人正常脾细胞和扁桃体细胞产生 γ-干扰素（IFN-γ）、IL-2 及细胞毒素，还能诱导小鼠处于 TNF 启动状态，在诱导剂作用下释放 TNF。曹颖瑛等发现 EH 一定浓度范围内能够显著增强刀豆蛋白 A（ConA）激活的脾淋巴细胞 IL-3、IL-6 的活性，以及 IL-3 mRNA、IL-6 mRNA 的表达。肖振宇等发现商陆皂苷甲能降低自身免疫综合征模型小鼠的高水平抗 dS-DNA 抗体及抑制 T、B 细胞的过度增殖，这提示商陆皂苷甲可能通过抑制自身免疫反应亢进的淋巴细胞功能来参与免疫调节，调整机体内的免疫失衡。王洪斌等发现商陆多糖-Ⅰ、Ⅱ（PAP-Ⅰ、PAP-Ⅱ）体外能显著促进小鼠脾淋巴细胞增殖，促进 ConA 及脂多糖诱导的淋巴细胞增殖，同时刺激小鼠脾淋巴细胞产生 IL-2 及集落刺激因子；还可激活 T 淋巴细胞分泌 IL-2、IL-3。在双向混合淋巴细胞培养反应模型中，PAP-Ⅰ 能增强混合淋巴细胞反应，说明 PAP-Ⅰ 可能是通过作用于免疫效应细胞达到增强混合淋巴细胞反应的作用。

3）抗炎作用

研究发现商陆皂苷甲对乙酸致小鼠腹腔毛细血管通透性提高，二甲苯引起的小鼠耳郭肿胀、小鼠足跖肿胀和棉球肉芽肿均具有显著的抑制作用；且对摘除肾上腺的大鼠仍有明显的效果。表明商陆皂苷甲抗炎作用机制与抑制 TNF 和 IL-1 产生、抑制巨噬细胞释放血小板活化因子、影响白细胞与内皮细胞间的黏附等有关。

4）抗肿瘤作用

商陆能增强脾细胞杀伤 P815 和 L929 肿瘤细胞活性及 IL-2 诱导的 LAK 细胞活性，提高巨噬细胞（MΦ）对 Meth A 的细胞毒活性，延长腹水型小鼠的存活期，显著抑制移植型肿瘤 S180；由商陆诱生的含多种淋巴因子的制品对人肺癌细胞株、HeLa 细胞、人肝癌细胞株、Jurkat 及 Malt-4 细胞等均有不同的细胞毒作用，而对人的正常细胞（WISH 细胞株）无毒性作用。商陆多糖 PEP-Ⅰ 能够显著抑制移植性肿瘤 S180 生长，促进脾脏增生，提高 T 淋巴细胞和 IL-2 的产生能力，使 MΦ 对 S180 和 L927 的细胞毒作用增强。商陆对肿瘤细胞表面免疫相关分子（如 HLA-DR 分子）的修饰作用也是其发挥细胞毒作用的途径之一。研究表明，商陆及含抗病毒蛋白的免疫毒素对靶癌细胞有高效特异的杀伤作用，而对非靶细胞/正常细胞的杀伤作用很弱。

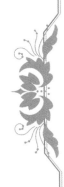

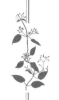

5）其他

商陆还有抗菌、抗病毒、抗胃溃疡、降血压等作用。

【述评】

据古籍记载，商陆炮制方法主要有醋制、酒制、炒、蒸、豆汤浸等。《本草纲目》收载黑豆（叶）蒸法，该法一直沿用到清代，但现在该法未见使用。到清代出现了醋制。醋商陆为《中国药典》收录品种，也是目前临床常用炮制品。

《本草纲目》【发明】曰："其茎叶作蔬食，亦治肿疾。"近年来许多地方将商陆作为蔬菜栽培，商陆叶粥食疗也见用于治肝硬化腹水，但时有食用商陆叶所致中毒事件发生。《本草纲目》对商陆毒性也有记载，现代研究发现大鼠、小鼠对商陆的毒性反应差异显著，在一定剂量下有肾毒性，研究表明：醋炙、豆蒸等炮制方法均能不同程度降低其毒性。

续断 （Xuduan）

《本草纲目》 ·草部·第十五卷·续断

本品为川续断科植物川续断 *Dipsacus asper* Wall. ex Henry 的干燥根。

【"修治"原文】

根

【敩曰】凡采得根，横切剉之，又去向里硬筋，以酒浸一伏时，焙干，入药用。

【古代炮制】

南北朝有酒浸（《雷公》）法。唐代有米泔制（《理伤》）法。宋代有酒浸（《百问》），酒浸炒（《妇人》），焙制（《普本》）等炮制方法。元代有面制（《世医》）法。明、清增加了酒洗（《万氏》），酒拌（《宋氏》），酒蒸（《醒斋》），酒煎（《玉尺》），炒制（《医学》）等。

【现代炮制】

1. 炮制方法

续断：洗净，润透，切厚片，干燥。

酒续断：取续断按酒炙法，文火炒干。每 100 kg 续断，用黄酒 10 kg。

盐续断：取续断按盐炙法，文火炒干。每 100 kg 续断，用食盐 2 kg。

2. 炮制作用

续断：苦、辛，微温。归肝、肾经。具有补肝肾、强筋骨、续折伤、止崩漏的功能。用于肝肾不足，腰膝酸软，风湿痹痛，跌扑损伤，筋伤骨折，崩漏，胎漏。生品以补肝肾、通血脉为主。

酒续断：能增强通血脉、强筋骨、止崩漏作用。多用于风湿痹痛，跌扑损伤，筋伤骨折。

盐续断：引药下行，增强补肾强腰的作用。多用于腰膝酸软。

3. 质量要求

续断：呈类圆形或椭圆形的厚片。外表皮灰褐色至黄褐色，有纵皱。切面皮部墨绿色或棕褐色，木部灰黄色或黄褐色，可见放射状排列的导管束纹，形成层部位多有深色环。气微，味苦、微甜而涩。

酒续断：形如续断片，表面浅黑色或灰褐色，略有酒香气。

盐续断：形如续断片，表面黑褐色，味微咸。

续断、酒续断、盐续断水分不得过 10.0%、总灰分不得过 12.0%、酸不溶性灰分不得过

3.0%，水溶性浸出物不得少于45.0%，川续断皂苷Ⅵ不得少于1.5%。

【研究概况】

1. 化学成分

1）续断所含成分

续断主要含有三萜皂苷类、环烯醚萜类、生物碱类、挥发油类等。主要成分有川续断皂苷Ⅵ等。

2）炮制对化学成分的影响

与续断生品相比较，盐制续断中的总生物碱含量较高，而清炒续断与酒炙续断中总生物碱的含量相对较低。不同炮制方法均能提高川续断皂苷Ⅵ含量，相比盐续断，酒续断中川续断皂苷Ⅵ含量增加更明显。续断经酒炙后酚酸类成分中的二咖啡酰奎宁酸的含量显著降低，咖啡酸含量显著升高，可能发生了相互转化。

2. 工艺研究

许腊英研究续断水洗最佳工艺得出结论：5倍量水，水洗4次，洗3 min。通过正交实验法，优选出续断酒制品最佳炮制工艺为：10%质量的黄酒，150℃炒6 min。张丹等以川续断皂苷Ⅵ含量为评价指标，采用正交试验法优选盐炙续断炮制工艺：每500 g续断饮片用10 g盐浸润45 min，150℃炒制8 min。

3. 药理作用

续断具有补肝肾、强筋骨、续折伤、止崩漏的功能。现代药理研究主要有以下几个方面。

1）对骨组织的影响

续断水煎剂的中、高剂量能显著促进成骨细胞的增殖、增加碱性磷酸酶的表达及矿化结节形成的数量，促进成骨细胞骨钙素和Ⅰ型前胶原mRNA的表达，和雌激素组比较差异无显著性，表明续断能有效促进成骨细胞的分化、增殖，防止成骨细胞凋亡，可能是该药促进骨折愈合、防治骨质疏松的原因之一。川续断总皂苷粗提物与相当剂量的水煎剂疗效无差异。续断对大鼠骨质疏松性骨折愈合影响的生物力学实验研究表明，续断具有改善骨质疏松性骨折愈合骨痂的生物力学性能，对促进骨折愈合有一定的作用。

2）对免疫系统的影响

川续断水煎剂可以使腹腔注射环磷酰胺（CY）引起的血液中白细胞总数降低得到恢复，恢复程度在50%以上。连续给药5d，川续断能显著提高大鼠中性粒细胞吞噬酵母的作用。川续断的水煎液灌胃20 g/kg能提高小鼠耐缺氧能力，延长小鼠负重游泳持续时间，促进小鼠巨噬细胞吞噬功能。

3）对生殖系统的影响

川续断浸膏、总生物碱、挥发油都可显著降低大鼠及小鼠子宫的收缩活性，对妊娠小鼠抑制作用强于未孕小鼠。浸膏与挥发油并能显著抑制妊娠小鼠子宫的自发收缩频率。总生物碱及化学成分DA303显著抑制妊娠大鼠在体子宫平滑肌的自发收缩活动，降低其收缩幅度和张力；对抗0.25U/kg催产素诱发的妊娠大鼠在体子宫收缩幅度和张力的增加；并具有抗大鼠摘除卵巢后导致的流产作用。

4）抗衰老作用

续断正丁醇提取物按生药剂量7.5 g/kg和10 g/kg组小鼠学习记忆能力明显改善，其中10 g/kg组小鼠脑组织SOD活性明显升高；续断水提取物按生药剂20 g/kg组小鼠游泳时间明显减少，脑组织SOD活性明显升高。续断正丁醇提取物和水提取物各剂量均能降低小鼠脑组织、外周血中MDA含量。续断95%的乙醇提取物上大孔树脂用35%、50%、65%醇洗脱，得洗脱液都具有显著的自

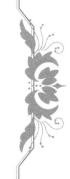

由基清除活性，其中 65％醇洗脱液作用最强。

5）其他

续断还有神经保护、抗菌、抗炎、抗维生素 E 缺乏症、杀灭阴道毛滴虫等作用。

【述评】

据古籍记载，续断炮制方法有酒制、米泔制、炒制、焙制等。以酒制法为主。《本草纲目》记载有酒制法，该法沿用至今。现版《中国药典》收载有续断、酒续断和盐续断。酒制增强通血脉、续筋骨、止崩漏作用；盐制增强补肝肾、强腰膝作用。

紫菀 （Ziwan）

《本草纲目》·草部·第十六卷·紫菀

本品为菊科植物紫菀 *Aster tataricus* L. f. 的干燥根和根茎。

【"修治"原文】

根

【敩曰】凡使先去须。有白如练色者，号曰羊须草，自然不同。去头及土，用东流水洗净，以蜜浸一宿，至明拾火上焙干用。一两用蜜两分。

【古代炮制】

南北朝有蜜浸或焙用（《雷公》）。唐代有炙制（《外台》）。宋代有焙制（《指迷方》），微炒（《局方》）。明代有蜜水炒制（《必读》），去芦头，醋炒（《医学》），童便洗、姜汁制（《仁术》），酒洗（《回春》）等炮制方法。清代新增蒸用（《从新》），饭上蒸一次再炒（《增广》）。

【现代炮制】

1. 炮制方法

紫菀：除去杂质，洗净，稍润，切厚片或段，干燥。

蜜紫菀：取紫菀按蜜炙法，文火炒至不粘手。每 100 kg 紫菀，用炼蜜 25 kg。

2. 炮制作用

紫菀：辛、苦，温。归肺经。具有润肺下气、消痰止咳的功能。用于痰多喘咳，新久咳嗽，劳嗽咳血。

蜜紫菀：转泻为润，以润肺止咳力胜，多用于肺虚久咳或肺虚咳血。

3. 质量要求

紫菀：呈不规则的厚片或段。根外表皮紫红色或灰红色，有纵皱纹。切面淡棕色，中心具棕黄色的木心。气微香，味甜，微苦。水分不得过 15.0％，总灰分不得过 15.0％、酸不溶性灰分不得过 8.0％，水溶性浸出物不得少于 45.0％，紫菀酮不得少于 0.15％。

蜜紫菀：形如紫菀片（段），表面棕褐色或紫棕色。有蜜香气，味甜。水分不得过 16.0％，紫菀酮不得少于 0.10％。

【研究概况】

1. 化学成分

1）紫菀所含成分

紫菀主含萜类，还含有皂苷、香豆素、蒽醌、黄酮、有机酸、甾醇、挥发油等。主要成分有紫菀酮等。

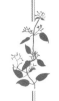

2）炮制对化学成分的影响

曹思思等研究结果显示：紫菀中槲皮素含量为 0.17 mg/g，蜜炙品中含量为 0.13 mg/g；生品山奈酚含量为 0.16 mg/g，蜜炙品中含量 0.12 mg/g。即蜜炙后紫菀中黄酮类成分槲皮素、山奈酚的含量均有所下降。修彦风等研究结果显示，紫菀酮的含量：生紫菀＞炒紫菀＞蒸紫菀＞醋紫菀＞酒紫菀＞蜜紫菀；以纯紫菀计，紫菀酮的含量：蜜紫菀＞炒紫菀＞生紫菀＞醋紫菀＞酒紫菀＞蒸紫菀。总之，紫菀经过不同方法炮制所得各种紫菀饮片中紫菀酮的含量均较生品低；但以纯紫菀计，紫菀蜜炙后紫菀酮的含量升高。

2. 工艺研究

李静等以水溶性浸出物和紫菀酮含量为指标，通过正交试验优选紫菀的最佳蜜炙工艺：每 100 kg 紫菀，加蜜量 25 kg，115℃炒制 15 min。

3. 药理作用

紫菀具有润肺下气、消痰止咳的功能。现代药理研究主要有以下几个方面。

1）镇咳祛痰作用

紫菀水煎剂的正丁醇提取物及其分离得到的丁基-D-核酮糖苷有祛痰效果。通过小鼠呼吸道酚红排泄实验证明，从紫菀分离出来的紫菀酮和表木栓醇均具有明显的祛痰作用。卢艳花实验证实，紫菀酮、表木栓醇对小鼠因氨水所致的咳嗽起到显著的抑制作用。杨滨等实验显示紫菀中 1-乙酰基-反式-2-烯-4，6-癸二炔具有明显的祛痰功效。

2）抗肿瘤作用

紫菀的水提物能选择性地抑制荷 S180 小鼠肿瘤生长。表木栓醇对小鼠的艾氏腹水癌及 P388 淋巴细胞、白血病细胞均有较明显的抑制作用。环五肽 Astin A、B、C 都对小鼠肉瘤细胞的增长具有抑制作用。紫菀水提物中多糖成分能够抑制胃癌细胞 SGC-7901 的生长，诱导 SGC-7901 细胞株的凋亡。Du 等从紫菀提取物中分离纯化得到一种多聚糖类物质，命名为 ATP-Ⅱ，并通过试验证明 ATP-Ⅱ能抑制神经胶质瘤 C6 细胞的增殖，具有显著的抗肿瘤活性。

3）其他

紫菀还具有抗菌、抗氧化等作用。

【述评】

据古籍记载，紫菀炮制方法有炒、炙、焙、蒸、辅料（蜜、醋、童便、姜汁、酒）制等。《本草纲目》记载了蜜炙法，该法沿用至今。现版《中国药典》收载有蜜炙法。李时珍在《本草纲目》中记载紫菀为肺病要药，可治肺伤咳嗽，久嗽不瘥、小儿咳嗽、吐血咳嗽等与现在功效描述一致。紫菀作为止咳化痰要药，蜜炙可增强其作用。

在紫菀【集解】项李时珍还指出当时紫菀伪品的制作方法，曰："今人多以车前、旋复根赤土染过伪之。"可见，李时珍对该药的真伪鉴别有丰富的经验。

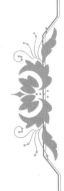

紫草 （Zicao）

《本草纲目》·上卷·草部·第十二卷·紫草

本品为紫草科植物新疆紫草 *Arnebia euchroma* （Royle）Johnst. 或内蒙紫草 *Arnebia guttata* Bunge. 的干燥根。

【"修治"原文】

根

【敩曰】凡使，每一斤，用蜡三两溶水，拌蒸之，待水干，取去头并两畔髭，细锉用。

【古代炮制】

南北朝有蜡水蒸制（《雷公》）。明代有酒洗（《入门》），勿犯铁器（《准绳》）。清代增加了甘草水炒制、糯米炒制（《得配》）。

【现代炮制】

1. 炮制方法

新疆紫草：除去杂质，切厚片或段。

内蒙紫草：除去杂质，洗净，润透，切薄片，干燥。

2. 炮制作用

紫草：甘、咸，寒。归心、肝经。具有清热凉血、活血解毒、透疹消斑作用。用于血热毒盛，斑疹紫黑，麻疹不透，疮疡，湿疹，水火烫伤。

3. 质量要求

新疆紫草：呈不规则的圆柱形切片或条形片状，直径 $1\sim2.5\ cm$。紫红色或紫褐色。皮部深紫色。

内蒙紫草：呈不规则的圆形或条形片状，有的可见短硬毛，直径 $0.5\sim4\ cm$，质硬而脆。紫红色或紫褐色。皮部深紫色。

水分不得过 15%，含羟基萘醌总色素不得少于 0.80%，含 β,β'-二甲基丙烯酰阿卡宁不得少于 0.30%。

【研究概况】

1. 化学成分

紫草主含萘醌、生物碱、脂肪酸和酸性多糖等。主要成分有左旋紫草素、β-β'二甲基丙烯酰阿卡宁等。

2. 药理作用

紫草具有清热凉血、活血解毒、透疹消斑作用。现代药理研究主要有以下几个方面。

1）抗炎作用

紫草水提物及醇提物都有一定的抗炎作用。赵雪梅等发现紫草提取物的抗炎作用，是通过抑制白三烯 B4 和 5-羟色胺的合成、拮抗组胺等炎症介质、抑制细胞间黏附分子的表达等发挥对急性期炎症起到抑制作用。Kim 等实验发现，紫草素显著降低 CIA 小鼠关节炎发病率及改善关节炎临床症状，尤其减轻关节水肿、阻止软骨破坏，并且抑制基质金属蛋白酶 1 表达、上调组织金属蛋白酶抑制因子 1 的表达。代巧妹等人研究证实，紫草素能够有效控制 CIA 小鼠的炎症进展，阻止骨质破坏，其机制可能是通过抑制 MMP-1、IL-18，提高 TIMP-1、IL-10 发挥对 CIA 小鼠的治疗作用。

2）抗病毒作用

符惠燕等研究发现紫草水提物具有体外抑制 HPV-DNA 作用。邓远辉等发现紫草多糖在体外能抑制 HPV-DNA 活性，具有抗人乳头瘤病毒的作用。陈天雷等发现紫草在体内治疗尖锐湿疣的机制可能是通过某种途径影响凋亡抑制因子的表达，促进感染细胞凋亡，同时抑制疣体供血血管的增生，切断疣体的营养来源，进而清除病毒、使疣体缩小乃至消退。罗学亚等采用血细胞凝集反应及细胞病变法研究的抗副流感病毒作用实验，结果显示紫草提取物中左旋紫草素在实验所用的质量浓度范围内毒性较低，且具有一定的体外抗副流感病毒活性及直接杀灭副流感病毒的作用。田莉发现紫草水提物能较好地保护 H1N1 流感病毒致 MDCK 细胞病变效应，同时也能剂量依赖性减少病

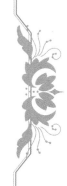

毒在 MDCK 细胞中的复制。

3）免疫调节作用

罗学娅等发现从紫草根水煎剂中提取出紫草多糖可促进腹腔巨噬细胞吞噬功能，增加脾脏中 T 淋巴细胞计数和 T 淋巴细胞功能，促进迟发性变态反应。张秀娟等研究发现，紫草多糖通过影响 S180 荷瘤小鼠红细胞膜磷脂脂肪酸的含量与组分，增强了膜的流动性，从而调整红细胞的免疫功能。

4）抑菌作用

赵雪梅等发现紫草提取物对金黄色葡萄球菌、白色葡萄球菌、绿脓杆菌、大肠杆菌、伤寒杆菌、甲型链球菌等均有明显的抑菌作用。侯美珍等研究表明，紫草提取物对常见食品污染微生物具有广谱、高效的抑菌效果。余风华利用纸片扩散法对大肠杆菌、金黄色葡萄球菌、八叠球菌、枯草芽孢杆菌、铜绿假单胞菌进行体外抑菌实验，结果发现紫草根的乙醇提取物对上述 5 种细菌均有明显的抑菌作用。

5）其他

紫草还具有抗肿瘤、护肝、降血糖等作用。

【述评】

据古籍记载，紫草炮制方法有蜡水蒸、酒洗、甘草水炒制、糯米炒制等。《本草纲目》收载有蜡水蒸法，其【发明】项还记载有制绒。现代多生用。蜡水制是南北朝时期流行炮制方法。紫草用蜡水蒸制，是取蜡性坚韧，缓和紫草的滑泄之性。又因"紫草性寒，小儿脾气实者犹可用，脾气虚者反能作泻。古方惟用茸"，因此紫草制绒可缓和药性。

漏芦 （Loulu）

《本草纲目》·草部·第十五卷·漏卢

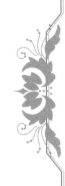

本品为菊科植物祁州漏芦 *Rhaponticum uniflorum* （L.）DC . 的干燥根。

【"修治"原文】

根苗

【敩曰】凡采得漏芦，细锉，以生甘草相对拌蒸之，从巳至申，拣出晒干用。

【古代炮制】

南北朝有甘草拌蒸（《雷公》）。宋代有苦酒摩（《证类》），麦麸炒（《总录》）。元代新增燔制（《活幼》）。明代有甘草拌炒（《入门》）。清代有甘草拌（《求真》）。

【现代炮制】

1. 炮制方法

漏芦：除去杂质，洗净，润透，切厚片，晒干。

2. 炮制作用

漏芦：苦，寒。归胃经。具清热解毒、消痈、下乳、舒筋通脉的功能。用于乳痈肿痛，痈疽发背，瘰疬疮毒，乳汁不通，湿痹拘挛。经切制后，有利于其药效成分的煎出，有利于调剂和制剂。

3. 质量要求

漏芦：呈类圆形或不规则的厚片。外表皮暗棕色至黑褐色，粗糙，有网状裂纹。切面黄白色至灰黄色，有放射状裂隙。气特异，味微苦。水分不得过 15.0%，酸不溶性灰分不得过 4.0%，醇溶性浸出物不得少于 8.0％，β-蜕皮甾酮不得少于 0.040％。

【研究概况】

1. 化学成分

漏芦主要含有植物蜕皮激素和甾醇类、三萜类和噻吩类，其次为黄酮和挥发油等。主要成分有 β-蜕皮甾酮等。

2. 药理作用

漏芦具清热解毒、消痈、下乳、舒筋通脉的功能。现代药理研究主要有以下几个方面。

1）抗肿瘤作用

研究显示，漏芦抽提剂（RHU）具有一定的抑瘤作用，与化疗药合用可协同发挥增效、增敏及减毒作用，并可保护荷瘤鼠的重要脏器和免疫器官，显著提高荷瘤鼠免疫功能，延长生存时间；体外实验显示，RHU 含药血清具有较轻的细胞毒作用，主要具有诱导细胞凋亡作用。RHU 可逆转肿瘤耐药的作用，对乳腺癌耐药细胞株（MCF-7/ADR）具有很强的细胞毒作用，与阿霉素（ADM）合用时，培养 96 h 细胞死亡率平均为 ADM 的 1.70 倍，这一结果与耐药逆转剂维拉帕米作用结果相似。祁州漏芦水提物（RUWE）对小鼠 H22 移植瘤具有明显的抑制作用。RUWE 能显著减小移植瘤瘤重，提高抑瘤率。祁州漏芦提取物也对 H22 移植瘤小鼠具有抑制血管生成和诱导细胞凋亡作用，其抗血管生成作用可能与下调移植瘤组织血管内皮生长因子、缺氧诱导因子-1α、血管内皮生长因子受体 2 的蛋白表达有关。漏芦多糖对正常小鼠机体免疫有增强作用。

2）抗炎镇痛作用

漏芦提取物具有一定的抗炎、镇痛、耐缺氧及抗疲劳作用。研究发现漏芦提取物能降低小鼠腹腔毛细血管通透性；对二甲苯所致小鼠耳壳肿胀有抑制作用；对角叉菜胶引起的大鼠足趾浮肿有促进消退的作用，并能显著抑制大鼠炎性肉芽肿的形成。

3）抗氧化和抗衰老作用

研究证实漏芦水提取物和乙醇提取物对 D-半乳糖致衰老小鼠具有抗衰老作用，其能提高小鼠脑组织中一氧化氮合酶活性及 NO 水平，降低过氧化脂质（LPO）水平，电子显微镜也可观察到漏芦醇提物可以减轻 D-半乳糖导致的线粒体等超微结构的改变。漏芦不同溶剂提取物均具有较强的总抗氧化能力和清除羟自由基能力，可剂量依赖性地抑制 H_2O_2 和 Fe^{2+} 诱导的肝匀浆脂质过氧化的发生。祁州漏芦提取液不仅对人红细胞具有明显的保护作用，延缓衰老，还可以通过抗氧化作用保护心肌，且不同浓度的漏芦提取液具有抗动脉粥样硬化的作用。

4）改善记忆作用

漏芦乙醇提取物具有促进学习记忆功能的作用，其能显著促进正常大鼠主动回避式条件反射的形成；明显改善戊巴比妥钠致小鼠记忆获得障碍、$NaNO_2$ 致小鼠记忆巩固障碍、东莨菪碱致小鼠空间辨别性障碍；增强氧化震颤素所致小鼠震颤的强度。此作用可能与其增强中枢胆碱能神经系统功能及其对缺血缺氧状态下的脑细胞保护作用有关。漏芦甾酮总提取物也有改善小鼠学习记忆障碍的作用，该作用可能与其增强中枢胆碱能神经系统功能有关。

5）保肝作用

漏芦水提取物对 CCl_4 诱发的小鼠急性肝损伤有保护作用，能显著降低急性肝损伤小鼠血清 ALT、AST 和 ALP 的活性；并减少肝细胞 DNA 损伤程度。研究表明漏芦不同溶剂提取物对急性肝损伤小鼠也有保护作用。漏芦提取物对四氯化碳致肝纤维化大鼠有一定的保护作用，主要是升高 SOD 活性，降低血清 MDA 水平和 σ-SMA 表达。漏芦对梗阻性黄疸大鼠肝损伤的形态学有一定的改善作用。

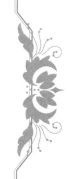

6）其他

漏芦还具有降脂、改善肾功能等作用。

【述评】

据古籍记载，漏芦炮制方法有甘草制、醋制、麦麸炒、燔制、蒸制等。《本草纲目》收载有甘草制法。现代临床均用生品。甘草制漏芦，从南北朝时以来一直沿用至清代。甘草具补脾益气、清热解毒、祛痰止咳、缓急止痛作用。甘草汁制漏芦可增强其清热解毒，镇痛等功效。该炮制方法现已不再使用，是否合理有待深入研究。

藜芦 （Lilu）

《本草纲目》·草部·第十七卷·藜芦

藜芦为百合科植物为百合科植物藜芦 *Veratrum nigrum* L.、牯岭藜芦 *Veratrum schindleri* Loes. f.、毛穗藜芦 *Veratrum maackii* Regel、兴安藜芦 *Veratrum dahuricum* （Turcz.）Loes. f. 及毛叶藜芦 *Veratrum grandiflorum* （Maxim.）Loes. f. 的根及根茎。

【"修治"原文】

根

【敩曰】凡采得去头，用糯米泔汁煮之，从巳至未，晒干用。

【古代炮制】

晋代有炙制、火炮之法（《肘后》）。梁代有微炙（《集注》）。刘宋时代有米泔水制（《雷公》）。唐代有炒制法，熬令黄（《千金翼》《外台》）。宋代有炙黄（《证类》），制炭（《圣惠方》）。明代有米泔制（《入门》），炒制（《普济方》）。

【现代炮制】

1. 炮制方法

藜芦：洗净，稍润，切短段。

2. 炮制作用

藜芦：辛、苦，寒；有毒。归肝、肺、胃经。具有涌吐风痰、杀虫疗疮的功能。用于中风痰壅、喉痹不通、癫痫。本品专能发吐，不入汤剂，多作散用，内服宜慎，以吐为度。

3. 质量要求

藜芦：呈圆柱形或不规则短段。外表棕黄或土黄色，有较密的横皱纹，切面类白色，中心有淡黄色木部。质轻而脆。味苦涩。

【研究概况】

1. 化学成分

1）藜芦所含成分

藜芦含有生物碱、芪类、二肽、黄酮等类化合物。

2）炮制对化学成分的影响

研究表明米泔制藜芦可降低藜芦新碱含量。藜芦醋制品水提物中藜芦新碱含量比生品的水提物含量高，可能是醋制使生物碱成盐，以利于其溶出。又有研究表明藜芦经醋制后，虎杖苷含量降低，白藜芦醇含量升高。

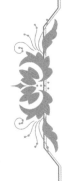

2. 药理作用

藜芦具有涌吐风痰、杀虫疗疮的功效。现代药理研究主要有以下几个方面。

1）对心血管系统的影响

藜芦可提高一氧化氮在颈动脉血中的含量，增加动脉流量与提高血管张力，降低乳酸脱氢酶（LDH）含量与减少心肌梗死的面积。不但可以在舒张血管、减少心肌缺血、抗动脉粥样硬化、再灌注损伤等方面发挥保护作用，还可通过增加脉压作用从而改善微循环、扩张微血管、促进毛细血管开放、增强心功能等来治疗休克。有研究表明，藜芦对临床治疗柯萨奇病毒原因感染的心肌炎亦具有良好的治疗作用。

2）保肝作用

藜芦具有抑制其他异常增殖细胞的作用，并能显著减少纤维细胞的增殖，诱导肝纤维细胞表型的改变，减少金属蛋白酶-9的分泌和Ⅰ型胶原蛋白表达的作用。藜芦苷及藜芦可以降低肝脏的血清和脂质，减少体内脂质过氧化物的堆积，具有很强的抑制脂质过氧化的作用，从而起到养肝护肝的作用。

3）抗血吸虫和抗真菌作用

藜芦对血吸虫成虫和幼虫均有杀灭作用。动物实验显示口服藜芦合并锑剂腹腔注射，似可相互增强疗效；与广木香同时灌注，则能较明显地增强疗效。藜芦有抗真菌作用，其水浸剂（1∶4）在试管内对堇色毛癣菌、同心性毛癣菌、许兰氏黄癣菌、奥杜盎氏小芽胞癣菌、铁锈色小芽胞癣菌、羊毛状小芽胞癣菌、腹股沟表皮癣菌、星形奴卡菌等皮肤真菌均有不同程度的抑制作用。藜芦对结核菌也有较强的抑制作用。

4）其他

藜芦还具有抗肿瘤、抗病毒、抗氧化、抗变态反应、防辐射等作用。

【述评】

据古籍记载，藜芦炮制方法有炮、炒、炙、米泔水制、炒炭等。以炒法和米泔水制法为主。《本草纲目》记载有米泔制法。该法现在少用。现版《中国药典》未收录该品种，但多个地方规范有收载。李时珍对藜芦的涌吐作用有深刻的理解，认为藜芦的涌吐不同于常山吐疟痰、瓜丁吐热痰、乌附尖吐湿痰、莱菔子吐气痰，藜芦则吐风痰者也。其使用藜芦用于治疗中风痰壅每见奇效，并沿用至今。关于十八反十九畏中有"诸参辛芍叛藜芦"，其机制值得探讨。

蘘荷 （Ranghe）

《本草纲目》·草部·第十五卷·蘘荷

本品为姜科植物蘘荷 *Zingiber mioga*（Thunb.）Rosc. 的根茎。

【"修治"原文】

根

【敩曰】凡使勿用革牛草，真相似，其革牛草腥涩。凡使白蘘荷，以铜刀刮去粗皮一重，细切，入砂盆中研如膏，取自然汁炼作煎，新器摊冷，如干胶状，刮取用之。

【古代炮制】

南北朝有铜刀刮去粗皮,自然汁炼作煎(《雷公》)。

【现代炮制】

1. 炮制方法

蘘荷:洗净,润透,切厚片,干燥。(《中药大辞典》)

2. 炮制作用

蘘荷:苦,寒。具有活血调经、祛痰止咳、解毒消肿的功能。

3. 质量要求

蘘荷:呈不规则片,直径约1 cm。表面灰棕黄色,有纵皱纹,质柔韧,切断面黄白色,中心有淡黄色细木心。气香,味淡微辛。

【研究概况】

1. 化学成分

蘘荷含有多种醇类、酮类、酰类、醚类、环氧化物、烷烃、脂肪酸等。

2. 药理作用

蘘荷具有活血调经、镇咳祛痰、消肿解毒。现代药理研究主要有以下几方面。

1)抑菌作用

黄仁术等研究表明蘘荷多糖对大肠杆菌、黑曲霉和酿酒酵母没有体外抑制作用,但对枯草芽孢杆菌和金黄色葡萄球菌有体外抑制作用。

2)抗氧化作用

朱培蕾等研究表明蘘荷水溶性多糖具有清除羟基自由基、DPPH自由基及螯合金属离子的能力,随着添加剂量的增加,其中清除羟基自由基和DPPH自由基的能力表现突出。黄仁术等研究表明一定浓度的蘘荷总黄酮对OH、DPPH自由基清除率达到73.07%、65.72%,对脂质体过氧化的抑制率达到49.94%。

【述评】

蘘荷为少用中药,炮制方法少,《本草纲目》收载了蘘荷提取物的制备方法。《中国药典》和炮制规范均未收载该品种。蘘荷主要作为特色蔬菜食用,是一种不可多得食药同源的膳食纤维蔬菜。有文献报道蘘荷主要含有黄酮、多糖等成分,其提取物具有抗菌、抗氧化等药效作用。

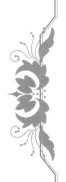

第四章
果实及种子类

大风子 (Dafengzi)

《本草纲目》·木部·第三十五卷·大风子

本品为大风子科植物大风子 *Hydnocarpus anthelminticus* Pierre、海南大风子 *Hydnocarpus hainanensis*（Merr.）Sleum 的成熟种子。

【"修治"原文】

仁

【时珍曰】取大风子油法：用子三斤（去壳及黄油者）研极烂，瓷器盛之，封口入滚汤中，盖锅密封，勿令透气，文武火煎至黑色如膏，名大风油，可以和药。

【古代炮制】

明代有去壳（《保婴》），去壳取仁（《原始》），去油取净霜（《景岳》）。清代有"入丸药，压去油"（《备要》）的炮制方法。

【现代炮制】

1. 炮制方法

大风子：除去杂质，去壳取仁。（2012《福建》）

大风子霜：取大风子仁，碾碎，用布包严，蒸热，压榨去油，制成乳白色或微黄色松散粉末。（2012《福建》）

2. 炮制作用

大风子：辛，热；有毒。具有祛风燥湿、攻毒杀虫的功效。生品毒性较强，作用峻烈，多外用。

大风子霜：除去部分油质，降低毒性，可供内服。

3. 质量要求

大风子：呈不规则卵圆形，或多面形，稍有钝棱。表面灰棕色至黑棕色。种皮坚硬，内表面浅黄色至黄棕色。种仁外被红棕色或黑棕色薄膜，较小一端略皱缩，并有一环纹，与种皮内表面圆形环纹相吻合。种仁两瓣，灰白色，有油性；气微，味淡。

大风子霜：呈白色或黄色松散粉末。气微，味淡。

【述评】

据古籍记载，大风子炮制方法主要有制油、制霜等。《本草纲目》记载有制油法，该法类似现在的干馏法。时珍曰：大风油治疮，有杀虫劫毒之功，盖不可多服。用之外涂，其功不可没也。现代多采用制霜法。大风子味辛、性热，有毒，具有祛风燥湿、攻毒杀虫的功能，是治麻风和疥癣的要药。经过去油制霜后也可用于内服。由于大风子毒性极大，临床上应用较少。根据《本草纲目》

记载，大风子油也仅供外用，且不可多用。

大风子主要成分包括大风子油酸、次大风子油酸及少量饱和脂肪酸和不饱和脂肪酸。药理研究表明大风子具有抗菌、抗病毒、抗肿瘤、降血脂、降血糖等作用。

大腹皮 （Dafupi）

《本草纲目》·果部·第三十一卷·大腹子

本品为棕榈科植物槟榔 *Areca catechu* L. 的干燥果皮。

【"修治"原文】

大腹皮

【思邈曰】鸩鸟多集槟榔树上。凡用槟榔皮，宜先以酒洗，后以大豆汁再洗过，晒干入灰火烧煨，切用。

【古代炮制】

宋代有煨法（《博济》），炙法（《苏沈》），酒黑豆汁洗（《脚气》），炒法（《指迷》），黑豆水浸洗（《妇人》），黑豆汁煮后炒干（《疮疡》）。元代炙焦黄（《世医》）。明代黑豆汁洗（《撮要》），火焙（《入门》），"入灰火烧煨"（《本草纲目》），酒洗、姜汁浸（《仁术》），制（《准绳》），甘草汤洗（《保元》），酒洗后炒制（《景岳》），姜汁洗（《济阴》）。清代黑豆水洗（《暑疫》），煨制（《增广》）等炮制方法。

【现代炮制】

1. 炮制方法

大腹皮：除去杂质，洗净，切段，干燥。

制大腹皮：取大腹皮，用甘草水略浸后洗净，晒干，碾松，切段。每 100 kg 大腹皮，用甘草 6 kg。

2. 炮制作用

大腹皮：辛，微温。归脾、胃、大肠、小肠经。具有行气宽中、利水消肿的功效。生品行气除满作用较强，并能利水消肿。

制大腹皮：行气作用缓和，利水而不伤正。可用于脾虚腹胀，虚证水肿。

3. 质量要求

大腹皮：呈不规则的小段，呈纤维性，黄白色或黄棕色，有时带有外果皮和内果皮碎片。体轻松，质柔韧，无臭，味淡。

制大腹皮形如大腹皮，色稍深，味微甜。

【研究概况】

1. 化学成分

大腹皮主含生物碱，主要包括槟榔碱、槟榔次碱、去甲槟榔碱和去甲槟榔次碱等。

2. 工艺研究

周丽丽等以槟榔碱及其醇溶性浸出物含量为考察指标，采用正交法优选大腹皮淋润软化工艺：每 1 kg 大腹皮药材分两次喷淋 500 mL 水，常温软化 3 h。郁红礼等采用正交试验法，以 4 种生物碱（槟榔碱、槟榔次碱、去甲槟榔碱、去甲槟榔次碱）含量及水溶性煎出物为指标，采用相关系数综合评分法优化大腹皮饮片的切制工艺：大腹皮药材 300 g，抢水洗后，润透，纵切 1 cm 段，50℃烘 2.5 h。

3. 药理作用

大腹皮具有下气宽中、利水消肿之功效。现代药理学研究表明大腹皮具有促进胃肠动力作用。

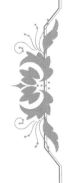

李梅等研究发现，大腹皮增大豚鼠胃体环行肌条的收缩波平均振幅、增加肌条张力、加快收缩频率。陈其城等实验发现，大腹皮对比格犬的胃窦、十二指肠、空肠、回肠和结肠运动均有明显促进作用，其促动力作用可能通过迷走神经和肠神经系统的胆碱能神经途径介导。

【述评】

据古籍记载，大腹皮炮制方法有净制（去皮、水洗、咸汤洗、去黑羽、去子洗净如绒用等）、切制（剉、切、碎）、煨、炙、辅料（酒、黑豆、甘草、姜）制、炒等。以采用多种药汁、酒反复或交替洗法最多，其中先酒洗，然后再用黑豆汁洗的方法为历代所采用。古代用液体辅料洗大腹皮的目的主要是为了去毒，如张景岳云："凡用时，必须酒洗，炒过，恐有鸩毒也。"《仁术》也记载："有酒洗，有姜汁浸，去毒。"《本草纲目》记载了"酒洗、大豆汁再洗，灰火烧煨，切用"的炮制法，并认为大腹皮的毒性与鸩鸟有关。现版《中国药典》载有大腹皮生品，未列其有毒。近代有用甘草水洗法，目的是缓和行气作用，使利水而不伤正，并有清洁药物的作用。关于大腹皮采用辅料炮制去毒之说有待进一步考证。

千金子 （Qianjinzi）

《本草纲目》·草部·第十七卷·续随子

本品为大戟科植物续随子 *Euphorbia lathyris* L. 的干燥成熟种子。

【"修治"原文】

【时珍曰】凡用去壳，取色白者，以纸包，压去油，取霜用。

【古代炮制】

宋代制霜（《证类》《妇人》《朱氏》）。明代增加炒法（《普济》）和酒浸（《医学》）。

【现代炮制】

1. 炮制方法

千金子：除去杂质，筛去泥沙，洗净，捞出，干燥，用时打碎。

千金子霜：取千金子，去皮取净仁，微热后压榨去油，反复操作至药物呈松散不再粘连的淡黄色粉末。

2. 炮制作用

千金子：温，辛；有毒。归肝、肾、大肠经。具有泻下逐水、破血消癥的功效。用于二便不通，水肿，痰饮，积滞胀满，血瘀经闭。生品毒性大，作用峻烈，多外用，疗癣，蚀疣。

千金子霜：制霜后能缓和泻下作用，降低毒性。多入丸散剂内服。

3. 质量要求

千金子：呈椭圆形或倒卵形，长约 5 mm，直径约 4 mm。表面灰棕色或灰褐色，具不规则网状皱纹，网孔凹陷处灰黑色，形成细斑点。一侧有纵沟状种脊，顶端为突起的合点，下端为线形种脐，基部有类白色突起的种阜或具脱落后的疤痕。种皮薄脆，种仁白色或黄白色，富油质。气微，味辛。脂肪油不得少于 35.0%，千金子甾醇不得少于 0.35%。

千金子霜：为均匀、疏松的淡黄色粉末，微显油性。味辛辣。脂肪油应为 18.0%～20.0%。

【研究概况】

1. 化学成分

1）千金子所含成分

千金子主含脂肪油、蛋白质、甾醇、二萜酯及游离的二萜醇、香豆素等类化合物，其主要活性

成分为千金子甾醇。

2）炮制对化学成分的影响

龚千锋等采用纸包裹压榨和蒸后压榨的方法，制得千金子霜，研究发现去油率为 35.80%。李英霞等研究发现，千金子去油制霜后，其两种泻下成分千金子甾醇及千金二萜醇二乙酸苯甲酸酯的量明显下降，平均下降率分别为 64.22% 和 62.86%。研究表明经不同的方法炮制后，各样品的水浸出物、醇浸出物及醚浸出物均明显低于生品；热霜、蒸霜的 3 种浸出物量则显著低于冷霜。

曹艳花等研究不同部位成分发现，千金子种皮占种子总重量的 39.19%，种子脂肪油的含量为 47.14%，种仁脂肪油的含量为 75.05%，种皮脂肪油的含量为 3.29%。秦皮乙素的含量种子中为 0.31%，种仁中为 0.031%，种皮中为 0.74%。

2. 工艺研究

曹艳花等以脂肪油、水浸出物、醇浸出物和秦皮乙素为指标，采用正交试验法优选千金子烘制的最佳工艺：千金子量为 2 g，140℃，烘制 0.5 h；采用正交设计法优选千金子最佳的蒸制工艺：千金子量为 2 g，126℃，蒸制 30 min。

3. 药理作用

千金子具有泻下逐水、破血消癥的功效。现代药理研究主要有以下几个方面。

1）泻下作用

Aldof W 等研究证实，千金子脂肪油中的 6，20-环氧千金二萜醇苯乙酸酯二乙酸酯（即千金子素 L1），能产生峻泻作用。宋卫国等研究表明，千金子中的主要成分千金二萜醇二乙酸苯甲酸酯（即千金子素 L2）、千金子生品和不同含油量的千金子霜均促进小肠运动，具泻下作用。

2）抗肿瘤作用

黄晓桃等药理学研究表明，千金子的氯仿、丙酮提取物对 K562、HepG2 和 U937 细胞株均具有抑瘤作用。张书勤等研究证明，千金子提取物对肿瘤细胞 Hela、K562 也有显著的抑制作用。

3）美白作用

酪氨酸酶是生物体内黑色素合成的关键酶，与人的衰老、昆虫的伤口愈合和发育、果蔬的褐变有密切关系。余霞等研究表明，千金子所含秦皮乙素有抑制酪氨酸酶活性的作用。

【述评】

千金子为有毒中药。古籍记载炮制方法均为去油制霜法，《本草纲目》、现版《中国药典》收载了千金子去油制霜法。药典要求千金子霜含脂肪油应为 18.0%～20.0%。有研究采用加辅料稀释法达到《中国药典》标准的千金子霜制备法，是否可以临床应用，其安全性还需进一步验证。

川楝子 （Chuanlianzi）

《本草纲目》·木部·第三十五卷·楝

本品为楝科植物川楝 *Melia toosendan* Sieb. et Zucc. 的干燥成熟果实。

【"修治"原文】

实

【敩曰】 凡采得熬干，酒拌令透，蒸待皮软，刮去皮，取肉去核用。凡使肉不使核，使核不使肉。如使核，捶碎，用浆水煮一伏时，晒干。其花落子，谓之石茱萸，不入药用。

【嘉谟曰】 石茱萸亦入外科用。

【古代炮制】

南北朝有酒蒸、去核（《雷公》）。唐代炒去核（《理伤》）。宋代增加火炮（《博济》），酒浸（《苏沈》），童便浸后煮烂、面裹煨（《总微》），茴香炒、陈皮炒（《朱氏》），醋煮（《百问》）。元代有盐炒、酥制（《瑞竹》），酒煮（《宝鉴》），牡蛎炒（《丹溪》）。明代有盐加茴香炒、海金沙同僵蚕炒、酥炙、麸炒（《普济方》）。清代有火煅（《大成》），火烧存性（《全生集》），盐水泡（《金鉴》）等炮制方法。

【现代炮制】

1. 炮制方法

川楝子：除去杂质。用时捣碎。

炒川楝子：取净川楝子，切厚片或碾碎，用中火炒至表面焦黄色。

盐川楝子：取川楝子，切厚片或碾碎，按盐炙法，用文火炒干，表面呈焦黄色。每 100 kg 川楝子，用食盐 1.5 kg（2009《湖北》）、2 kg（2012《山东》）。

2. 炮制作用

川楝子：苦，寒。归肝、小肠、膀胱经。具有疏肝行气、止痛、驱虫的功效。

炒川楝子：炒后可缓和苦寒之性，降低毒性，并减轻滑肠之弊，以疏肝理气力胜。

盐川楝子：引药下行，作用专于下焦，长于疗疝止痛。

3. 质量要求

川楝子：呈不规则的厚片或碎块，表面黄白色，松软。果核球形或卵圆形，质坚硬。外皮金黄色，革质。气特异，味酸、苦。水分不得过 12.0%，总灰分不得过 5.0%，水溶性浸出物不得少于 32.0%，川楝素应为 0.06%～0.20%。

炒川楝子：形如川楝子，表面黄色，外皮焦黄色，发泡，有焦斑，气焦香，味苦而涩。水分不得过 10.0%，总灰分不得过 4.0%，川楝素应为 0.04%～0.20%。

盐川楝子：形如川楝子，色泽加深，味咸苦。水分不得过 10.0%，总灰分不得过 6.5%，川楝素应为 0.040%～0.20%。

【研究概况】

1. 化学成分

川楝子主含三萜、挥发油、黄酮、脂肪酸、酚酸和多糖等类化合物。主要成分有川楝素、异川楝素等。

2. 药理作用

川楝子具有疏肝泄热、行气止痛、杀虫的功效。现代药理研究主要有以下几个方面。

1）驱蛔杀虫作用

川楝素是川楝子驱蛔的有效成分。低浓度川楝素对猪蛔虫有明显的兴奋作用，表现为自发性活动增强，间歇地出现异常的剧烈收缩，运动规律破坏，持续 10～24 h，最后渐转入痉挛性收缩；研究表明此浓度川楝素对蛔虫神经、肌肉所致兴奋作用不被阿托品所阻断，提示川楝素并非拟胆碱类药；而较高浓度的川楝素对猪蛔虫特别是头部的神经节有麻痹作用，这可能是川楝素驱蛔的作用原理之一。张世琏等对川楝素的杀虫活性进行了研究，以小菜蛾和蚜虫进行测定和跟踪试验发现其具有很高的杀蚜虫活性。

2）对神经肌肉接头的作用

熊春生等研究结果表明，川楝素对小鼠神经-肌肉接头的亚显微结构有明显的作用，表现在突触间隙宽度增加和突触小泡数目减少。而给川楝素后立即或 1 h 后给肉毒素，其改变与单给川楝素的小鼠相似，主要表现是突触小泡明显减少，长管形泡较多，髓膜样或自噬体结构经常可变等变化。证明了川楝素是一种有效的神经肌肉接头传递阻断剂，其作用部位在突触前神经末梢，作用方

式是抑制刺激神经诱发的乙酰胆碱释放，它可阻断神经肌肉接头间正常传递功能，对其他神经系统未见明显影响。另外还有研究表明，川楝素也可作用于多种突触递质的共同结构，通过干扰那些参与囊泡融合的蛋白从而阻遏正常的胞吐。

3）呼吸抑制作用

田文浩等对大鼠进行试验发现，川楝素对膈神经和膈肌有放电作用，对呼吸中枢有抑制作用，较大剂量会引起大鼠的呼吸衰竭，主要是由于它对中枢的抑制作用。实验表明，川楝素能抑制大鼠呼吸，肌肉注射川楝素后 1 h 或静脉注射后 10 min，呼吸变慢，此后呼吸中枢发出的节律性发放与其同步的肌电活动一起逐渐消失；肌肉注射后 2 h，静脉注射后 30 min 呼吸停止。

4）抗肉毒作用

川楝素显著延长肉毒中毒小鼠对间接刺激收缩反应的麻痹时间，与川楝素本身的麻痹时间相近，未见相互协同增强阻遏的现象。还有报道，甘草酸铵与川楝素配制成合剂时用于治疗肉毒中毒兔显示有协同作用。Zhou J Y 等研究发现川楝素对 BoNT 轻链的内肽酶活性无直接影响，以温度、浓度和突触活动依赖的方式抑制 BoNT/A 和 BoNT/C 与突触体的结合，阻断 BoNT 轻链与其酶解底物的接近，保护 SNAP-25 免于被酶解。

5）抗肿瘤作用

有学者研究发现，川楝素具有诱导细胞分化、抑制多种肿瘤细胞增生和凋亡作用，具有广谱抗肿瘤效果。它能够抑制多种人源肿瘤细胞如 PC3 细胞（前列腺癌），SMMC-7721、Hep3B 和 BEL7404 细胞（肝癌），SH-SY5Y 和 U251 细胞（中枢神经系统肿瘤），K562 和 HL-60 细胞（白血病细胞），U937 细胞（组织细胞淋巴瘤），A-549 细胞（肺癌），MDA-MB-468 细胞（乳腺癌），PC12 细胞（肾上腺髓质嗜铬细胞瘤）等细胞的增殖。

6）其他

川楝子还有抗菌、消炎、镇痛、抗病毒、增加肌张力、抗氧化、抑制破骨细胞等作用。

【述评】

据古籍记载，川楝子炮制方法多，有炒制（微炒、炒黄、炒焦、炒黑等）、煨、麸炒、酒制、醋制、盐制、酥制、药汁制等30余种炮制方法。《本草纲目》仅收载有去核、酒蒸法。李时珍在《本草纲目》中解释"得酒煮，乃寒因热用也。茴香为之使"。川楝子性寒味苦，且有小毒。酒制可缓和寒凉之性，可以增强活血通络的作用。《中药大辞典》也记载有酒川楝子（酒蒸）炮制方法。现版《中国药典》收载了川楝子的生品和炒品。地方规范有盐炙川楝子。川楝子净制去核未见记载。

山茱萸 (Shanzhuyu)

《本草纲目》·木部·第三十六卷·山茱萸

本品为山茱萸科植物山茱萸 *Cornus officinalis* Sieb. et Zucc. 的干燥成熟果肉。

【"修治"原文】

实

【敩曰】凡使以酒润，去核取皮，一斤只取四两已来，缓火熬干方用。能壮元气，秘精。其核能滑精，不可服。

【古代炮制】

南北朝有熬制《雷公》。宋代麸炒、酒浸取肉《总录》，微炒、焙制《局方》，火炮《百问》。元代微烧《世医》，酒蒸《幼幼》。明代"酒浸良久，取肉去核"《普济方》，酒蒸《万氏》《回春》，蒸制《准绳》，酒制《瑶函》，慢火炒《一草亭》。清代酒浸《握灵》，酒洗《说约》，羊油炙、盐炒《本草述》，酒浸蒸《良朋》等炮制方法。

【现代炮制】

1. 炮制方法

山萸肉：除去杂质和残留果核。

酒萸肉：取净山萸肉，用黄酒拌匀，待酒被吸尽，装罐内密封隔水炖或置蒸器内蒸至山萸肉色变黑润，取出干燥。每 100 kg 山萸肉，用黄酒 20 kg。

2. 炮制作用

山萸肉：酸、涩，微温。归肝、肾经。具有补益肝肾、收涩固脱的功效。山茱萸核为非药用部位，山萸肉敛阴止汗力强，多用于自汗、盗汗、遗精、遗尿。

酒萸肉：借酒力温通，助药势，降低其酸性，增强滋补作用。

3. 质量要求

山茱萸：呈不规则的片状或囊状。表面紫红色至紫黑色，皱缩，有光泽。顶端有的有圆形宿萼痕，基部有果梗痕。质柔软。气微，味酸、涩、微苦。水分不得过 16.0%，总灰分不得过 6.0%，浸出物不得少于 50.0%，莫诺苷和马钱苷的总量不得少于 1.2%。

酒山萸肉：形如山茱萸，表面紫黑色或黑色，质滋润柔软。微有酒香气。水分不得过 16.0%，总灰分不得过 6.0%，浸出物不得少于 50.0%，莫诺苷和马钱苷的总量不得少于 0.70%。

【研究概况】

1. 化学成分

1）山茱萸所含成分

山茱萸主含环烯醚萜、皂苷、黄酮、蒽醌、甾体、三萜、内酯等类成分，主要成分有莫诺苷、马钱苷、山茱萸苷和熊果酸等。

2）炮制对化学成分的影响

丁霞等测定结果发现，山茱萸酒蒸后莫诺苷含量下降 15.1%，马钱苷含量下降 9.9%，水提多糖含量上升 18.9%，碱提水溶多糖提高了 45.4%，黄酮含量下降 36.5%，皂苷含量下降 17.6%。宋嬿等研究结果表明，山茱萸经蒸制后，马钱苷、莫诺苷、多糖、水溶性皂苷的含量显著降低；没食子酸、总黄酮、有机酸的含量显著增高，且产生了 5-羟甲基糠醛。除莫诺苷外，高压蒸制品所测成分的含量均略高于常压蒸制品，但均无显著性差异。

2. 工艺研究

许甜甜等以山茱萸中马钱苷、莫诺苷、熊果酸、齐墩果酸的质量分数为评价指标，采用正交设计法优选萸加压酒制工艺：取山茱萸 200 g，加酒量为饮片量的 25%，闷制时间为 30 min，蒸制时间为 60 min，蒸制温度为 115℃。山茱萸炮制品外观色泽为紫黑色有光泽，炮制品的质量稳定。

3. 药理作用

山茱萸具有补益肝肾、收涩固脱的功效。现代药理研究主要有以下几个方面。

1）保肝作用

马艳霞研究表明，山茱萸环烯醚萜苷对 D-半乳糖胺/TNF-α 造成的肝细胞损伤具有保护作用，其作用机制可能与增强细胞的抗氧化能力、降低内质网应激造成的损伤、降低凋亡相关蛋白的表达有关。赵晨翔等实验结果也显示，山茱萸环烯醚萜苷各剂量组和联苯双酯均能降低免疫性肝损伤小

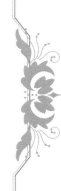

鼠增加的肝脏指数、脾脏指数，改善肝组织病理学变化和肝脏组织病理学分级，减轻 ConA 所致肝损伤的炎性反应，抑制血清 ALT、AST 的升高，降低肝匀浆中 TNF-α、鸟氨酸氨基甲酰转移酶（OCT）、IFN-γ、IL-1 和 IL-6 含量及提高 SOD 的活性。

2）神经保护作用

研究表明，山茱萸环烯醚萜苷对脑缺血沙土鼠学习记忆能力及海马区蛋白表达均有促进作用。同时，山茱萸环烯醚萜苷能减少切断穹隆海马伞的成年 SD 大鼠海马区神经元死亡数量，其作用机制可能与上调细胞凋亡抑制因子、下调细胞凋亡促进因子有关。山茱萸有效成分还可通过抑制自由基损伤及炎症反应、降低钙超载、抑制细胞凋亡等途径减轻脑缺血再灌注引起的脑损伤。

3）对糖尿病及并发症的影响

黄平等复制了糖尿病大鼠模型，观察各组大鼠肾功能、24 h 尿蛋白情况，免疫组化检测肾组织 TGF-β₁、Smad7 蛋白的表达，结果表明山茱萸颗粒可用于治疗早期糖尿病肾病，机制可能与其能抑制糖尿病大鼠肾脏 TGF-β₁/Smads 信号传导通路的激活有关。将山茱萸不同极性的提取物作用于四氧嘧啶糖尿病模型小鼠，发现山茱萸的醇提取物和乙酸乙酯提取物均可降低小鼠血清甘油三酯的含量，山茱萸的醇提取物还可提高血清胰岛素水平。

4）心肌保护作用

将三七总皂苷/山茱萸总苷组分作用于冠脉结扎所致急性心肌缺血梗死损伤犬，可显著降低犬冠脉结扎后心肌缺血程度、缩小心肌缺血范围、显著降低血清肌酸磷酸激酶和乳酸脱氢酶活性。液状石蜡封闭法建立的原代培养乳鼠心肌细胞缺血缺氧模型接受药物浓度为 10 g/L 山茱萸总苷的治疗后，发现与对照组相比，治疗组各时间点的凋亡率都有所下降，说明山茱萸总苷可以抑制心肌细胞凋亡。

5）其他

山茱萸还有抗衰老、抗氧化、免疫抑制、抗炎、抗肿瘤等作用。

【述评】

据古籍记载，山茱萸炮制方法主要有去核、熬、酒制、麸炒、微炒、焙干、炮、烧、蒸、盐炒等。以去核、酒制为多见。《本草纲目》中记载了去核和酒制法，且该方法一直沿用至今。现版《中国药典》收载有去核、酒蒸法。

南北朝刘宋时代雷教提出"使山茱萸须去内核……核能滑精"。之后山茱萸炮制多沿袭此法。目前对核是否能滑精，存在不同观点。一般认为山茱萸中核的比重较大，木质部分很难粉碎，故应除去。山茱萸核中除了有机酸类成分以外的其他成分含量如何，尚待进一步研究。

现代医学认为，山茱萸具有抗菌消炎、调节免疫、降血糖、血脂、抗休克、抗氧化、抗癌等功效。近年来不少临床报道，山茱萸在治疗心血管系统疾病、抗癌、防治糖尿病及增强免疫功能方面具有一定作用，此外，还有升高白细胞、减轻放疗与化疗副反应等作用。

山楂 （Shanzha）

《本草纲目》·果部·第三十卷·山楂

本品为蔷薇科植物山里红 *Crataegus pinnatifida* Bge. var. major N. E. Br. 或山楂 *Crataegus pinnatifida* Bge. 的干燥成熟果实。

【"修治"原文】

实

【时珍曰】九月霜后取带熟者，去核曝干，或蒸熟去皮核，捣作饼子，日干用。

【古代炮制】

元代炒或蒸熟(《丹溪》)。明代"核有功力不可去"(《通玄》)的记述。清代炒黑(《说约》)，姜汁拌炒黑(《钩元》)，姜汁炒(《暑疫》)，童便浸(《逢原》)等炮制方法。

【现代炮制】

1. 炮制方法

山楂：除去杂质及脱落的核和果柄。

炒山楂：取净山楂，用中火炒至颜色加深。

焦山楂：取净山楂，用中火炒至外表焦褐色，内部焦黄色。

山楂炭：取净山楂，置炒至容器内，用武火加热，炒至表面焦黑色，内部焦褐色。(2010《广东》)

2. 炮制作用

山楂：酸、甘，微温。归脾、胃、肝经。具有消食化积、散瘀行滞的功效。

炒山楂：酸味减弱，可缓和对胃的刺激，善于消食化积，常用于积食停滞，脾虚食滞。

焦山楂：酸味减弱，并增加了苦味，长于消食止泻。多用于食积腹泻。

山楂炭：微苦涩，有收涩之功，偏于止泻、止血。可用于脾虚泄泻，胃肠出血。

3. 质量要求

山楂：呈圆形或类圆形横切片或纵切片，皱缩不平，直径 1～2.5 cm，厚 0.2～0.4 cm。外皮深红色至棕红色，满布灰白色小点，微有光泽。切面黄白色，边缘多内卷，中间有浅黄色果核，多脱落。气微清香，味酸微甜。水分不得过 12.0%，总灰分不得过 3.0%，浸出物不得少于 21.0%。含有机酸不得少于 5.0%。

炒山楂：形如山楂，果肉黄褐色，偶有焦斑。气清香，味酸，微甜。水分不得过 12.0%，含有机酸不得少于 4.0%。

焦山楂：形如山楂，表面焦黄色，内部黄褐色。有焦香气，味微酸。水分不得过 12.0%，含有机酸不得少于 4.0%。

山楂炭：形如山楂，表面焦黑色，内部焦褐色，味涩。

【研究概况】

1. 化学成分

1) 山楂所含成分

山楂主含黄酮、有机酸类化合物。此外还有三萜类和甾体类等。其主要成分有枸橼酸等。

2) 炮制对化学成分的影响

山楂炮制前后，黄酮类及有如酸类成分的含量有差异。毛淑杰等对生山楂、炒山楂、焦山楂、山楂炭、山楂果肉和山楂核进行总黄酮及总有机数含量测定，发现总黄酮含量分别为 7.52%、7.95%、3.15%、1.94%、11.25%、0.82%，总有机酸含量分别为 29.90%、22.99%、3.18%、0.87%、43.68%、2.64%。李飞等对生山楂、炒山楂、焦山楂、山楂炭的微量元素进行测定，结果各样品间微量元素含量存在差异，不同炮制方法对山楂微量元素的影响也不同。生品、炒黄、炒焦、制炭、土制、红糖制、蜜制楂炭总磷脂的含量分别为 147.86、140.23、133.57、55.23、142.51、128.15、67.86 mg/100 g，差异显著。

2. 工艺研究

肖小春等以有机酸和黄酮为指标，优选炒山楂工艺：取 50 g 山楂，170℃炮制 10 min。周聘等

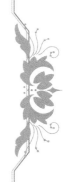

以火候、浸出物含量、总黄酮和有机酸含量为评价指标，采用正交试验法优选出焦山楂工艺：取净山楂 1 kg，置热锅中用武火、低速翻转炒制 5 min。

3. 药理作用

山楂具有消食化积、散瘀行滞的功效。现代药理研究主要有以下几方面。

1）调节胃肠功能

黄珊珊等研究表明，焦山楂醇提取液可拮抗乙酰胆碱引起的胃肠平滑肌的强烈收缩和阿托品引起的肠平滑肌的舒张作用。

2）降血脂作用

山楂提取物能明显地降低实验性高脂血症的家兔和乳幼大鼠的血脂，并对实验性动脉粥样硬化有治疗作用。

3）保肝作用

生山楂可降低高脂饲料所致 SD 大鼠肝组织丙二醛、总胆固醇等的含量，清除肝内堆积的甘油三酯，减少脂肪酸对肝细胞毒性作用，使丙氨酸氨基转移酶、天门冬酸氨基转移酶指标降低，达到调节血脂、保肝作用。黄酮类化合物对多种原因引起的肝损伤具有显著的保护作用，金丝桃苷也具有一定的改善肝功能的作用。

4）降血压作用

以较小剂量山楂的流浸膏、黄酮提取物或其水解产物注射于麻醉猫、麻醉兔或麻醉小鼠，均有缓慢且持久的降压作用，其降压机制以扩张外周血管为主。山楂中的黄酮苷及复杂的二聚黄烷和多聚黄烷类，有显著的扩张血管、降低血压作用。

5）其他

山楂还具有抗癌、抗氧化、增强免疫等作用。

【述评】

据古籍记载，山楂炮制方法有炒制、蒸制、姜汁制、童便浸制等。《本草纲目》记载有蒸制，该法现已未见使用。炒法自元代开始一直沿用至今，且炒制火候标准不断丰富，有炒黄、炒焦、炒炭之分。现版《中国药典》载有山楂、炒山楂和焦山楂。炒山楂酸味减弱，可缓和对胃的刺激性，善于消食化积；焦山楂不仅酸味减弱，并增加了苦味，长于消食止泻；有地方规范收载"山楂炭"，山楂炭味微苦涩，有收涩之功，偏于止泻、止血。

山楂是药食两用传统中药，具有消食化积、散瘀行滞的功效。作为消食药，尤其对肉食积滞效果好，且具有调节肠胃作用。山楂治疗食积症在《本草纲目》中有记载："凡脾弱食物不克化，胸腹酸刺胀闷者，于每食后嚼二三枚，绝佳。但不可多用，恐反克伐也。"生山楂酸味强，对胃有大的刺激性，已有报道山楂的主要成分有机酸对胃肠运动有一定的调节作用且大量食用山楂会形成胃山楂石疾病，验证了《本草纲目》中这一记载的科学性。

马蔺子 （Malinzi）

《本草纲目》·草部·第十五卷·蠡实

本品为鸢尾科植物马蔺 *Iris lacteal* Pall. var. *chinensis* (Fish.) Koidz 的干燥成熟种子。

【"修治"原文】

实

【时珍曰】凡入药炒过用，治疝则以醋拌炒之。

【古代炮制】

唐代有熬(《千金》)。宋代有微炒(《圣惠方》)，醋炒(《局方》)。明代有"酒浸"(《普济方》)。清代有炒(《备要》)，酒炒、童便制、童便炒(《得配》)的炮制方法。

【现代炮制】

1. 炮制方法

马蔺子：除去杂质及灰屑，洗净，干燥。(2010《湖南》)，用时捣碎。(2009《甘肃》)

2. 炮制作用

马蔺子：平，甘。归肝、脾、胃、肺经。具有清热利湿、止血、解毒的功效。

3. 质量要求

马蔺子：呈不规则多圆形，长约5 mm，宽3～4 mm。表面红棕色至黑棕色，略有细皱纹，基部有浅色种脐，先端有合点，略凸起，质坚硬不易脆裂。切断面胚乳发达，灰白色，角质，胚位于种脐的一端，白色，细小弯曲。气微弱，味淡。

【研究概况】

1. 化学成分

马蔺子主含脂肪油、黄酮、苯醌和芪类等化合物。主要成分有马蔺子甲素、马蔺子乙素等。

2. 药理作用

马蔺子具有清热利湿、止血、解毒的功效。现代药理研究主要有以下几个方面。

1) 抗肿瘤作用

马蔺子含有苯醌类化合物，主要活性成分为马蔺子甲素和乙素，具抗肿瘤作用，且高效低毒，对肺癌、鼻咽癌、食管癌、肝癌、卵巢癌等均有很好的疗效。研究发现马蔺子素能抑制荷瘤动物肺转移，机制与其提高细胞免疫及减少肿瘤血管内皮生长因子及微血管密度有关。马蔺子素对多种鼻咽癌细胞株具有细胞毒作用，亦能诱导人咽鳞癌细胞凋亡。马蔺子甲素能诱导白血病细胞 K562 凋亡，在治疗白血病方面也有一定的疗效。

2) 放射增敏作用

马蔺子素属于苯醌类结构的放射增敏药，实验证明它在体内可被还原酶代谢活化，增加了乏氧细胞对射线的敏感性，其本身还有杀伤乏氧细胞的作用，因此会显著提高放疗的效果，降低肿瘤的复发率，提高肿瘤的治愈率。郭绳武等发现，在乏氧条件下，马蔺子素对人宫颈癌 Hela 细胞和 CHO 细胞均有显著的放射增敏作用，并且对 Hela 细胞有杀伤作用。周益琴等研究发现，马蔺子素在鼻咽癌放射治疗中确有明显的增敏作用，能促进肿瘤的消退速度、提高鼻咽癌原发灶及颈淋巴结转移灶的全消率。

3) 其他

马蔺子还有抗炎、抗氧化、增强免疫、抗生育、改善糖脂代谢等作用。

【述评】

据古籍记载，马蔺子炮制方法有熬制、炒制、醋制、酒制、童便制等，《本草纲目》记载有炒制、醋制。炒制法沿用至今。

《本草纲目》发明项下有记载，蠡实不仅种子可入药，其根叶花茎也可入药，有很好的治疗胸腹饱胀之功，其泻下作用甚佳。

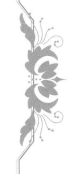

马兜铃 （Madouling）

《本草纲目》·草部·第十八卷·马兜铃

本品为马兜铃科植物北马兜铃 *Aristolochia contorta* Bge. 或马兜铃 *Aristolochia debilis* Sieb. et Zucc. 的干燥成熟果实。

【"修治"原文】

实

【敩曰】凡采得实，去叶及蔓，以生绢袋盛于东屋角畔，待干劈开，去革膜，只取净子焙用。

【古代炮制】

宋代有微炒（《博济方》），焙（《药证》），酥制、炙（《证类》），炒（《普本》）。明代有微炒（《博济方》），烧法、酥制（《本草纲目》），焙干（《乘雅》）。清代增加炮法（《法律》）等炮制方法。

【现代炮制】

1. 炮制方法

马兜铃：除去杂质，筛去灰屑。（2015《中国药典》）

蜜马兜铃：取净马兜铃，按蜜炙法，用文火炒至不粘手。每 100 kg 马兜铃，用蜜 25 kg。（2015《中国药典》）

2. 炮制作用

马兜铃：苦，微寒。归肺、大肠经。具有清肺降气、止咳平喘、清肠消痔的功效。用于肺热咳喘，痰中带血，肠热痔血，痔疮肿痛。生品味苦劣，易致恶心呕吐。

蜜马兜铃：蜜炙能缓和苦寒之性，降低其毒性，增强润肺止咳功效。多用于肺虚有热的咳嗽。并可矫正苦劣之味，减少恶心、呕吐的副作用，故蜜炙品临床常用。

3. 质量要求

马兜铃：呈卵圆形或不规则的小碎片，表面灰黄色有波状棱线。种子扁平而薄，钝三角形或扇形，中央棕色，周边淡棕色；种仁乳白色，有油性。气特异，味苦。

蜜马兜铃：形如炒马兜铃碎片，表面棕红色，略有光泽，带黏性。味微甜。

【研究概况】

1. 化学成分

1) 马兜铃所含成分

马兜铃主含马兜铃酸类、马兜铃内酰胺类、生物碱类和苯丙素类成分。此外还含有挥发油、黄酮、香豆素和木脂素等成分。

2) 炮制对化学成分的影响

蜜炙能使马兜铃所含成分发生量的改变，其毒性成分马兜铃酸 A 的含量下降 60% 左右，同时也有新的物质产生。

2. 工艺研究

张金莲等以马兜铃酸含量为指标，正交试验优选恒温干燥法蜜制马兜铃工艺：马兜铃 10 g，加蜜量 35%，烘制温度 110℃、时间 60 min。以马兜铃酸 A 含量、水浸出物得率、醇浸出物得率、色度差及成品性状为指标，通过正交试验优选蜜炙马兜铃的最佳工艺：马兜铃 10 g，加蜜量 35%，炒

制温度 180℃，炒制时间 20 min。

3. 药理作用

马兜铃具有清肺降气、止咳平喘、清肠消痔的功效。现代药理研究主要有以下几个方面。

1）祛痰镇咳作用

马兜铃煎剂 1 g/kg 灌胃有较弱的祛痰作用；50％乙醇提取液对小鼠氢氧化铵引起的咳嗽及猫电击刺喉上神经均具有明显的镇咳作用。

2）抗炎镇痛作用

马兜铃煎剂腹腔注射，能显著抑制二甲苯所致的小鼠耳郭肿胀。北马兜铃醇提物腹腔注射，能明显减少小鼠对冰醋酸刺激所致的扭体反应次数，提高小鼠热板法和辐射热照射法的痛阈值。

3）抗菌作用

马兜铃水浸剂体外对许兰氏黄癣菌、奥杜盎氏小芽孢癣菌等常见皮肤真菌有一定抑制作用；马兜铃酸体外试验表明其具有明显的抗革兰阳性细菌的功效；皮下注射马兜铃酸对金黄色葡萄球菌、肺炎球菌、链球菌感染的小鼠有一定抗菌作用。

4）其他

马兜铃还具有调节支气管、肠管及子宫平滑肌的功能，达到平喘、泻下和抗生育的作用。

【述评】

据古籍记载，马兜铃炮制方法有炒、焙、酥制、炙、烧制等法。《本草纲目》记载有焙法。目前临床上常用蜜炙马兜铃。既可以缓和苦寒之性，免于呕吐，又可增强润肺止咳作用。《本草纲目》【发明】项曰"取其清热降气也，邪去则肺安矣"，与马兜铃抑菌抗炎、镇咳平喘药效作用吻合。

现代研究表明，马兜铃中所含的马兜铃酸 A 等成分具有较强的肾脏毒性和致癌性，是迄今为止发现的对啮齿类动物最强的致癌物之一。因其毒性原因现版《中国药典》未再收载该品种。

车前子 （Cheqianzi）

《本草纲目》·草部·第十六卷·车前

本品为车前科植物车前 *Plantago asiatica* L 或平车前 *Plantago depressa* Willd. 的干燥成熟种子。

【"修治"原文】

子

【时珍曰】凡用须以水淘洗去泥沙，晒干。入汤液，炒过用；入丸散，则以酒浸一夜，蒸熟研烂，作饼晒干，焙研。

【古代炮制】

宋代有酒浸（《总录》），微炒（《局方》），焙制（《宝产》），酒蒸（《济生》）。明代有米泔水浸（《醒斋》），酒煮（《瑶函》）。清代有酒炒（《金鉴》），青盐水炒法（《幼幼》）等炮制方法。

【现代炮制】

1. 炮制方法

车前子：除去杂质。

盐车前子：取净车前子，用文火加热，炒至略有爆鸣声时，喷洒盐水，炒干。每 100 kg 车前

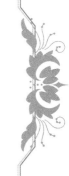

子，用食盐 2 kg。

炒车前子：取净车前子，用文火炒至表面鼓起，有爆鸣声，有香气逸出。（2009《湖北》）

2. 炮制作用

车前子：甘，微寒。归肝、肾、肺、小肠经。具有清热利尿通淋、渗湿止泻、明目、祛痰的功能。用于热淋涩痛，水肿胀满，暑湿泄泻，目赤肿痛，痰热咳嗽。

盐车前子：泄热利尿而不伤阴，并引药下行，增强在肾经的作用。

炒车前子：寒性稍减，并能提高煎出率，作用与生品相似，长于渗湿止泻、祛痰止咳。

3. 质量要求

车前子：呈椭圆形、不规则长圆形或三角状长圆形，略扁，长约 2 mm，宽约 1 mm。表面黄棕色至黑褐色，有细皱纹。质硬。气微，味淡。水分不得过 12.0%，总灰分不得过 6.0%、酸不溶性灰分不得过 2.0%，膨胀度应不低于 4.0，含京尼平苷酸不得少于 0.50%，毛蕊花糖苷不得少于 0.40%。

盐车前子：形如车前子，表面黑褐色。气微香，味微咸。水分不得过 10.0%，总灰分不得过 9.0%、酸不溶性灰分不得过 3.0%，膨胀度应不低于 3.0，含京尼平苷酸不得少于 0.40%，毛蕊花糖苷不得少于 0.30%。

炒车前子：形如车前子，略鼓起，色泽加深，略有焦香气。

【研究概况】

1. 化学成分

1）车前子所含成分

车前子主含黄酮类、萜类、苯乙醇苷类、多糖等。其主要成分有京尼平苷酸、毛蕊花糖苷等。

2）炮制对化学成分的影响

炮制后的车前子多糖含量较生品均降低。车前子盐炙后京尼平苷酸、毛蕊花糖苷、异毛蕊花糖苷含量相对生品增高。

2. 工艺研究

张丹等以车前子的京尼平苷酸、毛蕊花糖苷、水浸出物和醇浸出物含量为评价指标，采用星点设计-效应面优化法优选车前子最佳炒制工艺：100 g 车前子，210℃ 炒制 5 min。高敏等以醇溶性浸出物和水溶性浸出物为评价指标，采用正交设计优选盐炙车前子的最佳炮制工艺：炒制温度为170℃，投药量为 40 g，加盐量为 2%，喷洒盐水前炒制时间为 79s，翻炒 32 次，喷洒盐水后炒制时间为 66s，翻炒次数为 50 次。

3. 药理作用

车前子具有清热利尿通淋、渗湿止泻、明目、祛痰的功能。现代药理研究主要有以下几个方面。

1）利尿作用

耿放等研究结果表明，10 g/kg 剂量的车前子和车前草乙醇提取物均能增加大鼠排尿量和尿中 Na^+、K^+ 和 Ca^{2+} 离子含量，相同浓度下车前子作用略强于车前草，水提物则无利尿作用。

2）免疫调节作用

研究发现车前子提取物对人类单核细胞表现出双重调节作用，当粗提物浓度低于 50 μg/mL 时，提高单核细胞的反应，反之则抑制。谢小梅等实验发现，精制车前子多糖可显著提高免疫抑制小鼠腹腔巨噬细胞的吞噬活性、促进淋巴细胞转化，具有较好的免疫增强作用。唐永富等从 80% 乙醇车前子浸提液中分离出 4 种多糖，可促进小鼠骨髓树突状细胞的成熟。Huang 等研究发现，车前子多糖、麦角皂苷和异麦角皂苷通过诱导 DCs 成熟表现出良好的免疫增强活性。

3）降血糖、降血脂作用

车前子环烯醚萜苷类化合物具有抑制蛋白酪氨酸磷酸酯酶 1B 的作用，可用于治疗 2 型糖尿病；车前子挥发油具有降血脂作用，芳樟醇是其主要成分，可以抑制羟甲基戊二酰辅酶 A 还原酶在体外和体内的表达，并对小鼠有显著的降胆固醇作用。Hu 等研究发现，车前子多糖不仅对糖扩散和抑制 α-淀粉酶具有明显的作用，还能降低胰脂肪酶和蛋白酶的活性，结合胆汁酸，具有降低血脂的活性。崔龙等通过研究车前子中环烯醚萜苷类化合物对蛋白酪氨酸磷酸酯酶 1B（PTP1B）的抑制作用，发现化合物 Alpinoside 和 Anagalloside 可有效抑制 PTP1B 的活性。王素敏等研究发现，车前子可提高高脂血症大鼠血清和心肌中超氧化物歧化酶活性，提高谷胱甘肽过氧化物酶的活性，降低脂质过氧化物含量。张宁等在细胞水平上研究了车前子多糖对动脉粥样硬化的作用机制，发现车前子多糖可以抑制氧化型低密度脂蛋白诱导的血管平滑肌细胞增殖，下调原癌基因（c-Myc）和单核细胞趋化蛋白-1（MCP-1）的表达。

4）抗氧化作用

车前子多糖具有抗氧化效应及清除氧自由基的作用，可显著降低丙二醛（MDA）含量，明显提高 NO 含量及 SOD 和一氧化氮合酶（NOS）的活性。车前子黄酮提取物具有较强的抗氧化活性，对羟基自由基的清除作用随浓度增大而增强，对油脂有较强的抗氧化活性，抗氧化能力接近 VC 与柠檬酸。李丽等研究了车前子 80% 乙醇提取物以及从中分离得到的 2 个苯乙醇苷单体化合物麦角甾苷和异麦角甾苷的抗氧化活性，表明三者都有很好的抗氧化活性，麦角甾苷的抗氧化活性高于异麦角甾苷。

5）抗炎作用

车前子甲醇提取物具有抗炎活性。车前子多糖能够抑制二甲苯致小鼠耳郭肿胀、醋酸致小鼠毛细血管通透性的增加，降低渗出液中 WBC、MDA、TNF-α 含量及血清中 MDA 水平，并能提高渗出液和血清中 SOD 的活性，减轻各期炎症形成。大车前中三萜类化合物熊果酸可以选择性地抑制 COX-2 的活性，抑制前列腺素的生成。车前子提取物中桃叶珊瑚苷、京尼平苷和梓醇的混合物对 COX-2 的 IC_{50} 值为 8.61 μg/mL，其中桃叶珊瑚苷为主要抗炎物质。

6）其他

车前子还有祛痰镇咳、明目、增加肠蠕动等作用。

【述评】

据古籍记载，车前子炮制方法有酒制（浸、蒸、炒）、焙、炒、米泔水制、盐炙等。《本草纲目》载有炒制和酒蒸法。入汤液则炒过用，入丸散则以酒浸一夜，蒸熟研烂。炒车前子一直沿用至今，长于渗湿止泻、祛痰止咳。酒蒸法今少见使用。其中"入汤炒过用"，与其增加煎出率有关。关于入丸散酒浸、蒸熟用内在机理值得研究。盐炙车前子自清代《幼幼集成》首次记载以来，沿用至今，并被药典收载。

《本草纲目》中车前子与车前草收载于车前品种下。车前以种子和全草入药，均有清热利尿通淋、祛痰的功效。《本草纲目》记载车前子功效：利水，利小便而不走气；除湿痹，止暑湿泻痢；养肺强阴益精，令人有子，清肝明目，亦可治疗滑胎易产、横产不出等。现代临床车前子较少应用于妇科方面，其他的应用皆与《本草纲目》记载相似。且李时珍全面总结了车前子及其炮制品的作用。在【附方】项下记载"酒炙车前子可补肝肾，增目力"。现今多用盐炙车前子引药下行，增强入肾经的作用，更符合盐制入肾中医理论。

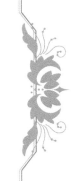

牛蒡子 （Niubangzi）

《本草纲目》·草部·第十五卷·恶实

本品为菊科植物牛蒡 *Arctium lappa* L. 的干燥成熟果实。

【"修治"原文】

子

【敩曰】 凡用拣净，以酒拌蒸，待有白霜重出，以布拭去，焙干捣粉用。

【古代炮制】

唐代有炒用（《食疗》）。宋代有燂制、酒拌蒸（《局方》）。金元时代有烧存性（《儒门》），炒黑（《丹溪》）。明代有去油、焙黄（《普济方》），炒（《奇效》），炮（《医学》），水煮晒干炒香（《准绳》），酥炙（《启玄》），蒸制（《景岳》），酒炒（《必读》）。清代炒、酒拌蒸（《握灵》），酒浸焙（《本草述》），酒炒研（《必用》）等炮制方法。

【现代炮制】

1. 炮制方法

牛蒡子：除去杂质，洗净，干燥。用时捣碎。

炒牛蒡子：取净牛蒡子，用文火炒至微鼓起，有爆裂声，略有香气逸出时，取出晾凉。用时捣碎。

2. 炮制作用

牛蒡子：辛、苦，寒。归肺、胃经。具有疏散风热、宣肺透疹、解毒利咽的功能。用于风热感冒，咳嗽痰多，麻疹，风疹，咽喉肿痛，痄腮，丹毒，痈肿疮毒。生品长于疏散风热，解毒散结。

炒牛蒡子：炒后能缓和寒滑之性，以免伤中；可杀酶保苷，保存药效；质变酥脆，利于粉碎和煎出有效成分；气味香，宣散作用更佳。长于解毒透疹，利咽散结，化痰止咳。

3. 质量要求

牛蒡子：呈长倒卵形，略扁，微弯曲。表面灰褐色，带紫黑色斑点，有数条纵棱，通常中间1~2条较明显。顶端钝圆，稍宽，顶面有圆环，中间具点状花柱残迹；基部略窄，着生面色较淡。果皮较硬，子叶2，淡黄白色，富油性。气微，味苦后微辛而稍麻舌。水分不得过 9.0%，总灰分不得过 7.0%，牛蒡苷不得少于 5.0%。

炒牛蒡子：形如牛蒡子，色泽加深，略鼓起。微有香气。水分不得过 7.0%，总灰分不得过 7.0%，牛蒡苷不得少于 5.0%。

【研究概况】

1. 化学成分

1）牛蒡子所含成分

牛蒡子主含木脂素、挥发油、脂肪酸、三萜和倍半萜等。其主要成分有牛蒡苷等。

2）炮制对化学成分的影响

刘荣华等研究表明，牛蒡子微波炮制品中牛蒡子苷含量、醇浸出物和水浸出物明显高于生品和传统炒制品。秦昆明等研究表明，牛蒡子炮制后绿原酸、异绿原酸 A 和牛蒡苷的含量降低，牛蒡苷元、咖啡酸的含量升高；脂肪油成分也发生了显著的变化。

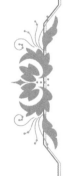

2. 工艺研究

鲍雯雯等采用正交法，以牛蒡苷和牛蒡苷元含量为考察指标，优选出牛蒡子的最佳炒制工艺：取样量 100 g，加热至 120℃清炒 2 min。刘彬彬等选择微波强度和加热时间 2 个因素，按正交设计，以牛蒡子苷和牛蒡子苷元含量之和为评价指标，优选出最佳工艺：牛蒡子 50 g，微波强度中火，加热 3 min。刘启迪等以牛蒡子中绿原酸、牛蒡苷及牛蒡苷元的含量作为评价指标，采用星点设计效应面法优选出牛蒡子最佳炒制工艺：牛蒡子 5 kg，炒制锅温 310℃，炒制药温 119℃，炒制时间 123s。

3. 药理作用

牛蒡子具有疏散风热、宣肺透疹、解毒利咽的功能。现代药理研究主要有以下几个方面。

1）抗菌作用

有研究表明，牛蒡子的水煎液、牛蒡苷元和牛蒡苷对大肠杆菌、枯草杆菌、金黄色葡萄球菌、白色葡萄球菌、绿脓杆菌、产气杆菌、变形杆菌均具有抗菌活性。

2）增强免疫作用

药理研究证明牛蒡子乙醇提取物能增强小鼠免疫功能，对正常小鼠淋巴细胞转化有显著提高，还增加了抗体的生成和细胞的形成，同时增强小鼠巨噬细胞吞噬功能。

3）抗肾炎作用

牛蒡子具有抗肾炎作用。牛蒡苷元由腹腔注射能抑制尿蛋白的排泄增加，同时能改善血清的生化标准，这表明牛蒡子中的木素类化合物具有抗肾炎活性，能有效治疗急性肾炎和肾病综合征。肾小球肾炎模型大鼠口服牛蒡子苷三周，其血清肌酐酸、尿蛋白质和血尿素含量显著降低，内生肌酐清除率明显升高；纤维蛋白样局灶性增生和坏死对肾脏损害出现反转。牛蒡子苷能减少丙二醛和促炎症反应细胞的因子水平，强化超氧化物歧化酶活性。

4）其他

牛蒡子还具有利尿、降血糖、降血压、抗癌、抗病毒等作用。

【述评】

据古籍记载，牛蒡子炮制方法有炒、爁、蒸、酒制、制炭、去油、焙、炮、煮制、酥炙等。《本草纲目》仅收载有酒蒸法，现版《中国药典》记载有炒牛蒡子。

古文献记载较多的是牛蒡子酒制品，酒制可缓和寒性。如《钩元》曰"须酒浸三日乃可，不惟取其入血，并移其性冷，胜于微炒用之"。酒炒法现在未见使用，酒制作用如何，有待进一步的研究。

王不留行（Wangbuliuxing）

《本草纲目》·草部·第十六卷·王不留行

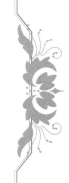

本品为石竹科植物麦蓝菜 *Vaccaria segetalis*（Neck.）Garcke 的干燥成熟种子。

【"修治"原文】

苗、子

【敩曰】凡采得拌湿蒸之，从巳至未。以浆水浸一宿，焙干用。

【古代炮制】

汉代有烧灰存性（《金匮》）。南北朝有蒸法（《雷公》）。明代有酒蒸（《蒙筌》），炒制（《正宗》），水浸焙（《必读》）。清代有"浆水浸，焙干用"（《本草汇》），炒法（《大成》）等炮制方法。

【现代炮制】

1. 炮制方法

王不留行：取原药材，除去杂质。

炒王不留行：取净王不留行，中火拌炒至大部分爆花。

2. 炮制作用

王不留行：苦，平。归肝、胃经。具有活血通经、下乳消肿、利尿通淋的功效。用于经闭，痛经，乳汁不下，乳痈肿痛，淋证涩痛。生品长于消痈肿。

炒王不留行：质地松泡，利于有效成分煎出，走散力较强。长于活血通经，下乳，通淋。

3. 质量要求

王不留行：呈球形，表面黑色，少数红棕色，略有光泽。质硬。气微，味微涩、苦。水分不得过12.0%，总灰分不得过4.0%，醇溶性浸出物不得少于6.0%，含王不留行黄酮苷不得少于0.40%。

炒王不留行：呈类球形爆花状，表面白色，质松脆。气微，味微涩、苦。水分不得过10.0%，醇溶性浸出物不得少于6.0%，含王不留行黄酮苷不得少于0.15%。

【研究概况】

1. 化学成分

1）王不留行所含成分

王不留行主含黄酮、皂苷、脂肪酸和糖等。其主要成分有王不留行黄酮苷等。

2）炮制对化学成分的影响

炒制能提高王不留行脂肪油的提取效率，炒制前后成分有差异，但脂肪油成分组成变化不大。

2. 工艺研究

黄树兰等以爆花率为质控指标，通过正交试验优选炒王不留行的最佳工艺：在中小型铁锅中炒制，以每次投药量250～500 g，用文武火，温度控制在120～130℃，炒制5～7 min。

3. 药理作用

王不留行具有活血通经、下乳消肿、利尿通淋的功效。现代药理研究主要有以下几个方面。

1）促进泌乳作用

王不留行水浸提液可直接作用于奶牛乳腺上皮细胞，促进泌乳。石宝明等研究发现王不留行可显著提高泌乳中后期母鼠的泌乳量，同时显著提高中后期母鼠血清中生长激素（GH）、胰岛素生长因子-1（IGF-1）和促乳素（PRL）含量。王不留行能促进乳蛋白合成，且具有和雌激素、催乳素相似的作用，在转录和翻译水平调节泌乳基因的表达。

王不留行增乳活性单体成分是邻苯二甲酸二丁酯，它能显著提高奶牛乳腺上皮细胞的增殖和细胞活力。李萌等研究亦发现邻苯二甲酸二丁酯可通过调控奶牛乳腺上皮细胞雌激素信号转导途径中p-ERα的表达来增强其泌乳功能。

2）活血化瘀作用

施建蓉等实验表明王不留行具有改善血瘀模型豚鼠耳蜗功能和血液流变指标作用。邓家刚等发现王不留行可通过增加血流速度、降低血浆中5-HT和ADP含量、升高血浆中cAMP/cGMP比值，从而增强正常大鼠的微循环功能，达到活血化瘀的功能。于澎等亦证明了王不留行均能延长正常和模型大鼠的凝血时间。

3）抑制新生血管生成

王不留行具有较强的抑制新生血管的作用。王不留行环肽A、E为抑制血管生成的有效成分，且环肽E的抑制作用强于环肽A。冯磊等研究表明王不留行水提取物对鸡胚绒毛尿囊膜（CAM）

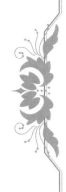

血管新生具有明显的抑制作用。其抗血管生成的重要机制是抑制内皮细胞增殖和迁移。马丽萍等研究证明王不留行正丁醇提取物是抑制人微血管内皮细胞（HMEC-1）活性部位，其抑制 HMEC-1 细胞增殖的机制不仅与诱导细胞周期 S 期停滞和凋亡有关，也与降低 p-ERK、p-Akt 和 p-p38 的相对表达量有关。

4）对血管平滑肌的作用

王不留行可以使血管平滑肌舒张，也可以使子宫肌条收缩。敬华娥等研究发现王不留行水煎剂（VSG）对血管环静息张力无明显影响，但是不同剂量 VSG 可以使去甲肾上腺素预收缩的血管明显地舒张。牛彩琴等用 VSG 作用于大鼠子宫平滑肌离体肌条，发现肌条具有明显的收缩作用。其作用机制主要是 VSG 通过增强 L-型电压依赖性 Ca^{2+} 通道的活性，促使细胞外液 Ca^{2+} 内流，增加了胞浆中 Ca^{2+} 的浓度，从而增加了子宫肌条的收缩作用。

5）其他

王不留行有抗炎镇痛、抗氧化等作用。

【述评】

据古籍记载，王不留行炮制方法主要有炒炭、蒸、酒制、炒等法。《本草纲目》仅记载蒸制后焙干法，此法明代之前应用较多，现在未见蒸制。王不留行现行的炮制方法为炒黄法。

王不留行为麦蓝菜的种子，其苗可作食材，也具有临床作用。《本草纲目》记载了其苗和种子的修治法。且【发明】记载：时珍曰："一妇人患淋卧久，诸药不效……用金剪花十余叶煎汤，遂令服之。明早来云：病减八分，再服而愈。"所记载的金剪花即王不留行。在当时确有临床使用，但现版《中国药典》只收载了王不留行种子。

王不留行通经下乳作用极强。时珍曰："此物性走而不住，虽有王命不能留其行，故名。"王不留行能走血分，乃阳明冲任之药。俗有"穿山甲、王不留，妇人服了乳长流"之语。在《本草纲目》还记载了临床疗效显著的实例。可见李时珍对王不留行的临床应用精准效验。

火麻仁 （Huomaren）

《本草纲目》·谷部·第二十二卷·大麻

本品为桑科植物大麻 *Cannabis sativa* L. 的干燥成熟果实。

【"修治"原文】

麻仁

【宗奭曰】麻仁极难去壳。取帛包置沸汤中，浸至冷出之。垂井中一夜，勿令着水。次日日中曝干，就新瓦上揉去壳，簸扬取仁，粒粒皆完。张仲景麻仁丸，即此大麻子中仁也。

【古代炮制】

唐代有熬令香、蒸后熬令黄（《千金》），炒法（《千金翼》）。宋代有发芽法（《证类》）。明代有煅法（《入门》）。

【现代炮制】

1. 炮制方法

火麻仁：除去杂质及果皮。

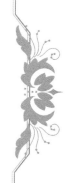

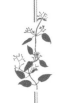

炒火麻仁：取净火麻仁，用文火炒至微黄色，有香气。用时捣碎。

2．炮制作用

火麻仁：甘，平。归脾、胃、大肠经。具有润肠通便的功效。用于血虚津亏，肠燥便秘。

炒火麻仁：炒后可提高煎出效果，并且气香，增强滋脾阴、润肠燥作用。

3．质量要求

火麻仁：呈卵圆形，表面灰绿色或灰黄色。有微细的白色或棕色网纹，两边有棱，顶端略尖，基部有1圆形果梗痕。果皮薄而脆，易破碎。种皮绿色，子叶2，乳白色，富油性。气微，味淡。

炒火麻仁：形如火麻仁，表面微黄色，具香气，味淡。

【研究概况】

1．化学成分

1）火麻仁所含成分

火麻仁含脂肪油、木脂素酰胺类、甾体类、大麻酚类、黄酮、生物碱、挥发油、蛋白质和氨基酸、维生素和微量元素等。

2）炮制对化学成分的影响

朱夏敏等采用清炒法、微波法、烘法对3个不同产地的火麻仁饮片进行炮制并测定葫芦巴碱含量。结果表明，火麻仁经过炮制后葫芦巴碱的含量均有不同程度的升高，其中清炒法提升幅度最大，微波法次之，烘法最小。

2．药理作用

火麻仁具有润肠通便的功效。现代药理研究主要有以下几个方面。

1）对消化系统的影响

张氏等研究表明，火麻仁乙醇提取物能明显抑制小鼠盐酸性胃溃疡形成，对吲哚美辛-乙醇性胃溃疡形成的抑制率为75.7%；对水浸应激性胃溃疡形成的抑制率为60.8%。火麻仁中的脂肪油能刺激肠黏膜，使分泌增多，蠕动加快，减少大肠吸收水分，发挥泻下作用。同时发现，火麻仁有抑制胃肠推进运动、减少番泻叶引起的大肠性腹泻次数的作用。显示出火麻仁对便秘和腹泻有双向治疗作用。

2）抗衰老作用

研究表明，火麻仁油能明显提高便秘和D-半乳糖致衰老模型小鼠血清和脑组织SOD、GSH-Px的活性，明显降低MDA含量，显著升高小鼠胸腺指数和脾脏指数，改善模型小鼠大脑皮层退化程度。在大鼠或鹌鹑的衰老模型中火麻仁油能降低血清TC、TG、LDL和LPO水平，升高HDL水平。火麻仁油可能通过抗氧化和免疫调节而产生抗衰老作用。

3）降血压、降血脂作用

火麻仁乳剂给正常大鼠灌服后，血压可显著降低；麻醉犬股静脉注射火麻仁醇提物后，出现持久的降压作用，而且降压持续时间随剂量增加而延长；火麻仁油能明显降低高脂血症模型大鼠血清中TC、TG、ALT的含量及动脉粥样硬化指数，并显著提高血清和肝脏中SOD酶活性；中、高剂量可以显著降低高脂血症模型大鼠血清AST、MDA含量；高剂量可以显著降低血清LDL-C及肝脏中MDA含量。结果表明，火麻仁油对高脂血症大鼠具有良好的降血脂作用和肝脏保护作用。火麻仁油也可以降低衰老模型小鼠的血脂水平，其作用可能与抗氧化和抗炎作用有关。

4）镇静、镇痛作用

火麻仁提取物腹腔注射可增强和延长镇痛作用时间，延长环己巴比妥钠的催眠作用和入睡时间，并能抑制电刺激足底引起的小鼠激怒行为。给小鼠灌胃火麻仁乙醇提取物，可显著减少乙酸引

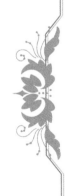

起的扭体反应次数，但对热痛刺激甩尾反应潜伏期没有明显影响。

5）其他

火麻仁蛋白具有增强抗疲劳能力和免疫调节作用。火麻仁提取物可显著改善由于嗜睡所导致的睡眠紊乱。

【述评】

据古籍记载，火麻仁炮制方法主要有去壳取仁、熬（炒）制、煅、发芽等。历代以炒法为多见。《本草纲目》记载去壳取仁的方法。现版《中国药典》收载有火麻仁、炒火麻仁。古代医家认为火麻仁的作用生熟有别，如《求真》记载："性生走熟守：生用破血利小便，捣汁治产难胎衣不下；熟用治崩中不止。"现代认为火麻仁生品与炒品功用一致，炒后可提高煎出效果，并且气香，能增强滋脾阴、润肠燥的作用。

云实 （Yunshi）

《本草纲目》·草部·第十七卷·云实

本品为豆科植物云实 *Caesalpinia decapetala*（Roth）Alston 的干燥成熟种子。

【"修治"原文】

实

【敩曰】凡采得，粗捣，相对拌浑颗橡实，蒸一日，拣出曝干。

【古代炮制】

南北朝刘宋时代曝干(《雷公》)。

【现代炮制】

1. 炮制方法

云实：除去杂质，洗净，干燥。用时捣碎。

2. 炮制作用

云实：辛，温。归肺、脾经。具有止痢、祛痰、杀虫之功效。用于痢疾，疟疾，慢性支气管炎，小儿疳积，虫积。

3. 质量要求

云实：呈长圆形，长约1 cm，宽约6 mm。外皮棕黑色，有纵向灰黄色纹理及横向裂缝状环圈。种皮坚硬，剥开后，内有棕黄色子叶2枚。气微，味苦。

【述评】

据史料记载，唐代以前，云实的药用部位包含种子及根，《本草纲目》中增加了花入药，各部位主治功能不同。现版《中国药典》未收载该品种。关于云实的研究较少，其炮制方法及作用也未见记载。

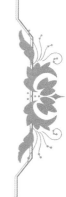

木瓜 （Mugua）

《本草纲目》·果部·第三十卷·木瓜

本品为蔷薇科植物贴梗海棠 *Chaenomeles speciosa*（Sweet）Nakai 的干燥近成熟果实。

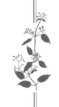

【"修治"原文】

实

【敩曰】凡使木瓜,勿犯铁器,以铜刀削去硬皮并子,切片晒干,以黄牛乳汁拌蒸,从巳至未,待如膏煎,乃晒用也。

【时珍曰】今人但切片晒干入药尔。按大明会典:宣川岁贡乌烂虫蛀木瓜入御药局。亦取其陈久无木气,如栗子去木气之义尔。

【古代炮制】

南北朝有乳汁拌蒸(《雷公》)。宋代有硫黄青盐制、盐蜜制、蒸制(《圣惠方》),硇砂制、艾制(《博济》),焙制(《总录》),米盐制、童便酒制(《三因》),酒浸焙干(《朱氏》)。明代有辰砂附子制(《奇效》),酒洗(《回春》),炒(《启玄》)。清代有络石藤制(《霍乱》),姜制(《治裁》),酒炒(《医醇》)等炮制方法。

【现代炮制】

1. 炮制方法

木瓜:洗净,润透或蒸透后切薄片,晒干。

2. 炮制作用

木瓜:酸,温。归肝、脾经。具有舒经活络、和胃化湿的功效。用于湿痹拘挛,腰膝关节酸重疼痛,暑湿吐泻,转筋挛痛,脚气水肿。

木瓜采用蒸制软化后切片,既可缩短软化时间,减少成分损失,又容易干燥。

3. 质量要求

木瓜:呈类月牙形薄片。外表面紫红色或棕红色,有不规则的深皱纹。切面棕红色。气微清香,味酸。水分不得过 15.0%,总灰分不得过 5.0%,pH 值应为 3.0~4.0。醇溶性浸出物不得少于 15.0%,含齐墩果酸和熊果酸的总量不得少于 0.50%。

【研究概况】

1. 化学研究

1)木瓜所含成分

木瓜主含机酸类、黄酮类、氨基酸、甾醇、皂苷、鞣质等。主要成分有齐墩果酸和熊果酸等。

2)炮制对化学成分的影响

木瓜不同炮制品没食子酸的含量由高到低顺序为生品>炒黄品>炒焦品>盐制品>酒制品;绿原酸的含量为生品>炒黄品>酒制品>盐制品>炒焦品。总皂苷含量为酒炙品>炒焦品>炒黄品>生品>盐炙品。总黄酮含量为炒制>蒸制>生品。

2. 工艺研究

程子洋等采用正交设计法,优选出酒制木瓜最佳炮制条件:木瓜片 500 g,用黄酒拌匀闷润 15~20 min,在 100℃(药物温度)炒制 10 min。

3. 药理作用

木瓜具有舒经活络、和胃化湿的功效。现代药理研究主要有以下几个方面。

1)抗肿瘤作用

木瓜总黄酮、齐墩果酸、熊果酸、桦木酸均有很好的抑制肿瘤作用。刘爱华等研究证明,皱皮木瓜总黄酮对 PD1/PD-L1 结合有明显的抑制作用,可达到和化疗药物顺铂一样的抗肿瘤效果,并且可以提高接种 H22 肿瘤细胞小鼠的存活率。Yao 等通过体外实验表明,皱皮木瓜的乙醇提取物可降低肿瘤组织中 Foxp3 和 TGF-β 基因的表达水平,抑制肿瘤细胞生长。

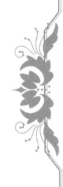

2）抗炎镇痛作用

木瓜提取物、皂苷、总有机酸均有较好的抗炎镇痛作用。Dai 等研究结果表明，木瓜总苷能抑制佐剂性关节炎大鼠激发继发性足肿胀，其机制与抑制滑膜细胞结构变化和抑制促炎因子 IL-1、TNF-α、PGE2 释放有关。杨兴海等实验结果表明，资丘木瓜皂苷也能改善大鼠佐剂性关节炎症状、抑制炎症免疫反应，其药理学机制可能与下调炎症因子（PGE2）和抑制 T 淋巴细胞增殖有关。李世刚等研究结果表明，资丘木瓜总苷可能通过抑制滑膜肥大细胞功能，对佐剂性关节炎起治疗作用。姜毅萍等通过冰醋酸所致小鼠扭体、二甲苯致小鼠耳郭肿胀、醋酸致小鼠腹腔毛细血管通透性增高及大鼠棉球肉芽肿实验，发现木瓜提取物均有抑制作用。

3）抗氧化作用

木瓜含有抗氧化活性的氨基酸、SOD、过氧化氢酶、过氧化物酶等，具有清除自由基、抗脂质过氧化作用等。谭文波等实验发现，木瓜提取液可提高皮肤清除氧自由基的能力，阻止脂质过氧化物对细胞结构和功能的破坏。皱皮木瓜含有 3，4-二羟基苯甲酸和槲皮素，经过 DPPH 自由基清除实验，证明其具有清除自由基的能力。纪学芳等研究表明，光皮木瓜提取物能显著增强小鼠肝脏中总超氧化物歧化酶（T-SOD）、谷胱甘肽过氧化物酶（GSH-Px）活力，从而对脂质的过氧化酶促反应有一定的抑制作用。另外，光皮木瓜多糖对 NO^{2-}、DPPH·及·OH 清除作用明显，具有较好的还原力。

4）降血脂作用

Shruti 等以 80％甲醇提取皱皮木瓜得提取物，再洗脱得正己烷部位，二氯甲烷部位，乙酸乙酯部位，正丁醇部位和水部位，分别进行了 α-葡萄糖苷酶、β-葡萄糖苷酸、α-半乳糖苷酶和 β-半乳糖苷酶活性抑制研究。结果表明，所有部位均具有显著的 α-葡萄糖苷酶、β-葡萄糖苷酶抑制活性，而对 α-半乳糖苷酶和 β-半乳糖苷酶的抑制活性较弱，其中正丁醇部位对 α-葡萄糖苷酶的抑制活性最高。纪学芳等研究结果表明，光皮木瓜黄酮和多糖可不同程度地降低高脂小鼠肝脏系数和脂肪系数，提高肾指数，并降低高脂小鼠血清总胆固醇、三酰甘油、低密度脂蛋白胆固醇含量和动脉粥样硬化指数，提高高密度脂蛋白胆固醇含量，达到降血脂作用。

【述评】

据古籍记载，木瓜炮制方法主要有乳制、酒制、盐蜜制、蒸、焙、炒、辅料（硇砂、艾、络石藤、姜、童便）制等。历代以辅料制法为主。《本草纲目》记载了乳制，时珍主张"切片晒干入药"。木瓜作为药食两用药。入药以蒸制切片；作为食用有蒸烂、榨汁、蜜盐腌制等方法，可以发挥抗衰老、降血脂作用。有学者认为蒸后切片，使木瓜中大量的蛋白酶变性，失去生物活性而降低疗效，不主张采用该法。

五味子（Wuweizi）

《本草纲目》·草部·第十八卷·五味子

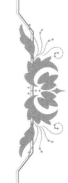

本品为木兰科植物五味子 *Schisandra Chinensis*（Turcz.）Baill. 的干燥成熟果实。习称"北五味子"。

【"修治"原文】

【敩曰】凡用以铜刀劈作两片，用蜜浸蒸，从巳至申，却以浆浸一宿，焙干用。

【时珍曰】入补药熟用，入嗽药生用。

【古代炮制】

南北朝有蜜浸蒸(《雷公》)。宋代炒、酒浸(《总录》)。元代有酒浸和火炮(《丹溪》)。明代有糯米炒(《普济方》),蜜拌蒸(《仁术》),麸炒(《济阴》)。清代有酒拌蒸(《握灵》),蜜泔水制(《本草汇》),酒蜜拌蒸(《四要》)等炮制方法。

【现代炮制】

1. 炮制方法

五味子:除去杂质。用时捣碎。

醋五味子:取净五味子,用米醋拌匀,加热蒸至黑色,取出干燥。用时捣碎。每 100 kg 五味子,用醋 20 kg。

酒五味子:取净五味子,用黄酒拌匀,蒸至透心,表面棕黑色或黑褐色,干燥。用时捣碎。每 100 kg 五味子,用黄酒 10 kg(2015《四川》)、15 kg(2010《湖南》)、20 kg(2012《福建》)。

蜜五味子:取净五味子,照蜜炙法,炒至不粘手为度。用时捣碎。每 100 kg 五味子,用炼蜜 10 kg(2015《河南》)、15 kg(2010《湖南》)。

2. 炮制作用

五味子:酸、甘,温。归肺、心、肾经。具有收敛固涩、益气生津、补肾宁心的功效。用于久嗽虚喘,梦遗滑精,遗尿尿频,久泻不止,自汗盗汗,津伤口渴,内热消渴,心悸失眠。

醋五味子:能增强酸涩收敛之性,涩精止泻作用更强。用于梦遗滑精、遗尿尿频、久泻不止。

酒五味子:增强益肾固精作用,用于肾虚遗精。

蜜五味子:补益肺肾作用增强,用于肺肾两虚之久咳虚喘。

3. 质量要求

五味子:呈不规则的球形或扁球形,直径 5~8 mm。表面红色、紫红色或暗红色,皱缩,显油润;有的表面呈黑红色或出现"白霜"。果肉柔软,种子肾形,表面棕黄色,有光泽,种皮薄而脆。果肉气微,味酸;种子破碎后,有香气,味辛、微苦。水分不得过 16.0%,总灰分不得过 7.0%,五味子醇甲不得少于 0.40%。

醋五味子:形如五味子,表面乌黑,油润,有光泽。有醋香气。水分不得过 16.0%,总灰分不得过 7.0%,醇溶性浸出物不得少于 28.0%,五味子醇甲不得少于 0.40%。

酒五味子:形如五味子,表面棕黑色或黑褐色,质柔润或稍显油润,微具酒气。

蜜五味子:形如五味子,色泽加深,略显光泽,味酸,兼有甘味。

【研究概况】

1. 化学成分

1)五味子所含成分

五味子主含木脂素类,其次还含有挥发油、有机酸、三萜及多糖等。主要成分有五味子醇甲等。

2)炮制对化学成分的影响

五味子经醋制后,五味子醇甲、五味子甲素等木脂素类成分、挥发油、五味子总多糖含量较生品均下降;五味子酒制、蜜制后木脂素类成分含量和溶出率较生品均有不同程度的提高,挥发油含量有所下降,其中以蜜炙五味子挥发油含量下降最多。

2. 工艺研究

高慧等以五味子醇甲、五味子醇乙、五味子酯甲、五味子甲素、五味子乙素和五味子丙素 6 种木质素为指标,优选醋五味子的最佳炮制工艺:以 20% 米醋闷润 1.5 h,蒸制 3 h。陆兔林等以五味子醇甲和五味子乙素为指标,优选醋五味子最佳炮制工艺:质量 20% 的米醋拌润 1.5 h,蒸制 5 h;

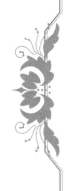

优选五味子酒制工艺：加酒量 20%，闷润 1～2 h，蒸制 3～4 h。

3. 药理作用

五味子具有收敛固涩、益气生津、补肾宁心之功效。现代药理研究主要有以下几个方面。

1）对呼吸系统的影响

五味子可直接兴奋呼吸中枢，改善呼吸衰竭作用明显优于尼可刹米注射液。蔡志国等以五味子为主组成的煎剂对咳嗽变异性哮喘的治疗具有显著的效果。五味子对二氧化硅引起的肺组织损伤有保护作用，可能通过提高机体抗氧化能力，减弱脂质过氧化损伤，直接或间接地抑制胶原代谢，维护肺组织的正常结构与功能等来发挥作用。

2）保肝作用

五味子乙素可缓解肝功能损伤，起到保肝的作用。五味子多糖能降低 CCl_4 诱导的肝损伤大鼠血清 ALT、AST 活性，增强 SOD、ATPase 和 γ-GT 酶活性，电镜下可见 CCl_4 引起的肝组织气球样变、脂肪变性、炎症浸润及线粒体肿胀的超微结构得到明显改善。

3）对生殖系统的影响

实验表明五味子水提液可使成年小鼠睾丸重量显著增加，曲细精管直径大幅度增加，并且光镜下观察生精细胞的层数及精子数量均有所增加，证明五味子有促进精子发生的作用。

4）对心血管系统的影响

五味子乙素可降低心肌缺血再灌注损伤大鼠心肌细胞线粒体的敏感度，从而起到保护心肌缺血再灌注损伤的作用。其作用机制为五味子乙素诱导细胞色素 P450 的催化作用产生氧自由基，增加心肌线粒体中谷胱甘肽水平。五味子乙素可明显减轻阿霉素诱发的心肌损伤，改善心肌功能。

5）对中枢神经系统的影响

五味子所含的木脂素类成分能降低 β-分泌酶的活性，减少大脑皮质和海马体的 β 淀粉样蛋白1-42（$A\beta_{1-42}$）的堆积，也能明显抑制乙酰胆碱酯酶活性和谷胱甘肽的含量；从而改善 β 淀粉样蛋白导致的神经毒性引起的认知功能障碍。也有研究表明，五味子也可通过增强抗氧化防御系统和清除自由基，抑制 $A\beta_{1-42}$ 诱导的小鼠记忆障碍。五味子乙素和五味子醇甲能保护 H_2O_2 引起的 PC12 神经细胞的氧化损伤，显著减少乳酸脱氢酶的释放和降低 DNA 损伤。

6）其他

五味子还可增强免疫、延缓衰老、抗肿瘤、降血糖、抑菌等作用。

【述评】

据古籍记载，五味子炮制方法主要有蜜制、酒制、米炒、麸炒等法。《本草纲目》记载有蜜制法。李时珍曰："入补药熟用，入嗽药生用。"虽然【修治】项记载炮制方法简单，但在其【附方】中收载了较多方法，如"阳事不起，新五味子一斤，为末，酒服方寸匕""两胁并背脊穿刺痛，五味子一两，炒赤为末，醋糊丸，每醋汤下三十丸"。这些记载与现版《中国药典》收载的五味子、醋五味子以及部分地方规范中收载的酒五味子和蜜五味子等炮制品及其作用相似，可见《本草纲目》中五味子炮制品收载全面，临床应用灵活。

南五味子 （Nanwuweizi）

《本草纲目》·草部·第十八卷·五味子

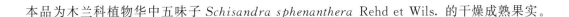

本品为木兰科植物华中五味子 *Schisandra sphenanthera* Rehd et Wils. 的干燥成熟果实。

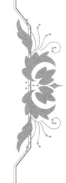

【"修治"原文】同五味子

【古代炮制】　同五味子

【现代炮制】

1. 炮制方法

南五味子：除去杂质。用时捣碎。

醋南五味子：取净南五味子，用米醋拌匀，加热蒸至黑色，取出干燥。用时捣碎。每100 kg 五味子，用醋 20 kg。

2. 炮制作用

南五味子：酸、甘，温。归肺、心、肾经。具有收敛固涩、益气生津、补肾宁心的功效。用于久嗽虚喘，梦遗滑精，遗尿尿频，久泻不止，自汗盗汗，津伤口渴，内热消渴，心悸失眠。

醋南五味子：能增强酸涩收敛之性，涩精止泻作用更强。用于梦遗滑精、遗尿尿频、久泻不止。

3. 质量要求

南五味子：为不规则的球形或扁球形，直径4～6 mm。表面棕红色至暗棕色，干瘪，皱缩。种子肾形，表面棕黄色，有光泽，种皮薄而脆。果肉气微，味酸。水分不得过 12.0%，总灰分不得过6.0%，五味子酯甲不得少于 0.20%。

醋南五味子：形如五味子，表面乌黑，油润，有光泽。有醋香气。水分不得过 12.0%，总灰分不得过 6.0%。五味子酯甲不得少于 0.20%。

【述评】

古代早期五味子无南北之分，至明代《本草纲目》才有记载：五味，今有南北之分，南产者色红，北产者色黑，入滋补药必用北产者良。至今，仍认为北五味子品质优于南五味子，现在所称五味子即为"北五味子"。南、北五味子来源不同、性状不同、化学成分有差异，功能主治虽一致，但药效强弱有差异。在化学成分上，两种五味子均含挥发性成分及木质素类等，但成分组成和含量百分比存在较大差异。南五味子含有较高的五味子酯甲，几乎不含五味子醇甲、醇乙及乙素，北五味子较高的五味子醇甲、醇乙及乙素，但五味子酯甲较低。

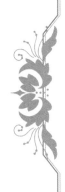

天仙子 (Tianxianzi)

《本草纲目》·草部·第十七卷·莨菪

本品为茄科植物莨菪 *Hyoscyamus niger* L. 的干燥成熟种子。

【"修治"原文】

子

【敩曰】修事莨菪子十两，以头醋一镒，煮干为度。却用黄牛乳汁浸一宿，至明日乳汁黑，即是真者。晒干捣筛用。

【古代炮制】

晋代有酒浸法（《肘后》）。南北朝有醋牛乳制（《雷公》）。唐代有醋制（《千金》），熬令色变、炒焦（《外台》）。宋代有炒黄（《圣惠方》），童便制、炒焦（《证类》），酒浸、石灰水制、白矾制（《总录》）。明代有微炒（《普济方》），炒熟（《蒙筌》）等炮制方法。

【现代炮制】

1. 炮制方法

天仙子：除去杂质，筛去灰屑。

2. 炮制作用

天仙子：温，苦，辛；有大毒。归心、肝、胃、肺经。具有解痉止痛、平喘、安神的功效。用于胃脘挛痛，喘咳，癫狂。生品毒性大，宜外用，用于痈肿恶疮，齿痛，跌损，喘咳；内服宜慎，用于癫痫。

3. 质量要求

天仙子：呈类扁肾形或扁卵形，直径约 1 mm。表面棕黄色或灰黄色，有细密隆起的网纹，略尖的一端有点状种脐。切面灰白色，油质，有胚乳，胚弯曲。气微，味微辛。总灰分不得过 8.0%，酸不溶性灰分不得过 3.0%，含东莨菪碱和莨菪碱的总量不得少于 0.080%。

【研究概况】

1. 化学成分

1）天仙子所含成分

天仙子含有生物碱、鞣质、黄酮、有机酸、氨基酸、三萜、香豆素等。主要成分有莨菪碱、东莨菪碱等。

2）炮制对化学成分的影响

与生品比较，清炒品中多数挥发油成分含量均下降，醋制品中多数成分含量大幅度增加，未见成分质变。醋制天仙子中氢溴酸东莨菪碱、硫酸阿托品、消旋山莨菪碱 3 种生物碱含量均高于生品，而清炒后其三种生物碱含量均降低。

2. 工艺研究

以天仙子中氢溴酸东莨菪碱和阿托品含量为指标，采用正交试验法优选醋天仙子炮制工艺：天仙子 100 kg 加米醋 40 kg，闷润 2 h，微波低火干燥 4 min。

3. 药理作用

天仙子具有解痉止痛、平喘、安神功效。现代药理研究主要有以下几个方面。

1）对心血管系统的影响

天仙子甲醇提取物具有降低血压、扩张血管等作用。天仙子中所含的阿托品、东莨菪碱均能解除迷走神经对心脏的抑制，使交感神经作用占优势，故可使心率加快。降压的作用机制可能与抑制细胞 Ca^{2+} 的内流和释放有关。天仙子中所含的黄酮类成分可能与扩张血管有关。

2）对中枢神经系统的影响

天仙子中所含生物碱类成分如东莨菪碱，能抑制中枢神经系统而起到镇静、抗焦虑的作用。天仙子甲醇提取物可明显推迟木防己苦霉素诱发的小鼠癫痫发作，显示出抗惊厥作用。动物实验还表明天仙子甲醇提取物和水煎剂均显示出抗炎、镇痛的效果。

3）对腺体与平滑肌的影响

在家兔和豚鼠动物模型中，天仙子甲醇提取物显示出抑制肠道、气管和膀胱组织收缩的作用。此外，它还能减轻由蓖麻油引起的小鼠腹泻和肠液累积，具有止泻、抑制分泌的作用。

4）其他

天仙子还有抗肿瘤、抗菌等作用。有大毒。

【述评】

据古籍记载，天仙子炮制方法以炒、醋制、酒制为主。《本草纲目》记载有醋制、牛乳制法。现版《中国药典》仅载有生品。天仙子有大毒，目前临床较少使用。从安全性考虑，保留炒黄的方

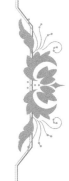

法合理。

古代本草大多记载天仙子"苦，寒，有毒"，《本草纲目》记载亦是如此，而现代著作如《中药大辞典》《中华本草》及《中国药典》等多记录"苦、辛，温，有大毒"，其性是"寒"还是"温"，有待进一步考证研究。

乌梅 （Wumei）

《本草纲目》·果部·第二十九卷·梅

本品为蔷薇科植物梅 *Prunus mume* （Sieb.）Sieb. et Zucc. 的干燥近成熟果实。

【"修治"原文】

乌梅

【弘景曰】用须去核，微炒之。

【时珍曰】造法：取青梅蓝盛，于突上熏黑。若以稻灰淋汁润湿蒸过，则肥泽不蠹。

【古代炮制】

汉代有醋浸去核蒸（《玉函》）。晋代炙制（《肘后》）。唐代有蜜醋渍蒸、蒸制、熬制（《千金》）。宋代有制炭（《证类》），焙（《洪氏》），炒焦（《朱氏》）。元代有煮法（《世医》）。明代有醋煮（《普济方》），酒浸（《保婴》），蜜拌蒸（《保元》）。清代有麸炒（《食物》），盐水浸（《便读》）等炮制方法。

【现代炮制】

1. 炮制方法

乌梅：除去杂质，洗净，干燥。

乌梅肉：取净乌梅，用清水润软或蒸软后，剥取净肉，干燥。

乌梅炭：取净乌梅，用武火加热，炒至皮肉鼓起，表面呈焦黑色。

醋（制）乌梅：取净乌梅，用米醋拌匀，闷润至醋被吸尽，隔水加热 2～4 h，取出干燥。每 100 kg 乌梅，用米醋 12.5 kg（2018《湖北》），用米醋 20 kg（2005《安徽》）。

2. 炮制作用

乌梅：酸、涩，平。归肝、脾、肺、大肠经。具有敛肺、涩肠、生津、安蛔的功效。用于肺虚久咳，久泻久痢，虚热消渴，蛔厥呕吐腹痛。

乌梅肉：作用与乌梅同，因用的净肉，作用更强。

乌梅炭：长于涩肠止泻、止血，用于久泻久痢及便血，崩漏下血。

醋乌梅：与生乌梅作用相似，但收敛固涩作用更强，适用于肺气耗散之久咳不止和蛔厥腹痛。

3. 质量要求

乌梅：呈不规则的类球形或扁形，直径 1.5～3 cm。表面乌黑色或棕黑色，皱缩不平，果肉柔软。果核坚硬，椭圆形，棕黄色，内含淡黄色种子 1 粒。味极酸。水分不得过 16.0%，总灰分不得过 5.0%，水溶性浸出物不得少于 24.0%，枸橼酸不得少于 12.0%。

乌梅肉：呈不规则扁卵形块状，呈乌黑色或棕黑色。质柔软。气特异，味极酸。

乌梅炭：形如乌梅，皮肉鼓起发泡，质较脆，表面焦黑色，味酸兼苦。水溶性浸出物不得少于 18.0%，枸橼酸不得少于 6.0%。

醋乌梅：形如乌梅，乌黑色，质较柔润，略有醋气。

【研究概况】

1. 化学成分

1）乌梅所含成分

乌梅主含有机酸，其次是氨基酸、鞣质、黄酮、萜类、生物碱等。主要成分有枸橼酸等。

2）炮制对化学成分的影响

乌梅中有机酸和鞣质的含量在传统炒炭的条件下分别降低 15.09%、28.48%；乌梅经过水润或蒸制后，其有机酸、枸橼酸和鞣质的含量均较生品明显降低，蒸制法降低率较大。

2. 工艺研究

刘先琼等采用正交试验优选乌梅炭炮制工艺：乌梅 100 g，235℃炒制 7.5 min，翻炒频率 80 次/min；优选的烘炭法工艺为 230℃，烘 10 min。

3. 药理作用

乌梅具有敛肺、涩肠、生津、安蛔的功效。现代药理研究主要有以下几个方面。

1）抗菌抗炎作用

乌梅对金黄色葡萄球菌、大肠埃希菌、枯草芽孢杆菌、沙门氏菌和铜绿假单胞菌具有良好的抗菌活性。此外，研究表明乌梅及其炮制品对于革兰阳性菌金黄色葡萄球菌及革兰阴性杆菌大肠杆菌、绿脓杆菌，最低抑菌浓度差别不大，但对于真菌白色念珠菌，乌梅及乌梅肉的最低抑菌浓度远低于乌梅炭的最低抑菌浓度。何爱明等研究显示，乌梅水煎液对实验性溃疡性结肠炎小鼠有明显治疗效果，并可能通过提高病变组织的 SOD 活性与降低结肠组织中的 MDA 含量来发挥治疗作用。

2）保肝作用

乌梅可降低血中 NO 浓度，具保护肝的作用。乌梅减轻肝损伤可能与加速强氧化性的过氧亚硝酸清除、减少脂质过氧化的发生、稳定细胞膜结构密切相关。实验结果显示，乌梅能够降低小鼠空腹血糖、增加肝糖原含量、提高肝匀浆中谷胱甘肽含量和总抗氧化能力，改善肝脏氧化应激及肝病的病理状态。

3）其他

乌梅还具有镇静催眠、抗惊厥、抗肿瘤、驱虫、抗生育等作用。

【述评】

据古籍记载，乌梅炮制方法主要有去核、蜜醋蒸、蜜蒸、制炭、炒焦、焙、醋煮、盐浸等。《本草纲目》记载有熏制法和微炒法，熏制是乌梅的产地加工法，还可以制成白梅。其【发明】项记载：乌梅、白梅所主诸病，皆取其酸收之义。曾鲁公痢血百余日，国医不能疗。陈应之用盐水梅肉一枚研烂，合腊茶，入醋服之，一啜而安。【附方】中较多使用炭药，如"便痢脓血""小便尿血""血崩不止"。

乌梅为药食两用药。临床上常用饮片有乌梅炭、醋乌梅，食用可做成酸梅汤、盐制白梅等。

巴豆 （Badou）

《本草纲目》·木部·第三十五卷·巴豆

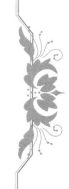

本品为大戟科植物巴豆 *Croton tiglium* L. 的干燥成熟果实。

【"修治"原文】

【弘景曰】巴豆最能泻人，新者佳，用之去心、皮，熬令黄黑，捣如膏，乃和丸散。

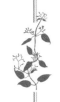

【敩曰】凡用巴与豆，敲碎，以麻油并酒等煮干研膏用。每一两，用油、酒各七合。

【大明曰】凡入丸散，炒用不如去心、膜，换水煮五度（各一沸也）。

【时珍曰】巴豆有用仁者，用壳者，用油者，有生用者，麸炒者，醋煮者，烧存性者，有研烂以纸包压去油者（谓之巴豆霜）。

【古代炮制】

汉代有熬制（《玉函》）。南北朝时期有酒制（《雷公》）。唐代有火炮（《千金》），火炼（《新修》），烧令烟断（《外台》）。宋代有纸裹煨压去油、浆水制、油制、面炒、醋制、萝卜制压去油（《圣惠方》），麦麸水煮（《博济》），制霜（《苏沈》），炒焦、汤煮压去油（《总病论》），煮制（《药证》），火炮（《证类》），麸炒、大麦炒（《总录》），烧制、酒煮（《总微》），面裹煨（《洪氏》），灰水制（《宝产》），斑猫炒（《朱氏》），葫芦巴炒（《急救》）。元代有米炒（《脾胃论》，湿纸包烧（《瑞竹》）。明代有烧制、火炼存性、纸裹煨、油制、炒制（《普济方》），炒焦（《理例》），水熬（《万氏》），黄连制、煅焦赤（《准绳》），甘草制（《粹言》），烧存性、石灰制（《保元》），炒黑存性（《大法》）。清代有沉香制（《握灵》），炙制（《法律》），煅（《良朋》），制霜（《幼幼》），隔纸炒令油出（《串雅内》），雄黄制（《问答》）等炮制方法。

【现代炮制】

1. 炮制方法

巴豆：去皮取仁。

巴豆霜：取净巴豆仁，研碎如泥状，经加热后，压去部分油脂，制成淡黄色松散粉末。或取仁研细后，照含量测定项下的方法，测定脂肪油含量，加适量的淀粉，使脂肪油含量符合规定、混匀，即得。

2. 炮制作用

巴豆：辛，热；有大毒。归胃、大肠经。具有峻下冷积、逐水退肿、豁痰利咽、蚀疮的功效。生品有大毒，外用蚀疮。用于恶疮疥癣，疣痣。

巴豆霜：去油制霜后可缓和泻下作用，降低毒性。用于寒积便秘，乳食停滞，腹水臌胀，二便不通，喉风，喉痹；外治痈肿脓成不溃，疥癣恶疮，疣痣。

3. 质量要求

巴豆：呈略扁的椭圆形，表面黄白色或黄棕色，平滑有光泽，常附有白色薄膜；一端有微凹的合点，另一端有小点状的种脐。内胚乳肥厚，淡黄色；子叶 2，菲薄。气微，味辛辣。水分不得过12.0%，总灰分不得过 5.0%，脂肪油不得少于 22.0%，含巴豆苷不得少于 0.80%。

巴豆霜：为粒度均匀、疏松的淡黄色粉末，显油性。水分不得过 12.0%，总灰分不得过7.0%，脂肪油应为 18.0%～20.0%，巴豆苷不得少于 0.80%。

【研究概况】

1. 化学成分

巴豆主含巴豆油、有机酸、二萜、蛋白质。此外，还含有生物碱、谷甾醇、氨基酸等。主要成分有巴豆苷等。

2. 药理作用

巴豆具有峻下冷积、逐水退肿、豁痰利咽、蚀疮的功效。现代药理研究主要有以下几个方面。

1）泻下作用

孙颂三等用巴豆霜 1.5 g/kg 给小鼠灌胃，明显增强胃肠推进运动，促进肠套叠的还纳作用。在兔离体回肠实验中，$3.0×10^{-3}$ g/mL 可显著增强回肠的收缩幅度。巴豆油水解液给小鼠灌胃，可促进小鼠肠推进作用。

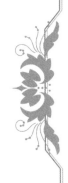

2）抗菌作用

有研究表明，分离的巴豆单体化合物对金黄色葡萄球菌、鼠伤寒沙门氏菌有很好的抑制作用。巴豆各分离组分具有体外抗结核杆菌作用，甚至有抗多重耐药结核杆菌作用。

3）抗炎、镇痛作用

巴豆对小鼠耳肿胀、腹腔毛细血管通透性及大鼠白细胞游走、热疼痛反应均有显著的抑制作用；能明显减少小鼠胸腺和脾指数及腹腔巨噬细胞的吞噬功能。其二萜类物质能抑制角叉菜胶诱导的慢性炎症。

4）其他

巴豆可抑制 HIV-1 传染性和 HIV-1 诱导的 MT-4 细胞病理学改变。巴豆水提液具有抗肿瘤作用。

【述评】

巴豆有大毒，历代医家重视其炮制，汉代开始有熬制，之后逐渐增多，主要有熬制、蒸制、炒、制炭、煅、煨、制霜、醋制、酒制、油制、辅料（萝卜、黄连、甘草、沉香、雄黄、吴茱萸）制等。《本草纲目》收载有麸炒、醋煮、烧存性、去油法。其中去油制霜的方法一直沿用至今，现版《中国药典》仅收载巴豆和巴豆霜。巴豆峻下过猛，一般外用蚀疮；制霜可降低毒性，缓和药性，可供内服，具峻下冷积、逐水退肿、豁痰利咽，也可外用。

白扁豆 （Baibiandou）

《本草纲目》·谷部·第二十四卷·藊豆

本品为豆科植物扁豆 *Dolichos lablab* L. 的干燥成熟种子。

【"修治"原文】

白扁豆

【时珍曰】凡用取硬壳扁豆子，连皮炒熟，入药。亦有水浸去皮及生用者，从本方。

【古代炮制】

宋代有炒制（《博济》），焙制（《苏沈》），蒸制（《普本》），姜汁略炒（《局方》），火炮（《总微》）。元代有煮制、姜汁浸去皮（《世医》），炒熟去壳生姜烂煮（《活幼》），微炒（《瑞竹》）。明代有微炒黄、姜制、煮烂去皮（《普济方》），炒熟去壳（《粹言》）。清代有连皮炒（《备要》），炒黑（《逢原》），同陈皮炒、醋制（《得配》）。

【现代炮制】

1. 炮制方法

白扁豆：除去杂质。用时捣碎。

炒扁豆：取净扁豆或扁豆仁，用文火炒至微黄色，略带焦斑。用时捣碎。

扁豆衣：除去杂质。（2015《浙江》）

2. 炮制作用

白扁豆：甘、微温，归脾。胃经。具有健脾化湿、和中消暑的功效。用于脾胃虚弱，食欲不振，大便溏泻，白带过多，暑湿吐泻，胸闷腹胀。

炒扁豆：性温微香，能启脾和胃，长于健脾化湿。用于脾虚泄泻，白带过多。

扁豆衣：气味俱弱，健脾作用弱，偏于祛暑化湿。用于暑热所致的身热，头目眩晕。

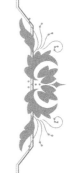

3. 质量要求

白扁豆：呈扁椭圆形或扁卵圆形，表面淡黄白色或淡黄色，平滑，略有光泽，一侧边缘有隆起的白色半月形种阜。质坚硬。种皮薄而脆，子叶 2 片，肥厚，黄白色。气微，味淡，嚼之有豆腥气。水分不得过 14.0％。

炒扁豆：形如白扁豆，表面微黄色，略有焦斑，有香气。

扁豆衣：呈不规则卷缩状种皮，黄白色，质脆易碎。

【研究概况】

1. 化学成分

1）白扁豆所含成分

白扁豆主含糖类和淀粉，其次是蛋白质、甾体、维生素及矿物质等成分。

2）炮制对化学成分的影响

白扁豆炒制后总磷脂含量较生品减少 6.5％～9.4％，磷脂肽胆碱的摩尔百分比较生品减少 18％～25％。

2. 工艺研究

采用麦麸炒后，用机械去皮的方法炮制白扁豆。即将白扁豆用麸皮炒至表面深黄色，内部微黄色，取出，筛去麸皮，放凉，再倒入旋转带式切药机内（将刀片倒装或装上不锋利的刀片）运转后，即能将扁豆压破而不碎（如要另取扁豆衣，可从中簸取）。

3. 药理作用

白扁豆具有健脾化湿、和中消暑的功效。现代药理研究主要有以下几方面。

1）抑菌、抗病毒作用

有研究发现，白扁豆水煎剂对痢疾杆菌有抑制作用，对小鼠 Columbia SK 病毒有抑制作用。Ye 等从白扁豆分离出一种命名为 dolichin 的抗菌蛋白，对镰刀霉、丝核菌具有抗菌活性，并对人类 HIV 的反转录及 HIV 侵染过程中涉及的甘油水解酶 α-葡萄糖苷酶和 β-葡萄糖苷酶有抑制作用。

2）增强免疫作用

白扁豆多糖可显著提高正常小鼠腹腔巨噬细胞的吞噬百分率和吞噬指数，可促进溶血素形成。20％白扁豆冷盐浸液 0.3 mL，对活性 E-玫瑰花结的形成有促进作用，即增强 T 淋巴细胞的活性，提高细胞的免疫功能。

3）其他

白扁豆还具有抗肿瘤、抗氧化及神经细胞保护作用。

【述评】

据古籍记载，白扁豆的炮制方法有炒、焙、蒸、炮、煮、炒炭、姜汁制等。《本草纲目》仅收载了炒制、去皮法。这两种方法现代仍广泛使用，但水浸去皮法现代演变成了焯法，焯制后扁豆仁和扁豆衣分别入药，扁豆仁长于健脾化湿，扁豆衣则长于祛暑化湿。

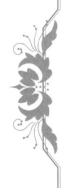

石榴皮 （Shiliupi）

《本草纲目》·果部·第三十卷·安石榴

本品为石榴科植物石榴 *Punica granatum* L. 的干燥果皮。

【"修治"原文】

酸榴皮

【敩曰】凡使榴皮、叶、根勿犯铁,并不计干湿,皆以浆水浸一夜,取出用,其水如墨汁也。

【古代炮制】

南北朝有浆水浸制(《雷公》)。唐代有烧灰(《千金》)和炙黄(《食疗》)。宋代有微炒、炒焦、蒸制(圣惠方》),烧制(《症类》),酒制(《总录》),炒黑、涂蜜炙焦(《总微》),醋制(《百问》)。元代有炒法(《世医》)。明代有醋炒、醋焙(《普济方》),醋浸炙黄(《要诀》)和醋煮焙干(《准绳》)。清代有煅末(《从新》),烧灰存性、焙制、煎制(《得配》)等炮制方法。

【现代炮制】

1. 炮制方法

石榴皮:除去杂质,洗净,切块,干燥。

石榴皮炭:取净石榴皮块,武火加热,炒至表面焦黑色,内部棕黑色,喷淋少许清水,灭尽火星。

2. 炮制作用

石榴皮:酸、涩,温。归胃、大肠经。具有涩肠止泻、止血、驱虫的功能。用于久泻,久痢,便血,脱肛,崩漏,带下,虫积腹痛。

石榴皮炭:收涩力增强,用于久泻久痢,崩漏。

3. 质量要求

石榴皮:呈不规则的长条状或不规则的块状。外表面红棕色、棕黄色或暗棕色,略有光泽,有多数疣状突起,有时可见筒状宿萼及果梗痕。内面黄色或红棕色。有种子脱落后的小凹坑及隔瓤残迹。切面黄色或鲜黄色,略显颗粒状。气微味苦涩。水分不得过 15.0%,总灰分不得过 7.0%,醇浸出物不得少于 15.0%,鞣质不得少于 10.0%,鞣花酸不得少于 0.30%。

石榴皮炭:形如石榴皮丝或块,表面焦褐色,内部棕褐色。

【研究概况】

1. 化学成分

1)石榴皮所含成分

石榴皮主含鞣质,其次是多糖、黄酮、生物碱等。主要成分有鞣花酸等。

2)炮制对化学成分的影响

石榴皮炮制前后,鞣质类成分含量均有差异,其中鞣质含量:炒黄品＞生品＞炒炭品;鞣花酸含量:炒炭品＞生品＞炒黄品;安石榴苷含量:炒黄品＞生品＞炒炭品。

2. 工艺研究

竹慧采用正交试验法,以外观性状、没食子酸和鞣花酸含量为评价指标,优选石榴皮炭炮制工艺:取石榴皮饮片 200 g,置于炒药锅中 400℃炒制 20 min。张学兰采用正交试验,以没食子酸和鞣花酸含量为指标,优选石榴皮炭的炮制工艺:石榴皮炭 50 g,300℃炒制 12 min。

3. 药理作用

石榴皮具有涩肠止泻、止血、驱虫的功效。现代药理研究主要有以下几个方面。

1)抗菌、抗病毒作用

杨林等研究发现石榴皮中鞣质和黄酮类化合物体外对金黄色葡萄球菌、福氏痢疾杆菌、沙门氏菌、大肠杆菌、绿脓杆菌和白色念珠菌均有不同程度的抑菌作用,且鞣质类化合物呈现广谱抗菌特性。张杰等研究发现石榴皮鞣质对生殖器疱疹病毒、乙型肝炎病毒均具有灭活作用,作用机制与鞣质沉淀蛋白质特性有关。

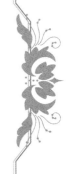

2）调节与修复胃肠道功能

石榴皮中的没食子酸对乙醇致小鼠胃损伤具有保护作用，可抑制胃酸分泌。有研究发现石榴皮水提物不仅能通过影响乙酰胆碱作用通路对大鼠离体十二指肠段的收缩频率起抵制作用，还能使结肠组织溃疡面积明显缩小、水肿缓解、组织坏死减轻。

3）其他

石榴皮还有抗肿瘤、保护心血管、增强免疫等作用。

【述评】

据古籍记载，石榴皮炮制方法有浆水制、制炭、炒、蒸、酒制、蜜制、醋制等。《本草纲目》仅收载了浆水浸制。文献研究发现，石榴皮醋制在明代应用多，浆水制少见。现版《中国药典》收载有生用和炒炭。石榴皮炒炭后收涩力增强，用于久泻久痢，崩漏。

传统炮制理论认为石榴皮醋制可增强驱虫效果，并增强收敛作用，但现未见使用。石榴皮用于细菌、病毒等感染性疾病，尤其对生殖器疱疹病毒、乙型肝炎病毒效果较好，现代医学认为其具广谱抗菌作用。

瓜蒌 (Gualou)

《本草纲目》·草部·第十八卷·栝楼

本品为葫芦科植物栝楼 *Trichosanthes kirilowii* Maxim. 或双边栝楼 *Trichosanthes rosthornii* Harms 的干燥成熟果实。

【"修治"原文】

实

【敩曰】凡使皮子茎根，其效各别。其栝，圆黄皮厚蒂小；蒌则形长赤皮蒂粗。阴人服蒌，阳人服栝。并去壳皮革膜及油。用根亦取大二三围者，去皮捣烂，以水澄粉用。

【时珍曰】栝蒌，古方全用，后世乃分子、瓢各用。

【古代炮制】

宋代有炒用、童便制（《圣惠方》），炒熟（《证类》），煅（《朱氏》），蒸制（《总录》），焙（《总病论》）等法。明代有新瓦炒香、去皮，细瓢子炒香，取仁，细研、去皮，取瓢子，炒，面制（《普济方》），霜制（《蒙筌》），煨制（《保元》）等方法。清代有煅（《握灵》），去皮用瓢、瓦上焙干、细取子切焙（《本草述》），去皮焙为末（《金鉴》）等方法。

【现代炮制】

1. 炮制方法

瓜蒌：压扁，切丝或切块。

2. 炮制作用

瓜蒌：甘、微苦，寒。归肺、胃经、大肠经。具有清热涤痰、宽胸散结、润燥滑肠之功效。用于肺热咳嗽，痰浊黄稠，结胸痞满，乳痈，肺痈，肠痈，大肠便秘。

3. 质量要求

瓜蒌：呈不规则的丝或块状。外表面橙红色或橙黄色，皱缩或较光滑；内表面黄白色，有红黄色丝络，果瓢橙黄色，与多数种子粘结成团。具焦糖气，味微酸、甜。水分不得过 16.0%，总灰分

不得过 7.0%。水溶性浸出物不得少于 31.0%。

【研究概况】

1. 化学成分

瓜蒌含有机酸类、甾醇类、萜类、苷类、氨基酸类等成分。

2. 工艺研究

郭庆梅等优选瓜蒌的切制工艺为：通入蒸气 20 min 左右，取出，趁未完全放冷及时压扁，切制，置 40～45℃鼓风机烘干，优于传统的晾干法。

3. 药理作用

瓜蒌具有清热涤痰、宽胸散结、润燥滑肠之功效。现代药理研究主要有以下几个方面。

1）祛痰止咳作用

瓜蒌所含半胱氨酸能裂解痰液黏蛋白，使痰液黏度下降而易于咳出，天门冬氨酸可促进骨髓 T 淋巴细胞前体转化为成熟的 T 淋巴细胞，有利于减少炎性分泌物；蛋氨酸可变为半胱氨酸及胱氨酸起到协同的作用。有研究证实瓜蒌水煎剂有较显著的祛痰作用，可有效抑制氨水引起的咳嗽。

2）对心血管系统的影响

瓜蒌乙醇提取部位有较强的扩血管作用，但水溶性成分对血管扩张有抑制作用，这可能与瓜蒌乙醇部位阻滞钙通道起到舒张动脉的作用有关。并且瓜蒌提取物可扩张豚鼠心脏冠状动脉、显著增加冠脉流量，延长异丙肾上腺素作用缺氧小鼠的存活时间，增加缺血再灌注局部 SOD 的活性，减少 MDA 的含量，对垂体后叶素所致的大鼠急性缺血心肌有保护作用。

3）抗菌作用

瓜蒌水提液可抑制奥杜盎小孢子菌与星形奴卡菌，促进光合细菌的生长，在低浓度下即可发挥作用。瓜蒌煎剂体外对大肠杆菌、霍乱杆菌、痢疾杆菌、伤寒杆菌、副伤寒杆菌、绿脓杆菌及溶血性链球菌、肺炎菌、白喉杆菌、金黄色葡萄球菌、流感杆菌等均有抑制作用。

4）抗肿瘤作用

瓜蒌煎剂体外可抑制子宫颈癌 Hela 细胞，而对巨噬细胞有促进和损伤的双向作用。进一步研究发现，瓜蒌含药血清可使癌细胞染色质 DNA 在核小体连接处断裂而诱导其凋亡。

5）抗溃疡作用

瓜蒌醇提物可降低大鼠胃酸分泌和胃酸浓度，对结扎幽门引起的溃疡、5-羟色胺及水浸压法诱发的胃损伤均有显著的抑制作用。预防性给药剂量下，瓜蒌醇提物可治愈乙酸导致的胃溃疡，对盐酸乙醇液诱发的胃黏膜损伤也有抑制作用，也可缓解一定浓度下 NaOH 导致的胃黏膜损伤。

【述评】

植物栝楼多部位入药，根为天花粉、果实为瓜蒌、果皮为瓜蒌皮、种子为瓜蒌子，各具不同药效作用。

据古籍记载，瓜蒌炮制方法主要有净制、切制、炒、童便制、制炭、蛤粉炒、蒸制、焙、面制、制霜、煨等，其中包含了分取不同入药部位的炮制方法，如"去瓤取子炒香熟留皮与瓤别用"（《三因》）。《本草纲目》仅记载了瓜蒌的净制要求，如"栝蒌，古方全用，后世乃分子、瓤各用""凡使皮子茎根，其效各别"。现版《中国药典》载有瓜蒌、瓜蒌皮、瓜蒌子、炒瓜蒌子。瓜蒌具有清热涤痰、宽胸散结、润燥滑肠之功效。瓜蒌皮具有清热化痰、利气宽胸之功效。瓜蒌皮质轻力弱，清热润肺、化痰散结之力均不及瓜蒌，以宽胸理气作用偏胜。瓜蒌子具有润肺化痰、滑肠通便之功效。炒瓜蒌子寒性减弱，长于理肺化痰。

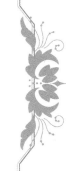

瓜蒌皮（Gualoupi）

《本草纲目》·草部·第十八卷·栝楼

本品为葫芦科植物栝楼 *Trichosanthes kirilowii* Maxim. 或双边栝楼 *Trichosanthes rosthornii* Harms 的干燥成熟果皮。

【"修治"原文】

同"瓜蒌"。

【古代炮制】

南北朝有"栝楼凡使，皮、子、茎、根，效各别"（《雷公》）。清代有"古方全用，连子连皮细切"（《钩元》）。

【现代炮制】

1. 炮制方法

瓜蒌皮：洗净，稍晾，切丝，晒干。

炒瓜蒌皮：取瓜蒌皮丝，文火加热，炒至棕黄色，略带焦斑。

蜜瓜蒌皮：取瓜蒌皮丝按蜜炙法，文火炒至黄棕色不粘手为度。每 100 kg 瓜蒌皮，用炼蜜 25 kg。

2. 炮制作用

瓜蒌皮：甘、寒。归肺、胃经。具有清热化痰、利气宽胸功能。用于痰热咳嗽，胸闷胁痛。

炒瓜蒌皮：寒性减弱，略具焦香气，长于宽胸利气。常用于痰浊胸痛或胁肋疼痛。

蜜瓜蒌皮：润燥作用增强，常用于肺燥久咳。

3. 质量要求

瓜蒌皮：呈丝条状，边缘向内卷曲。外表面橙红色或橙黄色，皱缩，有时可见残存果梗；内表面黄白色。质较脆，易折断。具焦糖气，味淡、微酸。

炒瓜蒌皮：形似瓜蒌皮，外表棕黄色，略带焦斑。

蜜瓜蒌皮：形似瓜蒌皮，外表棕黄色。

【研究概况】

1. 化学成分

1）瓜蒌皮所含成分

瓜蒌皮含有脂肪酸、瓜蒌酯碱、甾醇、氨基酸、微量元素等。

2）炮制对化学成分的影响

郝变等研究结果显示，瓜蒌皮不同炮制品游离氨基酸特征图谱和水解后氨基酸的含量均有差异，且总氨基酸的含量：生品＞炒瓜蒌皮＞蜜炙瓜蒌皮。显示炮制会导致瓜蒌皮中所含氨基酸含量降低，蜜炙尤为明显。

2. 药理作用

瓜蒌皮具有清热化痰、利气宽胸之功效。现代药理研究主要有以下几个方面。

1）抗菌作用

徐何方等研究发现，瓜蒌皮煎剂对痢疾杆菌、肺炎球菌、溶血性链球菌及白喉杆菌等均有抑制作用。对大肠杆菌、霍乱杆菌、变形杆菌、伤寒杆菌、副伤寒杆菌、绿脓杆菌等革兰阴性肠道致病

菌有抑制作用。

2）对心血管系统的影响

徐何方等研究发现，瓜蒌皮扩张冠状动脉主要是通过减少游离脂肪酸在缺血心肌的堆积，降低缺血心肌中的丙二醛浓度，从而抑制小血管内血栓的形成。孟庆敏等通过建立 SD 大鼠心肌缺血再灌注的模型，结果发现，细胞凋亡发生在心肌缺血再灌注损伤中，瓜蒌皮注射液可对心肌缺血再灌注起保护作用。孙娟等利用结扎大鼠冠状动脉制备冠心病急性心肌梗死模型，结果发现，瓜蒌皮水煎液可明显降低血液中 5 项心肌酶活性，增强心肌组织 SOD 活性，降低 MDA 浓度，显著降低大鼠心肌梗死率，维护缺血心肌正常生理功能；同时瓜蒌皮对大鼠急性心肌梗死有明显的保护作用。

3）对呼吸系统的影响

瓜蒌皮中提取的总氨基酸有良好的祛痰作用，其中天冬氨酸能提高细胞免疫，有利于减轻炎症水平，减少分泌物；蛋氨酸可变为半胱氨酸及胱氨酸起到协同的作用。刘隽在对哮喘患者进行用药统计时发现，使用瓜蒌皮等组成中药的患者哮喘复发率远远低于使用西药组。

4）其他

瓜蒌皮还有调节免疫、利尿、抗氧化、抗癌等作用。

【述评】

见"瓜蒌"。

瓜蒌子 （Gualouzi）

《本草纲目》·草部·第十八卷·栝楼

本品为葫芦科植物栝楼 *Trichosanthes kirilowii* Maxim. 或双边栝楼 *Trichosanthes rosthornii* Harms 的干燥成熟种子。

【"修治"原文】

同"瓜蒌"。

【古代炮制】

汉代有捣法（《金匮》）。梁代有擘破（《集注》）。南北朝有去壳皮革膜及油（《雷公》）。宋代有去子留瓢、童便制（《圣惠方》），淘洗、制炭（《证类》），研细（《洪氏》），"去皮，取肉，并仁捣研"（《背疽》），炒熟、制炭（《三因》），蛤粉炒（《总录》），去皮焙干（《总病论》），（《朱氏》），炒制（《衍义》）。元、明代有剉碎（《世医》），杵碎（《景岳》），炒制、焙干（《普济方》），炒熟（《本草纲目》），童便制（《准绳》），制炭（《必读》），制饼（《粹言》），去皮去油、蛤粉制霜、明矾制霜（《蒙筌》）。清代有煅存性（《握灵》）等炮制方法。

【现代炮制】

1. 炮制方法

瓜蒌子：除去杂质和干瘪的种子，洗净，晒干。用时捣碎。

炒瓜蒌子：取净瓜蒌子，文火炒至微鼓起，取出，放凉。

蜜瓜蒌子：取净瓜蒌子按蜜炙法，文火炒至不粘手。每 100 kg 瓜蒌子，用炼蜜 3 kg 或 5 kg（1988《全国》）。每 100 kg 瓜蒌子，用炼蜜 3 kg（2008《北京》）、5 kg（2012《山东》）。

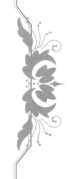

瓜蒌子霜：取净瓜蒌仁，碾成泥状，用布包严后蒸至上气，压去油脂，碾细。（1988 年《全国》，2005《安徽》）

2. 炮制作用

瓜蒌子：甘，寒。归肺、胃、大肠经。具有润肺化痰、滑肠通便的功能。生瓜蒌子寒滑之性明显，对脾胃虚弱者易致呕吐。多用于痰热咳嗽、燥咳痰结、肠燥便秘等症。

炒瓜蒌子：寒性减弱，润肺化痰，滑肠通便。用于燥咳痰黏，肠燥便秘。

蜜瓜蒌子：长于润肺止咳，用于燥咳痰黏。

瓜蒌子霜：长于润肺祛痰，滑肠作用减弱，可避免恶心、腹泻。用于肺热咳嗽，咳痰不爽，大便不实。

3. 质量要求

瓜蒌子：栝楼　呈扁平椭圆形，长 12～15 mm，宽 6～10 mm，厚约 3.5 mm。表面浅棕色至棕褐色，平滑，沿边缘有 1 圈沟纹。顶端较尖，有种脐，基部钝圆或较狭。种皮坚硬；内种皮膜质，灰绿色，子叶 2，黄白色，富油性。气微，味淡。

双边栝楼　较大而扁，长 15～19 mm，宽 8～10 mm，厚约 2.5 mm。表面棕褐色，沟纹明显而环边较宽。顶端平截。水分不得过 10.0%，总灰分不得过 3.0%，醚溶性浸出物不得少于 4.0%，含 3，29-二苯甲酰基栝楼仁三醇不得少于 0.080%。

炒瓜蒌子：形似瓜蒌子，表面浅褐色至棕褐色，平滑，偶有焦斑。气略焦香，味淡。水分不得过 10.0%，总灰分不得过 5.0%，含 3，29-二苯甲酰基栝楼仁三醇不得少于 0.060%。

蜜瓜蒌子：表面深黄色，微显光泽，有甜味，具香气。

瓜蒌子霜：黄白色松散粉末，微显油性。

【研究概况】

1. 化学成分

1）瓜蒌子所含成分

瓜蒌子主含脂肪油、瓜蒌酸，还含有甾醇、萜类、氨基酸、糖蛋白、挥发油等。主要成分有 3，29-二苯甲酰基栝楼仁三醇等。

2）炮制对化学成分的影响

修彦凤等比较不同瓜蒌子饮片中 3，29-二苯甲酰基栝楼仁三醇含量，高低依次为瓜蒌仁＞炒瓜蒌仁＞瓜蒌子＞炒瓜蒌子＞麸炒瓜蒌子＞蛤粉炒瓜蒌子＞蜜炙瓜蒌子＞瓜蒌子霜＞瓜蒌子壳。

2. 工艺研究

李连杰优化的瓜蒌子炒制工艺：取直径约 0.2 cm 油砂，用中火（160～170℃）加热至滑利，投入瓜蒌子（砂与瓜蒌子比例约 5∶1），不断翻炒至色泽加深，鼓起，具焦斑，有油香气，迅速出锅。

3. 药理作用

瓜蒌子具有清肺化痰、润肠通便功效。现代药理研究主要有以下几个方面。

1）镇咳祛痰作用

瓜蒌子中分离得到的氨基酸有较好的祛痰作用，其中半胱氨酸能裂解痰液黏蛋白，使痰液黏度下降而易于咳出；天门冬氨酸可促进骨髓 T 淋巴细胞前体转化为成熟的 T 淋巴细胞，有利于减少炎性分泌物；蛋氨酸可转变为半胱氨酸及胱氨酸发挥作用。马跃平等采用浓氨水喷雾法比较了瓜蒌仁与瓜蒌霜及瓜蒌油组小鼠咳嗽潜伏期和 2 min 内的咳嗽次数，研究结果表明，炮制不影响瓜蒌子镇咳作用，且祛痰作用增强。

2）对心血管系统的影响

瓜蒌仁的主要成分栝楼酸对胶原、二磷酸腺苷及肾上腺素刺激的血小板聚集有浓度依赖性抑制作用，抑制效价和亚麻酸（LNA）大致相同。徐美霞等研究表明，以瓜蒌皮和种子制备的注射液具有扩张离体豚鼠心脏冠状动脉、增加冠脉流量的作用。潘力弩等研究表明，瓜蒌子能显著增加离体豚鼠心脏冠脉血流量，有助于改善缺血心肌能量和氧的供需平衡。

3）抗癌作用

瓜蒌子糖蛋白具有核糖体灭活作用，瓜蒌子糖蛋白偶联单克隆抗体（抗原为 Thy1，2）可选择性杀灭表达 Thy1，2 抗原的白血病细胞。瓜蒌子挥发油对胃癌细胞株 SGC-7901 有显著的细胞毒活性。从瓜蒌子中分离得到的 isoetin-5′-methylether 对人肺癌 A549 细胞、皮肤黑色素瘤 SK-Mel-2 细胞及大鼠的皮肤黑色素瘤 B16F1 细胞有明显的细胞毒作用。

4）降血糖作用

李钦等研究结果显示，瓜蒌子及其石油醚提取部位对模型高血糖小鼠的血糖升高有一定的抑制作用，并能促进该模型小鼠的体质量增长；此外，瓜蒌子石油醚提取部位对糖耐量有一定的改善作用。颜军等研究结果也证实了瓜蒌子有降血糖、血脂的作用。

5）抑菌作用

瓜蒌子挥发油对金黄色葡萄球菌、大肠杆菌有较好的抑制作用，对真菌红酵母有显著的抑制作用。此外，邻苯二甲酸二丁酯等有机酯类也具有抑菌活性。

6）其他

瓜蒌子仁有较强泻下作用，对受损组织有修复及抗氧化作用。

【述评】

据古籍记载，瓜蒌子始载于《神农本草经》，单用入药最早见于《本草经集注》。瓜蒌子炮制方法主要有净制、研捣、炒制、乳汁炙、制霜、蛤粉炒、焙制、麸制等。《本草纲目》记载了瓜蒌子"去壳皮革膜及油"法，去油即是现在的制霜法。现代瓜蒌子炮制方法有炒制和制霜等。生瓜蒌子寒性大，易导致恶心、呕吐。炒后寒性减弱，降低不良反应，并且可以提高煎出效果。临床上肺、肠燥热偏盛时，用生品。制霜后减弱滑肠作用，避免恶心、腹泻，专于润肺祛痰。

肉豆蔻（Roudoukou）

《本草纲目》·草部·第十四卷·肉豆蔻

本品为肉豆蔻科植物肉豆蔻 *Myristica fragrans* Houtt. 的干燥种仁。

【"修治"原文】

实

【敩曰】 凡使，须以糯米粉熟汤搜裹豆蔻，于煻灰火中煨熟，去粉用。勿令犯铁。

【古代炮制】

南北朝有煻灰炮（《雷公》）。宋代面包火内炮（《产育》），面裹炮、湿纸裹煨（《局方》），炮（《洪氏》），去壳面裹煨（《圣惠方》《证类》《总录》），煨（《总病论》），生姜汁和面裹煨（《总微》），面煮煨（《妇人》），煨制（《朱氏》），切片炒、粟米炒（《洪氏》）。元代有盐酒浸，破故纸同炒（《瑞竹》）。明清有枣肉包煨、洗，纸裹炮，焙熟、麸裹煨，炒（《普济方》），去壳微炒（《医学》），麸炒、煨熟（《普济方》），面裹烧熟（《普济方》），去壳、醋浸（《普济方》），制（《普济方》），面包煨去油、取霜（《要诀》），面包锤去油（《良朋》），去油净（《医案》），须炮煨去油（《幼幼》）等炮制方法。

【现代炮制】

1. 炮制方法

肉豆蔻：除去杂质，洗净，干燥。

煨肉豆蔻：取净肉豆蔻，加入麸皮，麸煨温度 150～160℃，约 15 min，至麸皮呈焦黄色，肉豆蔻呈棕褐色，表面有裂隙时取出，筛去麸皮。用时捣碎。每 100 kg 肉豆蔻，用麸皮 40 kg。

2. 炮制作用

肉豆蔻：辛、苦，温。归脾、胃、大肠经。具有温中行气、涩肠止泻的功效。用于脾胃虚寒，久泻不止，脘腹胀痛，食少呕吐。

煨肉豆蔻：煨制后固涩作用增强，常用于脾胃虚寒，久泻不止。

3. 质量要求

肉豆蔻：呈卵圆形或椭圆形，表面灰棕色或灰黄色，有时外被白粉（石灰粉末）。全体有浅色纵行沟纹和不规则网状沟纹。种脐位于宽端，呈浅色圆形突起，合点呈暗凹陷。种脊呈纵沟状，连接两端。质坚，断面显棕黄色相杂的大理石花纹，宽端可见干燥皱缩的胚，富油性。气香浓烈，味辛。水分不得过 10.0%，每 1000 g 含黄曲霉毒素 B_1 不得过 5 μg，黄曲霉毒素 G_2、黄曲霉毒素 G_1、黄曲霉毒素 B_2 和黄曲霉毒素 B_1 的总量不得过 10 μg。挥发油不得少于 6.0%（mL/g），去氢二异丁香酚不得少于 0.10%。

煨肉豆蔻：形如肉豆蔻，表面为棕褐色，有裂隙。气香，味辛。挥发油不得少于 4.0%（mL/g），去氢二异丁香酚不得少于 0.080%。

【研究概况】

1. 化学成分

1）肉豆蔻所含成分

肉豆蔻主含挥发油、脂肪油、苯丙素、木脂素和黄酮等类成分。主要成分有去氢二异丁香酚等。

2）炮制对化学成分的影响

贾天柱等研究发现，肉豆蔻炮制后挥发油含量降低，生、制品挥发油化学组成变化不大，而毒性成分肉豆蔻醚则有所降低；丁香酚炮制前后变化不大，而甲基丁香酚，异甲基丁香酚则明显增加，肉豆蔻醚和黄樟醚含量均明显降低。

2. 工艺研究

袁子民等以总木脂素、挥发油和脂肪油的含量为评价指标，采用正交设计优选麸煨肉豆蔻的工艺：100 g 肉豆蔻加 40 g 麦麸，110～120℃ 煨制 20 min。

3. 药理作用

肉豆蔻具有温中行气、涩肠止泻的功能。现代药理研究主要有以下几个方面。

1）止泻作用

肉豆蔻的粗粉混悬液和石油醚提取物有很好的止泻作用。甲基丁香酚可直接作用于豚鼠离体回肠的平滑肌产生松弛和抗痉挛的作用。通过对麸炒、面煨、砂烫、土炒等不同炮制品进行药理研究，结果表明，土炒品对肠管的抑制作用较好。肉豆蔻制品可显著地抑制小鼠的胃肠墨汁推进率，而生品无此作用。各炮制品能显著抑制新斯的明引起的小肠推进性功能亢进。面品和麸品能明显对抗番泻叶和蓖麻油引起的腹泻，生品也表现出止泻作用，但滑石粉煨品无此作用。

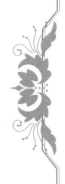

2）镇静作用

肉豆蔻挥发油可延长雏鸡由乙醇腹腔注射引起的睡眠时间，特别是可延长深睡眠时间，且强于单胺氧化酶抑制剂异丙异烟肼在较大剂量（400 mg/kg）时对乙醇睡眠时间的影响。肉豆蔻油的镇静作用可能与其对单胺氧化酶抑制有关。韩蕾等研究发现，腹腔注射 25 mg/kg 戊巴比妥钠不能诱导小鼠进入睡眠，在给予戊巴比妥钠前 30 min 给予肉豆蔻挥发油，可表现出一定的催眠协同作用。在士的宁诱导小鼠惊厥实验中观察到了类似的作用趋势。

3）抗炎、镇痛作用

肉豆蔻挥发油可抑制放射引起的肠组织绒毛长度、黏膜及肠壁厚度的减少，其机制可能与抑制放射造成的 IL-8 高表达和抑制 NF-κB 通路激活有关。肉豆蔻经炮制后止泻、抗炎作用均增强，但麸煨肉豆蔻与面煨肉豆蔻组间无显著性差异。

从肉豆蔻中提取出的生物碱类具有止痛功能。肉豆蔻挥发油能够抑制环氧合酶表达和血液中 P 物质浓度，从而减缓注射完全弗氏佐剂 CFA 导致的肿胀、机械性诱发痛、高温诱发痛。

4）抗菌作用

研究表明，肉豆蔻提取物对多种细菌和真菌具有明显的抑制及杀灭作用。肉豆蔻挥发油成分有明显的抗霉菌作用。肉豆蔻的甲苯、四氢呋喃、甲醇提取物对下呼吸道病原体（鲍氏不动杆菌）均有良好活性，其中甲醇提取物对金色葡萄球菌、绿脓杆菌、大肠埃希菌、粪肠球菌、炭疽菌等具有较好活性。

5）其他

肉豆蔻还有抗氧化、抗肿瘤、抗帕金森、抗抑郁等作用。

【述评】

据古籍记载，肉豆蔻炮制方法主要有炮、煨（面裹、麸裹、湿纸）、粟米炒、补骨脂炒、焙、去油等。《本草纲目》仅记载有煨法。煨制肉豆蔻法沿用至今，有面裹煨、麸煨等，与现版《中国药典》收载方法一致。肉豆蔻具有温中涩肠、行气消食的功效，煨制后固涩的作用增强。

现代研究表明，肉豆蔻挥发油有一定毒性，小鼠灌胃给予肉豆蔻挥发油的半数致死量 LD_{50} 为 7.67 g 生药/kg。煨制后挥发油含量降低，从而达到降低毒性的目的。

花椒 （Huajiao）

《本草纲目》·果部·第三十二卷·蜀椒

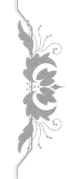

本品为芸香科植物青椒 *Zanthoxylum schinifolium* Sieb. et Zucc. 或花椒 *Zanthoxylum bungeanum* Maxim. 的干燥成熟果皮。

【"修治"原文】

【敩曰】凡使南椒须去目及闭口者，以酒拌湿蒸，从巳至午，放冷密盖，无气后取出，便入瓷器中，勿令伤风也。

【宗奭曰】凡用秦椒、蜀椒，并微炒使出汗，趁热入竹筒中，以梗捣去里面黄壳，取红用，未尽再捣。或只炒热，隔纸铺地上，以碗覆，待冷碾取红用。

【古代炮制】

汉代有炒去汗（《金匮》）。晋代有"熬令黄"（《肘后》）。南北朝刘宋时代有酒拌蒸（《雷公》）。梁代有熬法（《集注》）。唐代有微熬令汗出（《新修》），火炮（《食疗》），醋浸（《心鉴》）。宋代有醋煮、火熨（《证类》），酒醋制（《总录》），炒出汗（《普本》）和焙法（《妇人》）。明代有隔纸炒、酒醋童便米泔制、去油、酒闷（《普济方》），甘草煮（《要诀》），酒蒸（《入门》），阿胶醋制（《准绳》）。清代则有炒出汗（《握灵》），面炒（《食物》），烘制（《拾遗》），炒熟、酒蒸、盐炙（《得配》），炒炭（《医案》）等炮制方法。

【现代炮制】

1. 炮制方法

花椒：除去椒目、果柄等杂质。

炒花椒：取净花椒，文火炒至出汗，呈油亮光泽，颜色加深，有香气逸出。

2. 炮制作用

花椒：辛，温。归脾、胃、肾经。具有温中止痛、杀虫止痒的功效。

炒花椒：辛散作用缓和，长于温中散寒，驱虫止痛。

3. 质量要求

青椒：多为2～3个上部离生的小蓇葖果，集生于小果梗上，蓇葖果球形，沿腹缝线开裂，直径3～4 mm。外表面灰绿色或暗绿色，散有多数油点和细密的网状隆起皱纹；内表面类白色，光滑。内果皮常由基部与外果皮分离。残存种子呈卵形，长3～4 mm，直径2～3 mm，表面黑色，有光泽。气香，味微甜而辛。

花椒：蓇葖果多单生，直径4～5 mm。外表面紫红色或棕红色，散有多数疣状突起的油点，直径0.5～1 mm，对光观察半透明；内表面淡黄色。香气浓，味麻辣而持久。挥发油不得少于1.5%。

炒花椒：形如花椒，颜色加深，可见或偶见焦斑。具油亮光泽，香气更浓。

【研究概况】

1. 化学成分

1) 花椒所含成分

花椒主含挥发油、生物碱、酰胺、香豆素、木质素、黄酮、三萜、甾醇、脂肪酸等类成分。

2) 炮制对化学成分的影响

有研究对净花椒、炒花椒1（100℃、4 min）、炒花椒2（100℃、7 min）挥发油进行比较，结果经炒制后花椒挥发油含量明显降低，其中炒4 min的花椒降低28.22%，炒7 min的降低36.20%。3种花椒饮片共鉴定59个化合物，其中含量最高的为乙酸芳樟酯，相对含量分别为18.76%、18.94%、19.91%；其次为芳樟醇，相对含量分别为17.45%、14.63%、14.08%；最后为柠檬烯，相对含量分别为13.47%、12.10%、9.55%。不同炒制程度花椒饮片挥发性成分差异显著。

2. 药理作用

花椒具有温中止痛、杀虫止痒的功效。现代药理研究主要有以下几个方面。

1) 镇痛作用

花椒和青椒的水提液均有镇痛作用，在相同剂量下青椒镇痛作用强于花椒。花椒挥发油对腰部扭伤疼痛、风湿性关节炎等均有效。花椒乙醚提取物或挥发油对乙酸引起的小鼠扭体反应有明显的抑制作用。醚提物的作用强于水提物。

2) 抗菌杀虫作用

花椒对10种革兰阳性菌、肠内致病菌及某些深部真菌均有显著的抑制作用。花椒精油对人体的螨虫具有较强的抑杀作用，且对皮脂蠕形螨的抑杀作用明显强于毛囊蠕形螨。花椒中的α-山椒素对蛔虫有致命的毒性。

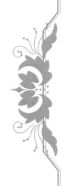

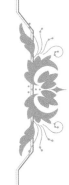

3）麻醉作用

花椒挥发油和水溶物对蟾蜍离体坐骨神经冲动传导和兴奋性均有影响。研究发现两者局部麻醉作用近似于普鲁卡因，且水溶性物的作用强于挥发油。花椒的麻醉作用可能与其水溶性生物碱对横纹肌的松弛作用有关。

4）抗肿瘤作用

花椒挥发油在不同浓度作用下，可使嗜铬瘤细胞出现不同的损伤，说明花椒挥发油有抗嗜铬细胞瘤活性。并且花椒挥发油可抑制 H22 肝癌细胞增殖并激发细胞凋亡。高浓度花椒挥发油对人肺癌 A549 细胞株、Caski 肿瘤细胞有杀伤作用，低剂量花椒挥发油具有诱导肿瘤细胞凋亡的作用。

【述评】

花椒为药食两用药物。据古籍记载，花椒炮制方法主要有净制（去子、去枝梗并目及闭口者）、研磨、炒制（炒出汗、隔纸炒）、熬制、焙制、制炭、火炮、去油、面炒制、酒制（酒蒸、酒闷）、醋制、药汁制等。《本草纲目》中主要记载酒制、炒法，如"酒拌湿蒸""微炒使出汗"。现版《中国药典》收载有花椒和炒花椒。花椒生品辛热之性强，外用杀虫止痒作用强；炒花椒辛散作用缓和，长于温中散寒，驱虫止痛。目前，临床上主要使用花椒果皮和种子。椒红（果皮）温中止痛、杀虫止痒，椒目（种子）行水平喘，主治水腹胀满。《本草纲目》还记载了叶和根的临床应用。叶可以杀虫，根主治肾与膀胱虚冷。

陈皮 （Chenpi）

《本草纲目》·果部·第三十卷·橘

本品为芸香科植物橘 *Citrus reticulata* Blanco 及其栽培变种的干燥成熟果皮。

【"修治"原文】

【敩曰】凡使勿用柚皮、皱子皮，二件用不得。凡修事，须去白膜一重，锉细，以鲤鱼皮裹一宿，至明取用。

【宗奭曰】本草橘柚作一条，盖传误也。后世不知，以柚皮为橘皮，是贻无穷之患矣。此乃六陈之一，天下日用所须。今人又多以乳柑皮乱之，不可不择也。柑皮不甚苦，橘皮极苦，至熟亦苦。或以皮之紧慢分别，又因方土不同，亦互有紧慢也。

【时珍曰】橘皮纹细色红而薄，内多筋脉，其味苦辛。柑皮纹粗色黄而厚，内多白膜，其味辛甘。柚皮最厚而虚，纹更粗，色黄，内多膜无筋，其味甘多辛少。但以此别之，即不差矣。橘皮性温，柑、柚皮性冷，不可不知。今天下多以广中来者为胜，江西者次之。然亦多以柑皮杂之。柑皮犹可用，柚皮则悬绝矣。凡橘皮入和中理胃药则留白，入下气消痰药则去白，其说出于圣济经。去白者，以白汤入盐洗润透，刮去筋膜，晒干用。亦有煮焙者，各随本方。

【古代炮制】

宋代有焙（《圣惠方》），醋炒（《博济》），去白炒黄、麸炒（《局方》），去白炒香熟（《总微》），米醋熬（《三因》），黑豆煮（《传信》），炒令紫黑色、炙、盐水浸焙干（《朱氏》）等炮制方法。元代有制炭（《世医》），醋煮（《瑞竹》）的方法。明代有去白麸炒、醋炙、巴豆炒（《普济方》），酒浸去白焙、米泔水浸（《奇效》），炒焦（《医学》），微熬、盐水洗（《本草纲目》），青盐五味子甘草山萸肉乌梅肉法制（《禁方》），盐煮去白（《准绳》），米炒（《正宗》），去白盐水炒、面炒（《济阴》）等法。清代有姜汁炒、童便浸晒、炒（《备要》），焙（《奥旨》），土炒（《全生集》），香附炒（《时方》），台党甘草川贝母青盐法制（《增广》），蜜水炒（《时病》）等炮制方法。

【现代炮制】

1. 炮制方法

陈皮：除去杂质，喷淋清水，润透，切丝，阴干。

麸炒陈皮：取净陈皮丝，按麸炒法炒至颜色变深。每 100 kg 陈皮，用麸皮 10 kg。（2015《四川》）

2. 炮制作用

陈皮：苦、辛，温。归肺、脾经。具有理气健脾、燥湿化痰的功能。

麸炒陈皮：可除去燥烈之性，以理气力胜。多用于脾胃气滞，胸脘胀满或呕吐。

3. 质量要求

陈皮：呈不规则的条状或丝状。外表面橙红色或红棕色，有细皱纹及凹下的点状油室；内表面浅黄白色，粗糙，附有黄白色或黄棕色筋络状维管束。气香，味辛苦。水分不得过 13.0%。陈皮每 1 000 g 含黄曲霉素 B_1 不得过 5 μg，黄曲霉毒素 G_2、黄曲霉毒素 G_1、黄曲霉毒素 B_2 和黄曲霉素 B_1 的总量不得过 10 μg。陈皮含橙皮苷不得少于 2.5%。广陈皮含橙皮苷不得少于 1.75%，含川陈皮素和橘皮素的总量不得少于 0.40%。

麸炒陈皮：形如陈皮。外表面颜色加深带火色，内表面黄色。质脆易碎。气香，味辛、苦。

【研究概况】

1. 化学成分

1）陈皮所含成分

陈皮主含黄酮类化合物，还含有柠檬苦素类、生物碱类、挥发油类及微量元素等。主要成分有橙皮苷、川陈皮素、橘皮素等。

2）炮制对化学成分的影响

不同炮制方法对橙皮苷含量有影响，从高到低为陈皮＞蜜炙陈皮＞姜汁炙陈皮＞清蒸陈皮＞麸炒陈皮＞盐炙陈皮＞土炒陈皮；陈皮蒸制后挥发油含量有所减少，由生品的 1.13% 减少到 1.06%，炮制可缓和辛燥性。

2. 工艺研究

吴晓东等采用正交试验，以橙皮苷、挥发油含量为评价指标，优选陈皮蒸制工艺：陈皮 100 kg，加水 200 kg，闷润 2 h，70～80℃ 蒸制 30 min。

3. 药理作用

陈皮具有理气健脾、燥湿化痰的功效。现代药理研究主要有以下几个方面。

1）对消化系统的影响

（1）对胃肠平滑肌的作用。陈皮水提取物能抑制动物离体胃肠平滑肌活动。陈皮大剂量促进小鼠胃排空和小肠推进作用，对阿托品所致的肠推进抑制有拮抗作用，但对去甲肾上腺素和异丙肾上腺素所致的肠推进抑制无明显作用。

（2）抗消化性溃疡的作用。陈皮中的黄酮类化合物橙皮苷及柠檬苦素类化合物具有抗幽门螺杆菌活性，从而体现抗消化性溃疡的功效。

2）对心血管系统的影响

（1）降低肝脂/血脂水平。研究证实橙皮苷能抑制过多的胆甾醇，显著降低血脂质总量，升高高密度脂蛋白水平；通过抑制胰脂酶活性、增加甘油三酯从粪便中排出而降低血浆甘油三酯水平。

川陈皮素可降低高脂饮食诱导的肥胖小鼠的体质量及血脂、白色脂肪组织及血清三酰甘油水平，改善脂联素水平和糖耐量。

（2）抗血栓作用。陈皮提取物和橙皮苷、柚皮素及其衍生物可通过抗血小板凝聚等实现抗血栓作用。陈皮能抑制大鼠血小板聚集、红细胞聚集。橙皮苷、橙皮素及其衍生物具有抗血小板聚集和抗凝作用。橙皮苷还能抑制由胶原、花生四烯酸、ADP 和凝血酶诱导的大鼠血小板凝聚，延长小鼠尾静脉出血时间。

（3）抗动脉粥样硬化作用。陈皮抗动脉粥样硬化的主要有效成分是柚皮苷和柚皮素等。柚皮苷主要表现在通过抑制羟甲戊二酰辅酶 A 还原酶和酰基辅酶 A 胆固醇酰基转移酶活性来调节血脂。研究发现柚皮素与其 II 相代谢产物能干扰与动脉粥样硬化相关的人巨噬细胞炎症基因的表达；橙皮素、柚皮素代谢产物可通过抑制动脉粥样硬化相关基因（如炎症、细胞黏附、细胞骨架组织）的表达，降低单核细胞黏附于内皮细胞上；柚皮素可通过促进血管平滑肌细胞中血红素氧化酶的表达和活性，抑制血管平滑肌的增殖和迁移，阻滞活性氧（ROS）的产生，从而抗动脉粥样硬化。

3）抗肿瘤作用

Tanaka T 等在动物模型试验证实天然存在的类黄酮物质如橙油素、川陈皮素、橙皮苷等可以预防化学剂诱导的结肠癌发生。Kim M J 等研究发现柑橘促进人胃癌细胞以典型凋亡特性进行凋亡，减少抗凋亡基因 Bcl-2 的表达，而增加凋亡前基因 Bax 和主要凋亡基因 Caspase 3 的表达，且显著增加 Caspase 3 活性和蛋白表达。钱士辉等研究结果发现陈皮提取物对小鼠移植性肿瘤肉瘤180、肝癌具有明显的抑制作用，且不抑制骨髓造血系统和免疫功能。

【述评】

据古籍记载，陈皮炮制方法主要有炒炭、炒焦、去白炒黄、麸炒去白、米炒、土炒、焙、辅料（醋、黑豆、盐水、酒、米泔水、姜汁、蜜）制等。《本草纲目》记载有盐制和煮制法，强调"入和中理胃药则留白，入下气消痰药则去白"。该经验现没保留，其合理性值得探究。现版《中国药典》收载生用，与李时珍提出陈皮"刮去筋膜，晒干用"一致。

陈皮、青皮分别为橘的成熟或青涩果实，具有理中焦之气作用。陈皮性温和偏入肺胃经，青皮峻烈，偏入肝胆经。橘核亦可入药、理气散结、止痛。

青皮（Qingpi）

《本草纲目》·果部·第三十卷·橘

本品为芸香科植物橘 *Citrus reticulata* Blanco 及其栽培变种的干燥幼果或未成熟果实的果皮。

【"修治"原文】

青橘皮

【时珍曰】青橘皮乃橘之未黄而青色者，薄而光，其气芳烈。今人多以小柑、小柚、小橙伪为之，不可不慎辨之。入药以汤浸去瓤，切片醋拌，瓦炒过用。

【古代炮制】

唐代有去白炒（《理伤》）。宋代有面炒（《博济》），麦麸炒（《局方》），焙制、巴豆制（《总微》），米醋熬（《三因》），略炒、炒令变紫黑色（《朱氏》）。元代有水蛭炒制（《世医》）。明代有炮、烧灰、斑蝥炒制

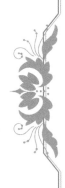

（《普济方》），醋炒、盐制（《医学》），米醋洗（《景岳》）。清代有炒黑（《辨义》），醋拌炒黑（《尊生》），炙制、蒸制（《全生集》），酒炒（《幼幼》），炒黄烟尽（《串雅内》），蜜水炒（《医醇》）等炮制方法。

【现代炮制】

1. 炮制方法

青皮：除去杂质，洗净，闷润，切丝或厚片，晒干，筛去灰屑。

醋青皮：取净青皮丝或片按醋炙法，文火炒至微黄色。每 100 kg 青皮丝或片，用米醋 15 kg。

麸炒青皮：取净青皮丝或片，按麸炒法迅速拌炒至黄色，取出，筛去麸皮。每 100 kg 青皮丝或片，用麸皮 10 kg。（2010《湖南》）

2. 炮制作用

青皮：苦、辛，温。归肝、胆、胃经。具有疏肝破气、消积化滞的功能。

醋青皮：可缓和辛烈之性，并能增强疏肝止痛、消积化滞的作用。用于胁肋胀痛，疝气疼痛。

麸炒青皮：可缓和辛散燥烈之性，具有化积和中作用，常用于食积停滞。

3. 质量要求

青皮：呈类圆形厚片或条形丝片。表面灰绿色或黑绿色，密生油室；切面黄白色或淡黄色，有时可见瓤囊 8～10 瓣，淡棕色。气香，味苦、辛。水分不得过 11.0%，总灰分不得过 6.0%。橙皮苷不得少于 4.0%。

醋青皮：形如青皮。色泽加深，微有酸气。水分不得过 11.0%，总灰分不得过 6.0%。橙皮苷不得少于 3.0%。

麸炒青皮：色泽加深，切面黄色，有焦香气。

【研究概况】

1. 化学成分

1）青皮所含成分

青皮主含黄酮、挥发油，其次是氨基酸、左旋辛弗林乙酸盐及胺等。主要成分有橙皮苷、柠檬烯、β-月桂烯、香桧烯等。

2）炮制对化学成分的影响

醋炙青皮、麸炒青皮、青皮炭的挥发油分别降低了 10.43%、12.17%、36.52%。总黄酮和橙皮苷的含量，生品分别为 24.60%，8.13%；醋炙品分别为 21.52%，7.56%。

2. 工艺研究

李毓群采用正交试验法，以橙皮苷含量为指标，优选醋制青皮的最佳炮制工艺：饮片与醋的比例为 100∶10，闷润 3 h，在 200℃炒制 8 min。高明等采用正交试验，以总黄酮含量为考察指标，微波法醋制青皮的最佳炮制工艺：青皮 15 g，拌醋润药 30 min，微波 49%、光波 51%加热 7 min。

3. 药理作用

青皮具有疏肝破气、消积化滞的功效。现代药理研究主要有以下几个方面。

1）对平滑肌的作用

（1）对胃肠平滑肌的作用。青皮煎剂能抑制胃肠平滑肌的收缩，对抗水杨酸毒扁豆碱、组织胺引起的鼠肠管紧张性收缩。还能使膀胱平滑肌兴奋，张力曲线抬高。对胃肠平滑肌的作用可能通过胆碱能 M 受体实现，对膀胱的兴奋作用可能通过肾上腺素能 α 受体而发挥作用。

（2）对子宫平滑肌的作用。青皮水煎剂能明显减小大鼠子宫平滑肌条的收缩波的平均振幅，减慢收缩频率，且有明显剂量效应关系。但对子宫平滑肌条的张力无明显影响。子宫平滑肌的自发收缩抑制可能是通过作用于子宫平滑肌细胞膜的肾上腺素β受体而实现的；青皮对脑垂体后叶素引起的子宫紧张性收缩也有抑制作用。

2）对心血管系统的影响

李仪奎发现青皮能显著缩短蟾蜍在体心脏心动周期，缩短窦室兴奋传导时间、静脉窦动作电位4相去极化时间及心室肌动作电位时程和有效不应期。

陈廉等发现青皮可使麻醉大鼠血压升高并维持一段时间后恢复到正常水平。狗和家兔也有相似结论。并且给药途径不同对血压影响不同，其中静滴升压作用维持较长。

【述评】

据古籍记载，青皮炮制方法主要有炒、制炭、面炒、麸炒、巴豆制、水蛭炒、斑蝥炒、蒸、辅料（醋、盐、酒、蜜）制等。《本草纲目》记载了醋炙法，该法一直沿用至今。醋制可缓和辛烈之性，并能增强疏肝止痛、消积化滞的作用，正如李时珍曰：其色青气烈，味苦而辛，治之以醋，所谓肝欲散，急食辛以散之，以酸泄之，以苦降之也。现在麸炒青皮、青皮炭也有应用。这些炮制方法加热可导致挥发油成分及含量变化，降低青皮辛烈之性。

橘核 (Juhe)

《本草纲目》·果部·第三十卷·橘

本品为芸香科植物橘 *Citrus reticulata* Blanco 及其栽培变种的干燥成熟种子。

【"修治"原文】

橘核

【时珍曰】凡用，须以新瓦焙香，去壳取仁，研碎入药。

【古代炮制】

宋代和明代有炒法（《类证》《普济方》）。清代有盐炒（《尊生》），炒焦（《幼幼》），青盐拌炒、酒炒、酒焙（《治裁》），盐酒炒（《笔花》）等炮制方法。

【现代炮制】

1. 炮制方法

橘核：除去杂质，洗净，干燥。用时捣碎。

盐橘核：取净橘核按盐炙法，用文火炒至微黄色并有香气溢出时，取出晾凉，用时捣碎。每100 kg 橘核，用食盐 2 kg。

2. 炮制作用

橘核：苦，平。归肝、肾经。具有理气、散结、止痛的功效。

盐橘核：能引药下行，增强理气止痛作用，常用于疝气。

3. 质量要求

橘核：呈卵形，表面淡黄色或淡灰白色，光滑，一侧有种脊棱线，一端钝圆，另一端渐尖成小柄状。外种皮薄而韧，内种皮菲薄，淡棕色，子叶 2，黄绿色，有油性。气微，味苦。

盐橘核：表面淡黄色，多有裂纹，略有咸味。

【研究概况】

1. 化学成分

1）橘核所含成分

橘核主含柠檬苦素及类似物，还含有多种脂肪酸、蛋白质及微量元素。

2）炮制对化学成分的影响

不同炮制方法对橘核中柠檬苦素和诺米林的量均有显著的影响。各种炮制品与生品比较，柠檬苦素和诺米林量均出现了不同程度的降低，尤其是盐炙品和清炒品，其柠檬苦素和诺米林总量分别为生品的 72.5％、80％，但柠檬苦素与诺米林的比值变化不大。

2. 工艺研究

王晓清等以醇溶性浸出物和柠檬苦素、诺米林的量为评价指标，优选盐橘核的最佳炮制工艺：取净橘核，加入食盐水（水：盐＝10：1）拌匀，闷润 30 min，在 100℃下炒至微黄色（2 kg 盐/100 kg 橘核）。周滢以橙皮苷含量和水浸出物含量为评价指标，通过正交试验优选盐橘核的最佳炮制工艺：盐用量为药物质量的 1％，浸润 0.5 h，控温（160±10）℃，炒制 4 min；橙皮苷质量分数达 0.022％。

3. 药理作用

橘核具有理气、散结、止痛的功效。现代药理研究主要有以下几个方面。

1）镇痛作用

莫书蓉等实验结果表明，橘核可显著延长小鼠发生扭体反应的潜伏期和显著减少小鼠 15 min 内扭体反应的次数。Matsuda 等试验证明，给小鼠足部注射一定量甲醛，口服 30 mg/kg 或 100 mg/kg 的柠檬苦素，可明显减少小鼠舔足的次数。高扣宝研究结果表明，橘核不同炮制品均能明显提高小鼠的痛阈值，有明显的镇痛作用。

2）其他

橘核还有抗癌，抵抗由寄生虫、病毒及微生物引起的感染等作用。

【述评】

据古籍记载，橘核炮制方法有炒、盐制、酒制、焙等。《本草纲目》记载了焙制。橘核历代炮制方法简单，主要以炒法为主。现版《中国药典》收载了盐炙法。盐炒、青盐拌炒源于清代。

《本草纲目》记载，橘核可治疗疝气肿痛。现在有报道橘核的主要成分柠檬苦素及类似物具治疗小肠疝气的作用，验证了《本草纲目》中这一记载的科学性。橘核盐炙后能引药下行，增强理气止痛作用，但其作用机制值得深入研究。由橘而制得的药用饮片包括陈皮、青皮和橘核。

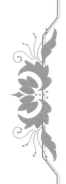

芡实 （Qianshi）

《本草纲目》·果部·第三十三卷·芡实

本品为睡莲科植物芡 *Euryale ferox* Salisb. 的干燥成熟种仁。

【"修治"原文】

【诜曰】凡用蒸熟，烈日晒裂取仁，亦可舂取粉用。

【时珍曰】新者煮食良。入涩精药，连壳用亦可。案陈彦和暇日记云：芡实一斗，以防风四两煎汤浸过用，且经久不坏。

【古代炮制】

唐代有去皮取仁（《食疗》）。宋代有蒸法（《济生方》）。明代有炒制（《景岳》），防风汤浸（《本草纲目》）。清代有炒法（《说约》）。

【现代炮制】

1. 炮制方法

芡实：除去杂质。

麸炒芡实：取净芡实照麸炒法，炒至芡实表面呈微黄色取出，筛取麦麸。用时捣碎。每 100 kg 芡实，麸皮 10 kg。

炒芡实：取净芡实，用文火炒至表面微黄色。用时捣碎。（2015《浙江》）

2. 炮制作用

芡实：甘、涩，平。归脾、肾经。具有益肾固精、补脾止泻、除湿止带的功效。用于遗精滑精，遗尿尿频，脾虚久泻，白浊，带下。生芡实涩而不滞，补脾肾兼能除湿。

麸炒芡实：以补脾固涩力胜。主要用于脾虚泄泻和肾虚精关不固的滑精。

炒芡实：与麸炒芡实功效相似，炒后性偏温，补脾和固涩作用增强，适用于纯虚之证和虚多实少者。

3. 质量要求

芡实：呈类球形，多为破粒。表面有红棕色内种皮。质硬，断面白色，粉性。气微，味淡。水分不得过 14.0%，总灰分不得过 1.0%。水溶性浸出物不得少于 8.0%。

麸炒芡实：形如芡实，表面微黄色或黄色，略有香气。水分不得过 10.0%，总灰分不得过 1.0%。水溶性浸出物不得少于 8.0%。

炒芡实：形如芡实，表面淡黄色至黄色，偶有焦斑。

【研究概况】

1. 化学成分

芡实主含甾醇类、黄酮类、环肽类、脂类等，还含有倍半萜、木脂内酯、树脂等成分。

2. 工艺研究

李秋红以总黄酮、多糖含量及抗氧化能力为指标，优选炒芡实的炮制工艺：芡实 50 g，290℃ 炒制 106 s。

3. 药理作用

芡实具有益肾固精、补脾止泻、除湿止带的功效。现代药理研究主要有以下几个方面。

1）抗氧化作用

芡实多糖能提高 D-半乳糖所致的衰老小鼠心、脑、肝、肾组织中超氧化物歧化酶、过氧化氢酶、谷胱甘肽过氧化物酶的活性，同时抑制丙二醛的生成，提示芡实具有一定的抗氧化作用。李湘立等研究结果也表明，芡实多糖总还原能力较强，对 O^{2-}、·OH 和 DPPH· 均有一定的清除效果，其 IC_{50} 分别为 4.8、6.7、6.1 mg/mL，但均低于 VC 的清除效果。

2）抗心肌缺血作用

芡实水提取物对缺血心脏功能有改善作用，减少心脏缺血再灌注的损伤，可能与芡实的活性成分糖脂类化合物能诱导 TRP-32 和硫氧还蛋白-1 的表达有关。

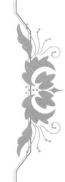

3）降血糖作用

芡实种皮中获得的萜类组分能够使小鼠体质量恢复、调节血糖水平并改善胰腺形态，同时降低蛋白酪氨酸磷酸酶 1B 表达，使胰岛素受体底物蛋白表达增加。

4）其他

芡实具有保护胃黏膜、抗疲劳和抑菌作用。

【述评】

据古籍记载，芡实炮制方法以炒法为主，其次为蒸法。《本草纲目》收载有蒸法和防风煮法。现在临床上主要规格为芡实、炒芡实、麸炒芡实。《中国药典》收载有芡实和麸炒芡实。芡实为药食两用药，具有益肾固精，补脾止泻，除湿止带功效；麸炒品补脾固涩力胜。

吴茱萸 （Wuzhuyu）

《本草纲目》·果部·第三十二卷·吴茱萸

本品为芸香科植物吴茱萸 *Euodia rutaecarpa*（Juss.）Benth.、石虎 *Euodia rutaecarpa*（Juss.）Benth. var. *officinalis*（Dode）Huang 或疏毛吴茱萸 *Euodia rutaecarpa*（Juss.）Benth. var. *bodinieri*（Dode）Huang 的干燥近成熟果实。

【"修治"原文】

果实

【敩曰】凡使去叶梗，每十两以盐二两投东流水四斗中，分作一百度洗之，自然无哕，日干入丸散用之。若用醋煮者，每十两用醋一镒，煮三十沸后，入茱萸熬干之。

【宗奭曰】凡用吴茱萸，须深汤中浸去苦烈汁七次，始可焙用。

【古代炮制】

汉代有洗法（《玉函》），炒法（《金匮》）。南北朝有盐水炒、醋煮法（《雷公》）。唐代酒煮、姜汁制（《食疗》）。宋代有炒令焦、炒令熟、醋制、焙（《圣惠方》），煨制、醋炒（《博济方》），汤浸（《衍义》），酒浸炒、黑豆汤浸炒（《总录》），童便浸法（《局方》），盐制（《总微》），汤煮（《妇人》）。元代有汤洗焙干（《脾胃论》），酒洗焙（《宝鉴》），盐炒（《丹溪》）。明代有盐水炒、黄连水炒（《入门》），水浸、黄连炒、牵牛子炒（《奇效》）。清代有黄连制（《握灵》），盐汤洗焙干（《本草汇》），沸水泡（《崇原》），盐炒童便煮（《说约》），糯米煮制（《本草述》），酒洗（《金鉴》）等炮制方法。

1. 炮制方法

吴茱萸：除去杂质。

制吴茱萸：取甘草煎汤，去渣，加入净吴茱萸，闷润吸尽后，炒至微干，取出，干燥，每 100 kg 吴茱萸，用甘草 6 kg。

2. 炮制作用

吴茱萸：辛，苦，热；有小毒。归肝、脾、胃、肾经。具有散寒止痛、降逆止呕、助阳止泻的功效。生品有小毒，多外用。以散寒止痛力强。

制吴茱萸：毒性降低，燥性缓和。用于厥阴头痛，寒疝腹痛，寒湿脚气，经行腹痛，脘腹胀痛，呕吐吞酸，五更泄泻。

3. 质量要求

吴茱萸：呈球形或略呈五角状扁球形，表面暗黄绿色至褐色，粗糙，有多数点状凸起或凹下的油点。顶端有五角星状的裂隙，基部残留被有黄色茸毛的果梗。质硬而脆，横切面可见子房5室，每室有淡黄色种子1粒。气芳香浓郁，味辛辣而苦。水分不得过15.0%，总灰分不得过10.0%，醇溶性浸出物不得少于30.0%，吴茱萸碱和吴茱萸次碱的总量不得少于0.15%，柠檬苦素不得少于0.20%。

制吴茱萸：形如吴茱萸，表面棕褐色至暗褐色。色泽加深，气味稍淡。水分不得过15.0%，总灰分不得过10.0%，醇溶性浸出物不得少于30.0%，吴茱萸碱和吴茱萸次碱的总量不得少于0.15%，柠檬苦素不得少于0.20%。

【研究概况】

1. 化学成分

1）吴茱萸所含成分

吴茱萸主含生物碱，还有苦味素、萜类、黄酮类、香豆素类、甾类、木脂素等。主要活性成分有吴茱萸碱、吴茱萸次碱、柠檬苦素等。

2）炮制对化学成分的影响

吴茱萸经炮制后，异鼠李素-3-O-β-D-吡喃半乳糖苷含量明显下降，其含量顺序为生品＞盐制品＞甘草制品＞酒制品＞醋制品＞黄连制品、姜制品＞水洗制品。去氢吴茱萸碱在盐制品中降幅较小，在其余炮制品中的含量仅为生品的60%。吴茱萸次碱除在水洗制品中的含量下降外，其余均有很大提高，含量顺序为甘草制品＞盐制品＞酒制品＞姜制品＞醋制品＞黄连制品＞生品＞水洗制品。吴茱萸碱除在黄连制品中的含量略有下降外，在其他炮制品中的含量都有所提高。吴茱萸新碱和1-甲基-2［（6Z，9Z)-6，9十五烷二烯基］-4（1H）喹诺酮在黄连制品中的含量下降最多，在其他炮制品中的含量没有显著变化。

2. 工艺研究

郭昊等采用正交试验设计，以吴茱萸碱、吴茱萸次碱两种生物碱的总含量为评价指标，优选甘草制吴茱萸的最佳烘制工艺：甘草汁用量6.5%，烘干温度60℃、时间8 h；甘草汁用量对吴茱萸中生物碱的含量有显著影响。采用正交试验设计，以吴茱萸碱、吴茱萸次碱及柠檬苦素的含量为指标，优选制吴茱萸炮炙工艺：吴茱萸与甘草比例为100∶6，闷润5 h，180℃炒制10 min；优选姜制吴茱萸的工艺：吴茱萸与干姜比例为100∶7.5，闷润4 h，160℃炒制8 min。

3. 药理作用

吴茱萸具有散寒止痛、降逆止呕、助阳止泻的功效。现代药理研究主要有以下几个方面。

1）对心血管系统的影响

吴茱萸水提醇沉液可以加强蟾蜍心肌收缩力，增大心输出量，且随剂量的增大作用增强。吴茱萸水煎剂能使大鼠在冰水应激状态下延迟出现疲劳的时间，其机制是对内源性儿茶酚胺分泌增加所致的心肌损伤有一定的保护作用，能使心肌细胞膜结合酶的异常变化得到一定的恢复。吴茱萸次碱能够有效降低血压、改善血管重构。

2）对消化系统的影响

李冀等研究发现，吴茱萸汤对胃溃疡大鼠胃液总量、总浓度及胃蛋白酶有明显的抑制作用，能显著升高胃组织中SOD的活性。同时也发现吴茱萸水煎剂可显著减少番泻叶引起的小鼠大肠刺激性腹泻次数，对蓖麻油引起的小肠刺激性腹泻也有一定的作用。张婷等研究发现，吴茱萸水煎剂能

明显对抗乙酰胆碱和氯化钡引起的胃痉挛性收缩，并能减少胃酸的分泌。吴茱萸的止呕作用可能与拮抗乙酰胆碱、5-羟色胺受体有关。

3）抗炎镇痛作用

吴茱萸水提物灌胃给予寒证模型小鼠后 30 min 有明显的镇痛作用，60 min 达到峰效应，呈现一定的"量-效"和"时-效"关系；血中和肝内 ALT 和 AST 水平升高，血中 PGE2、MDA、NO、NOS 水平增高，SOD、GSH、GSH-Px 水平下降，BUN、CR 水平无明显变化，肝体比值增加，肾体比值无明显变化。吴茱萸水提物发挥镇痛效应的机制与抑制疼痛介质释放、过氧化损伤及 NO 损伤有关。吴茱萸对醋酸引起的血管通透性增加有抑制作用。

4）抗肿瘤作用

吴茱萸对结肠癌 LoVo 细胞、人乳腺癌 MDA-MB-231 细胞、人卵巢癌细胞、肝癌 HepG2 细胞等多种癌细胞具有作用。其主要活性成分吴茱萸碱能抑制肿瘤细胞活性与增殖、阻滞细胞周期、促进凋亡、促进自噬、抑制肿瘤微血管形成及影响肿瘤表观遗传学修饰等。

5）其他

吴茱萸还有抗菌、抗病毒、抗血栓、免疫调节、减肥等作用。

【述评】

据古籍记载，吴茱萸主要有酒制、姜制、盐制、醋制及黄连制等。《本草纲目》记载了盐制、醋制和浸泡等法。古法中盐制和黄连制法沿用至今。现版《中国药典》收载了甘草制吴茱萸，地方规范有盐制、炒制、黄连制等法。甘草制吴茱萸出现较晚，在历史典籍中未见收载，《本草纲目》亦未记载。

皂荚 （Zaojia）

《本草纲目》·木部·第三十五卷·皂荚

本品为豆科植物皂荚 *Gleditsia sinensis* Lam. 的干燥成熟果实或不育果实。

【"修治"原文】

皂荚

【敩曰】凡使，要赤肥并不蛀者，以新汲水浸一宿，用铜刀削去粗皮，以酥反复炙透，捶去子、弦用。每荚一两，用酥五钱。

【好古曰】凡用有蜜炙、酥炙、绞汁、烧灰之异，各依方法。

【古代炮制】

宋代有去两头及皮子（《圣惠方》），削去黑皮（《证类》），去丝膜（《疮疡》），捶碎、酥制（《圣惠方》），炙制（《衍义》），制炭（《证类》），蜜制（《总录》）。元代有去弦核、炙酥（《世医》），剉制（《活幼》），火炮（《精义》）。明代有切段、羊油炙、熬制（《普济方》），捣、煨制、矾制（《医学》），炒制（《景岳》）。清代有净制（《本草述》），切制（《串雅外》），酥制（《必用》），制炭（《要旨》），蜜制（《本草汇》），炒制（《切用》），焙制（《握灵》），煮制（《本草述》）等炮制方法。

【现代炮制】

1. 炮制方法

皂荚：拣去杂质，洗净，润软，切段，干燥。（2005《安徽》）

2. 炮制作用

皂荚：辛，温；有小毒。归肺、大肠经。具有祛痰、开窍、解毒的功效。

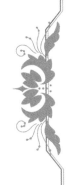

3. 质量要求

皂荚：呈扁圆形不规则段。果皮切面黄色；周边红褐色或紫褐色，被灰色粉霜，种子所在处隆起。种子偏椭圆形，黄棕色，光滑。质硬，气特异，有刺激性，味辛辣。

【述评】

据古籍记载，皂荚炮制方法多达 20 余种，主要有制炭、炮、辅料（酥、蜜、羊油、酒、黑豆、姜、盐、醋、童便、矾）制、炒、煨、煮制等。《本草纲目》记载了酥炙、蜜炙、制炭等法。现版《中国药典》没有收载皂荚，在部分地方规范有收载。《本草纲目》记载皂荚有毒，现代研究也证实其具有明显的胃肠毒性及中枢神经毒性。皂荚主含三萜皂苷成分，具有抗炎、抗心肌缺血等作用。

皂荚子 （Zaojiazi）

《本草纲目》·木部·第三十五卷·皂荚

本品为豆科植物皂荚 *Gleditsia sinensis* Lam. 的种子。

【"修治"原文】

子

【敩曰】 拣取圆满坚硬不蛀者，以瓶煮熟，剥去硬皮一重，取向里白肉两片，去黄，以铜刀切，晒用。其黄消人肾气。

【古代炮制】

南北朝有煮法（《雷公》）。宋代有微炒、炒焦黄（《圣惠方》），烧存性（《证类》），炒后酥焦黑（《妇人》）。元代有炒黄（《宝鉴》）。明代有炒香熟（《普济方》），烧存性（《奇效》），煮熟（《本草纲目》），炮存性（《准绳》）。清代有切制、微炒（《大成》），煮熟（《钩元》），煅存性（《备要》）等炮制方法。

【现代炮制】

1. 炮制方法

皂荚子：除去杂质。用时打碎。（2015《浙江》）

2. 炮制作用

皂荚子：辛，温；有小毒。归肺、肝经。具有搜风、祛痰、开窍的功效。用于疮癣毒肿。

3. 质量要求

皂荚子：呈长椭圆形，一段略狭长，表面红棕色，有光泽，较狭长的一端有微凹的点状种脐，有时不甚明显。子叶 2 片，肥大，鲜黄色。质坚硬。气微，味淡。

【述评】

皂荚子古代炮制方法有煮、炒，制炭等。《本草纲目》载有煮制法。现版《中国药典》未收载该品种，亦鲜见皂角子的相关研究。

诃子 （Hezi）

《本草纲目》·木部·第三十五卷·诃黎勒

本品为使君子科植物诃子 *Terminalia chebula* Retz. 或绒毛诃子 *Terminalia chebula* Retz. var. *tomentella* Kurt. 的干燥成熟果实。

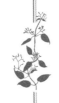

【"修治"原文】

【敩曰】凡用诃黎勒，酒浸后蒸一伏时，刀削去路，取肉锉焙用。用核则去肉。

【古代炮制】

南北朝有酒蒸，焙干（《雷公》）。唐代有炮半熟去核（《颅囟》），去核煨（《外台》），蒸制（《产宝》）。宋代有面裹煨或湿纸煨后去核（《圣惠方》、《总录》），熬制（《证类》），烧灰（《传信》），姜制（《痘疹方》）。明代有麸炒、煅制、醋浸（《普济方》）。清代有酒蒸（《本草汇》）。

【现代炮制】

1. 炮制方法

诃子：除去杂质，洗净，干燥。用时捣碎。

诃子肉：取净诃子，稍浸，闷润，去核，干燥。

炒诃子肉：取净诃子肉，用文火炒至深棕色时，取出放凉。（2015《浙江》）

诃子炭：取净诃子肉，按炒炭法炒至冒烟，表面焦黑色，内部棕褐色时，灭尽火星。（2015《浙江》）

煨诃子：取诃子麸煨至深褐色。（2015《四川》）

2. 炮制作用

诃子：苦、酸、涩，平。归肺、大肠经。具有涩肠止泻、敛肺止咳、降火利咽的功效。用于久泻久痢，便血脱肛，肺虚喘咳，久嗽不止，咽痛音哑。生诃子长于清金敛肺利咽，用于治疗咽痛失音，肺虚久咳。

炒诃子肉：缓和酸涩之性，具有涩肠止泻、温散寒气的功效。

诃子炭：缓和酸涩之性，增强收敛止泻、止血作用。

煨诃子：缓和酸涩之性，涩敛之性增强，用于老人久泻久痢及脱肛症。

3. 质量要求

诃子：呈长圆形或卵圆形，表面黄棕色或暗棕色，具光泽。有不规则的皱纹及5～6条纵棱线。质坚实。果肉黄棕色或黄褐色。果核浅黄色粗糙，坚硬。种子狭长纺锤形，种皮黄棕色，子叶2，白色相互重叠卷旋。气微，味酸涩而后甜。水分不得过13.0%，总灰分不得过5.0%，水溶性浸出物不得少于30.0%。

诃子肉：呈全裂或半裂开的扁长梭形、扁长圆形或扁卵圆形、横断裂开的锥形或不规则块状。外表面棕色、黄褐色或暗棕褐色。内表面暗棕色、暗黄褐色或暗棕褐色，粗糙凹凸不平。质坚脆、可碎断。气微，味微酸、涩后甜。

炒诃子肉：形如诃子肉，表面深黄色，有焦斑，断面黄褐色，微有香气，味涩。

诃子炭：形如诃子肉，表面焦黑色，内部棕褐色。

煨诃子：形如诃子肉，表面深棕色，偶见附有焦糊面粉（面裹煨），质地较松脆，味略酸涩，略有焦香气。

【研究概况】

1. 化学成分

1）诃子所含成分

诃子主含鞣质，其次是酚类、蒽醌、三萜、氨基酸、挥发性成分等。

2）炮制对化学成分的影响

苏孝共等采用HPLC法测定诃子炮制（炒、煨）前后番泻苷A含量。结果表明生诃子中番泻苷A含量最高，经加热炮制后番泻苷A含量均有不同程度的下降。

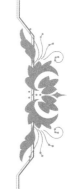

2. 工艺研究

韩燕萍等通过正交试验及单因素实验，以诃子水浸出物、鞣质、番泻苷 A 含量为考察指标优选诃子烘制最佳条件：100℃以下、时间为 1 h 以内。张超等采用正交试验，以外观性状、游离没食子酸含量的综合评分为指标，得到最佳煨制工艺：麦麸用量 0.4 倍，煨制时间 20 min，控温（140±5）℃。

3. 药理作用

诃子具有涩肠止泻、敛肺止咳、降火利咽的功效。现代药理研究主要有以下几个方面。

1）抑菌作用

诃子水提物对大肠杆菌、绿脓杆菌、金黄色葡萄球菌具有明显的抑菌作用，对胸膜肺炎放线杆菌也具有良好的抗菌活性。抑菌谱广。

2）抗炎作用

诃子水提物可以抑制含氮氧化物的合成而表现出抗炎活性。50％乙醇提取物可以改善由醋酸诱导的大鼠急性结肠炎，结肠病理切片、脂质过氧化物、一氧化氮、SOD、谷胱甘肽过氧化物酶等生理指标较模型组均存在极显著差异。50％甲醇提取物具有抗关节炎的作用。

3）抑制胃肠功能

诃子提取物对正常小鼠胃排空和小肠蠕动有抑制作用。张东等通过实验，发现诃子醇提物对动物胃肠运动有抑制作用，其作用途径可能与 M 胆碱受体有关。

4）其他

诃子还有护肝、抗肿瘤、抗病毒、免疫抑制等作用。

【述评】

据古籍记载，诃子炮制方法有酒蒸、焙、炮、煨、熬、烧灰、麸炒等。《本草纲目》记载有"酒蒸"，并提出用肉去核。唐以后煨法应用普遍，多数要求"去核"。现版《中国药典》载有诃子、诃子肉。煨法至今仍较常用，煨制后药性缓和，涩敛之性增强。

现有实验结果表明，通过加热炮制诃子中具有泻下作用的成分番泻苷 A 含量均有不同程度减少，煨诃子收敛止泻作用相对增强，可能与此有关。

补骨脂 （Buguzhi）

《本草纲目》·草部·第十四卷·补骨脂

本品为豆科植物补骨脂 *Psoralea corylifolia* L. 的干燥成熟果实。

【"修治"原文】

子

【敩曰】 此性燥毒，须用酒浸一宿，漉出，以东流水浸三日夜，蒸之，从巳至申，日干用。一法：以盐同炒过，曝干用。

【古代炮制】

南北朝有酒蒸（《雷公》）。宋代有炒（《圣惠方》），盐炒、芝麻制（《局方》），酒炒（《朱氏》）。元代有醋炒（《世医》）和酒浸焙（《瑞竹》）。明代有酒麸炒、泽泻制（《普济方》），盐酒芝麻制（《仁术》），盐酒炒（《回春》），黄柏盐酒制（《保元》）；胡桃肉炒（《必读》）。清代有麸炒、面炒（《本草述》），麻子仁炒（《钩元》），"童便、乳浸，盐水炒"（《备要》），"盐水浸三日，胡桃油炒"（《必读》），童便浸蒸、乳拌蒸（《得配》），芪术苓甘草制（《拾遗》），炙（《从众录》），米泔黄柏盐制（《增广》）等炮制方法。

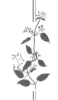

【现代炮制】

1. 炮制方法

补骨脂：除去杂质。

盐补骨脂：取净补骨脂按盐炙法，用文火炒至微鼓起、进裂并有香气逸出。每 100 kg 补骨脂，用盐 2 kg。

2. 炮制作用

补骨脂：辛、苦，温。归肾、脾经。具有温肾助阳、纳气平喘、温脾止泻的功效；外用消风祛斑。用于肾阳不足，阳痿遗精，遗尿尿频，腰膝冷痛，肾虚作喘，五更泄泻；外用治白癜风，斑秃。生品辛热而燥，温肾助阳作用强，但不宜长时间服用，服用时间稍长则有口干、舌燥、咽痛等伤阴症状。

盐补骨脂：可引药入肾，增强温肾助阳、纳气、止泻的作用。并可缓和辛窜温燥之性，避免伤阴。

3. 质量要求

补骨脂：呈肾形，略扁，表面黑色、黑褐色或灰褐色，具细微网状皱纹。顶端圆钝，有一小突起。质硬。果皮薄，与种子不易分离；种子 1 枚，子叶 2，黄白色，有油性。气香，味辛、微苦。水分不得过 9.0%，总灰分不得过 8.0%、酸不溶灰分不得过 2.0%，补骨脂素和异补骨脂素的总量不得少于 0.70%。

盐补骨脂：形如补骨脂。表面黑色或黑褐色，微鼓起。气微香，味微咸。水分不得过 7.5%，总灰分不得过 8.5%，补骨脂素和异补骨脂素的总量不得少于 0.70%。

【研究概况】

1. 化学成分

1）补骨脂所含成分

补骨脂主含香豆素、黄酮、单萜酚，此外含有豆甾醇、谷甾醇葡萄糖苷、棉子糖等化合物。主要成分有补骨脂素及异补骨脂素等。

2）炮制对化学成分的影响

宋潇等研究了雷公法、盐炙法、酒浸炒、清炒法 4 种炮制法对补骨脂中糖苷、香豆素、黄酮、单萜酚 4 类成分的影响，结果表明，雷公炮制法较其他 3 种方法，糖苷、黄酮、单萜酚类成分的含量明显降低，香豆素类成分补骨脂素、异补骨脂素的含量明显升高。方艳夕等亦比较了补骨脂生品、雷公法炮制品、酒浸炒品、清炒品、盐炙品、盐蒸品中补骨脂素和异补骨脂素的含量，雷公法炮制品中补骨脂素和异补骨脂素的含量明显高于其他炮制方法。

2. 工艺研究

陈李东采用了单因素实验和正交试验优选补骨脂最佳酒制工艺：补骨脂 100 g，加 15% 的黄酒，拌匀，闷润 36 h，烘制时间 120 min，烘制温度 140℃。

3. 药理作用

补骨脂具有温肾助阳、纳气平喘、温脾止泻的功效。现代药理研究主要有以下几个方面。

1）雌激素样作用

研究表明，补骨脂素、异补骨脂素对雌激素受体（ER）阳性细胞乳腺癌 MCF-7 增殖具有明显的促进作用。另有研究表明，补骨脂素具有植物雌激素样作用是通过 ER 途径介导的，在雌激素耗竭的情况下，补骨脂素具有与雌激素类似的促雌激素受体阳性细胞增殖的作用。

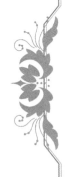

2）抗菌作用

补骨脂中异补骨脂查耳酮、补骨脂二氢黄酮甲醚有较强的抗金黄色葡萄球菌及表皮葡萄球菌作用。补骨脂中分离出的抗真菌蛋白 Psc-AF 通过抑制胰蛋白酶活性从而抑制白菜黑斑病毒、黑曲霉菌、头孢镰刀菌和小麦纹枯病菌生长。补骨脂中黄酮苷对金黄色葡萄球菌、铜绿假单胞菌、尖孢镰刀菌和指状青霉有抑制作用。

3）抗肿瘤作用

有研究表明补骨脂可激发小鼠体内自然杀伤细胞活性，抑制艾氏腹水癌（EAC）的生长，对 HepG2、A549 细胞株有细胞毒性，还可以抑制肿瘤生长，抗癌作用的可能途径之一是通过促进苯醌还原酶的活力抑制肿瘤转移实现的。补骨脂素和异补骨脂素对人胃癌细胞 BGG-823 有抑制作用，此外，补骨脂素对乳腺癌细胞株 MCF-7 有显著的抑制作用，其作用机制与其诱导肿瘤细胞线粒体变性，降低凋亡抑制基因 Bcl-2 的表达，促进细胞凋亡有关。

4）其他

补骨脂还有抗氧化、抗抑郁、强心、扩张冠状动脉、平喘、增强免疫、促进皮肤色素增生等作用。

【述评】

据古籍记载，补骨脂炮制方法多达 30 余种。《本草纲目》仅转载了雷敩的酒蒸和盐炙法。现版《中国药典》载有盐炙法。生品外用杀虫止痒。补骨脂"性燥"，长期使用有些患者可出现口干、舌燥、咽痛等伤阴现象，还对肝脏有一定损害，所以临床盐炙品常用。现代研究表明，大鼠长期灌胃给予补骨脂不同提取物可造成一定的毒性反应，且具有一定的剂量相关性，主要表现为肝脏和肾脏功能损害，并且损伤程度存在雌雄差异；补骨脂主要毒性成分有补骨脂素、异补骨脂素等，这些成分又具有一定药效。因此，补骨脂产生"燥毒"成分-量-效-毒关系及盐炙、酒蒸原理有待进一步研究阐释。

苍耳子 (Cangerzi)

《本草纲目》·草部·第十五卷·葈耳

本品为菊科植物苍耳 *Xanthium sibiricum* Patr. 的干燥成熟带总苞的果实。

【"修治"原文】

实

【大明曰】入药炒熟，捣去刺用，或酒拌蒸过用。

茎、叶

【敩曰】凡采得去心，取黄精，以竹刀细切拌之，蒸从巳至亥时出，去黄精，阴干用。

【古代炮制】

南北朝有蒸（《雷公》）。唐代有烧灰（《千金》）。宋代有烧灰、微炒（《圣惠方》），炒香去刺（《证类》），焙制（《急救》）。明代有酥制（《普济方》），微炒存性（《医学》），黄精汁蒸（《入门》），单蒸（《大法》），炒熟去刺及酒拌蒸（《乘雅》）。清代有炒捶碎（《法律》）和炒香浸酒（《本草述》）的炮制方法。

【现代炮制】

1. 炮制方法

苍耳子：除去杂质。

炒苍耳子：取净苍耳子，用中火加热，炒至表面黄褐色刺焦时取出，晾凉，碾去刺，筛净。

2. 炮制作用

苍耳子：辛，苦，温；有毒。归肺经。具有散风寒、通鼻窍、祛风湿的功效。用于风寒头痛，鼻塞流涕、鼻衄、鼻渊、风疹瘙痒，湿痹拘挛。生品以消风止痒力强。

炒苍耳子：炒后减毒，长于通鼻窍，祛湿止痛。

3. 质量要求

苍耳子：呈纺锤形或卵圆形，表面黄棕色或黄绿色，全体有钩刺，顶端 2 枚较粗的刺，分离或相连，基部有果梗痕。质硬而韧，横切面中央有纵隔膜，2 室，各有 1 枚瘦果。瘦果略呈纺锤形，一面较平坦，顶端具 1 突起的花柱基，果皮薄，灰黑色，具纵纹。种皮膜质，浅灰色，子叶 2，有油性。气微，味微苦。水分不得过 12.0%，总灰分不得过 5.0%，绿原酸不得少于 0.25%。

炒苍耳子：形如苍耳子，表面黄褐色，有刺痕。微有香气。水分不得过 10.0%，总灰分不得过 5.0%，绿原酸不得少于 0.25%。

【研究概况】

1. 化学成分

1）苍耳子所含成分

苍耳子含挥发油、脂肪酸、水溶性苷类、酚酸类、噻嗪双酮杂环类、倍半萜内酯、蒽醌、黄酮、生物碱等化合物，其主要成分有绿原酸等。

2）炮制对化学成分的影响

苍耳子经炒制和烘制后，可显著提高水溶性浸出物的含量，炮制对脂肪油中所含组分无明显影响。苍耳子炮制前后挥发油中化学成分存在差异，但脂肪油成分基本一致。生品中羧基苍术苷的含量较高，而炒黄后其含量下降达 90%，炒制过程中羧基苍术苷转化为苍术苷，炒焦的炮制品中基本不含羧基苍术苷，苍术苷含量也小幅下降。

2. 工艺研究

胡迪等以浸出物、脂肪油、总酚酸、羧基苍术苷和苍术苷的含量为评价指标，采用均匀设计优选炒苍耳子的最佳炮制工艺：260℃炒制 9 min。柳清等实验结果表明，苍耳子清炒改进为控温砂炒后的炮制工艺，活性成分的质量分数高且毒性成分的质量分数低，认为苍耳子炮制工艺由清炒法改进为砂炒法可行。

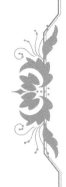

3. 药理作用

苍耳子具有散风寒、通鼻窍、祛风湿的功效。现代药理研究主要有以下几个方面。

1）抗炎、镇痛作用

李蒙等研究表明，苍耳子生品、炒品水提物均能抑制二甲苯引起的耳肿胀及角叉菜胶引起的足肿胀，对化学刺激性、热刺激性疼痛均有明显的镇痛作用，并呈现剂量依赖性。Wang Y H 等试验发现咖啡酰苍耳子噻嗪双酮苷对脓毒症小鼠有保护作用。Huang M H 等研究认为，苍耳子表现抗炎作用与增加过氧化氢酶（CAT）、超氧化物歧化酶（SOD）和谷胱甘肽过氧化物酶（GPX）和降低诱导型一氧化氮合酶（iNOS）水平有关。

2）抗微生物作用

苍耳子提取物具有抑菌活性。张争名等发现，苍耳子甲醇粗提物对绿色木霉、黄瓜灰霉菌、黑曲霉、终极腐霉、黄瓜尖镰孢菌 5 种病原真菌均有一定的抑制作用。

3）降血糖作用

郭凤霞等研究发现苍耳水提物中含有 α-葡萄糖苷酶抑制剂的活性成分，抑制葡萄糖苷酶活性的作用强于阿卡波糖，可提高正常小鼠的耐糖量；高血糖小鼠模型实验中，苍耳水提物可降低糖尿病小鼠血糖。另有研究表明从苍耳子中分离出了一种咖啡酰奎宁酸，发现其是一种醛糖还原酶化合物，可预防糖尿病并发症的发生。

4）其他

苍耳子还有抗肿瘤、抗过敏、抑制黑色素等作用。

【述评】

据古籍记载，苍耳子炮制方法有蒸、制炭、炒香去刺、焙、酥制、黄精汁制、酒制等。《本草纲目》记载有炒和酒蒸法，现版《中国药典》收载了炒法。

苍耳子有毒，炒制可减毒。现代研究表明，生品中毒性成分包括毒蛋白和羧基苍术苷，炒黄后蛋白凝固，羧基苍术苷含量下降90％，从而到达降毒目的。

辅料酒味甘辛、能活血通络、祛风散寒、行药势，苍耳子具有散风湿作用，《本草纲目》记载"酒制"是否能增强该作用，有待研究阐释。

郁李仁（Yuliren）

《本草纲目》·木部·第三十六卷·郁李

本品为蔷薇科植物欧李 *Prunus humilis* Bge.、郁李 *Prunus japonica* Thunb. 或长柄扁桃 *Prunus pedunculata* Maxim. 的干燥成熟种子。

【"修治"原文】

核仁

【敩曰】先以汤浸，去皮、尖，用生蜜浸一宿，漉出阴干，研如膏用之。

【古代炮制】

南北朝有去皮尖、生蜜制（《雷公》）。唐代有去皮、熟研（《千金翼》）。宋代有"汤浸去皮尖，微炒"（《圣惠方》），焙法（《药证》），酒浸、麸炒（《总录》），"汤去尖皮，熬紫色"（《普本》）。元代有火炮（《世医》）。明代有蜜制（《入门》），制霜（《仁术》），陈皮炒（《淮绳》），面炒（《济阴》）。清代有酒炒（《得配》）等炮制方法。

【现代炮制】

1. 炮制方法

郁李仁：除去杂质。用时捣碎。

炒郁李仁：取净郁李仁，用文火炒至表面深黄色，有香气逸出。用时捣碎。（2018《湖北》）

2. 炮制作用

郁李仁：辛、苦、甘，平。归脾、大肠、小肠经。具有润燥滑肠、下气利水的功效。用于津枯肠燥，食积气滞，腹胀便秘，水肿，脚气，小便不利。

炒郁李仁：药性较缓，适于老人、体虚及产后便秘者，用法与生品相同。炒后可起到杀酶保苷的作用。

3. 质量要求

郁李仁：小李仁　呈卵形，长5～8 mm，直径3～5 mm。表面黄白色或浅棕色，一端尖，另一端钝圆。尖端一侧有线形种脐，圆端中央有深色合点，自合点处向上具多条纵向维管束脉纹。种皮薄，子叶2，乳白色，富油性。气微，味微苦。

大李仁：长6～10 mm，直径5～7 mm。表面黄棕色。水分不得过6.0％，酸值不得过10.0、羰基值不得过 3.0、过氧化值不得过 0.050，苦杏仁苷不得少于 2.0%。

炒郁李仁：形如郁李仁，表面深黄色，断面浅黄色，有香气。

【研究概况】

1. 化学成分

1) 郁李仁所含成分

郁李仁含脂肪油、蛋白质、纤维素、多糖、皂苷及植物甾醇等。主要成分有苦杏仁苷等。

2) 炮制对化学成分的影响

郁李仁炒制有杀酶保苷的作用，炒制后苦杏仁苷的含量降低。炒品与生品相比，色谱图中在苦杏仁苷峰前有一个明显的小峰，其大小随炒制程度加深而增大。

2. 药理作用

郁李仁具有润燥滑肠、下气利水的功效。现代药理研究主要有以下几个方面。

1) 促进肠蠕动作用

郁李仁有显著的促进肠蠕动的作用。采用肠推进法研究发现，对小鼠肠运动的作用以欧李、郁李仁最直接。水提物最为显著，脂肪油次之。而 6 种郁李仁样品除蒙古扁桃促进小肠蠕动作用略低外，其他均极显著。对便秘的影响，以燥结型便秘效果最显著。

2) 祛痰止咳作用

郁李仁中所含的苦杏仁苷在体内可产生微量的氢氰酸，对呼吸中枢呈镇静作用（小剂量口服），使呼吸趋于安静而达到镇咳平喘作用，大剂量则易引起中毒。

3) 其他

郁李仁具有抗炎、抗氧化的作用，可调节黑色素原生成的功能，能使去甲肾上腺素预收缩的血管环张力下降。

【述评】

据古籍记载，郁李仁炮制方法主要有炒法，以及去皮尖、酒制、蜜制、制霜等。《本草纲目》收载有汤浸去皮尖、蜜制法。现代临床用以生品为主，少用炒品。现版《中国药典》仅收载了生郁李仁。郁李仁属润下药，作用并不峻烈，生用取其效捷。但身体较差者，炒制可缓和药性，不伤正气。

《本草纲目》记载郁李仁"先以汤浸，去皮尖"，该法始载于《雷公》，为郁李仁最早的炮制方法，而且随后较多古文献中也要求"汤浸去皮"，原因不明。现代研究发现，郁李仁与苦杏仁一样含有苦杏仁苷及酶。"汤浸、去皮"的目的除了除去非药用部位，是否还有其他原因，有待进一步研究。

苦杏仁（Kuxingren）

《本草纲目》·果部·第二十九卷·杏

本品为蔷薇科植物山杏 *Prunus armeniaca* L. var. *ansu* Maxim.、西伯利亚杏 *Prunus sibirica* L.、东北杏 *Prunus mandshurica*（Maxim.）Koehne 或杏 *Prunus armeniaca* L. 的干燥成熟种子。

【"修治"原文】

核仁

【别录曰】五月采之。

【弘景曰】凡用杏仁，以汤浸去皮尖，炒黄。或用面麸炒过。

【敩曰】凡用，以汤浸去皮尖。每斤入白火石一斤，乌豆三合，以东流水同煮，从巳至午，取出晒干用。

【时珍曰】治风寒肺病药中，亦有连皮尖用者，取其发散也。

【古代炮制】

汉代有熬制（《玉函》）和"去皮尖炒"（《金匮》）。晋代有熬和烧（《肘后》）。南北朝刘宋时代有药汁制（《雷公》）。梁代有熬法（《集注》）。唐代有熬（《新修》），烧黑（《千金翼》），酥熬、油制、麸炒（《外台》）。宋代有蒸制、童便制、灯上燎（《圣惠方》），"烂煮令香"（《博济》），面炒（《脚气》），微炒（《药证》），药汁制、火上燎存性、蜜制、制霜（《总录》），"炮去皮尖"（《指迷》），"炒去皮尖"（《产育》），"炒令香熟"、麸炒（《普本》），制炭（《总微》），米泔制（《三因》），炒焦（《济生方》）。元代有焙法（《世医》）。明代有炒赤、"炒令微黑"、药汁制、童便浸蜜炒、蛤粉炒、制霜（《普济方》），牡蛎粉炒（《奇效》）。清代有姜制、盐制、酒浸（《本草汇》），面裹煨后去油（《本草述》），便炒（《尊生》），制霜（《幼幼》），烧存性（《拾遗》），醋制（《释迷》）等炮制方法。

【现代炮制】

1. 炮制方法

苦杏仁：除去杂质。用时捣碎。

燀苦杏仁：取净苦杏仁，置沸水中略烫，至外皮微胀时，捞出，用凉水稍浸，取出搓开种皮，晒干后去种皮，取仁。用时捣碎。

炒苦杏仁：取燀苦杏仁，用文火炒至表面黄色，取出晾凉。用时捣碎。

2. 炮制作用

苦杏仁：苦，微温；有小毒。归肺、大肠经。具有降气止咳平喘、润肠通便的功效。用于咳嗽气喘，胸满痰多，肠燥便秘。

燀苦杏仁：除去非药用部位，杀酶保苷，降低毒性，利于有效物质溶出，提高疗效。

炒苦杏仁：长于温散肺寒，并可去小毒。

3. 质量要求

苦杏仁：呈扁心形，表面黄棕色至深棕色，一端尖，另一端钝，肥厚，左右不对称。尖端一侧有短线形种脐，圆端合点处向上具多数深棕色的脉纹。种皮薄，子叶2，乳白色，富油性。无臭，味苦。水分不得过7.0%，过氧化值不得过0.11%，含苦杏仁苷不得少于3.0%。

燀苦杏仁：呈扁心形。表面乳白色或黄白色，一端尖，另一端钝圆，肥厚，左右不对称，富油性，有特异的香气，味苦。水分不得过7.0%，过氧化值不得过0.11%，苦杏仁苷不得少于2.4%。

炒苦杏仁：形如燀苦杏仁，表面黄色，偶带焦斑，气微香，味苦。水分不得过6.0%，过氧化值不得过0.11%，苦杏仁苷不得少于2.4%。

【研究概况】

1. 化学成分

1) 杏仁所含成分

苦杏仁含有脂肪油、蛋白质、多种微量元素和维生素等。其主要成分有苦杏仁苷等。

2) 炮制对化学成分的影响

苦杏仁炮制前后，苦杏仁苷的含量有差异：蒸制（4.58%）＞微波（4.399%）＞生品（4.343%）＞炒黄（3.061%）＞燀制（2.988%）。

2. 工艺研究

采用单因素试验和正交试验，以苦杏仁苷含量和灭酶程度为指标，优选苦杏仁的最佳燀制工艺：燀制时间10 min，加水量10倍；最佳蒸制工艺：杏仁铺置厚度3～5 cm，以大流量蒸汽蒸制

30 min。以苦杏仁苷含量为指标，采用正交实验法优选苦杏仁微波炮制的最佳炮制工艺：中火，加热时间为 4 min，药物载重量为 100 g。

3. 药理作用

苦杏仁具有降气止咳平喘、润肠通便的功效。现代药理研究主要有以下几个方面。

1）止咳平喘作用

苦杏仁苷具有镇咳作用。苦杏仁苷能被苦杏仁酶水解，所产生的氰氢酸和苯甲醛对呼吸中枢有抑制作用，能使呼吸加深，咳嗽减轻，痰易咳出。苦杏仁为肺经要药，苦泄，功专降利肺气而平喘。杏仁水提取液能降低器官对氨水刺激的敏感性，对抗组胺、乙酰胆碱、氯化钡对气管平滑肌的兴奋作用，具有明显的止咳作用。

2）抗炎镇痛作用

小鼠热板法和醋酸扭体法证实，苦杏仁苷有镇痛作用且无耐受性。苦杏仁脱脂水提取物能明显抑制醋酸所致小鼠扭体反应和大鼠棉球肉芽肿的形成，苦杏仁苷口服有抗炎作用。

3）其他

苦杏仁还有抗肿瘤、降血糖、降血脂、增强免疫、润肠通便等作用。

【述评】

据古籍记载，苦杏仁炮制方法有 20 余种，去皮和炒制是主要方法。《本草纲目》也收载了这两种方法，此外，还收载了面麸炒、白火石乌豆同煮等法。现版《中国药典》载有炒制和焯制。生用杏仁有一定毒性，现代研究已初步阐明了其毒性物质基础和炮制原理。

柿糕 （Shigao）

《本草纲目》·果部·第三十卷·柿

本品为柿树科植物柿 *Diospyros kaki* Thunb. 的果实经加工制成。

【"修治"原文】

柿糕

【时珍曰】案李氏食经云：用糯米（洗净）一斗，大干柿五十个，同捣粉蒸食。如干，入煮枣泥和拌之。

【述评】

柿糕为食用糕点。《本草纲目》记载了它的制作方法和作用，以糯米、干柿或加枣泥伴蒸制备而得，可治小儿秋痢。

柿饼 （Shibing）

《本草纲目》·果部·第三十卷·柿

本品为柿树科植物柿 *Diospyros kaki* Thunb. 的果实经加工而成的饼状食品。

【"修治"原文】

白柿、柿霜

【时珍曰】白柿即干柿生霜者。其法用大柿去皮捻扁，日晒夜露至干，内瓮中，待生白霜乃取出。今人谓之柿饼，亦曰柿花。其霜谓之柿霜。

【述评】

现在柿饼的加工方法为：取成熟的柿子，削去外皮，日晒夜露，约经一月后，放置席圈内，再经一月左右，在柿饼外面渗出一层白霜，即成柿饼，外面的霜称为柿霜。与《本草纲目》记载方法基本一致。柿饼主为食用，又具有良好药用价值。《本草纲目》记载：柿饼甘、涩，寒。归心、肺、胃经，具有补虚、健脾、润肺、涩肠、止血作用。柿霜，乃其精液，入肺病上焦药尤佳。2005《安徽》地方规范记载有柿霜，其具清热、润燥、化痰作用。

醂柿 （Lanshi）

《本草纲目》·果部·第三十卷·柿

本品为柿树科植物柿 *Diospyros kaki* Thunb. 的果实经加工而成。

【"修治"原文】

醂柿

【瑞曰】冰藏者性冷，盐藏者有毒。

【时珍曰】醂，藏柿也。水收、盐浸之外，又有以熟柿用灰汁澡三四度，令汁尽着器中，经十余日即可食，治病非宜。

【述评】

醂柿是指将柿子采用冷藏、盐浸渍或灰汁包裹至干。一般供食用。时珍曰：治病非宜。因此，醂柿不宜治病用。

柿果肉中的单宁在果实成熟过程中会逐渐由可溶性物质转化为不溶性物质。由于采后仍有相当多的可溶性单宁尚未转化，涩味仍然很大，须经人工处理加以脱涩后方可食用。由于加工方法不同，《本草纲目》将其分为醂柿、白柿、乌柿（火熏干者）、烘柿、柿糕、柿霜等制品。记载其【主治】如下。

醂柿：涩下焦，健脾胃，消宿血（诜）。

烘柿（红熟柿）：通耳鼻气，治肠不足。解酒毒，压胃间热，止口干（《别录》）。续经脉气（诜）。

白柿：补虚劳不足，消腹中宿血，涩中浓肠，健脾胃气（诜）。开胃涩肠，消痰止渴，治吐血，润心肺，疗肺痿心热咳嗽，润声喉，杀虫（大明）。治反胃咯血，血淋肠，痔漏下血（时珍）。

柿霜：清上焦心肺热，生津止渴，化痰宁嗽，治咽喉。真正柿霜，乃其精液，入肺病上焦药尤佳。

乌柿：杀虫，疗金疮、火疮，生肉止痛（《别录》）。治狗啮疮，断下痢（弘景）。

柿糕：作饼及糕与小儿食，治秋痢（诜）。

此外柿蒂、柿叶、木皮、根均可入药。

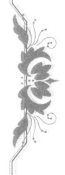

茺蔚子 （Chongweizi）

《本草纲目》·草部·第十五卷·茺蔚

本品为唇形科植物益母草 *Leonurus japonicus* Houtt. 的干燥成熟果实。

【"修治"原文】

子

【时珍曰】凡用，微炒香，亦或蒸熟，烈日曝燥，舂簸去壳，取仁用。

【古代炮制】

宋代有炒法（《产育》）。明代有蒸法（《本草纲目》）。清代有童便酒制（《逢原》），酒洗（《拾遗》），隔纸烘（《要旨》）等炮制方法。

【现代炮制】

1. 炮制方法

茺蔚子：除去杂质，洗净，干燥。

炒茺蔚子：取净茺蔚子，用文火炒至有爆声，颜色加深。

2. 炮制作用

茺蔚子：辛、苦，微寒。归心包、肝经。具有活血调经、清肝明目的功效。用于月经不调，经闭痛经，目赤翳障，头晕胀痛。生品长于清肝明目。

炒茺蔚子：寒性减弱，并且质脆，易于煎出有效物质。长于活血调经。

3. 质量要求

茺蔚子：呈三棱形，表面灰棕色至灰褐色，有深色斑点，一端稍宽，平截状，另一端渐窄而钝尖。果皮薄，子叶类白色，富油性。无臭，味苦。水分不得过 7.0%，总灰分不得过 10.0%。醇溶性浸出物不得少于 17.0%。盐酸水苏碱不得少于 0.050%。

炒茺蔚子：形如茺蔚子，微鼓起，质脆，断面淡黄色或黄色，富油性，气微香，味苦。

【研究概况】

1. 化学成分

茺蔚子主含生物碱、黄酮、脂肪酸、苯丙醇苷类、二萜类、挥发油等成分。

2. 工艺研究

严冬慧等利用星点设计-效应面法，以总生物碱、盐酸水苏碱、水溶性浸出物、醇溶性浸出物为评价指标，实验采用小型定制的炒药机，最大投药量 1.0 kg，得出炒茺蔚子最佳炮制工艺：温度 219℃、时间 2 min、转速 14 r/min。

3. 药理作用

茺蔚子具有活血调经、清肝明目的功效。现代药理研究主要有以下几个方面。

1）降血脂作用

茺蔚子黄酮具有降低 LDL、TG 而升高 HDL 的作用，并具有减少 LDL 颗粒体积和防止 LDL 过度氧化的作用，可减少 LDL 颗粒在冠状动脉壁上的沉积，从而降低粥样硬化的发生率。

2）降血压作用

正常大鼠灌胃给予茺蔚子醇提液的乙醚、乙酸乙酯、正丁醇和水萃取物，剂量为 0.108 g/mL，

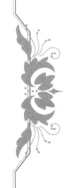

连续 10 d。水萃取物对正常大鼠有明显降压作用，其他各部位均可使正常大鼠收缩压降低，对舒张压无明显影响。

3）收缩子宫作用

茺蔚子总碱和水苏碱对离体子宫均有兴奋作用。表现为张力增高，收缩力增加，频率加快。但高浓度的茺蔚子总碱对离体小鼠子宫的兴奋作用减弱。

【述评】

据古籍记载，茺蔚子炮制方法有炒、蒸、童便制、酒制、隔纸烘等。《本草纲目》记载有炒制和蒸制法。现代沿用了炒法，这与"逢子必炒"相吻合。炒制后可使茺蔚子寒性减弱，并且质脆，易于煎出有效物质，增强活血调经作用。

《本草纲目》中记载茺蔚子作用较多。时珍曰："治风解热，顺气活血，养肝益心，安魂定魄，调女人经脉，崩中带下，产后胎前诸病。久服令人有子。"吴瑞曰："补中益气，通血脉，填精髓，止渴润肺。"现代茺蔚子与其茎叶（益母草）在临床上主要作为妇科用药，同有"益母"之功，调女人经脉、产后胎前诸病等。

胡芦巴 （Huluba）

《本草纲目》·草部·第十五卷·胡卢巴

本品为豆科植物胡芦巴 *Trigonella foenum-graecum* L. 的干燥成熟种子。

【"修治"原文】

【时珍曰】凡入药，淘净，以酒浸一宿，晒干，蒸熟或炒过用。

【古代炮制】

宋代有炒（《圣惠方》），酒浸炒（《妇人》），海金沙制（《朱氏》）。元代有酒浸、芝麻炒、盐（《瑞竹》）。明代有酒洗微炒（《入门》），酒浸蒸、酒浸焙（《本草纲目》），生芝麻炒、海金沙巴豆制、山茱萸炒、火炮（《普济方》）。清代有酒洗（《说约》），炒（《金鉴》），酒蒸（《得配》），酒浸炒（《汇纂》）等炮制方法。

【现代炮制】

1. 炮制方法

胡芦巴：除去杂质，洗净，干燥。

炒胡芦巴：取净胡芦巴，用文火炒至表面鼓起，有爆裂声，逸出香气时，取出。用时捣碎。（2015《浙江》，2015《四川》）

盐胡芦巴：取净胡芦巴按盐炙法，用文火炒至鼓起，微具焦斑，有香气溢出时，取出。用时捣碎。每 100 kg 胡芦巴，用食盐 2 kg。

2. 炮制作用

胡芦巴：苦，温。归肾经。具有温肾助阳、祛寒止痛的功效。用于肾阳不足，下元虚冷，小腹冷痛，寒疝腹痛，寒湿脚气。生品长于散寒逐湿，多用于寒湿脚气。

炒胡芦巴：苦燥之性稍缓，温补肾阳作用略胜于生品，逐寒湿作用稍逊于生品，兼具温肾逐湿作用。常用于肾虚冷胀，寒邪凝滞的痛经。

盐胡芦巴：引药入肾，温补肾阳力专。用于寒疝疼痛，阳痿，肾虚腰痛。

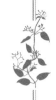

3. 质量要求

胡芦巴：略呈斜方形或矩形，表面黄绿色或黄棕色，平滑，两侧各具一深斜沟，相交处有点状种脐。质坚硬，不易破碎。种皮薄，胚乳呈半透明状，具黏性；子叶 2，淡黄色，胚根弯曲，肥大而长。气香，味微苦。水分不得过 15.0%，总灰分不得过 5.0%、酸不溶性灰分不得过 1.0%，醇溶性浸出物不得少于 18.0%，胡芦巴碱不得少于 0.45%。

炒胡芦巴：形如胡芦巴，微鼓起，有裂纹，表面黄棕色，气香。

盐胡芦巴：形如胡芦巴，表面黄棕色至棕色，偶见焦斑。略具香气，味微咸。水分不得过 11.0%，总灰分不得过 7.5%，醇溶性浸出物不得少于 18.0%，胡芦巴碱不得少于 0.45%。

【研究概况】

1. 化学成分

1）胡芦巴所含成分

胡芦巴主含甾体皂苷、黄酮、三萜、生物碱、香豆素、有机酸和油脂等，其主要成分有胡芦巴碱。

2）炮制对化学成分的影响

杨云等研究结果显示，胡芦巴经炮制后薯蓣皂苷元的含量均有明显增加。酒胡芦巴中多糖的含量随着烘制温度和黄酒加入量的增加而升高。加热和辅料可以促进胡芦巴中多糖的溶出。

2. 工艺研究

王子寿等采用正交设计，以醇溶性浸出物、胡芦巴碱的含量为指标，优选胡芦巴最佳盐炙工艺：胡芦巴 100 g，用食盐 2 g 加水 40 mL 溶解后，与胡芦巴拌匀，闷润 2 h，在 200℃ 下炒炙 10 min，每分钟翻炒 20 次。

3. 药理作用

胡芦巴具有温肾助阳、祛寒止痛的功效。现代药理研究主要有以下几个方面。

1）降血糖作用

胡芦巴有很好的降糖作用，用于治疗高血糖和高脂血症，其中黄酮、皂苷、多糖、胡芦巴碱、4-羟基异亮氨酸、半乳甘露聚糖及多酚等均能明显降低血糖。季红等研究发现胡芦巴能显著降低血糖，修复受损的胰岛。潘立东等研究发现，胡芦巴水提物能降低实验性糖尿病小鼠血糖，但几乎不影响糖耐量，其作用机制可能与半乳甘露聚糖有关。单俊杰等研究发现胡芦巴中 4 个芹菜素黄酮苷化合物能提高糖尿病小鼠肝脏糖原的含量，这可能是胡芦巴降血糖的作用机制之一。

2）降血脂作用

胡芦巴中甾体皂苷类、胡芦巴碱等多种成分具有调节血脂的作用。甾体类通过降低血清总胆固醇、TC/TG 和 LDL-C 的水平，抑制脂肪细胞增生肥大，以达到降低血脂的效果。胡芦巴碱则是通过降低小鼠血浆中总胆固醇和游离胆固醇的含量，进而降低血脂。

3）保肝作用

胡芦巴对酒精性和化学性肝损伤有很好的保护作用。实验研究发现，胡芦巴中多酚类物质能促进酒精代谢酶-醇脱氢酶、乙醛脱氢酶、细胞色素 P450 的表达，抑制细胞色素 C 的表达。胡芦巴多糖能够保护由四氯化碳、对乙酰氨基酚所致的小鼠实验性肝损伤。

4）抗氧化作用

石艳等研究结果表明，胡芦巴能增强肾脏的抗氧化能力，调节实验性糖尿病大鼠的脂代谢紊乱。孙国栋等研究发现，胡芦巴提取物能清除 1，1-二苯基-2-三硝基苯肼（DPPH）和羟自由基。此外，胡芦巴总黄酮对氧自由基有较显著的清除作用，能抗油脂过氧化，且在相同浓度下，胡芦巴

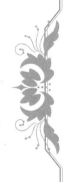

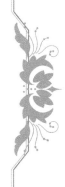

种子总黄酮的抗氧化能力高于维生素 C；胡芦巴多糖也具有一定的抗氧化活性。

5）其他

胡芦巴还具有保护心肌细胞、免疫调节、抗抑郁、抗肿瘤、抑菌等作用。

【述评】

据古籍记载，胡芦巴炮制方法有炒制、酒制（炒、蒸）、药物（海金沙、山茱萸、芝麻、巴豆等）炒制、盐制、焙制、炮、蒸等。《本草纲目》记载有酒蒸法和酒炙法。现版《中国药典》收录了盐炙法，未沿用酒制法。

《本草纲目》记载胡芦巴临床应用大多"盐酒下"，盐制可引药入肾，温补肾阳力专。胡芦巴酒制法自宋代至清代一直广泛使用，传统中药炮制理论认为酒炙可增强其温补肾阳之效，但现在少见该炮制品使用。酒胡芦巴值得研究。

荜茇 (Biba)

《本草纲目》·草部·第十四卷·荜茇

本品为胡椒科植物荜茇 *Piper longum* L. 的干燥近成熟或成熟果穗。

【"修治"原文】

【敩曰】凡使，去挺用头，以醋浸一宿，焙干，以刀刮去皮粟子令净乃用，免伤人肺，令人上气。

【古代炮制】

南北朝有醋制（《雷公》）。宋代有微焙（《博济》），炒（《证类》），乳制（《传信》）。元代有盐炒（《世医》），胆汁制（《丹溪》）。明代有炒制（《普济方》），乳制（《奇效》），胆汁制（《准绳》），醋浸（《乘雅》）等炮制方法。

【现代炮制】

1. 炮制方法

荜茇：除去杂质，用时捣碎。

2. 炮制作用

荜茇：辛，热。归胃、大肠经。具有温中散寒、下气止痛的功效。用于脘腹冷痛，呕吐，泄泻，寒凝气滞，胸痹心痛，头痛，牙痛。

3. 质量要求

荜茇：呈圆柱形，稍弯曲，由多数小浆果集合而成，表面黑褐色或棕色，有斜向排列整齐的小突起，基部有果穗梗残存或脱落。质硬而脆，易折断，断面不整齐，颗粒状。小浆果球形。有特异香气，味辛辣。杂质不得过 3%，水分不得过 11.0%，总灰分不得过 5.0%，胡椒碱不得少于 2.5%。

【研究概况】

1. 化学成分

荜茇主含生物碱，此外还含有挥发油、氨基酸及无机元素等。主要成分有胡椒碱等。

2. 药理作用

荜茇具有温中散寒、下气止痛的功效。现代药理研究主要有以下几个方面。

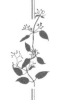

1）抗溃疡作用

预先给予荜茇挥发油乳剂能够显著抑制应激性、吲哚美辛、利血平、无水乙醇所致的大鼠胃溃疡的形成。荜茇乙醇提取物能够显著抑制吲哚美辛、无水乙醇、阿司匹林、醋酸所致大鼠胃溃疡的形成。应激前灌服 1.0 g/kg 的荜茇，可以防治大鼠寒冷型应激性胃黏膜损伤，降低胃溃疡的发生率。

2）降血脂、抗粥样硬化作用

以家兔建立试验性动脉粥样硬化（AS）模型，给予高脂饲料的同时给予荜茇提取物，结果表明，荜茇提取物能提高 AS 家兔 SOD、CAT、GSH-Px 的活性，降低 MDA 的含量，并且降低血清 TC 和 LDL-C 水平及主动脉斑块面积比，具有增强抗氧化酶活性、调节血脂作用，可预防动脉粥样硬化的发生。荜茇油非皂化物，可抑制高胆固醇饲料所致的大鼠血清 TC 水平的提高，显著升高血清 HDL-C 的水平。

3）抗肿瘤作用

国外学者报道，在体外培养的 C3H10T1/2 细胞中，荜茇所含胡椒碱对肿瘤促进剂（TPA）所引起的 ^{3}H-胆碱及 ^{32}Pi 掺入增加具有抑制作用；在体内试验中，胡椒碱对 TPA 诱导的小鼠耳肿胀有显著的抑制作用；皮肤致癌试验结果显示，局部给药或口服，均能降低小鼠皮肤肿瘤出现量，局部用药还可延迟肿瘤发生时间。胡椒碱对鼻咽癌 CNE-1、CNE-2Z 细胞株的生长增殖呈时间依赖性抑制，对 CNE-1 细胞株的增殖抑制作用强于 CNE-2Z 细胞株。

【述评】

据古籍记载，荜茇炮制方法有醋制、乳制、盐制和炒制等法。《本草纲目》转载了雷敩的炮制方法，即醋浸焙干，去果皮。该法现在未见使用。《本草纲目》未说明修治部位，但从描述内容看应为"果穗"。在【发明】又记载有牛乳煎。"乳煎荜茇，治痢有效。盖一寒一热，能和阴阳耳。……其方用牛乳半斤，荜茇三钱，同煎减半，空腹顿服"。说明当时李时珍在临床上习用乳制荜茇治疗痢疾。现代有研究表明，荜茇含有挥发油，有较强的抑制痢疾杆菌，牛乳润大肠利于排大肠之毒。该方法简单，治疗痢疾疗效显著，但现如今该方法已鲜有人用。该法是否对痢疾疗效明确，有待研究阐明。

荜澄茄（Bichengqie）

《本草纲目》·果部·第三十二卷·荜澄茄

本品为樟科植物山鸡椒 *Litsea cubeba*（Lour.）Pers. 的干燥成熟果实。

【"修治"原文】

根

【敩曰】凡采得，去柄及皱皮了，用酒浸蒸之，从巳至酉，杵细晒干，入药用。

【古代炮制】

南北朝有酒制（《雷公》）。宋代有炒法（《博济》）。清代有酒浸炒（《玉楸》）。

【现代炮制】

1. 炮制方法

荜澄茄：除去杂质及残留的果梗，洗净，晒干。用时捣碎。

2. 炮制作用

荜澄茄：辛，温。归脾、胃、肾、膀胱经。具有温中散寒、行气止痛的功效。用于胃寒呕逆，脘腹冷痛，寒疝腹痛，寒湿郁滞，小便浑浊。

3. 质量要求

荜澄茄：呈类球形，表面棕褐色，有网状皱纹。基部有宿萼及果梗脱落的残痕。除去外皮可见硬脆的果核，种子1，子叶2，黄棕色，富油性。气芳香，味稍辣而微苦。水分不得过10.0%，总灰分不得过5.0%，醇溶性浸出物不得少于28.0%。

【研究概况】

1. 化学成分

荜澄茄主含挥发油、脂肪油和生物碱等成分。

2. 药理作用

荜澄茄具有温中散寒、行气止痛的功效。现代药理研究主要有以下几个方面。

1）镇静止痛作用

王姿媛等研究表明，荜澄茄超临界CO_2萃取物具有良好的镇痛镇静作用。在高、中剂量下对醋酸及高热所致的疼痛具有抑制作用，药效略逊于阿司匹林。张明发等研究表明，荜澄茄水煎剂、醚提物和水提物都有镇痛作用，能减少酒石酸或乙酸引起的小鼠扭体反应次数。Chen C J等给小鼠灌服浓度分别为100、300、500 mg/kg荜澄茄挥发油，延长小鼠睡眠时间分别为20.0%、110.8%和159.6%。

2）抗菌作用

荜澄茄挥发油具有广谱抗菌作用，对葡萄球菌、链球菌、痢疾杆菌、伤寒杆菌、大肠埃希菌、变形杆菌、肠球菌、淋球菌等均有较强抑制作用；挥发油特别是柠檬醛也是强效广谱抗真菌剂。

3）抗血栓作用

有研究表明，浓度为10～20 g/kg荜澄茄水提物能明显延缓试验性血栓形成，有抗凝作用，对ADP和胶原诱导的血小板聚集均有明显的抑制作用，存在剂量依赖关系。

4）其他

荜澄茄还有抗胃溃疡、利胆、抗肿瘤、镇咳平喘等作用。

【述评】

荜澄茄在医药典籍中主要收载有炒制和酒制法，《本草纲目》记载有酒制法，现代临床多用生品。研究表明，荜澄茄含有挥发油具有抗溃疡、镇痛、抗菌、抗炎等多种作用，加热处理会导致挥发油的损失，因而被弃用。

草豆蔻 （Caodoukou）

《本草纲目》·草部·第十四卷·豆蔻

本品为姜科植物草豆蔻 *Alpinia katsumadai* Hayata 的干燥近成熟种子。

【"修治"原文】

仁

【敩曰】凡使须去蒂，取向里子及皮，用茱萸同于㽅上缓炒，待茱萸微黄黑，即去茱萸，取草

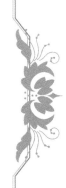

豆蔻皮及子杵用之。

【时珍曰】今人惟以面裹煨火煨熟，去皮用之。

【古代炮制】

宋代有面裹煨（《博济》），炒制（《苏沈》），火炮、焙制（《局方》），姜制（《朱氏》）。明代有湿纸裹煨（《普济方》），吴茱萸制（《本草纲目》）。清代有微炒（《从新》）的炮制方法。

【现代炮制】

1. 炮制方法

草豆蔻：除去杂质。用时捣碎。

2. 炮制作用

草豆蔻：辛，温。归脾、胃经。具有燥湿行气、温中止呕的功效。用于寒湿内阻，脘腹胀满冷痛，嗳气呕逆，不思饮食。

3. 质量要求

草豆蔻：为类球形的种子团，表面灰褐色，中间有黄白色的隔膜，将种子团分成3瓣，每瓣有种子多数，粘连紧密，种子团略光滑。种子为卵圆状多面体，外被淡棕色膜质假种皮，种脊为一条纵沟，一端有种脐；质硬，将种子沿种脊纵剖两瓣，纵断面观呈斜心形，种皮沿种脊向内伸入部分约占整个表面积的1/2；胚乳灰白色。气香，味辛、微苦。挥发油不得少于1.0%（mL/g）。山姜素、乔松素和小豆蔻明的总量不得少1.35%，桤木酮不得少于0.50%。

【研究概况】

1. 化学成分

草豆蔻主含挥发油和黄酮类化合物。主要成分有桤木酮、小豆蔻明、乔松素、山姜素等。

2. 药理作用

草豆蔻具有燥湿行气、温中止呕的功效。现代药理研究主要有以下几个方面。

1）保护胃黏膜、抗胃溃疡作用

草豆蔻对大鼠醋酸性胃溃疡有较好的治疗作用，其作用机制可能为清除自由基。吴珍等研究发现挥发油能显著提高溃疡抑制率及降低胃液酸度和胃蛋白酶活性，明显升高大鼠血清的SOD活性，也显著下调MDA的含量。

2）抗炎作用

草豆蔻能增加腹膜细菌膜间隙和脓毒性小鼠的白细胞数量，显著降低血清炎性因子（TNF-α、IL-1β）水平，对小鼠败血症有预防作用。草豆蔻黄酮可抑制促炎性介质如肿瘤坏死因子-α、IL-1β、iNOS的上调，抑制JNK、p38 MAPK的活化。杨健等研究表明，豆蔻能明显抑制LPS诱导的小鼠腹腔巨噬细胞产生NO和PGE，有强烈的抗脓毒症作用。此外，草豆蔻挥发油能降低模型动物局部组织的肿胀度，其作用机制可能是通过抑制炎症早期毛细血管扩张，降低毛细血管通透性，从而减少炎性物质渗出组织。

3）抗肿瘤作用

叶丽香等研究结果显示，草豆蔻中总黄酮对人胃癌细胞株SGC-7901有较强抑制作用，IC$_{50}$为3.48μg/mL；对人肝癌细胞HepG2、人慢性粒细胞白血病细胞株K562和人肝癌细胞株SMMC-7721也有一定的抑制作用。有实验结果表明化合物桤木酮具有显著的抑制BEL7402和L02细胞增殖作用；豆蔻明对人白血病K562和肝癌SMMC-7721细胞株具有较好的抑制作用；乔松素对肝癌SMMC-7721细胞显示中等活性；山姜素能明显抑制体内外TNF-α、IL-6和IL-1β的产生，在脂多糖诱导RAW264.7癌细胞中抑制IκBα蛋白质的磷酸化、p65、p38和细胞外调节蛋白激酶。

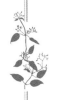

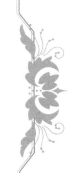

4）其他

草豆蔻还有抗菌、镇吐、促胃肠动力、抗氧化、神经保护等作用。

【述评】

《本草纲目》所记载的"豆蔻"为《中国药典》收载的"草豆蔻"，而《中国药典》收载的"豆蔻"对应《本草纲目》中的"白豆蔻"，两组药名极易混淆。《本草纲目》记载有"吴茱萸炒制"，还收载了当时习用方法"煨法"，这些方法现在未见使用。草豆蔻常作香料，入药以生品为主。

枳实 （Zhishi）

《本草纲目》·木部·第三十六卷·枳

本品为芸香科植物酸橙 *Citrus aurantium* L. 及其栽培变种或甜橙 *Citrus sinensis* Osbeck. 的干燥幼果。

【"修治"原文】

【弘景曰】枳实采，破令干，除核，微炙令干用。以陈者为良。俗方多用，道家不须。

【敩曰】枳实、枳壳性效不同。若使枳壳，取辛苦腥并有隙油者，要尘久年深者为佳。并去穣核，以小麦麸炒至麸焦，去麸用。

【古代炮制】

汉代有去穣炒（《玉函》），制炭（《金匮》），炙（《伤寒》）。唐代有熬制（《千金》），炒黄（《外台》）。宋代有麸炒（《圣惠方》），面炒（《史载》），醋炒（《妇人》）。明代有米泔浸后麸炒（《普济方》），饭上蒸（《景岳》）。清代有酒炒（《幼幼》），麸炒（《得配》），土炒（《丛话》）等炮制方法。

【现代炮制】

1. 炮制方法

枳实：除去杂质，洗净，润透，切薄片，干燥。

麸炒枳实：取净枳实片按麸炒法，炒至表面呈黄色或深黄色时，取出，筛去麸皮。每 100 kg 枳实，用麸皮 10～15 kg。

2. 炮制作用

枳实：苦、辛、酸，微温。归脾、胃经。具有破气消积、化痰散痞的功效。用于积滞内停，痞满胀痛，泻痢后重，大便不通，痰滞气阻，胸痹，结胸，脏器下垂。生枳实长于破气化痰，但破气作用强烈，有损伤正气之虑，适于气壮邪实者。

麸炒枳实：可缓和其峻烈之性，以免损伤正气，以散结消痞力胜。

3. 质量要求

枳实：呈不规则弧状条形或圆形薄片。切面外果皮黑绿色至暗棕绿色，中果皮部分黄白色至黄棕色，近外缘有 1～2 列点状油室，条片内侧或圆片中央具棕褐色瓤囊。气清香，味苦、微酸。水分不得过 15.0%，总灰分不得超过 7.0%，醇溶性浸出物不得少于 12.0%，辛弗林含量不得少于 0.30%。

麸炒枳实：形如枳实片，色较深，有的有焦斑。气焦香，味微苦，微酸。水分不得过 12.0%，总灰分不得超过 7.0%，辛弗林含量不得少于 0.30%。

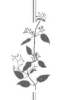

【研究概况】

1. 化学成分

1）枳实所含成分

枳实主含生物碱和黄酮，还含有挥发油等。主要成分有辛弗林等。

2）炮制对化学成分的影响

黄雪丽等研究发现枳实经过麸炒后，其主要成分辛弗林含量降低，而橙皮苷含量有所增高。王文凯等研究结果发现，柚皮苷含量：炒黄品＞麸炒品＞醋制品＞蜜制品＞生品＞砂烫品＞炒炭品；新橙皮苷的含量：生品＞炒黄品＞麸炒品＞醋制品＞蜜制品＞砂烫品＞炒炭品；橙皮苷含量：醋炒枳实＞酒炒枳实＞炒炭枳实＞砂炒枳实＞生品＞土炒枳实＞麸炒枳实。不同炮制品中辛弗林含量：醋炒枳实＞生品＞麸炒枳实＞砂烫枳实＞土炒枳实＞炒炭枳实＞酒炙枳实。

2. 工艺研究

林桂梅等以出膏率、辛弗林的含量及柚皮苷和橙皮苷的总含量为指标，采用正交设计优选枳实麸炒工艺：取直径为 1.5～2.5 cm 枳实，投麸量 100∶10，于 180℃炒制 1 min。

3. 药理作用

枳实具有破气消积、化痰散痞的功效。现代药理研究主要有以下几个方面。

1）升压、强心作用

枳实及其有效成分有升压、强心、利尿和增加心、脑、肾血流量的作用。枳实可使兔主动脉平滑肌收缩，此作用可能与激活平滑肌细胞膜上的肾上腺素 α 受体、胆碱能 M 受体及钙离子通道有关，并对胞外钙离子有一定的依赖性。

2）对胃肠道的影响

枳实中几种黄酮类成分橙皮苷、新橙皮苷、柚皮苷均可改善功能性消化不良大鼠的胃排空和小肠推进，其中橙皮苷促进胃排空和小肠推进作用可能与其增加胃动素（MTL）的分泌有关。橙皮苷和新橙皮苷等能够改善由吲哚美辛诱导的大鼠胃溃疡症状。枳实挥发油也可以通过增加新血管的数量和促进胃黏膜腺体分泌黏液有效医治中年动物胃溃疡，枳实挥发油中的主要组分 β-月桂烯具有抗溃疡活性，能够显著降低胃和十二指肠损伤及增加的胃黏液。

3）抗肿瘤作用

枳实黄酮类化合物具有抑制肿瘤细胞增殖，诱导细胞凋亡的作用，其通过上调和下调 Bax/Bcl-xL 等抑癌基因和蛋白促使癌细胞凋亡。在体内和体外实验中，黄酮类化合物均可抑制非小细胞肺癌的生长。其作用机制主要是调控癌细胞的凋亡和转移，黄酮类化合物可以抑制癌细胞在肺中的转移和定位，NOD/SCID 小鼠尾静脉注射 PKH-26 标记的 A549 细胞后，黄酮类化合物可明显减少小鼠肺中 PKH-26 标记的 A549 细胞；也可增加细胞活化型半胱天冬酶-3 和抑癌基因 p-p53 的水平，同时在小鼠肺中注射 A549 细胞后，也可增加 p-p53、Bax 的表达。

4）其他

枳实还有抗氧化、减肥、促进脂质代谢、抗菌等作用。

【述评】

据古籍记载，枳实炮制方法有炒黄、制炭、熬、焙、蒸、辅料（土、麸、面）炒、辅料（姜、蜜、醋、泔水、酒）制等。《本草纲目》记载有"微炙令香用"的炮制方法。现版《中国药典》载有枳实生品和麸炒品。

枳实具有破气消积、化痰散痞功效。生品长于破气化痰，麸炒后可缓和其烈性，长于消积化痞。现代研究表明，麸炒后其挥发油含量降低，与其炮制后缓和烈性相吻合。

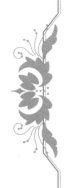

枳壳 (Zhiqiao)

《本草纲目》·木部·三十六卷·枳

本品为芸香科植物酸橙 *Citrus aurantium* L. 及其栽培变种的干燥未成熟果实。

【"修治"原文】

同"枳实"。

【古代炮制】

南北朝有麸炒(《雷公》)。宋代有炒焦(《产宝》),麸炒醋熬(《圣惠方》),米泔浸后麸炒(《总录》),制炭(《博济》),面炒(《产育》)。金元时期有炒制(《儒门》),火炮、煨(《世医》)。明代有米炒(《普济方》),萝卜制(《奇效》)。清代有酒炒(《本草述》),醋炒(《金鉴》),蜜水炒(《医醇》)等炮制方法。

【现代炮制】

1. 炮制方法

枳壳:除去杂质,洗净,润透,去瓤,切薄片,干燥,筛去碎落的瓤核。

麸炒枳壳:取净枳壳片按麸炒法,炒至枳壳表面淡黄色。每100 kg枳壳片,用麦麸10 kg。

2. 炮制作用

枳壳:苦、辛、酸,微寒。归脾、胃经。具有理气宽中、行滞消胀的功效。用于胸胁气滞,胀满疼痛,食积不化,痰饮内停,脏器下垂。生品辛燥,作用较强,可行气宽中除胀。

麸炒枳壳:刺激性降低,燥性和酸性缓和,健胃消胀的作用有所增强。适宜于年老体弱而气滞者。

3. 质量要求

枳壳:呈不规则弧状条形薄片。切面外果皮棕褐色至褐色,中果皮黄白色至黄棕色,近外缘有1～2列点状油室,内则有的有少量紫褐色瓤囊。粗糙,质脆。气清香,味苦微酸。水分不得过12.0%,总灰分不得过7.0%,含柚皮苷不得少于4.0%,新橙皮苷不得少于3.0%。

麸炒枳壳:形如枳壳片。表面深黄色,略有焦斑。质脆。气香,味较弱。水分不得过12.0%,总灰分不得过7.0%,含柚皮苷不得少于4.0%,新橙皮苷不得少于3.0%。

【研究概况】

1. 化学成分

1) 枳壳所含成分

枳壳含有黄酮类、挥发油、香豆素类及少量的生物碱类等。主要活性成分有柚皮苷、橙皮苷和新橙皮苷等。

2) 炮制对化学成分的影响

张金莲等研究结果表明,不同炮制方法枳壳饮片中黄酮苷类及脂溶性成分均存在差异。其黄酮苷类(柚皮苷、橙皮苷及新橙皮苷)含有量高低为建昌帮法(蜜麸炒)＞樟帮法(麸炒)＞药典法(麸炒)＞生品＞樟帮生品(发酵);脂溶性成分(橘皮内酯、马尔敏、川陈皮素、桔皮素)含有量高低为樟帮生品(发酵)＞生品＞药典法(麸炒)＞樟帮法(麸炒)＞建昌帮法(蜜麸炒)。枳壳经麸或蜜麸加热炒制后黄酮苷类成分呈上升趋势,脂溶性成分呈下降趋势;而经发酵后枳壳黄酮苷

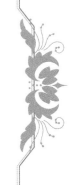

类成分含量明显下降，脂溶性成分明显上升。

2. 工艺研究

张水寒等以柚皮苷、新橙皮苷和挥发油含量为评价指标，采用 Box-Behnken 效应面法优选枳壳切制最佳工艺：浸泡 2 h、闷润 2 h、饮片厚度 2 mm、55℃干燥。曹君等以新橙皮苷、柚皮苷、醇溶性浸出物、挥发油、性状为指标，采用正交试验法优选枳壳麸炒工艺：炒制温度 190℃、时间 2.5 min、加麸量饮片量 15%。张金莲等以柚皮苷、新橙皮苷、橙皮苷含量及色度差为指标，用正交试验法优选樟帮枳壳蜜麸炒工艺：炒制温度 200℃、时间 2 min、加麸量 10%、加蜜量 15%。

3. 药理作用

枳壳具有理气宽中、行滞消胀的功效。现代药理研究主要有以下几个方面。

1）调节胃肠功能

枳壳对胃肠平滑肌呈双相调节作用，既兴奋胃肠，使其蠕动增强，又有降低胃肠平滑肌张力和解痉作用。马亚兵实验发现，枳壳水煎液能显著增强正常小鼠及阿托品抑制模型小鼠的胃肠蠕动，使胃肠运动收缩节律加快，收缩力增强。官福兰等研究发现，不同浓度枳壳水煎液与辛弗林溶液均能显著抑制家兔体外十二指肠自发活动，降低其收缩力。

2）升压、抗休克作用

王天山等研究表明，枳壳主要成分辛弗林对家兔重症失血性休克模型有较好的升压作用。庄须国等实验表明，枳壳升高大鼠血压的作用是通过收缩去除内皮的大鼠胸主动脉环产生的作用；同时，增加细胞内钙可引起血管收缩，增加内皮细胞一氧化氮释放，可引起血管舒张。其增加血管平滑肌细胞内钙的作用强于其促进内皮细胞释放一氧化氮的作用。

3）抗血栓作用

在兔体外抗血栓实验中，枳壳水提液经乙醚萃取后的水相具一定的抑制血栓形成作用。大鼠灌胃枳壳成分川陈皮素有抑制血小板聚集作用，3.2 mg/kg 川陈皮素可产生明显的抗血栓作用，优于肝素（132 U/kg）的作用。

4）降血脂作用

枳壳提取物辛弗林可提高交感神经末端去甲肾上腺素释放，激活磷酸化酶，加快体内脂肪代谢。柚皮苷能纠正糖尿病所致大鼠血脂代谢紊乱，并降低总胆固醇、三酰甘油等指标。

5）其他

枳壳还有抗肿瘤、调节免疫、调节肠道菌群、抗炎、抗菌、利胆等作用。

【述评】

据古籍记载，枳壳的炮制方法有 20 多种，包括净制、炒制、制炭、煨制、辅料（米泔水、萝卜、盐、蜜、浆水、酒、醋）制、辅料（麸、面）炒、蒸制等。其中现代仍广泛使用的净制去瓤和麸炒方法，与《本草纲目》记载一致。目前江西樟帮枳壳采用发酵法，与药典法比较其临床疗效应该有一定差异。

古文献中有"令净洁""用当去核及瓤乃佳""剜去瓤免胀"记载，现代研究认为，枳壳的瓤和中心柱挥发油含量甚少，且易霉变和虫蛀。可见古籍记载具科学性。麸炒枳壳可降低其刺激性，缓和燥性和酸性，增强健胃消胀作用。

"枳实""枳壳"为橙及载培变种的幼果和未成熟果实，两者来源相同，采收时间不同，其行气作用强弱有差异。

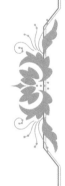

栀子 （**Zhizi**）

《本草纲目》·木部·三十六卷·卮子

本品为茜草科植物栀子 *Gardenia jasminoides* Ellis 的干燥成熟果实。

【 **"修治"原文**】

【**敩曰**】凡使，须要如雀脑，并须长有九路赤色者为上。先去皮、须取仁，以甘草水浸一宿，漉出焙干，捣筛为末用。

【**震亨曰**】治上焦、中焦连壳用，下焦去壳，洗去黄浆，炒用。治血病，炒黑用。

【**好古曰**】去心胸中热，用仁；去肌表热，用皮。

【**古代炮制**】

汉代有擘破法（《伤寒》）。晋代有炒炭（《肘后》）。南北朝有甘草水浸焙法（《雷公》）。唐代有炙法（《千金》）。宋代有姜汁炒焦黄（《产宝》），煨制（《总录》）。元代有蒸法（《世医》）。明代有煮制（《普济方》），酒浸（《理例》），童便炒（《入门》），盐水炒黑（《宋氏》），蜜制（《入门》）。清代有姜汁炒黑、酒炒（《大成》）等炮制方法。

【**现代炮制**】

1. 炮制方法

栀子：除去杂质，碾碎。

炒栀子：取碾碎的栀子，用文火炒至黄褐色，取出，放凉。

焦栀子：取碾碎的栀子，用中火炒至表面焦褐色或焦黑色，果皮内表面和种子表面为黄棕色或棕褐色，取出，放凉。

栀子炭：取碾碎的栀子，用武火炒至黑褐色，取出，放凉。（2009《甘肃》）

2. 炮制作用

栀子：苦，寒。归心、肺、三焦经。具有泻火除烦、清热利湿、凉血解毒的功效。外用消肿止痛。用于热病心烦，湿热黄疸，淋证涩痛，血热吐衄，目赤肿痛，火毒疮疡；外治扭挫伤痛。生栀子苦寒之性甚强，易伤中气，且对胃有刺激性，脾胃较弱者服后易吐。

炒栀子：缓和寒性，减少刺激性。一般热甚者用炒栀子。

焦栀子：缓和寒性，凉血止血，用于脾胃较虚弱的出血者。

栀子炭：药性收涩，善于凉血止血。

3. 质量要求

栀子：呈不规则的碎块。果皮表面红黄色或棕红色，有的可见翅状纵横。种子多数，扁卵圆形，深红色或红黄色。气微，味微酸而苦。水分不得过 8.5%，总灰分不得过 6.0%。铅不得过 5 mg/kg，镉不得过 1 mg/kg，砷不得过 2 mg/kg，汞不得过 0.2 mg/kg，铜不得过 20 mg/kg。栀子苷不得少于 1.8%。

炒栀子：形如栀子碎块，黄褐色。水分不得过 8.5%，总灰分不得过 6.0%，栀子苷不得少于 1.5%。

焦栀子：形如栀子或为不规则的碎块，表面焦褐色或焦黑色。果皮内表面棕色，种子表面为黄棕色或棕褐色。气微，味微酸而苦。水分不得过 8.5%，总灰分不得过 6.0%，栀子苷不得少于 1.0%。

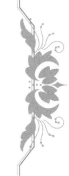

栀子炭：为不规则的碎块，表面黑褐色或焦黑色。

【研究概况】

1. 化学成分

1）栀子所含成分

栀子主含环烯醚萜苷类、二萜色素类，此外含有有机酸、黄酮、香豆素、挥发油、皂苷、木脂素、多糖等。主要活性成分有栀子苷等。

2）炮制对化学成分影响

栀子炮制前后栀子苷的含量有所差异，含量高低为生栀子（3.624％）＞炒栀子（2.716％）＞焦栀子（2.235％）＞栀子炭（1.928％），生品栀子苷的含量明显高于栀子炮制品。生栀子、炒黄品、炒焦品（轻）、炒焦品、炒焦品（重）和炒炭品中绿原酸的含量分别为 1.51％、1.34％、1.38％、1.36％、1.18％和1.04％，其中，生栀子中绿原酸的含量最高，炒炭品的含量最低。炮制对栀子色素也有较大影响，其中西红花苷-1、西红花苷-2 的含量顺序为生栀子＞炒栀子＞焦栀子，西红花酸的含量顺序为焦栀子＞炒栀子＞生栀子。加热炒制可使栀子中西红花苷-Ⅰ和西红花苷-Ⅱ含量显著降低，产生西红花酸。多糖含量测定结果为生栀子（0.92％）＞栀子炭（0.19％）。环烯醚萜苷类是栀子中重要成分，张村等研究表明，随着炒制程度的加重，京尼平苷、京尼平龙胆二糖苷含量呈现下降趋势，炒炭品含量下降最为明显。

2. 工艺研究

黄弦等以水浸出物、醇浸出物、栀子苷、西红花苷-1 及西红花苷-2 为指标，采用正交试验法优选炒栀子最佳炮制工艺：栀子 500 g，温度 150℃，炒 15 min。刘瑞连等以成品性状、浸出物与栀子苷含量作为指标，优选栀子烘制最佳工艺：栀子 100 g，温度 160℃烘 10 min，堆放厚度 2 cm。李雨田等以京尼平苷、藏红花酸糖苷-1 和藏红花酸糖苷-2 含量为指标，优选出姜栀子的烘制工艺参数：取生栀子饮片 100 g，加 12.5％姜汁拌匀，闷润，至 120℃烘制 15 min，取出。

3. 药理作用

栀子具有泻火除烦、清热利湿、凉血解毒的功效。现代药理研究主要有以下几方面。

1）利胆保肝作用

栀子中环烯醚萜苷类均有利胆作用。栀子苷可明显抑制 CCl_4 肝中毒小鼠血清中丙氨酸氨基转移酶（ALT）和天冬氨酸氨基转移酶（AST）的活性，抑制小鼠肝微粒体内 CYP450-2E1 活性，增强肝脏内谷胱甘肽还原酶（GR）及谷胱甘肽-S-转移酶活性，增加肝脏内谷胱甘肽（GSH）的含量，从而呈现显著的保肝作用。栀子苷可明显增加大鼠胆汁流量，降低胆汁内胆固醇含量，增加胆汁内 HCO_3^- 浓度从而改变胆汁成分，可在一定程度上阻止胆固醇结石的形成。京尼平及其苷不仅能促进胆汁分泌、具有利胆作用，还能显著降低胰淀粉酶作用，有明显利胰及降胰酶活性效应，对胃功能产生抗胆碱能性亦有抑制作用。京尼平对半乳糖胺/脂多糖介导的小鼠肝损伤具有显著的保肝作用。

2）抗炎镇痛作用

栀子提取物（水溶性、醇溶性）对发热家兔的降温效果明显；栀子有效部位对 0.6％冰醋酸所致小鼠腹腔毛细血管通透性增加具有抑制作用。栀子苷能显著减少由腹腔注射醋酸引起的小鼠扭体次数，抑制二甲苯引起的耳肿胀及角叉菜胶引起的足肿胀。栀子苷不仅可抑制炎症早期的水肿和渗出，而且可抑制炎症晚期的组织增生和肉芽组织生成，低剂量（12.5 mg/kg）可明显抑制小鼠耳肿胀反应，高剂量（50 mg/kg）可明显抑制急性炎症渗出。

栀子对 15％鲜酵母混悬液致热剂所致的大鼠发热具有良好的解热作用，生品解热作用最强，炒

黄、炒焦品仍有明显的解热作用，但较生品作用明显降低，炒炭、姜炙品解热作用较差，说明加热炮制可使栀子的解热作用降低。

3）保护脑组织作用

栀子环烯醚萜总苷对脑出血大鼠脑出血组织病理学等有明显的改善作用，能明显降低血肿周围脑组织 TNF-α 和 IL-1β 的含量，抑制 ICAM-1 的表达，发挥对炎症反应上游信号启动的抑制作用，对脑出血后炎症反应造成的继发性脑损伤具有保护作用。离体实验证明京尼平（栀子苷经 β-葡萄糖苷酶水解后的产物）可有效抑制大鼠脑内胶质瘤细胞中 LPS 诱导的 NO 释放，降低肿瘤坏死因子 α、白细胞介素 β、前列腺素 E2、细胞活性氧含量和 NF-κB 活性，也可抑制干扰素 γ 和 β 淀粉样变性所致的 NO 释放；在体大鼠脑部炎症实验证明京尼平可抑制小胶质细胞活性，显示出抗脑部炎症活性。

栀子苷对脑缺血具有保护作用。栀子苷能减少模型大鼠脑组织 IL-1β、IL-6、TNF-α 的含量，减弱大鼠脑组织细胞间黏附分子 1、血管细胞黏附分子 1 及 E 选择素的表达，减轻白细胞与血管内皮细胞间的黏附程度，从而抑制炎症的发生及发展；抑制模型大鼠局灶性缺血损伤引起的缺氧诱导因子 1α 及其依赖性相关基因 RTP801 mRNA 的表达，从而减少神经元凋亡。侯金才等研究结果表明，缺氧/复氧使 TLR4 通路蛋白磷酸化激活，栀子苷通过抑制 TLR4 通路蛋白而发挥抗炎效应，促进脑缺血的恢复。

4）抗氧化作用

栀子所含糖蛋白具有较强的抗氧自由基活性，栀子总皂苷具有清除·OH 和 O_2^-·等自由基的能力和抑制 Cu^{2+} 诱导的低密度脂蛋白氧化修饰的活性，而且与栀子总皂苷浓度呈正相关性。栀子苷具有较强的抗氧化作用，能够诱导大鼠嗜铬神经瘤 PC12 细胞中血红素加氧酶 1（HO-1）水平上调，从而增强细胞对氧化应激的耐受能力，提高细胞的抗氧化能力。栀子苷能够明显提高 H_2O_2 损伤内皮细胞的存活率，提高细胞内超氧化物歧化酶（SOD）、谷胱甘肽过氧化物酶（GSH-Px）及一氧化氮合酶（NOS）的活性，并使培养液中 NO 含量增加，降低细胞内 ROS 水平，减少细胞凋亡，恢复内皮细胞增殖。栀子苷对羟自由基有明显清除能力，对小鼠肝、肾、心组织匀浆有脂质过氧化抑制作用。

5）降血糖作用

京尼平苷能显著降低糖尿病小鼠的血糖、胰岛素和甘油三酯水平，呈剂量依赖性。其降糖作用机制，可能是抑制肝脏糖原磷酸化酶（GP）和 6-磷酸葡萄糖酶活性，减少 GP 和 6-磷酸葡萄糖酶 mRNA 的表达，降低免疫活性蛋白的水平和酶的活性。体外试验推测，其降糖效果可能与 PPAR-γ 的激活有关。栀子苷可拮抗 GLP-1 受体，有效保护胰岛 B 细胞，具有潜在的预防或延缓糖尿病发生、发展的作用。

6）其他

栀子还有降血脂、抗血栓、抗肿瘤、抗阿尔茨海默病等作用。

【述评】

栀子是常用中药。《本草纲目》记载，栀子能去热毒风，除时疾热，解五种黄病，利五淋，通小便，解消渴，明目。该描述与现代主治功能一致。栀子临床应用非常广泛，栀子性味苦寒，易损伤脾胃，自古以来很重视对它的炮制加工。栀子药用古今有生、熟之分，炮制方法甚多，主要有制炭、炙、炒、煨、蒸、煮及辅料（药汁、酒、童便、盐、蜜）制等。《本草纲目》记载有炒用、炒黑用及栀仁与栀皮分用等用法。其中炒法沿用至今，包括炒黄、炒焦和炒炭，姜制法也有部分地区沿用。古代将栀子皮、仁分用，但现代已不再习用。

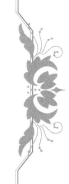

枸杞子 (Gouqizi)

《本草纲目》·木部·三十六卷·枸杞

本品为茄科植物宁夏枸杞 *Lycium barbarum* L. 的干燥成熟果实。

【"修治"原文】

枸杞子

【时珍曰】凡用拣净枝梗，取鲜明者洗净，酒润一夜，捣烂入药。

【古代炮制】

宋代有去蒂、九蒸九晒炒黄(《总录》)，微炒(《圣惠方》)。元代有去枝梗、拣净(《世医》)，炒黑色(《丹溪》)。明代有酒、川椒、盐、小茴香、芝麻炒制、酒蒸制(《普济方》)，酒浸、菊花拌炒(《仁术》)，酒、甘草汤浸制(《乘雅》)。清代有蒸熟(《本草述》)，童便拌蒸(《得配》)等炮制方法。

【现代炮制】

1. 炮制方法

枸杞子：除去果梗和蒂及杂质。

2. 炮制作用

枸杞子：甘，平。归肝、肾经。具有滋补肝肾、益精明目的功效。用于虚劳精亏，腰膝酸痛，眩晕耳鸣，阳痿遗精，内热消渴，血虚萎黄，目昏不明。

3. 质量要求

枸杞子：呈类纺锤形或椭圆形，表面红色或暗红色，顶端有小突起状的花柱痕，基部有白色的果梗痕。果皮柔韧，皱缩；果肉肉质，柔润。种子类肾形，扁而翘，表面浅黄色或棕黄色。气微，味甜。水分不得过 13.0%，总灰分不得过 5.0%。水溶性浸出物不得少于 55.0%。铅不得过 5 mg/kg，镉不得过 1 mg/kg，砷不得过 2 mg/kg，汞不得过 0.2 mg/kg，铜不得过 20 mg/kg，枸杞多糖不得少于 1.8%，甜菜碱不得少于 0.030%。

【研究概况】

1. 化学成分

枸杞子主要含有多糖、生物碱、黄酮、类胡萝卜素，此外，还含有木质素、氨基酸等。其主要成分有甜菜碱、枸杞多糖等。

2. 药理作用

枸杞子具有滋补肝肾、益精明目的功效。现代药理研究主要有以下几方面。

1) 保肝作用

枸杞提取液明显降低 CCl_4 致伤大鼠血清中的 AST 和 ALT 水平，使抗氧化酶水平得到恢复；抑制诱导型一氧化氮合酶 (iNOS) 和环氧合酶 1，2 (COX-1，-2) 等炎症介质的释放；组织病理学检测也证明了枸杞保肝作用。枸杞多糖 (LBP) 是枸杞保肝作用的主要活性成分。药理研究表明，100 mg/kg LBP 对 CCl_4 诱导的小鼠急性肝损伤具有明显的保护作用；LBP 预处理能明显减少 CCl_4 导致的肝坏死及血清 ALT 水平，抑制细胞色素 P450 2E1 表达，提高抗氧化酶活性，降低 NO 代谢和脂质过氧化水平，促进肝再生。Xiao 等采用高脂饮食法饲养雌性大鼠诱导产生非酒精性脂肪肝 (NASH)，其中部分大鼠给予口服 LBP 预处理，结果显示，与 NASH 组比较，NASH + LBP 组

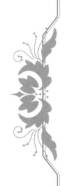

大鼠肝组织和游离脂肪酸水平明显改善，脂质代谢平衡、肝炎症因子和趋化因子的表达明显减少，肝细胞凋亡得到有效抑制，氧化应激得到明显缓解，β纤维化因子表达明显减少。

2）免疫调节及抗疲劳作用

枸杞多糖能有效提升小鼠吞噬细胞的吞噬百分比和吞噬指数。郝文丽等研究表明，枸杞多糖高剂量组小鼠胸腺指数、脾脏指数、B淋巴细胞增殖能力、CD4＋/CD8＋值、游泳力竭时间、下丘脑DA含量及小鼠海马NR2A mRNA的表达均显著高于模型组，且5-HT含量明显低于模型组；各组间T细胞增殖能力无明显变化。枸杞多糖可提高亚健康模型小鼠的免疫功能及抗疲劳作用。

3）降血糖、降血脂作用

枸杞子多糖能显著抑制糖尿病大鼠胰腺组织中一氧化氮合酶的表达，减轻NO对胰岛B细胞的氧化损伤程度。尹长江等研究结果表明，LBP能显著减低糖尿病大鼠空腹血糖水平，提高空腹胰岛素、C-P、HbA1c水平，且呈剂量依赖性，同时糖尿病大鼠胰腺组织形态均得到不同程度的改善。LBP还能有效改善2型糖尿病大鼠胰腺B细胞的合成和分泌功能，可能与其上调PDX-1和胰岛素mRNA的表达有关。

4）抗肿瘤作用

蒋艳等发现Hca-F肝癌模型小鼠经腹腔注射枸杞多糖（LBP）后，小鼠瘤体生长明显受到抑制，胸腺指数和脾脏指数均显著上升，其中高剂量组（40 mg/kg）可有效促进IL-2的分泌，抑制VEGF蛋白的表达。肖佩玉等在LBP对肝癌小鼠肿瘤抑制作用及与免疫功能的影响发现，与模型组相比，LBP治疗小鼠在灌胃5d后体质量明显增加，10d后瘤质量显著降低，血清中甲胎蛋白（AFP）、癌胚还原（CEA）、TNF-α的表达减少，NK细胞的活性提高，铁蛋白（SF）、IL-2、INF-γ的分泌增多。Mao等发现LBP能够诱导人结肠癌细胞发生G0/G1期阻滞，从而达到长期抗增殖作用。

5）抗氧化作用

Kosar M等研究发现，枸杞抗氧化能力主要与其总酚含量相关。Gao Kai等发现枸杞中新化合物lyciumamides A、B、C及香豆酰酪氨，咖啡酰酪氨有很强的DPPH清除和抑制脂质过氧化的能力。汪琢等研究也发现1 mg/mL的枸杞多糖对脂质过氧化的抑制作用等同于0.2 mg/mL的维生素C。

【述评】

据古籍记载，枸杞子炮制方法有净制、酒浸、甘草汤制、蒸制、微炒、炒黑及加辅料（酒、盐、小茴香、芝麻等）炒等。《本草纲目》仅记载了酒制法，现在只用生品。枸杞子甘平，具有滋补肝肾、益精明目作用，时珍曰"酒润一夜，捣烂入药"，按照传统炮制理论，酒为辛温之品，可使枸杞子滋而不腻，增强滋补作用，清代《钩元》中也收载"恐其太寒，以酒蒸用"。酒制枸杞子值得研究。枸杞子为药食两用药，也常见于泡茶和泡酒使用。

柏子仁 （Baiziren）

《本草纲目》·木部·第三十四卷·柏

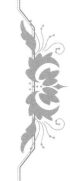

本品为柏科植物侧柏 *Platycladus orientalis* （L.）Franco 的干燥成熟种仁。

【"修治"原文】

柏实

【敩曰】凡使先以酒浸一宿，至明漉出，晒干，用黄精自然汁于日中煎之，缓火煮成煎为度。

每煎柏子仁三两，用酒五两浸。

【时珍曰】此法是服食家用者。寻常用，只蒸熟曝烈舂簸取仁，炒研入药。

【古代炮制】

南北朝有酒制、黄精制（《雷公》）。唐代有熬制法（《外台》）。宋代有制霜（《博济》），炒法（《证类》），炒别研（《妇人》），酒浸焙炒（《总录》）。明代有菊花、羊蹄草制（《必读》），"去壳取仁，微炒去油"（《入门》），"隔纸焙去油"（《景岳》）。清代有去壳醇酒浸、蒸熟炒研（《逢原》），微焙压去油（《辨义》），蒸后取仁炒研去油（《害利》）等炮制方法。

【现代炮制】

1. 炮制方法

柏子仁：除去杂质及残留的种皮。

柏子仁霜：取净柏子仁，碾成泥状，用纸包严，经加热后，压榨去油，碾细。

2. 炮制作用

柏子仁：甘，平。归心、肾、大肠经。具有养心安神、润肠通便、止汗的功效。用于阴血不足，虚烦失眠，心悸怔忡，肠燥便秘，阴虚盗汗。生柏子仁润肠通便、养心安神，但气味不佳，可致人呕吐。

柏子仁霜：制霜后可消除呕吐和润肠致泻的副作用。

3. 质量要求

柏子仁：呈长卵形或长椭圆形，表面黄白色或淡黄棕色，外包膜质内种皮，顶端略尖，有深褐色的小点，基部钝圆。质软，富油性。气微香，味淡。水分不得过 6.0%。

柏子仁霜：为均匀、疏松的淡黄色粉末，微显油性，气微香。

柏子仁、柏子仁霜酸值不得过 40.0、羰基值不得过 30.0、过氧化值不得过 0.26，每 1 000 g 含黄曲霉毒素 B_1 不得过 5 μg，黄曲霉毒素 G_2、黄曲霉毒素 G_1、黄曲霉毒素 B_2 和黄曲霉毒素 B_1 总量不得过 10 μg。

【研究概况】

1. 化学成分

1）柏子仁所含成分

柏子仁含脂肪油、挥发油、二萜类、皂苷、柏木醇、谷甾醇等类成分。

2）炮制对化学成分的影响

徐新刚等实验结果表明，柏子仁和柏子仁霜中脂肪酸的组成基本一致，各脂肪酸的比例也基本相同，只是总含油量有较大区别。闫雪生等研究结果显示，柏子仁中 β-谷甾醇的含量为 0.173%，霜品中的含量为 0.0719%，表明柏子仁在制霜过程中 β-谷甾醇有一定程度的损失。

2. 药理研究

柏子仁具有养心安神、润肠通便、止汗的功效。现代药理研究主要有以下几方面。

1）镇静安神作用

李海生等发现柏子仁有效成分有助于猫的入睡，并使深睡时间明显延长，对体力恢复作用显著。李彦灵等研究结果显示，柏子仁油及柏子仁霜不能引起小鼠直接睡眠，但能显著减少小鼠自主活动次数，增加戊巴比妥钠阈下剂量引起小鼠睡眠个数，延长戊巴比妥钠引起小鼠睡眠时间，但对入睡潜伏期无明显影响。

2）改善记忆作用

张民庆等研究证明柏子仁乙醇提取物对损伤造成的小鼠记忆再现障碍及记忆消失有明显的改

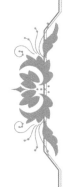

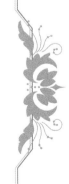

善，对损伤所致的获得障碍亦有改善倾向，对损伤造成的运动低下无拮抗作用。

【述评】

据古籍记载，柏子仁主要炮制方法有药汁制、酒制、炒、蒸、焙、制霜等。《本草纲目》收载有酒和黄精共制和炒法。现版《中国药典》收载了制霜法。

柏子仁生品长于养心安神、润肠通便，但致人恶心呕吐的副作用较为明显，炒后可使药性缓和、矫味，消除呕吐的副作用，制霜后还可消除滑肠致泻的副作用。因此临床治便秘或失眠、惊悸、盗汗兼有便秘者可用炒品，无便秘者可用柏子仁霜。

牵牛子 （Qianniuzi）

《本草纲目》·草部·第十八卷·牵牛子

本品为旋花科植物裂叶牵牛 *Pharbitis nil*（L.）Choisy 或圆叶牵牛 *Pharbitis purpurea*（L.）Voigt 的干燥成熟种子。

【"修治"原文】

子

【敩曰】凡采得子，晒干，水淘去浮者，再晒，拌酒蒸，从巳至未，晒干收之。临用舂去黑皮。

【时珍曰】今多只碾取头末，去皮麸不用。亦有半生半熟用者。

【古代炮制】

南北朝有酒蒸（《雷公》）。唐代有熬（《外台》），炒熟、石灰炒（《理伤》）。宋代有生姜汁酒制（《圣惠方》），麸炒（《博济》），童便制（《证类》），盐炒、米炒、蒸制、吴茱萸制（《总录》），爁制（《局方》）。元代有盐炒（《宝鉴》）。明代有醋煮、水煮（《普济方》），酒蒸（《入门》），牙皂汁制（《保元》）。清代有盐水炒（《握灵》）等炮制方法。

【现代炮制】

1. 炮制方法

牵牛子：除去杂质，用时捣碎。

炒牵牛子：取净牵牛子，用文火炒至有爆裂声，微鼓起，颜色加深，微带焦斑。

2. 炮制作用

牵牛子：苦，寒；有毒。归肺、肾、大肠经。具有泻水通便、消痰涤饮、杀虫攻积的功效。用于水肿胀满，二便不通，痰饮积聚，气逆喘咳，虫积腹痛。生品药效较猛，长于逐水消肿，杀虫攻积。

炒牵牛子：炒后可降低毒性，缓和药性，免伤正气，易于粉碎和煎出有效成分。以消食导滞见长。

3. 质量要求

牵牛子：似橘瓣状，表面灰黑色或淡黄白色，背面有一条浅纵沟，腹面棱线的下端有一点状种脐，微凹。质硬，横切面可见淡黄色或黄绿色皱缩折叠的子叶，微显油性。气微，味辛、苦，有麻感。水分不得过10.0%，总灰分不得过5.0%，醇溶性浸出物不得少于15.0%。

炒牵牛子：形如牵牛子，表面黑褐色或黄棕色，稍鼓起。微具香气。水分不得过8.0%，总灰分不得过5.0%，醇溶性浸出物不得少于12.0%。

【研究概况】

1. 化学成分

1) 牵牛子所含成分

牵牛子主含蒽醌、酚酸、多糖和甾醇类成分，其次是脂肪油和挥发油类成分。

2) 炮制对化学成分的影响

牵牛子炒制后，咖啡酸、绿原酸、异绿原酸 B 含量降低，新绿原酸、隐绿原酸、异绿原酸 A 及异绿原酸 C 含量升高；醇溶性浸出物含量明显升高，而脂肪油类成分含量无明显改变。

2. 工艺研究

田连起等研究确定牵牛子炒制工艺：锅底温度达到 200℃时，加入牵牛子，文火不断翻炒约 7 min，至锅底温度回升至 180℃时出锅。

3. 药理作用

牵牛子具有泻水通便、消痰涤饮、杀虫攻积的功效。现代药理研究主要有以下几方面。

1) 泻下及利尿作用

牵牛子苷在肠道内遇胆汁和肠液分解产生牵牛子素，刺激肠道，增进肠蠕动，导致泻下。孙延平等采用 Aston 法证明牵牛多糖和脂肪油具有极强的利尿作用。徐静等通过阿霉素肾病模型研究发现，牵牛子可提高肾小球的滤过功能，改善肾病综合征表征。

2) 抗肿瘤作用

佳桓等研究表明，牵牛子醇提取物能通过增强细胞间连接通讯和下调细胞水通道 AQP1，阻止 Lewis 肺癌生长和转移。吴荣敏等研究发现牵牛子虽不能阻止二乙基亚硝胺（NDEA）诱发大鼠肝癌的发生，也不能使 NDEA 大鼠肝癌发生逆转，但能减轻 NDEA 对肝细胞的损伤，抑制 NDEA 诱发大鼠肝癌的过度生长。

3) 抗炎作用

牵牛子具有抗炎和兴奋平滑肌作用。

【述评】

据古籍记载，牵牛子炮制方法主要有酒蒸、炒、姜制、辅料（石灰、麸、盐）炒、吴茱萸制、煮等。《本草纲目》收载有酒蒸法。现版《中国药典》收载了牵牛子和炒牵牛子。临床上一般急则生用，缓则炒用。炒制可缓和牵牛子的苦寒之性和峻烈泻下作用。由于牵牛子作用峻烈，朱震亨曰："非病形与证俱实、不胀满、不大便秘者，不可轻用。"临床使用时应注意辨证。

韭菜子 （Jiucaizi）

《本草纲目》·菜部·第二十六卷·韭

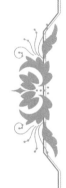

本品为百合科植物韭菜 *Allium tuberosum* Rottl. ex Spreng. 的干燥成熟种子。

【"修治"原文】

韭子

【大明曰】入药拣净，蒸熟曝干，簸去黑皮，炒黄用。

【古代炮制】

唐代有酒浸（《千金》）和熬法（《外台》）。宋代有酒浸曝干微炒（《圣惠方》），炒（《症类》），"醋煮炒香"(《总录》)和汤浸(《洪氏》)。元代有枣酒制(《丹溪》)。明代有酒浸炒、焙制(《普济方》)。清代有酒煮(《良朋》),蒸熟炒用和醋炒(《得配》)等炮制方法。

【现代炮制】

1. 炮制方法

韭菜子:除去杂质,筛去灰屑。用时捣碎。

盐韭菜子:取净韭菜子按盐炙法,用文火炒干。用时捣碎。每 100 kg 韭菜子,用食盐 2 kg。

2. 炮制作用

韭菜子:辛、甘,温。归肝、肾经。具有温补肝肾、壮阳固精的功效。用于肝肾亏虚,腰膝酸痛,阳痿遗精,遗尿尿频,白浊带下。

盐韭菜子:辛味减弱,并引药入肾,增强补肾固精作用。用于阳痿、遗精、尿频、遗尿,其疗效较生品更佳。

3. 质量要求

韭菜子:呈半圆形或半卵圆形,略扁,表面黑色,一面凸起,粗糙,有细密的网状皱纹,另一面微凹,皱纹不甚明显。顶端钝,基部稍尖,有点状突起的种脐。质硬,气特异,味微辛。

盐韭菜子:形如韭菜子,色泽加深,有香气,味咸微辛。

【研究概况】

1. 化学成分

韭菜子主含脂肪油、硫化物、核苷类、维生素、黄酮类、生物碱类等成分。

2. 工艺研究

刘俊达等采用正交试验优选盐韭菜子的最佳炮制工艺:取韭菜子 100 g,加入食盐水 55 mL(含食盐 2 g),闷润 6 h,150℃以 40 次/min 的翻炒频率炒 15 min。

3. 药理作用

韭菜子具有温补肝肾、壮阳固精的功效。现代药理研究主要有以下几方面。

1)改善性功能作用

王永成等研究结果表明韭菜子提取物对切除双侧睾丸的成年雄性大鼠和服用大剂量氢化可的松的小鼠性功能有明显影响,并增加其耐寒、耐疲劳和自主活动的能力。何娟等研究结果为服用高剂量韭菜子醇提物的幼年雄性小鼠组体重增加并且睾丸、精囊腺、包囊腺重也增加,表明韭菜子有改善性功能作用。吴文辉等比较了生韭菜子、盐炙韭菜子、酒炙韭菜子对正常和肾阳虚小鼠交配能力的影响,结果表明,酒炙韭菜子在提高阳虚小鼠交配能力上优于生品和盐炙品。

2)增强免疫作用

于艳建立了小鼠的非特异性免疫和体液免疫模型,采用对照实验,服用韭菜子水煎剂的免疫力低下小鼠的巨噬细胞活性明显增强,同时显著增强溶血空斑形成细胞数,使免疫水平恢复正常。王建杰等以 CD4+和 CD8+亚群比例和血清 IL-2 和 IgG 含量为指标评价韭菜子对老年小鼠免疫功能的作用,结果表明,韭菜子水煎剂能恢复老年小鼠的细胞免疫功能,并调整衰老小鼠的细胞和体液免疫功能。

马庆臣等实验结果显示,给予韭菜子油的实验组果蝇在高、低温刺激下,死亡率均低于空白对照,而且这种作用在性别上差异不大。说明韭菜子具有增强机体非特异性抵抗力的作用。

【述评】

据古籍记载,韭菜子炮制方法主要有炒、蒸、焙、酒制、醋制、煮制等。《本草纲目》记载有蒸制和炒黄法。现代广泛应用的盐韭菜子,在古文献未见记载。盐炙韭菜子辛味减弱,并引药入

肾，增强补肾固精作用。与盐炙理论吻合。《本草纲目》记载："治虚劳伤肾，梦中泄精。用韭子二两，微炒为末。食前温酒服二钱匕。"说明韭菜子炒制并拌酒服用可增强补肾固精作用。从中医理论角度，酒制也能增强韭菜子温肾助阳作用，但酒制法现代已基本不用。

莲子 (Lianzi)

《本草纲目》·果部·第三十三卷·莲藕

本品为睡莲科植物莲 *Nelumbo nucifera* Gaertn. 的干燥成熟种子。

【"修治"原文】

莲实

【弘景曰】藕实即莲子，八、九月采黑坚如石者，干捣破之。

【颂曰】其菂至秋黑而沉水，为石莲子，可磨为饭食。

【时珍曰】石莲剁去黑壳，谓之莲肉。以水浸去赤皮、青心，生食甚佳。入药须蒸熟去心，或晒或焙干用。亦有每一斤，用獴猪肚一个盛贮，煮熟捣焙用者。今药肆一种石莲子，状如土石而味苦，不知何物也？

【古代炮制】

梁代有干捣破之（《集注》）。唐代有蒸制（《食疗》）。宋代有麸炒（《总录》），去皮心（《三因》）。元代有炒法（《瑞竹》）。明代有猪肚制（《普济方》），焙制（《仁术》），葱盐炒（《保元》）。清代有酒浸（《本草述》）等炮制方法。

【现代炮制】

1. 炮制方法

莲子：用心者，略浸，润透，切开，去心，干燥；或捣碎，去心。无心者，直接入药或捣碎。

2. 炮制作用

莲子：甘、涩，平。归脾、肾、心经。具补脾止泻、止带、益肾涩精、养心安神的功效。用于脾虚泄泻，带下，遗精，心悸失眠。

3. 质量要求

莲子：略呈椭圆形、类球形、类半球形或不规则碎块。表面红棕色，有细纵纹和较宽的脉纹。椭圆形、类球形、类半球形者一端中心呈乳头状突起，棕褐色，多有裂口，其周边略下陷。质硬，种皮薄，不易剥离。子叶黄白色，肥厚，中有空隙。气微，味微甘、微涩。水分不得过 14.0%，总灰分不得过 5.0%，每 1000 g 含黄曲霉毒素 B_1 不得过 5 μg，黄曲霉毒素 G_2、黄曲霉毒素 G_1、黄曲霉毒素 B_2 和黄曲霉毒素 B_1 总量不得过 10 μg。

【研究概况】

1. 化学成分

莲子主含蛋白质、脂肪、膳食纤维、碳水化合物、多聚糖，还含有黄酮、维生素、氨基酸及锌、硒等多种矿物质。

2. 药理作用

莲子具补脾止泻、止带、益肾涩精、养心安神的功效。现代药理研究主要有以下几方面。

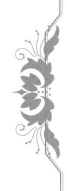

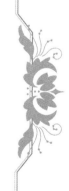

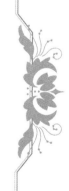
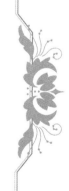
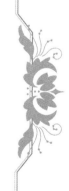

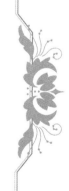

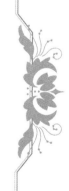

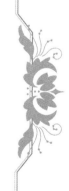

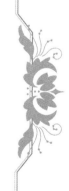

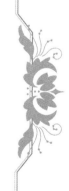

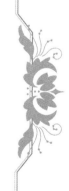

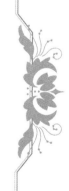

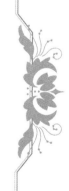

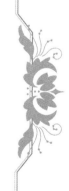

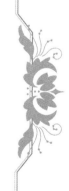

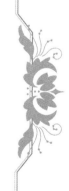

1）增强免疫作用

马忠杰等实验发现，莲子组大鼠胸腺皮质中 T 淋巴细胞数显著高于对照组，提示莲子有一定增强免疫力的作用。

2）抗氧化、延缓衰老作用

Sujay R 等研究发现，莲子提取物中酚类物质含量达到 7.61％±0.04％时具有很强的抗氧化作用。黄国诚研究发现，1％莲子能延长果蝇的平均寿命，雄性延长 36.37％、雌性 33.36％，使果蝇的最高寿命延长 50.0％～56.82％；并使雌果蝇给药 20d 和 40d 后脂褐素含量分别下降 18.61％～52.02％和 37.1％～52.96％。

3）其他

莲子还有抗炎、抗缺血、抗病毒等作用。

【述评】

据古籍记载，莲子炮制方法有净制（去皮心、去皮、去心）、切制（干捣破之、切片、为末等）、蒸、焙、炒、麸炒、酒制等。其炮制目的，"炒用止痢，蒸用补脾，生用清心，摄肾不去皮，其皮又补脾阴"（《得配》）；"补脾固精气，炒熟用良"（《正义》）。《本草纲目》收载了捣碎、水浸去心、蒸制、猪肚制法。现版《中国药典》载有莲子，即去莲心，有的地方规范记载有炒莲子。

"莲"一身都是宝，荷叶、藕节、莲房、莲子、莲子心、莲须均可入药，其中莲子、荷叶为药食两用药，莲房、莲子心与藕节为临床常用中药，莲须使用较少。功用各有所长，莲子补脾止泻、益肾涩精、养心安神；莲子心清心安神、交通心肾、涩精止血；荷叶清暑化湿、升发清阳、凉血止血；莲须以固肾涩精为主。莲房、藕节多以炒炭入药。莲房化瘀止血，制炭后收涩力增强；藕节收敛止血、化瘀，制炭可增强收涩止血作用。

桃仁 （Taoren）

《本草纲目》·果部·第二十九卷·桃

本品为蔷薇科植物桃 *Prunus persica*（L.）Batsch 或山桃 *Prunus davidiana*（Carr.）Franch. 的干燥成熟种子。

【"修治"原文】

核仁

【别录曰】七月采，取仁阴干。

【敩曰】凡使须去皮，用白术、乌豆二味，同于坩埚中煮二伏时，漉出劈开，心黄如金色乃用。

【时珍曰】桃仁行血，宜连皮、尖生用。润燥活血，宜汤浸去皮、尖炒黄用。或麦麸同炒，或烧存性，各随本方。双仁者有毒，不可食，说见杏仁下。

【古代炮制】

汉代有去皮尖和熬法（《玉函》）。南北朝有白术乌豆制（《雷公》）。南齐有去皮炒切（《鬼遗》）。唐代有"去皮尖炒熟研如膏"（《产宝》）。宋代有去皮尖麸炒（《圣惠方》），面炒去皮尖（《博济》），去皮尖熬另黑烟出（《证类》），去皮尖微炒（《普本》），盐炒（《朱氏》）。元代有去皮尖焙、去皮尖麸炒（《世医》）。明代有吴茱萸炒、酒制（《普济方》），烧存性（《本草纲目》），"水浸去皮，焙"（《准绳》）。清代有干漆炒（《逢原》），童便酒炒（《金鉴》），制炭（《医案》），去皮尖炒（《辑要》）等炮制方法。

【现代炮制】

1．炮制方法

桃仁：除去杂质用时捣碎。

燀桃仁：取净桃仁置沸水中，加热至种皮微膨起即捞起，在凉水中稍泡，捞起，搓开种皮与种仁，干燥，簸去种皮。用时捣碎。

炒桃仁：取燀桃仁，用文火炒至黄色。

2．炮制作用

桃仁：苦、甘，平。归心、肝、大肠经。具有活血祛瘀、润肠通便、止咳平喘的功效。用于经闭痛经，癥瘕痞块，肺痈肠痈，跌扑损伤，肠燥便秘，咳嗽气喘。生品以活血化瘀力强。

燀桃仁：燀后易去皮，除去非药用部分，杀酶保苷，有效物质易于煎出，其功用与生品基本一致。

炒桃仁：偏于润燥和血，多用于肠燥便秘，心腹胀满。

3．质量要求

桃仁：呈扁长卵形。表面黄棕色至红棕色，密布颗粒状突起。一端尖，中部膨大，另一端钝圆稍偏斜，边缘较薄。尖端一侧有短线形种脐，圆端有颜色略深不甚明显的合点，自合点处散出多数纵向维管束。种皮薄，子叶 2，类白色，富油性。气微，味微苦。山桃仁呈类卵圆形，较小而肥厚。水分不得过 7.0%。铅不得过 5 mg/kg，镉不得过 1 mg/kg，砷不得过 2 mg/kg，汞不得过 0.2 mg/kg，铜不得过 20 mg/kg。苦杏仁苷不得少于 2.0%。

燀桃仁：形如桃仁，无种皮，乳白色。水分不得过 6.0%。苦杏仁苷不得少于 1.5%。

炒桃仁：形如桃仁，无种皮，表面黄色，略有焦斑，微有香气。水分不得过 5.0%。苦杏仁苷不得少于 1.6%。

桃仁、燀桃仁、炒桃仁酸值不得过 10.0、羰基值不得过 11.0。1000 g 含黄曲霉毒素 B_1 不得过 5 μg，含黄曲霉毒素 G_2、黄曲霉毒素 G_1、黄曲霉毒素 B_2 和黄曲霉毒素 B_1 的总量不得过 10 μg。

【研究概况】

1．化学研究

1）桃仁所含成分

桃仁中主含脂肪油，此外还含有氰苷类、甾体类、黄酮类及其糖苷类化合物和微量元素等。主要活性成分有苦杏仁苷等。

2）炮制对化学成分的影响

桃仁经燀制后会使苦杏仁酶完全灭活，可防止有效成分苦杏仁苷因酶解而损失。

2．药理作用

桃仁具有活血祛瘀、润肠通便、止咳平喘的功效。现代药理研究主要有以下几方面。

1）活血化瘀作用

桃仁能明显增加脑血流量，降低脑血管阻力。能明显增加犬股动脉的血流量并降低血管阻力。对离体兔耳血管能明显地增加灌流液的流量，并能消除去甲肾上腺素的缩血管作用，改善动物的血流动力学。桃仁水提物、苦杏仁苷和桃仁脂肪油对二磷酸腺苷（ADP）诱导的血小板聚集具有不同程度的抑制作用，聚集抑制率分别为 93.09%、81.11% 和 74.19%，作用强度以桃仁水提物最强。桃仁还可改善血液流变学状况，使小鼠出血时间和凝血时间显著延长。

2）抗纤维化作用

山桃仁水煎的提取物有预防肝纤维化的作用，主要是通过有效地阻止血清中 Ⅰ、Ⅱ 型前胶原的沉积，同时也能够促进肝内已沉积的胶原纤维的降解和吸收。

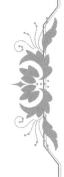

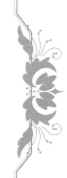

3）抗炎作用

桃仁水提物中有强烈抑制浮肿的桃仁蛋白 PR-A、PR-B，对炎症引起的血管通透性亢进具有明显的抑制作用，具有一定的抗炎作用。桃仁中分离出来的蛋白质 F、G、B 对二甲苯所致小鼠耳郭急性炎症有显著抑制作用。生桃仁与对照组相比呈现明显地减轻小鼠耳肿胀的作用。燀品及桃仁皮亦具有一定作用，但与对照组比较无显著性差异。而炒、蒸品则看不出有减轻小鼠耳肿胀的趋势。

4）抗氧化作用

方美善等研究结果提示，给痴呆模型小鼠灌胃桃仁乙醇提取物可显著增加痴呆模型小鼠脑组织中超氧化物歧化酶、谷胱甘肽过氧化物酶的活性，显著降低 MDA 含量，证实桃仁乙醇提取物具有清除氧自由基和抗氧化的功能。

5）抗肿瘤作用

桃仁蛋白还具有显著抗肿瘤作用，该作用是通过增强树突状细胞抗原递呈功能与影响相关基因的表达来实现的。也有研究表明桃仁蛋白 A 通过抑制细胞周期蛋白 B_1，使肿瘤细胞分裂停留于 G_2 期，从而抑制肿瘤细胞的增殖以实现抗肿瘤作用，还可以抑制组织蛋白酶 D 的表达，从而抑制肿瘤浸润转移。还有研究显示桃仁蛋白的抗肿瘤作用是通过提高 IL-2、IL-4 水平来实现的。

【述评】

据古籍记载，桃仁炮制方法较多，以净制（去皮尖、汤浸去皮尖等）、切制（研破、去皮捣、研如膏、捣令极细等）、炒制为主。《本草纲目》收载有去皮尖、白术-乌豆煮、炒黄、麦麸炒、制炭等法。去皮尖在各朝代都有应用，李时珍对其进行了说明："桃仁行血，宜连皮尖生用；润燥活血，宜汤浸去皮尖炒黄用。"现版《中国药典》载有生品、燀桃仁、炒桃仁。生品以活血祛瘀力强，燀后易去皮，除去非药用部位，有效物质易于煎出，其功用与生品基本一致。炒桃仁偏于润燥和血，多用于肠燥便秘、心腹胀满等。

目前对桃仁去皮尖的炮制原理研究较少还有待深入。

菟丝子 (Tusizi)

《本草纲目》•草部•第十八卷•菟丝子

本品为旋花科植物南方菟丝子 *Cuscuta australis* R. Br. 或菟丝子 *Cuscuta chinensis* Lam. 的干燥成熟种子。

【"修治"原文】

子

【敩曰】凡使勿用天碧草子，真相似，只是味酸涩并粘也。菟丝采得，去壳了，用苦酒浸二日。漉出，以黄精自然汁相对，浸一宿。至明，用微火煎至干。入臼中，烧热铁杵，一去三千余杵，成粉用之。

【时珍曰】凡用以温水淘去沙泥，酒浸一宿，曝干捣之。不尽者，再浸曝捣，须臾悉细。又法：酒浸四五日，蒸曝四五次，研作饼，焙干再研末。或云：曝干时，入纸条数枚同捣，即刻成粉，且省力也。

【古代炮制】

晋代有酒浸法（《肘后》）。南北朝有苦酒黄精汁浸（《雷公》）。唐代有酒浸法（《千金翼》）。宋代有盐炒（《总录》），酒蒸（《局方》），酒浸炒作饼（《洪氏》）。明代有酒煮（《普济方》），炒法（《本草纲目》），酒煨作饼（《保元》）和米泔淘洗（《大法》）。清代有白酒糯米泔制（《说约》），酒米拌炒（《得配》），四物汤制（《拾遗》），甜酒浸煮（《增广》），盐水炒（《医醇》），酒洗（《四要》）。

【现代炮制】

1. 炮制方法

菟丝子：除去杂质，洗净，干燥。

盐菟丝子：取净菟丝子按盐炙法，用文火炒至略鼓起，微有爆裂声，有香气逸出。每 100 kg 菟丝子，用食盐 2 kg。

2. 炮制作用

菟丝子：辛、甘，平。归肝、肾、脾经。具有补益肝肾、固精缩尿、安胎、明目、止泻的功效；外用消风祛斑。用于肝肾不足，腰膝酸软，阳痿遗精，遗尿尿频，肾虚胎漏，胎动不安，目昏耳鸣，脾肾虚泻；外治白癜风。

盐菟丝子：盐炙入肾经，增强补肾、固精、安胎作用。

3. 质量要求

菟丝子呈类球形，表面灰棕色至棕褐色，粗糙，种脐线形或扁圆形。质坚实，不易以指甲压碎。气微，味淡。

盐菟丝子：形如菟丝子，表面棕黄色，裂开，略有香气。

菟丝子、盐菟丝子水分不得过 10.0%，总灰分不得过 10.0%、酸不溶性灰分不得过 4.0%，金丝桃苷不得少于 0.10%。

【研究概况】

1. 化学成分

1）菟丝子所含成分

菟丝子主含黄酮类，还有多糖、生物碱、甾体、挥发油及木脂素类等。主要成分有金丝桃苷、山奈酚、槲皮素等。

2）炮制对化学成分的影响

研究表明，菟丝子经炮制以后，总黄酮含量明显提高，酒炙品＞清炒品＞盐炙品＞生品。其中清炒品中槲皮素含量最高，酒炙品中金丝桃苷和异鼠李素含量最高；盐炙品中山奈酚含量较高，但金丝桃苷含量较酒炙品低。各种菟丝子炮制品中多糖的含量均较生品显著提高。

2. 工艺研究

李春雨等以菟丝子总黄酮、总多糖的质量分数及水、醇浸出物为指标，采用均匀试验设计，通过逐步非线性回归和等值线图优化，得最佳盐炙工艺：加盐 2%，闷润 60 min，170℃烘制 60 min。但刘艳芳等认为在制备盐炙菟丝子时，烘制温度高于 160℃会破坏黄酮类成分。

徐鑫等以金丝桃苷和水溶性浸出物含量为指标，优选炒菟丝子的最佳炮制工艺：菟丝子 50 g，温度 170℃，炒制 5 min。而李春雨等以菟丝子总黄酮、总多糖的含量及醇、水浸出物为指标，得到菟丝子的最佳炒制工艺：菟丝子 100 g，炒制温度 150℃，炒制时间 140 s。

3. 药理作用

菟丝子具有补益肝肾、固精缩尿、安胎、明目、止泻的功效；外用消风祛斑。现代药理研究主要有以下几方面。

1）对雄性生殖功能的影响

南亚昀等研究表明，菟丝子提取物能增加对肾阳虚不育大鼠睾丸中 P450、CYP19 的表达和激

素含量，从而促进大鼠精子的生成与成熟。仲跻高等发现，菟丝子水提浓缩液可提高人精子的存活率和活力；杨欣等研究证实，菟丝子水提液对活性氧所致的精子超微结构损伤具有保护作用。

2）对雌性生殖功能的影响

菟丝子黄酮类成分有类雌激素样作用。谢广妹用菟丝子水提取物对卵巢过度刺激综合征大鼠灌胃给药，结果证明菟丝子水提取物具有抗卵巢过度刺激综合征作用。而菟丝子黄酮可提高去势成年雌鼠血清雌二醇水平，并可使声-光-电复合应激刺激大鼠的垂体、卵巢、子宫的重量增加。

3）对免疫系统的作用

张庆平等对菟丝子增强免疫功能和免疫调节作用研究表明，菟丝子可促进免疫器官脾脏、胸腺重量增长，提高巨噬细胞吞噬功能，促进淋巴细胞的增殖反应，诱导白介素活性。顾立刚等研究发现，菟丝子黄酮类成分之一金丝桃苷的注射剂量在 50 mg/kg 时，能显著提高小鼠脾脏 T、B 淋巴细胞的增殖和巨噬细胞的吞噬功能；但当给药剂量增加至 150 mg/kg 以上时，正常小鼠脾脏 T、B 淋巴细胞的增殖和巨噬细胞的吞噬功能却明显受到抑制。说明菟丝子对免疫系统调节作用存在剂量依赖性。

4）延缓衰老作用

菟丝子多糖能使衰老模型小鼠血清、肝、肾中丙二醛（MDA）含量下降，同时升高超氧化物歧化酶（SOD）及谷胱甘肽过氧化物酶（GSH-PX）的活性，并使脑组织中的脂褐质（LF）浓度下降，从而清除氧自由基及抗脂质过氧化作用，达到延缓衰老的作用。张丽娟和张芳等分别用菟丝子多糖和菟丝子醇提物灌胃，结果均能降低游泳小鼠脑 MDA 含量，增强 SOD、GSH-PX 活性，保护脑组织，说明菟丝子能提高衰老动物神经细胞抗氧化物酶的活性，降低自由基代谢产物的含量，具有抗衰老作用。

5）其他

菟丝子还有保胎、保肝、明目、治疗糖尿病等作用。

【述评】

据古籍记载，菟丝子炮制方法主要有酒制（浸、炒、煮、蒸）、醋黄精汁浸、盐炒、米泔水制等，其中以酒制为主。《本草纲目》记载了菟丝子酒制、捣碎或研末的炮制方法。现版《中国药典》仅收载了盐菟丝子；地方规范还收载有炒菟丝子和制饼法，炮制目的与盐菟丝子一致，便于粉碎提高药效。《本草纲目》中用到酒浸或酒蒸法提高药效，与现代研究酒制能促进菟丝子药效成分的溶出类似。在菟丝子所有的炮制品中，酒制品所含黄酮类有效成分的含量最高。

菟丝子盐制最早出现在宋代，"入盐少许炒，乘热捣末"（《总录》），到清代出现"盐水炒"（《医醇》），"补肾气，淡盐水拌炒"（《得配》）。根据盐炙入肾经理论，盐炙菟丝子能增强补肾固精安胎作用，《本草纲目》中未收载实属遗憾。《本草纲目》【发明】项记载了菟丝子可治疗消渴症，曰："消渴不止：菟丝子煎汁，任意饮之，以止为度。"已有报道菟丝子多糖具有降低血糖作用，验证了《本草纲目》这一记载的科学性。

蛇床子 （Shechuangzi）

《本草纲目》·草部·第十四卷·蛇床

本品为伞形科植物蛇床 *Cnidium monnieri*（L.）Cuss. 的干燥成熟果实。

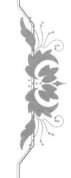

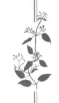

【"修治"原文】

子

【敩曰】凡使，须用浓蓝汁并百部草根自然汁，同浸一伏时，漉出日干。却用生地黄汁相拌蒸之，从巳至亥，取出日干用。

【大明曰】凡服食，即挼去皮壳，取仁微炒杀毒，即不辣也。作汤洗浴，则生用之。

【古代炮制】

南北朝有浓蓝汁、百部根浸，生地黄汁拌蒸（《雷公》）。唐代有炒法（《理伤》）。宋代有微炒（《衍义》），炒香（《普本》），蜜炙（《总录》）。元代有酒浸微炒（《瑞竹》），酒浸（《宝鉴》），枣制（《丹溪》）。明代有炒焦黄、酒煮、枣煮（《普济方》），微炒（《入门》），酒洗炒（《济阴》），酒浸蒸（《准绳》），盐酒炒（《禁方》），生地汁拌蒸（《仁术》），米泔制（《醒斋》）。清代有炒黑（《释谜》），酒洗（《拾遗》），微焙（《握灵》）等炮制方法。

【现代炮制】

1. 炮制方法

蛇床子：除去杂质，筛去灰屑。

2. 炮制作用

蛇床子：辛、苦，温；有小毒。归肾经。具有燥湿祛风、杀虫止痒、温肾壮阳的功效。用于阴痒带下，湿疹瘙痒，湿痹腰痛，肾虚阳痿，宫冷不孕。

3. 质量要求

蛇床子：为双悬果，呈椭圆形，表面灰黄色或灰褐色，顶端有 2 枚向外弯曲的柱基，基部偶有细梗。分果的背面有薄而突起的纵棱 5 条，接合面平坦，有 2 条棕色略突起的纵棱线。果皮松脆，揉搓易脱落。种子细小，灰棕色，显油性。气香，味辛凉，有麻舌感。水分不得过 13.0%，总灰分不得过 13.0%、酸不溶灰分不得过 6.0%，醇溶性浸出物不得少于 7.0%，蛇床子素不得少于 1.0%。

【研究概况】

1. 化学成分

1）蛇床子所含成分

蛇床子主含香豆素类、挥发油、倍半萜及糖类等。主要成分有蛇床子素等。

2）炮制对化学成分的影响

石继连等比较了蛇床子不同炮制品中蛇床子素的含量，结果显示生品中蛇床子素含量最高，其次是酒炙品、炒黄品、烘烤品和微波制品。微波制品中蛇床子素含量最低。

2. 工艺研究

田茂军等以蛇床子素的含量为指标，采用正交试验优选酒制蛇床子的最佳炮制工艺：30 g 蛇床子，加 20 mL 黄酒，闷润 4 h，蒸 2 h，取出自然晾干。

3. 药理作用

蛇床子具有燥湿祛风、杀虫止痒、温肾壮阳的功效。现代药理研究主要有以下几方面。

1）抑菌作用

蛇床子乙醇提取物在体外对金黄色葡萄球菌、大肠埃希菌、乳杆菌、肠球菌、白色念珠菌均具有较好的抑制作用，平均最低抑菌浓度为 2.5 mg/mL。此外，对石膏样小芽孢菌、絮状表皮癣菌、羊毛状小芽孢菌也有抑制作用。蛇床子不同溶剂提取物对番茄灰霉菌丝的生长具有不同程度的抑制作用，其中 95% 乙醇超声波提取 30 min、质量浓度 20 g/L 时作用最佳。

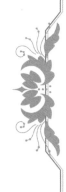

2）抗炎、抗过敏作用

蛇床子可显著提高磷酸组胺对豚鼠的致痒阈，能减少右旋糖酐诱发小鼠因皮肤瘙痒而搔抓的次数，能降低小鼠皮肤瘙痒持续时间，能对抗二甲苯所致的小鼠耳郭肿胀，抑制由 2，4-二硝基氯苯所诱发的小鼠迟发超敏反应，对组胺引起的离体回肠平滑肌收缩亦有明显的抑制作用。蛇床子素能显著抑制脂多糖（LPS）诱导 RAW 264.7 细胞（小鼠单核巨噬细胞株）分泌 NO、IL-6 和 TNF-α 等炎性因子，并且对 iNOS 和 COX-2 蛋白表达也有抑制作用。

3）抗肿瘤

蛇床子中一些香豆素成分对 Hela 细胞的增殖均有抑制作用，强度顺序是蛇床子素＞花椒毒酚＞异虎耳草素＞佛手柑内酯＞花椒毒素＞欧芹属素乙。蛇床子水提取液对小鼠 S180 肉瘤具有抑制作用，并能明显延长小鼠生命时间。蛇床子与补骨脂配伍使用能抑制乳腺癌骨转移。蛇床子素体外可以有效抑制肝癌细胞株的增殖，并可以抑制小鼠肝癌模型的肿瘤生长，且能增强肝癌小鼠抗肿瘤免疫反应。

4）其他

蛇床子总香豆素对中枢神经系统有一定的抑制作用，蛇床子浸膏有性激素样作用。

【述评】

据古籍记载，蛇床子的炮制方法主要有药汁蒸、炒、酒制。《本草纲目》收载了药汁制法和去壳取仁法，强调蛇床子内服去皮壳，微炒杀毒、不辣；外用一般用生品。炒法源于唐代，并成为历代主要炮制方法。现版《中国药典》仅载有生品。由于"有小毒"，临床以外用洗、敷为主，具杀虫止痒之功。现在炒法已基本不用。蛇床子内服时，蛇床子是否需要炒制降低毒性，值得研究。

甜瓜子 （Tianguazi）

《本草纲目》·果部·第三十三卷·甜瓜

本品为葫芦科植物甜瓜 *Cucumis melo* L. 的干燥成熟种子。

【"修治"原文】

瓜子仁

【敩曰】凡收得曝干杵细，马尾筛匕过成粉，以纸三重裹压去油用。不去油，其力短也。西瓜子仁同。

【古代炮制】

唐代有"杵末，蜜和为丸"（《千金》）。宋代有微炒（《圣惠方》）。

【现代炮制】

1. 炮制方法

甜瓜子：除去杂质，洗净，晒干，用时捣碎。

2. 炮制作用

甜瓜子：甘，寒。归肺、胃、大肠经。具清肺、润肠、化瘀、排脓、疗伤止痛功效。

3. 质量要求

甜瓜子：呈扁平长卵形，表面黄白色、浅棕红色或棕黄色，平滑，微有光泽。一端稍尖，另端钝圆。种皮较硬而脆，内有膜质胚乳和子叶 2 片。气微，味淡。总灰分不得过 5.0%。

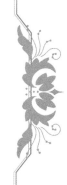

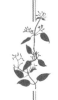

【研究概况】

1. 化学成分

甜瓜子仁主含脂肪油，其中含亚油酸、油酸、棕榈酸、硬脂酸及肉豆蔻酸的甘油酯、卵磷脂、胆甾醇。

2. 药理作用

甜瓜子具清肺、润肠、化瘀、排脓、疗伤止痛功效。现代药理研究主要有以下几方面。

1）驱虫

甜瓜子全种子及去皮种子的水、乙醇或乙醚提取液和种子脂肪油均表现对猫有驱虫作用，其中全种子的水提取液以 1～4 g/kg 体重的剂量，即达到全部杀死蛔虫和绦虫的作用。在体外试验中，对蛔虫和绦虫一般以 1∶10 的浓度在 10～90 min 内都能杀死，但去皮种子的乙醇和乙醚提取液对绦虫的作用则特别弱，在 1.5～3 h 仍不能杀死。

2）其他

王小民等发现，用甜瓜子粉治疗骨折，愈合时间相应缩短；Singh R C 发现甜瓜种子醚提取物具有一定的利尿作用。

【述评】

历代本草记载甜瓜子多为炒法，包括微炒、炒至见火色等炮制方法。但在《本草纲目》中记载为"杵细，马尾筛筛过成粉，以纸三重裹压去油用。不去油，其力短也"。该法类似现代去油制霜法，现在未见使用。目前临床以生品使用为主，也有炒黄使用的记载，《中国药典》仅收载了甜瓜子生品。

甜瓜蒂 （Tianguadi）

《本草纲目》·果部·第三十三卷·甜瓜

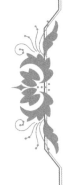

本品为葫芦科植物甜瓜 *Cucumis melo* L. 的成熟果实的干燥果柄。

【"修治"原文】

瓜蒂

【敩曰】凡使勿用白瓜蒂，要取青绿色瓜，气足时，其蒂自然落在蔓上。采得，系屋东有风处，吹干用。

【宗奭曰】此甜瓜蒂也。去瓜皮用蒂，约半寸许，曝极干，临时研用。

【时珍曰】按唐瑶云：甜瓜蒂以团而短瓜、团瓜者良。若香甜瓜及长如瓠子者，皆供菜之瓜，其蒂不可用也。

【古代炮制】

南北朝有干燥（《雷公》）。唐代有研末（《千金》）。宋代有炒黄碾散（《总录》），曝极干，研末（《衍义》）。

【现代炮制】

1. 炮制方法

甜瓜蒂：除去杂质，洗净，晒干。（2005《安徽》）

2. 炮制作用

甜瓜蒂：苦，寒；有毒。归脾、胃经。具有催吐、祛痰、退黄疸功效。用于食物中毒，痰涎不化，癫痫。

3. 质量要求

甜瓜蒂：果柄细圆柱形，常扭曲，连接果实的一端渐膨大。外表面灰黄色，有稀疏短毛茸，带果皮的果柄较短，略弯曲或扭曲。质柔韧，不易折断，断面纤维性。气微，味苦。

【研究概况】

1. 化学成分

甜瓜蒂主要含皂苷类，包括葫芦苦素 B、D、E，异葫芦苦素 B，葫芦苦素 B-2-O-β-D-吡喃葡萄糖苷等成分。

2. 药理作用

甜瓜蒂具有催吐、祛痰、退黄疸功效。现代药理研究主要有以下几方面。

1）保肝作用

魏凤辉等研究发现甜瓜蒂中有效成分葫芦素 B 可降低酒精灌胃小鼠血清 TB 含量，降低肝组织匀浆中 MDA 含量，降低肝细胞的水肿程度。徐声林等发现葫芦苦素 E 可降低四氯化碳所致大鼠 ALT 升高，还能使血浆或肝脏的 cAMP/cGMP 的比值恢复正常水平，促使肝脏受损细胞修复。

2）抗癌作用

唐岚等发现甜瓜蒂有效成分葫芦素 A、葫芦素 B-2-O-葡萄糖苷、葫芦素 B 和葫芦素 E 四个葫芦素类化合物对人体子宫颈癌 Hela 细胞和人肝癌细胞 HepG 2 均有一定的抑制作用，其中 Hela 细胞的 IC_{50} 分别为 0.176、0.18、23.79、2.32 $\mu g/mL$，HepG 2 细胞的 IC_{50} 分别为 0.216、0.176、16.69、2.37 $\mu g/mL$。张萌等发现葫芦素 B 对人胃癌 BGC-823 细胞有抑制增殖并诱导细胞凋亡作用，葫芦素 B 处理后 Caspase-3、Caspase-9 活性升高，细胞抗凋亡蛋白 Bcl-2 表达减少，促凋亡蛋白 Bak 的表达增加。

3）增强免疫作用

刘颖菊等发现葫芦素 B 0.1 mg/kg 即能提高小鼠外周血液 T 淋巴细胞数，0.2 mg/kg 能提高 PHA 诱导的 T 淋巴细胞转化率和脾脏空斑形成细胞数，0.4 mg/kg 时血清溶血素水平也明显增加。较大剂量（0.8 mg/kg）时碳粒廓清率及腹腔巨噬细胞吞噬率显著提高。说明葫芦素 B 能增强整个免疫系统功能，对细胞免疫的作用最强。

4）其他

甜瓜蒂还具有改善心肌纤维化、抗炎等作用。

【述评】

据《本草纲目》记载："甜瓜蒂以团而短瓜或团瓜为良，若长若瓠子，其蒂不可用。"明确了甜瓜蒂来源于圆形瓜的蒂把。甜瓜为果蔬，药食两用，全身是宝。其中瓜蒂、瓜子均可入药，《本草纲目》也记载其功效。甜瓜蒂，现版《中国药典》未收载，部分地方规范有收录。

葶苈子 (Tinglizi)

《本草纲目》·草部·第十六卷·葶苈

本品为十字花科植物播娘蒿 *Descurainia sophia*（L.）Webb. ex Prantl. 或独行菜 *Lepidium apetalum* Willd. 的干燥成熟种子。前者习称"南葶苈子"，后者习称"北葶苈子"。

【"修治"原文】

子

【敩曰】凡使葶苈，以糯米相合，置于燠上，微焙，待米熟，去米，捣用。

【古代炮制】

汉代有"熬黄黑色"（《玉函》）。晋代有"熬令紫色，捣如泥"（《肘后》）。南北朝有与糯米同焙去米（《雷公》）。唐代有炒法（《颅囟》）。宋代有隔纸炒（《圣惠方》），清炒（《证类》）。明代有糯米炒、酒炒、浆水制、黑枣制、制霜（《普济方》），炙制（《医学》），蒸制（《入门》）。清代有醋炒法（《串雅外》）等炮制方法。

【现代炮制】

1. 炮制方法

葶苈子：除去杂质和灰屑。用时捣碎（包含南、北葶苈子）。

炒葶苈子：取净葶苈子，用文火炒至有爆声，取出放凉。用时捣碎。

2. 炮制作用

葶苈子：辛、苦，大寒。归肺、膀胱经。具有泻肺平喘、利水消肿的功效。用于痰涎壅肺，喘咳痰多，胸胁胀满，不得平卧，胸腹水肿，小便不利。生品力速而较猛，降泄肺气作用较强，长于利水消肿，宜于实证。

炒葶苈子：药性缓和，免伤肺气，可用于实中夹虚的患者。多用于咳嗽喘逆，腹水胀满。

3. 质量要求

南葶苈子：呈长圆形略扁，长 0.8～1.2 mm，宽约 0.5 mm。表面棕色或红棕色，微有光泽，具纵沟 2 条，其中 1 条较明显。一端钝圆，另端微凹或较平截，种脐类白色，位于凹入端或平截处。气微，味微辛、苦，略带黏性。

北葶苈子：呈扁卵形，长 1～1.5 mm，宽 0.5～1 mm。一端钝圆，另端尖而微凹，种脐位于凹入端。味微辛辣，黏性较强。

水分不得过 9.0%，总灰分不得过 8.0%、酸不溶性灰分不得过 3.0%，南葶苈子膨胀度不得低于 3、北葶苈子膨胀度不得低于 12，南葶苈子槲皮素-3-O-β-D-葡萄糖-7-O-β-D-龙胆双糖苷不得少于 0.075%。

炒葶苈子：形如葶苈子，微鼓起，表面棕黄色。有油香气，不带黏性。水分不得过 5.0%，总灰分不得过 8.0%、酸不溶性灰分不得过 3.0%，南葶苈子槲皮素-3-O-β-D-葡萄糖-7-O-β-D-龙胆双糖苷不得少于 0.080%。

【研究概况】

1. 化学成分

1）葶苈子所含成分

葶苈子含硫苷类、异硫氰酸和芥子苷类、黄酮、强心苷、苯丙素类和有机酸类等。主要成分有槲皮素-3-O-β-D-葡萄糖-7-O-β-D-龙胆双糖苷等。

2）炮制对化学成分的影响

炒制前后葶苈子中芥子苷的含量测定结果：生芥子（2.23%）、炒芥子（3.94%）；生芥子水煎液（0.75%），炒芥子水煎液（2.05%）。炒制可以增加芥子苷含量。

李红伟等采用 GC-MS 法研究南葶苈子炮制前后脂肪油成分的变化。结果在南葶苈子生品中检测出 42 个组分，鉴定出其中 39 个组分；清炒品中检测出 50 个组分，鉴定出其中 40 个组分。南葶苈子经过炮制，脂肪油的提取率是生品的 2 倍以上，炮制品中不饱和脂肪油成分比例升高，同时产

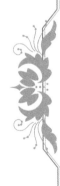

生了一些新的组分。采用制霜、蒸制、酒炙、盐炙、醋炙分别对南葶苈子炮制后，结果除制霜法外，各炮制方法均能提高脂肪油提取率。

2. 工艺研究

余金喜等以外观性状、水溶性浸出物、醇溶性浸出物、脂肪油和芥子碱硫氰酸盐含量为考察指标，采用均匀试验设计法优选葶苈子微波炮制的最佳工艺：微波小火、加热 7 min。李红伟等以外观性状、水溶性浸出物、总黄酮、脂肪油、芥子碱硫氰酸盐和多糖含量为考察指标，采用均匀试验设计优选南葶苈子清炒工艺：南葶苈子 200 g，炒制温度 200℃，时间 4 min。

3. 药理作用

葶苈子具有泻肺平喘、利水消肿的功效。现代药理研究主要有以下几方面。

1）祛痰止咳作用

研究表明，以葶苈子为主的复方葶苈子胶囊能明显增加小鼠气管排泌酚红的作用，通过增加气管腺体组织分泌，使痰液黏度下降而达到祛痰作用，其对氨雾刺激引起的咳嗽也有明显的止咳作用。

2）利尿作用

现代药理研究表明南葶苈子具有显著的利尿作用，其作用机制可能与抑制肾小管对 Na^+、Cl^- 和水的重吸收，从而促进 Na^+、Cl^- 和水的排出相关。南葶苈子炒品利尿效果最佳，南、北葶苈子生品在利尿作用上无差异。

3）强心作用

毕琼英通过蛙心和猫心的在体实验，证明南葶苈子及北葶苈子都有强心作用。北葶苈子的水提物具有明显强心和增加冠脉流量的作用，且不增加心肌耗氧量；北葶苈子乙醇粗提取物的氯仿萃取部位使离体蟾蜍心脏收缩幅度增加，并明显改善麻醉兔心脏的射血功能，增加血输出量。此外，葶苈苷能显著降低野百合碱诱导的肺动脉高压模型大鼠右心室收缩压与右心室舒张压及肺动脉平均压，这可能是葶苈子降低肺动脉高压的主要机制之一。

4）其他

葶苈子还有调血脂、延缓衰老、改善记忆等作用。

【述评】

据古籍记载，葶苈子主要炮制方法为炒黄和米炒。《本草纲目》收载了米炒法。葶苈子形小，单炒易焦糊，用米炒可以控制温度，使其爆裂又避免焦糊。现版《中国药典》收载了葶苈子、炒葶苈子。

《本草纲目》【发明】项曰"葶苈有甜、苦二种"。现版《中国药典》所收载的葶苈子包括南、北葶苈子，除外形不同外，质量差异也较大：膨胀度南葶苈子不低于 3，北葶苈子不低于 12；北葶苈子暂无含量要求。而两者功效相同，均可泻肺平喘，行水消肿。其药效物质基础有待深入研究。

楮实子 （Chushizi）

《本草纲目》·木部·第三十六卷·楮

本品为桑科植物构树 *Broussonetia papyrifera*（L.）Vent. 的干燥成熟果实。

【"修治"原文】

【敩曰】采得后，水浸三日，搅旋投水，浮者去之。晒干，以酒浸一伏时了，蒸之，从巳至亥，焙干用。

经验方：煎法：六月六日，取穀子五升，以水一斗，煮取五升，去滓，微火煎如饧用。

【古代炮制】

南北朝有酒蒸（《雷公》）。宋代微炒（《圣惠方》），酒蒸一宿蒸熟（《总录》）。明代单蒸、微炒（《普济方》），酒浸蒸（《蒙筌》），酒浸焙（《原始》）。

【现代炮制】

1. 炮制方法

楮实子：除去杂质和灰屑。

2. 炮制作用

楮实子：甘，寒。归肝、肾经。具有补肾清肝、明目、利尿的功效。用于肝肾不足，腰膝酸软，虚劳骨蒸，头晕目昏，目生翳膜，水肿胀满。

3. 质量要求

楮实子：略呈球形或卵圆形，稍扁，表面红棕色，有网状皱纹或颗粒状突起，一侧有棱，一侧有凹沟，有的具果梗。质硬而脆，易压碎。胚乳类白色，富油性。气微，味淡。水分不过 9.0%，总灰分不过 8.0%，醇溶性浸出物不得少于 14.0%。

【研究概况】

1. 化学成分

楮实子主含皂苷及多种矿质元素，此外还含有丰富的氨基酸、脂肪油、生物碱和色素等。

2. 药理作用

楮实子具有补肾清肝、明目、利尿的功效。现代药理研究主要有以下几方面。

1）抗氧化作用

庞氏等研究结果显示，楮实子红色素能显著清除超氧阴离子及羟基自由基，抑制 H_2O_2 诱导小鼠红细胞溶血和肝匀浆自氧化，对肝线粒体也有保护作用。楮实子红色素有较强的体外抗氧化作用。

2）改善记忆作用

楮实子提取液对正常小鼠的学习和记忆功能有显著促进作用，普遍有缩短小鼠走迷宫取食所需时间、减少错误次数的趋势；对东莨菪碱造成的记忆获得障碍具有明显的改善作用；对氯霉素造成的记忆巩固缺损有明显改善，使小鼠测验时的错误次数显著减少，潜伏期显著延长；对亚硝酸钠造成的记忆巩固不良有明显的改善作用；对低浓度乙醇造成的记忆再现缺损有显著拮抗作用。

3）抗肿瘤作用

庞氏等分别用 MTT 及集落形成法考察楮实子总生物碱对 Hela、BEL-7402、A375、SMM1990、SAOS-2 细胞株的细胞毒作用。当药物浓度达到 100 μg/L 时，楮实子总生物碱显示出较为显著的肿瘤细胞抑制作用，两种方法的细胞生长抑制率分别在 50% 和 60% 以上。表明楮实子总生物碱为其抗肿瘤活性成分。

【述评】

据古籍记载，楮实子炮制方法有净制、酒蒸、酒炙、炒、蒸等。《本草纲目》记载有酒蒸法。古代酒制法应用较多，现代以生用为主，个别地区保留了炒法，未见酒炙法。根据炮制理论，用辛温行散的酒共制后，可减弱楮实子寒凉之性，在补肝肾的同时，通经脉、治水肿和腰膝酸软的作用增强。因此，酒制楮实子炮制工艺及炮制作用值得关注和研究。

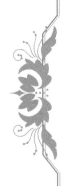

黑芝麻 （**Heizhima**）

《本草纲目》·谷部·第二十二卷·胡麻

本品为脂麻科植物脂麻 *Sesamum indicum* L. 的干燥成熟种子。

【"修治"原文】

胡麻

【弘景曰】服食胡麻，取乌色者，当九蒸九曝，熬捣饵之。断谷，长生，充饥。虽易得，而学者未能常服，况余药耶？蒸不熟，令人发落。其性与茯苓相宜。俗方用之甚少，时以合汤丸尔。

【敩曰】凡修事以水淘去浮者，晒干，以酒拌蒸，从巳至亥，出摊晒干。臼中舂去粗皮，留薄皮。以小豆对拌，同炒。豆熟，去豆用之。

【古代炮制】

唐代有九蒸九曝（《千金》）。宋代有微炒、炒焦（《圣惠方》）。清代有酒蒸晒（《解要》）的炮制方法。

【现代炮制】

1. 炮制方法

黑芝麻：除去杂质，洗净，晒干。用时捣碎。

炒黑芝麻：取净黑芝麻，用文火炒至爆裂，取出晾凉。用时捣碎。

2. 炮制作用

黑芝麻：甘，平。归肝、肾、大肠经。具有补肝肾、益精血、润肠燥的功效。用于精血亏虚，头晕眼花，耳鸣耳聋，须发早白，病后脱发，肠燥便秘。生品少用。

炒黑芝麻：炒后香气浓，鼓起，利于粉碎和煎出有效成分，功效作用增强。

3. 质量要求

黑芝麻：呈扁卵圆形，表面黑色，平滑或有网纹状皱。一端圆，另一端尖，尖端有棕色点状种脐。种皮薄，子叶 2，白色，富油性。气微，味甘，有油香气。水分不得过 6.0%，总灰分不得过 8.0%。

炒黑芝麻：形如黑芝麻，微鼓起，有的可见爆裂痕，有油香气。水分不得过 6.0%，总灰分不得过 8.0%。

【研究概况】

1. 化学成分

黑芝麻主含脂肪油，还含有芝麻素、芝麻林素、芝麻酚、植物甾醇、卵磷脂、叶酸、芝麻苷、蛋白质、维生素 E 等。

2. 药理作用

黑芝麻具有补肝肾、益精血、润肠燥的功效。现代药理研究主要有以下几方面。

1）抗氧化、延缓衰老作用

黄万元等人发现，黑芝麻及其复方（核桃、黑芝麻）制剂能显著提高小鼠血液中的 SOD 活力，明显降低 MDA 活力，说明黑芝麻具有抗衰老作用。黑芝麻所含的 VE 不但具有抗氧化性，还能清除细胞内衰老物质-自由基，延缓细胞衰老。

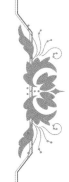

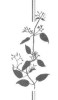

2) 保肝作用

Ogawa 等研究发现，芝麻素可有效防止胆固醇在肝脏中堆积，表芝麻素可有效调节血清和肝脏中的胆固醇代谢。人体过量地摄入乙醇，会引起脂肪酸代谢的障碍，导致肝脏内脂肪的蓄积，芝麻素可以促进乙醇代谢和脂肪酸 β 氧化，减轻乙醇及其代谢物对肝脏的损害，降低肝功能损伤，缓解肝脏脂肪变性，对肝脏具有保护功能。

3) 抗菌作用

芝麻素对大肠杆菌、金黄色葡萄球菌和枯草芽孢杆菌有较好的抑菌作用，且随着芝麻素浓度的增加抗菌活性相应增强。

4) 其他

黑芝麻还具有降血压、抗肿瘤、乌发润发、润肠通便等作用。

【述评】

据古籍记载，黑芝麻炮制方法主要有九蒸九曝、炒制、蒸制、酒制等。《本草纲目》均有收载，其中炒法沿用至今。炒后香气浓，能补益肝肾，填精补血，润燥通便。黑芝麻药食两用，食用较多。

槐角 （Huaijiao）

《本草纲目》·木部·第三十五卷·槐

本品为豆科植物槐 *Sophora japonica* L. 的干燥成熟果实。

【"修治"原文】

槐实

【敩曰】凡采得，去单子并五子者，只取两子、三子者，以铜锤捶破，用乌牛乳浸一宿，蒸过用。

【古代炮制】

南北朝刘宋时代有乳汁制（《雷公》）。唐代有烧灰（《千金》）、炒法（《颅囟》）等法。宋代有炒制（《圣惠方》）、麸炒（《总录》）等法。明代有胆汁制（《回春》）、煮制（《禁方》）、黑豆汁蒸（《保元》）等法。清代又增加了清蒸（《辨义》）等法。

【现代炮制】

1. 炮制方法

槐角：取原药材，除去杂质。

蜜槐角：取净槐角，按蜜炙法炒至外皮光亮、不黏手，取出。每 100 kg 槐角，用炼蜜 5 kg。

槐角炭：将净槐角，按炒炭法炒至表面焦黑色，内部深黄色，取出放凉。（2015《四川》）

2. 炮制作用

槐角：苦，寒。归肝、大肠经。清热泻火，凉血止血。用于肠热便血、痔肿出血，肝热头痛，晕眩目赤。生品清热凉血力强。

蜜槐角：苦寒之性减弱，并有润肠作用。

槐角炭：寒性大减，并具收敛之性，长于收敛止血。

3. 质量要求

槐角：呈连珠状，长 1～6 cm，直径 0.6～1 cm。表面黄绿色或黄褐色，皱缩而粗糙，背缝线一侧呈黄色。质柔润，干燥皱缩，易在收缩处折断，断面黄绿色，有黏性。种子 1   6 粒，肾形，表面光滑，棕黑色，一侧有灰白色圆形种脐；质坚硬，子叶 2，黄绿色。果肉气微，味苦，种子嚼

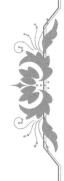

之有豆腥气。含槐角苷不得少于 4.0％。

蜜槐角：形如槐角，表面稍隆起呈黄棕色至黑褐色，有光泽，略有黏性。具蜜香气，味微甜、苦。槐角苷不得少于 3.0％。

槐角炭：外表呈焦黑色，内呈黄褐色，味苦。

【现代研究】

1. 化学成分

1）槐角所含成分

槐角中主含黄酮、三萜皂苷类成分，还含有生物碱、氨基酸和磷脂类等成分。主要成分有槐角苷、芦丁等。

2）炮制对化学成分的影响

都盼盼等采用 HPLC 法比较槐角不同炮制品中黄酮类成分的量，结果显示，染料木苷：生品＞蜜炙＞炒炭。芦丁：生品＞蜜炙＞炒炭。槐角苷：生品＞蜜炙＞炒炭。槲皮素：生品＜蜜炙＜炒炭；染料木素：生品＜蜜炙＜炒炭；山奈素：生品＜蜜炙＜炒炭。结果表明，槐角饮片中黄酮类成分炮制后染料木苷等黄酮苷成分的量降低，苷元的量升高。采用超高效液相色谱-飞行时间质谱联用技术对槐角蜜炙前后成分进行了分析比较。通过散点图中的 VIP 值分析槐角蜜炙前后指纹图谱的差异，寻找到潜在的差异最明显的化学标记物，认为染料木苷、山奈酚、染料木素可作为区分生品与炮制品的指标性成分。

2. 工艺研究

方艳夕等以槐角苷含量为考察指标，利用正交试验设计，筛选蜜炙槐角的最佳炮制工艺为：蜜炙温度 120℃，蜜水体积比 1∶2，蜜炙时间 6 min。

3. 药理作用

槐角具有清热泻火，凉血止血的功效。现代药理研究主要有以下几个方面：

1）抗炎作用

采用小鼠耳郭肿胀法、滤纸肉芽肿法、腹腔毛细血管通透性试验和角叉菜胶致大鼠足跖肿胀法观察槐角黄酮栓的抗炎作用，结果表明其具有明显的抗炎、抗溃疡作用；复制大鼠直肠损伤模型，给药治疗，观察伤口愈合情况并 HE 染色，结果表明药物能提高直肠创面愈合率。

2）止血作用

槐角对实验性血栓形成和血小板聚集具有较强的抑制作用，黄酮类物质可能为有效成分。通过玻璃毛细管法和断尾法测定小鼠出、凝血时间，考察槐角黄酮栓的止血效果，结果表明能缩短小鼠出血、凝血时间。

3）抗肿瘤作用

近年研究发现槐角有明显的抗肿瘤作用。巫霖通过 MTT 实验研究表明，槐角染料木素和异樱黄素对 MCF-7 细胞作用 72 h 显著抑制增殖，均存在浓度依赖的抑制作用，低剂量下没有促增殖的作用，也无双向调节作用。马磊研究表明，genistein 能够明显抑制肺癌细胞 A549 和胃腺癌细胞 BGC-823 的活性，抑制率可达 82.01％和 91.25％。

4）雌性激素样作用

槐角提取物能使小鼠卵巢子宫增重、子宫内膜增厚、阴道开口时间提前和阴道开口率增加。表现出明显雌激素样作用。

5）其他作用

槐角提取液对心脏具有正性肌力作用，使心肌收缩力增强；可使麻醉家兔血压下降，可降低小鼠血清胆固醇的作用。

【述评】

据古籍记载，槐角主要炮制方法有：乳汁制、烧灰、炒制、麸炒、胆汁制、煮制、黑豆汁蒸、清蒸等。《本草纲目》记载了"乌牛乳浸一宿，蒸过用"的炮制方法，该方法始载于《雷公炮炙论》，但从唐代以后炒法成为槐角的主流炮制方法，近代延续了炒法和蒸法，但以炒法，特别是炒炭常用；蜜炙为现代炮制方法，并被现版《中国药典》收载，蜜槐角苦寒之性减弱，并有润肠作用。

蓖麻子（Bimazi）

《本草纲目》·草部·第十七卷·蓖麻子

本品为大戟科植物蓖麻 *Ricinus communis* L. 的干燥成熟种子。

【"修治"原文】

子

【敦曰】 凡使勿用黑天赤利子，缘在地萋上，是颗两头尖有毒。其蓖麻子，节节有黄黑斑。凡使以盐汤煮半日，去皮取子研用。

【时珍曰】 取蓖麻油法：用蓖麻仁五升捣烂，以水一斗煮之，有沫撇起，待沫尽乃止。去水，以沫煎至点灯不炸、滴水不散为度。

【古代炮制】

南北朝有盐汤煮（《雷公》）。宋代有炒熟（《衍义》），炒黄（《总录》）。明代有炒取壳（《普济方》），盐汤煮（《蒙筌》），烧制（《医学》），油制、取油（《本草纲目》）。清代有"研烂取油作燃烧烟熏"（《本草述》），"盐水煮去皮，研取油用"、黄连水制（《辑要》）等炮制方法。

【现代炮制】

1. 炮制方法

蓖麻子：去除杂质。用时去壳，捣碎。

蓖麻子霜：取净蓖麻子，去壳取仁，炒制后研成细末，将细末包3～4层草纸，外加麻布包紧，压榨去油，反复操作，至草纸上无油渍出现时即可。（2005《贵州》）

2. 炮制作用

蓖麻子：甘、辛，平；有毒。归大肠、肺经。具有泻下通滞、消肿拔毒的功效。用于大便燥结，痈疽肿毒，喉痹，瘰疬。

蓖麻子霜：可配丸剂内服，且无泻下作用。很少使用。

3. 质量要求

蓖麻子：呈椭圆形或卵形，稍扁，表面光滑，有灰白色与黑褐色或黄棕色与红棕色相间的花斑纹。一面较平，一面较隆起，较平的一面有1条隆起的种脊；一端有灰白色或浅棕色突起的种阜。种皮薄而脆。胚乳肥厚，白色，富油性，子叶2，菲薄。气微，味微苦辛。水分不得过 7.0%，酸值不得过 35.0，羰基值不得过 7.0，过氧化值不得过 0.20，蓖麻碱不得过 0.32%。

蓖麻子霜：为灰白色粗粉末。

【研究概况】

1. 化学成分

1）蓖麻子所含成分

蓖麻子主含脂肪油及蓖麻毒蛋白、蓖麻碱、蓖麻变应原和蓖麻凝集素等成分。

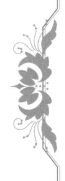

2）炮制对化学成分的影响

蓖麻子炒制可使毒蛋白变性，达到去毒的目的；以鸡蛋作为辅料加热炮制也可分解破坏和吸附蓖麻子中部分毒性成分。

2. 药理作用

蓖麻子具有泻下通滞、消肿拔毒的功效。现代药理研究主要有以下几方面。

1）泻下作用

蓖麻油口服后在小肠脂肪酶的作用下分解为蓖麻油酸和甘油，蓖麻油酸皂化为蓖麻油酸钠能刺激肠道，引起肠蠕动增加，同时蓖麻油还能润滑肠道，起到泻下通滞的作用。

2）抗肿瘤作用

研究表明，以鸡蛋作为辅料，经过加热分解破坏和吸附蓖麻子部分毒性成分，使其毒性大大低于生蓖麻子，而对肿瘤（人肺癌裸小鼠移植瘤模型）的抑瘤率为80.6％，其抑瘤效果与丝裂霉素相近。蓖麻毒蛋白在低浓度下对肿瘤细胞的杀伤有选择性，对白血病细胞 K562 和大肠癌细胞 SW480 的杀伤作用在各浓度下无选择性。

3）抗炎镇痛作用

动物实验表明，蓖麻子炮制品高、中剂量组可减少醋酸致小鼠扭体次数、延长小鼠舔足时间、减轻二甲苯致小鼠耳郭肿胀程度、减轻蛋清致足跖肿胀程度，证明蓖麻子具有显著的抗炎镇痛作用。

4）毒性

蓖麻毒蛋白是蓖麻毒素中毒性最强的一种，临床中毒的主要表现为，普遍性细胞中毒性肝病、肾病及出血性胃肠炎，严重者可因呼吸和血管运动中枢麻痹而死亡。

【述评】

据古籍记载，蓖麻子的炮制方法主要有盐汤煮，炒、制油等。《本草纲目》收载了盐汤煮法和制油法。现版《中国药典》记载去壳捣碎。目前临床大多生品外用，少数地方有炒法和制霜法应用。

《本草纲目》【主治】项记载："治瘰疬，取子炒熟去皮，每卧时嚼服二三枚，渐加至十数枚，有效。"说明当时已有蓖麻子炒制使用，炒后可降低毒性，用于内服。但李时珍又曰："此药外用屡奏奇效，但内服不可轻率尔。"可见李时珍对蓖麻子的毒性有很深刻的认识。现版《中国药典》仅收载生品捣碎使用，对于炒法、制霜法的炮制原理及其质量如何控制有待进一步研究。

蒺藜 （Jili）

《本草纲目》·草部·十六卷·蒺藜

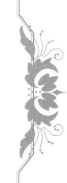

本品为蒺藜科植物蒺藜 *Tribulus terrestris* L. 的干燥成熟果实。

【"修治"原文】

子

【敩曰】凡使拣净蒸之，从午至酉，日干，木臼舂令刺尽，用酒拌再蒸，从午至酉，日干用。

【大明曰】入药不计丸散，并炒去刺用。

【古代炮制】

南北朝有蒸，去刺，再拌酒蒸（《雷公》）。唐代有烧灰（《千金》）和熬（《外台》）。宋代有微炒去刺《圣惠方》，酒炒（《总录》），火炮（《急救》）。明代有"酒炒去刺"（《必读》）。清代有酒浸焙焦（《逢原》），人乳拌蒸、鸡子清炒、当归汁煮（《得配》）和醋炒（《治裁》）等炮制方法。

【现代炮制】

1. 炮制方法

蒺藜：除去杂质。

炒蒺藜：取净蒺藜，用文火炒至微黄色。

2. 炮制作用

蒺藜：苦、辛，微温；有小毒。归肝经。具有平肝解郁、活血祛风、明目、止痒的功效。用于头痛眩晕，胸胁胀痛，乳闭乳痈，目赤翳障，风疹瘙痒。

炒蒺藜：辛散之性减弱，长于平肝潜阳、疏肝解郁。

3. 质量要求

蒺藜：由 5 个分果瓣组成，呈放射状排列，直径 7～12 mm。常裂为单一的分果瓣，分果瓣呈斧状，长 3～6 mm；背部黄绿色，隆起，有纵棱和多数小刺，并有对称的长刺和短刺各 1 对，两侧面粗糙，有网纹，灰白色。质坚硬。气微，味苦、辛。水分不得过 9.0%，总灰分不得过 12.0%。含蒺藜总皂苷不得少于 1.0%。

炒蒺藜：多为单一的分果瓣，呈斧状，背部棕黄色，隆起，有纵棱，两侧面粗糙，有网纹。气微香，味苦、辛。水分不得过 9.0%，总灰分不得过 12.0%。

【研究概况】

1. 化学成分

1）蒺藜所含成分

蒺藜主含黄酮和皂苷类成分。此外还含有酰胺、生物碱、甾醇、有机酸等。主要成分有蒺藜皂苷元等。

2）炮制对化学成分的影响

何那拉等研究结果显示，蒺藜炒制后槲皮素和山奈素含量均有所降低。李瑞梅等研究结果发现，蒺藜经清炒法、烘制法炮制后其总皂苷含有量下降，皂苷元含有量增加。杨丽梅等研究结果显示，生、炒蒺藜中脂肪油含量相近，两者脂肪油中均检出了亚油酸、棕榈酸、硬脂酸、油酸、花生酸、反-9，12-十八碳二烯酸、山嵛酸，即炒制对蒺藜脂肪油的含量和其脂肪酸组分没有影响。

2. 工艺研究

王鹏等以水浸出物、70%乙醇浸出物、总黄酮和总皂苷为评价指标，采用正交设计法优选炒蒺藜最佳炮制工艺：1 000 W 功率加热，炒制 6 min，翻炒频率为 20 次/min。

3. 药理作用

蒺藜具有平肝解郁、活血祛风、明目、止痒的功效。现代药理研究主要有以下几方面。

1）降血脂、降血压、降血糖作用

褚书地等研究发现，蒺藜皂苷能够有效地阻止血清胆固醇、低密度脂蛋白胆固醇（LDL-C）升高，降低肝脏胆固醇、三酰甘油的含量，提高肝脏超氧化物歧化酶的（SOD）的活性。杨建梅等发现，白蒺藜皂苷组分可以降低自发性高血压大鼠的收缩压，下调其血管性血友病因子蛋白的表达。章怡祎等发现，白蒺藜呋甾皂苷能够降低高血压大鼠的收缩压，抑制心肌纤维化，从而改善高血压所致心脏结构重塑。

张素军等研究发现，蒺藜皂苷与卡波糖一样，不仅能够显著降低正常大鼠灌胃蔗糖后血糖水平的升高，而且能够显著降低 2 型糖尿病大鼠灌胃蔗糖后的血糖水平的升高，并推测其降血糖的作用是通过对 α-葡萄糖苷酶的抑制来实现的。

2）抗血栓作用

蒺藜皂苷和蒺藜总黄酮都具有抗血栓作用。蒺藜皂苷能通过提高红细胞的变形能力和降低红细

胞的聚集性而降低血液全血黏度，从而改善血液流变性，尚可显著降低体外血栓湿重、干重和缩短血栓长度，降低体内血栓形成时间。进一步研究发现，蒺藜皂苷成分 25R-5α-螺甾-12 烯-3-β-D-吡喃葡萄糖基-（l-2）-β-D-吡喃葡萄糖基-（l-4）-β-D 吡喃半乳糖苷，可以非常明显地延长凝血时间，明显延长小鼠体内血栓形成的时间。王云等实验证实，蒺藜总黄酮可以显著抑制血小板黏附和聚集，其机制可能是通过抑制血小板的释放和（或）影响血小板受体与胶原的结合，抑制血小板黏附聚集进而抑制血栓的形成。

3）抗动脉粥样硬化作用

樊莲蓬等发现蒺藜总黄酮及单体化合物槲皮素、山奈酚、异鼠李素可促进受损的内皮细胞修复，同时提高一氧化氮（NO）、一氧化氮合酶（NOS）、超氧化物歧化酶（SOD）、谷胱甘肽过氧化物酶（GSH-Px）水平，具有保护血管内皮细胞损伤的作用，其中山奈酚的修复作用最强，其机制可能与降低自由基的生成、提高内皮细胞各种酶的活性有关。石昌杰等证实蒺藜皂苷可以不同程度地下调血管壁内细胞间黏附分子-1（ICAM-1）和血管细胞黏附分子-1（VCAM-1）的表达，而 ICAM-1、VCAM-1 等黏附分子的表达与炎性反应的动脉粥样硬化有密切关系。

4）抗心肌缺血及心肌保护作用

蒺藜皂苷是抗心肌缺血及心肌细胞保护作用的有效成分。吕文伟等发现，蒺藜皂苷可明显缩小麻醉犬心肌梗死范围，降低犬心梗后血清谷转氨酶（AST）、心肌酶 CK 活性，降低心肌酶学指标，具有抗心肌缺血及心肌细胞保护作用。李红等研究发现，蒺藜皂苷能够增加再灌注期心肌组织中 NO 含量，使环磷酸鸟苷升高从而导致血管舒张，并抑制血管平滑肌增殖从而保护缺血再灌注损伤的内皮细胞，其机制是蒺藜皂苷可以减少自由基的生成，促进自由基的清除来降低过氧化自由基对内皮细胞的损伤。

张羽等研究发现，蒺藜皂苷对心肌具有预适应样保护作用，其机制与其减少自由基与炎症因子的生成、抑制凋亡有关。王思思等发现，蒺藜皂苷抗心肌细胞凋亡的作用机制可能与激活 PKCε 来抑制线粒体依赖的凋亡有关。

5）提高性功能作用

蒺藜皂苷能够提高衰老小鼠全血过氧化氢酶（CAT）及谷胱甘肽过氧化物酶（GSH-Px）活力，进而提高其附睾精子密度、精子活率和活精子百分率；能够促进睾丸间质细胞的合成功能，保护修复小鼠受损伤的睾丸。

蒺藜提取物可以较为明显地增强公猪的性欲并且可以增加其精子的质量，提高一种淡水鱼睾丸酶的活性，还能促进小鼠睾丸发育并且其促进效果同睾丸酮相似。蒺藜醇提取物对镉诱导的睾丸损伤有保护作用，这种保护作用可能与抑制睾丸组织的过氧化反应或者间接刺激睾丸间质细胞睾酮的产生有关。

6）其他

蒺藜还有抗肿瘤、改善记忆、清除和减少自由基产生、抗衰老等作用。

【述评】

据古籍记载，蒺藜炮制方法主要有净制（去角、去刺）、炒制（微炒、炒、炒赤等）、炮、当归汁煮等。以去刺、酒制和炒法为主。《本草纲目》记载有去刺后酒蒸、炒去刺的方法。现版《中国药典》收载了蒺藜和炒蒺藜。从南北朝开始有蒺藜酒制，并要求去刺，唐代始用熬（炒）制，此后炒法和酒制就成了历代主要炮制方法，尤其是炒制，并认为"炒去刺，补肾用"（《入门》），"用补宜炒熟去刺；用凉宜连刺生捣"（《本草正》）。

蒺藜自古就有去刺的要求，但去刺目的未予阐释。现版《中国药典》未要求去刺。对去刺原因未见相关研究，有必要对蒺藜去刺前后的化学成分、药理作用、临床应用等方面系统地开展对比研究，弄清原理。

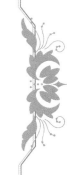

槟榔 （Binglang）

《本草纲目》·果部·第三十一卷·槟榔

本品为棕榈科植物槟榔 *Areca catechu* L. 的干燥成熟种子。

【"修治"原文】

槟榔子

【敩曰】头圆矮毗者为榔，形尖紫文者为槟。凡使用白槟及存坐稳正、心坚有锦纹者为妙。半白半黑并心虚者，不入药用。以刀刮去底，细切之。勿令经火，恐无力。若熟使，不如不用。

【时珍曰】近时方药亦有以火煨焙用者。然初生白槟榔，须本境可得。若他处者，必经煮熏，安得生者耶？又槟榔生食，必以扶留藤、古贲灰为使，相合嚼之，吐去红水一口，乃滑美不涩，下气消食。此三物相去甚远，为物各异，而相成相合如此，亦为异矣。俗谓"槟榔为命赖扶留"以此。古贲灰即蛎蚌灰也。贲乃蚌字之讹。瓦屋子灰亦可用。

【古代炮制】

南北朝有细切（《雷公》）。唐代有捣末服、煮熟蒸干法（《新修》）。宋代有炒制（《圣惠方》），火炮（《博济》），烧灰存性（《旅舍》），饭裹湿纸包煨（《总录》），面裹煨、吴茱萸炒（《总微》），火煅（《朱氏》）。元代有纸裹煨（《丹溪》）。明代灰火煨、牵牛子醋共制（《普济方》），火炮、湿纸裹煨（《奇效》），炒制（《医学》），石灰制（《仁术》），牙皂汁浸焙（《保元》），烧存性（《济阴》）。清代有煨法（《握灵》），醋制（《本草述》），童便洗晒（《幼幼》），煅存性（《拾遗》），酒浸（《大全》）等炮制方法。

【现代炮制】

1. 炮制方法

槟榔：除去杂质，浸泡，润透，切薄片，阴干。

炒槟榔：取净槟榔片，用文火炒至微黄色。

焦槟榔：取净槟榔片，用中火加炒至焦黄色。

2. 炮制作用

槟榔：苦、辛，温。归胃、大肠经。具有杀虫、消积、降气、行水、截疟的功效。用于绦虫病，蛔虫病，姜片虫病，虫积腹痛，积滞泻痢，里急后重，水肿脚气，疟疾。生品作用较猛，以杀虫、降气、行水消肿、截疟力胜。

炒槟榔、焦槟榔：作用相似，长于消食导滞。炒后可缓和药性，以免耗气伤正，并能减少服后恶心、腹泻、腹痛的副作用。用于食积不消，泻痢后重。但炒槟榔较焦槟榔副作用稍强，而伐正气的作用也略强于焦槟榔，一般身体素质较强者可选用炒槟榔，身体素质较差者，可选用焦槟榔。

3. 质量要求

槟榔：呈类圆形薄片。切面可见棕色种皮与白色胚乳相间的大理石样花纹。气微，味涩，味苦。

炒槟榔：形如槟榔片，表面微黄色，可见大理石样花纹。

槟榔、炒槟榔水分不得过 10.0%，每 1000 g 含黄曲霉毒素 B_1 不得过 5 μg，含黄曲霉毒素 G_2、黄曲霉毒素 G_1、黄曲霉毒素 B_2 和黄曲霉毒素 B_1 总量不得过 10 μg。含槟榔碱不得少于 0.20%。

焦槟榔：形如槟榔片。表面焦黄色，可见大理石样花纹。质脆，易碎。气微，味涩、微苦。水分不得过 9.0%，总灰分不得过 2.5%，含槟榔碱不得少于 0.10%。

【研究概况】

1. 化学研究

1）槟榔所含成分

槟榔主含生物碱、脂肪油、鞣质及游离氨基酸。主要成分有槟榔碱等。

2）炮制对化学成分的影响

不同炮制方法对槟榔化学成分均有影响，对生物碱、鞣酸类、氨基酸和脂肪油类成分影响较大。生物碱含量：生品＞炒黄品＞蜜制品＞炒焦品＞水煮品＞制炭品。氨基酸总量：生槟榔＞制槟榔＞炒槟榔＞焦槟榔。鞣质含量测定结果显示，加热温度较高与时间较长，鞣质含量逐渐下降；加热温度与时间适中，可使鞣质含量增高。在实验中，以微波70℃加热炮制5 min所制槟榔饮片的鞣质含量最高。

脂肪油的含量测定结果表明，炒品、制品的脂肪油含量升高，分别升高11.7％和6.4％，焦品的脂肪油含量则降低8.5％。

2. 工艺研究

艾莉等采用正交试验法，以焦槟榔外部颜色 $\Delta E * ab$ 值及内部颜色 $\Delta E * ab$ 值为考察指标，优选出最佳工艺：武火炒制，以29.5℃/min的升温速度，高速（80次/min）翻转，炒制8 min。

3. 药理作用

槟榔具有杀虫消积、降气、行水、截疟、消食、祛痰的功效。现代药理研究主要有以下几方面。

1）驱虫作用

槟榔碱具有驱虫作用，对猪肉绦虫可使全虫各部都瘫痪，对牛肉绦虫则仅能使头部和未成熟节片完全瘫痪，而对中段和后段的孕卵节片影响不大。槟榔对肝吸虫也有明显的抑虫作用，其作用机制与影响肝吸虫的神经系统功能有关。

2）对消化系统的影响

研究表明，槟榔具有增强大鼠胃平滑肌的收缩频率的作用；槟榔水煎液能够促进小鼠胃肠平滑肌的蠕动振幅和大鼠胃底平滑肌收缩频率，促使胃肠运动趋向正常化。槟榔的水提取物能促进正常小鼠胃排空和肠推进、增加硫酸阿托品所致胃排空和肠推进迟缓小鼠的胃排空和肠推进、促进胃底平滑肌收缩。

3）对心血管系统的影响

陈冬梅等发现槟榔碱可剂量依赖性地抗血栓形成，具有抗血栓的作用。嚼食槟榔会导致嚼食者在一段时期内出现心跳加速、出汗量增加、体温明显上升等状况，从而促进血液循环加快，脑内血流量增加。

4）抗病原微生物作用

黄玉林等研究发现槟榔提取物对大肠杆菌和金黄色葡萄球菌有很好的抗菌作用。李忠海等实验发现，不同槟榔提取物在小鼠体内具有不同的抑菌效果，以粗提取物、乙酸乙酯相及水相效果较好，效果最好的为水相，说明槟榔中起抑菌作用主要是其中的极性组分。

5）其他

槟榔还有抗氧化、抗过敏、抗抑郁、抑制神经中枢等作用。槟榔可致癌、致突变。有生殖毒性和神经系统毒性。

【述评】

槟榔在我国已有2000多年的应用历史，古籍记载炮制方法较多，以炒、煨为主。《本草纲目》载有切制、煨制等法。现版《中国药典》收载了槟榔、炒槟榔、焦槟榔。《雷公》曰："凡欲使，先以刀刮去底，细切之。勿令经火，恐无力效。若熟使，不如不用。"强调槟榔生用，认为熟用无效，

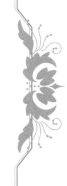

这种认识有一定片面性。

现代研究表明，槟榔中含有槟榔碱，具有杀虫、行水、截疟等作用，但副作用较大。加热可破坏部分槟榔碱。槟榔的生、熟应用视患者症状和身体状况而定。生品力峻，主要用于实证，且身体强健者。炒制后缓和药性，以免克伐太过而耗伤正气；能减少服后恶心、腹泻、腹痛的副作用；长于消食导滞，用于食积不消、泻痢后重。

蒟酱 （Jujiang）

《本草纲目》·草部·第十四卷·蒟酱

本品为胡椒科植物蒟酱 *Piper betle* L. 的果穗。

【"修治"原文】

【敩曰】凡采得后，以刀刮上粗皮，捣细。每五钱，用生姜自然汁五两拌之，蒸一日，曝干用。

【古代炮制】

南北朝有去粗皮，生姜汁拌蒸（《雷公》）。

【现代炮制】

1. 炮制方法

蒟酱：除去杂质。

2. 炮制作用

蒟酱：辛，温。归脾、胃、肺经。具有温中下气、散结消痰的功效。用于脘腹冷痛，呕吐泄泻，虫积腹痛，咳逆上气，牙痛。

3. 质量要求

蒟酱：呈弯曲半圆柱形，由许多小浆果聚合而成，表面黑褐色，有凹凸不平的突起，切面淡棕色，具明显圆形种粒痕迹，有穗梗。质硬而脆，断面黄棕色或棕黑色，周围可见红棕色的种粒。气芳香，味辛辣。

【述评】

蒟酱炮制方法简单。临床少用。《本草纲目》仅收载了雷敩的去粗皮、姜汁蒸法。并记载该药的根、叶、子均可入药。现在该药少见使用，《中国药典》及地方规范亦未见收载。

蒟酱的果实和叶作为药用，《中药大辞典》《中华本草》均有收载，它们作用不同；蒟酱（果实）具有温中下气、散结、止痛的功效；蒟酱叶具有祛风燥湿、杀虫止痒的功效。蒟酱现代研究及临床应用较少。

蔓荆子 （Manjingzi）

《本草纲目》·木部·三十六卷·蔓荆

本品为马鞭草科植物单叶蔓荆 *Vitex trifolia* L. var. *simplicifolia* Cham. 或蔓荆 *Vitex trifolia* L. 的干燥成熟果实。

【"修治"原文】

实

【敩曰】凡使，去蒂子下白膜一重，用酒浸一伏时，蒸之从巳至未，曝干用。

【时珍曰】寻常只去膜打碎用之。

【古代炮制】

南北朝有去白膜酒蒸（《雷公》）。宋代有炒熟、单蒸、酒煮（《圣惠方》）。元代有炒黑（《丹溪》）。明代有酒炒（《粹言》）。清代有酒蒸炒用（《备要》），略炒（《辨义》），酒浸蒸熬干（《害利》）等炮制方法。

【现代炮制】

1. 炮制方法

蔓荆子：除去杂质。用时捣碎。

炒蔓荆子：取净蔓荆子，用中火微炒至颜色加深，白膜呈焦黄色，有香气时取出。用时捣碎。

2. 炮制作用

蔓荆子：辛、苦，微寒。归膀胱、肝、胃经。具有疏散风热、清利头目的功效。

炒蔓荆子：辛散微寒之性缓和，质变酥脆，利于粉碎和煎出有效成分。长于升清阳之气、祛风止痛。

3. 质量要求

蔓荆子：呈球形，表面灰黑色或黑褐色，被灰白色粉霜状茸毛，有纵向浅沟 4 条，顶端微凹，基部有灰白色宿萼及短果梗。萼长为果实的 1/3～2/3，5 齿裂，其中 2 裂较深，密被茸毛。体轻，质坚韧，不易破碎，横切面可见 4 室，每室有种子 1 枚。气特异而芳香，味淡、微辛。水分不得过 14.0%，总灰分不得过 7.0%。醇溶性浸出物不得少于 8.0%。蔓荆子黄素不得少于 0.030%。

炒蔓荆子：形如蔓荆子，表面黑色或黑褐色，基部有的可见残留宿萼和短果梗。气特异而芳香，味淡、微辛。水分不得过 7.0%，总灰分不得过 7.0%，醇溶性浸出物不得少于 8.0%，蔓荆子黄素不得少于 0.030%。

【研究概况】

1. 化学成分

1）蔓荆子所含成分

蔓荆子主含挥发油、黄酮、萜类、木质素等。主要成分有蔓荆子黄素（紫花牡荆素）等。

2）炮制对化学成分的影响

郭长强等研究显示，蔓荆子各炮制品中的总黄酮含量为：生品（5.68%）、微炒品（5.85%）、炒焦品（7.89%）、炒炭品（8.02%）、炒过炭（0.31%），随着蔓荆子炒制程度的加重，总黄酮相对含量呈现先上升后下降的变化，炒制太过总黄酮基本损失殆尽。蔓荆子挥发油随样品炮制程度加重不仅含量下降，而且质量亦发生变化。吕文海等以水溶性浸出物为指标，对蔓荆子生品及生碎品、炒黄品及炒黄碎品分别进行了比较，生品为 6.72%，炒黄品为 7.29%，生碎品为 10.71%，炒黄碎品为 12.23%，认为蔓荆子炒黄捣碎确能提高煎出效果。

2. 工艺研究

程立方等采用正交试验，以挥发油、水浸出物、总黄酮、蔓荆子黄素为评价指标，确定最佳炒制工艺：蔓荆子 1 kg，温度 120℃炒制 5 min。苏德民等采用筒式旋转炒药机确定蔓荆子炒制工艺为：进料 5 kg，转锅温度（106±2）℃、炒制中途保持（106±2）℃、炒制时间 7±2 min。

3. 药理作用

蔓荆子具有疏散风热、清利头目的功能。现代药理研究主要有以下几方面。

1）解热镇痛作用

蔓荆提取物能够抑制 IgE 依赖的组胺从 RBL-2H3 细胞中释放，从而发挥抑制组胺释放的活性。

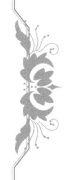

隋在云等研究表明，蔓荆子生品及炮制品均有明显的解热作用，以微炒品作用最强。龚拥军等研究表明，蔓荆子生品、炒黄品、酒炒品均有明显镇痛作用，其中生品镇痛作用最强。林珊等通过急性抗炎模型证明蔓荆提取物中紫花牡荆素具有明显的体内抗炎作用。

2）抗菌作用

体外实验证明，蔓荆子水煎剂对枯草杆菌、金黄色葡萄球菌、变形杆菌、蜡样芽孢杆菌等多种细菌均有不同程度的抗菌作用。其正己烷提取物有较强的抗半裸镰刀菌活性，石油醚和乙醇提取物对革兰阳性和革兰阴性菌具有中等强度的抑制作用。

3）抗肿瘤作用

陈丽等研究结果表明，蔓荆子黄酮提取物对肉瘤 S180 和肝癌 H22 均具有一定的抑制作用。Li WX 等研究表明蔓荆中半日花烷型二萜、黄酮具有癌细胞的细胞周期抑制、细胞凋亡诱导及细胞杀伤等抗癌活性特点，是新的细胞周期抑制剂。

蔓荆子中主要成分紫花牡荆素能抑制多种肿瘤细胞的增殖，对正常细胞的增殖无影响或影响较小，对人白血病、人卵巢癌、宫颈上皮腺癌、乳腺上皮癌、口腔鳞状细胞癌、皮肤上皮癌、人结肠癌、人大肠癌、人肺癌、人纤维肉瘤、前列腺癌等癌细胞株的增殖具有抑制活性。多聚甲基黄酮具有抑制人髓白血病细胞增殖和诱导细胞凋亡的作用。蔓荆子黄素通过激活线粒体调控的凋亡通路诱导 K562 细胞凋亡，还可以抑制 GH3 垂体腺瘤细胞增殖，其作用机制可能是通过线粒体介导的细胞凋亡通路。

4）其他

蔓荆子还具有抗突变、抗氧化等作用。

【述评】

据古籍记载，蔓荆子炮制方法主要有酒制、蒸和炒法等。《本草纲目》记载有酒蒸和去膜打碎法。现版《中国药典》收载了蔓荆子生品和炒蔓荆子。现代研究认为，若以挥发油为主要有效成分评价质量蔓荆子宜生用，而以黄酮为有效成分时，应注意随着蔓荆子炒制程度加重，总黄酮相对含量呈现先上升后下降的变化。酒制法少见使用。

罂粟壳（Yingsuqiao）

《本草纲目》·谷部·第二十三卷·罂子粟

本品为罂粟科植物罂粟 *Papaver somniferum* L. 的干燥成熟果壳。

【"修治"原文】

壳

【时珍曰】凡用以水洗润，去蒂及筋膜，取外薄皮，阴干细切，以米醋拌炒入药。亦有蜜炒、蜜炙者。

【古代炮制】

宋代有烧灰（《圣惠方》），姜制（《普本》），蜜炒（《局方》），炒制（《洪氏》），醋涂炙（《三因》），生蜜涂炙（《传信》），醋炒（《扁鹊》）。元代有醋浸后炒干（《脾胃论》）。明代有蜜酒炒、蜜炙、炒黄、姜汁炒、盐豉的沸汤浸液浸渍罂粟壳后再用蜜水拌匀炒（《普济方》），蜜炒令赤色（《奇效》），醋涂炙、醋煮（《医学》），焙制（《准绳》），切丝蜜水拌炒（《正宗》）。清代有米醋拌炒（《钩元》）和蜜炙（《便读》）等炮制方法。

【现代炮制】

1. 炮制方法

罂粟壳：除去杂质，捣碎或洗净，润透，切丝，干燥。

蜜罂粟壳：取净罂粟壳丝按蜜炙法，文火炒至不粘手。每 100 kg 罂粟壳丝，用炼蜜 25 kg。

2. 炮制作用

罂粟壳：酸、涩，平；有毒。归肺、大肠、肾经。具有涩肠、敛肺、止痛的功能。用于久咳，久泻，脱肛，脘腹疼痛。

蜜罂粟壳：能增强其润肺止咳作用，常用于肺虚久咳。

3. 质量要求

罂粟壳：呈不规则丝或块。表面黄白色、浅棕色至淡棕色，平滑，偶见残留柱头。内表面淡黄色，有的有棕黄色假隔膜。气微清香，味微苦。水分不得过 12.0％，醇溶性浸出物不得过 13.0％，含吗啡应为 0.06％～0.40％。

蜜罂粟壳：形如罂粟丝，表面微黄色，略有黏性，味甜，微苦。水分不得过 12.0％，醇溶性浸出物不得过 18.0％，含吗啡应为 0.06％～0.40％。

【述评】

据古籍记载，罂粟壳炮制方法主要有制炭、炒、姜制、蜜制、醋制、蜜酒制、药汁制、煮制、焙等。《本草纲目》收载有醋制和蜜制法，这些方法一直沿用至今。现版《中国药典》载有罂粟壳和蜜罂粟壳，部分《规范》载有醋罂粟壳。罂粟壳蜜制后能增强其润肺止咳作用；醋制后能增强涩肠止泻作用。

《本草纲目》记载：罂粟壳"止泻痢，固脱肛，治遗精久咳，敛肺涩肠……"。"治嗽多用粟壳，不必疑"。时珍曰罂粟壳"酸主收涩，故病初不可用之"。现代临床应用也验证了《本草纲目》中记载的科学性。虽然罂粟壳止咳、止泻作用强，但也能敛邪气，故咳嗽及泻痢初起禁用。罂粟壳含吗啡、可待因、罂粟碱等成分，为麻醉管制药，不宜久服，以免成瘾。

蕤仁 （Ruiren）

《本草纲目》·木部·第三十六卷·蕤核

本品为蔷薇科植物蕤核 *Prinsepia uniflora* Batal. 或齿叶扁核木 *Prinsepia uniflora* Batal. var. *serrata* Rehd. 的干燥成熟果核。

【"修治"原文】

仁

【敩曰】 凡使蕤核仁以汤浸去皮、尖，擘作两片。每四两用芒硝一两，木通草七两，同水煮一伏时，取仁研膏入药。

【古代炮制】

南北朝有汤浸去皮尖再用芒硝与木通草同煮（《雷公》）。宋代有去油（《局方》），汤浸去皮尖研（《总微》）。明代有铜青同浸（《奇效》），去皮心炒（《医学》），去皮尖水煮（《必读》）。清代有去皮尖水煮后去油（《逢原》）炮制方法。

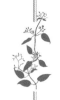

【现代炮制】

1. 炮制方法

蕤仁：除去杂质，洗净，干燥，用时碾碎。

蕤仁霜：将净蕤仁去壳，取净肉研成粗粉，用吸油纸包好，压榨去油，换纸时须将蕤仁研成粉，再压榨，如此反复几次，至油尽、手捏松散成粉为度，取出研细。(1980《上海》)

2. 炮制作用

蕤仁：甘，微寒。归肝经。具有疏风散热、养肝明目的功效。用于目赤肿痛，睑弦赤烂，目暗羞明。

蕤仁霜：制霜多外用，治疗眼疾。

3. 质量要求

蕤仁：呈类卵圆形，稍扁，表面淡黄棕色或深棕色，有明显的网状沟纹，间有棕褐色果肉残留，顶端尖，两侧略不对称。质坚硬。种子扁平卵圆形，种皮薄，浅棕色或红棕色，易剥落；子叶2，乳白色，有油脂。气微，味微苦。水分不得过 11.0%。

蕤仁霜：为粒度均匀、疏松的淡黄色粉末，显油性。

【述评】

蕤仁的炮制方法简单，古代以去皮尖、水煮、去油为主要方法。《本草纲目》记载了"去皮尖""芒硝与木通草同煮"法。去皮尖和去油法历代均有记载，现版《中国药典》收载有生品，地方规范载有蕤仁霜。

蕤核是西北干旱、半干旱区的优良的造林树种和经济林树种。蕤仁临床应用较少，相关研究也少见报道。

橡实 (Xiangshi)

《本草纲目》·果部·第三十卷·橡实

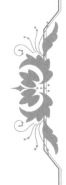

本品为壳斗科植物麻栎 *Quercus acutissima* Carr. 或辽东栎 *Quercus liaotungensis* Koidz. 的果实。

【"修治"原文】

实

【雷曰】霜后收采，去壳蒸之，从巳至未，锉作五片，日干用。

【周宪王曰】取子换水，浸十五次，淘去涩味，蒸极熟食之，可以济饥。

【古代炮制】

南北朝有去皮蒸(《雷公》)。清代有去壳蒸(《食物》)等炮制方法。

【述评】

橡实古代主要采用蒸法炮制。《本草纲目》【主治】中记载，橡实"下痢，浓肠胃，肥健人(苏恭)。涩肠止泻(大明)"。其"涩肠止泻"作用可能与含有较多鞣质有关，而含有丰富的营养成分是其"肥健人"的物质基础。

现版《中国药典》和规范未收载橡实，临床几乎无应用。橡实现在以食用为主，可用炒、煮等方法加热后食用。

橡实壳 （Xiangshiqiao）

《本草纲目》·果部·第三十卷·橡实

本品为壳斗科植物麻栎 *Quercus acutissima* Carr. 或辽东栎 *Quercus liaotungensis* Koidz. 的壳斗。

【"修治"原文】

斗壳

【大明曰】入药并宜捣细，炒焦或烧存性研用。

【古代炮制】

宋代有炒（《总录》）。清代有捣细炒焦、烧存性（《食物》）等炮制方法。

【述评】

橡壳味涩，性温，无毒。归脾、胃、大肠经。具有润燥、滑肠、通淋、活血的作用。虽《本草纲目》有记载，但其他古籍中少见。现代《中药大辞典》《中国药典》及其他标准和规范中均无收载，相关研究文献少见。

薏苡仁 （Yiyiren）

《本草纲目》·谷部·第二十三卷·薏苡仁

本品为禾本科植物薏苡 *Coix lacryma-jobi* L. var. *mayuen*（Roman.）Stapf 的干燥成熟种仁。

【"修治"原文】

薏苡仁

【敩曰】凡使，每一两，以糯米一两同炒熟，去糯米用。亦有更以盐汤煮过者。

【古代炮制】

南北朝有米炒盐水煮法（《雷公》）。宋代有微炒（《圣惠方》）。明代有盐炒（《入门》）。清代有土炒《本草述》，姜拌炒（《逢原》），伴水蒸透（《拾遗》）。

【现代炮制】

1. 炮制方法

薏苡仁：除去杂质。

炒苡仁：取净薏苡仁，用文火炒至微黄色，取出，晾凉。（1977《中国药典》）

麸炒苡仁：取净薏苡仁按麸炒法，炒至表面黄色，微鼓起。每 100 kg 薏苡仁，用麸皮 10 kg。

2. 炮制作用

薏苡仁：甘、淡，凉。归脾、胃、肺经。具有利水渗湿、健脾止泻、除痹、排脓、解毒散结的功效。生薏苡仁长于利水渗湿、清热排脓、除痹止痛，用于小便不利、肠痈、肺痈、风湿痹痛。

炒苡仁、麸炒苡仁：缓和药性，利于煎出，二者功效相似，长于健脾止泻。炒苡仁渗湿作用稍强，麸炒苡仁健脾作用略胜，常用于脾虚泄泻。

3. 质量要求

薏苡仁：呈宽卵形或长椭圆形，表面乳白色，光滑，偶有残存的黄褐色种皮。一端钝圆，另一端较宽而微凹，有1淡棕色种脐。背面圆凸，腹面有1条较宽而深的纵沟。质坚实，断面白色，粉性。气微，味微甜。水分不得过 15.0%，总灰分不得过 2.0%，每 $1000\ g$ 含黄曲霉毒素 B_1 不得过 $5\ \mu g$，含黄曲霉毒素 G_2、黄曲霉毒素 G_1、黄曲霉毒素 B_2 和黄曲霉毒素 B_1 总量不得过 $10\ \mu g$，含玉米赤霉烯酮不得过 $500\ \mu g$。醇溶性浸出物不得少于 5.5%，甘油三油酸酯不得少于 0.50%。

炒苡仁：形如薏苡仁，微鼓起，表面浅黄色。

麸炒苡仁：形如薏苡仁，微鼓起，表面黄色。水分不得过 12.0%，总灰分不得过 2.0%，醇溶性浸出物不得少于 5.5%，甘油三油酸酯不得少于 0.40%。

【研究概况】

1. 化学成分

1）薏苡仁所含成分

薏苡仁主含脂肪酸及脂类成分，另外还含有甾醇类、三萜类、多糖类化合物以及蛋白质、氨基酸和维生素等营养成分，主要成分有甘油三油酸酯等。

2）炮制对化学成分的影响

薏苡仁炮制前后，甘油三油酸酯和总多糖的含量均有差异，制品的含量均比生品高。其丙酮提取物得率生品较制品多。

2. 工艺研究

单国顺等以甘油三油酸酯、多糖为指标，采用正交试验法优选薏苡仁麸炒最佳工艺：薏苡仁 $50\ g$，加麸量 20%，炒制时间 $60\ s$，温度 $210\sim220℃$。

3. 药理作用

薏苡仁具有利水渗湿、健脾止泻、除痹、排脓、解毒散结的功效。现代药理研究主要有以下几方面。

1）利水作用

韩晓春研究表明，薏苡仁能改善脾虚水湿不化大鼠水代谢功能。薏苡仁水煎液、蛋白和油均可使脾虚水湿不化证模型大鼠的水负荷指数明显下降，VIP、ALD、ADH 指标降低，肠组织中水通道蛋白 AQP3 水平明显下降；薏苡仁蛋白还可使大鼠尿量增加。张世鑫研究表明，薏苡仁的蛋白、多糖、脂肪油等成分均能显著改善肾性水肿阴虚证大鼠肾性水肿，表现为不同程度改善模型大鼠一般状况，增加体重，改善饮水量增多、尿量减少症状，减少尿蛋白，升高血清总蛋白、白蛋白，降低血清肌酐、三碘甲腺原氨酸（T_3）、甲状腺素（T_4）和环磷酸腺苷水平，升高环磷酸鸟苷水平。

2）增强免疫作用

薏苡仁能增强机体的免疫功能。叶敏等发现薏苡仁水提液能显著拮抗由环磷酰胺引起的免疫功能低下小鼠的免疫器官重量减轻及白细胞数量减少，明显增加小鼠腹腔巨噬细胞的吞噬百分率及吞噬指数，显著增加血清溶血素的含量。能增加 T 细胞和 NK 细胞的活性，也有可能通过增强机体免疫力来抑制肿瘤的生长。

薏苡仁多糖能通过刺激小鼠巨噬细胞 RAW264.7 产生分泌性分子（NO、IL-6、TNF-α）；还能增加实验大鼠免疫球蛋白数量，改善实验大鼠的免疫功能缺陷问题，具有较好的免疫系统修复功能。因此，薏苡仁多糖能够调节由恶性肿瘤引起的免疫系统疾病，并且可以修复肿瘤治疗过程中引起的免疫功能缺陷等疾病。

3）抗肿瘤作用

李毓等以薏苡仁酯（CXL）预处理人鼻咽癌细胞 CNE-2Z 裸鼠移植瘤模型，再进行 γ 射线外照射，发现处理组与对照组比较，肿瘤生长缓慢且放射增敏率为 7.19％～26.28％。因此认为 CXL 对人鼻咽癌细胞裸鼠移植瘤具有放射增敏作用。Lee 等发现薏苡麸皮的提取物对肺癌 A549 细胞、人结肠癌细胞 HT-29、COLO205 具有明显的抗增殖作用。薏苡仁多糖成分 CP-1 可通过参与内在线粒体通路激活的机制来抑制 A549 细胞增殖并诱导其细胞凋亡。

以薏苡仁油为原料研制的康莱特注射液具有抑杀癌细胞作用，并且能减低放疗、化疗的毒副作用，提供机体高能营养，缓解疼痛，改善晚期肿瘤患者的生存质量。

4）抗炎镇痛作用

谭煌英等研究表明，康莱特注射液对疼痛相关细胞因子产生影响，具有镇痛作用。高岚等发现薏苡仁汤对大鼠蛋清性关节炎、棉球性肉芽肿及二甲苯所致的小鼠耳肿胀等均有明显的抑制作用。张明发等研究发现薏苡仁具有温和的镇痛抗炎作用，薏苡素是其镇痛活性成分。

5）其他

薏苡仁还有降血糖、降血脂、抗菌、抗溃疡、抗过敏等作用。

【述评】

据古籍记载，薏苡仁炮制方法主要有盐制、炒、蒸、土炒、姜汁制等。《本草纲目》记载了米炒、盐煮法。而现代以麸炒、炒黄为主。薏苡仁生品偏寒凉，长于利水渗湿，清热排脓，除痹止痛。炒制后性偏平和，长于健脾止泻。

《本草纲目》【发明】项记载"薏苡仁属土，阳明药也，故能健脾益胃……。土（薏苡仁）能胜水除湿，故泄痢水肿用之"。现代临床应用薏苡仁利水渗湿验证了《本草纲目》中这一记载的科学性。薏苡仁为药食两用药，临床和食用均较多。

覆盆子 （Fupenzi）

《本草纲目》·草部·第十八卷·覆盆子

本品为蔷薇科植物华东覆盆子 *Rubus chingii* Hu 的干燥果实。

【"修治"原文】

【诜曰】覆盆子五月采之，烈日曝干。不尔易烂。

【雷曰】凡使用东流水淘去黄叶并皮蒂，取子以酒拌蒸一宿，以东流水淘两遍，又晒干方用。

【时珍曰】采得捣作薄饼，晒干密贮，临时以酒拌蒸尤妙。

【古代炮制】

南北朝有酒蒸（《雷公》）。宋代有炒法（《传言》）。元代有酒浸焙法（《世医》）。明代有"酒浸一宿焙用"（《通玄》）。清代有酒拌蒸（《本草述》），酒浸一宿炒（《逢原》），作饼蜜贮以酒拌蒸（《指南》）等炮制方法。

【现代炮制】

1. 炮制方法

覆盆子：除去杂质，筛去灰屑。

盐覆盆子：取净覆盆子，加盐水拌匀，闷润至吸尽后，置笼屉内蒸透，取出干燥。每 100 kg 覆

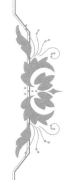

盆子，用食盐 2 kg。（1988《全国》）；盐炙法（2005《安徽》）。

酒覆盆子：取净覆盆子，用酒拌匀，闷润至酒吸尽后，用武火蒸 30 min，取出，干燥。每 100 kg 覆盆子，用酒 10 kg。（2008《江西》）

2. 炮制作用

覆盆子：甘、酸，温。归肝、肾、膀胱经。具有益肾固精缩尿、养肝明目的功效。用于遗精滑精，遗尿尿频，阳痿早泄，目暗昏花。

盐覆盆子：增强补肾固涩作用，功用与生品相似而补肾力稍强。

酒覆盆子：增强温肾助阳作用，多用于肾虚阳痿不育。

3. 质量要求

覆盆子：为聚合果，由多数小核果聚合而成，呈圆锥形或扁圆锥形，高 0.6～1.3 cm，直径 0.5～1.2 cm。表面黄绿色或淡棕色，顶端钝圆，基部中心凹入。宿萼棕褐色，下有果梗痕。小果易剥落，每个小果呈半月形，背面密被灰白色绒毛，两侧有明显的网纹，腹部有凸起的棱线。体轻，质硬。气微，味微酸涩。水分不得过 12.0%，总灰分不得过 9.0%、酸不溶性灰分不得过 2.0%，水溶性浸出物不得少于 9.0%，鞣花酸不得少于 0.20%，山奈酚-3-O-芸香糖苷不得少于 0.03%。

盐覆盆子：形如覆盆子，色泽加深，微咸。

酒覆盆子：形如覆盆子，色泽加深，微有酒气。

【研究概况】

1. 化学成分

覆盆子所含成分

覆盆子主含酚酸类、黄酮类、生物碱类、甾体类、萜类、香豆素类、长链脂肪族类、有机酸等，其主要成分有山奈酚-3-O-芸香糖苷、鞣花酸等。

2. 药理作用

覆盆子具有益肾固精缩尿、养肝明目的功效。现代药理研究主要有以下几方面。

1）对生殖系统的影响

覆盆子水提液能降低下丘脑促黄体激素释放激素（LHRH），垂体促卵泡生成激素（FSH）、黄体生成素（LH）及性腺雌二醇（E2）的水平，升高睾酮水平。覆盆子水提液对性腺轴的调控作用是其"补肾涩精"的药理基础，并且使胸腺中 LHRH 水平升高，说明其具有促进胸腺内某些细胞合成 LHRH 样物质的功能。

2）对脑神经系统的影响

黄丽萍等研究表明，覆盆子氯仿部位或乙酸乙酯部位可通过降低乙酰胆碱酯酶（AchE）活性，升高乙酰胆碱转移酶（ChAT）活性，保护海马 CA1 区神经元，减少 Tau 蛋白表达而改善肾阳虚型痴呆大鼠学习记忆能力。此外，覆盆子氯仿部位、乙酸乙酯部位可缩短 AD 大鼠逃避潜伏期，增强其空间探索能力，同时明显升高血清睾酮水平，从而改善肾阳虚老年性痴呆大鼠学习记忆能力。

3）抗氧化、抗衰老作用

覆盆子糖蛋白粗提取物可显著增强小鼠血清、肝脏、脑组织中过氧化氢酶（CAT）、超氧化物歧化酶（SOD）、谷胱甘肽过氧化物酶（GSH-Px）的活性并能有效清除自由基，具有明显的抗氧化作用。覆盆子多糖对氧自由基也具有较强的清除能力。

4）降血糖作用

覆盆子酮可通过调控胰岛素信号转导通路中 IRS-1 和 SHP-1 的表达，促进 HepG2 细胞对葡糖

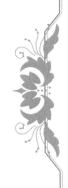

糖的消耗，发挥降糖作用。谢欣梅等研究表明，覆盆子酮可提高糖尿病小鼠抗氧化能力，修复四氧嘧啶造成的胰腺损伤，促进胰岛 B 细胞的修复，增加胰岛素分泌，达到降糖的效果。

5）其他

覆盆子所含山柰酚、槲皮素和椴树苷具有明显的抗血栓和抗炎作用。

【述评】

据古籍记载，覆盆子炮制方法主要有酒制法，包括酒蒸、酒炒等。《本草纲目》记载有酒蒸法。现版《中国药典》仅载有生品，但在药材加工时需"置沸水中略烫或略蒸"。地方炮制规范记载有酒覆盆子和盐覆盆子。覆盆子具有益肾固精缩尿、养肝明目作用，盐制增强补肾固涩作用，酒制增强温肾助阳作用。目前临床上多用生覆盆子。

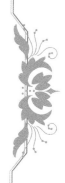

第五章
全 草 类

飞廉 (Feilian)

《本草纲目》·草部·第十五卷·飞廉

本品为菊科植物丝毛飞廉 *Carduus crispus* L. 和节毛飞廉 *Carduus acanthoides* L. 的干燥全草。

【"修治"原文】

根及花

【敩曰】凡用根，先刮去粗皮，杵细，以苦酒拌一夜，漉出，日干细杵用。

【古代炮制】

南北朝有"苦酒拌"（《雷公》）的记载。

【现代炮制】

1. 炮制方法

飞廉：除去杂质，切段，晒干。

2. 炮制作用

飞廉：微苦，凉。归肝经。具有清热、利湿、凉血、散瘀的功效。

3. 质量要求

飞廉：呈不规则的段。茎圆柱形，具纵棱，并附有绿色的翅，翅有针刺，质脆，切断面髓部白色，常呈空洞。叶椭圆状披针形，羽状深裂，裂片边缘具刺，上面绿色，具细毛或近乎光滑，下面具蛛丝状毛。头状花序干缩，总苞钟形，黄褐色；花紫红色，冠毛刺状，黄白色。气味微弱。

【研究概况】

1. 化学成分

飞廉主含生物碱、酚酸、黄酮等类成分。

2. 药理作用

飞廉具有清热、利湿、凉血、散瘀的功效。现代药理研究主要有以下几方面。

1）对心血管系统的影响

飞廉能显著缓解垂体后叶素所致的家兔离体心脏冠脉痉挛，从而改善心肌供血。飞廉的水提取液可对抗家兔实验性急性心肌缺血。飞廉的水提液、酸提液及醇提液对猫的降压作用强而持久。

2）抗菌、抗病毒作用

于洋飞等研究表明，飞廉不同提取物对蔬菜病原菌均有抑菌活性，且醇提取物抑菌活性最好。

3）保肝作用

丝毛飞廉种子中总黄酮对 CCl_4 所引起的小鼠化学性肝损伤、BCG＋LPS 引起的小鼠体液免疫性肝损伤及 SRBC 所引起的迟发型变态反应所致的小鼠细胞免疫性肝损伤均有较好的保护作用。

【述评】

飞廉为常用藏药，主要分布于云南和西藏。《本草纲目》中记载飞廉根和花入药，炮制方法为"杵细，苦酒拌"。现在多用生品，但《中国药典》未收载，该品种 2010 版《青海规范》有收载。《本草纲目》还记载飞廉"得乌头良，恶麻黄"，说明飞廉与乌头配伍后作用增强，而与麻黄配伍作用则降低。其炮制科学内涵值得挖掘。

车前草 (Cheqiancao)

《本草纲目》·草部·第十六卷·车前

本品为车前科植物车前 *Plantago asiatica* L. 或平车前 *Plantago depressa* Willd. 的干燥全草。

【"修治"原文】

草及根

【敦曰】凡使须一窠有九叶，内有蕊，茎可长一尺二寸者。和蕊叶根，去土了，称一镒者，力全。使叶勿使蕊茎，锉细，于新瓦上摊干用。

【古代炮制】

南北朝有"使叶，勿使蕊茎"、锉（《雷公》）。唐代有切制（《外台》）。明代有捣汁（《济阴》），炒（《普济方》），"于新瓦上摊干用"（《本草纲目》）。清代有研（《全生集》）等炮制方法。

1. 炮制方法

车前草：除去杂质，洗净，切段，干燥。

2. 炮制作用

车前草：甘，寒。归肝、肾、肺、小肠经。具有清热利尿通淋、祛痰、凉血、解毒的功效。用于热淋涩痛，水肿尿少，暑湿泄泻，痰热咳嗽，吐血衄血，痈肿疮毒。

3. 质量要求

车前草：呈不规则的段。根须状或直而长。叶片皱缩，多破碎，表面灰绿色或污绿色，脉明显。可见穗状花序。气微，味微苦。水分不得过 13.0%，总灰分不得过 15.0%，酸不溶性灰分不得过 5.0%，水浸出物不得少于 14.0%，大车前苷不得少于 0.10%。

【研究概况】

1. 化学成分

车前草主含苯乙醇苷类、黄酮类。还有环烯醚萜类、三萜及甾体类、多糖类、挥发油类等。主要成分有大车前苷等。

2. 药理作用

车前草具有清热利尿通淋、祛痰、凉血、解毒之功效。现代药理研究主要有以下几方面。

1）利尿作用

以水负荷大鼠为模型，研究车前子和车前草对大鼠排尿量和尿中 Na^+、K^+、Cl^- 离子排泄量的影响。结果 40 g/kg 和 10 g/kg 剂量的车前子和车前草乙醇提取物均能增加大鼠排尿量和尿中 Na^+、K^+、Cl^- 离子含量，车前子的利尿作用稍强于车前草。

2）抗菌作用

有研究表明，车前草提取物对金黄色葡萄球菌、大肠埃希菌、青霉菌和假丝酵母菌等常见食物

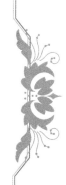

致病菌的抑制作用显著，对铜绿假单胞菌、苹果腐烂病菌、黄瓜枯萎病菌、烟草赤星、草莓镰刀菌、番茄灰霉菌等也有较好抑制作用。

3）抗氧化作用

车前草多糖在体外条件下有较强的自由基清除能力，可提高免疫力。车前草总黄酮可有效清除 DPPH 和 ABTS 自由基，抑制脂质体过氧化；可使氧化损伤小鼠体质量增量、胸腺指数、脾脏指数也出现一定程度的升高。

4）抗炎作用

大车前的甲醇提取物能抑制二甲苯导致的耳郭肿胀、蛋清致足跖肿胀。大车前苷能够抑制磷酸二酯酶与 5-脂氧合酶，抑制花生四烯酸导致的鼠耳肿胀。大车前环己烷提取物及其中分离出的熊果酸、齐墩果酸均可抑制前列腺素的生成，从而起到抗炎作用。

5）保肝作用

车前草总三萜高、低剂量组均能降低肝损伤小鼠丙氨酸氨基转移酶（ALT）和天冬氨酸氨基转移酶（AST）水平，提高肝 SOD 活性，降低脂质过氧化产物 MDA 量，减轻肝组织损伤程度。车前草中芹菜素、木犀草素、大车前苷、齐墩果酸、角胡麻苷、高车前苷及高车前素能明显对抗 CCl_4 所致的肝细胞损伤，其中，大车前苷具有较强的保肝活性。

6）降血糖、降血脂作用

氧化单萜类挥发油（PAEO）成分是车前草降血脂活性的物质基础。对正常 C57BL/6 小鼠给予 PAEO，对营养性肥胖小鼠给予 PAEO 中分离的化合物（芳樟醇），结果发现二者均可降低血浆总胆固醇和甘油三酯，抑制 LDL 受体与 HMG-CoA 还原酶的表达。车前草内含有的熊果酸亦可缓和和抑制肠道吸收葡萄糖，同时刺激胰岛素的分泌，从而显著降低血糖水平。

7）其他

车前草还具有抗胃溃疡、抗肿瘤、减肥等作用。

【述评】

历史典籍中，车前草的炮制方法记载较少，《本草纲目》记载了"剉细，于新瓦上摊干"法，与当今炮制方法一致。现版《中国药典》收载了生品。

《本草纲目》【附方】项下记载"初生尿涩不通，入蜜少许""热痢不止，入蜜合煎""产后血渗入大小肠，入蜜合煎"。说明当时临床常将车前草与蜜同煎，通淋祛瘀。蜜有甘滑之性，又具滋补作用。其【发明】项还记载"其叶捣汁服，疗泄精甚验"，说明车前草可治疗泄精。而现今临床上主要用车前草治疗水肿、慢性活动性肝炎、隐匿性肾炎、阴道炎等症。其炮制品及临床应用还有待研究挖掘。

石斛 （Shihu）

《本草纲目》·草部·第二十卷·石斛

本品为兰科植物金钗石斛 *Dendrobium nobile* Lindl.、霍山石斛 Dendrobium huoshanense C. I. Tang et S. J. Cheng. 鼓槌石斛 *Dendrobium chrysotoxum* Lindl. 或流苏石斛 *Dendrobium fimbriatum* Hook. 的栽培品及其同属植物近似种的新鲜或干燥茎。

【"修治"原文】

【敩曰】凡使，去根头，用酒浸一宿，曝干，以酥拌蒸之，从巳至酉，徐徐焙干，用入补药乃效。

【古代炮制】

南北朝有酒浸一宿，酥拌蒸，焙干（《雷公》）。宋代有桑灰汤沃之（《证类》），酒浸一宿、蒸过、曝干（《证类》《局方》），去根、酒浸、微炙（《总录》），酒浸（《三因》《传信》），去根炒（《产育》），焙（《朱氏》）。元代有去根炙（《世医》）。明、清代有酒洗（《回春》），以酥拌蒸徐焙（《本草汇》），蜜炙（《说约》），盐水拌炒（《得配》）等炮制方法。

【现代炮制】

1. 炮制方法

干石斛：除去残根，洗净，切段，干燥。霍山石斛除去杂质。

鲜石斛：鲜品洗净，切段。

2. 炮制作用

干石斛：甘，微咸，寒。归胃、肾经。具有益胃生津、滋阴清热的功效。

鲜石斛：清热生津作用强。

3. 质量要求

鲜石斛：呈圆柱形或扁圆柱形的段。直径 0.4～1.2 cm。表面黄绿色，光滑或有纵纹，肉质多汁。气微，味微苦而回甜，嚼之有黏性。

干石斛：呈扁圆柱形或圆柱形的段。表面金黄色、绿黄色或棕黄色，有光泽，有深纵沟或纵棱，有的可见棕褐色的节。切面黄白色至黄褐色，有多数散在的筋脉点。气微，味淡或微苦，嚼之有黏性。水分不得过 12.0%，总灰分不得过 5.0%。

金钗石斛：石斛碱不得少于 0.40%。

鼓槌石斛：毛兰素不得少于 0.030%。

霍山石斛：干条呈直条状或不规则弯曲形。表面淡黄绿色至黄绿色，偶有黄褐色斑块，有细纵纹，节明显，节上有的可见残留的灰白色膜质叶鞘；一端可见茎基部残留的短须或须根痕，另一端为茎源尖，较细。质硬而脆，易折断，断面平坦，灰黄色至灰绿色，略角质状。气微，味淡，嚼之有黏性。水分不得过 7.0%，醇溶性浸出物不得少于 8.0%，含多糖不得少于 17.0%。

【研究概况】

1. 化学成分

石斛主含生物碱、菲类和联苄类、芴酮类、倍半萜及其苷、多糖。此外，还含有甾体、三萜类、挥发油等。主要成分有石斛碱、毛兰素等。

2. 药理作用

石斛具有益胃生津、滋阴清热作用。现代药理研究主要有以下几方面。

1）免疫调节作用

研究表明，石斛多糖具有增强 T 细胞及巨噬细胞免疫活性的作用。金钗石斛中倍半萜糖苷类化合物对大鼠 T 淋巴细胞和 B 淋巴细胞的增殖具有促进或抑制作用，提示其具有一定程度的免疫调节作用。

2）抗肿瘤作用

研究发现，从鼓槌石斛的乙醇提取物中分得的 3 个单体（毛兰素、毛兰菲、鼓槌菲）均不同程度地抑制小鼠肝癌及艾氏腹水癌的活性，对肿瘤细胞株 K562 生长也有抑制作用，其中以毛兰素最强。从流苏石斛中分离得到的化合物流苏菲对人胃癌细胞显示出一定程度的抑制活性。

3）保护视神经作用

来源于不同种类石斛的多种有效组分在糖尿病视网膜病变过程中有视网膜血管内皮细胞保护、抗新血管生成及抗炎等效应。金钗石斛的水煎液，可有效抑制醛糖还原酶的活性而治疗糖性白内

障。从金钗石斛和霍山石斛中提取出来的总生物碱和粗多糖治疗白内障均有较好疗效。

4）降血糖作用

石斛能有效治疗胰岛素分泌不足引发的高血糖症。对链脲霉素、四氧嘧啶等原因诱发的糖尿病也有同等作用。罗傲霜等研究表明，迭鞘石斛多糖具有明显的降血糖作用，对胰岛细胞具有较强的修复能力。

【述评】

据古籍记载，石斛炮制方法有桑制、酒制（浸、洗、蒸、炙、炒）、炒、焙、酥制、蜜炙、盐制等。以酒制法为主。《本草纲目》记载了"酒浸、酥拌蒸"炮制方法。该法始于《雷公》，历代典籍沿用了该法。现版《中国药典》仅收载有生品，以干石斛和鲜石斛两种规格使用。

《本草衍义》记载："石斛一经炒透，便成枯槁，非特无以养阴，且恐不能清热，形犹是质已非。"现代研究与之吻合，研究表明，石斛主含生物碱、菲类和联苄类、芴酮类、倍半萜类等化合物，其中部分成分在高温下不稳定，加热炮制被破坏，宜生用。而《本草纲目》又记载"石斛用酒浸酥蒸，用入补药乃效"。《握灵》也载有"酒浸酥蒸服，镇涎涩丈夫元气，又治胃中虚热"。现代研究也证明，酒制有利于石斛中生物碱等成分的溶出。验证该记载的合理性。

灰藋 （Huidiao）

《本草纲目》·菜部·第二十七卷·灰藋

本品为藜科植物小藜 *Chenopodium serotinum* L. 的干燥全草。

【"修治"原文】

【敩曰】灰藋即金锁天叶，扑蔓翠，往往有金星，堪用。若白青色者，是忌女茎，不中用也。若使金锁天，茎高二尺五六寸为妙。若长若短，皆不中使。凡用勿令犯水，去根日干，以布拭去肉毛令尽，细锉，焙干用之。

【时珍曰】妓女茎即地肤子苗，与灰藋茎相似而叶不同，亦可为蔬。详见本条。

【古代炮制】

南北朝有去根、去毛、细到，焙干(《雷公》)。

【述评】

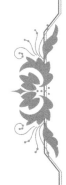

灰藋性味苦甘平，具有疏风清热、解毒去湿、杀虫的作用。但现版《中国药典》及地方炮制规范均未见收载，也无相关临床应用文献。

肉苁蓉 （Roucongrong）

《本草纲目》·草部·第十二卷·肉苁蓉

本品为列当科植物肉苁蓉 *Cistanche deserticola* Y.C.Ma 或管花肉苁蓉 *Cistanche tubulosa* (Schenk) Wight 的干燥带鳞叶的肉质茎。

【"修治"原文】

【敩曰】凡使先须清酒浸一宿，至明以棕刷去沙土浮甲，劈破中心，去白膜一重，如竹丝草样。

有此，能隔人心前气不散，令人上气也。以甑蒸之，从午至酉取出，又用酥炙得所。

【古代炮制】

南北朝有酒酥复制（《雷公》）。宋代有浸法（《圣惠方》），酒洗、水煮制（《证类》），酒煮制（《局方》），酒蒸制（《济生方》），焙制（《洪氏》）。元、明代有面煨（《儒门》），酒炒（《普济方》），酥炒（《景岳》），"于银石器中文武火煮"（《普济方》）。清代有泡淡法（《条辨》）等炮制方法。

【现代炮制】

1. 炮制方法

肉苁蓉：除去杂质，洗净，润透，切厚片，干燥。

酒苁蓉：取净肉苁蓉片，加入黄酒拌匀，隔水蒸或密闭隔水炖至酒被吸尽，表面呈黑色，取出，干燥。每 100 kg 肉苁蓉，用黄酒 30 kg。

2. 炮制作用

肉苁蓉：甘、咸，温。归肾、大肠经。具有补肾阳、益精血、润肠通便的功效。生品补肾止浊、滑肠通便作用强。

酒苁蓉：增强补肾助阳作用。

3. 质量要求

肉苁蓉：呈不规则形的厚片。表面棕褐色或灰棕色。有的可见肉质鳞叶。切面有淡棕色或棕黄色点状维管束，排列成波状环纹。气微，味甜、微苦。管花肉苁蓉切面散生点状维管束。

酒苁蓉：形如肉苁蓉片。表面黑棕色，切面点状维管束，排列成波状环纹。质柔润。略有酒香气，味甜，微苦。酒管花苁蓉切面散生点状维管束。

肉苁蓉、酒苁蓉水分不得过 10.0%，总灰分不得过 8.0%，醇溶性浸出物肉苁蓉不得少于 35.0%，管花肉苁蓉不得少于 25.0%。松果菊苷和毛蕊花糖苷总量肉苁蓉不得少于 0.30%，管花肉苁蓉不得少于 1.5%。

【研究概况】

1. 化学成分

1）肉苁蓉所含成分

肉苁蓉主含苯乙醇苷类、生物碱类、环烯醚萜苷类、多糖。还含有机酸、木脂素苷及挥发性成分。主要成分有松果菊苷、毛蕊花糖苷等。

2）炮制对化学成分的影响

马志国等测定不同酒蒸时间制备的酒肉苁蓉中松果菊苷、肉苁蓉苷 A、毛蕊花糖苷、异毛蕊花糖苷、肉苁蓉苷 C、2'-乙酰基毛蕊花糖苷 6 种苯乙醇苷类成分含量，结果发现，除肉苁蓉苷 A 外，其余 5 种成分随着蒸制时间的延长含量呈逐渐降低的趋势，其中 2'-乙酰基毛蕊花糖苷降低幅度最大，酒蒸 16 h 时下降约 77%；其他 4 种成分酒蒸 20 h 下降 50%～70%；而肉苁蓉苷 A 在酒蒸的前 12 h 呈增加趋势，后又逐渐降低。陈卫军等测定结果显示，不同炮制品中甜菜碱的量差异很大，含量依次为生品 6.394%、盐制 1.27%、酒制 1.38%。黄林芳等测定结果表明，肉苁蓉酒炙后 8-表马钱酸、丁二酸、京尼平苷的含量下降。

2. 炮制工艺

姜勇等以松果菊苷和毛蕊花糖苷的含量为指标，采用正交设计优选肉苁蓉炮制工艺：100 g 肉苁蓉，隔水蒸 2 h，切成 6 mm 厚片，70℃烘干。蔡鸿等将鲜管花肉苁蓉以 70℃热水杀酶 6 min，再切制成 4 mm 饮片，与鲜品切片直接晒干法比较，结果显示杀酶趁鲜片中的松果菊苷和毛蕊花糖苷含量分别是晒干法的 7.3 倍和 6.5 倍，是传统干燥方式的 12.8 倍和 14.9 倍。

3. 药理作用

肉苁蓉具有补肾阳、益精血、润肠通便的功效。现代药理研究主要有以下几方面。

1）补肾壮阳作用

马晶晶等以氢化可松肾阳虚小鼠模型，研究表明管花肉苁蓉类叶升麻苷有明显的补肾壮阳作用。有研究表明，肉苁蓉有雌激素作用，其提取物可以通过降低雌二醇含量，升高促性腺激素、睾酮水平而发挥补肾助阳作用；肉苁蓉水煎液能明显增加肾阳虚小鼠体质量、自主活动次数，并能显著延长小鼠运动时间，降低运动后血乳酸（LAC）、尿素氮（BUN）含量，提示肉苁蓉水煎液对肾阳虚小鼠具有明显的抗疲劳作用；肉苁蓉可以减轻血睾酮受高强度运动量的影响。

2）润肠通便作用

肉苁蓉总提取物能明显缩短阳虚便秘大鼠的首粒排便时间、增加 6 h 黑便重量，提高 MTL 水平，加强结肠收缩力而发挥润肠通便作用。肉苁蓉总寡糖及去半乳糖醇总寡糖对 10 mg/kg 复方地芬诺酯造成的便秘模型小鼠的 6 h 内首次排红便时间、排便粒数及排便干重均有显著影响，肠推进率有显著提高。

3）改善记忆作用

尹刚等观察发现肉苁蓉多糖能通过增强 Bcl-2 的表达及抑制 Caspase-3 的表达，抑制海马神经元的凋亡，改善阿尔茨海默病模型大鼠学习记忆能力。刘凤霞等实验发现肉苁蓉总苷可提高 AD 小鼠学习能力，对喹啉酸造成的脑损伤有保护作用。

4）调节免疫作用

张涛等研究显示肉苁蓉多糖能通过增强 THP-1 细胞的吞噬力和促进细胞因子释放调节免疫功能。李媛等在衰老小鼠模型中，研究发现肉苁蓉中的松果菊苷能促进衰老小鼠胸腺和脾脏质量的增加，具有增强免疫力的作用。

5）其他

肉苁蓉还有保肝、抗病毒、改善造血功能、抗衰老等作用。

【述评】

据古籍记载，肉苁蓉炮制方法以酒制为主，包括酒蒸、酒浸、酒洗、酒煮、酒炒等，此外还有焙、面煨、炒等。酒蒸法始见《雷公炮炙论》，《本草纲目》也收载了该法"劈破、去膜，酒蒸"。目前酒肉苁蓉（酒蒸）使用广泛，酒蒸后增强补肾助阳作用。

刘寄奴 （Liujinu）

《本草纲目》·草部·第十五卷·刘寄奴草

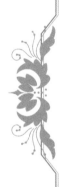

本品为菊科植物奇蒿 *Artemisia anomala* S. Moore 或白苞蒿 *Artemisia actiflora* Wall. ex DC. 的干燥地上部分。

【"修治"原文】

子苗同

【敩曰】 凡采得，去茎叶，只用实。以布拭去薄壳令净，拌酒蒸，从巳至申，曝干用。

【时珍曰】 茎、叶、花、子皆可用。

【古代炮制】

南北朝有酒蒸法（《雷公》）。宋代有炒制（《博济》），煮制（《百问》）等炮制方法。

【现代炮制】

1. 炮制方法

刘寄奴：洗净，稍润，切段，干燥。

2. 炮制作用

刘寄奴：苦，温。归心、脾经。具有破血通经、敛疮消肿的功效。

3. 质量要求

刘寄奴：为棕黄色的小段，茎、叶、花混合。茎切面黄白色，中央白色而疏松；叶皱缩，全体被灰白色毛茸；穗枯黄色。有香气，味苦。

【研究概况】

1. 化学成分

刘寄奴主含挥发油、黄酮、酚类和氨基酸等成分。

2. 药理作用

刘寄奴具有破血通经、敛疮消肿的功效。现代药理研究主要有以下几方面。

1）抗炎作用

章丹丹等研究显示，刘寄奴总黄酮可能是刘寄奴抗炎的物质基础。潘一峰研究发现刘寄奴总黄酮于体外实验中表现抗炎、抗氧化硝基化、抗血小板聚集及舒张血管效应，可能通过多靶点调控发挥抑制血管炎症的作用，是其活血化瘀功效的物质基础之一。

2）抗菌作用

常银子实验结果表明，刘寄奴水提取液对小鼠体内病菌具有明显抑制作用，并且对大肠杆菌的抑菌效果比金黄色葡萄球菌好。陈芳等对刘寄奴各部分提取物进行体外抗真菌药敏实验，结果表明：氯仿和 50% 乙醇提取物效果好，其中氯仿提取物已接近临床常规抗真菌药的疗效。

3）抗凝血作用

刘金武等从整体动物水平证实刘寄奴对 AS 模型大鼠的治疗作用。沈舒等研究结果显示：刘寄奴对凝血因子 Xa 的抑制率高于 50%。

【述评】

刘寄奴始载于《新修本草》，药材来源较为混乱。据《本草纲目》记载，其形态似菊科植物，与蒿相似。《中国药典》一部收载有"北刘寄奴"，为玄参科植物阴行草 *Siphonostegia chinensis* Benth. 的干燥全草。《中国药典》四部"成方制剂中本版药典未收载的药材和饮片"中收录的刘寄奴来源为菊科植物奇蒿 *Artemisia anomala* S. Moore 或白苞蒿 *Artemisia actiflora* Wall. ex DC. 的干燥地上部分，在江苏、上海、浙江、福建、广西等地使用。该基原与《本草纲目》记载相似。《湖北省药材地方标准》（2009）中收录的湖北刘寄奴为藤黄科湖南连翘 *Hypericum ascyron* L.、元宝草 *Hypericum sampsonii* Hance 地上干燥地上部分，湖北地区常用。三者作用相似，又有一定差异。均具活血祛瘀、通经止痛、凉血止血、清热利湿等功效。用于跌打损伤、瘀血闭经、月经不调等。

刘寄奴药用部位古今有变化。最早记载为果实，南北朝刘宋时期雷敩曰："凡采得，去茎叶，只用实。"明代时珍曰："茎、叶、花、子皆可用。"至今仍以全草入药。刘寄奴不同部位成分和药效是否有区别有待深入研究。

《本草纲目》中记载的刘寄奴炮制方法为酒蒸，并记载"多服令人下痢"。说明刘寄奴超剂量、超时间服用时有一定毒性或副作用。而现在主要是生用。现代研究提示刘寄奴可能有母体毒性和胚胎毒性。酒蒸是否可降低毒性，有待研究。

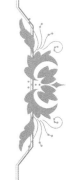

赤车使者 (Chicheshizhe)

《本草纲目》·草部·第十四卷·赤车使者

本品为荨麻科植物赤车 *Pellionia radicans*（Sieb. Et Zucc.）Wedd. 的全草及根。

【"修治"原文】

根

【敩曰】此草原名小锦枝。凡用并粗捣，以七岁童子小便拌蒸，晒干入药。

【古代炮制】

南北朝有童便拌蒸（《雷公》）的方法。

【现代炮制】

1. 炮制方法

赤车使者：洗净，切段。

2. 炮制作用

赤车使者：辛、苦，温；小毒。具有祛风除湿、活血行瘀的功效。

3. 质量要求

赤车使者：呈不规则段状，叶多破碎，完整者可见叶互生，叶片斜长椭圆形或斜倒卵状长椭圆形，先端尖锐，带尾状，基部半圆形，边缘中部以上每侧有 5～10 余个粗锯齿，侧脉 5～9 对；无柄。聚伞花序，有柄或无柄。

【述评】

赤车使者具有祛风除湿、活血行瘀的功效，主治风湿骨痛，跌打损伤，民间有使用。《本草纲目》记载：上古用赤车使者丸辟瘟疫邪气，可能与其抗菌作用有关。现代该药以其全草或根入药，研究文献极少。

青蒿 (Qinghao)

《本草纲目》·草部·第十五卷·青蒿

本品为菊科植物黄花蒿 *Artemisia annua* L. 的干燥地上部分。

【"修治"原文】

【敩曰】凡使，惟中为妙，到膝即仰，到腰即俛。使子勿使叶，使根勿使茎，四件若同使，翻然成痼疾。采得叶，用七岁儿七个溺，浸七日七夜，漉出晒干。

【古代炮制】

南北朝有童便制（《雷公》）。宋代有焙、酒浸焙（《总录》）。清代有捣汁用（《钩元》），熬膏（《备要》），蒸露（《害利》），烧炭（《汇纂》）等炮制方法。

【现代炮制】

1. 炮制方法

青蒿：除去杂质，喷淋清水，稍润，切段，干燥。

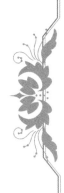

2. 炮制作用

青蒿：苦、辛，寒。归肝、胆经。具有清热解暑、退虚热、除骨蒸、截疟、退黄的功效。

3. 质量要求

青蒿：为不规则小段。茎呈圆柱形，表面黄绿色或棕黄色，具纵棱线。质硬，切面黄白色，髓白色。叶多皱缩或破碎，暗绿色至褐绿色，完整者展平后为三回羽状深裂，裂片及小裂片矩圆形或长椭圆形，两面被短毛。花黄色。气香特异，味微苦。

【研究概况】

1. 化学成分

青蒿主含挥发油类、香豆素类、萜类、黄酮类和苯丙酸类成分，其中抗疟成分青蒿素为萜类化合物。

2. 药理作用

青蒿具有清虚热、除骨蒸、解暑热、截疟、退黄的功效。现代药理研究主要有以下几方面。

1）解热作用

宫毓静等研究结果表明，青蒿总香豆素可以显著降低正常及发热家兔体温，其作用机制与抑制钠泵活性及降低中枢 PGE2 水平有关。李兰芳等利用皮下注射鲜酵母使大鼠体温升高，并分别灌胃给药，结果表明青蒿有效部位及其成分有解热作用。

2）抗疟作用

杨恒林等通过体外测定恶性疟原虫对抗疟药的敏感性，结果显示，老挝恶性疟原虫对青蒿素类药敏感。丁德本等比较了青蒿素、蒿甲醚、青蒿琥酯对伯氏疟原虫的疗效及杀虫速度，结果表明，青蒿素在改变为蒿甲醚、青蒿琥酯后，抗疟活性提高。周立文等研究发现双氧青蒿素是治疗恶性疟较为理想的成分。陈翔等用青蒿琥酯与传统的奎宁对比，结果得出青蒿琥酯治疗脑型疟疾疗效好且迅速、副作用少。

3）其他

青蒿还有抗癌、抗菌、增强免疫等作用。

【述评】

据古籍记载，青蒿炮制方法有童便制、捣汁、焙、酒制、熬膏、蒸露、烧炭等。《本草纲目》仅收载有童便制法。现在一般用生品。

青蒿中的抗疟活性成分青蒿素，治疗疟疾效果极佳，已在全球使用。其中，青蒿琥酯的抗疟作用疗效显著、不良反应轻而少，耐药率很低，由此研制的青蒿素类抗疟药已获 2015 年诺贝尔生理学或医学奖。

现版《中国药典》收载青蒿为地上部分入药。而雷敩曰"使子勿使叶，使根勿使茎，四件若同使，翻然成痼疾"。认为根、茎、叶、子不得同时使用，与现在入药部位有差别，古籍又记载酒制减其寒性治一切劳疾（《总录》）；近代尚有鳖血制青蒿，增强其退虚热、除骨蒸、截疟的作用。由此可见，青蒿古今入药部位、炮制方法差异较大，值得医药工作者关注和深入研究。

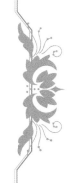

败酱草（Baijiang cao）

《本草纲目》•草部•第十六卷•败酱

本品为败酱科植物黄花败酱 *Patrinia scabiosaefolia* Fisch. ex Trev. 或白花败酱 *Patrinia villosa*（Thunb.）Juss. 的干燥全草。

【"修治"原文】

根苗同

【敩曰】凡收得便粗杵，入甘草叶相拌对蒸，从巳至未，去甘草叶，焙干用。

【古代炮制】

南北朝有甘草叶蒸制《雷公》。

【现代炮制】

1. 炮制方法

败酱草：除去杂质，抢水洗净，稍润，切段，干燥。

2. 炮制作用

败酱草：辛、苦，微寒。归胃、大肠、肝经。具有清热解毒、破瘀排脓的功效。

3. 质量要求

败酱草：呈不规则小段，根茎、茎、叶混合。根茎有节，上有须状细根。茎圆形，外表黄棕色或黄绿色，有纵向纹理，被有粗毛。质脆易折断，切面中空，白色。叶多皱缩，破碎，褐绿色。臭特异，味微苦。

【研究概况】

1. 化学成分

败酱草主含挥发油、皂苷、黄酮、有机酸、香豆素等类化合物。

2. 药理作用

败酱草具有清热解毒、破瘀排脓功效。现代药理研究主要有以下几方面。

1）抗菌作用

黄花败酱草及白花败酱草均具有一定的抑菌活性。董岩等实验结果显示，黄花败酱草超临界萃取物对沙门氏菌、福氏痢疾杆菌、金黄色葡萄球菌均有明显抑制作用，对大肠杆菌无明显抑制作用。戴聪杰等实验结果显示，白花败酱草的乙醇提取液对大肠杆菌、金黄色葡萄球菌、变形杆菌、枯草芽孢杆菌均有一定的抑菌效果。

2）镇静作用

徐泽民等以 ICR 小鼠为动物模型，实验结果显示黄花败酱草 95％乙醇总提取物具有明显的镇静作用，4 个不同的萃取部位中，乙酸乙酯萃取物和正丁醇萃取物均能有效减少小鼠自主活动，而正丁醇萃取物还能显著延长阈剂量戊巴比妥钠所诱导的睡眠时间。陈燕萍等实验结果显示白花败酱草水提液对小鼠自发活动有明显的抑制作用，可以缩短由戊巴比妥钠诱导的入睡时间及延长睡眠时间，说明白花败酱草水提物具有明显的中枢抑制作用，与戊巴比妥钠的中枢抑制功能有协同作用。

3）抗肿瘤作用

宋婷等实验结果显示，白花败酱草中皂苷具有明显的体外抗肿瘤作用。朴成玉等实验结果发现，白花败酱草抗妇科肿瘤的有效部位对 Siha 细胞生长具有显著的抑制作用。李玉基等研究结果显示，黄花败酱高剂量组小鼠肺部转移灶数较对照组明显减少，体质量和免疫器官质量明显增加，表明黄花败酱草水提物对小鼠 H22 肝癌血道转移具有一定的抑制作用。

4）其他

败酱草还有保肝利胆、促进免疫、抗病毒、抗炎等作用。

【述评】

败酱草的炮制方法简单，《本草纲目》沿用了雷敩的甘草叶拌蒸法，该法现今已不再使用。

《本草纲目》【发明】项记载："败酱乃手足阳明厥阴药，善排脓破血。故仲景治痈及古方妇人科皆用之。乃易得之物，而后人不知用。"认为当时已少有用败酱草治疗妇科病。现在已有研究报道败酱草可用于治疗妇科肿瘤。验证了李时珍在临床疗效上的正确性。

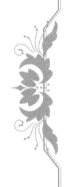

卷柏 (Juanbai)

《本草纲目》·草部·第二十一卷·卷柏

本品为卷柏科植物卷柏 *Selaginella tamariscina*（Beauv.）Spring 或垫状卷柏 *Selaginella pulvinata*（Hook. et Grev.）Maxim. 的干燥全草。

【"修治"原文】

【时珍曰】凡用，以盐水煮半日，再以井水煮半日，晒干焙用。

【古代炮制】

宋代有醋炙（《济生方》）。元代有"凡用，以盐水煮半日，再以井水煮半日，晒干焙用"（《世医》），酒炙（《瑞竹》）。清代有烧存性为末（《本草述》《钩元》），炒黑（《汇纂》）。

【现代炮制】

1. 炮制方法

卷柏：除去残留须根及杂质，洗净，切段，干燥。

卷柏炭：取净卷柏，置炒药锅内，用武火加热，炒至焦黑色，喷淋清水少许，灭尽火星，取出，晾干凉透。

2. 炮制作用

卷柏：辛，平。归肝、心经。具有活血通经的功效。

卷柏炭：长于化瘀止血，多用于吐血，崩漏，便血。

3. 质量要求

卷柏：呈卷缩的段状，枝扁而有分枝，绿色或棕黄色，向内卷曲，枝上密生鳞片状小叶。叶先端具长芒。中叶（腹叶）两行，卵状矩圆形或卵状披针形，斜向或直向上排列，叶缘膜质，有不整齐的细锯齿或全缘；背叶（侧叶）背面的膜质边缘常呈棕黑色。气微，味淡。水分不得过 10.0%。穗花杉双黄酮不得少于 0.30%。

卷柏炭：形如卷柏段，外表黑色，内部黑褐色，质脆，体轻，具有焦香气，味微苦。

【研究概况】

1. 化学成分

1）卷柏所含成分

卷柏主含黄酮类、炔酚类、苯丙素类、甾体类，此外还有萜类、蒽醌、有机酸等。其主要成分有穗花杉双黄酮等。

2）炮制对化学成分的影响

TLC 法结果显示：生品有 5 个斑点，焦品 4 个斑点，相同斑点 R_f 值一样，炭品则无斑点。总黄酮以焦品最高，生品次之，炭品最少。鞣质含量生品＞焦品＞炭品。

2. 药理作用

卷柏具有活血通经的功效。现代药理研究主要有以下几方面。

1）止血作用

邓祥坚等报道，江南卷柏有较好的止血作用，其干膏和片剂能增强二磷酸腺苷诱导的家兔血小板聚集；邓淑渊报道，生江南卷柏 50% 乙醇提取部位和江南卷柏炭水煎液止血活性最好。

2）降血糖、降血脂作用

江南卷柏中分离得到的黄酮类化合物等有降血糖和降血脂作用。如 5-羧甲基-7，4'-二氢黄酮-7-

O-β-D-葡萄糖苷能降低细胞对胰岛素的抵抗能力和敏感性。穗花杉双黄酮能对Ⅱ型糖尿病有一定的治疗效果，其还能降低高脂血小鼠的总胆固醇和甘油三酯水平，提高高密度脂蛋白水平。白果黄素能减少血清胆固醇的含量从而维持脂蛋白和胆固醇的正常比。

3）抗炎作用

卷柏醇提取物能抑制药物诱发的过敏性休克，能浓度依赖性地阻滞被动皮肤过敏反应及皮肤不良反应；能抑制肥大细胞脱颗粒和胞吐，升高肥大细胞内的cAMP水平从而阻止肥大细胞激活并降低组胺的释放，最终抑制炎症反应。Banerjee T等发现卷柏的抗炎机制主要是通过强烈的抑制核转录因子与DNA的结合，进而抑制COX-2的表达。Woo ER等研究表明，卷柏是通过抑制核转录因子的激活，进而抑制LPS诱导的NO的产生，发挥抗炎作用。卷柏中黄酮能强烈抑制NO的生产，其作用机制是通过抑制AP-1的活性，从而抑制诱导型一氧化氮合酶的基因表达，但其对NF-κB的活性没有影响。

4）抗菌、抗病毒作用

江南卷柏不同部位提取物对柯萨奇病毒CVB3均具有一定的抑制作用，包括抑制CVB3病毒生物合成和直接杀死病毒的作用，且脂溶性双黄酮部位与水溶性的双黄酮部位的活性均比单体穗花杉双黄酮的活性强；而对单纯疱疹病毒Ⅰ型（HSV-1）的实验则表明江南卷柏脂溶性双黄酮部位与水溶性的双黄酮部位的活性均要低于单体穗花杉双黄酮的活性。

5）其他

卷柏还具有抗肿瘤、抗氧化、免疫调节、保肝、扩张血管、促进伤口愈合等作用。

【述评】

据古籍记载，卷柏炮制方法有醋炙、盐制、酒炙及炒炭等。《本草纲目》仅收载了盐水煮法，该法在元代已有应用，但现在未见使用。《本草纲目》【附方】项记载"大肠下血，卷柏、侧柏、棕榈等分，烧存性为末"，说明当时有炒炭法。现版《中国药典》载有卷柏和卷柏炭。卷柏生品以活血为主，可通经破癥；卷柏炭以止血为主。现代研究证明卷柏可抗肿瘤，中医的与"破癥"作用一致。

佩兰 （Peilan）

《本草纲目》·草部·第十四卷·兰草

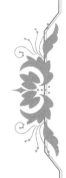

本品为菊科植物佩兰 *Eupatorium fortunei* Turcz. 的干燥地上部分。

【"修治"原文】

叶

同"泽兰"。

【古代炮制】

南北朝有切制、细剉（《雷公》）。明代有净制（《宝产》）。

【现代炮制】

1. 炮制方法

佩兰：除去杂质，洗净，稍润，切段，干燥。

2. 炮制作用

佩兰：辛，平。归脾、胃、肺经。具有芳香化湿、醒脾开胃、发表解暑的功效。

3. 质量要求

佩兰：呈不规则的段。茎圆柱形，表面黄棕色或黄绿色，有的带紫色，有明显的节和纵棱线。切面髓部白色或中空。叶对生，叶片多皱缩、破碎，绿褐色。气芳香，味微苦。水分不得过 11.0%，总灰分不得过 11.0%、酸不溶性灰分不得过 2.0%，挥发油含量不得少于 0.25%。

【研究概况】

1. 化学成分

佩兰主含挥发油、香豆精、三萜等类成分。

2. 工艺研究

李旭冉等对佩兰一体化加工生产进行了研究，利用 GC-MS 法同时测定麝香草酚、β-石竹烯、氧化石竹烯、1-甲基-3-甲氧基-4-异丙基苯及 α-石竹烯 5 种成分含量，考察了不同干燥方式、不同温度（40℃、50℃、60℃、70℃）对其含量的影响，优选出 40℃热风烘干为最佳干燥方式。

3. 药理作用

佩兰具有芳香化湿、醒脾开胃、发表解暑的功效。现代药理研究主要有以下几方面。

1）兴奋胃平滑肌作用

李伟等通过实验观察到佩兰可增高胃底、胃体肌条张力，进一步研究表明佩兰对离体胃平滑肌的作用通过特异性受体体现，其中增强胃底肌条张力的作用分别由胆碱能 M、N 受体介导，增高胃体肌条张力作用由胆碱能 N 受体介导。

2）抑菌作用

唐裕芳等研究表明佩兰超临界 CO_2 萃取物对细菌、霉菌、酵母菌均有一定的抑菌作用，在碱性和酸性环境中尤为明显。刘杰等研究发现佩兰挥发油和黄酮类成分均有一定的抑菌作用，对枯草杆菌的抑菌效果最好，金黄色葡萄球菌和大肠杆菌次之，对四联球菌稍差，且抑菌效果随浓度升高而增强。

3）抗肿瘤作用

李美丽等报道菊科佩兰属植物中生物碱在体内外试验中表现出一定的抗肿瘤活性。在中医中药治疗肿瘤的方案中，对肝癌及胃肠道、泌尿生殖系统的肿瘤用药，经常运用化湿泄浊法，佩兰为常用药物之一。佩兰属植物已被国外学者广泛认为是具有发展前景的抗癌中药。

【述评】

佩兰其名始见于《神农本草经》，早期称之为兰草，为芳香化湿醒脾药，临床上有鲜品和干品两种药用规格，应用较广。炮制方法简单，《本草纲目》记载了切细，阴干法。与现在的加工方法一致。

《本草纲目》【发明】项记载"五味入口，藏于脾胃，以行其精气。津液在脾，令人口甘，此肥美所发也。其气上溢，转为消渴，治之以兰，除陈气也"。对于长期过食肥甘、醇酒厚味，致脾胃运化失职，积热内蕴，化燥耗津，转为消渴者，可用佩兰生津止渴以治之。该作用现代还未见相关研究报道。

泽兰 （Zelan）

《本草纲目》·草部·第十四卷·泽兰

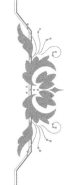

本品为唇形科植物毛叶地瓜儿苗 *Lycopus lucidus* Turcz. var. *hirtus* Regel 的干燥地上部分。

【"修治"原文】

叶

【敩曰】凡用大小泽兰，细到，以绢袋盛，悬于屋南畔角上，令干用。

【古代炮制】

南北朝有切(《鬼遗》),"剔取叶及嫩茎,去大枝"(《集注》),细剉(《雷公》)。宋代有去根拣净、洗、晒(《宝产》)。明代有去梗(《奇效》),切、研(《济阴》)等炮制方法。

【现代炮制】

1. 炮制方法

泽兰:除去杂质,略洗,润透,切段,干燥。

2. 炮制作用

泽兰:苦、辛,微温。归肝、脾经。具有活血调经、祛瘀消痈、利水消肿的功效。

3. 质量要求

泽兰:呈不规则的段。茎方柱形,四面均有浅纵沟,表面黄绿色或带紫色,节处紫色明显,有白色茸毛。切面黄白色,中空。叶多破碎,展平后呈披针形或长圆形,边缘有锯齿。有时可见轮伞花序。气微,味淡。水分不得过13.0%,总灰分不得过10.0%,醇溶性浸出物不得少于7.0%。

【现代研究】

1. 化学成分

泽兰主含酚酸类、黄酮类、萜类和甾体类等。

2. 药理作用

泽兰具有活血调经、祛瘀消痈、利水消肿的功效。现代药理研究主要有以下几方面。

1)抗凝血作用

有研究表明泽兰提取物高、低剂量组给药对血瘀证大鼠ADP诱导的血小板聚集皆有显著的抑制作用。泽兰能改善实验动物异常的血液流变性,能明显降低血瘀模型兔血液黏度、纤维蛋白原含量和红细胞聚集指数的异常升高;并可改善高分子右旋糖酐静脉推注所造成的血瘀模型大鼠的红细胞变形性,抑制红细胞聚集,对红细胞膜流动性也有增加的趋势。

2)改善微循环作用

泽兰腹腔注射,可使血瘀证家兔耳郭微循环明显改善,能扩张血管管径,使血流速度明显加快,血中红细胞团块变小、变少。对正常家兔球结膜微循环,泽兰腹腔给药可增加功能毛细血管的开放数目,具有扩张小血管的作用。对高分子右旋糖苷+兔脑粉制备的病理模型,可明显改善微血流流态,粒线流、断线流和絮状流明显减少;功能毛细血管中,无论是交点记数,还是全视野都明显增加。

3)降血脂作用

用普通法和酶法分别观察了泽兰对正常家兔和实验性高血脂大鼠血清总胆固醇(TC)和血清甘油三酯(TG)水平的影响。结果表明:每日灌服泽兰1 g/kg,连续4d,能明显降低家兔TC和TG水平,连续喂养40d后,实验性高血脂大鼠的TG水平也明显降低。

4)其他

泽兰还具有保肝、抗氧化等作用。

【述评】

据古籍记载,泽兰炮制方法简单,有切制、炒、酒制等。《本草纲目》中泽兰与佩兰的"修治"方法相同,均为细剉、阴干。强调"悬于屋南畔角上,令干用"。说明当时十分注意芳香类中药的干燥方法,宜采用阴干法。

细辛 (Xixin)

《本草纲目》·草部·第十三卷·细辛

本品为马兜铃科植物北细辛 *Asarum heterotropoides* Fr. Schmidt var. *mandshuricum*（Maxim.）Kitag.、汉城细辛 *Asarum sieboldii* Miq. var. *seoulense* Nakai 或华细辛 *Asarum sieboldii* Miq. 的干燥根和根茎。

【"修治"原文】

根

【敩曰】凡使细辛，切去头子，以瓜水浸一宿，曝干用。须拣去双叶者，服之害人。

【古代炮制】

南北朝有瓜水制（《雷公》）。宋代有炒制（《总录》），焙制（《宝产》）。金代有酒制（《儒门》）。明代有火炮（《奇效》）。清代有醋制（《本草述》）等炮制方法。

【现代炮制】

1. 炮制方法

细辛：除去杂质，喷淋清水，稍润，切段，阴干。

2. 炮制作用

细辛：辛，温。归心、肺、肾经。具有解表散寒、祛风止痛、通窍、温肺化饮的功效。

3. 质量要求

细辛：呈不规则的段。根茎呈不规则圆形，外表皮灰棕色，有时可见环形的节。根细，表面灰黄色，平滑或具纵皱纹。切面黄白色或白色。气辛香，味辛辣、麻舌。含马兜铃酸 I 不得过 0.001%，总灰分不得过 8%，醇溶性浸出物不得少于 9.0%，挥发油不得少于 2.0%，细辛脂素不得少于 0.05%。

【研究概况】

1. 化学成分

1）细辛所含成分

细辛主含挥发油。主要成分有细辛脂素、甲基丁香酚等。

2）炮制对化学成分的影响

李艺等采用代谢组学对细辛及米醋制细辛、老陈醋制细辛的化学成分进行比较分析。从细辛 ^{1}H-NMR图谱中指认出 30 余种代谢产物；细辛生品与 2 种醋制品可以明显分开，米醋炮制品和老陈醋炮制品的代谢物也有明显区别。米醋制细辛和老陈醋制细辛在初级代谢产物上的化学差异大于次级代谢产物。

2. 药理作用

细辛具有解表散寒、祛风止痛、通窍、温肺化饮的功效。现代药理研究主要有以下几方面。

1）抗炎镇痛作用

许阳光等以醋酸扭体试验、热板试验对细辛镇痛作用进行评价；以二甲苯致鼠耳肿胀试验对细辛抗炎作用进行评价。结果发现不同产地的细辛均有镇痛抗炎作用，但作用强度明显不同，显示道地性细辛作用更佳。袁晓琴等发现细辛镇痛的主要成分存在于乙酸乙酯提取物中，其作用机制可能与降低 NO、PGE2、MDA 含量及 NOS 活性，提高 SOD 活性有关。有实验研究表明，不同剂量的

辽细辛挥发油有镇痛作用，亦可完全对抗电惊厥，且有明显的中枢抑制作用，可协同阈下剂量的戊巴比妥钠发挥催眠作用。

2）抗菌作用

周勇等测定了细辛挥发油对 16 种真菌的抗菌活性，对链格孢霉、木霉、聚多曲霉、黄青霉为抑菌作用，对其他真菌为杀菌作用；同时细辛挥发油中的主要成分之一黄樟醚对 16 种真菌都有杀菌作用，推测黄樟醚具有广谱抗霉菌活性，是细辛挥发油中主要的抗菌活性成分。王树桐等对细辛乙醇提取物进行研究，发现细辛乙醇提取物对番茄灰霉菌具有较强的抑菌活性。另有 Huang 等的研究发现辽细辛中含有新的化合物四氢呋喃类型木酚素，具有一定的抑菌抗炎活性。

3）其他

细辛还有抗衰老、调节血压、抗心肌缺血、抗病毒等作用。

【述评】

据古籍记载，细辛炮制方法主要有炒、焙、火炮、瓜水制、酒制、醋制等方法。《本草纲目》记载有瓜水浸法。"瓜水"具体指什么物料未见相关考证。现代多用生品。

古代文献大多认为细辛无毒，《神农本草经》将其列为上品。《本草纲目》亦记载为"辛，无毒"。但其【发明】项曰"若单用末，不可过一钱"。提示医家临床使用应注意剂量。现代临床应用上也常有服用细辛过量导致中毒的报道，故细辛确有一定的毒性。通过配伍或控制剂量可以安全使用。此外，炒制、酒制、醋制等炮制后是否降毒值得研究。

香薷 （Xiangru）

《本草纲目》·草部·第十四卷·香薷

本品为唇形科植物石香薷 *Mosla chinensis* Maxim. 或江香薷 *Mosla chinensis* 'Jiangxiangru' 的干燥地上部分。

【"修治"原文】

【敩曰】凡采得去根留叶，剉曝干，勿令犯火。服至十两，一生不得食白山桃也。

【时珍曰】八九月开花着穗时，采之阴干，入用。

【古代炮制】

南北朝有去根细剉（《雷公》）。明代有姜汁炒制（《入门》），清炒（《回春》）。清代有熬膏（《本草述》）。

【现代炮制】

1. 炮制方法

香薷：除去残根和杂质，切段。

2. 炮制作用

香薷：辛，微温。归肺、胃经。具有发汗解表、化湿和中的功效。

3. 质量要求

香薷：为不规则段状，茎、叶、花、穗混合。茎方柱形，黄绿色或紫红色，有节；叶少见，多皱缩，暗绿色，全体密披白色茸毛，花序穗状。气香，味辛而微凉。水分不得过 12.0%，总灰分不得过 8.0%，含挥发油不得少于 0.60%，麝香草酚与香荆芥酚的总量不得少于 0.16%。

【研究概况】

1. 化学成分

香薷主含挥发油，其次为黄酮类、香豆素类等。主要成分有麝香草酚、香荆芥酚等。

2. 药理作用

香薷具有发汗解表、化湿和中的功效。现代药理研究主要有以下几方面。

1）解热镇痛作用

香薷具有一定的解热作用，能使实验性动物体温降低。研究证明用香薷散煎液灌胃啤酒酵母感染所致发热的大鼠，一次给药有短暂的退热作用，连续 3 次给药有显著解热作用。有研究证明香薷挥发油对醋酸所致小鼠扭体有明显的抑制作用，并呈量效关系。

2）抗菌作用

香薷挥发油有较广谱抗菌作用，有研究表明香薷挥发油对金黄色葡萄球菌、表皮葡萄球菌、伤寒杆菌、变形杆菌等 10 种菌株均有一定的抑制作用。体外实验表明，香薷挥发油具有抗流感病毒 A3 的作用。

3）其他

香薷还有改善记忆、利尿等作用。

【述评】

据古籍记载，香薷炮制方法有姜制、炒制、熬制等法。《本草纲目》记载"勿令犯火""采之阴干"。由于香薷主要活性成分为挥发油，所记载"采之阴干"具科学性。该法沿用至今。

胡葱 （Hucong）

《本草纲目》·菜部·第二十六卷·胡葱

本品为百合科植物胡葱 *Allium ascalonicum* L. 的全株。

【"修治"原文】

【敩曰】凡采得依纹擘碎，用绿梅子相对拌蒸一伏时，去梅子，砂盆中研如膏，瓦器晒干用。

【古代炮制】

南北朝有蒸法（《雷公》）。

【述评】

胡葱始见于东汉崔寔的农业著作《四民月令》。《证类本草》记载了功效作用"味辛，温中消谷，下气，杀虫。久食伤神损性，令人多忘，损目明，尤发痼疾"。《本草纲目》收载其采收加工方法为蒸制。胡葱具有药用、食用价值。但临床少用，食用为主。

浮萍 （Fuping）

《本草纲目》·草部·第十九卷·水萍

本品为浮萍科植物紫萍 *Spirodela polyrrhiza* （L.） Schleid. 的干燥全草。

【"修治"原文】

【时珍曰】紫背浮萍，七月采之，拣净，以竹筛摊晒，下置水一盆映之，即易干也。

【古代炮制】

明代拣净(《本草纲目》)。

【现代炮制】

1. 炮制方法

浮萍：洗净，除去杂质，晒干。

2. 炮制作用

浮萍：辛，寒。归肺经。具有宣散风热、透疹、利尿的功效。

3. 质量要求

浮萍：为扁平叶状体，呈卵形或卵圆形。上表面淡绿色至灰绿色，偏侧有 1 小凹陷，边缘整齐或微卷曲。下表面紫绿色至紫棕色，着生数条须根。体轻，手捻易碎。气微，味淡。水分不得过 8.0%。

【研究概况】

1. 化学成分

浮萍主含维生素、黄酮类，还含有树脂、蜡质、甾类、叶绿素、糖、蛋白质、黏液质和鞣质等。

2. 药理作用

浮萍具有宣散风热、透疹、利尿的功效。现代药理研究主要有以下几方面。

1）利尿作用

凌云等采用代谢笼法观察三种浮萍对 wistar 大鼠的利尿作用，以尿量，尿钠，尿钾为指标，结果显示紫萍、青萍、大藻有明显的利尿作用。青萍和紫萍明显提高 Na^+、K^+ 代谢，大藻对 Na^+ 代谢促进作用不明显。

2）其他

浮萍还有解热等作用。对传染性肝炎、慢性肾炎、急性胰腺炎及灼烧有治疗作用。

【述评】

浮萍始载《神农本草经》，一直未见炮制方法的相关记载，至明代《本草纲目》"修治"项曰："拣净，以竹筛摊晒，下置水一盆映之，即易干也。"即洗净干燥即可。方法简单，现版《中国药典》收载了洗净干燥方法，浮萍在临床上一般生用，主治功能以"宣散风热、利水透疹"为主。在《本草纲目》【发明】项还记载有治疗各种中风的作用，并且疗效奇佳。现代有关浮萍药效成分、作用等研究文献较少。

麻黄 （Mahuang）

《本草纲目》·草部·第十五卷·麻黄

本品为麻黄科植物草麻黄 *Ephedra sinica* Stapf、中麻黄 *Ephedra intermedia* Schrenk et C. A. Mey. 或木贼麻黄 *Ephedra equisetina* Bge. 的干燥草质茎。

【"修治"原文】

茎

【弘景曰】用之折去节根，水煮十余沸，以竹片掠去上沫。沫令人烦，根节能止汗故也。

【古代炮制】

汉代有去节，碎锉和煮数沸(《玉函》)。宋代有杵末(《证类》)，酒煎(《圣惠方》)，去根节炒(《博济》），沸汤泡（《苏沈》），蜜炙（《衍义》）。元代有炒黄、烧炭（《宝鉴》）。明代有炒焦和姜汁浸制（《普济方》），炒黑（《一草亭》），沸醋汤浸（《仁术》），酒蜜拌炒焦法（《景岳》）。清代有蜜酒煮黑（《幼幼》），酒洗（《暑疫》），酒煮（《得配》）等炮制方法。

【现代炮制】

1. 炮制方法

麻黄：除去木质茎、残根及杂质，切段。

蜜麻黄：取麻黄段按蜜炙法，用文火炒至不粘手。每 100 kg 麻黄，用炼蜜 20 kg。

麻黄绒：取麻黄段，碾绒，筛去粉末。（2018《湖北》）

蜜麻黄绒：取炼蜜，加适量开水稀释，淋入麻黄绒内拌匀，闷润，用文火加热，炒至深黄色、不粘手时，取出晾凉。每 100 kg 麻黄绒，用炼蜜 25 kg。（2018《湖北》）

2. 炮制作用

麻黄：辛、微苦，温。归肺、膀胱经。具有发汗散寒、宣肺平喘、利水消肿的功效。麻黄生品以发汗解表和利水消肿力强。

蜜麻黄：性温偏润，辛散发汗作用缓和，以宣肺平喘力胜。

麻黄绒：同麻黄。作用缓和，适于老人、幼儿及体虚患者风寒感冒。

蜜麻黄绒：同蜜麻黄。作用更缓和，适于表证已解而喘咳未愈的老人、幼儿及体虚患者。

3. 质量要求

麻黄：呈圆柱形的段。表面淡黄绿色至黄绿色，粗糙，有细纵脊线，节上有细小鳞叶。切面中心显红黄色。气微香，味涩、微苦。水分不得过 9.0%，总灰分不得过 9.0%，盐酸麻黄碱和盐酸伪麻黄碱的总量不得少于 0.80%。

蜜麻黄：形如麻黄段。表面深黄色，微有光泽，略具黏性。有蜜香气，味甜。水分不得过 9.0%，总灰分不得过 8.0%，盐酸麻黄碱和盐酸伪麻黄碱的总量不得少于 0.80%。

麻黄绒：为松散的绒团状，黄绿色，体轻。

蜜麻黄绒：为黏结的绒团状，深黄色，略带黏性，气焦香味微甜。

【研究概况】

1. 化学成分

1）麻黄所含成分

麻黄主含生物碱、挥发油和黄酮等化合物。主要成分有麻黄碱、伪麻黄碱等。

2）炮制对化学成分的影响

陈康等用气质联用方法分析蜜炙后挥发性成分的变化，结果显示蜜炙后挥发性成分变化较大，其中异桉叶素、对-聚伞花素、D-柠檬烯、桉叶素、τ-萜品烯等含量显著升高，苯甲醛、四甲基吡嗪、对乙烯基茴香醚、1-α-松油醇、τ-松油醇等含量均降低，总生物碱含量则均表现为减少。杨金燕等采用高效液相法分析，结果中发现，麻黄经蜜炙后，麻黄碱和伪麻黄碱的含量均有不同幅度的下降。宋美丽研究结果显示，麻黄经蒸制、清炒、酒炙和醋炙后生物碱含量均有不同程度的变化，从高到低依次为清炒＞醋＞酒＞蒸制。

2. 工艺研究

陈康等以麻黄总生物碱含量为考察指标，采用均匀设计法优选蜜麻黄炮制工艺：每 100 kg 麻黄，加炼蜜 10 kg、润 0.5 h、炒制温度（90±5）℃、炒制时间 11 min。钟凌云等以盐酸麻黄碱含量、豚鼠平喘潜伏期和外观性状为指标，采用正交试验法优选蜜炙麻黄的工艺：每 100 kg 麻黄，用

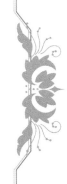

炼蜜 20 kg，在 110℃ 炒制 10 min。

3. 药理作用

麻黄具有发汗散寒、宣肺平喘、利水消肿的功效。现代药理研究主要有以下几方面。

1）解热发汗作用

有研究表明，麻黄水煎剂、挥发油、麻黄碱均有不同程度的发汗作用。在麻黄汤中或与桂枝配伍时，能使大鼠足跖部发散的水分增加，从而增强发汗作用。麻黄碱在正常体温下不能诱导人出汗，但处于高温环境时会使人体的出汗量增多、增快。有研究认为，麻黄通过神经途径影响下丘脑的体温调节中枢从而发挥其发汗作用。

2）平喘止咳作用

麻黄所含麻黄碱、伪麻黄碱、挥发油均有平喘作用，其中麻黄碱作用较强。黄燕研究结果发现，麻黄生品发汗功效的有效部位为挥发油与醇提部位，蜜炙麻黄平喘功效的有效部位是生物碱与挥发油。

3）利尿作用

研究发现麻黄成分 d-伪麻黄碱具有显著利尿作用，给予麻醉犬和家兔静脉注射 d-伪麻黄碱，二者尿量均显著增加，但对家兔增加剂量时，其尿量却减少，推测其利尿机理是扩张肾血管使肾血流量增加，也有人认为是阻碍肾小管对钠离子的重吸收。

4）中枢兴奋作用

麻黄属植物中生物碱类成分大多都具有兴奋中枢神经系统的作用。李琴等通过哌唑嗪拮抗麻黄碱增加小鼠自发活动的作用等实验，推断麻黄碱的中枢兴奋作用是激动中枢 α_1 受体所致。Kim 等研究表明，麻黄能作用于与神经疾病（帕金森病）有关的基因，使其表达发生变化。

5）其他

麻黄还有升压、抗氧化、抗癌、抗病毒、抗炎、抗过敏等作用。

【述评】

《本草纲目》收载的麻黄包括麻黄（草质茎）和麻黄根两个药用部位，现版《中国药典》也收载了两部位，但已将两者单列。弘景曰："用之折去节根，根节能止汗故也。"即分离药用部位，将麻黄茎与根分离。

据古籍记载，麻黄炮制方法有去节、煮沸、蜜炙、炒炭、酒蜜制等。《本草纲目》收载去节、煮沸法，同时又提示麻黄煎煮注意事项，即"水煮十余沸，以竹片掠去上沫，沫令人烦"。早在宋朝寇宗奭的《本草衍义》中已有蜜炙麻黄，或因李时珍的用药习惯或因疏忽而未收该品种。现版《中国药典》收载了麻黄和蜜麻黄，地方规范还收载有麻黄绒和蜜麻黄绒。

李时珍在麻黄品种下，对麻黄和麻黄根的临床作用进行了详尽的阐述，时珍曰：麻黄乃肺经专药。麻黄其性温，味辛、微苦，有发汗解表、宣肺平喘、利水消肿的功效。【发明】项曰"若过发则汗多亡阴，或饮食劳倦及杂病自汗表虚之证用之，则脱人元气，不可不禁"。因此，麻黄发汗作用过强，对于老人、幼儿及体虚患者风寒感冒宜用麻黄绒或蜜麻黄绒，其作用较为缓和。而麻黄根则用于盗汗自汗。又曰："根节止汗效如影响，物理之妙，不可测度如此。"《中国药典》记载麻黄根的功能主治"固表止汗，用于自汗盗汗"。由于麻黄与麻黄根作用相反：麻黄具发汗、升压作用，而麻黄根具止汗、降压作用，因此麻黄在入药前必须分离茎和根。

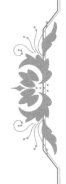

银线草（Yinxiancao）

《本草纲目》·草部·第十三卷·鬼督邮

本品为金粟兰科植物银线草 *Chloranthus japonicus* Sieb. 的干燥全草。

【"修治"原文】

【敩曰】：凡采得细锉，用生甘草水煮一伏时，日干用。

【古代炮制】

南北朝有细锉、生甘草水煮（《雷公》）。

【现代炮制】

1. 炮制方法

银线草：洗净，鲜用或晒干。

2. 炮制作用

银线草：辛、苦，温；有毒。具有祛风除湿、散寒止痛、活血消肿的功效。

【研究概况】

1. 化学成分

银线草主含挥发油、萜类、香豆素和木脂素等类化合物。

2. 药理作用

银线草具有祛风除湿、散寒止痛、活血消肿的功效。现代药理研究主要有以下几方面。

1）抗真菌作用

Uchida 研究表明从银线草分离得到的金粟兰内酯、银线草内酯有一定的抗真菌作用；其根中含有的银线草内酯 C 与其衍生物也都有一定的抗真菌（如灰蓝毛菌）作用。

2）利胆作用

研究表明从银线草中得到的异秦皮啶对大鼠有一定的利胆作用，但是其强度要比同剂量的去氢胆酸弱。

3）毒性

实验证明，小鼠灌服银线草煎剂可于短期内死亡。死前中毒症状表现有角弓反张、四肢抽搐、呼吸困难等。灌服少量银线草煎剂于妊娠期小鼠，24 h 内死亡，死前症状表现为阴道出血，阴道、子宫腔内充满血块。

【述评】

银线草的炮制方法较少，《本草纲目》记载了甘草水煮法，在其【气味】项记载"有小毒"，同时【发明】项曰"非毒药不能治鬼疰邪恶之病，唐本云无毒，盖不然"。李时珍采用甘草水煮法炮制银线草，认为与降低银线草的毒副作用有关。现代有报道发现银线草的确具有一定毒性，与李时珍观点吻合。

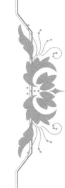

瞿麦（Qumai）

《本草纲目》·草部·第十六卷·瞿麦

本品为石竹科植物瞿麦 *Dianthus superbus* L. 或石竹 *Dianthus chinensis* L. 的干燥地上部分。

【"修治"原文】

穗

【敩曰】凡使只用蕊壳，不用茎叶。若一时同使，即空心令人气噎，小便不禁也。用时以篁竹沥浸一伏时，漉晒。

【古代炮制】

南北朝有竹沥浸制（《雷公》）。宋代增加了烧炭（《证类》）。明代又有炒制（《保婴》），去根（《普济方》）。

【现代炮制】

1. 炮制方法

瞿麦：除去杂质，洗净，稍润，切段，干燥。

2. 炮制作用

瞿麦：苦、寒。归心、小肠经。具有利尿通淋、活血通经的功效。

3. 质量要求

瞿麦：呈不规则段。茎圆柱形，表面淡绿色或黄绿色，节明显，略膨大。切面中空。叶多破碎。花萼筒状，苞片4～6。蒴果长筒形，与宿萼等长。种子细小，多数。气微，味淡。水分不得过12.0%，总灰分不得过10.0%。

【研究概况】

1. 化学成分

瞿麦主含三萜类、环肽类、黄酮类及挥发油类等成分。

2. 药理作用

瞿麦具有利尿通淋、活血通经功能。现代药理研究主要有以下几方面。

1）利尿作用

李定格等人通过家兔水负荷试验比较了山东产4种2变种中药瞿麦原材料的利尿作用，结果发现石竹类药材均具有较强的利尿作用，而瞿麦类药材利尿作用不明显。

2）抗肿瘤作用

瞿麦所含的多种化学成分具有良好的抗肿瘤作用。张方雷通过活性筛选，发现瞿麦石油醚提取部位对子宫颈癌细胞株 Hela 细胞的抑制作用较强。余建清等从瞿麦中提取分离得到了黄酮类化合物槲皮素和山柰酚，发现其对肝癌细胞 Hep G2 均具有较温和的抑制作用。

3）抑菌作用

李建军用微量 McCoy 细胞培养法检测出瞿麦水提物具有抗衣原体活性。杨红文等在研究中发现瞿麦的水和乙醇提取物对大肠杆菌、副伤寒沙门氏菌、金黄色葡萄球菌、枯草杆菌和变形杆菌均有抑制作用。

4）其他

瞿麦还具有杀虫、抗早孕等作用。

【述评】

《本草纲目》将瞿麦分为麦穗和叶两个部位入药，其他典籍记载地上部分合用。现版《中国药典》亦收载"地上部分"入药，与诸多古籍记载一致。

据古籍记载，瞿麦炮制方法有竹沥制、烧炭、炒、去节等。《本草纲目》收载了去茎叶、竹沥制法。指瞿麦穗入药，需除去茎叶再竹沥制。麦穗主治"关格诸癃结，小便不利，出刺，决痈肿"。叶主治"痔痔并泻血……，又治小儿蛔虫……。并眼目肿痛及肿毒"。认为两个部位应分开入药，药效差异较大。现版《中国药典》收载了瞿麦生品。

现代，未见上瞿麦不同部位（穗、茎叶）化学成分及药效作用比较研究结果，是否应区别使用，有待阐明。

第六章

花　类

芫花（Yuanhua）

《本草纲目》·草部·第十七卷·芫花

本品为瑞香科植物芫花 *Daphne genkwa* Sieb. et Zucc. 的干燥花蕾。

【"修治"原文】

【弘景曰】用当微熬。不可近眼。

【时珍曰】芫花留数年陈久者良。用时以好醋煮十数沸，去醋，以水浸一宿，晒干用，则毒灭也。或以醋炒者次之。

【古代炮制】

汉代有熬制（《玉函》）。唐代有炒制（《外台》）。宋代有醋制、酒炒（《圣惠方》），醋煮（《史载》），醋炙（《百问》），炒黑（《指迷》）。明、清增加了醋煨（《普济方》），醋泡焙（《良朋》），捣汁（《本草正》）等炮制方法。

【现代炮制】

1. 炮制方法

芫花：除去杂质。

醋芫花：取净芫花按醋炙法，文火炒至微干。每 100 kg 芫花，用米醋 30 kg。

2. 炮制作用

芫花：苦、辛，温；有毒。归肺、脾、肾经。具有泄水逐饮的功效；外用杀虫疗疮。

醋芫花：醋制后，降低毒性，缓和泻下作用和腹痛症状。

3. 质量要求

芫花：常为 3～7 朵簇生于短花轴上，基部有苞片 1～2 片，多脱落为单朵。单朵呈棒槌状，多弯曲；花被筒表面淡紫色或灰绿色，密被短柔毛，先端四裂，裂片淡紫色或黄棕色。质软。气微，味甘、微辛。醇溶性浸出物不得少于 20％。芫花素不得少于 0.20％。

醋芫花：形如芫花，表面微黄色。微有醋香气。

【研究概况】

1. 化学成分

1）芫花所含成分

芫花主含黄酮类、香豆素类、木脂素类、二萜原酸酯类，绿原酸类及酚苷类等。主要成分有芫花素等。

2）炮制对化学成分的影响

芫花炮制后，黄酮和二萜原酸酯类成分变化明显。李林等测定发现醋制芫花中芫花素、羟基芫花素、木犀草素等黄酮类成分含量升高，而以芫花酯甲为代表的二萜原酸酯类成分的含量显著下降。吴海涛等测定结果也显示，炮制品较生品中木犀草素、芹菜素、羟基芫花素、芫花素等黄酮苷元含量均呈不同程度的升高，可能与醋酸加热促进黄酮苷水解成黄酮苷元相关。

2. 工艺研究

原思通等采用 LD_{50}、家兔皮内刺激性、利尿作用等药理指标及芫花素、芫花酯甲、芫花挥发油含量等化学指标，考察各种炮制方法对芫花的药理及化学成分的影响，结果显示，醋制是最佳炮制方法，其优选工艺为：每 100 kg 芫花，用 30 kg 米醋与水按 1∶2 比例稀释后，与芫花拌匀，置密闭容器中闷润 1 h，文火炒制近干，挂火色后取出。

3. 药理作用

芫花具有泄水逐饮的功效。外用可杀虫疗疮。现代药理研究主要有以下几方面。

1）抗炎作用

芫花总黄酮可抑制细胞中 iNOS 基因的激活和表达，从而抑制 COX-2 基因的表达，同时抑制细胞因子 IL-1β、IL-6、TNF-α 的基因表达，起到抑菌抗炎的作用。Jiang C 等从体内外证实了芫花中黄酮类化合物有显著的抗炎和抗氧化活性。

2）抗病毒作用

有研究表明，芫花可增强自然杀伤细胞的活性，发挥抗流感病毒、禽流感病毒、鼻病毒及单纯疱疹病毒等作用，尤其以醋制芫花抗病毒活性最强。

3）抗肿瘤作用

Li F 等考察芫花中 23 种瑞香烷型二萜酯抗癌活性，发现芫花二萜酯类化合物可通过增加单核肿瘤细胞 TNF-α 的释放而诱导肿瘤细胞凋亡。Li S 等研究表明，芫花中二萜酯类成分为 DNA 拓扑异构酶Ⅰ的抑制剂，能通过抑制肿瘤细胞 DNA 复制而表现出显著的抗癌活性。

4）其他

芫花还有刺激子宫平滑肌收缩、抗真菌、杀虫等作用。

【述评】

据古籍记载，芫花炮制方法以醋制、酒制为主。醋制法从宋代一直沿用至今，包括醋煮、醋炙、醋泡焙等。《本草纲目》记载了熬、醋煮和醋炒法。弘景曰"用当微熬，不可近眼"。提示芫花在加热时会产生有强烈刺激的物质，眼睛不可接近。通过加热处理，可缓和其毒性。李时珍进一步明确"用时以好醋煮十数沸，……晒干用，则毒灭也。或以醋炒者次之"。认为以醋煮为佳，可去其毒性。现代药理学研究证实了李时珍论述的科学性。现版《中国药典》载有芫花和醋芫花。芫花有毒，生品以外用为主，不宜内服。

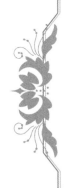

辛夷（Xinyi）

《本草纲目》·木部·第三十四卷·辛夷

本品为木兰科植物望春花 *Magnolia biondii* Pamp.、玉兰 *Magnolia denudata* Desr. 或武当玉兰 *Magnolia sprengeri* Pamp. 的干燥花蕾。

【"修治"原文】

苞

【敩曰】 凡用辛夷，拭去赤肉毛了，以芭蕉水浸一宿，用浆水煮之，从巳至未，取出焙干用。若治眼目中患，即一时去皮，用向里实者。

【大明曰】入药微炙。

【古代炮制】

南北朝有煮制、焙（《雷公》）。唐代有去中心及外毛（《新修》）。宋代有微炙（《证类》）。明代有微炒（《通玄》）。清代增加了药汁炙（《得配》）等炮制方法。

【现代炮制】

1. 炮制方法

辛夷：除去杂质及残留的枝梗及灰屑。

2. 炮制作用

辛夷：辛，温。归肺、胃经。具有散风寒、通鼻窍的功效。

3. 质量要求

辛夷：呈长卵形，似毛笔头，基部常具短梗，梗上有点状皮孔。花蕾长 12～40 mm，直径 8～20 mm。苞片外表面密被灰白色、淡黄色或灰绿色茸毛，内表面类棕色，无毛。体轻，质脆。气芳香，味辛凉而稍苦。水分不得过 18.0%，挥发油不得少于 1.0%，木兰脂素不得少于 0.4%。

【研究概况】

1. 化学成分

辛夷主含挥发油、木脂素、生物碱及酚酸类化合物。主要成分有木兰脂素等。

2. 工艺研究

黄海欣对不同采收期和不同方法干燥的辛夷进行挥发油含量测定，认为 11 月中旬至 12 月底为辛夷最佳采收期，以阴干法干燥质量最好。

3. 药理作用

辛夷具散风寒、通鼻窍功效。现代药理研究主要有以下几方面。

1）抗炎作用

管政等研究发现，辛夷挥发油可通过影响 IL-12、IFN-γ 水平调节外周血组胺含量，减轻炎症反应。王文魁用辛夷油治疗小鼠腹腔毛细血管通透性增高、耳肿胀和棉球肉芽肿及大鼠胸膜炎，发现辛夷油有较强的抗炎作用，能明显减轻充血、水肿、坏死和炎细胞浸润等炎性反应。对角叉菜胶所致小鼠足肿胀也有显著抑制作用。

2）抗菌作用

朱雄伟等研究表明，15%～30%辛夷煎剂对趾间毛癣菌等 10 种致病性的真菌有抑制作用。高浓度辛夷制剂对白色念珠菌、金黄色葡萄球菌、乙型链球菌、白喉杆菌、痢疾杆菌、炭疽杆菌、流感病毒也有不同程度的抑制。辛夷挥发油对金黄色葡萄球菌、单增李斯特氏菌、大肠杆菌、鼠伤寒沙门氏菌均有抑制作用。

3）抗过敏作用

李小莉等研究表明，辛夷挥发油具有显著拮抗磷酸组织胺和氯化乙酰胆碱的作用；对卵白蛋白致敏豚鼠离体回肠平滑肌的过敏性收缩也显示出明显的抑制作用。

4）收敛作用

张涛等研究发现辛夷治疗鼻部炎症时能产生收敛作用而保护黏膜表面，并由于微血管扩张，局部血液循环改善，促进分泌物的吸收，使炎症减退，鼻畅通，症状缓解或消除。

【述评】

据古籍记载，辛夷炮制方法有煮、焙、炒、去中心和外毛及药汁炙等制法。《本草纲目》收载了历代炮制方法。而现版《中国药典》仅收载了辛夷生品。

历代文献中多记载去毛、去心之法。如《新修本草》记载"去中心及外毛，毛射人肺令人咳"；

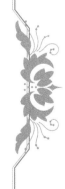

《蒙筌》"刷去毛，免射人肺，摘去心，不致人烦"。研究证明，辛夷毛经煎煮后，质地柔软，对咽喉未产生刺激性反应，其心也不会使人心烦。故净制时不必去毛去心。

桃花 (Taohua)

《本草纲目》·果部·第二十九卷·桃

本品为蔷薇科植物桃 *Prunus persica*（L.）Batsch 或山桃 *Prunus davidiana*（Carr.）Franch. 的花。

【"修治"原文】

花

【别录曰】三月三日采，阴干之。

【敩曰】桃花勿用千叶者，令人鼻衄不止，目黄。收花拣净，以绢袋盛，悬檐下令干用。

【古代炮制】

南北朝有"拣令净，以绢袋盛，于檐下悬令干"的记载（《雷公》）。

【现代炮制】

1. 炮制方法

桃花：除去杂质及残留的花梗，筛去灰屑。

2. 炮制作用

桃花：苦，平。归心、肝、大肠经。具有利水通便、活血化瘀的功效。用于水肿，腹水，癥瘕、经闭、便秘及干燥。

3. 质量要求

桃花：长 2.5～3.5 cm、直径约 1.0～2.0 cm；具短梗；萼片 5，基部合生成短萼筒，呈灰绿色至灰棕色，外被绒毛；花瓣 5，倒卵形，呈白色至红色；雄蕊多数，子房 1 室。味微苦。

【研究概况】

1. 化学研究

桃花主含黄酮、香豆精、维生素、蛋白质、挥发油、脂肪、多糖等。

2. 药理作用

1）抗氧化和抗衰老作用

桃花含有多种活性成分能扩张血管，改善血液循环，促进皮肤营养和氧供给，促进人体衰老的脂褐质素加快排泄，防止黑色素在皮肤内慢性沉积，从而能有效地预防黄褐斑、雀斑、黑斑。桃花多糖对羟基自由基和超氧阴离子均有很高的清除能力，桃花多糖具有抗氧化活性，且略强于维生素 C。

2）其他

桃花多糖具有免疫调节、抗肿瘤、降血糖、通便等作用。

【述评】

桃花始载于《本经》，曰："杀疰恶鬼，令人好颜色。"其历代炮制方法简单，主要是净制、阴干，一直沿用至今。《本草纲目》曰："桃花性走泄下降，利大肠甚快，用以治气实人病水饮肿满积滞、大小便闭塞者，则有功无害。"并载有较多的临床应用，但现版《中国药典》未收载，临床应用也较少。

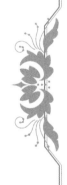

旋覆花（Xuanfuhua）

《本草纲目》·草部·第十五卷·旋覆花

本品为菊科植物旋覆花 *Inula japonica* Thunb. 或欧亚旋覆花 *Inula britannica* L. 的干燥头状花序。

【"修治"原文】

花

【敩曰】采得花，去蕊并壳皮及蒂子，蒸之，从巳至午，晒干用。

【古代炮制】

南北朝有蒸法（《雷公》）。宋代增加了炒法（《总录》）。明、清时代有焙法（《必读》《通玄》）。

【现代炮制】

1. 炮制方法

旋覆花：除去梗、叶及杂质。

蜜旋覆花：取净旋覆花按蜜炙法，文火炒至不粘手。每 100 kg 旋覆花，用炼蜜 25 kg。

2. 炮制作用

旋覆花：苦、辛、咸，微温。归肺、脾、胃、大肠经。具有降气、消痰、行水、止呕的功效。生品苦辛之味较强，以降气化痰止呕力胜。

蜜旋覆花：蜜炙后苦辛降逆止呕作用弱于生品，其性偏润，作用偏重于肺，长于润肺止咳，降气平喘。

3. 质量要求

旋覆花：呈扁球形或类球形。总苞由多数苞片组成，呈覆瓦状排列，苞片披针形或条形，灰黄色；总苞基部有时残留花梗，苞片及花梗表面被白色茸毛，舌状花 1 列，黄色，多卷曲，常脱落，先端 3 齿裂；管状花多数，棕黄色，先端 5 齿裂；子房顶端有多数白色冠毛。有的可见椭圆形小瘦果。体轻，易散碎。气微，味微苦。

蜜旋覆花：形如旋覆花，深黄色。手捻稍粘手。具蜜香气，味甜。醇溶性浸出物不得少于 16.0%。

【研究概况】

1. 化学成分

旋覆花主含倍半萜内酯类、黄酮类和萜类等化合物。

2. 药理作用

旋覆花具有降气、消痰、行水、止呕功效。现代药理研究主要有以下几方面。

1）止咳平喘作用

旋覆花挥发油可使豚鼠离体气管平滑肌松弛，对组织胺和乙酰胆所致的收缩作用和药物性哮喘具有显著的拮抗作用；小鼠祛痰模型试验也证实了其具有良好的祛痰效果。

2）免疫调节作用

研究发现，欧亚旋覆花能抑制小鼠经卵清蛋白免疫后抗卵清蛋白抗体的生成，并影响 T 细胞分化；抑制小鼠免疫后腹股沟淋巴结内聚集的淋巴细胞生成 IL-4 和 IL-6。腹腔注射欧亚旋覆花可抑制 IgG1 和 IL-4 形成，降低 IFN-γ-IL-4$^-$/IFN-γ-IL-4$^+$ 细胞的比例。进一步研究发现欧亚旋覆花对多次低剂量链脲霉素诱导 C57BL/KsJ 小鼠产生的自身免疫糖尿病有预防作用，能明显抑制血糖水

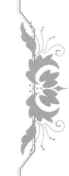

平的增加。

3）其他

旋覆花还具有抗氧化、抗炎、抗肿瘤、神经保护和肝细胞保护等作用。

【述评】

据古籍记载，旋覆花炮制方法有蒸制、炒制、焙制等。《本草纲目》仅记载有蒸制法。该法现在未见使用。现代多用蜜炙，蜜炙后苦辛降逆止呕作用弱于生品，其性偏润，长于润肺止咳，降气平喘，但蜜制机制还有待深入研究。

密蒙花 （Mimenghua）

《本草纲目》·木部·第三十六卷·密蒙花

本品为马钱科植物密蒙花 *Buddleja officinalis* Maxim. 的干燥花蕾和花序。

【"修治"原文】

花

【敩曰】凡使拣净，酒浸一宿，漉出候干，拌蜜令润，蒸之从卯至酉，日干再拌蒸，如此三度，日干用。每一两用酒八两，蜜半两。

【古代炮制】

南北朝有蜜酒蒸法（《雷公》）。宋代有甘草汁制（《急救》）。明代有酒洗法（《一草亭》）和酒蒸法（《保元》）。清代有酒润焙干（《从新》）等炮制方法。

【现代炮制】

1. 炮制方法

密蒙花：除去杂质。

2. 炮制作用

密蒙花：甘，微寒。归肝经。具有清热泻火、养肝明目、退翳的功效。用于目赤肿痛，多泪羞明，目生翳膜，肝虚目暗，视物昏花。

3. 质量要求

密蒙花：多为花蕾密聚的花序小分枝，呈不规则圆锥状。表面灰黄色或棕黄色，密被茸毛。花蕾呈短棒状，上端略大；花萼钟状，先端4齿裂；花冠筒状，与萼等长或稍长，先端4裂，裂片卵形；雄蕊4，着生在花冠管中部。质柔软。气微香，味微苦、辛。蒙花苷不得少于0.50%。

【研究概况】

1. 化学成分

密蒙花主含黄酮类、苯乙醇苷类、三萜类等。主要成分有蒙花苷等。

2. 药理作用

密蒙花有清热泻火、养肝明目、退翳的功效。现代药理研究主要有以下几方面。

1）对抗眼部疾病

李海中等实验结果表明，密蒙花总黄酮可通过使雄激素受体阳性表达，产生拟雄激素效应，从而保护角膜和泪腺组织的形态学结构，提高泪液基础分泌量，保持泪膜稳定性，改善干眼症的症状。有学者认为密蒙花提取物抗雄激素水平下降所致的干眼症的作用机制与抑制泪腺局部炎症反应有关，可提高泪腺组织中生长因子 TGF-β_1 的表达，降低促炎因子 IL-1β 和 TNF-α 的表达，达到对

抗干眼症的效果。另有研究表明密蒙花总黄酮可通过抑制以 Fas/FasL 途径介导的细胞凋亡紊乱产生同丙酸睾酮治疗干眼症相似的效果。

2）其他

密蒙花还具有抗氧化、抗菌等作用。

【述评】

密蒙花的炮制方法最早出现在《雷公炮炙论》中，为酒蜜蒸法，后又有甘草汁制、酒洗法、酒蒸法、酒润焙干法等。《本草纲目》转载了酒蜜蒸法。现版《中国药典》收载有密蒙花生品。古代酒制法常用，但其炮制的原始意图未明。目前未见与炮制机理相关研究。

款冬花（Kuandonghua）

《本草纲目》·草部·第十六卷·款冬花

本品为菊科植物款冬 *Tussilago farfara* L. 的干燥花蕾。

【"修治"原文】

【敩曰】凡采得，须去向里裹花蕊壳，并向里实如栗零壳者。并枝叶，以甘草水浸一宿，却取款冬叶相拌裹一夜，晒干去叶用。

【古代炮制】

南北朝有甘草水浸，再用款冬花叶制（《雷公》）。宋代有炒法（《博济》）和焙法（《洪氏》）。明代有甘草水浸（《蒙筌》）和蜜水炒（《必读》）的炮制方法。

【现代炮制】

1. 炮制方法

款冬花：除去杂质及残梗。

蜜款冬花：取净款冬花按蜜炙法，文火炒至微黄色、不粘手。每 100 kg 款冬花，用炼蜜 25 kg。

2. 炮制作用

款冬花：辛、微苦，温。归肺经。具有润肺下气、止咳化痰的功能。生品长于散寒止咳，多用于风寒久咳或痰饮燥咳。

蜜款冬花：药性温润，能增强润肺止咳的功效。多用于肺虚久咳或阴虚燥咳。

3. 质量要求

款冬花：呈长圆棒状。单生成 2～3 个基部连生。上端较粗，下端渐细或带有短梗，外面被有多数鱼鳞状苞片。苞片外表面紫红色或淡红色，内表面密被白色絮状茸毛。体轻，撕开后可见白色茸毛。气香，味微苦而辛。醇溶性浸出物不得少于 20.0%，款冬酮不得少于 0.070%。

蜜款冬花：形如款冬花，表面棕黄色或棕褐色，稍带黏性。具蜜香气，味微甜。醇溶性浸出物不得少于 22.0%，款冬酮不得少于 0.070%。

【研究概况】

1. 化学成分

1）款冬花所含成分

款冬花主含倍半萜、黄酮、酚酸、生物碱、挥发油、多糖等。主要成分有款冬酮等。

2）炮制对化学成分的影响

王明芳等测定结果显示，款冬花不同炮制品中总生物碱含量有显著变化，蜜炙品含量最高，生

品次之，甘草炙品含量最少。

2. 工艺研究

刘效栓等以性状、款冬酮和醇溶性浸出物的质量分数为综合评价指标，采用正交试验优选蜜炙款冬花最佳炮制工艺：每 100 kg 款冬花，加蜂蜜 40 kg，闷润 4 h，100～110℃温度炒炙 6 min。李明晓等以总生物碱含量为指标，采用正交试验结果显示，款冬花甘草制最佳炮制工艺：每 100 kg 款冬花，甘草用量 10 kg（水煎煮 3 次），烘制温度 90℃。

3. 药理作用

款冬花具有润肺下气、止咳化痰的功效。现代药理研究主要有以下几方面。

1）止咳平喘作用

高慧琴等对款冬花的野生与栽培样品进行止咳化痰实验，结果显示，两种来源款冬花水煎剂均能增加小鼠气管酚红分泌量，止咳效果明显。刘峰林等研究表明，款冬润肺膏可明显抑制氨水所致小鼠咳嗽反应，对小鼠气管痰液分泌具有明显的促进作用。吴笛等通过豚鼠离体气管条实验表明，款冬酮具有一定的解痉作用而达到平喘作用。

2）抗炎作用

款冬酮能抑制 LPS 刺激 BV-2 小神经胶质细胞引起的 iNOS 及 COX-2 表达，从而抑制炎症因子的释放；可通过诱导血红素氧合酶-1 的释放从而产生抗炎效果。此外，体外抗炎实验研究表明，款冬花中分离得到的三种新的倍半萜类化合物具有抗炎活性。

3）抗肿瘤作用

细胞体外实验发现，款冬粗多糖能诱导人白血病 K562 细胞的凋亡，并可诱导 A549 细胞凋亡。余涛等实验结果发现，款冬花多糖对肉瘤（S180）、肝癌（H22）模型小鼠的抑瘤率分别为 55.76%、45.61%；对网状细胞白血病（L615）模型小鼠生命延长率＞55.76%。Li 等研究发现款冬酮可通过降低 β-catenin 活性，降低 Wnt/β-catenin 信号通路目标基因 cyclin D1 和 c-myc 的表达，从而抑制结肠癌细胞的增殖。

4）其他

款冬花还有抗结核、神经保护等作用。

【述评】

据古籍记载，款冬花炮制方法有炒、焙、甘草水浸、款冬花叶制、蜜制等。《本草纲目》沿用甘草汁浸、款冬花叶制法。现版《中国药典》收载有款冬花和蜜款冬花。虽然在《本草纲目》【修治】项未记载蜜炙法，但其【发明】项有类似蜜制法的应用，曰："取款冬花如鸡子许，少蜜拌花使润，纳一升铁铛中。"款冬花蜜制后药性温润，能增强润肺止咳的功效。多用于肺虚久咳或阴虚燥咳。

蒲黄 (Puhuang)

《本草纲目》·草部·第十九卷·蒲黄

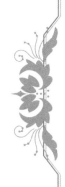

本品为香蒲科植物水烛香蒲 *Typha angustifolia* L.、东方香蒲 *Typha orientalis* Presl. 或同属植物的干燥花粉。

【"修治"原文】

【敩曰】凡使勿用松黄并黄蒿。其二件全似，只是味跙及吐人。真蒲黄须隔三重纸焙令色黄，蒸半日，却再焙干用之妙。

【大明曰】破血消肿者，生用之；补血止血者，须炒用。

【古代炮制】

南北朝有焙干（《雷公》）。唐代有安石器内炒赤色（《产宝》），炮（《外台》）。宋代有微炒（《圣惠方》），银石器内微炒令赤（《宝产》），纸包炒（《苏沈》），用纸衬炒过（《总录》），以纸衬、铫子内炒、纸黄为度（《宝产》）。元代有铫内隔纸炒香（《瑞竹》）。明清代有银器中炒墨紫色（《普济方》），炒黑（《禁方》），微焙（《仁术》），蒸二日（《钩元》）的炮制方法。

【现代炮制】

1. 炮制方法

生蒲黄：揉碎结块，过筛。

炒蒲黄：将净蒲黄，置炒制容器内，文火炒成黄色时，出锅，摊开，放凉。

蒲黄炭：取净蒲黄，置炒制容器内，中火炒至棕褐色，喷淋少许清水，灭尽火星，取出晾干。

2. 炮制作用

生蒲黄：甘、平。归肝、心包经。具有止血、化瘀、通淋的功效。

炒蒲黄：缓和寒凉滑利之性，性涩而能调血止血。

蒲黄炭：收敛止血作用增强，用于各种血证，更以崩漏、带下、泄精效佳。

3. 质量要求

生蒲黄：为黄色粉末。体轻，放水中飘浮水面。手捻有滑腻感，易附着手指上。气微，味淡。水分不得过 13.0%，总灰分不得过 10.0%、酸不溶性灰分不得过 4.0%，醇溶性浸出物不得少于 15.0%，异鼠李素-3-O-新橙皮苷和香蒲新苷的总量不得少于 0.50%。

炒蒲黄：形如蒲黄，焦黄色或黄褐色，味微涩。

蒲黄炭：形如蒲黄，表面棕褐色或黑褐色。具焦香气，味微苦、涩。醇溶性浸出物不得少于 11.0%。

【研究概况】

1. 化学成分

1）蒲黄所含成分

蒲黄主含黄酮类、甾醇类、有机酸类及多种无机成分。主要成分有异鼠李素-3-O-新橙皮苷、香蒲新苷等。

2）炮制对化学成分的影响

马红飞等比较蒲黄不同炮制品，结果如下：总黄酮含量蒲黄中为 1.84%、蒲黄炭为 0.29%，总多糖含量蒲黄中为 2.4%、蒲黄炭为 0.23%，鞣质含量蒲黄中为 2.53%、蒲黄炭为 3.69%。陈佩东等测定发现，蒲黄中香蒲新苷和异鼠李素-3-O-新橙皮糖苷含量最高；在蒲黄炒炭过程中，受温度影响，黄酮苷含量减少而苷元减少不明显。

2. 工艺研究

陈佩东研究确定炒蒲黄最佳炮制工艺：蒲黄 100 g，炒制温度 150℃、时间 12 min。严辉等采用正交设计法优选蒲黄炭最佳炮制工艺：蒲黄 100 g，控制温度 210℃、炒制 8 min。

3. 药理作用

蒲黄具有止血、化瘀、通淋的功效。现代药理研究主要有以下几方面。

1）止血作用

生蒲黄有延长小鼠凝血时间，较大剂量下有促纤溶活性，但其煎剂和蒲黄中黄酮类物质又有明显的促凝血作用；而炒蒲黄、蒲黄炭则能缩短小鼠凝血时间，无促纤溶活性。

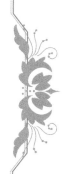

2）抗凝血作用

蒲黄能促使血小板中 cAMP 增加，抑制血小板聚集和 5-羟色胺的释放，防止血栓形成；同时能抑制血栓素 A2（TXA2）的合成和活性，提高前列环素（PGI2）或 PGI2/TXA2 的比值，且在体内外均具有抑制腺苷二磷酸（ADP）等诱导的血小板聚集作用。蒲黄水煎液及其提取物总黄酮、有机酸、多糖等对 ADP、花生四烯酸及胶原诱导的家兔体内外血小板聚集功能均有明显抑制作用，并能轻度增加抗凝血酶Ⅳ活力，其中异鼠李苷在体内外均能抑制由 ADP 诱导的大鼠血小板聚集，明显延长复钙时间。

3）抗动脉粥样性硬化作用

研究发现，蒲黄对血清总胆固醇、三酰甘油酯、低密度脂蛋白、血清总胆固醇/高密度脂蛋白比值有显著降低。蒲黄通过调节血脂代谢、改善血液流变性对高脂血症所致的血管内皮损伤有明显的保护作用。蒲黄能增加自发性高血压大鼠动脉内皮细胞 PGI2 合成及降低细胞内游离的钙浓度，而预防动脉粥样硬化。

4）对心血管系统的影响

蒲黄对离体兔心有明显增加冠脉流量，升高家兔血小板比率，说明蒲黄具抗心肌缺血的作用。大剂量蒲黄有一定的抗低压缺氧、改善心肌的营养性血流量作用。俞腾飞等研究发现，蒲黄 70% 乙醇提取物能增加常压缺氧条件下小鼠存活时间、降低心肌耗氧量，提高心、脑抗缺氧能力。有实验表明蒲黄水提物能够显著减少异丙肾上腺素引起的室性纤颤和猝死，明显减少动物的猝死率。蒲黄中黄酮类物质有钙离子拮抗剂样作用，其中槲皮素具扩冠降脂、降压等多种作用，异鼠李素及其苷能提高心肌细胞中环磷腺苷水平和抗血栓的形成。

5）对脑血管系统的影响

蒲黄提取物能减少再灌注后脑组织脂质过氧化产物丙二醛的生成，使脑组织超氧化物歧化酶活性明显升高，发挥抗自由基、抑制脂质过氧化损伤的作用，并能保护细胞结构及其功能，从而减轻脑组织再灌注损伤。在大鼠全脑缺血再灌注损伤模型上，蒲黄提取物能明显抑制缺血再灌注脑组织的乳酸脱氢酶释放，发挥抗脑缺血再灌注损伤的作用。

6）降血脂作用

研究证明，对食饵性高胆固醇血症的家兔，停饲高脂饲料后，血胆固醇下降缓慢，加用蒲黄后血脂迅速下降。蒲黄能抑制食物中胆固醇吸收，使胆固醇从肠道排出而达到降血脂的作用。蒲黄能降低急、慢性高脂血症的家兔血清总胆固醇，又能升高高密度脂蛋白和血栓素，并使 PGE2 显著下降。

7）其他

蒲黄还具有抗菌消炎、镇痛和保护肾功能等作用。又可导致流产。

【述评】

据古籍记载，蒲黄炮制方法主要有焙、炒黑、蒸等。《本草纲目》较全面收载古法。现版《中国药典》收载了蒲黄、蒲黄炭。与"炒黑"方法一致。蒲黄生熟作用差异较大，对此，李时珍有非常准确的阐述："破血消肿者，生用之；补血止血者，须炒用。"

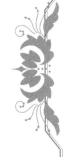

槐花 （Huaihua）

《本草纲目》·木部·第三十五卷·槐

本品为豆科植物槐 *Sophora japonica* L. 的干燥花及花蕾。

【"修治"原文】

花

【宗奭曰】未开时采收，陈久者良，入药炒用。染家以水煮一沸出之，其稠滓为饼，染色更鲜也。

【古代炮制】

宋代有微炒（《圣惠方》），炒黄黑色（《苏沈》），炒焦（《史载》），麸炒（《总录》），地黄汁炒（《产育》）。明代增加了醋煮（《奇效》），烧灰存性（《济阴》），酒浸炒、炒黑（《大法》），炒研（《原始》）等炮制方法。

【现代炮制】

1. 炮制方法

槐花（或槐米）：除去杂质及枝梗，筛去灰屑。

炒槐花：取净槐花，置炒制容器内，文火加热，炒至表面深黄色。

槐花炭：取净槐花，置炒制容器内，中火加热，炒至表面焦褐色。

2. 炮制作用

槐花（或槐米）：苦，微寒。归肝、大肠经。具有凉血止血、清肝泻火的功能。生品以清肝泻火、清热凉血见长。

炒槐花：苦寒之性缓和，有杀酶保苷的作用。其清热凉血作用次于生品。

槐花炭：清热凉血作用极弱，涩性增加，以凉血止血力胜。

3. 质量要求

槐花：皱缩而卷曲，花瓣多散落，完整者花萼钟状，黄绿色，花瓣黄色或黄白色，体轻。气微，味微苦。槐米呈卵形及椭圆形。花萼下部有数条纵纹。萼的上方为黄白色未开放的花瓣，体轻，手捻即碎。气微，味微苦涩。槐花含水分不得过 11.0%，总灰分不得过 14.0%、酸不溶性灰分不得过 8.0%，醇溶性浸出物不得少于 37.0%，总黄酮不得少于 8.0%，芦丁不得少于 6.0%。槐米含水分不得过 11.0%，总灰分不得过 9.0%、酸不溶性灰分不得过 3.0%，醇溶性浸出物不得少于 43.0%，总黄酮不得少于 20.0%，芦丁不得少于 15.0%。

炒槐花：形如槐花，表面深黄色。

槐花炭：形如槐花，表面焦褐色。

【研究概况】

1. 化学成分

1）槐花所含成分

槐花主含黄酮，此外还含皂苷、有机酸、氨基酸、鞣质、色素、树脂等类化合物。主要成分有芦丁、槲皮素等。

2）炮制对化学成分的影响

研究表明，槐花炒炭后大部分氨基酸、糖类成分被破坏，产生了一种棕色色素；黄酮类成分被破坏。槐米炒制加热过程中，芦丁可不同程度地转化生成鞣质。炒炭温度过高，鞣质含量下降。

2. 工艺研究

以槐米炭中鞣质、芦丁及槲皮素的含量为评价指标，优选出槐米炒炭最佳工艺：温度 220℃，炒制时间 20 min。采用烘法，槐米制炭温度以 185℃，加热 30 min 为宜。

3. 药理作用

槐花具有凉血止血、清肝泻火的功能。现代药理学研究主要有以下几方面。

1）降血压、扩张冠状动脉作用

槐花中的芦丁和三萜皂苷等成分，具有增强毛细血管韧性、防止冠状动脉硬化、降低血压、改善心肌循环的功效。槲皮素有降低血压、增强毛细血管抵抗力、减少毛细血管脆性、扩张冠状动脉、增加冠状动脉血流量等作用。

2）止血作用

生槐花、炒槐花、槐花炭及其提取物芦丁、槲皮素、鞣质均具有止血作用。槐花制炭后能显著缩短正常大鼠出血时间和血浆复钙时间，作用强于生品。槐花对治疗溃疡性结肠炎大出血也有一定的疗效。

3）其他

槐花还具有抑菌、抗病毒及抗氧化等作用。

【述评】

据古籍记载，槐花炮制方法主要有炒（焦、熟、黑）、麸炒、醋制、酒制等。《本草纲目》仅记载有炒法，该法一直沿用至今。现版《中国药典》收载有槐花、炒槐花和槐花炭。有些地方规范有醋炙、蜜炙和盐炙法记载。

现代炮制研究表明：炒槐花（米）的主要作用是杀酶保苷。槐花（米）中芦丁、槲皮素及鞣质的含量随炮制时加热温度高低、受热时间长短呈规律性变化，炒炭后芦丁含量降低，鞣质含量相应地增加，但温度过高，鞣质亦会破坏损失。

第七章
叶　类

艾叶 (Aiye)

《本草纲目》·草部·第十五卷·艾

本品为菊科植物艾 *Artemisia argyi* Levl. et Vant. 的干燥叶。

【"修治"原文】

叶

【宗奭曰】 艾叶干捣，去青滓，取白，入石硫黄末少许，谓之硫黄艾，灸家用之。得米粉少许，可捣为末，入服食药用。

【时珍曰】 凡用艾叶，须用陈久者，治令细软，谓之熟艾。若生艾灸火，则伤人肌脉。故孟子云：七年之病，求三年之艾。拣取净叶，扬去尘屑，入石臼内木杵捣熟，罗去渣滓，取白者再捣，至柔烂如绵为度。用时焙燥，则灸火得力。入妇人丸散，须以熟艾，用醋煮干，捣成饼子，烘干再捣为末用。或以糯糊和作饼，及酒炒者，皆不佳。洪氏容齐随笔云：艾难著力，若入白茯苓三五片同碾，即时可作细末，亦一异也。

【古代炮制】

唐代有制炭（《千金》），熬制、绞汁（《千金翼》），灸制（《外台》）。宋代有醋炒（《局方》），醋煮、醋焙、米炒（《总录》），醋蒸（《朱氏》），炒黄（《宝产》），炒焦（《百问》），焙（《指迷》）。元代有盐炒（《宝鉴》）。明、清以后又增加有酒醋炒（《普济方》），酒炒（《奇效》），酒洗（《良朋》），米泔制（《宋氏》），香附及酒醋制（《济阴》），硫黄制（《指南》），枣泥制（《准绳》）等炮制方法。

【现代炮制】

1. 炮制方法

艾叶：除去杂质及梗，筛去灰屑。

醋艾炭：取净艾叶，武火炒至表面焦黑色时，喷醋，炒干。每 100 kg 艾叶，用米醋 15 kg。

2. 炮制作用

艾叶：辛、苦，温；有小毒。归肝、脾、肾经。具有散寒止痛、温经止血的功能。外用祛湿止痒。生品性燥，祛寒燥湿力强，但对胃有刺激性，多外用，或捣绒做成艾卷或艾柱。

醋艾炭：温经止血的作用增强，用于虚寒性出血。

3. 质量要求

艾叶：多皱缩、破碎。完整叶片呈卵状椭圆形，羽状深裂，裂片椭圆状披针形，边缘有不规则的粗锯齿，上表面灰绿色或深黄绿色，有稀疏的柔毛及白色腺点；下表面密生灰白色绒毛，质柔软。气清香，味苦。水分不得过 15.0%、总灰分不得过 12.0%、酸不溶性灰分不得过 3.0%，桉油精不得少于 0.050%，龙脑不得少于 0.020%。

醋艾炭：形如艾叶，呈不规则的碎片，表面黑褐色。清香气淡，略有醋气。

【研究概况】

1. 化学成分

1）艾叶所含成分

艾叶主含挥发油，主要包括单萜及其衍生物、倍半萜及其衍生物。其次还有黄酮、鞣质、三萜、桉叶烷、多糖及微量元素等。主要成分有桉油精、龙脑等。

2）炮制对化学成分的影响

艾叶经炮制后挥发油成分发生了较大变化。醋炒品、清炒品中分别检出了 17 个生品没有的新成分，清炒拌醋品中检出了 15 个新成分，生拌醋品中检出了 13 个新成分；各炮制品之间成分均有差异。宋文涛等以水蒸气蒸馏法提取挥发油，采用 GC-MS 法对其化学成分进行鉴定。结果生艾叶及醋艾炭挥发油得率分别为 0.35% 和 0.015%，生艾叶挥发油检出并鉴定 44 个成分，醋艾炭挥发油鉴定 47 个成分。生艾叶炮制成醋艾炭后，挥发油含量及化学成分发生很大变化，毒性降低可能与此有关。

2. 工艺研究

张甜甜以外观性状和总黄酮含量为评价指标，采用正交试验法，优选出醋艾叶的最佳炮制工艺：每 100 g 艾叶加醋 15 g，220℃炒制 28 min。张华以艾叶水浸物、挥发油、小鼠凝血时间及成品收率等为指标，对艾叶炭的炮制方法进行比较，结果表明，各炮制品挥发油含量及动物止血作用相差不大，其中砂烫法收率及水浸物含量较高，认为艾叶制炭可用砂烫。于凤蕊等则采用正交试验确定了醋艾炭炮制工艺：取净艾叶适量，揉散，360℃翻炒 16 min，喷洒 15% 米醋翻炒 1～2 min 至散发醋香气。

3. 药理作用

艾叶具有散寒止痛、温经止血的功能。外用祛湿止痒。现代药理研究主要有以下几方面。

1）止血作用

艾叶制炭后可加强止血作用，而闷煅艾叶炭止血作用更强。艾叶不同炮制品的止血强弱为闷煅艾叶炭＞炒艾叶炭＞醋艾叶炭＞焦艾叶＞生艾叶＞空白组。

2）对中枢神经系统的影响

艾油有显著的镇静催眠功效，当大剂量时对心脏有抑制作用。王树荣等实验结果显示，蒜汁和艾绒共灸可使腹腔注射醋酸模型大鼠脑内 β-内啡肽水平提高，表明艾灸有中枢镇痛功能。艾叶中挥发油使小鼠在热板的反应时间增加，小鼠扭动身体次数减少，表明艾挥发油具有明显的镇痛作用。

3）对免疫系统的影响

朱文莲等实验表明，正常小鼠被艾灸灸过大椎穴，发现能使模型小鼠巨噬细胞吞噬能力升高。艾叶挥发油具有抑制速发型变态即过敏反应的Ⅲ型、Ⅳ型反应作用。且艾叶挥发油具有双重作用，既是过敏介质阻释剂，也是过敏介质拮抗剂。

4）对呼吸系统的影响

实验表明，乙酰胆碱引发的药物性哮喘豚鼠，吸入艾烟可预防治疗，并抵抗乙酰胆碱引发的气管平滑肌痉挛收缩，说明艾烟有平喘、抗过敏作用。艾叶挥发油能减弱组胺引起的气管平滑肌的收缩作用，达到平喘效果。

5）其他

艾叶还有抗菌、抗病毒、抗肿瘤、抗氧化等作用。

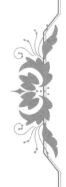

【述评】

据古籍记载，艾叶炮制方法主要有制炭、熬制、绞汁、炙制、醋制等10余种。《本草纲目》收载了捣熟、炒、醋制及酒制等。大多方法沿用至今。孟子云：七年之病，求三年之艾。时珍曰：凡用艾叶，须用陈久者，治令细软，谓之熟艾。表明艾以陈为佳。《本草纲目》还记载："苦酒作煎，治癣甚良。"即醋煎艾叶可治疗疮癣。现代药理研究亦证明艾叶具有抗菌、抗病毒的作用，验证了《本草纲目》这一记载的科学性。经制炭后挥发油含量降低，缓和对胃的刺激性，且温经止血的作用增强，故艾叶内服应选择炮炙品。

石韦 （Shiwei）

《本草纲目》·草部·第二十卷·石韦

本品为水龙骨科植物庐山石韦 *Pyrrosia sheareri* （Bak.）Ching、石韦 *Pyrrosia lingua* (Thunb.）Farweel 或有柄石韦 *Pyrrosia petiolosa* （Christ）Ching 的干燥叶。

【"修治"原文】

【别录曰】 凡用去黄毛。毛射人肺，令人咳，不可疗。

【大明曰】 入药去梗，须微炙用。一法：以羊脂炒干用。

【古代炮制】

汉代去毛尽（《玉函》）。梁代刮去毛（《集注》）。唐代炙去毛（《产宝》）。宋代有微炙（《证类》），去毛炙（《总录》），温水浸、刷去毛、焙（《普本》），羊脂炒干（《局方》）。明代有去毛、羊脂炒（《蒙筌》）的记载，去黄毛微炙（《品汇》）。清代焙（《幼幼》）的炮制方法。

【现代炮制】

1. 炮制方法

石韦：除去杂质，洗净，切丝，干燥，筛去细屑。

2. 炮制作用

石韦：甘、苦，微寒。归肺、膀胱经。具有利尿通淋、清热止咳、凉血止血的功效。用于热淋、血淋、石淋，小便不通，淋沥涩痛，肺热咳嗽，吐血、衄血、尿血等。

3. 质量要求

石韦：呈丝条状。上表面黄绿色或灰褐色，下表面密生红棕色星状毛。孢子囊群着生侧脉间或下表面布满孢子囊群。叶全缘。叶片革质。气微，味微涩苦。含杂质不得过3%，水分不得过13.0%，总灰分不得过7.0%，醇溶性浸出物不得少于18.0%，绿原酸不得少于0.20%。

【研究概况】

1. 化学成分

石韦含有皂苷、黄酮、多糖、蒽醌及挥发性成分等。主要成分有绿原酸等。

2. 药理作用

石韦具有利尿通淋、清热止咳、凉血止血的功效。现代药理研究主要有以下几方面。

1）抗泌尿系统结石作用

石韦及多种以石韦为主药的中成药有显著的抗泌尿系统结石作用。邵绍丰等用肾结石模型大

鼠，给予石韦提取物能减少大鼠肾集合系统内草酸钙结晶形成，减轻大鼠肾脏损伤。张丽等观察排石颗粒（石韦等 10 味中药组成）对大鼠肾结石的影响，结果显示，排石颗粒可防治乙二醇、氯化铵诱发的肾结石形成和发展。

2）祛痰、镇咳作用

庐山石韦提取物有明显镇咳作用；庐山石韦提取物及其成分异芒果苷腹腔注射、口服给药对小鼠均有明显祛痰作用。另有实验显示二氧化硫刺激大鼠产生慢性气管炎后，用其提取物灌胃连续 20d，用药组动物气管腺泡的体积比对照组明显缩小，杯状细胞数量也减少。这些形态上的变化同患者用药后痰液减少的现象相符合。有柄石韦的水煎醇提取物亦具有显著的镇咳作用。

3）抗菌、抗病毒作用

5％以上浓度的庐山石韦混悬液对痢疾杆菌、肠伤寒杆菌、副伤寒杆菌、金黄色葡萄球菌、溶血性链球菌、炭疽杆菌、白喉杆菌、大肠埃希菌均有不同程度的抑制作用及抗甲型流感病毒、钩端螺旋体作用。其中所含异芒果苷具有抗单纯疱疹病毒作用。

【述评】

石韦古今炮制方法较为简单，以去毛为主。《本草纲目》记载了去毛和羊脂油炙两种方法，油炙法已未见使用。《中国药典》仅载有生品，要求净制、切丝。石韦叶背面有丰富绒毛，对咽喉有刺激作用，去毛可消除该副作用。

卖子木 （Maizimu）

《本草纲目》·木部·三十六卷·卖子木

本品为茜草科植物龙船花 *Ixora chinensis* Lam. 的枝叶。

【"修治"原文】

木

【敩曰】凡采得粗捣，每一两用酥五钱，同炒干入药。

【古代炮制】

南北朝有粗捣、炒法（《雷公》）。

【现代炮制】

1. 炮制方法

卖子木：切碎，晒干。

2. 炮制作用

卖子木：甘、苦，凉。归脾、肾经。具有散瘀止痛、解毒疗疮功效。

3. 质量要求

卖子木：茎枝圆柱形，表面深棕色，叶近革质，稍皱缩，质脆，易破碎，完整叶平展时，椭圆形或倒卵形，全缘，两面无毛，黄蓝色。

【述评】

卖子木在现代相关标准中未见收载，临床上也未见使用。

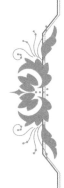

枇杷叶 （Pipaye）

《本草纲目》·果部·第三十卷·枇杷

本品为蔷薇科植物枇杷 *Eriobotrya japonica* （Thunb.）Lindl. 的干燥叶。

【"修治"原文】

叶

【恭曰】凡用须火炙，以布拭去毛。不尔射人肺，令咳不已。或以粟秆作刷刷之，尤易洁净。

【敩曰】凡采得秤，湿叶重一两，干者三叶重一两，乃为气足，堪用。粗布拭去毛，以甘草汤洗一遍，用绵再拭干。每一两以酥二钱半涂上，炙过用。

【时珍曰】治胃病以姜汁涂炙，治肺病以蜜水涂炙，乃良。

【古代炮制】

晋代有去毛炙法（《肘后》）。南北朝刘宋时代有甘草汤洗后酥炙法（《雷公》）。唐代有蜜炙法（《外台》）。宋代有枣汁炙法、姜炙法（《总录》）。明清时代基本沿用前法。

【现代炮制】

1. 炮制方法

枇杷叶：除去杂质及枝梗，去绒毛，润软，切丝，干燥。

蜜枇杷叶：取枇杷叶按蜜炙法，文火炒至老黄色，不粘手。每 100 kg 枇杷叶，用炼蜜 20 kg。

2. 炮制作用

枇杷叶：苦，微寒。归肺、胃经。具有清肺止咳、降逆止呕的功能。生品长于清肺止咳、降逆止呕，多用于肺热咳嗽，气逆喘急，胃热呕逆。

蜜枇杷叶：蜜炙后能增强润肺止咳的作用，多用于肺燥或肺阴不足，咳嗽痰稠等。

3. 质量要求

枇杷叶：呈丝条状，表面灰绿色、黄棕色或红棕色，较光滑。下表面可见绒毛，主脉突出，革质而脆。气微，味微苦。水分不得过 10.0%，总灰分不得过 7.0%，醇溶性浸出物不得少于 16.0%，齐墩果酸和熊果酸的总量不得少于 0.70%。

蜜枇杷叶：形如枇杷叶丝，表面黄棕色或红棕色，微显光泽，略带黏性。具蜜香气，味微甜。水分不得过 10.0%，总灰分不得过 7.0%，齐墩果酸和熊果酸的总量不得少于 0.70%。

【现代研究】

1. 化学研究

1）枇杷叶所含成分

枇杷叶主含挥发油、三萜酸、倍半萜、黄酮、多酚和有机酸等，主要成分有齐墩果酸和熊果酸等。

2）炮制对化学成分的影响

周宁等采用双波长扫描法对枇杷叶几种炮制品的熊果酸含量进行测定，结果表明，枇杷叶炮制品中熊果酸含量：姜汤煮品＞蜜炙品＞姜汁炒品＞生品。周玉波等测定了枇杷叶不同炮制品中总三萜的含量：蜜炙品＞炒制品＞姜汁炒制品＞姜汤煮制品＞生品。

2. 工艺研究

李焕平以熊果酸和齐墩果酸含量为考察指标，采用均匀设计法优选蜜炙枇杷叶的炮制工艺：每

100 g 药物，加炼蜜量 40 g、润制 30 min、炒制温度（150±5）℃、炒制 10 min。

3. 药理作用

枇杷叶具有清肺止咳、降逆止呕的功效。现代药理研究主要有以下几方面。

1）止咳作用

孟晓明等实验显示，枇杷叶三萜酸能降低慢性支气管炎模型大鼠肺泡巨噬细胞一氧化氮合酶的 mRNA 及蛋白的表达，并且抑制一氧化氮的释放，促进对慢性支气管炎的治疗与防治。叶广亿等发现枇杷叶炙品水提物和醇提物能显著延长小鼠和豚鼠咳嗽潜伏期，减少小鼠咳嗽次数。

2）抗肿瘤作用

Cha DS 等考察枇杷叶醇提取物的抗肿瘤活性，发现枇杷叶三萜酸能抑制 MMP-2 和 MMP-9 的活性表达，抑制肺癌等癌细胞转移和扩散。Uto T 等考察了枇杷叶 4 种三萜酸成分，发现科罗索酸、齐墩果酸、熊果酸和山楂酸都具有抗增殖活性并能诱导细胞凋亡。

3）抗炎、抗过敏作用

Huang Y 等考察枇杷叶三萜酸对慢性支气管炎大鼠肺泡巨噬细胞中诱导型 iNOS 表达的影响，发现枇杷叶三萜酸通过抑制 NO 浓度增加，iNOS 表达和 p38MAPK 磷酸化，以达到治疗慢性支气管炎的作用。Kim SH 等研究枇杷叶提取物对过敏性反应的影响，发现其提取物可依赖性降低 IgE 介导的被动皮肤过敏反应和肥大细胞释放组胺，还可以减少肥大细胞肿瘤坏死因子的产生，表明枇杷叶提取物具有较好的抗过敏作用。

4）其他

枇杷叶还有抑菌、抗病毒、抗氧化、降血糖、免疫调节等作用。

【述评】

据古籍记载，枇杷叶炮制方法有净制（去毛、去毛尖、去毛筋等）、切制、炙、焙、辅料（甘草、酥、蜜、枣汁、姜）制等。《本草纲目》收载有去毛、炙、甘草制、酥炙、姜制、蜜制等法，较全面沿袭了前人的炮制方法。现版《中国药典》仅收载有生品和蜜炙品。

历代本草均记载枇杷叶必须去毛，若去毛不尽，能令人咳。为此，有学者对枇杷叶的绒毛与叶的化学成分进行了比较，结果表明，枇杷叶绒毛与叶的化学成分基本相同，绒毛中并不含有能致咳或产生其他副作用的成分，只是叶中皂苷的含量明显高于绒毛中的含量。古代本草书籍所谓"去毛不净，射人肺令咳不已"，主要原因是绒毛从呼吸道直接吸入刺激咽喉黏膜而引起咳嗽。现代可以利用过滤设备去毛。

李时珍曰："治胃病，以姜汁涂炙；治肺病，以蜜水涂炙，乃良。"现代枇杷叶蜜炙品临床应用较多，蜜炙后增强润肺止咳作用，与李时珍记载的一致。但姜炙枇杷叶目前未见使用。

侧柏叶 （Cebaiye）

《本草纲目》·木部·第三十四卷·柏

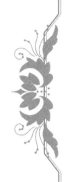

本品为柏科植物侧柏 *Platycladus orientalis*（L.）Franco 的干燥枝梢和叶。

【"修治"原文】

柏叶

【敩曰】凡用揽去两畔并心枝了，用糯泔浸七日，以酒拌蒸一伏时。每一斤用黄精自然汁十二两浸焙，又浸又焙，待汁干用之。

【时珍曰】此服食治法也。常用或生或炒，各从本方。

【古代炮制】

宋代有炙法（《圣惠方》），九蒸九曝（《类证》），米泔浸（《总录》），炒黄（《妇人》），烧灰存性（《朱氏》）。金元时期有煮制法（《儒门》），酒浸（《丹溪》）。明代用酒蒸、焙（《普济方》），炒、黄精制（《本草纲目》），盐水炒（《保元》）。清代有九蒸九晒（《大成》），炒为末（《辨议》），酒浸焙（《逢原》），炒黑（《汇纂》）等炮制方法。

【现代炮制】

1. 炮制方法

侧柏叶：除去硬梗及杂质。

侧柏炭：取净侧柏叶，中火炒至表面黑褐色，内部焦黄色，喷少许清水，灭尽火星，文火炒干，取出，放凉。

2. 炮制作用

侧柏叶：苦、涩，寒。归肺、肝、脾经。具有凉血止血、化痰止咳、生发乌发的功效。生侧柏叶苦寒，以清热凉血、止咳祛痰力胜，具生发乌发的作用。

侧柏炭：寒凉之性趋于平和，偏于收敛止血，常用于热邪不盛的各种出血症。

3. 质量要求

侧柏叶：多分枝，小枝扁平。叶细小鳞片状，交互对生，贴伏于枝上，深绿色或黄绿色。质脆，易折断。气清香，味苦涩、微辛。水分不得过 11.0%，总灰分不得过 10.0%、酸不溶性灰分不得过 3.0%，醇溶性浸出物不得少于 15.0%，槲皮苷不得少于 0.10%。

侧柏炭：形如侧柏叶，表面黑褐色。质脆，易折断，断面焦黄色。气香，味微苦涩。醇溶性浸出物不得少于 15.0%。

【研究概况】

1. 化学成分

1）侧柏叶所含成分

侧柏叶主含黄酮、挥发油和鞣质等。其中黄酮类成分主要有槲皮素、芹菜素、槲皮苷、杨梅素、杨梅苷、香橙素、山柰酚等。

2）炮制对化学成分的影响

谭晓亮等用 HPLC 法测定侧柏叶及其炮制品中杨梅苷、槲皮苷、杨梅素、槲皮素、山柰酚和穗花杉双黄酮及扁柏双黄酮的含量，发现侧柏叶炒炭后杨梅苷、槲皮苷、穗花杉双黄酮及扁柏双黄酮含量降低，而杨梅素、槲皮素及山柰酚含量升高。

2. 工艺研究

高静等采用正交试验法，以槲皮素为评价指标，确定侧柏叶炒炭工艺：投料 50 g，280℃炒制 5 min。赵婷等扩大用量研究，确定侧柏叶炒炭生产工艺：取侧柏叶 5 kg，炒炭温度为 450℃，炒炭时间为 20 min。

3. 药理作用

侧柏叶具有凉血止血、化痰止咳、生发乌发的功效。现代药理研究主要有以下几方面。

1）凝血作用

陈学松等研究发现侧柏叶有较好的止血作用，其中槲皮苷是其止血的有效成分之一。赵钦祥等采用小鼠剪尾法研究侧柏叶及不同炮制品的止血作用，发现焖煅炭和炒炭的止血作用均强于生品。有研究考察了侧柏炭炮制前后及各极性部位的止血作用，发现侧柏炭止血的有效部位主要是乙酸乙酯部位，该部位可显著拮抗 LPS 对 HUVECs 的损伤，有效保护血管内皮细胞。

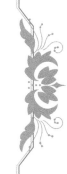

2）抗菌、抗炎作用

体外抑菌研究发现，侧柏叶挥发油对金黄色葡萄球菌、大肠杆菌、四联球菌、产气杆菌都有抑制作用，并表现出一定的剂量依赖关系，其中对四联球菌的抑制作用最明显，而对枯草杆菌的抑制作用不明显。陈兴芬等研究表明，侧柏叶挥发油对 3 种常见真菌表现出明显的抑制活性，其抑菌作用强于山梨酸钾。梁统等用侧柏叶黄酮提取物，对二甲苯致小鼠耳肿胀及角叉菜胶诱发大鼠足爪肿胀急性炎症模型进行治疗，结果表明该提取物具有较强的抑制急性炎症作用。

3）抗肿瘤作用

蒋继宏等研究结果表明，侧柏叶挥发油对肺癌细胞 NCI-H460 有明显抑制作用。侧柏叶所含成分槲皮素不仅可抑制多种肿瘤细胞的增殖，诱导凋亡，如白血病细胞、胃癌细胞、结肠癌细胞、肺癌细胞及神经胶质瘤细胞和胰腺癌细胞等，还能有效地预防或治疗与雌激素有关的肿瘤，如乳腺癌和前列腺癌。郭二坤等发现槲皮素可显著抑制大鼠颅内 C6 胶质瘤细胞生长。

4）其他

侧柏叶还具有镇静、神经保护、降血脂等作用。

【述评】

据古籍记载，侧柏叶炮制方法有炙、蒸、炒、制炭、煮制、辅料（酒、黄精、盐、米泔）制等。《本草纲目》记载了"用糯泔浸七日，以酒拌蒸一伏时，每一斤用黄精自然汁十二两浸焙，待汁干用之"。李时珍又曰"此服食治法也""常用或生或炒"。《中国药典》收载了侧柏叶生品和炭品。侧柏叶生品具有凉血止血、化痰止咳、生发乌发的功效，炒炭后止血作用增强。但侧柏叶化痰止咳、生发乌发的活性成分及其炒制前后对其临床作用的影响还有待研究阐明。

莽草 （Mangcao）

《本草纲目》·草部·第十七卷·莽草

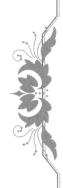

本品为木兰科植物狭叶茴香 *Illicium Lanceolatum* A. C. Smith. 的叶。

【"修治"原文】

叶

【敩曰】凡使取叶细剉，以生甘草、水蓼二味同盛入生稀绢袋中，甑中蒸一日，去二件，晒干用。

【古代炮制】

南北朝有细剉、蒸（《雷公》）。

【现代炮制】

1. 炮制方法

莽草：除去杂质，切丝，干燥。

2. 炮制作用

莽草：辛，温；有毒。归肝、肾经。具有祛风通络、舒筋活血、散瘀止痛的功效，用于跌打损伤、腰肌劳损、风湿痹痛、痈疽肿毒。

3. 质量要求

莽草：多皱缩或破碎。完整者展平后为披针形、倒披针形或椭圆形，基部窄楔形，边缘微反卷；两面绿色，下面稍淡；叶柄长 7～15 mm。

【研究概况】

1. 化学成分

莽草主含芳香油，包括蒎烯、乙酰龙脑酯、1，8-桉叶油素、芳樟醇及致癌毒素黄樟油素等化学成分。

2. 药理作用

莽草具有祛风通络、舒筋活血、散瘀止痛的功效。现代药理研究主要有以下几方面。

1) 抗炎、抗菌作用

Zhao Chuan 等通过大鼠爪水肿和耳肿胀试验，证明莽草提取物具有良好的镇痛抗炎作用，且以莽草挥发油部位的镇痛抗炎作用最强。莽草叶的蒸馏成分对伤寒杆菌、大肠杆菌、副伤寒沙门氏菌，2 种葡萄球菌和 3 种志贺杆菌有抑制作用。

2) 对神经系统的影响

莽草毒素可作用于胆碱受体，使胆碱神经功能紊乱，严重者发生中毒性脑病、迟发性神经病。王曙东等研究结果表明，莽草水提物可通过对神经系统的影响，显著提高小鼠尾压痛阈值。邓德权等运用半导体激光理疗联合莽草喷雾剂进行治疗，结果显著提高了带状疱疹神经痛和后遗神经痛的治疗效果。

3) 毒副作用

莽草素给小鼠进行腹腔注射，会刺激消化道黏膜，吸收进入间脑、延脑，使呼吸中枢和血管运动中枢功能失常，并麻痹运动神经末梢，严重时会损害大脑。除此之外，黄樟油素在机体内还可通过转化成苯乙醇乙酸盐或硫酸盐，进而利用其双键的亲电子性与遗传物质 DNA 反应，引起致癌性突变。

【述评】

莽草为有毒中药。《本草纲目》收载用甘草、水蓼制。李时珍在【气味】项中描述了它的毒性，并用紫河车或黑豆制解其毒。现版《中国药典》及地方炮制规范均未收载该品种。临床也少用。

荷叶　(Heye)

《本草纲目》·果部·第三十三卷·莲藕

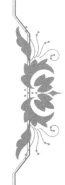

本品为睡莲科植物莲 *Nelumbo nucifera* Gaertn. 的干燥叶。

【"修治"原文】

荷叶

【大明曰】入药并多用。

【古代炮制】

唐代有炙用(《外台》)，炒令黄(《产宝》)。宋代有烧令烟尽、焙制、熬制(《证类》)，监(《局方》)。清代有炒、煅(《得配》)的炮制方法。

【现代炮制】

1. 炮制方法

荷叶：除去杂质，喷水稍润，切丝，干燥。

荷叶炭：取净荷叶置于锅内，按扣锅煅法，煅至白纸条或大米呈深黄色时，停火，待锅凉后，取出。

2. 炮制作用

荷叶：苦，平。归肝、脾、胃经。具有清暑化湿、升发清阳、凉血止血的功效。用于暑热烦渴，暑湿泄泻，脾虚泄泻，血热吐衄，便血崩漏。

荷叶炭：收涩化瘀止血力强。用于出血症和产后血晕。

3. 质量要求

荷叶：呈不规则的丝状。上表面深绿色或黄绿色，较粗糙；下表面淡灰棕色，较光滑，叶脉明显突起。质脆，易破碎。稍有清香气，味微苦。水分不得过 15.0％，总灰分不得过 12.0％，醇溶性浸出物不得少于 10.0％，荷叶碱不得少于 0.070％。

荷叶炭：呈不规则的片状，表面棕褐色或黑褐色。气焦香，味涩。

【研究概况】

1. 化学成分

1）荷叶所含成分

荷叶主含生物碱、黄酮、挥发油等成分。还含有鞣质、甾体、维生素、荷叶多酚、脂质、蛋白质、多糖等。其中黄酮主要有金丝桃苷、异槲皮素等；生物碱主要有荷叶碱等。

2）炮制对化学成分影响

李坤等研究表明，荷叶炒炭过程中金丝桃苷与异槲皮苷含量随炮制时间呈现逐渐下降趋势；槲皮素含量随着炮制时间呈现先上升、后下降趋势，并在 280±5℃温度下炒制 10 min 左右达到峰值；另外，在金丝桃苷和异槲皮苷模拟炮制样品中均检出槲皮素。说明不同炒炭程度对荷叶炭中金丝桃苷、异槲皮苷与槲皮素含量有显著影响，在加热炮制过程中金丝桃苷和异槲皮苷受热分解产生槲皮素。

2. 工艺研究

马俊楠等采用热分析技术和高效液相法研究荷叶的炒炭工艺，以槲皮素为指标，优选最佳条件：荷叶 10 g，投料温度 200℃，炮制温度（280±10）℃，翻炒 8 min。董春永等以槲皮素含量为指标，采用正交设计，优选荷叶炭的最佳炮制工艺：荷叶 50 g，温度 270℃，炒 10 min。

3. 药理作用

荷叶具有清暑化湿、升发清阳、凉血止血的功效。现代药理研究主要有以下几方面。

1）降脂作用

Nergard CS 等实验结果表明，荷叶水煎剂能使高脂血症大鼠的血清总胆固醇和甘油三酯下降，对高密度脂蛋白胆固醇未见明显影响，但随血清总胆固醇、甘油三酯的降低，低密度脂蛋白显著下降；同时荷叶水煎剂能降低全血比黏度、红细胞比积，从而改善血液浓黏状态，说明荷叶水煎剂具有明显降脂作用。荷叶提取物能降低肌体消化能力、减少脂质和碳水化合物的吸收和加强油脂代谢及能量损耗的调节，从而有效抵制肥胖症。

2）抗氧化作用

荷叶不同提取物均有抗氧化作用，余以刚等研究证明，荷叶总黄酮具有良好的自由基清除能力，并能有效抑制亚油酸的氧化，且在浓度较低时就能达到半数清除。

3）其他

荷叶还具有抑菌、抗病毒、抗炎、抗过敏、解痉、抗有丝分裂等作用。

【述评】

据古籍记载，荷叶的炮制方法主要有炙、炒令黄、烧、煅等。《本草纲目》载有炙法。唐代所指的炙法部分相当于现在炒法，在李时珍时代前荷叶的炮制方法多为炒法（或熬法）及烧炭法（烧令烟尽），而李时珍未收载烧炭法。目前荷叶以煅炭为主，临床常用饮片规格有荷叶和荷叶炭。

荷叶为药食两用药，具有较好的降脂作用，生品使用较为普遍。

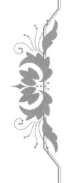

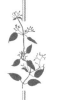

淫羊藿 （Yinyanghuo）

《本草纲目》·草部·第十二卷·淫羊藿

本品为小檗科植物淫羊藿 *Epimedium brevicornu* Maxim.、箭叶淫羊藿 *Epimedium sagittatum*（Sieb. et Zucc.）Maxim.、柔毛淫羊藿 *Epimedium pubescens* Maxim. 或朝鲜淫羊藿 *Epimedium koreanum* Nakai 的干燥叶。

【"修治"原文】

根叶

【敩曰】凡使时呼仙灵脾，以夹刀夹去叶四畔花枝，每一斤用羊脂四两拌炒，待脂尽为度。

【古代炮制】

南北朝有羊脂炙（《雷公》）。宋代有酒煮、蒸制（《圣惠方》），酒浸（《苏沈》），蜜水炙（《扁鹊》），鹅脂炙（《总录》）。明代有醋炒（《普济方》），米泔水浸（《保元》）。清代有酒炒（《逢原》），酒焙（《拾遗》），酒拌蒸（《治裁》）的炮制方法。

【现代炮制】

1. 炮制方法

淫羊藿：除去杂质，摘取叶片，喷淋清水，稍润，切丝，干燥。

炙淫羊藿：取羊脂油加热熔化，加入淫羊藿丝，文火炒至均匀有光泽。每 100 kg 淫羊藿，羊脂油 20 kg。

2. 炮制作用

淫羊藿：辛，甘，温。归肝、肾经。具有补肾阳、强筋骨、祛风湿的功效。生品偏于祛风湿，多用于风寒湿痹、中风偏瘫及小儿麻痹症。

炙淫羊藿：增强温肾助阳、强壮筋骨的功效。

3. 质量要求

淫羊藿：呈丝片状。上表面绿色、黄绿色或浅黄色，下表面灰绿色，网脉明显，中脉及细脉凸出，边缘具黄色刺毛状细锯齿。近革质。气微，味微苦。总灰分不得过 8.0%，含总黄酮不得少于 5.0%；含朝藿定 A、朝藿定 B、朝藿定 C 和淫羊藿苷的总量，朝鲜淫羊藿不得少于 0.50%；淫羊藿、柔毛淫羊藿、箭叶淫羊藿均不得少于 1.5%。

炙淫羊藿：形如淫羊藿丝。表面浅黄色显油亮光泽。微有羊脂油气。水分不得过 8.0%。含宝藿苷Ⅰ不得少于 0.030%；含朝藿定 A、朝藿定 B、朝藿定 C 和淫羊藿苷的总量，朝鲜淫羊藿不得少于 0.40%；淫羊藿、柔毛淫羊藿、箭叶淫羊藿均不得少于 1.2%。

【研究概况】

1. 化学成分

1）淫羊藿所含成分

淫羊藿主含黄酮，其次是生物碱、多糖、木脂素、酚苷、色酮、苯乙醇苷和挥发油等。主要成分有淫羊藿苷、宝藿苷Ⅰ、朝藿定 A、朝藿定 B 和朝藿定 C 等。

2）炮制对化学成分的影响

李定芬等测定巫山淫羊藿不同炮制品中几种微量元素的含量，发现淫羊藿的各种炮制方法均会使 Fe 丢失，而 Cu、Li 及与肾功能有密切关系的 Zn、Mn 元素的含量影响较小。淫羊藿经炮制后所

含黄酮类成分的含量均发生了明显改变。羊油炙品与生品比较，淫羊藿苷的含量显著增加，宝藿苷Ⅰ含量有所增加。生品与炮制品指纹图谱比较说明，炮制后黄酮类成分发生的变化，只有量变，没有质变，即黄酮成分的组成比例发生了明显改变。

2. 炮制工艺

周一帆等以淫羊藿苷与宝藿苷Ⅰ总含量为评价指标，采用星点设计-效应面法优选淫羊藿的炮制工艺：淫羊藿 100 kg，温度 160℃，炮制时间 7 min。

3. 药理作用

淫羊藿具有补肾阳、强筋骨、祛风湿的功效。现代药理研究主要有以下几方面。

1) 促性腺激素作用

包宇等研究显示淫羊藿苷可缓解肾阳虚小鼠睾酮及性腺激素受体基因的表达下调。吴瑕等发现淫羊藿总黄酮对去垂体所致下丘脑-垂体-性腺轴阻断大鼠仍表现一定促性腺激素作用。吴炯树等研究表明淫羊藿苷能使去卵巢小鼠的子宫系数明显提高、子宫内膜上皮明显增厚，表明淫羊藿苷有明显的拟雌激素作用。

2) 骨增殖作用

淫羊藿苷（ICA）对成骨细胞的生长增殖有促进作用。于波等发现不同浓度的淫羊藿苷对成骨细胞的生长增殖均有促进作用。崔新颖等发现淫羊藿苷对实验大鼠骨质疏松症具有一定的保护作用，其机制可能与其选择性上调下丘脑和海马 ERα，ERβ mRNA 的表达，降低骨组织中 IL-6 的表达，从而减少骨吸收有关。吕明波等也观察了 ICA 对破骨细胞吸收及凋亡的影响，结果显示 ICA 可诱导破骨细胞凋亡，抑制骨吸收，并随浓度增加抑制作用增强。

3) 免疫调节作用

潘晓明等研究发现 ICA 对免疫抑制小鼠的免疫器官具有良好的保护作用，可明显增强其细胞免疫和体液免疫功能，并可明显改善其骨髓造血状态。赵连梅等研究显示淫羊藿苷可以提高实验小鼠腹腔巨噬细胞的吞噬功能，并通过影响巨噬细胞因子分泌而调节小鼠免疫机能。夏世金等研究表明，淫羊藿总黄酮可能通过下调促炎性细胞因子表达和上调抗炎性细胞因子表达，重塑促-抗炎性细胞因子网络和促进抗炎性反应体系新的平衡，达到抗炎性衰老的目的。

4) 抗心肌缺血作用

王英军等采用结扎冠状动脉前降支造成麻醉犬急性心肌梗死模型，结果发现淫羊藿有明显的抗心肌缺血作用。Kim 等研究发现淫羊藿苷可通过激活 MEK/ERK 和 PI3K/Akt/eNOS 依赖的信号途径刺激血管生成。曾靖等研究发现用箭叶淫羊藿叶水提液对氯仿诱发的小鼠室颤、氯化钙诱发的大鼠室颤均有明显的预防作用，对乌头碱诱发的大鼠心律失常有明显的治疗效果，提示箭叶淫羊藿叶水提取液抗心律失常作用可能与其抑制 Na^+、Ca^{2+} 内流有关。蔡辉等以异丙肾上腺素致大鼠充血性心衰，发现淫羊藿提取物具有减轻慢性心衰大鼠左心室重塑的作用，能改善大鼠的心功能，改善心肌肥大、变性，炎细胞浸润及心肌纤维化。岳攀等发现淫羊藿提取物能降低麻醉犬总外周血阻力和左室舒张末期压，能改善麻醉犬血流动力学指标。王茜等证实淫羊藿苷能降低高脂血症大鼠血脂，通过降低高脂血症大鼠血脂并抑制 ICAM-1 mRNA 表达，从而达到抗高脂血症所致早期动脉粥样硬化形成的作用。

5) 其他

淫羊藿还有抗肿瘤、抗病毒、改善记忆、延缓衰老等作用。

【述评】

据古籍记载，淫羊藿炮制方法主要有羊脂炙、蒸制、酒制、鹅脂炙、蜜炙、醋炒、米泔水浸、焙等。《本草纲目》收载了羊脂油炙法，该方法最早记载于南北朝刘宋时代《雷公炮炙论》中，一直沿用至今。现版《中国药典》收载有淫羊藿和炙淫羊藿。其中炙淫羊藿的辅料为羊脂油。现代药理实验证明淫羊藿经油炙后可以明显增强其温肾助阳作用。

槲叶 （Huye）

《本草纲目》·果部·第三十卷·槲实

本品为壳斗科植物槲树 *Quercus dentate* Thunb. 的树叶。

【"修治"原文】

槲若

【颂曰】若即叶之名也。入药须微炙令焦。

【古代炮制】

唐代有"炙令紫色"（《外台》）。宋代有微炙（《圣惠方》），微炙令焦（《本草图经》）。明代有炙令紫色（《普济方》）的炮制方法。

【述评】

槲叶为不常用中药。古代主要采用"微炙"法炮制，即微炒。现版《中国药典》和地方规范未收载该品种。

槲叶含三萜类、甾醇类、黄酮类、多元醇、有机酸类等化合物。其气味甘、苦，平；无毒。具有止血、止渴、利小便的功效。《本草纲目》【主治】记载，槲叶"疗痔，止血及血痢，止渴（恭）。活血，利小便，除面上赤（时珍）"。古今对其功能描述基本一致。

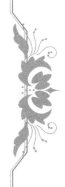

第八章
皮 类

白杨树皮 (Baiyangshupi)

《本草纲目》·木部·第三十五卷·白杨

本品为杨柳科植物山杨 *Populus davidiana* Dode 的树皮。

【"修治"原文】

木皮

【敩曰】 凡使,铜刀刮去粗皮蒸之,从巳至未。以布袋盛,挂屋东角,待干用。

【古代炮制】

南北朝有去粗皮蒸(《雷公》)。

【述评】

白杨树皮苦,寒。祛风活血,清热利湿,驱虫。用于风痹,脚气,扑损瘀血,痢疾,肺热咳嗽,口疮,牙痛,小便淋沥,蛔虫病。《本草纲目》收载了白杨树皮"铜刀刮去粗皮蒸之"炮制方法,并在【主治】中记载"酒渍服之""酒服""煎浆水入盐含漱""煎水酿酒"等不同方法。而《中国药典》及规范中均未收载白杨树皮,也无相关炮制方法和研究文献报道,临床少量使用。

地骨皮 (Digupi)

《本草纲目》·木部·三十六卷·枸杞·地骨皮

地骨皮为茄科植物枸杞 *Lycium chinense* Mill. 或宁夏枸杞 *Lycium barharum* L. 干燥根皮。

【"修治"原文】

【敩曰】 凡使根,掘得以东流水浸,刷去土,捶去心,以熟甘草汤浸一宿,焙干用。

【古代炮制】

南北朝有甘草汤制(《雷公》)。唐代有切制(《千金》)。宋代有去心(《普本》),炒黄(《局方》),甘草水浸焙(《急救》),酒炒(《扁鹊》)。明代有童便浸(《景岳》)。清代有酒蒸(《本草述》),酒洗(《说约》)等炮制方法。

【现代炮制】

1. 炮制方法

地骨皮:除去杂质及残余木心,洗净,晒干或低温干燥。

2. 炮制作用

地骨皮：甘，寒。归肺、肝、肾经。具有凉血除蒸、清肺降火功效。用于阴虚潮热，骨蒸盗汗，肺热咳嗽，咯血，衄血，内热消渴。

3. 质量要求

地骨皮：呈筒状或槽状，长短不一。外表面灰黄色至棕黄色，粗糙，有不规则纵裂纹，易成鳞片状剥落。内表面黄白色至灰黄色，较平坦，有细纵纹。体轻，质脆，易折断，断面不平坦，外层黄棕色，内层灰白色。气微，味微甘而后苦。水分不得过 11.0%，总灰分不得过 11.0%、酸不溶性灰分不得过 3.0%。

【研究概况】

1. 化学成分

地骨皮主含蒽醌、黄酮、香豆素、有机酸等化合物。

2. 药理作用

地骨皮具有凉血除蒸、清肺降火功效。现代药理研究主要有以下几方面。

1）降血糖作用

有实验研究证实地骨皮水煎剂有明显降血糖作用，其机制与抑制体内氧自由基的产生、并增强抗氧化能力、加速自由基的清除有关。

2）降血压、降血脂作用

地骨皮的煎剂、浸剂、酊剂及注射剂对麻醉的犬、猫、兔、大鼠静脉注射或肌肉注射或灌胃均有明显的降压作用。其降压作用可能与地骨皮中含有众多抑制血管紧张素转换酶（ACE）的成分有关。杨晓峰等发现地骨皮冲剂还能显著降低血脂。

3）抑菌、抗炎作用

研究表明地骨皮的水煎液及醇提取物对皮肤癣菌、甲型溶血性链球菌、肺炎双球菌、铜绿假单胞菌都有较好的抗菌活性。付建峰等应用生物传感器技术检测地骨皮提取物可抑制 LPS 诱导的 RAW264.7 细胞活化。李志勇等研究发现地骨皮具有促进小鼠烫伤皮肤创面愈合、抑制皮肤炎症反应的作用。

4）其他

地骨皮还具有解热、镇痛、增强免疫等作用。

【述评】

据古籍记载，地骨皮炮制方法有甘草汤制、炒黄、焙、童便制、酒炒、酒蒸等法。《本草纲目》收载有甘草汤浸和焙法。现版《中国药典》仅收载了生地骨皮。现代研究表明，地骨皮高温处理会导致部分有效成分破坏，影响药效，因此，地骨皮生用是科学的。

李根皮 （Ligenpi）

《本草纲目》·果部·第二十九卷·李

本品为蔷薇科植物李 *Prunus salicina* Lindl. 的根皮。

【"修治"原文】

根白皮

【时珍曰】 李根皮取东行者，刮去皱皮，炙黄入药用。别录不言用何等李根，亦不言其味。但

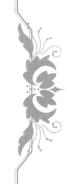

药性论云：入药用苦李根皮，味咸。而张仲景治奔豚气，奔豚汤中用甘李根白皮。则甘、苦二种皆可用与？

【古代炮制】

唐朝有净制（《食疗》），炙令黄香（《食疗》）。宋代有刮去粗皮（《总病论》），洗（《宝产》），剉（《圣惠方》），取白皮细剉（《总病论》），烧灰（《圣惠方》）。明代有炙黄入药用（《本草纲目》），焙干（《奇效》）等炮制方法。

【述评】

李根皮为少用中药。据古籍记载其炮制方法有净制（刮去粗皮、取白皮、洗）、切制（剉）、烧灰、炙黄和焙等。《本草纲目》记载有"刮去皱皮，炙黄"炮制方法。李根皮性味苦咸、寒、无毒，归肝、脾、心经，具有降逆、燥湿、清热解毒的作用。现版《中国药典》和地方炮制规范均未收载，也少见其化学成分、质量及药理作用等相关研究。

杜仲 (Duzhong)

《本草纲目》·木部·第三十五卷·杜仲

本品为杜仲科植物杜仲 *Eucommia ulmoides* Oliv. 的干燥树皮。

【"修治"原文】

皮

【敩曰】 凡使削去粗皮。每一斤，用酥一两，蜜三两，和涂火炙，以尽为度细剉用。

【古代炮制】

南北朝有酥蜜炙（《雷公》）。唐代有去皮炙（《千金》）。宋代有炙微黄（《圣惠方》），涂酥炙（《史载》），姜汁炙（《活人书》），姜酒制、蜜炙（《总录》），炒令黑（《普本》），姜炒断丝、麸炒黄（《局方》），盐酒拌炒断丝（《百问》）和盐水炒（《扁鹊》）。元明时期有油制（《普济方》）及"小茴香、盐、醋汤浸炒"（《保元》），姜汁或盐水润透炒（《本草正》），醋炙（《必读》）。清代有"面炒去丝"（《本草述》），去皮、酒炙、蜜炙、盐水炒、姜制炒（《得配》）等炮制方法。

【现代炮制】

1. 炮制方法

杜仲：刮去粗皮，洗净，润透，切丝或块，干燥。

盐杜仲：取杜仲丝或块按盐炙法，中火炒至丝易断，表面焦黑色。每 100 kg 杜仲，用食盐 2 kg。

2. 炮制作用

杜仲：甘，温。归肝、肾经。具有补肝肾、强筋骨、安胎的功效。生杜仲偏于益肝舒筋。

盐杜仲：引药入肾，直达下焦，温而不燥，增强补肝肾、强筋骨、安胎的作用。

3. 质量要求

杜仲：呈小方块或丝状。外表面淡棕色或灰褐色，有明显的皱纹。内表面暗紫色，光滑。断面有细密、银白色、富弹性的橡胶丝相连。气微，味稍苦。醇溶性浸出物不得少于11.0%，松脂醇二葡萄糖苷不得少于0.10%。

盐杜仲：形如杜仲块或丝，表面焦黑色，折断时橡胶丝弹性较差。味微咸。水分不得过13.0%，总灰分不得过10.0%，醇溶性浸出物不得少于12.0%，松脂醇二葡萄糖苷不得少于0.10%。

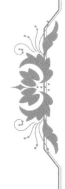

【研究概况】

1. 化学成分

1）杜仲所含成分

杜仲主含木脂素类、环烯醚萜类、黄酮类、苯丙素类、多糖、胶类等化合物。主要活性成分有松脂醇二葡萄糖苷、桃叶珊瑚苷、京尼平苷、京尼平苷酸、绿原酸等。

2）炮制对化学成分的影响

肖娟等研究结果发现，生杜仲饮片中桃叶珊瑚苷和京尼平苷酸含量最高，盐炙品中京尼平苷、松脂醇二葡萄糖苷的含量最高，砂烫法的绿原酸含量最高，糯米炙法的芦丁含量最高，盐炙、酒炙、蜜炙和砂烫法的浸出物较高，清炒、盐炙、酒炙、蜜炙法损耗率较低。曹宇等研究表明，当温度达到140℃以上，杜仲中环烯醚萜类成分如京尼平苷、栀子二醇含量明显降低。不同炮制方法对松脂醇二葡萄糖苷的含量影响结果为：盐制砂炒Ⅱ（先炒后拌）＞盐蒸制＞盐制砂炒Ⅰ（先拌后炒）＞盐炒制Ⅱ（先炒后拌）＞盐炒制Ⅰ（先拌后炒）＞清炒＞生品。

2. 工艺研究

何鑫等以绿原酸、桃叶珊瑚苷含量为评价指标，研究发现杜仲不发汗，采用烘干法为好。罗跃龙等以传统外观质量、松脂醇二葡萄糖苷含量和醇溶性浸出物作为评价指标，采用正交试验，优选最佳盐炙工艺为：杜仲切制成 2 cm×2 cm 的块于180℃加盐炒制 10 min；最佳烘制工艺条件为：杜仲切制成 0.5 cm 的纵丝，于120℃烘制 0.5 h。在炮制方法研究方法上赵冬霞等发现砂炒法和烘法优于传统炮制方法。

3. 药理作用

杜仲具有补肝肾、强筋骨、安胎之功效。现代药理研究主要有以下几方面。

1）保护肝肾作用

余晓等研究表明，杜仲总黄酮各剂量组对 HBV-DNA 的复制和乙型肝炎 e 抗原、乙型肝炎表面抗原的分泌均有抑制作用，杜仲可以保护镉对大鼠造成的肾损害，该作用与增强 Na^+、K^+-ATPase、CAT 和 GSH 的活性有关。杜仲木脂素能保护自发性高血压大鼠的肾损伤，并对单侧输尿管阻塞诱导大鼠肾间质纤维化有明显的改善作用。

2）调节骨代谢作用

实验证明杜仲总黄酮具有诱导骨髓间充质干细胞分化为成骨细胞的作用，可对抗 H_2O_2 诱导的成骨细胞凋亡，还可促进骨髓基质细胞、成脂细胞的增殖来调节骨代谢，促进骨的形成。杜仲提取物可上调血清 E2、IGF 水平，增加骨密度，有效预防和延缓去势大鼠骨质疏松症及骨质疏松症所导致的骨折的发生。杜仲中槲皮素、京尼平苷和桃叶珊瑚苷可促进成骨细胞的增殖和分化，且作用强度具有浓度相关性和时间相关性。

3）降血压作用

杜仲中黄酮类成分对动脉平滑肌细胞血管紧张素转换酶活性及血管紧张素生成有持续的抑制作用。杜仲的降压作用可能与促进 NO 释放、抑制血管紧张素和环磷酸腺苷作用及调控 K^+ 通道和间隙连接，抑制磷酸二酯酶，使得血管平滑肌中的 cAMP 的浓度升高从而激活蛋白激酶 A，抑制钙离子内流、舒张血管、降低血压。

4）其他

杜仲还有降血脂、降血糖、抗氧化、抗肿瘤、抗疲劳、增强免疫、改善性功能等作用。

【评述】

据古籍记载，杜仲炮制方法有去皮、炒、制炭、辅料（蜜、酥、姜汁、盐）制等近20种。《本草纲目》收载有去粗皮、蜜炙法。现版《中国药典》载有杜仲和盐杜仲，地方规范还收载有炒杜仲

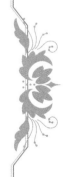

和杜仲炭。

杜仲炮制常以炒至"丝易断"为标准。一般认为有利于调配、粉碎及煎出有效成分，更好发挥药效。

牡丹皮 （Mudanpi）

《本草纲目》·草部·第十四卷·牡丹

本品为毛茛科植物牡丹 *Paeonia suffruticosa* Andr. 的干燥根皮。

【"修治"原文】

根皮

【敩曰】凡采得根日干，以铜刀劈破去骨，剉如大豆许，用酒拌蒸，从巳至未，日干用。

【古代炮制】

汉代有去心（《金匮》）。梁代有"槌破去心"（《集注》）。南北朝有酒拌蒸（《雷公》）。宋代有"去心及粗皮，酒浸一宿"（《传信》）。元代有"烧灰存性"（《十药》）和"剉细用"（《宝鉴》）。明代有酒洗炒法（《瑶函》）。清代有炒焦（《医案》）等炮制方法。

【现代炮制】

1. 炮制方法

牡丹皮：迅速洗净，润后切薄片，晒干。

牡丹皮炭：取牡丹皮饮片，中火炒至表面黑褐色，内部棕黄色时，喷淋清水少许，灭尽火星，取出，及时摊晾，凉透，筛去碎屑。（2005《安徽》）

2. 炮制作用

牡丹皮：苦、辛，微寒。归心、肝、肾经。具有清热凉血、活血散瘀的功效。用于热入营血，温毒发斑，吐血衄血，夜热早凉，无汗骨蒸，经闭痛经，跌扑伤痛，痈肿疮毒。

牡丹皮炭：清热凉血作用较弱，具有止血凉血作用，常用于血热出血。

3. 质量要求

牡丹皮：呈圆形或卷曲形的薄片。连丹皮外表面灰褐色或黄褐色，栓皮脱落处粉红色；刮丹皮外表面红棕色或淡灰黄色。内表面有时可见发亮的结晶。切面淡粉红色，粉性。气芳香，味微苦而涩。水分不得过 13.0%，总灰分不得过 5.0%，醇溶性浸出物不得少于 15.0%，含丹皮酚不得少于 1.2%。

牡丹皮炭：形如牡丹皮，呈黑褐色，气香，味微苦而涩。

【现代研究】

1. 化学成分

1）牡丹皮所含成分

牡丹皮中主要含有萜类、酚类、挥发油等。主要成分有丹皮酚等。

2）炮制对化学成分的影响

张丽等研究结果显示，320℃以前，5-HMF 的含量随炒制时间和炒制温度的增加而升高，但温度达到 320℃时，随炒制时间增加，其含量开始降低；槲皮素、山柰素、异鼠李素 3 种黄酮类成分随炒制时间的延长和温度的升高而降低；没食子酸含量随炒制时间和温度的增加而增加，但当增加一定程度后开始降低。

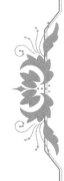

2. 工艺研究

张虹等采用正交试验设计,以丹皮酚含量为指标,优选牡丹皮软化切制的最佳工艺为:牡丹皮 50 g,润制 12 h,粉丹皮润制 6 h,切 2 mm 厚片,在 30℃下低温干燥。分别以总黄酮、鞣质含量为指标,优选出的丹皮炭最佳炮制工艺一致,均为 280℃,加热 5 min。朱琼花等采用砂烫法,以 5-羟甲基糠醛、没食子酸、儿茶素、丹皮酚含量的综合评分为指标,采用 Box-Behnken 响应面法,优化出了牡丹皮炭的最佳炮制工艺:取牡丹皮 20 g,加 25.5 倍量砂,炮制温度 180℃,炮制时间 9 min。

3. 药理作用

牡丹皮具有清热凉血、活血散瘀的功效。现代药理研究主要有以下几方面。

1) 对心血管的作用

张竞之等研究发现,丹皮酚对血管内皮细胞有很好的保护作用。Yu-ling Ma 证明丹皮酚能降低动作电位去极化阶段,快速封锁控钠通道,缩短动作电位时程,具有抗心律失常活性。Hua Li 等实验发现,丹皮酚通过激活 Bcl 相关 X 蛋白、B 淋巴细胞瘤-2 基因、半胱氨酸天冬氨酸蛋白酶-3 等抗细胞凋亡信号因子,对异丙肾上腺素所致大鼠心肌梗死起保护作用。戴敏等运用高脂饮食法制成家兔动脉粥样硬化模型,发现丹皮酚可调控血管平滑肌细胞增殖与炎症反应。

2) 保肝作用

王建刚等研究结果显示丹皮酚可通过自由基的清除作用、保护线粒体 Ca 膜的 Ca^{2+}-ATP 酶及抑制 Ca^{2+} 内流而发挥对抗异烟肼和利福平的肝损害。梅俏等研究表明丹皮总苷(TGM)对四氯化碳和 D-半乳糖胺所致小鼠化学性肝损伤具有保护作用。TGM 能抑制血清丙氨酸氨基转移酶和天门冬氨酸转移酶升高,促进血清蛋白含量增加和肝糖原合成增加,提高血清和肝脏谷胱甘肽过氧化物酶活力、清除体内有害自由基,还可缩短 CCl_4 中毒小鼠腹腔注射戊巴比妥钠后的睡眠时间,增强解毒能力。

3) 抗菌消炎作用

Pin-Kuei Fu 等用牡丹皮对由脂多糖诱导的肺炎损伤的 SD 大鼠进行治疗,结果显示细胞因子明显降低,同时白细胞浸润、肺泡蛋白渗出量也在减轻,表明牡丹皮能抑制炎症和凝血反应,防止急性肺损伤。Yun CS 等在体外运用反转录聚合酶,发现丹皮酚下调了与炎症相关的 42 个基因的表达。Kim HS 等运用牡丹皮与络石藤的提取液(TCMC)治疗胶原蛋白诱导的关节炎,结果显示 TCMC 通过抑制 NF-κB 与激活 AP-1 通路达到抑制各种炎症因子与破骨细胞的形成。

【述评】

牡丹皮古代炮制方法较少。在汉代有"去心"记载,此后还有酒蒸、酒浸、酒洗炒、炒焦、制炭等。《本草纲目》收载了"去木心"及"酒蒸法"。现版《中国药典》仅载有牡丹皮生品,部分规范中有牡丹皮炭记载,具有凉血止血作用。

厚朴 (Houpo)

《本草纲目》·木部·第三十五卷·厚朴

本品为木兰科植物厚朴 *Magnolia officinalis* Rehd. et Wils. 或凹叶厚朴 *Magnolia officinalis* Rehd. et Wils. var. *biloba* Rehd. et Wils. 的干燥干皮、根皮及枝皮。

【"修治"原文】

皮

【敩曰】凡使要紫色味辛者为好,刮去粗皮。入丸散,每一斤用酥四两炙熟用。若入汤饮,用

自然姜汁八两炙尽为度。

【大明曰】凡入药去粗皮，用姜汁炙，或浸炒用。

【宗奭曰】味苦。不以姜制，则棘人喉舌。

【古代炮制】

汉代有去皮炙（《伤寒》）。唐代有姜汁炙（《产宝》），生姜枣制、糯米粥制（《总录》）。明代有炒、盐炒、煮制（《普济方》），醋炙、酥炙（《入门》），酒浸炒（《必读》）。清代有醋炒（《集解》）等炮制方法。

【现代炮制】

1. 炮制方法

厚朴：刮去粗皮，洗净，润透，切丝，干燥。

姜厚朴：取净厚朴丝，照姜汁炙法炒干。每 100 kg 厚朴，用生姜 10 kg。

2. 炮制作用

厚朴：苦、辛，温。归脾、胃、肺、大肠经。具有燥湿消痰、下气除满功效。生品辛辣峻烈，对咽喉有刺激性，故一般内服不生用。

姜厚朴：姜制后可消除对咽喉的刺激性，并可增强宽中和胃的功效。多用于湿阻气滞，脘腹胀满或呕吐泄泻，积滞便秘，痰饮喘咳，梅核气。

3. 质量要求

厚朴：呈弯曲的丝条状或单、双卷筒状。外表面灰褐色，有时可见椭圆形皮孔或纵皱纹。内表面紫棕色或深紫褐色，较平滑，具细密纵纹，划之显油痕。切面颗粒性，有油性，有的可见小亮星。气香，味辛辣、微苦。水分不得过 10.0%，总灰分不得过 5.0%、酸不溶性灰分不得过 3.0%，厚朴酚与和厚朴酚的总量不得少于 2.0%。

姜厚朴：形如厚朴丝，表面灰褐色，偶见焦斑。略有姜辣气。水分不得过 10.0%，总灰分不得过 5.0%、酸不溶性灰分不得过 3.0%，厚朴酚与和厚朴酚的总量不得少于 1.6%。

【研究概况】

1. 化学成分

1）厚朴所含成分

厚朴含木脂素类、生物碱、黄酮类、挥发油类、酚类等化合物。主要成分有厚朴酚与和厚朴酚等。

2）炮制对化学成分的影响

有学者对不同炮制品中厚朴酚与和厚朴酚含量进行测定，结果显示厚朴酚与和厚朴酚总含量顺序为：生姜汁炒法＞干姜汁炒法＞生姜汁煮法＞生姜汁烘法＞生品＞生姜汁蒸法＞姜朴同煮法＞清蒸法。许腊英等研究也表明，厚朴经姜汁炙后其饮片中厚朴酚与和厚朴酚总含量明显增加。

2. 工艺研究

许腊英等研究表明，厚朴粗皮中厚朴酚与和厚朴酚的含量低，且含有重金属和农药残留，需刮去粗皮。王麟等以厚朴酚与和厚朴酚的总含量为考察指标，优选得到微波炮制姜厚朴的最佳工艺：生姜用量 10%，微波功率 550 W，加热时间 20 min。

3. 药理作用

厚朴具有燥湿消痰、下气除满的功效。现代药理研究主要有以下几方面。

1）对消化系统的影响

张启荣等研究表明，厚朴对十二指肠平滑肌有松弛作用，而对胃底平滑肌的运动具有增强作用，促进胃蠕动，有利胃排空。张明发等发现厚朴醇提取物和厚朴酚分别对黏膜溃疡和十二指肠痉

挛有抑制作用。

2）抗菌作用

周新蓓等发现厚朴不同炮制品对金黄色葡萄球菌均具有抑制作用，其强弱为姜汁厚朴＞厚朴生品＞姜紫苏汁厚朴＞酒制厚朴＞醋制厚朴＞水制厚朴。冯瑾等研究了厚朴酚与和厚朴酚对致龋菌产酸的抑制作用，发现抑制作用随药物浓度增加而增强。

3）抗炎作用

李杰萍等研究发现厚朴酚可以明显影响白细胞的功能，对炎性介质 LTB4 和 5-HETE 的生物合成有较强的抑制作用。另有报道，厚朴酚能抑制溶酶体酶的释放，从而达到抗炎的作用。和厚朴酚通过下调 COX-2、诱导型 NO 合成酶基因的表达和 NF-κB 调控的炎症因子达到抑制大鼠的氧化应激和炎症；还能通过抑制胞内 PI3K/Akt 信号通路而产生抗炎作用。

4）其他

厚朴还有抗氧化、抗抑郁、抗肿瘤等作用。

【述评】

据古籍记载，厚朴炮制方法有炙、炒、酥炙、姜制（姜炙、姜炒、姜焙、姜煮、姜罨）、姜-枣制、盐制、煮制、醋制、酒制等。《本草纲目》记载有姜汁炙，且明确指出，不以姜制，则棘人喉舌。该法沿用至今。

现代研究认为，厚朴姜制后可消除对咽喉的刺激性，并可增强宽中和胃的功效，用于湿阻气滞、脘腹胀满或呕吐泄泻、积滞便秘等，与《本草纲目》中的描述基本一致。

桑白皮 （Sangbaipi）

《本草纲目》·木部·第三十六卷·桑

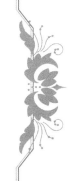

本品为桑科植物桑 *Morus alba* L. 的干燥根皮。

【"修治"原文】

桑根白皮

【别录曰】采无时。出土上者杀人。

【弘景曰】东行桑根乃易得，而江边多出土，不可轻信。

【时珍曰】古本草言桑根见地上者名马领，有毒杀人。旁行出土者名伏蛇，亦有毒而治心痛。故吴淑事类赋云：伏蛇疗疾，马领杀人。

【敩曰】凡使，采十年以上向东畔嫩根，铜刀刮去青黄薄皮一重，取里白皮切，焙干用。其皮中涎勿去之，药力俱在其上也。忌铁及铅。或云：木之白皮亦可用。煮汁染褐色，久不落。

【古代炮制】

汉代有烧灰存性（《金匮》）。南北朝刘宋时代有焙制（《雷公》）。唐代有炙令黄黑（《千金翼》）。宋代有微炙（《圣惠方》），炒（《博济》），蜜炙（《局方》），豆煮（《总录》）。明代有酒炒（《粹言》），麸炒（《奇效》），蜜蒸（《入门》）。清代有蜜制（《得配》《辑要》）等炮制方法。

【现代炮制】

1. 炮制方法

桑白皮：取桑白皮洗净，稍润，切丝，干燥。

蜜桑白皮：取桑白皮丝，照蜜炙法炒至不粘手。每 100 kg 桑白皮，用炼蜜 20 kg。

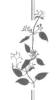

2. 炮制作用

桑白皮：甘，寒。归肺经。具有泻肺平喘、利水消肿功效。用于肺热喘咳，水肿胀满尿少，面目肌肤浮肿。生品泻肺行水作用强。

蜜桑白皮：蜜炙后寒泻之性缓和，偏于润肺止咳。

3. 质量要求

桑白皮：呈丝条状。外表面白色或淡黄白色，有的残留橙黄色或棕黄色鳞片状粗皮；内表面黄白色或灰黄色，有细纵纹。体轻，质韧，纤维性强。气微，味微甘。

蜜桑白皮：形如桑白皮。表面深黄色或棕黄色，略具光泽，滋润，纤维性强，易纵向撕裂。气微，味甜。

【研究概况】

1. 化学成分

桑白皮主要含黄酮类、香豆素类、多糖类等成分。

2. 药理作用

桑白皮具有泻肺平喘、利水消肿的功效。现代药理研究主要有以下几方面。

1）镇咳、平喘和祛痰作用

有研究证实，桑白皮的氯仿提取物、碱提取物和水提取物均有镇咳、祛痰作用。桑白皮丙酮提取物高剂量组（3 g/kg）能明显对抗氨水所引起的咳嗽，而低剂量（1.5 g/kg）组则没有明显的镇咳作用，但能够显著性延长咳嗽潜伏期；无论高剂量还是低剂量组，均剂量依赖性地显著增加小鼠支气管酚红的排出量。桑白皮丙酮提取物高剂量组还具有平喘作用，能够对抗乙酰胆碱引起的豚鼠痉挛性哮喘。桑白皮水提物能够抑制卵清蛋白和气溶胶过敏原引起的小鼠哮喘反应。生品和蜜炙桑白皮都有较显著的止咳化痰平喘作用，蜜炙桑白皮效果更好。

2）利尿作用

郑晓珂等研究表明，桑白皮水煎液具有显著的利尿作用，且在利尿的同时，对肾脏功能没有明显损伤。徐宝林等实验发现，桑白皮 60％乙醇提取物对兔利尿作用最强，其中醋酸乙酯萃取物是桑白皮利尿的有效部位。李崧等通过大鼠、家兔利尿实验发现，生桑白皮的利尿作用强于蜜炙桑白皮。

3）抗炎镇痛作用

Hosek J 等研究发现，桑白皮中黄酮类化合物 Cudraflavone B 能够抑制 COS-2 酶的活性，具有显著的抗炎作用。桑根酮 C 和桑根酮 D 可显著降低 NO 生成量、NF-κB 活性，同时抑制 NO 合成酶的表达，提示桑根酮 C、桑根酮 D 具有潜在的抗炎作用。俸婷婷等通过小鼠扭体法和热板法镇痛实验表明，桑白皮总黄酮具有抗炎作用和一定的外周性镇痛作用。

4）降血糖、降血脂和降血压作用

张静等研究表明，桑白皮不同部位均具有一定的降糖、降脂作用，其中桑白皮总黄酮对糖尿病小鼠血糖、总胆固醇、甘油三酯、低密度脂蛋白胆固醇的改善最为显著。郑晓珂等研究发现，桑白皮水煎液的30％乙醇组分和脂肪油组分能够显著改善糖尿病小鼠"三多一少"症状。汝海龙等研究表明，桑白皮乙酸乙酯提取物对 KCl、PE 刺激血管环引起的收缩的抑制作用是非内皮依赖性的。

【述评】

据古籍记载，桑白皮古炮制方法有烧灰存性、焙、炙、炒、麸炒、蜜制（炙、蒸）、豆煮、酒炒等。《本草纲目》记载有焙制法，该方法始载于《雷公炮炙论》，但从宋代以后蜜制法成为桑白皮主流方法。《本草纲目》收载了蜜制作用，如"风寒新咳生用，虚劳久咳，蜜水拌炒用(《保元》)""刮去外皮，取白用，如恐其泻气，用蜜炙用(《辑要》)"。现版《中国药典》收载蜜炙法。桑白皮性

寒，泻肺行水之力强，多用于水肿尿少，肺热痰多的喘咳；蜜炙寒泻之性减弱，偏于润肺止咳作用。多用于肺虚咳喘。

黄柏 （Huangbo）

《本草纲目》·木部·第三十五卷·蘖木

本品为芸香科植物黄皮树 *Phellodendron chinense* Schneid. 的干燥树皮。

【"修治"原文】

【敩曰】凡使蘖皮，削去粗皮，用生蜜水浸半日，漉出晒干，用蜜涂，文武火炙，令蜜尽为度。每五两，用蜜三两。

【元素曰】二制治上焦，单制治中焦，不制治下焦也。

【时珍曰】黄柏性寒而沉，生用则降实火，熟用则不伤胃，酒制则治上，盐制则治下，蜜制则治中。

【古代炮制】

南北朝有蜜炙（《雷公》）。唐代有炙制（《千金》）和醋制（《食疗》）。宋代有炙焦（《圣惠方》），炒（《苏沈》），蜜渍（《证类》），酒浸、炒炭（《妇人》），盐水浸炒（《扁鹊》），葱汁拌炒、胆汁制（《疮疡》）。明代有童便、酒、蜜、盐同制（《本草纲目》），乳汁制、童便制（《准绳》）。清代有米泔制（《本草述》），附子汁（《逢原》），煅制（《切用》），姜汁炒黑（《经纬》），蜜炙、炒黑、酒制、蜜制、盐制（《从新》）等炮制方法。

【现代炮制】

1. 炮制方法

黄柏：除去杂质，喷淋清水，润透，切丝，干燥。

盐黄柏：取净黄柏按盐炙法，文火炒干。每100 kg黄柏丝或块，用食盐2 kg。

酒黄柏：取净黄柏按酒炙法，文火炒干。每100 kg黄柏丝或块，用黄酒10 kg。

黄柏炭：取净黄柏丝，武火加热，炒至表面焦黑色，内部深褐色，喷淋少许清水灭尽火星，取出晾干，筛去碎屑。

2. 炮制作用

黄柏：苦，寒。归肾、膀胱经。具有泻火解毒，清热燥湿的功能。多用于湿热泻痢，黄疸，热淋，足膝肿痛，疮疡肿毒，湿疹，烫火伤等。

盐黄柏：可引药入肾，缓和苦燥之性，增强滋肾阴、泻相火、退虚热的作用。多用于阴虚发热，骨蒸劳热，盗汗，遗精，足膝痿软，咳嗽咯血等。

酒黄柏：可降低苦寒之性，免伤脾阳，并借酒升腾之力，引药上行，清血分湿热。用于热壅上焦诸证及热在血分。

黄柏炭：清湿热之中兼具涩性，多用于便血、崩漏下血。

3. 质量要求

黄柏：呈丝条状。外表面黄褐色或黄棕色。内表面暗黄色或淡棕色，具纵棱纹。切面纤维性，呈裂片状分层，深黄色。味极苦。

盐黄柏：形如黄柏丝，表面深黄色，偶有焦斑。味极苦，微咸。

黄柏、盐黄柏水分不得过12.0%，总灰分不得过8.0%，醇溶性浸出物不得少于14.0%，小檗

碱不得少于 3.0％，黄柏碱不得少于 0.34％。

酒黄柏：形如黄柏丝，表面深黄色，偶有焦斑，略具酒气，味苦。

黄柏炭：形如黄柏丝，表面焦黑色，内部深褐色或棕黑色。体轻，质脆，易折断。味苦涩。

【研究概况】

1. 化学成分

1）黄柏所含成分

黄柏主含生物碱、挥发油、黄酮等，主要活性成分有小檗碱、黄柏碱等。

2）炮制对化学成分的影响

刘蓬蓬等研究结果显示，炮制后有利于黄柏生物碱类成分的溶出，且辅料盐和酒能增加成分溶出率。小檗碱和巴马汀分别转化成小檗红碱和巴马红汀，但质量分数会随炮制温度升高而减少。张凡等采用 HPLC 法测定黄柏不同炮制品生物碱含量的变化，结果显示小檗碱、黄柏碱含量降低，并会生成新的化学成分小檗红碱。

2. 工艺研究

张凡等以盐酸小檗碱和盐酸巴马汀的含量为评价指标，采用正交设计优选黄柏酒炙的最佳工艺：100 g 黄柏使用 20 g 黄酒闷润，150～160℃炒制 7 min。刘会民等以盐酸小檗碱、盐酸巴马汀为指标，采用正交试验优选关黄柏炭的最佳炮制工艺：每 100 g 关黄柏在 240℃条件下炒 4 min。

3. 药理作用

黄柏具有清热燥湿、泻火解毒的功效。现代药理研究主要有以下几方面。

1）抗菌、抗炎作用

研究表明，黄柏对金黄色葡萄球菌、化脓性链球菌、表皮球菌等阳性球菌有较强的抑制作用，对绿脓杆菌抑制作用较弱。黄柏水煎剂、浸提液及乙醇浸提液抑制效果最佳，对白色葡萄球菌也有较强的抑制作用。刘涛峰等对包括黄柏在内的几种中药水煎剂进行研究，发现含黄柏的复方水煎剂对马拉色菌具有明显的协同抑菌作用。

2）抗肿瘤作用

张少梅对川黄柏提取物进行了抗癌药理活性的筛选，结果表明从川黄柏中所分离出来的小檗碱、β-谷甾醇、豆甾醇对胃癌、宫颈癌有较好抑制作用。廖静等研究黄柏提取液对人胃癌细胞光敏作用，结果发现黄柏加光照组对癌细胞生长、癌细胞噻唑蓝代谢活力均有光敏抑制效应。

3）免疫抑制作用

黄柏具有抑制细胞免疫反应的作用。其活性物质为黄柏碱和木兰花碱，均可抑制小鼠的局部移植组织宿主反应，也抑制苦基氯诱导的迟发型超敏反应（DTH）小鼠的诱导期，但不抑制其反应期。

4）抗溃疡作用

不含小檗碱类生物碱的黄柏水溶性成分具有抑制胃液分泌的作用，对正常小鼠胃黏膜 SOD 活性及大鼠胃黏膜血流量等没有影响，但增加正常小鼠的胃黏膜 PGE2；能明显抑制水浸捆束应激小鼠胃黏膜 SOD 活性降低，抑制吲哚美辛引起的大鼠胃黏膜 PGE2 量减少。邹利军等研究表明复方黄柏液对皮肤缺损创面有显著的促修复作用，能加速创面的愈合，对皮肤无刺激性。

5）其他

黄柏还有降血压、抗氧化、抗血小板凝集、抗湿疹皮炎、抑制急性痛风关节炎等作用。

【述评】

据古籍记载，黄柏炮制方法主要有蜜制（蜜炙、蜜渍、蜜炒、蜜润）、醋制、酒制（酒浸、酒洗、酒炒、酒炙）、炒、制炭、辅料（盐、胆汁、乳汁、童便、米泔）制等。《本草纲目》收载有净制、蜜制、炒制、盐制、酒制等方法。对黄柏的炮制意图也有明确记载，时珍曰："黄柏性寒而沉，

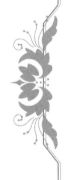

生用则降实火，熟用则不伤胃，酒制则治上，盐制则治下，蜜制则治中。"蜜制法最早出现于《雷公》，此后一直沿用至清朝。现版《中国药典》收载了黄柏、盐黄柏、黄柏炭三种饮片，部分规范载有酒黄柏，与《本草纲目》一致。但未收载蜜炙法，现临床未见使用该炮制品。

椰子皮 （Yezipi）

《本草纲目》·果部·第三十一卷·椰子

本品为棕榈科植物椰子 *Cocos nucifera* L. 的根皮。

【"修治"原文】

椰子皮

【颂曰】 不拘时月采其根皮，入药炙用。一云：其实皮亦可用。

【述评】

《本草纲目》中收载有椰子瓤、椰子浆、椰子壳、椰子皮等药用部位，其作用如下。

椰子瓤：益气、治风、食之不饥，令人面泽。

椰子浆：时珍曰：其性热，故饮之者多昏如醉状。

椰子壳：主治杨梅疮筋骨痛。烧存性，临时炒热，以滚酒泡服二、三钱，暖覆取汗，其痛即止，神验（时珍）。

椰子皮：苦，平，无毒。止血，疗鼻衄，吐逆霍乱，煮汁饮之（《开宝》）。治卒心痛，烧存性，研，以新汲水服一钱，极验。

前三者为椰子果实的不同部位，其中椰汁和椰肉营养丰富，味美、广泛食用。椰子皮是指椰子的根皮，现代少用。

椿皮 （Chunpi）

《本草纲目》·木部·三十五卷·椿樗

本品为苦木科植物臭椿 *Ailanthus altissima* （Mill.） Swingle 的干燥根皮或干皮。

【"修治"原文】

白皮及根皮

【敩曰】 凡使椿根，不近西头者为上。采出拌生葱蒸半日，剉细，以袋盛挂屋南畔，阴干用。

【时珍曰】 椿、樗木皮、根皮，并刮去粗皮，阴干，临时切焙入用。

【古代炮制】

唐代有剥白皮（《外台》）。宋代有细切（《证类》），炙微黄、蜜炙（《圣惠方》）。明代有炒、焙（《医学》），醋炙（《必读》），酒炒（《保元》）。清代有炒黑（《条辨》）等炮制方法。

【现代炮制】

1. 炮制方法

椿皮：除去杂质，洗净，润透，切丝或段，干燥。

麸炒椿皮：取净椿皮按麸炒法，熏炒至药物表面呈深黄色时，取出，筛去焦麸皮。每100 kg椿

皮丝或段，用麦麸 10 kg。

2. 炮制作用

椿皮：苦、涩，寒。归大肠、胃、肝经。具有清热燥湿、收涩止带、止泻、止血的功能。

麸炒椿皮：可缓和苦寒之性，并矫臭矫味。用于赤白带下、湿热泻痢、久泻久痢、痔漏下血、崩漏等。

3. 质量要求

椿皮：呈不规则的丝条状或段状。外表面灰黄色或黄褐色，粗糙，有多数纵向皮孔样突起和不规则纵、横裂纹，除去粗皮者显黄白色。内表面淡黄色，较平坦，密布梭形小孔或小点。气微，味苦。水分不得过 10.0%，总灰分不得过 11.0%、酸不溶性灰分不得过 2.0%，醇溶性浸出物不得少于 6.0%。

麸炒椿皮：形如椿皮丝（段），表面黄色或褐色，微有香气。水分不得过 10.0%，总灰分不得过 11.0%，醇溶性浸出物不得少于 6.0%。

【研究概况】

1. 主要成分

椿皮主要含黄酮、吲哚生物碱、苦木苦味素类，主要成分有川楝素、臭椿苦酮、臭椿苦内酯、苦木素、新苦木素等。

2. 药理作用

椿皮具有清热燥湿、收涩止带、止泻、止血的功效。现代药理研究主要有以下几方面。

1）止泻作用

王前等实验结果表明，椿皮水煎剂对小鼠番泻叶所致腹泻止泻作用强于同剂量石榴皮水煎剂。椿皮水煎剂可能通过减缓胃肠蠕动而达到止泻作用。

2）抗肿瘤作用

李雪萍实验结果表明，臭椿皮乙醇和氯仿提取物对瘤谱具有选择性。孙静研究发现椿皮组 H22 肝癌肺转移结节明显减少，提示椿皮具有一定的抑制肿瘤转移的作用。郭继龙等发现椿皮对肿瘤血管生成有显著的抑制作用，可以抑制 S180 肉瘤的生长及 MMP-9 的表达、降低微血管密度，显示椿皮抑瘤作用的机理之一是抑制肿瘤血管的生成。椿皮抗肿瘤成分大都集中在苦木苦味素类化合物，但大多数化合物毒性较大。

【述评】

据古籍记载，椿皮炮制方法主要有炙、蜜炙、炒、焙、蒸、醋炙、酒制、制炭等。《本草纲目》记载有拌葱蒸和焙法，现版《中国药典》载有椿皮和麸炒椿皮。椿皮性味苦寒，麸炒后可缓和其苦寒之性，并能矫臭。

李时珍记载的椿樗，其中椿为楝科香椿，樗为苦木科臭椿。现版《中国药典》收载的椿皮为来源于苦木科植物臭椿 *Ailanthus altissima*（Mill.）Swingle 的干燥根皮或干皮。楝科香椿 *Toona sinensis*（A. Juss.）Roem. 的干燥根皮或干皮称春白皮，具有清热燥湿、止血、杀虫的功能。

榉树皮 （Jushupi）

《本草纲目》·木部·第三十五卷·榉

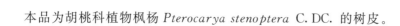

本品为胡桃科植物枫杨 *Pterocarya stenoptera* C. DC. 的树皮。

【"修治"原文】

木皮

【敩曰】凡使勿用三四年者无力,用二十年以来者心空,其树只有半边,向西生者良。剥下去粗皮,细剉蒸之,从巳至未,出焙干用。

【古代炮制】

南北朝有去粗皮、蒸(《雷公》)。

【述评】

《本草纲目》记载:榉树皮剥下去粗皮,细锉蒸制、焙干。【附方】中还记载了炙法,如"小儿痢血:梁州榉皮二十分(炙),犀角十二分,水三升,煮取一升,分三服取瘥"。现今《中药大辞典》《全国中草药汇编》等现代文献有榉木皮记载,具有清热、利水、解毒功效。用于感冒发热、水肿、痢疾、汤火伤及一切毒肿,疮疡。但临床应用少,也无炮制方法的记载和相关研究。

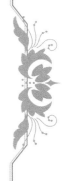

第九章
茎 木 类

女萎 (Nǚwei)

《本草纲目》·草部·第十八卷·女萎

本品为毛茛科植物女萎 *Clematis apiifolia* DC. 的干燥带叶茎藤。

【"修治"原文】

【敩曰】凡采得阴干，去头并白蕊，于槐砧上剉，拌豆淋酒蒸之，从巳至未出，晒干。

【古代炮制】

南北朝有拌豆酒蒸(《雷公》)。

【现代炮制】

1. 炮制方法

女萎：取原药材，除去杂质，抢水洗净，切段，干燥。(2002《江苏》)

2. 炮制作用

女萎：辛、温，小毒。归肝、脾、大肠经。具有祛风除湿、温中理气、利尿消食的功效。

3. 质量要求

女萎：呈不规则小段。茎方形，表面灰绿色或棕绿色，有 6 条明显的棱；叶对生，三出复叶，多破碎，完整叶片卵形，暗绿色，两面有短绒毛。气微，味微苦涩。

【述评】

女萎炮制方法简单，古代典籍中记载较少，仅《雷公》记载有蒸法，《本草纲目》转载了该法。现在以切段入药，生品使用。

女萎具有祛风除湿、温中理气、利尿消食的功效，适用于风湿麻痹、吐泻、痢疾、腹痛肠鸣、小便不利、水肿等症。现代临床少用，也少见文献研究报道。

灯心草 (Dengxincao)

《本草纲目》·草部·第十五卷·灯心草

本品为灯心草科植物灯心草 *Juncus effusus* L. 的干燥茎髓。

【"修治"原文】

茎及根

【时珍曰】灯心难研，以粳米粉浆染过，晒干研末，入水澄之，浮者是灯心也，晒干用。

【古代炮制】

宋代有烧炭(《证类》)。明代有浆研粉碎法(《本草纲目》)。清代有焖罐煅炭法(《钩元》),朱砂染制法(《经纬》)等炮制方法。

【现代炮制】

1. 炮制方法

灯心草:除去杂质,剪段。

灯心炭:取净灯心草,扎成小把,置煅锅内,上扣一口径较小的锅,合缝处用盐泥封固,在扣锅上压以重物,并贴一白纸或放数粒大米,用武火加热,煅至纸条或大米呈焦黄色,放凉,取出。

朱砂拌灯心:取净灯心段,置盆内喷淋清水少许,微润,加朱砂细粉,撒布均匀,并随时翻动,至外面挂匀朱砂为度,取出,晾干。每 100 kg 灯心草,用朱砂 6 kg。(1988《全国》)

青黛拌灯心:取净灯心段,置盆内喷淋清水少许,微润,加青黛粉,撒布均匀,并随时翻动,至表面挂匀朱砂为度,取出,晾干。每 100 kg 灯心,用青黛 15 kg。(1988《全国》)

2. 炮制作用

灯心草:甘、淡,微寒。归心、肺、小肠经。具有清心火、利小便之功效。可用于心烦失眠,尿少涩痛,口舌生疮。

灯心炭:凉血止血、清热敛疮;外用可治咽痹、乳蛾、阴疳等。

朱砂拌灯心:以降火安神力强。用于心烦失眠,小儿夜啼。

青黛拌灯心:偏于清热凉血,多用于尿血。

3. 质量要求

灯心草:为 5~10 mm 段状,呈细圆形条状,表面白色或淡黄白色,有细纵纹,体轻,质软,略有弹性,易拉断,断面白色,气微,味淡。水分不得过 11.0%,总灰分不得过 5.0%。醇溶性浸出物不得少于 5.0%。

灯心炭:形如灯心草段,表面黑色。体轻质松脆,易碎。气微,味微涩。

朱砂拌灯心:形如灯心草段,全体披朱砂细粉。

青黛拌灯心:形如灯心草段,全体披青黛细粉。

【研究概况】

1. 化学成分

灯心草主含多糖、脂肪油、蛋白质等。

2. 药理作用

灯心草具有清心火、利小便之功效。现代药理研究主要有以下几方面。

1) 抗菌作用

Hanawa F 等对灯心草成分 dehydroeffusol 和 juncusol 进行抗菌活性研究,发现两者对金黄色葡萄球菌、白色念珠菌和枯草芽孢杆菌有很好的抑菌作用,dehydroeffusol 比 juncusol 作用更强。

2) 镇静作用

灯心草具有明显的镇静催眠作用。研究表明,灯芯草乙醇提取物能够明显减少小鼠自主活动,延长阈剂量戊巴比妥钠所导致的睡眠时间。

3) 其他

灯心草还具有抗氧化、抗湿疹等作用。

【述评】

据古籍记载,灯心草炮制方法主要有烧炭、研粉、朱砂拌等。《本草纲目》记载有"研末"。现代沿用煅炭法、朱砂拌衣法等。灯心草主要功效为清心火、利小便,现代药理研究以抗菌作用为主,对其利尿作用研究鲜见文献报道,值得研究。

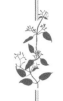

苏木 （Sumu）

《本草纲目》·木部·第三十五卷·苏方木

本品为豆科植物苏木 *Caesalpinia sappan* L. 的干燥心材。

【"修治"原文】

【敩曰】凡使去上粗皮并节。若得中心文横如紫角者，号曰木中尊，其力倍常百等。须细剉重捣，拌细梅树枝蒸之，从巳至申，阴干用。

【古代炮制】

南北朝有蒸制（《雷公》）。宋代有捶碎（《朱氏》）。元代有盐水炒（《世医》）。明代有酒煎（《普济方》）。清代有酒炒（《串雅补》）等炮制方法。

【现代炮制】

1. 炮制方法

苏木：锯成长约 3 cm 的段，再劈成片或碾成粗粉。

2. 炮制作用

苏木：甘、咸，平。归心、肝、脾经。具有活血祛瘀、消肿止痛的功效。

3. 质量要求

苏木：呈不规则的极薄片或粗粉，片、条表面黄红色至棕红色，质坚硬。有的可见暗棕色、质松、带亮星的髓。气微，味微涩。水分不得过 12.0%，醇溶性浸出物不得少于 7.0%。

【研究概况】

1. 化学成分

苏木主含苏木素类、原苏木素类、黄酮类、色原酮类和二苯类等化合物。

2. 药理作用

苏木具活血祛瘀、消肿止痛作用。现代药理研究主要有以下几方面。

1）抗肿瘤作用

任连生等对苏木水提液进行体外实验，结果表明对 HL-60、K562、L929 及 Yac-1 等细胞有较强的细胞毒作用。此外，苏木醇提取物对 HCT8 直肠癌细胞，KB 口腔表皮样癌细胞，A2780 人卵巢癌细胞也有明显的抑制作用。

2）免疫抑制作用

杨锋等发现苏木具有抑制 T 淋巴细胞及 B 淋巴细胞转化功能的作用。苏木水煎液对 SAC 诱导的人 B 淋巴细胞增殖及 PHA 诱导的人 T 淋巴细胞增殖和诱生的 IL-2 活性有明显的抑制作用；苏木不同提取物对胸腺重量、T 细胞的增殖和产生 INF-γ 的能力具有明显的抑制作用。

3）其他

苏木还具有抗氧化、保护神经、镇静、催眠、抑菌等作用。

【述评】

据古籍记载，苏木炮制方法主要有蒸、盐水炒、酒煎、酒炒等。《本草纲目》载有"蒸制"法，现版《中国药典》仅收载了生品。现代以生用为主，少数地区有蒸制、酒炒等法记载。苏木含有苏木素类、原苏木素类、黄酮类、色原酮类和二苯类等多种成分，经炮制后其成分及药理作用的变化研究未见报道。

沉香 (Chenxiang)

《本草纲目》·木部·第三十四卷·沉香

本品为瑞香科植物白木香 *Aquilaria sinensis*（Lour.）Gilg 含有树脂的木材。

【"修治"原文】

【敩曰】凡使沉香，须要不枯，如觜角硬重沉于水下者为上，半沉者次之。不可见火。

【时珍曰】欲入丸散，以纸裹置怀中，待燥研之。或入乳钵以水磨粉，晒干亦可。若入煎剂，惟磨汁临时入之。

【古代炮制】

唐代有酒浸、酒渍（《外台》）。宋代有酒浸后熬成膏（《博济》）。明代有蜜制（《奇效》），焙制（《启玄》）。清代有酒磨（《全生集》）等炮制方法。

【现代炮制】

1. 炮制方法

沉香：除去枯废白木，劈成小块。用时捣碎或研成细粉。

2. 炮制作用

沉香：辛、苦、微温，归脾、胃、肾经。具有行气止痛、温中止呕、纳气平喘的功效。

3. 质量要求

沉香：呈不规则块、片状，有的为小碎块。表面凹凸不平，有刀痕，偶有孔洞，可见黑褐色树脂与黄白色木部相间的斑纹。质较坚实，刀切面平整，折断面刺状。气芳香，味苦。醇溶浸出物不得少于 10.0%。沉香四醇不得少于 0.10%。

【现代研究】

1. 化学成分

沉香主含树脂、挥发油、2-（2-苯乙基）色酮、三萜类等成分。主要成分有沉香四醇等。

2. 药理作用

沉香具有行气止痛、温中止呕、纳气平喘的功效。现代药理研究主要有以下几方面。

1) 解痉止痛作用

沉香水煎液对离体豚鼠回肠的自主收缩有抑制作用；对组胺、乙酰胆碱引起的痉挛性收缩有对抗作用。水煎醇沉液能明显减慢新斯的明引起的小鼠肠推进运动，呈现平滑肌解痉作用。李红念等实验结果表明，沉香及沉香叶均有较好的镇痛作用。

2) 镇静作用

沉香提取物能使环己巴比妥引起的小鼠睡眠时间延长。沉香中所含的白木香酸对小鼠有一定的麻醉作用。王帅等研究表明，沉香醇提物和挥发油均能显著增加入睡率和延长睡眠时间，挥发油还能显著缩短入睡潜伏期；自主活动实验表明，与空白对照相比醇提物和挥发油均能够显著减少总路程、运动路程和运动时间，降低平均速度。

3) 抗菌作用

国产沉香煎剂对人体结核杆菌、伤寒杆菌、福氏痢疾杆菌均有不同程度的抑菌作用。沉香叶、沉香木、沉香皮提取液对金黄色葡萄球菌、枯草杆菌、绿脓杆菌、青霉菌、黑曲霉 5 种供试菌种都有不同程度的抑制作用，沉香叶提取液的抑菌作用强于沉香木、皮提取液。

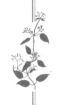

4）其他

沉香还有降血糖、降血压等作用。

【述评】

据古籍记载，沉香炮制方法有酒制（浸、渍、磨）、蜜制、焙制等。《本草纲目》记载有"不可见火""以纸裹置怀中，待燥研之。或入乳钵以水磨粉，晒干亦可"等方法。研究表明沉香主要活性成分为挥发油，对热不稳定，验证了《本草纲目》记载的"不可见火"科学性。

沉香具有解痉、镇静、止痛、抗菌等多种药理作用，现在以块状或粉入药为主。但由于资源匮乏，加之沉香为原料加工的文玩饰品广受欢迎，导致沉香作为药用逐渐减少，市场上伪品较多。

鬼箭羽 （Guijianyu）

《本草纲目》·木部·第三十六卷·卫矛

本品为卫矛科植物卫矛 *Euonymus alatus* （Thunb.）Sieb. 的干燥茎的翅状物。

【"修治"原文】

【敩曰】采得只使箭头用，拭去赤毛，以酥拌缓炒。每一两，用酥二钱半。

【古代炮制】

南北朝有酥炒（《雷公》）。

【现代炮制】

1. 炮制方法

鬼箭羽：除去杂质，筛去灰屑。（2003《河北》）

2. 炮制作用

鬼箭羽：苦、辛，寒。归肝经、脾经。具有行血通经、解毒消肿、杀虫的功效。用于癥瘕结块，月经不调，产后瘀血腹痛，跌打损伤肿痛。

3. 质量要求

鬼箭羽：为不规则圆柱状小段。周边灰绿色，有纵皱纹，四面生有灰褐色片状羽翼，质硬，断面平整，黄白色，翅质松脆，易断，断面淡棕色，气微，味微苦涩。

【研究概况】

1. 化学成分

鬼箭羽主含倍半萜、黄酮、三萜、甾体和强心苷等类化合物。

2. 药理作用

鬼箭羽具有行血通经、解毒消肿、杀虫的功效。现代药理研究主要有以下几方面。

1）抗心肌缺血作用

有研究表明，鬼箭羽提取物能增加冠状动脉血流量，减少冠脉阻力，降低心肌耗氧量，改善心肌缺血状态，股动脉较小剂量注射能扩张末梢血管，降低末梢血管阻力，使血流量增加。

2）抗肿瘤作用

研究表明，鬼箭羽具有较好的抗肿瘤作用。Kim CH 等发现鬼箭羽能选择性抑制子宫平滑肌细胞中 MMP-9 活性及下调转录。鬼箭羽中成分 11-羰基-β-乳香酸及 3-乙酰-11-羰基-β-乳香酸对 HCT-8 和 BEL-7402 细胞具有较好的抑制作用。此外，羽扇豆醇、松萝酸、豆甾-4-烯-3-酮、3β-羟基-30-降羽扇豆烷-20-酮均可抑制急性髓细胞性白血病细胞株生长。

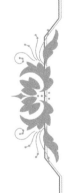

3）其他

鬼箭羽还具有抗炎、降低血糖、调节血脂等作用。

【述评】

鬼箭羽古代炮制方法为酥制，《本草纲目》也记载了该法。现版《中国药典》四部中有收载，各地规范中以生用为主，但收载的药用部位有所不同，其中有干燥茎的翅状物、干燥带翅的枝条、干燥具翅状物枝条或翅状物附属物、具有翅状物的枝条等。

络石藤 （Luoshiteng）

《本草纲目》·草部·第十八卷·络石

本品为夹竹桃科植物络石 *Trachelospermum jasminoides* （Lindl.）Lem. 的干燥带叶藤茎。

【"修治"原文】

茎叶

【敩曰】凡采得，用粗布揩去毛了，以熟甘草水浸一伏时，切晒用。

【古代炮制】

南北朝有去毛，甘草水浸制法。（《雷公》）

【现代炮制】

1. 炮制方法

络石藤：洗净，稍润，切段，干燥。

2. 炮制作用

络石藤：苦、辛，微寒。归心、肝、肾经。具有通络止痛、凉血消肿的功效。

3. 质量要求

络石藤：呈不规则的段。茎圆柱形，表面红褐色，可见点状皮孔。切面黄白色，中空。叶全缘，略反卷；革质。气微，味微苦。水分不得过 8.0%，总灰分不得过 11.0%、酸不溶性灰分不得过 4.5%，络石苷不得少于 0.45%。

【研究概况】

1. 化学成分

络石藤主含黄酮苷、木质素、三萜类等。主要成分有络石苷等。

2. 药理作用

络石藤具有通络止痛、凉血消肿的作用。现代药理研究主要有以下几方面。

1）抗炎镇痛作用

来平凡等实验结果表明，按传统水煎剂给药，2 种络石藤（夹竹桃科植物络石和桑科植物薜荔）对二甲苯所致耳肿胀、足肿胀均有一定抑制作用；均可提高小鼠热板致痛的痛阈；对小鼠扭体反应均有一定抑制作用。络石的镇痛作用优于薜荔。

2）抗疲劳作用

谭兴起等通过 ICR 小鼠力竭游泳实验制备疲劳模型，络石藤三萜总皂苷以 100～400 mg/kg 的剂量灌胃给药，连续 15d，实验结果提示，络石藤三萜总皂苷能延长小鼠负重力竭游泳时间，降低定量负荷游泳后全血 LD 及血浆 MDA、BUN 含量。实验说明络石藤三萜总皂苷具有抗疲劳作用。

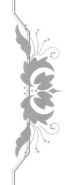

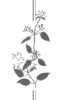

3）其他

络石藤还具有抗氧化、抗肿瘤等作用。

【述评】

络石藤在历代专著中记载的炮制方法很少。《本草纲目》转载了雷敩的去毛、以熟甘草水浸法。现版《中国药典》收载了生品，未见用甘草水浸制的炮制方法。

桃枝 （Taozhi）

《本草纲目》·果部·第二十九卷·桃

本品为蔷薇科植物桃 *Prunus persica*（L.）Batsch 的干燥枝条。

【"修治"原文】

茎及白皮

【时珍曰】 树皮、根皮皆可，用根皮尤良。并取东行者，刮去粗皮，取白皮入药。

【古代炮制】

宋代有剉、细锉、炙黄剉（《圣惠方》），炙法、炙剉（《总录》）。明代有细切、"削去上黑，取黑黄皮"（《普济方》），"切作如寸，洗净，干"（《医学》）的炮制方法。

【现代炮制】

1. 炮制方法

桃枝：除去杂质，洗净，稍润，切段，干燥。

2. 炮制作用

桃枝：苦，平。归心、肝经。具有活血通络、解毒杀虫的功效。用于心腹刺痛，风湿痹痛，跌打损伤，疮癣。

3. 质量要求

桃枝：呈圆柱形段，表面红褐色，较光滑，有类白色点状皮孔。质脆，易折断，切面黄白色，木部占大部分，髓部白色。气微，味微苦、涩。水分不得过 15.0%，总灰分不得过 2.0%，醇溶性浸出物不得少于 5.0%。

【述评】

据古籍记载，桃枝炮制方法主要为剉、细切和炙法。《本草纲目》在"桃"品种下记载有"茎与白皮"，在【修治】项时珍曰："树皮、根皮皆可，用根皮尤良，刮去粗皮。"现版《中国药典》载有桃枝，为桃树的干燥枝条，未收载其树皮和根皮。《本草纲目》还记载了其作用和临床应用，如【主治】中载有"除邪鬼中恶腹痛，去胃中热（《别录》）。治痓忤心腹痛，解蛊毒，辟疫疠，疗黄疸身目如金，杀诸疮虫（时珍）"，与现在桃枝的主治功能"活血通络、解毒杀虫"一致。

桑寄生 （Sangjisheng）

《本草纲目》·木部·三十七卷·桑上寄生

本品为桑寄生科植物桑寄生 *Taxillus chinensis*（DC.）Danser 的干燥带叶茎枝。

【"修治"原文】

【敩曰】采得，铜刀和根、枝、茎、叶细剉，阴干用，勿见火。

【古代炮制】

南北朝有铜刀细剉、阴干（《雷公》）。唐代有蒸制（《新修》）。宋代有拣净（《宝产》），炙制（《朱氏》）。明、清代有铜刀细切、阴干用，勿见火（明《乘雅》、清《害利》）。

【现代炮制】

1. 炮制方法

桑寄生：除去杂质，略洗，润透，切厚片或短段，干燥。

2. 炮制作用

桑寄生：苦、甘，平。归肝、肾经。具有祛风湿、补肝肾、强筋骨、安胎元的功效。

3. 质量要求

桑寄生：呈厚片或不规则短段。外表皮红褐色或灰褐色，具细纵纹，并有多数细小突起的棕色皮孔，嫩枝有的可见棕褐色茸毛。切面皮部红棕色，木部色较浅。叶多卷曲或破碎，完整者展平后呈卵形或椭圆形，表面黄褐色，幼叶被细茸毛，先端钝圆，基部圆形或宽楔形，全缘；革质。气微，味涩。

【研究概况】

1. 化学成分

桑寄生主含黄酮、多糖、凝集素、有机酸、挥发油等。黄酮类主要成分有槲皮素、槲皮苷、萹蓄苷等。

2. 工艺研究

刘丽娟等采用正交试验，以槲皮素含量为指标，优选醋制工艺：桑寄生 4 g，加醋量 50％、烘烤温度 80～85℃、烘烤时间 20 min。

3. 药理作用

桑寄生具有祛风湿、补肝肾、强筋骨、安胎元作用。现代药理研究主要有以下几方面。

1）抗风湿作用

管俊实验显示，桑寄生总黄酮高、中剂量组能够明显改善佐剂性关节炎组大鼠足趾肿胀程度及大鼠全身症状；降低免疫器官系数；降低血清中 IL-6、TNF-α 的含量、升高 IL-10 的含量；病理切片显示踝关节软骨破坏明显减轻，渗出物及血管翳生成减少或无。结果表明桑寄生总黄酮具有显著的祛风湿和逆转骨关节破坏的作用。

2）抗炎镇痛作用

巨鲜婷等研究表明，桑寄生浸膏能显著延长小鼠的疼痛反应时间，明显减少小鼠的扭体次数；并能显著缓解乙酸所致小鼠腹腔毛细血管通透性的增高，减轻二甲苯所致小鼠的耳肿胀程度。

3）降血糖作用

汪宁等实验结果显示，桑寄生在高糖状态下可使 HepG2 细胞的葡萄糖消耗量增加，对胰岛素刺激的 HepG2 细胞的葡萄糖消耗量增加有协同作用。

4）抗肿瘤作用

张瑾等采用 MTT 法，观察桑寄生不同萃取部位（石油醚、乙醚、氯仿、醋酸乙酯、正丁醇）及水提物对人白血病细胞 K562、HL60 的增殖抑制作用。结果表明，桑寄生乙醚部位、醋酸乙酯部位和正丁醇部位体外抗白血病作用显著，是桑寄生体外抗白血病细胞的活性部位。

5）其他

桑寄生还具有降血压、抗衰老、抗过敏等作用。

【述评】

据古籍记载，桑寄生炮制方法较少，仅有炙、蒸法。《本草纲目》收载有"阴干"，并强调"勿见火"。现版《中国药典》及各地炮制规范中仅收载桑寄生生品。现代研究表明，桑寄生中含有黄酮、多糖、凝集素、有机酸、挥发油等化学成分，受热容易被破坏，因此《本草纲目》中要求"阴干，勿见火"具有科学性。

第十章

动 物 类

马陆 (Malu)

《本草纲目》·虫部·第四十二卷·马陆

本品为圆马陆科动物宽跗陇马陆 *Kronopolites svenhedini* Verhoeff 的全体。

【"修治"原文】

【雷曰】凡收得马陆,以糠头炒,至糠焦黑,取出去糠。竹刀刮去头、足,研末用。

【古代炮制】

南北朝有糠炒(《雷公》)。

【现代炮制】

1. 炮制方法

马陆:用时研粉。(2006《中药大辞典》)

2. 炮制作用

马陆:辛,温;有毒。归心经、肺经。破积,解毒,和胃。主治癥积,痞满,胃痛食少,痈肿,毒疮。

3. 质量要求

马陆:呈圆柱形,长2~3 cm,直径2~3 mm。表面淡黄色或黄白色,具20个环节,环节处较深,步足细长,色较浅。体轻,质脆,易断,断面边缘浅黄色,中央棕褐色。气微,味微咸。

【研究概况】

1. 化学成分

马陆主要含芳香酮类、碳酸钙、壳聚糖,还有卵磷脂、胆固醇、醌类、胺类、氨基酸、多肽和蛋白质、醛类、挥发油、微量元素等成分。

2. 药理作用

马陆具有破积、解毒、和胃的功效。现代药理研究主要有以下几方面。

1)抗菌、抗炎作用

马陆中壳聚糖对部分革兰阳性和革兰阴性细菌有着不同程度的抑菌作用。由马陆中提取的陇马陆素或壳聚糖对幽门螺杆菌(HP)有抑制作用。马陆水提液对二甲苯致炎的小鼠耳肿胀有显著抑制作用,对大鼠琼脂性足跖肿胀有极其显著的抑制作用。

2)抗胃溃疡作用

陇马陆胃药片(陇马陆全粉300 g、颠茄浸膏2 g)治疗胃溃疡效果显著,动物实验证明有抑制胃酸及保护胃黏膜的作用。复合陇马陆片(宽跗马陆、甘草酸铋钾等组成)能抑制小鼠应激性溃疡、乙醇胃溃疡、利血平胃溃疡和大鼠幽门结扎溃疡的溃疡点数，表明复合陇马陆片有一定的防治胃溃疡作用。此外，复合陇马陆片能抑制大鼠冰乙酸胃溃疡模型的溃疡面积，抑制胃液、胃酸、胃蛋白酶产生。

3）其他

马陆还有抗癌，升高血压，兴奋呼吸的作用，并可兴奋肠、子宫平滑肌。

【述评】

历代本草记载马陆炮制方法较少，仅见《雷公炮炙论》记载有糠炒马陆的炮制方法，《本草纲目》记载了这一方法。该药古今少用。时珍曰："马陆系神农药，雷氏备载炮炙之法，而古方鲜见用者，惟《圣惠》逐邪丸用之。"

天灵盖 （Tianlinggai）

《本草纲目》·人部·第五十二卷·天灵盖

本品为人的头顶盖骨。

【"修治"原文】

【藏器曰】 凡用弥腐烂者乃佳。有一片如三指阔者，取得，用糠灰火罨一夜。待腥秽气尽，却用童儿溺，于瓷锅子中煮一伏时，漉出。于屋下掘一坑，深一尺，置骨于中一伏时，其药魂归神妙。阳人使阴，阴人使阳。

【好古曰】 方家有用檀香汤洗过，酥炙用，或烧存性者。男骨色不赤，女骨色赤，以此别之也。

【古代炮制】

南北朝有烧灰（《集验方》）。唐代有炙黄（《千金方》）。宋代有酥炙（《圣惠方》《妇人》），童便煮（《雷公炮制药性解》）。元代有"烧令黑，细研"（《增广和剂局方药性总论》）。明清时代有研末（《普济方》），烧研（《痘疹经验方》《保寿堂方》），皂荚汤、酥油涂炙（《蒙筌》）。清代有酥炙（《逢原》）。

【述评】

天灵盖来源于人体组织，古代少用，用其入药有违人文道德，现在已无使用。在古代部分典籍中有记载，现未见相关记载与研究。

五灵脂 （Wulingzhi）

《本草纲目》·禽部·第四十八卷·寒号虫

本品为鼯鼠科动物复齿鼯鼠 *Trogopterus xanthipes* Milne-Edwards 的干燥粪便。

【"修治"原文】

五灵脂

【颂曰】 此物多夹砂石，绝难修治。凡用研为细末，以酒飞去砂石，晒干收用。

【古代炮制】

宋代有醋熬（《圣惠方》），醋炒（《总录》），酒研（《证类》），微炒（《旅舍》）。元代有姜制、酒淘（《丹溪》），酒洗（《瑞竹》），烧制（《精艺》）。明代有制炭、煮（《奇效》），醋面煨、土炒、火炮（《普济方》）。

【现代炮制】

1. 炮制方法

五灵脂：除去杂质，块状者砸成小块。（1990《中国药典》）

醋五灵脂：取净五灵脂，炒热，喷醋，再炒干。每 100 kg 五灵脂，用醋 10 kg。（1990《中国药典》）

酒五灵脂：取净五灵脂，炒至焦臭气浓烈逸出时，喷淋酒，炒干，取出。每 100 kg 五灵脂，用黄酒 6 kg。（2005《浙江》）

2. 炮制作用

五灵脂：苦，温。归肝经。具有活血止痛、化瘀止血的功效。生品有腥臭味，不利于服用，多外用，具有止痛止血的作用。

醋五灵脂：醋炙后能引药入肝，增强散瘀止痛的作用，并可矫臭矫味。

酒五灵脂：酒炙后能增强活血止痛的作用，并可矫臭矫味。

3. 质量要求

五灵脂：呈长椭圆形的颗粒或碎块，表面黑棕色、红棕色或灰棕色，较平滑或微粗糙，常可见淡黄色的纤维残痕，有的略具光泽。体轻，质松，易折断，断面黄绿色或黄褐色，具纤维性。气腥臭，味苦。

醋五灵脂：形如五灵脂，表面黑褐色或焦褐色，稍有光泽，内面黄褐色或棕褐色，质轻松，略有醋气。

酒五灵脂：形如五灵脂，略有酒气。

【研究概况】

1. 化学成分

1）五灵脂所含成分

五灵脂主要含有黄酮、三萜、有机酸等类成分。

2）炮制对化学成分的影响

陈莹等研究表明，醋五灵脂、酒五灵脂、清炒五灵脂与五灵脂生品 HPLC 指纹图谱中穗花杉双黄酮和扁柏双黄酮含量基本一致，但五灵脂炭较五灵脂生品新增 2 个峰，且穗花杉双黄酮和扁柏双黄酮含量相对减少。

2. 工艺研究

闵凡印以尿素含量为主要指标，比较了清炒、炒中喷醋、醋拌后即炒、醋拌后闷 30 min 炒等，认为醋拌后闷 30 min 炒既能去除原药异味，又可达到炮制的目的，缓和药性。

【述评】

据古籍记载，五灵脂主要炮制方法有醋制、酒制、姜制、微炒、制炭、煮制、煨制及土炒等法。《本草纲目》收载有酒制法，该法操作与现在酒制法虽有区别，但作用一致。现在五灵脂以醋制、酒制为主，炮制目的主要是矫臭矫味，并增强相关的药理作用。现代药理研究表明，五灵脂可增强血瘀模型大鼠的全血黏度、血沉和血浆黏度、红细胞积压等，还可通过抑制 PEG 的释放而抗炎，并能保护胃黏膜、增强免疫力等。

水蛭 （Shuizhi）

《本草纲目》·虫部·第四十卷·水蛭

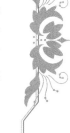

本品为水蛭科动物蚂蟥 *Whitmania pigra* Whitman、水蛭 *Hirudo nipponica* Whitman 或柳叶

蚂蟥 *Whitmania acranulata* Whitman 的干燥全体。

【"修治"原文】

【保昇曰】 采得，以篁竹筒盛，待干，用米泔浸一夜，曝干，以冬猪脂煎令焦黄，然后用之。

【藏器曰】 收干蛭，当展其身令长，腹中有子者去之。性最难死，虽以火炙，亦如鱼子烟熏经年，得水尤活也。

【大明曰】 此物极难修治，须细剉，以微火炒，色黄乃熟。不尔，入腹生子为害。

【时珍曰】 昔有途行饮水，及食水菜，误吞水蛭入腹，生子为害，唼咂脏血，肠痛黄瘦者。惟以田泥或擂黄土水饮数升，则必尽下出也。盖蛭在人腹，忽得土气而下尔。或以牛、羊热血一二升，同猪脂饮之，亦下也。

【古代炮制】

汉代有熬(《金匮》)，暖水洗去腥(《伤寒》)。宋代有微炒、微煨令黄、微煨令黄(《圣惠方》)，炒焦(《普本》)，水浸血、米炒(《总病论》)，石灰炒过再熬(《活人书》)，米泔浸一宿后曝干、以冬猪脂煎令焦黄、焙干(《证类》)，麝香制(《朱氏》)。元代有盐炒(《瑞竹》)。明代有炙制(《医学》)。清代有香油炒焦(《医案》)。

【现代炮制】

1. 炮制方法

水蛭：洗净，切段，晒干。

烫水蛭：取水蛭段按滑石粉炒法，炒至微鼓起，呈黄棕色时取出。每 100 kg 水蛭，用滑石粉 40 kg。

2. 炮制作用

水蛭：咸、苦，平；有小毒。归肝经。具有破血通经、逐瘀消癥的功效。水蛭生品有毒，多入煎剂，破血逐瘀力强，多用于癥瘕痞块。

烫水蛭：能降低毒性，质地酥脆，利于粉碎，多入丸散剂。

3. 质量要求

水蛭：呈不规则的小段，扁平或扁圆柱状，有环纹。背部黑褐色，腹部棕黄色，均可见细密横环纹。切断面灰白色至棕黄色呈胶质状。质脆，气微腥。水分不得过 18.0%，总灰分不得过 8.0%、酸不溶性灰分不得过 2.0%，酸碱度应为 5.0～7.5。水蛭每 1 g 含抗凝血酶活性应不低于 16.0U，蚂蟥、柳叶蚂蟥应不低于 3.0U。

烫水蛭：形如水蛭，略鼓起，表面棕黄色至黑褐色，附有少量白色滑石粉。断面松泡，灰白色至焦黄色。气微腥。水分不得过 14.0%，总灰分不得过 10.0%、酸不溶性灰分不得过 3.0%，pH 值应为 5.0～7.5。

水蛭、烫水蛭铅不得过 10 mg/kg、镉不得过 1 mg/kg、砷不得过 5 mg/kg、汞不得过 1 mg/kg。每 1 000 g 含黄曲霉毒素 B_1 不得过 5 μg，黄曲霉毒素 G_2、G_1、B_2、B_1 的总量不得过 10 μg。

【研究概况】

1. 化学成分

1）水蛭所含成分

水蛭主要含水蛭素、肝素、组织胺、蛋白质和氨基酸等成分。

2）炮制对化学成分的影响

马琳等研究了不同水蛭炮制品中水溶性蛋白的差异性，蛋白含量顺序为冻干水蛭＞生水蛭＞酒制水蛭＞滑石粉烫制水蛭，说明高温炮制导致水蛭中蛋白含量降低；SDS-PAGE 电泳结果显示，随着炮制温度上升，水蛭 175KD 的蛋白组分发生降解成小分子蛋白或多肽。张永太等实验结果表明，生水蛭水溶性浸出物、醇溶性浸出物及水蛭素含量，均高于制水蛭，而制水蛭的次黄嘌呤含量则高

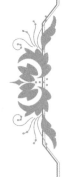

于生水蛭。有研究表明炮制使水蛭中铅、汞、镉等有毒无机元素含量下降。

2. 工艺研究

王厚伟等研究发现低温炮制的水蛭水溶性蛋白组成比传统炮制工艺丰富，不仅 SDS-PAGE 蛋白条带的数量与浓度显著高于传统工艺，而且纤溶活性高于传统工艺，认为低温炮制工艺优于传统炮制工艺。

3. 药理作用

水蛭具有破血通经、逐瘀消癥的功效。现代药理研究主要有以下几方面。

1）抗凝、抗血栓作用

水蛭能显著延长正常和高凝小鼠出血时间和凝血时间，显著延长正常小鼠凝血酶原时间和活化部分凝血酶时间，显著降低高凝大鼠全血黏度和血浆黏度。单宇等研究结果表明，不同炮制品水提取物活性顺序为清水吊干品＞酒浸闷烘品＞滑石粉烫制品，其与水蛭不同炮制品水提物蛋白含量顺序一致。

2）降血脂作用

张婷等研究表明，与模型对照组比较，复方水蛭散各剂量组总胆固醇、三酰甘油、低密度脂蛋白水平均明显降低，高密度脂蛋白胆固醇水平明显升高，表明复方水蛭散具有明显改善血脂水平的作用。

3）抗肿瘤作用

试验研究表明水蛭能抑制肝癌细胞的 DNA 甲基化转移酶表达。水蛭提取物对小鼠移植性肿瘤具有较强的抑制作用，同时能使免疫力得到改善。复方水蛭素可以明显降低 W256 肿瘤细胞和小鼠移植瘤组织中 p53、Ki-67 及 VEGF 的表达，并抑制肿瘤细胞的生长。

4）抗纤维化作用

孙学强等通过对 30 名肝硬化患者进行临床观察，结果表明，水蛭有助于提高中药复方合剂抗肝纤维化的治疗效果。李晓娟等观察水蛭对肺纤维化大鼠 PAI-1 的作用，结果表明水蛭可能通过减少凝血酶在肺内的表达，抑制 PAI-1 生成及活性，减少纤维蛋白沉积，对肺纤维化大鼠肺组织具有保护作用。

【述评】

据古籍记载，水蛭主要炮制方法有熬、炒、煨、焙、炙、米制、石灰制、盐炙、油制等。《本草纲目》记载有米泔制、猪脂制、炒制等法。水蛭从汉代就有熬制，到了宋代出现了辅料制法，现版《中国药典》收载了滑石粉炒法，有些地方规范还收载有砂炒法。

古人认为"水蛭入腹生子"。实际水蛭经烫等方法处死后可入药，入腹生子之说没有道理。现代研究表明水蛭中含水蛭素，是抗凝血活性成分，遇热易破坏，故用于活血逐瘀方面，宜选用生品。但需要辨证、并选择适当剂型应用。

贝齿 （Beichi）

《本草纲目》·介部·第四十六卷·贝子

本品为宝贝科动物环纹货贝 *Monetaria annulus*（L.）和货贝 *Monetaria moneta*（L.）的贝壳。

【"修治"原文】

【珣曰】凡入药，烧过用。

【敩曰】凡使，勿用花虫壳，真相似，只是无效。贝子以蜜、醋相对浸之，蒸过取出，以清酒淘，研。

【古代炮制】

汉代有烧（《本经》）。南北朝有苦酒与蜜同制（《雷公》）。唐代有炭上熟烧为末（《千金》）。宋代有醋制（《外治》），烧灰、细研（《圣惠方》），烧存性（《衍义》），研（《总病论》）。明代有炙研（《普济方》），煅制（《济阴》《瑶函》《入门》）。清代有醋制（《幼幼》），烧赤捣细为面、以清酒淘过（《逢原》）等炮制方法。

【述评】

贝齿为少用中药，现有白贝齿与紫贝齿两种，白贝齿原名"贝子"，始载于《本经》，列为下品；紫贝齿原名"紫贝"，始载于唐代《新修本草》，《本草纲目》中也有记载。今市售及入药以紫贝齿为主，以贝齿作为处方用名。

据古籍记载，贝齿主要炮制方法有细研、烧、飞、炙研、煅、醋制、酒洗、苦酒与蜜同制等。《本草纲目》记载有烧、蜜与醋同制、清酒淘、研等法。现在该药少用，《中国药典》未收载，但多地方规范有收载，并载有明煅法。

牛黄 （Niuhuang）

《本草纲目》·兽部·第五十卷·牛黄

本品为牛科动物黄牛 *Bos taurus domesticus* Gmelin 的干燥胆结石。

【"修治"原文】

【敩曰】凡用，单捣细研如尘，绢裹定，以黄嫩牛皮裹，悬井中一宿，去水三四尺，明早取之。

【古代炮制】

南北朝有捣（《雷公》）。宋代有炒、研（《圣惠方》）。明代有研萝卜根水醋（《普济方》）等炮制方法。

【现代炮制】

1. 炮制方法

牛黄：除去杂质，用时研成细粉。

2. 炮制作用

牛黄：甘，凉。归心、肝经。具有清心、豁痰、开窍、凉肝、息风、解毒的功效。

3. 质量要求

牛黄：为棕黄色或红棕色细粉，质轻松。气微清香，味微苦而后微甜，入口芳香无清凉，嚼之不粘牙，可慢慢溶化。水分不得过 9.0%，总灰分不得过 10.0%。胆酸不得少于 4.0%，胆红素不得少于 25.0%。

【研究概况】

1. 化学成分

牛黄中含胆汁素、胆汁酸、脂肪酸、胡萝卜素、卵磷脂、氨基酸、微量元素及肽类等成分。其中主要成分有胆红素、胆酸等。

2. 药理作用

牛黄具有清心、豁痰、开窍、凉肝、息风、解毒的功效。现代药理研究主要有以下几方面。

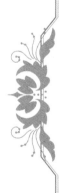

1）对中枢神经系统的影响

天然牛黄能明显减少小鼠自主活动，可提高阈剂量戊巴比妥钠所致的小鼠睡眠例数，使入睡小鼠的睡眠持续时间延长，表明其具有镇静及催眠作用。牛黄还能延长尼可刹米对小鼠的惊厥潜伏期，增强最大电休克小鼠的惊厥阈值，并且能降低最大电休克惊厥发作的小鼠例数，表明其具有一定的抗惊厥作用。小鼠口服或者注射牛磺酸，能够减少醋酸致小鼠扭体反应次数。

2）对心血管系统的影响

牛黄的主要成分牛磺酸能调节由高 Ca^{2+} 或低 Ca^{2+} 导致的培育心肌细胞的异常搏动，可使之恢复正常。牛磺酸可缓解缺氧所致的心肌细胞 Ca^{2+} 超载与细胞内外 Na^+ 紊乱，表明其对缺氧心肌具有良好的保护作用。牛黄中的胆红素、胆酸钙、脱氧胆酸及其盐类等成分均有降压作用。

3）对消化系统的影响

牛黄水溶液对大鼠胆道括约肌具有松弛作用并可促进胆汁排泄。所含成分 SMC 可收缩胆囊平滑肌与胆道口括约肌，抑制胆汁的排泄。大多数胆酸，特别是脱氧胆酸可使胆道括约肌松弛，因此发挥利胆作用。牛黄对由乙酰胆碱所引起的小鼠离体小肠痉挛具有解痉作用，但其中的 SMC-S2、SMC-F 等水溶性多肽成分可致豚鼠和小鼠离体小肠兴奋。

4）抗炎作用

牛黄及其代用品均具有显著的抗炎作用，抑制炎症的渗出和肉芽组织增生，对急性、慢性炎症模型均有作用。牛黄能够抑制缺氧诱导因子-1a（HIF-1a）的表达，减轻在急性肺损伤（ALI）发病过程中 HIF-1a 作为炎症级联反应中的放大作用，减轻炎性细胞的渗出。

5）抗氧化作用

牛黄及其代用品中的胆红素是机体抵抗脂质过氧化，清除自由基的一种天然抗氧化剂，胆红素对正己烷诱发的氧化损伤毒性可能具有一定的保护作用。有研究表明，培植牛黄具有明显的抗肝匀浆脂质过氧化作用，对超氧阴离子自由基和羟自由基具有显著的清除能力。体外培育牛黄具有提高耐缺氧能力和抗氧化酶活性，提高缺氧小鼠的脑、肝、心组织及血清 SOD 活性，降低 MDA 含量，能明显减轻脑组织的病理损伤，并能提高机体清除自由基能力。

6）其他

牛黄还有兴奋呼吸、调节免疫等作用。

【述评】

据古籍记载，牛黄主要炮制方法为研、捣法，还有黑豆制、牛皮制、药汁制等。《本草纲目》记载有"捣细如尘"的方法，该法一直沿用至今。

牛黄是我国传统名贵中药，应用广泛，具有很好的药效作用。现代药理研究证实牛黄具有解热镇痛、抗炎、抗氧化、清除自由基、保护心肌等多种作用。由于药源紧缺，难以满足临床需要，现已研究开发了培植牛黄、人工牛黄替代牛黄使用。但临床作用有所差异，替代范围有一定限制。

瓦楞子 （Walengzi）

《本草纲目》·介部·第四十六卷·魁蛤

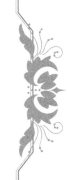

本品为蚶科动物毛蚶 *Area subcrenata* Lischke、泥蚶 *Area granosa* Linnaeus 或魁蚶 *Area inflata* Reeve 的贝壳。

【"修治"原文】

壳

【日华曰】凡用，取陈久者炭火赤，米醋淬三度，出火毒，研粉。

【现代炮制】

1. 炮制方法

瓦楞子：洗净，干燥，碾碎。

煅瓦楞子：取净瓦楞子，煅制酥脆，放凉，研碎。

2. 炮制作用

瓦楞子：咸，平。归肺、胃、肝经。具有消痰化瘀、软坚散结、制酸止痛的功效。生品偏于消痰化瘀，软坚散结。

煅瓦楞子：制酸止痛力强，用于胃痛泛酸。且煅后质地酥脆，便于粉碎入药。

3. 质量要求

瓦楞子：呈不规则的块状或粉末。白色或灰白色，较大碎块仍显瓦楞线，有光泽。质坚硬。

煅瓦楞子：呈粉末状。灰白色，光泽消失。质地酥松。

【研究概况】

化学成分

1）瓦楞子所含成分

瓦楞子含大量碳酸钙、少量磷酸钙，总钙量93％以上。尚含硅酸盐和多种无机元素等。

2）炮制对化学成分的影响

瓦楞子煅品水煎液中 $CaCO_3$ 含量比生品有较大增加。对瓦楞子3种炮制品水煎液中金属元素进行了含量测定，结果：锌、铅、锰、铁、钙、铜在3种炮制品水煎液中含量的高低为煅醋淬品＞煅品＞生品。其中煅品中钙的含量增加50多倍。

【述评】

瓦楞子是多种蚶科动物的贝壳，古代本草记载较少，以煅法为主。在《本草纲目》中称为魁蛤，记载了火煅醋淬法。现版《中国药典》载有生品和煅制品，有些地方规范还收载有醋淬品和盐淬品。

白马阴茎（Baimayinjing）

《本草纲目》·兽部·第五十卷·马

本品为马科动物马 *Equus caballus orientalis* Noack 的雄性外生殖器。

【"修治"原文】

【藏器曰】凡收，当取银色无病白马，春月游牝时，力势正强者，生取阴干，百日用。

【敩曰】用时以铜刀破作七片，将生羊血拌蒸半日，晒干，以粗布去皮及干血，挫碎用。

【古代炮制】

南北朝有生羊血拌蒸（《雷公》）。宋代有酥炙（《总录》）。明代有阴干（《大法》）。

【述评】

据古籍记载，白马阴茎的炮制方法有羊血制、酒制等。具补肾阳、益精气功效。现今《中药大辞典》及《中华本草》等专著有收载，但已少作药用。

白丁香 （Baidingxiang）

《本草纲目》·禽部·第四十八卷·雀

本品为文鸟科动物麻雀 *Passer montanus saturates* Stejneger 的干燥粪便。

【"修治"原文】

【日华曰】凡鸟右翼掩左者是雄。其屎头尖挺直。

【敩曰】凡使，勿用雀儿粪。雀儿口黄，未经淫者也。其雀苏底坐尖在上是雄，两头圆者是雌。阴人使雄，阳人使雌。腊月采得，去两畔附着者，钵中研细，以甘草水浸一夜，去水焙干用。

【时珍曰】别录止用雄雀屎。雌雄分用，则出自雷氏也。

【古代炮制】

南北朝有甘草浸、焙干（《雷公》）。宋代有微炒（《总录》）。明代有水飞（《古今医统大全》）等炮制方法。

【现代炮制】

1. 炮制方法

白丁香：取原药材，除去杂质，筛去灰屑。（2005《天津》）

2. 炮制作用

白丁香：苦，温。归肝、脾经。具有化积、消翳的功效。用于疝瘕，目翳，胬肉，龋齿等。

3. 质量要求

白丁香：多破碎，完整者呈圆柱形，稍弯曲，长 5～8 mm，直径 1～2 mm。表面灰白色或灰棕色。质稍硬，易折断。断面棕色，呈粒状。气微腥臭，味微苦。

【述评】

白丁香味苦性温，归肝、脾经，具有化积、消翳的功能。用于疝瘕癥癖，目翳胬肉等。古籍收载的白丁香有雄、雌之分，认为阳性体质用雌，阴性体质用雄。白丁香炮制方法较简单，有焙、炒、甘草水浸、水飞等。《本草纲目》较全面收载了前人的炮制方法。现在该药少数地方炮制规范有收载，临床应用极少。

石决明 （Shijueming）

《本草纲目》·介部·第四十六卷·石决明

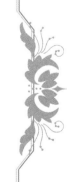

本品为鲍科动物杂色鲍 *Haliotis diversicolor* Reeve、皱纹盘鲍 *Haliotis discus hannai* Ino、羊鲍 *Haliotis ovina* Gmelin、澳洲鲍 *Haliotis ruber*（Leach）、耳鲍 *Haliotis asinina* Linnaeus 或白鲍 *Haliotis laevigata*（Donovan）的干燥贝壳。

【"修治"原文】

【珣曰】凡用以面裹煨熟，磨去粗皮，烂捣，再乳细如面，方堪入药。

【敩曰】每五两用盐半两，同东流水入瓷器内煮一伏时，捣末研粉。再用五花皮、地榆、阿胶各十两，以东流水淘三度，日干，再研一万下，入药。服至十两，永不得食山龟，令人丧目。

【时珍曰】今方家只以盐同东流水煮一伏时，研末水飞用。

【古代炮制】

南北朝有去粗皮，盐水洗后再加五花皮、地榆、阿胶煮（《雷公》）。唐代有面煨（《海药本草》）。宋代有烧制（《苏沈》），煨制（《证类》），蜜制（《总录》）。元代有煮制（《原机》）。明代有盐炒、盐煅（《一草亭》），磨汁（《奇效》），醋制（《瑶函》），火煅童便淬（《粹言》）。清代有焙存性（《良朋》），"地榆汁同煮研，水飞用"（《得配》）等炮制方法。

【现代炮制】

1. 炮制方法

石决明：除去杂质，洗净，干燥，碾碎。

煅石决明：取净石决明，用武火加热，煅至酥脆，取出，放凉，碾成粉末。

2. 炮制作用

石决明：咸，寒。归肝经。具有平肝潜阳、清肝明目的功效。生石决明偏于平肝潜阳。

煅石决明：降低了咸寒之性，缓和平肝潜阳的功效，增强了固涩收敛、明目的作用。

3. 质量要求

石决明：呈不规则碎片，外面粗糙灰褐色，内面光滑，有珍珠样彩色光泽；质坚硬，不易破碎；气微，味微咸。碳酸钙不得少于93.0%。

煅石决明：呈不规则的细块或细粉，灰白色无光泽，质酥脆，断面呈层状。碳酸钙不得少于95.0%。

【研究概况】

1. 化学成分

1）石决明所含成分

石决明主要含碳酸钙，含少量的镁、钠、锶、铁、硅、铝等元素。

2）炮制对化学成分的影响

石决明经煅后，煎液中的钙含量显著增高，为生品的4.5倍。石决明生品、烘焙品、煅酥品、煅透品4种炮制品水煎出物：生品煎出率最低，热处理后煎出率明显提高；氨基酸含氮量：生品含氮量最高，但煎出率最差，煅透品氨基酸破坏损失近85%，氨基酸煎出率也较差，烘焙品中氨基酸含量破坏约10%，但煎出率高达50%；煅酥品各项指标均不及烘焙品。

2. 工艺研究

李超英等采用正交设计、多指标综合评分优选石决明的煅制醋淬工艺：石决明于900℃煅制1.5 h，以1.2倍量醋淬制。但孙承三等通过结合市场调查及传统经验对生品及300～850℃不同煅制品性状、得率、水煎液pH值、浸出物含量、总钙和可溶性钙、X线检测分析，结果表明，总钙及可溶性钙含量随加工温度提高而上升，但综合结果提示石决明以300℃左右煅制为宜。

3. 药理作用

石决明具有平肝潜阳、清肝明目的功效。现代药理研究主要有以下几方面。

1）降压作用

石决明可使正常麻醉大鼠和清醒自发性高血压大鼠的血压迅速下降，具有明显的降压效果。停药后血压恢复正常。

2）抗菌作用

石决明对绿脓杆菌、金黄色葡萄球菌、枯草芽孢杆菌、大肠杆菌、四联小球菌、卡氏酵母和酿酒酵母有显著抑菌作用。

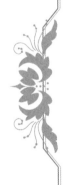

3）中和胃酸作用

居明乔等通过实验证明 1 g 石决明粉能够中和浓度为 0.1 mmol/L 的人工胃酸 166～168 mL，此实验结果表明石决明提取物对于治疗胃溃疡、胃炎等胃酸过多的患者，具有显著的效果。

4）抗氧化作用

石决明提取物在 1～2 mg/mL 浓度范围内减轻氧化应激造成体外培养的晶状体混浊，减少晶状体 LDH 的释放，提高组织内 GSH 含量和 SOD 活力。表明石决明提取物可减轻氧化应激白内障的形成，其作用主要与石决明提取物提高内源性抗氧化系统有关。

【述评】

据古籍记载，石决明炮制方法主要有水飞、药汁制、烧、煨、蜜制、盐制、煅制、煮、焙等。《本草纲目》记载有面裹煨、盐煮、水飞等法。在李时珍时期以盐制法为主，如李时珍曰"今方家只以盐同东流水煮一伏时，研末水飞用"。现代石决明使用最多的炮制品为石决明和煅石决明。认为煅制可降低咸寒之性，缓和平肝潜阳的功效，增强了固涩收敛、明目的作用。

石龙子 （Shilongzi）

《本草纲目》·鳞部·第四十三卷·石龙子

本品为石龙子科动物石龙子 *Eumeces chinensis* Gray 或蓝尾石龙子 *Eumeces elegans* Boulenger 除去内脏的全体。

【"修治"原文】

【时珍曰】古方用酥炙或酒炙。惟治传尸劳瘵天灵盖丸，以石蜥蜴连肠肚，以醋炙四十九遍用之，亦一异也。

【古代炮制】

清代有酥炙、酒炙(《本草纲目》)等炮制方法。

【述评】

石龙子的药物来源主要是蜥蜴类动物，具消瘰散结、利小便作用。古代本草对其记载较少。《本草纲目》记载石龙子的主要炮制方法是酥制或酒制法。现在药典和规范均未收载该品种，民间有习用。

龙骨 （Longgu）

《本草纲目》·鳞部·第四十三卷·龙

本品为古代哺乳动物象类、犀类、三趾马、牛类、鹿类等的骨骼化石。

【"修治"原文】

【敩曰】凡用龙骨，先煎香草汤浴两度，捣粉，绢袋盛之。用燕子一只，去肠肚，安袋于内，悬井面上，一宿取出，研粉。入补肾药中，其效如神。

【时珍曰】近世方法，但煅赤为粉。亦有生用者。事林广记云：用酒浸一宿，焙干研粉，水飞三度用。如急用，以酒煮焙干。或云：凡入药，须水飞过晒干。每斤用黑豆一斗，蒸一伏时，晒干用。否则着人肠胃，晚年作热也。

【古代炮制】

晋代有捣碎（《肘后》）。南北朝刘宋时期有香草燕子制（《雷公》）。唐代有研（《产宝》）。宋代有研、烧赤（《圣惠方》），炒（《妇人》），煅红、研（《总微》），烧灰、细研傅之（《证类》），酒浸水飞、酒煮焙干（《局方》），水飞（《朱氏》），醋煮（《三因》），茅香制（《总录》）。元代有茅香制（《丹溪》），火煨（《世医》）。明代有米制、大豆制（《普济方》），黑豆制法（《本草纲目》），盐泥煅（《准绳》），酒煮水飞（《医学》），火炼水飞、酒煮曝干（《必读》），酒蒸水飞（《济阴》），醋煅（《景岳》），"烧脆研细方精，仍水飞淘"（《蒙筌》）。清代有到（《丛话》），火煅、水飞、酒浸（《新编》），酒煎焙干为用（《正义》），僵蚕、防风、当归、川芎等合炙（《金鉴》），栀柏汁内煮干研细（《尊生》），醋炮焙、煨（《增广》），火煅童便浸（《尊生》《良朋》）等炮制方法。

【现代炮制】

1. 炮制方法

龙骨：除去杂质及泥沙，打碎。（1977《中国药典》）

煅龙骨：取净龙骨，砸成小块，煅至红透，放凉，取出，碾碎。（1977《中国药典》）

2. 炮制作用

龙骨：甘、涩，平。入归心、肝经。具有镇惊安神、平肝潜阳、收敛固涩的功效。生品平肝潜阳、镇惊安神作用较强。

煅龙骨：增强收敛固涩、生肌的作用。

3. 质量要求

龙骨：呈不规则碎块，表面类白色或浅黄色，质硬脆，具吸湿性。气微，味淡。吸舌力很强。

煅龙骨：呈灰白色或灰褐色，质轻，酥脆易碎，表面显粉性，具吸湿性。

【研究概况】

1. 化学成分

1）龙骨所含成分

龙骨主要含碳酸钙、磷酸钙等。此外，含有多种微量元素。

2）炮制对化学成分的影响

龙骨经煅制后，总钙含量有所增加，总成分煎出率和钙煎出率明显增加，大多数的微量元素经煅制后含量升高。龙骨煅制后醋淬有利于 Ca^{2+} 的煎出。

2. 工艺研究

毛维伦等研究确定煅龙骨最佳炮制工艺：750℃煅 4.5 min，块重 8.5 g 为宜。王颖莉等研究认为：龙骨的煅制存性温度宜控制在 750～800℃。许丽萍等采用正交设计法，以钙含量为指标，优选龙骨煅淬最佳炮制工艺：温度 660℃，时间 5 min，醋淬 1 次。

3. 药理作用

龙骨具有镇惊安神、平肝潜阳、收敛固涩的功效。现代药理研究主要有以下几方面。

1）镇静、催眠作用

龙骨水煎液能延长自由活动大鼠睡眠时间，主要表现为延长 SWS2，对 SWS1 和 REMS 没有明显的影响。表明龙骨水煎剂对正常大鼠睡眠周期有一定的影响。还可显著地减少小鼠的自主活动，缩短其入睡时间和延长睡眠时间，延长戊四唑所致小鼠惊厥的潜伏期和减少惊厥发生的百分率。

2）增强免疫和促进损伤组织修复作用

龙骨水煎液具有促进损伤神经组织功能恢复的作用，并可增强小鼠单核巨噬细胞对血清碳粒的吞噬能力。此外，龙骨水煎液可明显增加小鼠胸腺和脾脏的相对重量，增强小鼠单核巨噬细胞对血

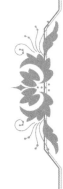

清碳粒的吞噬能力，减少小鼠坐骨神经损伤后爬网的漏脚率，表明龙骨具有增强免疫和促进损伤组织修复的药理作用。

【述评】

据古籍记载，龙骨的炮制方法主要有研、捣、煅、飞、煨、烧、辅料制、药汁制等。《本草纲目》记载有药汁浸、捣、酒浸、水飞、酒煮、黑豆汁蒸、煅等法。煅制法沿用至今。目前龙骨习用炮制品为生品和煅龙骨。由于资源不可再生，现已少有使用。

龙齿（Longchi）

《本草纲目》·鳞部·第四十三卷·龙

本品古代哺乳动物象类、犀类、三趾马、牛类、鹿类等的牙齿化石。

【"修治"原文】

同龙骨，或云以酥炙。

【古代炮制】

唐代有研（《产宝》），炙（《外台》）。宋代有煅（《总录》），远志苗醋煮（《三因》），水飞（《局方》），黑豆蒸（《朱氏》）。明代有煅存性（《正宗》）。清代有到（《幼幼》），酥炙（《握灵》），煅赤醉淬七次水飞（《逢原》）等炮制方法。

【现代炮制】

1. 炮制方法

龙齿：除去泥土及杂质，打碎。（1977《中国药典》）

煅龙齿：取净龙齿，砸成小块，煅至红透，放凉，取出，碾碎。（1977《中国药典》）

2. 炮制作用

龙齿：甘、涩，凉。归心、肝经。具镇惊安神、除烦解热的功效。入清热剂中宜生用。

煅龙齿：质地酥脆，易于粉碎。味涩，寒凉之性缓和，解热镇惊功效缓和，收敛之性增强，并有较强安神定志作用。

3. 质量要求

龙齿：呈齿状化石碎块，偶见完整齿化石，并附有黏土质或围岩（泥岩等），表面青灰色、灰褐色（青龙齿）或白色、黄白色（白龙齿）。有的表面可见具有光泽的釉质层（珐琅质）。断面不平坦，质坚硬，较重。可打碎，碎块可见石化的牙髓等，无臭气，微吸舌。

煅龙齿：形如龙齿，色泽变暗，呈灰白色或白色，原有的颜色环带色彩加深，体较轻，质地变酥，吸舌力强于生龙齿。

【研究概况】

1）龙齿所含化学成分

龙齿主要含碳酸钙和磷酸钙，还含有多种无机元素等。

2）炮制对化学成分的影响

龙齿煅制后水煎液中钙的煎出率高于生品、微量元素 Mn、Cu、Zn、V、Cr 的含量亦有增加。Ca^{2+} 煎出量与炮制方法的关系为生品＜煅品＜生醋煮品＜煅醋淬品＜煅醋煮品，表明醋制有助于 Ca^{2+} 的煎出。

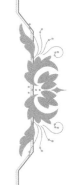

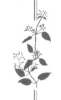

【述评】

据古籍记载，龙齿的炮制方法主要有研、煅、煅淬、飞、蒸和煮。《本草纲目》记载龙齿的炮制方法同龙骨。煅法沿用至今。龙骨、龙齿作为古生物化石类药物，其资源有限不可再生。为了保护古生物化石，国家有关部门颁布相关法规保护古生物化石。2012 年国土资源部发布《国家古生物化石分级标准（试行）》《国家重点保护古生物化石名录（首批）》中，涉及龙骨、龙齿等国家一级重点保护古生物化石有 10 种。

龙角 (Longjiao)

《本草纲目》·鳞部·第四十三卷·龙

本品为古代大型哺乳动物的角骨化石。

【"修治"原文】

同龙骨。

【古代炮制】

南北朝有研（《雷公》）。清代有煅（《本草纲目》）。

【述评】

从古至今，骨、齿乃医家常用，角则稀使。龙骨、龙齿、龙角三者所含成分基本一致，以碳酸钙、磷酸钙为主；作用相近，均以镇静安神、潜阳收敛为主。但资源有限，不可再生，现在临床已不使用。

甲香 (Jiaxiang)

《本草纲目》·介部·第四十六卷·海蠃

本品为软体动物蝾螺科蝾螺 *Turbo cornutus* Solander 及其近缘动物的厣。

【"修治"原文】

甲香

【敩曰】凡使，用生茅香、皂角同煮半日，石臼捣筛用之。

【经验方曰】凡使，用黄泥同水煮一日，温水浴过；再以米泔或灰汁煮一日，再浴过；以蜜、酒煮一日，浴过焙干用。

【颂曰】传信方载其法，云：每甲香一斤，以泔斗半，微火煮一复时，换泔再煮。凡二换漉出，众手刮去香上涎物。以白蜜三合，水一斗，微火煮干。又以蜜三合，水一斗，煮三伏时，乃以炭火烧地令热，洒酒令闰，铺香于上，以新瓦盖上一伏时。待冷硬，石臼木杵捣烂。如沉香末三两，麝一分，和捣印成，以瓶贮之，埋过经久方烧。凡烧此香，须用大火炉，多着热灰、刚炭猛烧令尽，去之。炉旁着火暖水，即香不散。此法出于刘兖奉礼也。

【宗奭曰】甲香善能管香烟，与沉、檀、龙、麝香用之，尤佳。

【古代炮制】

南北朝有煮（《雷公》），辅料（蜜、酒）煮、焙干（《本草纲目》）。

【述评】

甲香为海螺介壳口圆片状的盖，具有清湿热、去痰火、解疮毒的功效。古代炮制方法较多且复杂。甲香既可入药，也可做合香原料。甲香主产于我国东南沿海地区，是我国所产香药中的重要品种之一，也是合香制作必需的品种之一，现少作药用。

血余炭 （Xueyutan）

《本草纲目》·人部·第五十二卷·发髮

本品为人发制成的炭化物。

【"修治"原文】

【敩曰】发髮，是男子年二十已来，无疾患，颜貌红白，于顶心剪下者。入丸药膏中用，先以苦参水浸一宿，漉出入瓶子，以火煅赤，放冷研用。

【时珍曰】今人以皂莢水洗净，晒干，入罐固济，煅存性用，亦良。

【古代炮制】

春秋战国有燔发（《病方》）。汉代有烧灰（《金匮》）。唐代有炙制（《千金翼》），烧灰研如粉（《产宝》）。宋代有皂角水洗（《总病论》），剪碎（《圣惠方》），炒制（《局方》），煅制（《妇人》）。元代有焙制（《世医》）。明代有煮制（《乘雅》），熬制（《济阴》）等炮制方法。

【现代炮制】

1. 炮制方法

血余炭：取头发，除去杂质，用稀碱水洗去油垢，漂净，干燥后扣锅煅至白纸或大米呈焦黄色为度，待凉后取出，剁成小块。

2. 炮制作用

血余炭：苦，平。归肝、胃经。具收敛止血、化瘀、利尿的功效。用于吐血，咯血，衄血，血淋，尿血，便血，崩漏，外伤出血，小便不利。

3. 质量要求

血余炭：呈不规则块状，乌黑光亮，有多数细孔。体轻，质脆。用火烧之有焦发气，味苦。酸不溶性灰分不得过 10.0％。

【研究概况】

1. 化学成分

1）头发所含成分

头发中主要含蛋白质，其余成分有色素、脂质、微量元素等。

2）炮制对化学成分的影响

制炭后蛋白质等有机成分已炭化，检不出氨基酸、肽类成分。灰分中主含钠、钾、钙、铁、铜、锌等元素。

2. 工艺研究

研究表明，以浸出物、钙元素含量和止血作用为指标，在煅制温度 300℃、煅制时间 20 min 条件下血余炭质量最佳。缪细泉等研究表明，血余炭的灰分、酸不溶性灰分的含量受年龄因素影响，有明显差异，青年组最高，老年组最低。方洪征改铁锅为砂锅装置煅烧：先文火 15 min 后武火煅制，产品收率高，质量好。

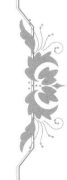

3. 药理作用

血余炭具收敛止血、化瘀、利尿的功效。现代药理研究主要有以下几方面。

1）凝血作用

颜正华实验证明，血余炭的水提液和醇提液可诱发大鼠的血小板聚集并缩短出血、凝血和血浆再钙化时间，具有内源性系统凝血功能。吕江明等用不同煅制程度的血余炭水煎液测试小鼠和家兔的体外凝血时间，实验表明血余炭有明显止血作用。邱彦等实验研究发现，血余炭纳米纤维膜组显著缩短家兔耳静脉与肝脏创面止血时间，明显减少肝脏创面出血量，是一种良好的止血材料。

2）血管栓塞剂

戴洪修等将血余炭磨成 200～500 μm 大小的颗粒，研究发现血余炭能有效地栓塞末梢小动脉，维持时间达 8 周，可使栓塞部分肾组织缺血性梗死。赵小华等研究表明，血余炭栓塞末梢血管的病理过程为血余炭附着血管壁，诱发血栓形成，血栓机化，血管壁炎性坏死，管腔闭塞，栓塞组织缺血性梗死。

3）抗菌作用

血余炭煎剂对金黄色葡萄球菌、伤寒杆菌、甲型副伤寒杆菌及福氏痢疾杆菌有较强的抑制作用。血余炭纳米纤维膜对体外金黄色葡萄球菌、大肠杆菌和铜绿假单胞菌均有一定的抑制效果；肉眼和组织学观察，血余炭纳米纤维膜治疗后的动物模型伤口炎症反应明显小于其他组，用其治疗后感染伤口细菌数量与空白对照组比较显著减少，有良好的体内、体外抗菌性能。

【述评】

血余炭为我国最早的炭药。据古籍记载，其炮制方法主要有燔、烧、煅、炙、焙、熬，这些方法均与制发法类似。其中雷敩还强调，原料头发应来源于"男子年二十已来，无疾患，颜貌红白，于顶心剪下者"。即以青壮年男子为佳。《本草纲目》记载血余炭制备方法为"入罐固济，煅至存性"，即为现在的暗煅法，该法沿用至今。

红娘子 （Hongniangzi）

《本草纲目》·虫部·第四十卷·樗鸡

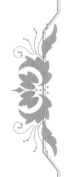

本品为蝉科昆虫黑翅红娘子 *Huechys sanguinea* De Geer、短翅红娘子 *Huechys thoracica* Distant. 或褐翅红娘子 *Huechys philaemata* Fabricius 的干燥虫体。

【"修治"原文】

【时珍曰】凡使去翅、足，以糯米或用面炒黄色，去米、面用。

【古代炮制】

宋代有糯米炒（《总录》）。元代有去头、足、翅（《世医》）。明代有粳米炒（《普济方》），面炒（《原始》）等炮制方法。

【现代炮制】

1. 炮制方法

红娘子：取原药材，除去头、足、翅等杂质。（2005《安徽》,2005《天津》）

米炒红娘子：取红娘子按米炒法，炒至米呈焦黄色为度。每 100 kg 红娘子，用米 20 kg。（2005《安徽》）每 10 g 红娘子，用米 100 g。（2015《浙江》）

2. 炮制作用

红娘子：苦、辛，平；有毒。归肝经。具有攻毒、通瘀、破积的功效。生红娘子毒性大，有腥臭味，多作外用，可解毒蚀疮。

米炒红娘子：米炒后降低毒性，避免腥臭气味，以破瘀通经为主。

3. 质量要求

红娘子：为去除头、足、翅的干燥躯体，形似蝉而较小。前胸背板前狭后宽，黑色；中胸背板黑色，左右两侧有 2 个大形斑块，呈朱红色，可见鞘翅残痕。体轻，质脆，味辛，有特殊臭气。

米炒红娘子：形如红娘子，表面老黄色，臭气轻微。

【述评】

据古籍记载，红娘子主要炮制方法有糯米炒、粳米炒、面炒、净制等法。《本草纲目》较详细记载了炮制方法："去翅、足，以糯米或用面炒黄色"。米炒红娘子一直沿用至今。红娘子一般不生用，在《药品管理法》中收载为二类毒性中药。米炒可降低毒性，方可用于临床。但据近代文献报道，认为红娘子毒性并不大，未发现有斑蝥素样的皮肤发泡红肿等刺激成分，关于其毒性还有待进一步研究。

有研究认为，现在入药的中药红娘子与《本草纲目》中记载的并非同一昆虫。《本草纲目》中樗鸡，在现代动物分类学中属于樗鸡科 Fulgoridae 昆虫，学名为 *Lycorma delicatula* whita，红娘子系蝉科 Cieadidae 昆虫黑翅红娘子 *Huechys sarguinea* De Geer 等的干燥虫体。两种昆虫，功效、毒性是否一致尚无确切的依据，有待深入研究。

地胆 （Didan）

《本草纲目》·虫部·第四十卷·地胆

本品为芫青科动物地胆 *Meloe coarctatus* Motschulsky 和长地胆 *Meloe violceus* Linnaeus 的全虫。

【"修治"原文】

【敩曰】 凡斑蝥、芫青、亭长、地胆修事，并渍糯米、小麻子相拌炒，至米黄黑色取出，去头、足、两翅，以血余裹，悬东墙角上一夜用之，则毒去也。

【大明曰】 入药须去翅、足，糯米炒熟，不可生用，即吐泻人。

【时珍曰】 一法用麸炒过，醋煮用之也。

【古代炮制】

南北朝有糯米、小麻子炒（《雷公》）。唐代有糯米炒（《日华子》）。宋代有去头、足、翅，糯米炒（《总录》《圣惠方》）。明代有麸炒、醋煮（《本草纲目》）等炮制方法。

【现代炮制】

1. 炮制方法

地胆：除去杂质。（2006《中药大辞典》）

米炒地胆：取净地胆，与糯米同炒，炒至米呈焦黄色，去米，除去头、足、翅。（2006《中药大辞典》）

2. 炮制作用

地胆：辛，微温；有毒。归肝、肺经。具有攻毒、逐瘀、消癥的功效。

米炒地胆：炒后缓和毒性，增强疗效，并去除药物的腥臭味。

3. 质量要求

地胆：形体似大蚂蚁，黑蓝色有光泽。翅稍短，柔软，蓝色，翅端尖细，不达尾端。足 3 对，气微臭。

米炒地胆：形如地胆，微挂火色，微具焦臭。

【述评】

据古籍记载，地胆炮制方法以去足、翅，米炒为主。《本草纲目》记载除米炒、麸炒外，还有小麻子炒、醋煮。该药《中国药典》和规范中均未收载，现少用，《中药大辞典》载有米炒法。

地龙 （Dilong）

《本草纲目》·虫部·第四十二卷·蚯蚓

本品为钜蚓科动物参环毛蚓 *Pheretima aspergillum*（E. Perrier）、通俗环毛蚓 *Pheretima vulgaris* chen、威廉环毛蚓 *Pheretima guillelmi*（Michaelsen）或栉盲环毛蚓 *Pheretima pectinifera* Michaelsen 的干燥体。前一种为广地龙，后三种为沪地龙。

【"修治"原文】

【弘景曰】 若服干蚓，须熬作屑。

【敩曰】 凡收得，用糯米泔浸一夜，漉出，以无灰酒浸一日，焙干切。每一两，以蜀椒、糯米各二钱半同熬，至米熟，拣出用。

【时珍曰】 入药有为末，或化水，或烧灰者，各随方法。

【古代炮制】

南北朝有细切、药制（《雷公》）。唐代有去土（《理伤》）。宋代有炙制、炒制（《圣惠方》），醋炙、焙制（《总录》），熬制、煅炭（《证类》），爁制（《局方》）。元代有酒制、油制（《世医》），酒炒（《丹溪》）。明代有蛤粉炒制（《普济方》），盐制（《蒙筌》）。清代有炒炭（《释谜》）等炮制方法。

【现代炮制】

1. 炮制方法

地龙：除去杂质，洗净，切段，干燥。

酒地龙：取净地龙段按酒炙法，用文火炒至表面呈棕色。每 100 kg 地龙，用黄酒 12.5 kg。（2005《安徽》）

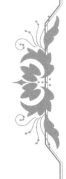

2. 炮制作用

地龙：咸，寒。归肝、脾、膀胱经。具有清热定惊、通络、平喘、利尿的功效。用于高热神昏，惊痫抽搐，关节痹痛，肢体麻木，半身不遂，肺热喘咳，水肿尿少。生品以清热定惊、平喘为主。

酒地龙：质地酥脆，便于粉碎和煎出有效成分，还可矫正不良气味，便于服用，并增强通经活络、祛瘀止痛的作用。

3. 质量要求

广地龙：为薄片状小段，边缘略卷，具环节，背部棕褐色至紫灰色，腹部浅黄棕色，生殖环带较光亮。体前端稍尖，尾端钝圆。体轻，略呈革质，不易折断。气腥，味微咸。

沪地龙：为不规则碎段，棕褐色或黄褐色，多皱缩不平。体轻脆，易折断，肉薄。

水分不得过 12.0%，总灰分不得过 10.0%、酸不溶性灰分不得过 5.0%。重金属不得过

30 mg/kg。每 1000 g 含黄曲霉毒素 B_1 不得过 5 μg，黄曲霉毒素 G_2、黄曲霉毒素 G_1、黄曲霉毒素 B_2 和黄曲霉毒素 B_1 总量不得过 10 μg。水溶性浸出物不得少于 16.0%。

酒地龙：形如广地龙或沪地龙小段，表面颜色加深，具焦斑，略有酒气。

【研究概况】

1. 化学成分

1）地龙所含成分

地龙主要含蛋白质，其次含有蚯蚓素、蚯蚓解热碱、蚯蚓毒素、嘌呤、琥珀酸及多种氨基酸等。

2）炮制对化学成分的影响

地龙炮制前后，琥珀酸含量测定结果为生品＞炒品＞酒炙品＞醋炙品。不同炮制品中次黄嘌呤含量高低顺序为蛤粉制广地龙＞黄酒制广地龙＞白酒制广地龙＞醋制广地龙＞净制品，肌苷含量高低顺序为净制品＞醋制广地龙＞白酒制广地龙＞黄酒制广地龙＞蛤粉制广地龙。

2. 工艺研究

李钟等采用正交试验法，以次黄嘌呤的含量为考察指标，优选广地龙饮片最佳炮制工艺：加 5 倍量的水，淘洗 3 min，40℃烘干。李焕平等以次黄嘌呤的含量为评价指标，优选酒炙广地龙的最佳炮制工艺：每 20 g 饮片，加 10 mL 黄酒，闷润 50 min，40℃干燥。

3. 药理作用

地龙具有清热定惊、通络、平喘、利尿的功效。现代药理研究主要有以下几方面。

1）抗血栓及抗凝血作用

地龙中含有较丰富的蚓激酶、纤溶酶等。纤溶酶具有较高的抗栓活性，蚓激酶具有较强的降纤、抗凝、溶栓作用。

2）降血压作用

将地龙制剂作用于实验动物犬、猫及大鼠，发现其具有缓慢而持久的降压作用。有研究表明地龙发挥降压的主要物质为地龙多肽及类血小板活化因子。李承德等也证明蛋白质为地龙的有效降压物质，通过抑制血管紧张素转换酶的活性降低血压。

3）调节免疫作用

地龙提取物能有效减少渗出，使炎症周期明显缩短，进而促使患者伤口愈合。地龙发挥良好抗炎作用与活化巨噬细胞密切相关。地龙能解除体内毒性物质对巨噬细胞的活性抑制，增强巨噬细胞的吞噬功能，进而提升机体的细胞免疫能力。地龙活性蛋白可有效提高机体的免疫功能，促进巨噬细胞的吞噬功能，加强淋巴细胞转化。地龙肽能很好地调节免疫功能，有效对抗环磷酰胺所产生的免疫抑制作用。

4）止咳平喘作用

地龙能使支气管扩张，解除支气管痉挛，进而发挥止咳平喘作用。地龙制剂能对致敏的离体豚鼠气管平滑肌起显著抑制作用，同时也能拮抗过敏性哮喘。

5）其他

地龙还具有抗氧化、解热、抗炎、镇静、降血脂、抗肿瘤、抗肝纤维化等作用。

【述评】

据古籍记载，地龙炮制方法主要有炒、酒炒、醋炙、焙、熬、煅炭等。《本草纲目》记载了熬制、糯米泔浸、酒浸等法，此外，李时珍认为"入药有为末，或化水，或烧灰者，各随方法"。现版《中国药典》收载了生品。地方规范还记载了酒制、酒润砂烫、甘草汁泡等。由于地龙腥味极大，酒炙较常用，酒制可矫味去腥，还有利于粉碎和增强通经活络、祛瘀止痛的作用。

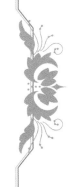

没食子 （Moshizi）

《本草纲目》·木部·第三十五卷·无食子

本品为没食子蜂科昆虫没食子蜂 *Cynips gallae-tinctoriae* Oliv. 的幼虫寄生于山毛榉科植物没食子树 *Quercus infectoria* Oliv. 幼枝上所产生的虫瘿。

【"修治"原文】

子

【敩曰】凡使勿犯铜铁，并被火惊。用颗小、无枕米者炒。用浆水于砂盆中研令尽，焙干再研，如乌犀色入药。

【古代炮制】

南北朝有焙制（《雷公》）。唐代有烧制（《外台》）。宋代有面裹煨制、酥炒（《圣惠方》），熬制（《证类》），面炮（《洪氏》）。明代有炒制（《入门》）等炮制方法。

【现代炮制】

1. 炮制方法

没食子：洗净，干燥，用时捣碎。（2015《上海》）

2. 炮制作用

没食子：苦、涩，温。归肺、脾、肾经。具有固气涩精、敛肺止血的功效。

3. 质量要求

没食子：呈不规则的碎块，有短柄；外表灰色或灰褐色，有疣状突起。质坚厚而脆，断面不平坦，黄白色或淡黄色，有光泽。内存幼蜂的尸体。无臭，味涩而苦。

【研究概况】

1. 化学成分

没食子主含没食子鞣质 50%～70%。主要成分为没食子酸及其衍生物。

2. 药理作用

没食子具有固气涩精、敛肺止血的功效。现代药理研究主要有以下几方面。

1）保护肝肾作用

刘衍杰等研究表明，没食子提取物（TGE）能降低 IgA 肾病大鼠血清及肾组织中 IL-6 的表达水平，减弱肾组织 IgA 免疫荧光表达强度，具有保护肾脏作用。李中等研究表明，没食子酸酯抑制肝组织脂质过氧化，保护线粒体完整的结构及正常的功能，对三硝基甲苯所致的肝损伤具有保护作用。

2）抑制肿瘤作用

何文飞等研究表明，没食子酸可保护并防止皮肤不受瘤感应，其抑制作用随瘤的潜伏期延长和连续发展情况而变化；没食子酸对化学诱发 SENCAR 鼠皮肤瘤有抑瘤作用，能抑制早期和中期皮肤瘤的生长。没食子酸还具有抑制人神经母细胞移植瘤增殖、协同环磷酰胺抗肿瘤生长的作用。此外，日本学者对没食子酸的抗肝癌作用也有报道。

3）其他

没食子还有增强免疫、抗病毒、防龋等作用。

【述评】

据古籍记载，没食子炮制方法主要有焙、烧、面裹煨、酥炒、熬、面炮、炒等法。《本草纲目》转载了《雷公》的炮制方法，曰"凡使，勿犯铜铁"。《蒙筌》有类似记载"浆水浸砂盆，硬者石上

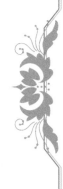

研尽，切忌犯铜铁"。现代研究表明，没食子含有大量的鞣质，能与铁发生化学反应，因此，历代强调"勿犯铜铁"具科学性。现代均捣碎生用。

牡蛎 （Muli）

《本草纲目》·介部·第四十六卷·牡蛎

本品为牡蛎科动物长牡蛎 *Ostrea gigas* Thunberg、大连湾牡蛎 *Ostrea talienwhanensis* Crosse 或近江牡蛎 *Ostrea rivularis* Gould 的干燥贝壳。

【"修治"原文】

【宗奭曰】凡用，须泥固烧为粉。亦有生用者。

【敩曰】凡真牡蛎，先用二十个，以东流水入盐一两，煮一伏时，再入火中煅赤，研粉用。

【时珍曰】案温隐居云：牡蛎将童尿浸四十九日（五日一换），取出，以硫黄末和米醋涂上，黄泥固济，煅过用。

【古代炮制】

汉代有熬（《玉函》）。唐代有炙（《食疗》）。宋代有煅（《圣惠方》），煨（《史载》），炒黄（《总病论》《活人书》），童便制（《妇人》），醋制（《普本》）。明代有煅、醋煅、醋浸、炙、煨（《普济方》），煅飞（《朱氏》），炒赤色（《普济方》），炒成粉（《准绳》），童便炒（《万氏》）。清代有煅炒（《医醇》），醋煮（《增广》）等炮制方法。

【现代炮制】

1. 炮制方法

牡蛎：洗净，干燥，碾碎。

煅牡蛎：取净牡蛎，武火煅至酥脆时取出，放凉，碾碎。

2. 炮制作用

牡蛎：咸，微寒。归肝、胆、肾经。具有重镇安神、潜阳补阴、软坚散结之功。用于惊悸失眠，眩晕耳鸣，瘰疬痰核，癥瘕痞块。

煅牡蛎：煅后质地酥脆，便于粉碎和煎出药效物质。具有收敛固涩、制酸止痛的功效。用于自汗盗汗，遗精滑精，崩漏带下，胃痛吞酸。

3. 质量要求

牡蛎：为不规则的碎块，白色，质硬，断面层状。气微，味微咸。碳酸钙不得少于94.0%。

煅牡蛎：呈不规则的碎块或粗粉。灰白色。质酥脆，断面层状。碳酸钙不得少于94.0%。

【研究概况】

1. 化学成分

1）牡蛎所含成分

牡蛎主含碳酸钙、磷酸钙及硫酸钙。此外，含多种无机元素。

2）炮制对化学成分的影响

牡蛎经煅制，除 Pb 和 Mn 外，Cd、Cu、Cr、Zn、Ni 等微量元素含量均有不同程度上升。

2. 工艺研究

吴小华等采用马福炉对牡蛎煅制的条件进行了研究，认为750℃、60 min，煅至红透，用100：28醋淬，钙含量比直火煅淬品高2倍多。孙颖等采用电热自动恒温干燥箱煅制法：将牡蛎刷去泥沙杂质，捣碎，铺10~15 cm厚，温度300℃，烘制时间3~4 h，待凉后取出。

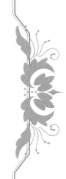

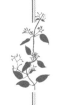

3．药理作用

牡蛎具有重镇安神、潜阳补阴、软坚散结之功。现代药理研究主要有以下几方面。

1）抗抑郁作用

瞿融等研究了柴胡加龙骨牡蛎汤抗抑郁作用机制，结果表明，柴胡龙牡汤可使抑郁大鼠下丘脑、纹状体、边缘区和大脑皮质 NA、DA、DOPAC、5-HITT 含量普遍增加，纹状体和边缘区 5-HT 水平显著升高。

2）降血压作用

盛英坤等研究表明，牡蛎、石决明等能降低肝阳上亢型高血压大鼠的血压、改善大鼠一般症状，作用机制可能与下调血浆 NE、E、AngⅡ、ALD 含量，上调血浆 NO 水平有关。

3）其他

牡蛎还具有抗氧化、抗疲劳等作用。

【述评】

据古籍记载，牡蛎炮制方法主要有熬、炙、煅、煨、炒等法。《本草纲目》收载了煅制法，李时珍曰：牡蛎将童尿浸四十九日（五日一换），取出，以硫黄末和米醋涂上，黄泥固济，煅过用。该法使用多种辅料处理，与现在不同。现版《中国药典》载有牡蛎和煅牡蛎。生用有重镇安神、潜阳补阴、软坚散结之功。煅后质地酥脆，便于粉碎和煎出药效物质，增强了收敛固涩的作用。

龟甲（Guijia）

《本草纲目》·介部·第四十五卷·水龟

本品为龟科动物乌龟 *Chinemys reevesii*（Gray）的背甲及腹甲。

【"修治"原文】

以龟甲锯去四边，石上磨净，灰火炮过，涂酥炙黄用。亦用酒炙、醋炙、猪脂炙、烧灰用者。

【古代炮制】

唐代有炙法（《千金翼》）。宋代有酥炙、醋炙（《证类》），酒制（《总录》），酒醋炙（《局方》），煅制（《朱氏》），童便制（《疮疡》），童便酥油反复制（《疮疡》）。元明有酒浸（《丹溪》），猪肠炙（《发挥》）及灰火炮后酥炙、酒炙（《本草纲目》）。清代有猪肠炙后烧灰（《本草述》），油制（《奥旨》），熬制（《医案》）等炮制方法。

【现代炮制】

1．炮制方法

龟甲：取原药材，置蒸锅内，沸水蒸 45 min，取出，放入热水中，立即用硬刷除净皮肉，洗净，晒干。

醋龟甲：取净龟甲，砂炒至表面淡黄色，取出，醋淬，干燥。用时捣碎。每 100 kg 龟甲，用醋 20 kg。

2．炮制作用

龟甲：咸、甘，微寒。归肝、肾、心经。具有滋阴潜阳、益肾强骨、养血补心、固经止崩的功效。用于阴虚潮热，骨蒸盗汗，头晕目眩，虚风内动，筋骨痿软，心虚健忘，崩漏经多。生品质地坚硬，有腥气，滋阴潜阳之力强。

醋龟甲：砂炒醋淬后质变酥脆，易于粉碎，利于煎出有效成分，并能矫臭矫味。补肾健骨，滋阴止血力强。

3. 质量要求

龟甲：呈不规则的碎块，表面淡黄色或黄白色，有放射状纹理；内面黄白色，边缘呈锯齿状，质坚硬，可自骨板缝处断裂；气微腥，味微咸。水溶性浸出物不得少于 4.5%。

醋龟甲：形如龟甲，表面黄色或棕褐色，质松脆，略有醋气。水溶性浸出物不得少于 8.0%。

【研究概况】

1. 化学成分

1）龟甲所含成分

龟甲含动物胶、角蛋白、骨胶原、氨基酸、脂肪酸、甾体类化合物及钙、磷、硒、锶、钡、硅等元素。

2）炮制对化学成分的影响

对龟甲不同炮制品进行煎出物及其氨基酸、总氮等分析，结果龟甲的砂烫品、砂烫醋淬品的煎出量高于生品；总氨基酸含量、总含氮量顺序为砂烫醋淬品＞砂烫品＞生品。

2. 工艺研究

岳宝森等以浸出物量和含氮量作为评价指标，采用正交试验法优选酒龟甲炮制工艺：250℃炒制 5 min，并投入酒精度为 50% 的酒，酒的用量为 25%（w/w）。

刘艳等以 L-羟脯氨酸、甘氨酸、丙氨酸、L-脯氨酸等氨基酸含量总和为指标，采用正交设计法考察不同炮制方法及煎煮次数对制备龟甲胶的影响，结果显示，龟甲通过蒸制去除腐肉后，不烫淬煎煮 3 次后的氨基酸含量最高。

3. 药理作用

龟甲具有滋阴潜阳、益肾强骨、养血补心、固经止崩的功效。现代药理研究主要有以下几方面。

1）调节甲状腺、肾上腺功能作用

龟甲水煎液可降低三碘甲状腺原氨酸（T_3）甲亢型模型大鼠血清中 T_3 和 T_4 含量，并且可降低红细胞膜中 Na^+-K^+-ATP 酶的活性、血浆中的 cAMP 及血浆黏度，从而使萎缩的甲状腺开始恢复生长，减慢大鼠的心率，提高痛阈，降低大鼠的整体耗氧量，升高血糖；还可以降低大鼠的饮水量，增加其尿量，使其体重有所增加；并使大鼠的胸腺、甲状腺、肾上腺及脾的组织结构及重量均基本恢复到正常或接近正常的水平，研究显示：龟甲能够有效降低甲亢型大鼠的甲状腺功能，并能对肾上腺功能产生影响。

2）抗氧化作用

龟板的 95% 乙醇提取物，有较强的体外抗氧化活性。动物实验也表明，龟板醇提取物可使大鼠肝中 MDA 水平显著下降、SOD 活性显著提高，表明龟板醇提取物具有抗脂质过氧化作用。

3）促进骨生长发育作用

龟甲能促进骨髓间充质干细胞（MSC）的增殖，并且能够诱导 MSC 分化成为神经元样细胞，在经过长时间的诱导后，MSC 也可能向成骨方向分化。龟甲醇提取物还具有修复 MSC 氧化损伤的作用。

4）其他

龟甲还有增强免疫、延缓衰老、抑制细胞凋亡等作用。

【述评】

据古籍记载，龟甲主要炮制方法有净制、切制（镑末）、炙、酥炙、醋制、酒制、煅、童便制、脂炙、火炮、烧灰、熬胶等炮制方法。《本草纲目》较全面收载了前人的炮制方法。现版《中国药

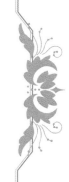

典》收载有龟甲和醋龟甲。根据龟甲的质地和功效认为砂炒醋淬法科学合理。炒后质变酥脆，易于粉碎及煎出有效成分；醋制矫臭，便于服用，并增强滋阴作用。

青娘虫 （Qingniangchong）

《本草纲目》·虫部·第四十卷·芫青

本品为芫青科动物绿芫青 *Lytta caragana* Pallas 的干燥全虫。

【"修治"原文】

同斑蝥。

【古代炮制】

唐代有蒸制（《千金》），炼（《新修》），冬月作菹煮（《食疗》），盐、醋、浆水煮（《食疗》）。明代有盐制（《本草纲目》）。清代有鸡子清调（《备要》）等炮制方法。

【现代炮制】

1. 炮制方法

青娘虫：取原药材，除去杂质。（2005《天津》）

米炒青娘虫：取净青娘虫（除去头、足、翅）按米炒法炒至米呈老黄色为度。取出，筛去米粒，摊凉。每 10 g 青娘虫，用米 100 g。（2015《浙江》）

2. 炮制作用

青娘虫：辛，温；有毒。具有祛瘀散结、攻毒的功能。生品毒性大。

米炒青娘虫：炒后毒性降低，内服宜慎。孕妇禁用。

3. 质量要求

青娘虫：完整者呈长圆形，体长 1.5～2.5 cm，宽 0.5～0.7 cm。表面绿色、蓝绿色或蓝紫色，有光泽。体轻，质脆，气腥臭，味辛。

米炒青娘虫：形如生青娘虫，色泽加深，显黄色，微具焦臭。

【研究概况】

1. 化学成分

青娘虫含有斑蝥素、脂肪、蜡质、乙酸和色素等成分。

2. 药理作用

青娘虫具有祛瘀散结、攻毒的功能。现代药理研究主要有以下几方面。

1）抗癌作用

青娘虫含有斑蝥素，具有明显的抗癌活性。李晓飞等研究发现芫青中的斑蝥素对人喉癌 HEP-2 细胞和人胃癌 BGC-823 细胞有显著的抑制作用，但其未能诱导喉癌 HEP-2 细胞发生凋亡。此外，芫青体内的斑蝥素和结合斑蝥素抗肿瘤细胞活性存在差异，结合斑蝥素对人结肠癌细胞 HT-29、人肝癌细胞 PLC/PRF/5、BEL-7404 的抑制作用远好于斑蝥素。

2）抗病毒作用

林峰等研究显示，斑蝥素油膏可治疗银屑病和皮炎等。项朝吉等用芫青科昆虫分泌物涂在患者除去外皮的寻常疣部位，治疗 100 例痊愈，这可能是斑蝥素对寻常疣病毒具有杀灭作用。宋海波等用斑蝥与赤芍粉末涂在患者的寻常疣部位，治疗效率可高达 90.4%。

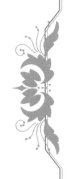

【述评】

据本草记载，芫青类中药有四味，即斑蝥、青娘虫（芫青）、葛上亭长与地胆。这四味中药均来源于芫青科，但种属不同，分别为斑芫青属、绿芫青属、豆芫青属、短翅芫青属的多种动物。四种中药功效极其近似，且均有毒。《本草纲目》收载了四个品种，炮制方法也相同，有米炒、麸炒、小麻子炒、醋煮。其中米炒法一直沿用至今。除斑蝥外，其他品种现版《中国药典》未收载。现代研究显示，青娘虫中含有斑蝥素，毒性大，米炒可使其升华，从而降低毒性。

阿胶（Ejiao）

《本草纲目》·兽部·第五十卷·阿胶

本品为马科动物驴 *Equus asinus* L. 的干燥皮或鲜皮经煎煮、浓缩制成的固体胶。

【"修治"原文】

【弘景曰】 凡用皆火炙之。

【敩曰】 凡用，先以猪脂浸一夜，取出，于柳木火上炙燥研用。

【时珍曰】 今方法或炒成珠，或以面炒，或以火炙，或以蛤粉炒，或以草灰炒，或酒化成膏，或水化膏，当各从本方也。

【古代炮制】

汉代有炙令尽沸（《玉函》）。南北朝有猪脂浸炙（《雷公》）。唐代有炒（《千金翼》），蛤粉炒（《银海精微》）。宋代有米炒（《总录》），麸炒（《产育》），水浸蒸（《朱氏》）。明、清有草灰炒（《普济方》），面炒（《本草纲目》），蒲黄炒、牡蛎粉炒（《钩元》），酒蒸（《得配》）等炮制方法。

【现代炮制】

1. 炮制方法

阿胶：取阿胶块，捣成碎块。

阿胶珠：取阿胶，烘软，切成 1 cm 左右的丁。以蛤粉炒法翻炒至鼓起呈圆球形，表面黄白色，内无溏心时，迅速取出。每 100 kg 阿胶丁，用蛤粉 30～50 kg。

蒲黄炒阿胶：取净蒲黄，用中火加热炒至稍微变色时，投入净阿胶丁，翻炒至鼓起呈圆球形，表面黄白色，内无溏心时取出，筛去蒲黄，放晾。（2009《湖北》）

2. 炮制作用

阿胶：甘，平。归肺、肝、肾经。具有补血滋阴、润燥、止血的功效。阿胶长于滋阴补血。

阿胶珠：经炒后可降低滋腻之性及不良气味，质变酥脆、易于粉碎。蛤粉能清热化痰，并能入血分散瘀滞，蛤粉炒后善于益肺润燥。

蒲黄炒阿胶：蒲黄炒的作用基本同蛤粉炒，降低了滋腻之性，并可矫味。止血安络力强。

3. 质量要求

阿胶：呈不规则的碎块或立方块，棕色至黑褐色，有光泽。断面光亮，碎片对光照视呈棕色半透明状。质硬而脆。气微，味微甘。水分不得过 15.0%，重金属及有害元素：铅不得过 5 mg/kg、镉不得过 0.3 mg/kg、砷不得过 2 mg/kg、汞不得过 0.2 mg/kg、铜不得过 20 mg/kg，水不溶物不得过 2.0%。含特征多肽以驴源多肽 A_1 和驴源多肽 A_2 的总量计不得少于 0.15%。

阿胶珠：呈类圆球形，表面棕黄色或灰白色，附有白色粉末，断面中空或多孔状，淡黄色至棕色，体轻，质脆，易碎。气微，味微甘。水分不得过 10.0%，总灰分不得过 4.0%。

胶珠、阿胶珠含 L-羟脯氨酸不得少于 8.0％、甘氨酸不得少于 18.0％、丙氨酸不得少于 7.0％、L-脯氨酸不得少于 10.0％。

蒲黄炒阿胶：形如阿胶珠，表面棕褐色。

【研究概况】

1. 化学成分

1）阿胶所含成分

阿胶主要含胶原蛋白及其水解产物明胶、多肽、多种氨基酸及金属元素等。

2）炮制对化学成分的影响

阿胶珠水溶速率比阿胶丁大近 1 倍。阿胶珠与阿胶丁蛋白质、含氮量相近。各炮制品（蛤粉炒、滑石粉）氨基酸、必需氨基酸和必需微量元素总量均高于阿胶丁。

2. 工艺研究

手工炒制时蛤粉温度在 145℃～160℃ 之间，时间在 3～5 min 时，炮制品质量较好。炒药机规模化生产阿胶珠的炮制工艺：阿胶丁边长不能大于 10 mm，应呈正方体；蛤粉的温度应控制在 260～280℃ 之间，时间在 4～6 min，每 1 kg 阿胶丁用蛤粉 8～10 kg 为宜。烘箱法制阿胶珠，将搪瓷盘放入恒温 180℃ 的电热箱中，预热 10 min 左右，然后将切好的阿胶丁放入已预热的盘中烘烤 5 min 左右，取出。微波法制阿胶珠的工艺以阿胶丁大小 0.5 cm×0.5 cm×0.6 cm，微波强度为高火，微波时间为 4 min，加水量为 15 mL 为宜。

3. 药理作用

阿胶具有补血滋阴、润燥、止血的功效。现代药理研究主要有以下几方面。

1）对血液系统的影响

阿胶对失血性贫血、缺铁性贫血、再生障碍性贫血等均有显著的疗效。李宗铎等研究证实，阿胶能促进机体的造血功能，增加 RBC、WBC、HGB、PLT 的含量。吴宏忠等研究表明，阿胶的酶解组分可增加骨髓和脾造血干/祖细胞集落 CFU-GM、CFU-E 和 BFU-E 的数量，升高肝/肾 GM-CSF 和 EPO 的 mRNA 水平，增加外周血中 GM-CSF、IL-6 和 EPO 的含量，抑制造血抑制因子 INF-γ 和 TGF-β 的释放，促进贫血小鼠外周血中红细胞和白细胞数量的升高，发挥对再生障碍性贫血的治疗作用。邓皖利等研究发现，阿胶的酶解产物组分可促使贫血小鼠（CTX 所致）体内骨髓单核细胞数和 CFU-E、BFU-E、CFU-GM 和 CD34 含量增加，表明阿胶在维持骨髓造血微环境和缓解 CTX 对骨髓组织的损伤中发挥重要作用。

2）对免疫系统的影响

李志等研究发现，阿胶口服液可增强小鼠迟发型变态反应，促进小鼠脾细胞抗体生成及脾淋巴细胞的转化增殖，升高小鼠血清溶血素滴度，证明阿胶口服液能增强小鼠的体液免疫和细胞免疫。张珣等研究显示，阿胶剂量 320 mg/kg 可明显升高模型小鼠血清中 IL-3 水平和 IFN-γ/IL-4 的比值；160 mg/kg 剂量、320 mg/kg 剂量的阿胶可显著提高氢化可的松所致免疫低下模型小鼠的胸腺指数、腹腔巨噬细胞的吞噬能力和血清 IFN-γ 水平，显著降低体内 IL-4 水平，明显增强脾淋巴细胞的增殖能力及其迟发型变态反应，说明阿胶可调节小鼠的特异性/非特异性免疫功能。郑筱祥等研究发现阿胶可显著提升小鼠骨髓细胞增殖指数和造血干细胞比率，显著降低造血干细胞和骨髓细胞的凋亡率，明显增强外周血细胞因子 IL-3 和 GM-CSF 的分泌，表明阿胶在改善 CTX 所致白细胞数量低下现象和增强机体免疫力方面具有重要作用。

3）抗疲劳、耐缺氧作用

阿胶可明显增强"脾虚"模型小鼠抗疲劳和耐高温的能力，还能增强小鼠对低温条件和常压缺氧条件的耐受力。此外，阿胶可明显延长小鼠负重游泳的时间，升高安静状态下小鼠肝糖原和血红

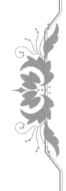

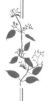

蛋白含量，减少运动后机体内血乳酸和血清尿素氮的生成，表明阿胶具有缓解疲劳、增强其运动耐力的作用。

4）抗肿瘤作用

郑筱祥等用体外培养的方法证实，阿胶可提高放疗病人外周血淋巴细胞的转化率。刘培民等研究证实，阿胶含药血清能促进肺癌 PG 细胞凋亡，对抑制和杀伤癌细胞具有明显的效果。体外试验表明，阿胶含药血清可增强丝裂原对淋巴细胞增殖与活化的诱导作用，提高 T 细胞、NK 细胞和 CD3$^+$CD4$^+$/CD3$^+$CD8$^+$ 的比值，升高 Th1 并降低 Th2 细胞的比值，增强机体对肿瘤细胞的免疫应答；也可显著降低白血病 K562 细胞 P53 基因和肺癌 PG 细胞端粒酶的表达水平。体内研究表明，复方阿胶浆对 S180 肉瘤和 Lewis 肺癌的生长具有抑制作用，可明显延长荷瘤小鼠的生存时间，促进放/化疗后机体免疫功能的恢复，降低继发性感染死亡率；此外，还可升高小鼠腹腔巨噬细胞吞噬率和淋巴细胞转化率，降低 5-氟尿嘧啶对小鼠 H22 肝癌化疗的毒副作用。

5）其他

阿胶还有补钙、提高受孕率、增强记忆等作用。

【述评】

据古籍记载，阿胶炮制方法有 20 种之多。《本草纲目》收载了阿胶的多种炮制方法，时珍曰："或炒成珠，或以面炒，或以酥炙，或以蛤粉炒，或以草灰炒，或酒化成膏，或水化膏，当各从本方。"这些炮制、调剂方法沿用至今。现版《中国药典》载有阿胶和蛤粉炒阿胶，地方规范还载有蒲黄炒阿胶。阿胶为中药饮片以批准文号管理品种之一。

虎骨 （Hugu）

《本草纲目》·兽部·第五十一卷·虎

本品为猫科动物虎 *Panthera tigris* L. 的骨骼。

【"修治"原文】

虎骨

【颂曰】虎骨用头及颈骨，色黄者佳。凡虎身数物，俱用雄虎者胜。药箭射杀者，不可入药，其毒浸溃骨血间，能伤人也。

【时珍曰】凡用虎之诸骨，并槌碎去髓，涂酥或酒或醋，各随方法，炭火炙黄入药。

【古代炮制】

唐代有炙焦、炙黄、酒渍《千金》。宋代有酒浸（《博济》），酒炙（《局方》），酒煮（《朱氏》），酥制、硇砂、醋炒（《圣惠方》），醋浸（《脚气》），醋炙（《局方》），蜜制（《证类》），制炭（《总录》），姜制（《朱氏》）。明代有酒蒸（《醒斋》），煨制（《回春》），乳制（《保元》）。清代有酒炒（《从众录》），麻油制、羊油制（《串雅补》）等炮制方法。

1. 炮制方法

虎骨：取虎骨，用水浸泡，除去残余筋肉，洗净，阴干，锯段，砸碎。（1977《中国药典》）

醋虎骨：取砂子置锅内，用中火炒热后，加入净虎骨段，拌炒至黄色，取出，筛去砂子，将虎骨及时倒入醋内淬酥，捞出，晾干，捣碎。每 100 kg 虎骨，用醋 25 kg。（1988《全国》）

油制虎骨：取净虎骨段置沸油锅内，用文火加热，炸至酥脆，捞出滤去油，或取净虎骨，用麻

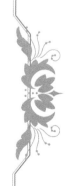

油涂抹后，在无烟火上烤至黄酥，捣碎。每100 kg虎骨，用麻油25 kg。(1988《全国》)

2. 炮制作用

虎骨：辛，温。归肝、肾经。具有祛风、定痛、健骨强筋、镇惊的功效。

醋虎骨：砂烫醋淬后，可使其松脆，易于打碎、利于成分煎出。醋浸可增强止痛作用并去除腥气。

油制虎骨：油炙后，使其质地酥脆，便于粉碎和煎煮，亦可减少腥臭之气。

3. 质量要求

虎骨：呈不规则碎块状，黄白色或淡黄白色或灰白色。腻而稍显油润。体较重，质坚实，气腥。

醋虎骨：形如虎骨，色黄，质酥，有醋味。

油制虎骨：形如虎骨，浅黄色，质酥。

【研究概况】

1. 化学成分

虎骨含有机物主要为骨胶原，还有骨黏蛋白、多糖类、脂类等。无机物主要有磷酸钙、碳酸钙、磷酸镁钡等。

2. 药理作用

虎骨具有祛风、定痛、健骨强筋、镇惊的功能。现代药理研究主要有以下几方面。

1）抗炎作用

虎骨粉、虎骨胶对大鼠甲醛性和蛋清性关节炎，均有显著抑制作用。能明显抑制二甲苯所致家兔皮肤毛细血管通透性的增高，对注射甲醛所致脚肿大鼠外周血白细胞总数和淋巴细胞的增加及中性淋巴细胞的降低均有抑制作用。

2）镇痛、镇静作用

给小鼠灌服虎骨胶、虎骨水煎液，对小鼠醋酸扭体痛、电击尾致痛能提高痛阈、延迟疼痛发生时间，能减少小鼠自发活动，有一定的镇静作用。

3）促进骨折愈合作用

虎骨入药可用于一切磕损，失坠伤折。家兔桡骨中断骨折模型显示，有促进新骨再生和加速骨折愈合作用。

【述评】

据古籍记载，虎骨炮制方法有炙黄、炙焦、酒制、醋制、姜汁制、蜜炙、油酥等。《本草纲目》较全面记载了炮制方法。虎骨在我国1963、1977版《中国药典》中有记载，在地方规范有油炙、醋炙法。虎骨性辛温，归肝、肾经。具有祛风通络，强筋健骨的功效。用于历节风痛，四肢拘挛，腰脚不随，惊悸癫痫。虎骨应用广泛，但由于虎被列为濒危物种，属一级保护动物，虎骨已禁用。急需寻求虎骨代用品。

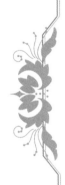

虎睛 （Hujing）

《本草纲目》·兽部·第五十一卷·虎

本品为猫科动物虎 *Panthera tigris* L. 的眼睛。

【"修治"原文】

虎睛

【颂曰】虎睛多伪，须自获者乃真。

【敩曰】凡使虎睛，须问猎人：有雌有雄，有老有嫩，有杀得者。惟中毒自死者勿用之，能伤人。虎睛，以生羊血浸一宿漉出，微火焙干，捣粉用。

【时珍曰】《千金》治狂邪，有虎睛汤、虎睛丸，并用酒浸炙干用。

【古代炮制】

南北朝有羊血浸、焙干《雷公》。宋代有炙（《圣惠方》《总录》）。明代有酒浸《颅囟》等炮制方法。

【述评】

从宋朝至清朝，虎睛的炮制主要有炙、酒浸炙、羊血浸焙等方法。《本草纲目》对其炮制方法及临床病证中的应用有详细的记载，以烘焙和炙法为主。虎睛具镇惊、明目作用，治惊悸，癫痫，目翳。虎为濒危野生动物，今不得作药用。

夜明砂 （Yemingsha）

《本草纲目》·禽部·第四十八卷·伏翼

本品为蝙蝠科动物蝙蝠 *Vespertilio superans* Thomas 等多种蝙蝠的干燥粪便。

【"修治"原文】

天鼠屎

【时珍曰】凡采得，以水淘去灰土恶气，取细砂晒干焙用。其砂乃蚊蚋眼也。

【古代炮制】

宋代有细研、微炒、糯米炒令黄（《圣惠方》），粳米炒（《总录》）。元代有烧（《宝鉴》），焙法（《丹溪》）。明代有炒过酒调（《蒙筌》），布裹洗、隔纸炒（《婴童》），酒洗煮（《瑶函》），炒（《乘雅》），醋炒（《一草亭》）等法。

【现代炮制】

1. 炮制方法

夜明砂：筛去杂质及灰屑。（1988《全国》）或拣去杂质，置水缸内，搅动，使泥沙下沉，捞起上面夜明砂，晒干即得。（2010《湖南》）

2. 炮制作用

夜明砂：辛，寒。归肝经。具有清热明目，散血消积功效。

3. 质量要求

夜明砂：呈长椭圆形颗粒，两头微尖，长5～7 mm，直径约2 mm。表面粗糙，棕褐色或灰棕色，破碎者呈小颗粒或粉末状。气无，味微苦辛。

【述评】

据古籍记载，夜明砂炮制方法有微炒、糯米炒、制炭、焙、酒煮、醋炒等。《本草纲目》记载了水淘洗法，一直沿用至今。夜明砂功能为清热明目、散血消积，具有较好的疗效。历版《中国药典》未见收载。

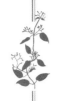

蝙蝠 （Bianfu）

《本草纲目》·禽部·第四十八卷·伏翼

本品为蝙蝠科动物蝙蝠 *Vespertilio superans* Thomas、大管鼻蝠 *Murina leucogaster* Milne-Edwards、普通伏翼 *Pipistrellus abramus* Temminck、大耳蝠 *Plecotus auritus* Linnaeus、华南棕蝠 *Eptesicus andersoni* （Dobson）和蹄蝠科动物大刀蹄蝠 *Hipposideros armiger* Hodgson 及菊头蝠科动物马铁菊头蝠 *Phinolophus ferrumequinum* Schreber 等的干燥全体。

【"修治"原文】

【敩曰】凡使要重一斤者。先拭去肉上毛，及去爪、肠，留肉、翅并嘴、脚。以好酒浸一宿，取出以黄精自然汁五两，涂炙至尽，炙干用。

【时珍曰】近世用者，多煅存性耳。

【古代炮制】

晋代有烧令焦（《肘后》），"烧令烟尽，沫下绢筛之"（《鬼遗》）。唐代有阴干（《新修》）。宋代有炙干（《总录》）。元代有烧灰、炙（《医述》）。明、清代有焙干（《医学》），烧存性、烧灰细研（《得配》）等炮制方法。

【述评】

蝙蝠味咸、性平，归肝经，具有止咳平喘、利水通淋、平肝明目、解毒的功效。据古籍记载，蝙蝠炮制方法有阴干、焙干、炙干、烧令焦、烧存性等。李时珍时期以煅炭使用。现代在《中药大辞典》《中华本草》等专著中有收载，但现版《中国药典》及炮制规范未收载该品种。临床少见使用。

刺猬皮 （Ciweipi）

《本草纲目》·兽部·第五十一卷·猬

本品为刺猬科动物刺猬 *Erinaceus europaeus* Linnaeus 或短刺猬 *Hemiechinus dauricus* Sundevall 的干燥外皮。

【"修治"原文】

皮

细剉，炒黑入药。

【古代炮制】

汉代有酒煮（《本经》）。晋代有制炭（《肘后》）。唐代有炒令黑（《食疗》），炙（《千金》），熬（《外台》）。宋代有炒黄（《疮疡》），煅黑存性（《朱氏》），炙令黄（《总录》）。明代有麸炒（《普济方》），酥制（《品汇》），煮制（《入门》），蛤粉炒（《瑶函》）。清代有土炒、酒、醋、童便制（《大成》）等炮制方法。

【现代炮制】

1. 炮制方法

刺猬皮：取原药材，稍浸，刷去杂质，剁成小块，干燥。（1988《全国》）

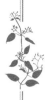

制刺猬皮（滑石粉制）：取净刺猬皮块按滑石粉炒法，拌炒至黄色，鼓起，刺尖秃时取出，筛去滑石粉。每100 kg刺猬皮，用滑石粉40 kg。（2012《辽宁》）

2. 炮制作用

刺猬皮：苦，平。归胃、大肠经。具有止血行瘀、固精缩尿、止痛的功效。刺猬皮腥味大，很少生用。

制刺猬皮：制后能矫臭矫味，质地松泡酥脆，便于粉碎和煎煮。

3. 质量要求

刺猬皮：呈密生硬刺的不规则小块，外表灰白色、黄色或灰褐色，皮内面灰白色或棕褐色，有特殊腥臭气。

制刺猬皮：形如刺猬皮，表面鼓起，黄色，易折断，皮部边缘向内卷曲。微有腥臭味。

【述评】

据古籍记载，刺猬皮的炮制方法有炙、焙、炒、煅、烧、酒煮、制炭等。《本草纲目》记载了"细锉，炒黑入药"。现版《中国药典》未收载该药，部分规范中记载有滑石粉炒或砂炒法。因腥臭气味较浓，少生用。炒制后质地松泡酥脆，便于煎煮和粉碎，并能矫臭矫味。醋制后矫臭矫味效果更佳，并能增强行瘀止痛的作用。现代药理研究较少。工艺研究表明烫制最佳工艺：100 kg刺猬皮加40 kg滑石粉，烫制温度210～220℃，翻炒4 min。有文献报道刺猬皮治疗消化性溃疡。临床疗效较好。

虻虫 （Mengchong）

《本草纲目》·虫部·第四十一卷·蜚虻

本品为虻科昆虫腹带虻 *Tabanus bivittatus* Matsumura 的雌虫干燥全体。

【"修治"原文】

大明曰：入丸、散，去翅、足，炒熟用。

【古代炮制】

汉代有熬去足翅（《玉函》）。唐代有去足翅熬（《千金翼》）。宋代有炒令微黄（《圣惠方》），炒黑（《博济》），米炒（《总病论》）。元、明时代有麸制（《宝鉴》），去足翅焙用（《通玄》）等炮制方法。

【现代炮制】

1. 炮制方法

虻虫：取原药材，除去杂质。（2005《安徽》）

炒虻虫：取虻虫，除去头、足，炒至表面深黄色，微具焦斑。（2015《浙江》）

米炒虻虫：取净虻虫与米置锅内，炒至米呈深黄色为度。取出筛去米。每100 kg虻虫，用米20 kg。（2005《安徽》）

2. 炮制作用

虻虫：苦，凉；有小毒。归肝经。具有逐瘀破积、通经的功效。生虻虫有小毒，腥臭味较强，破血力猛，并有致泻的副作用，不宜生用。

炒虻虫、米炒虻虫：米炒或炒后降低毒性和腥臭气味，便于粉碎和服用。

3. 质量要求

虻虫：略呈椭圆形。头部呈黑棕色而有光泽。复眼大而突出。背部黑棕色、有光泽，腹部黄褐

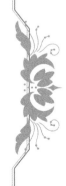

色，有横纹节。质脆、易破碎。有臭气，味苦咸。

炒䗪虫：形如䗪虫，焙后呈黄褐色或棕黑色，无足翅、微有腥臭气味。

米炒䗪虫：形如䗪虫，呈深黄色，微有腥臭气味。

【研究概况】

1．化学成分

1）䗪虫所含成分

䗪虫含蛋白质、氨基酸、胆固醇及 Cu、Mo、Zn、Fe、Mn 等微量元素。

2）炮制对化学成分的影响

张林碧等研究结果表明，䗪虫炮制前后蛋白质区带图谱有明显的变化，其中蒸煮法和砂炒法对药物蛋白质的影响较烘焙法和麸炒法大，损失多。

2．药理作用

䗪虫具有破血通经、逐瘀消癥之功效。现代药理研究主要有以下几方面。

1）活血作用

研究表明，䗪虫、水蛭、䗪虫-水蛭配伍均具有抗血小板聚集的作用，其中䗪虫-水蛭配伍的作用最强。䗪虫、水蛭和配伍药均可降低血浆黏度比、全血黏度比，降低血细胞比容，降低红细胞聚集指数，缩短电泳时间，且配伍药的作用显著最优。杨星勇等研究表明，华广虻溶纤活性蛋白能显著延长大鼠出血时间、降低全血黏度比、减慢血沉速度、显著减少血纤蛋白原含量，并能显著抑制血小板的最大聚集率。

2）抗炎、抗肿瘤作用

Zhao R 等从牛虻唾液中分离纯化 3 种免疫调节肽（immunoregulin TP1～3）均可以通过促进 IL-10 细胞因子的分泌发挥抗炎作用。

周志愉等研究发现，高、中剂量䗪虫组均可使肝癌组织呈大片坏死；䗪虫高、中剂量组及化疗组瘤体质量、瘤指数显著减小，䗪虫高剂量组 VEGF 及 MMP-9 蛋白表达显著减小，结果表明䗪虫抑制荷 H22 小鼠肝癌细胞增殖的机理可能与减少 VEGF、MMP-9 蛋白表达有关。

3）其他

䗪虫还有镇痛、兴奋家兔离体子宫、抑制内毒素所致肝出血性坏死病灶等作用。

【述评】

据古籍记载，䗪虫炮制方法有炒制、米炒、麸制、焙等法。《本草纲目》载有"去翅、足，炒熟用"。现版《中国药典》未收载该药，部分地方炮制规范记载有焙、炒黄、米炒法等。䗪虫有毒，气味腥臭，采用炒法等可达到降毒、矫味的目的。䗪虫在治疗心脑血管疾病方面具有较大潜质，其有效成分和作用机制有待深入研究。

珂 (Ke)

《本草纲目》·介部·第四十六卷·珂

本品为蛤蜊科动物中国蛤蜊（凹线蛤蜊）*Mactra chinensis* Philippi 的贝壳。

【"修治"原文】

【敩曰】珂，要冬采得色白腻者，并有白旋水文。勿令见火，即无用也。凡用以铜刀刮末研细，重罗再研千下，不入妇人药也。

【古代炮制】

南北朝有研(《雷公》)的炮制方法。

【述评】

珂一般在冬、春季捕捞，捕得后，沸水烫，去肉取壳，晒干。珂味咸，性平，归肝经。退翳明目，用于目赤，翳膜，胬肉，远视不明，眼部涩痒。珂主要分布于我国北方沿海，东南沿海亦有。现较少药用。

穿山甲 (Chuanshanjia)

《本草纲目》·鳞部·第四十三卷·鲮鲤

本品为鲮鲤科动物穿山甲 *Manis pentadactyla* Linnaeus 的鳞甲。

【"修治"原文】

甲

【时珍曰】方用或炮或烧，或酥炙、醋炙、童便炙，或油煎、土炒、蛤粉炒，当各随本方，未有生用者。仍以尾甲乃力胜。

【古代炮制】

唐代有烧之作灰(《千金翼》)，烧存性、炒黄(《理伤》)。宋代有炒令焦黄、"酒浸，炙焦"、酒炙(《朱氏》)，炙、童便制(《圣惠方》)，蚌粉炒制(《普本》《背疽》)，醋浸炒令轻空(《产育》)，醋炙(《卫济》)，蛤粉炒制(《局方》)，黄土炒焦黄色(《急救》)，热灰中炮焦(《疮疡》)。元代有灰炒、炮(《丹溪》)，"汤浸透取甲剉碎，同热灰铛内，慢火炒令焦黄"(《活幼》)，石灰炒、桑灰制(《世医》)，酥炙(《瑞竹》)，炮黄(《宝鉴》)。明代有洗焙、煨、火煅、醋炙黄、土炒、桑灰制、麸炒制、谷芒灰制、炮燥(《普济方》)，煅存性(《回春》)，酥炒(《理例》)，黄土炒焦黄色(《禁方》)，皂角灰炒、令黄(《奇效》)，醋炙(《宋氏》)，炮焦(《景岳》)，沙土炒(《仁术》)。清代有"或生，或烧"(《备要》)，炒黑(《拾遗》)，烧炙(《求真》)，炒成珠(《串雅补》)，陈壁土炒(《奥旨》)，土炒(《全生集》)，生漆制、红花、牙皂、紫草节、苏木制(《串雅内》)，油蒸(《本草述》)，麻油煎黄色(《尊生》)，乳炒(《得配》)等炮制方法。

【现代炮制】

1. 炮制方法

穿山甲：除去杂质，洗净，干燥。(2015《中国药典》)

炮山甲：取净穿山甲，大小分开，用砂烫至鼓起，洗净，干燥。用时捣碎。(2015《中国药典》)

醋山甲：取净穿山甲，大小分开，砂烫至鼓起，醋淬，取出，干燥。用时捣碎。每100 kg 穿山甲，用醋30 kg。(2015《中国药典》)

2. 炮制作用

穿山甲：咸，微寒。归肝、胃经。具有活血消癥、通经下乳、消肿排脓、搜风通络的功效。用于经闭癥瘕，乳汁不通，痈肿疮毒，风湿痹痛，中风瘫痪，麻木拘挛。生品质地坚硬，不易煎煮和粉碎，并有腥臭气，多不直接入药。

炮山甲：砂炒后质变酥脆，易于粉碎及煎出有效成分，矫正其腥臭之气。擅于消肿排脓、搜风通络。

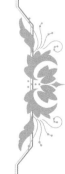

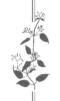

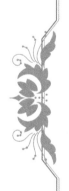

醋山甲：通经下乳力强。

3. 质量要求

穿山甲：呈扇面形、三角形或盾形，大小不一，中央较厚，边缘较薄；外表青黑色，有纵纹多条，底部边缘有数条横线纹；内表面色浅，较润滑，中部有一条弓形的横向棱线；角质，微透明，坚韧有弹性，不易折断；气微腥，味咸。总灰分不得过 3.0%。

炮山甲：全体膨胀呈卷曲状，黄色，质酥脆，易碎。总灰分不得过 3.0%。

醋山甲：形如炮山甲，金黄色，有醋香气。总灰分不得过 3.0%。

【研究概况】

1. 化学成分

1）穿山甲所含成分

穿山甲含有蛋白质、硬脂酸、胆甾醇、脂肪族酰胺、氨基酸、生物碱及微量元素等成分。

2）炮制对化学成分的影响

醋制比砂炒更有利于氨基酸、无机元素的溶出。炮制后的穿山甲片中，除 Zn、Mn、Mg 含量有所增高外，其余元素含量均低于炮制前的含量。但水煎液中无机元素含量远大于生片水煎液中的含量，溶出率也增大。醋山甲氨基酸含量虽比生品有所降低，但煎液中氨基酸含量幅度增加。

2. 工艺研究

炮山甲烫制温度以 230～250℃ 宜，且选用直径为 0.1～0.2 cm 的河砂为宜。醋山甲的炮制工艺：砂烫温度 230℃，砂烫保温时间 8 min，加醋量为 30%，醋淬时间 45 min 时更利于环二肽的溶出。采用爆米花机制法，其工艺：爆花机预热后加入适量穿山甲，中火加热并旋转机罐。4～6 min 后当压力达到 80～101kPa 时，打开阀门，将穿山甲倾出。此外还有微波、膨化等炮制方法。

3. 药理作用

穿山甲具有活血消癥、通经下乳、消肿排脓、搜风通络的功效。现代药理研究主要有以下几方面。

1）抗炎作用

穿山甲乙醇提取物对角叉菜胶致大鼠足跖肿胀、二甲苯致小鼠耳郭肿胀均有抑制作用。抗炎作用强度与给药剂量成一定的量效关系，其抗炎作用机制可能与升高 SOD、GSH-Px 活力及降低 MDA、PGE2 含量有关。李寅超等在观察甲片对脓肿直径、脓液重量、病理组织学和血液流变学等指标的影响中发现，甲片能使肠痈脓肿缩小，印证了甲片具有抗炎或促使炎症修复的作用，有较好的消痈排脓作用。

2）镇痛作用

穿山甲水提物和乙醇提取物均能提高小鼠热板实验的痛阈值、减少醋酸扭体实验中小鼠扭体次数，表明具有镇痛作用。乙醇提取物的镇痛作用比水提物强，且乙醇提取物镇痛作用起效较快，持续时间较长，其镇痛作用强度与给药剂量成一定的量效关系。

3）活血作用

穿山甲具有良好的降低血液黏度和延长凝血时间的功效，还能改善前列腺腺体微循环，促进药物透入腺体，扩张血管，加速血流，促进病变增生的软化和吸收，减缓前列腺的增生。

4）其他

穿山甲还有抗肿瘤、抑制乳腺增生、促进泌乳等作用。

【述评】

据古籍记载，穿山甲炮制方法有炒、烧、酒制、醋制、炒成珠等多达 20 余种。《本草纲目》记载有"或炮或烧，或酥炙、醋炙、童便炙，或油煎、土炒、蛤粉炒，当各随本方，未有生用者"。临床上，穿山甲一般炮制后使用。根据《野生动物保护法》，2020 年版《中国药典》未收载穿山甲。

胞衣水 （Baoyishui）

《本草纲目》·人部·第五十二卷·胞衣水

【"修治"原文】

【藏器曰】此乃衣埋地下，七八年化为水，澄彻如冰。南方人以甘草、升麻和诸药，瓶盛埋之，三五年后掘出，取为药也。

【古代炮制】

唐代有埋地下化水（《本草拾遗》）。清代有"腊月取紫河车置有盖瓦罐内深埋土中"（《逢原》）。

【述评】

胞衣水在古籍中记载甚少，其制备方法为：将胞衣在地下久埋融化为水。《本草纲目》转载了该法，并记载其主治小儿丹毒、诸热毒、发寒热不歇、狂言妄语等。现已未见入药使用。从伦理及安全考虑，国家已禁止人体组织器官入药。

珍珠 （Zhenzhu）

《本草纲目》·介部·第四十六卷·真珠

本品为珍珠贝科动物马氏珍珠贝 *Pteria martensii*（Dunker）、蚌科动物三角帆蚌 *Hyriopsis cumingii*（Lea）或褶纹冠蚌 *Cristaria plicata*（Leach）等双壳类动物受刺激形成的珍珠。

【"修治"原文】

【李珣曰】凡用，以新完未经钻缀者研如粉，方堪服食。不细则伤人脏腑。

【敩曰】凡用以新者绢袋盛之。置牡蛎四两于平底铛中，以物四向支稳，然后着珠于上。乃下地榆、五花皮、五方草各（剉）四两，笼住，以浆水不住火煮三日夜。取出，用甘草汤淘净，于臼中捣细重筛，更研二万下，方可服食。

【慎微曰】抱朴子云：真珠径寸以上，服食令人长生。以酪浆渍之，皆化如水银，以浮石、蜂巢、蛇黄等物合之，可引长三四尺，为丸服之。

【时珍曰】凡入药，不用首饰及见尸气者。以人乳浸三日，煮过如上捣研。一法：以绢袋盛，入豆腐腹中，煮一炷香，云不伤珠也。

【古代炮制】

南北朝有地榆、五花皮、五方草、牡蛎、甘草制（《雷公》）。唐代有水飞（《千金翼》）。宋代有牡蛎煮（《圣惠方》），制炭（《普妇人》），煅过存性、豆腐制（《疮疡》）。明代有煅制（《仁术》《禁方》《准绳》《景岳》），炒制（《景岳》），人乳与豆腐制（《一草亭》）。清代有炒爆（《大成》），炒研为末（《拾遗》），焙制法（《大成》《拾遗》）等炮制方法。

383

【现代炮制】

1. 炮制方法

珍珠：洗净，晾干。

珍珠粉：取净珍珠，碾细，按水飞法操作，合并混悬液，静置，分取沉淀，制成最细粉。或纱布包好后，与豆腐同置锅内，煮至豆腐呈蜂窝状，洗净珍珠，干燥后再水飞或研成细粉。每 100 kg 珍珠，用豆腐 80 kg。（2005《安徽》）

2. 炮制作用

珍珠：甘、咸，寒。归心、肝经。具有安神定惊、明目消翳、解毒生肌、润肤祛斑的功效。用于惊悸失眠，惊风癫痫，目赤翳障，疮疡不敛，皮肤色斑。

珍珠粉：珍珠质地坚硬，不溶于水，水飞成极细粉末，易被人体吸收。

3. 质量要求

珍珠：呈大小不等的圆形、长圆形、卵圆形，表面光滑或微有凸凹，类白色、浅粉红色或浅蓝色，半透明，具特有的美丽珠光。质坚硬，破碎面显层纹。气微，味淡。

珍珠粉：呈类白色细粉，无光点，手捻之无砂粒感；无臭，无味。

【研究概况】

1. 化学成分

珍珠主要含碳酸钙、角质蛋白、多种氨基酸、牛磺酸、维生素及铁、锌、锰等多种微量元素。

2. 工艺研究

白剑飞等以氨基酸含量为指标比较珍珠炮制方法，结果表明，煅制品中氨基酸含量远低于其他炮制品；珍珠最佳炮制工艺是豆腐煮制后水飞法。渠弼等采用正交试验设计法，以炮制品的水煎液中总 Ca^{2+} 含量为指标，确定牛奶制珍珠的最佳工艺条件为：珍珠与牛奶用量（g∶g）为 1∶10，煮制 4 h，于 200℃烘干 1 h。

3. 药理作用

珍珠具有安神定惊、明目消翳、解毒生肌、润肤祛斑的功效。现代药理研究主要有以下几方面。

1）镇静作用

珍珠粉对中枢神经系统有一定程度的抑制作用，可使小鼠痛阈明显升高，可对抗咖啡因引起的惊厥，使小鼠脑内单胺类递质 5-HT、5-HIAA 的含量升高。酶解珍珠液灌服可使小鼠表现出安静、自发活动减少等现象；每日灌服 8 mL/kg 剂量酶解珍珠口服液能明显延长阈剂量戊巴比妥钠诱导的小鼠睡眠时间，同时对阈下剂量戊巴比妥钠诱导小鼠睡眠发生率有明显升高，而且还能明显缩短巴比妥钠诱导的睡眠潜伏期，以上表明，酶解珍珠口服液具有中枢镇静作用。

2）抗炎作用

珍珠水提取液高、低剂量组均具有显著的抑制二甲苯引起的小鼠耳郭肿胀、蛋清引起的大鼠足跖肿和醋酸刺激所引起的腹腔毛细血管通透性的增高。

3）延缓衰老作用

珍珠中所含的甘氨酸、甲硫氨酸可促进皮肤胶原蛋白的再生，达到美容的效果。珍珠粉能降低血中过氧化脂质降解产物丙二醛的含量，提高血中超氧化物歧化酶活力，并能延长果蝇的平均寿命，说明珍珠具有延缓衰老的作用。

【述评】

据古籍记载，珍珠炮制方法主要有药汁制、制炭、煅、煮、豆腐煮、水飞等法。《本草纲目》收载有浆水煮、甘草汤制、酪浆渍、人乳浸、豆腐煮，或捣细等。由于珍珠表面含有油污，浸或煮

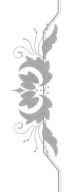

制可以除去。现版《中国药典》收载的炮制方法为洗净后水飞至极细粉。有地方规范还记载有豆腐煮制法。

珍珠除药用外，还可加工成贵重首饰。李时珍提出"凡入药，不用首饰及见尸气者"。应选用新采收品入药。

海狗肾 （Haigoushen）

《本草纲目》·兽部·第五十一卷·腽肭兽

本品为海狮科动物海狗 *Callorhinus ursinus* Linnaeus. 的干燥雄性外生殖器（阴茎和睾丸）。

【"修治"原文】

【敩曰】用酒浸一日，纸裹炙香剉捣。

【时珍曰】以汉椒、樟脑同收，则不坏。

【古代炮制】

南北朝有酒炙（《雷公》）。宋朝有酒煮（《朱氏》），盐制（《总录》）。明代有酒炒（《普济方》），酒蒸、煎膏（《普济方》），焙制（《粹言》）。清代有酿酒（《指南》）等炮制方法。

【现代炮制】

1. 炮制方法

海狗肾：取原药材，刷洗干净，用文火烤软或置笼内蒸软，切厚片，干燥。（1988《全国》，2005《安徽》）

制海狗肾：取滑石粉，用中火炒热，加入海狗肾片，拌炒至表面焦黄色，略鼓起，取出。（1988《全国》）

烫海狗肾：取海狗肾片，砂烫法烫至表面鼓起，呈黄色或黄褐色。（2005《安徽》）

酒海狗肾：取原药材，烘烤至软，切 3～5 mm 斜片，置铁丝筛上，用文火酥制，烤热后离火，喷适量白酒，再酥，反复数次，至酥脆为度。每 100 kg 海狗肾，用白酒 20 kg。（2010《湖南》）

2. 炮制作用

海狗肾：咸，热。归肝、肾经。具有温肾壮阳、益精补髓的功效。

制海狗肾：使质地疏松，利于煎出药效与粉碎。

酒海狗肾：作用同制海狗肾，还可矫味矫臭。

3. 质量要求

海狗肾：呈不规则厚片，表面黄色或黄褐色，质坚韧，有腥气。

制海狗肾：形如海狗肾，表面焦黄色，鼓起，质酥脆。

酒海狗肾：形如海狗肾，表面深黄色，鼓起，质酥脆，具酒香气。

【研究概况】

1. 化学成分

海狗肾主要含有雄性激素甾酮类成分，还含脂肪、蛋白质等。

2. 工艺研究

孙桂明用恒温烘烤法炮制海狗肾，确定工艺为：200℃烘制 15～20 min，药物形体鼓起，颜色由黄色变为深黄色，取出放凉。

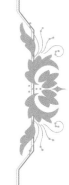

3. 药理作用

海狗肾具补肾壮阳、益精填髓的功效。现代药理研究主要有以下几方面。

1）抗衰老作用

海狗肾能够显著延长雌性果蝇和雄性果蝇的半数死亡时间、平均寿命和平均最高寿命；显著提高老龄小鼠红细胞 SOD、全血 GSH-PX 活性，降低血清 ROS 和红细胞 MDA 含量，具有显著的延缓衰老作用。

2）对生殖系统的影响

海狗肾能够显著提高正常大鼠和生殖系统受损模型大鼠的血清睾酮含量，改善睾丸间质细胞的功能状态，促进精子的发生与发育，显著提高血清 SOD 活力，降低血清 MDA 含量。

【述评】

据古籍记载，海狗肾炮制方法主要有酒制（酒炙、酒煮、酒炒、酒蒸）、盐制、煎膏、焙制等。其中酒制法最常用。《本草纲目》记载有酒制法。现代酒制法仍有使用。此外，还增加了滑石粉炒、蛤粉炒、砂炒等方法。酒制可增强海狗肾温肾壮阳作用，并矫臭矫味；加固体辅料炒可使质地酥脆，有利于粉碎和有效成分煎出。

由于海狗已濒于绝灭，被列为国际保护动物，药用资源有限。

秦龟甲 （Qinguijia）

《本草纲目》·介部·第四十五卷·秦龟

【"修治"原文】

甲

【李珣曰】经卜者更妙。以酥或酒炙黄用。

【述评】

秦龟始载于《名医别录》，记载秦龟为秦地山中的老龟。弘景曰："山中龟不入水者。其形大小无定，方药稀用。"陶弘景认为秦龟很少药用。现代本草考证认为，秦龟可能是陕西陆龟的统称，一般不做药用。因其来源不甚明确，有待考证研究。

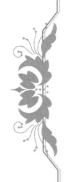

鸱头 （Chitou）

《本草纲目》·禽部·第四十九卷·鸱

本品为鹰科动物白尾鹞 *Circus cyaneus* （Linnaeus）的头。

【"修治"原文】

鸱头

【弘景曰】虽不限雌雄，雄者当胜。用须微炙，不用蠹者。古方治头面方有鸱头酒。

【古代炮制】

汉代有微炙（《别录》）。宋代有炙令黄（《圣惠方》），"去毛喙，炙焦，捣罗为末"（《总录》）。明代有烧灰（《普济方》）等炮制方法。

【述评】

鸱头性味咸、平，归心、肝经。功能祛风、定惊。主头风，目眩，痫疾。据古籍记载有炙或烧存性等炮制方法，一般入丸、散剂。现白尾鸱属国家二级保护动物，未做药用。

海螵蛸 （Haipiaoxiao）

《本草纲目》·鳞部·第四十四卷·乌贼鱼

本品为乌贼科动物无针乌贼 *Sepiella maindroni de* Rochebrune 或金乌贼 *Sepia esculenta* Hoyle 的干燥内壳。

【"修治"原文】

骨

【弘景曰】炙黄用。

【敩曰】凡使勿用沙鱼骨，其形真似。但以上文顺者是真，横者是假。以血卤作水浸，并煮一伏时漉出。掘一坑烧红，入鱼骨在内，经宿取出入药，其效加倍也。

【古代炮制】

唐代有制炭（《千金》），炙制（《食疗》）。宋代有水飞（《博济》）。明代有卤制（《蒙荃》），三黄汤煮、槐花汁制、焙制（《一草亭》），烧制（《普济方》），炙黄（《必读》），微火炙、煮制（《保元》），炒（《证类》），蜜炙（《普济方》），煨制（《粹言》）。清代有去皮研细（《金鉴》），炒为末（《要旨》），童便浸炒、醋炙（《治裁》），骨鱼卤制（《求真》）等炮制方法。

【现代炮制】

1. 炮制方法

海螵蛸：除去杂质，洗净，干燥，砸成小块。

炒海螵蛸：取净海螵蛸细块，炒至表面焦黄色。（2015《浙江》）

2. 炮制作用

海螵蛸：咸、涩，温。归脾、肾经。具有收敛止血、涩精止带、制酸止痛、收湿敛疮。用于吐血衄血，崩漏便血，遗精滑精，赤白带下，胃痛吞酸；外治损伤出血，湿疹湿疮，溃疡不敛。

炒海螵蛸：质地酥脆，增强收敛止血，涩精止带作用。

3. 质量要求

海螵蛸：为不规则形或类方形小块，类白色或微黄色。气微腥，味微咸。铅不得过 5 mg/kg、镉不得过 5 mg/kg、砷不得过 10 mg/kg、汞不得过 0.2 mg/kg、铜不得过 5 mg/kg，碳酸钙不得少于 86.0%。

炒海螵蛸：形如海螵蛸，表面焦黄色。

【研究概况】

1. 化学成分

1）海螵蛸所含成分

海螵蛸主要含碳酸钙，尚含壳角质、黏液质、氯化钠、磷酸钙及镁、钾、锌、铜、铝等多种元素。

2）炮制对化学成分的影响

周琦等以 $CaCO_3$ 的含量为指标，对海螵蛸去壳与不去壳进行了研究，发现海螵蛸骨与壳中 $CaCO_3$

含量相似，去壳与不去壳的海螵蛸水煎液中 $CaCO_3$ 含量相近。

2. 工艺研究

张爱丽等研究得到海螵蛸超微粉制备工艺：粉碎压力 0.77 MPa，进料压力 0.62 MPa，螺旋进料速度 227.0 r/min；超微粉的 D_{50} 为 6.60 μm，明显小于普通粉，超微粉的 S/V 为 12 231.49 m^2/cm^3，明显大于普通粉。海螵蛸超微粉制酸效果优于普通粉体。

3. 药理作用

海螵蛸具有收敛止血、涩精止带、制酸止痛、收湿敛疮的功效。现代药理研究主要有以下几方面。

1）抗胃溃疡作用

海螵蛸能增加正常和应激大鼠胃组织 cAMP 的含量，说明该药物能有效地减轻应激性胃黏膜损伤的形成和促进溃疡的愈合。裴力锋认为海螵蛸能有效地预防吲哚美辛诱导的大鼠急性胃黏膜损伤。

2）中和胃酸作用

海螵蛸中碳酸钙和多糖可制止胃酸过多。1 g 海螵蛸能中和浓度为 0.1 mol/L 的盐酸溶液 140～150 mL；郭一峰等用海螵蛸中提取的多糖预处理小鼠后，用无水乙醇灌胃处理，结果海螵蛸多糖预处理 3d 和 5d 均能显著升高胃内容物的 pH 值，且基本接近正常组，提示海螵蛸多糖具有提高胃酸 pH 值的作用。

3）利于成骨作用

海螵蛸具有很多的细微孔结构，且微孔之间互相连通，植入动物体内，宿主细胞大量渗入其中，在各间隙生长、繁殖，将海螵蛸由边缘向中央不断溶解吸收，其周围未见明显的炎症细胞浸润、细胞溶解变性和死亡的征象，伴随着肉芽组织长入，最后海螵蛸完全吸收替代。刘艺等将经戊二醛处理的海螵蛸作为接骨材料，在 86 只家兔身上进行实验研究，并与同种异体家兔相比较，术后进行一般情况及组织学检查，发现海螵蛸植入动物体内后，周围组织不引起炎症、毒性及免疫反应，从节段缺损、空洞缺损的修复情况看，处理后的海螵蛸与兔骨在成骨方面无明显差异，结果表明为海螵蛸具有良好的组织相溶性及成骨支架作用。

【述评】

据古籍记载，海螵蛸炮制方法主要有焙、制炭、炒、煨、煮、水飞、卤制、药汁制等。《本草纲目》收载了炙、卤制、烧法。现版《中国药典》仅载有生品，地方规范还收载有炒海螵蛸。海螵蛸主要含有碳酸钙，且体轻、质松，可直接打碎使用。经高温加热后，可使碳酸钙转换成氧化钙或可溶性钙盐，有利于钙离子溶出和人体吸收，从而增强疗效。

桑螵蛸 （Sangpiaoxiao）

《本草纲目》·虫部·第三十九卷·螳螂、桑螵蛸

本品为螳螂科昆虫大刀螂 *Tenodera sinensis* Saussure、小刀螂 *Statilia maculata*（Thunberg）或巨斧螳螂 *Hierodula patellifera*（Serville）的干燥卵鞘。

【"修治"原文】

【别录曰】桑螵蛸生桑枝上，螳螂子也。二月、三月采，蒸过火炙用。不尔令人泄。

【敩曰】凡使勿用杂树上生者，名螺螺。须觅桑树东畔枝上者。采得去核子，用沸浆水浸淘七

次，锅中熬干用。别作修事无效也。

【韩保昇曰】三、四月采得，以热浆水浸一伏时，焙干，于柳木灰中炮黄用。

【古代炮制】

汉代有蒸法(《本经》)。南齐有炙制(《鬼遗》)。唐代有炙(《千金翼》)，炒(《外台》)。宋代有麸炒(《总录》)，酒浸炒(《局方》)，酥制(《普本》)，米泔水煮(《总微》)，火炮(《证类》)，炒令黄(《圣惠方》)。明代有盐制、蜜制、面粉制(《普济方》)。清代有醋煮(《备要》)等炮制方法。

【现代炮制】

1. 炮制方法

桑螵蛸：除去杂质，蒸透，取出，干燥，用时剪碎。

盐桑螵蛸：取净桑螵蛸按盐炙法，用文火炒干，挂火色。每 100 kg 桑螵蛸，用食盐 2.5 kg。(2005《安徽》)

炒桑螵蛸：取桑螵蛸饮片，炒至表面微具焦斑时，取出，用时捣碎。(2015《浙江》)

2. 炮制作用

桑螵蛸：甘、咸，平。归肝、肾经。具有固精缩尿、补肾助阳的功效。生桑螵蛸令人泄泻，不生用。蒸制后消除致泻的副作用，又可杀死虫卵，有利于保存药效。

盐桑螵蛸：盐炙后增强益肾固精、缩尿止遗的功效。

炒桑螵蛸：增强益肾固精，缩尿，止浊作用。

3. 质量要求

桑螵蛸：呈圆柱形、半圆形、长条形或类平行四边形。表面棕黄色，上面有一带状隆起，底面平坦或有凹沟。体轻脆，气微腥，味淡或微咸。蒸制后颜色加深。水分不得过 15.0%，总灰分不得过 8.0%、酸不溶性灰分不得过 3.0%。

盐桑螵蛸：形如桑螵蛸，表面呈焦黄色，略有焦斑，味咸。

炒桑螵蛸：形如桑螵蛸，表面微具焦斑。

【研究概况】

1. 化学成分

1）桑螵蛸所含成分

桑螵蛸主要含蛋白质、氨基酸、磷脂类、脂肪、糖类等成分。

2）炮制对化学成分的影响

桑螵蛸炮制前后蛋白质提取率及多糖和脂类的含量存在显著差异，蛋白质提取率和多糖含量为生品＞盐炒品＞蒸品，总脂含量为蒸品＞盐炒品＞生品，磷脂含量为生品＞蒸品＞炒品，表明桑螵蛸经过盐炒和蒸制后，蛋白质提取率及多糖和磷脂含量均下降，但总脂含量升高。

2. 工艺研究

姜丽等以桑螵蛸中 1-（3，4 二羟基苯）-2-乙酰氨基-乙酮、酪氨酸的含量为指标，采用正交试验法优选桑螵蛸盐炙最佳工艺：每 100 g 桑螵蛸用 30 mL 盐水（含盐 2.5 g），闷润 1 h，100℃（锅底温度）炒 10 min。

3. 药理作用

桑螵蛸具有固精缩尿、补肾助阳的功效。现代药理研究主要有以下几方面。

1）补肾阳作用

贾坤静等研究显示，桑螵蛸不同炮制品均能提高肾阳虚大鼠的甲状腺指数、肾上腺指数及促甲状腺激素、三碘甲腺原氨酸、四碘甲腺原氨酸、肾上腺素、去甲肾上腺素、17-羟皮质类固醇、皮质醇、睾酮含量，增加体质量和体温，并能降低 NO、雌二醇含量和肾脏指数，减少饮水量，其中盐炒组效果最为显著。实验结果表明，桑螵蛸经炮制后补肾助阳作用增强，盐炒品＞蒸品＞生品。

2）抗利尿作用

贾坤静等实验结果表明，桑螵蛸经炮制后抗利尿作用增强，卵壳是桑螵蛸抗利尿作用的主要药用部位，通过增加血清中抗利尿激素含量发挥缩尿作用。邱明星等实验表明，桑螵蛸散化裁联合托特罗定可明显改善膀胱过度活动症患者的储尿期症状。

3）抑菌作用

司怡然等体外抑菌实验表明，桑螵蛸脂类提取物对耐甲氧西林金黄色葡萄球菌的生长表现出抑制效应。王文东等研究显示，桑螵蛸脂类提取物对金黄色葡萄球菌生物被膜的形成有明显的抑制效应，并对铜绿假单胞菌有明显的抗菌和抗生物膜作用。

4）增强免疫作用

桑螵蛸生、制品均能促进巨噬细胞的增殖，并能提高其吞噬能力，促进巨噬细胞 TNF-α 和 NO 的释放，升高免疫低下小鼠血清中 IL-2、IL-4、IgM、IgG 含量和胸腺指数、脾脏指数。提高氧化损伤小鼠血清 MDA、SOD、GSH-Px 的含量，上调 SOD 蛋白表达水平。桑螵蛸生品和炮制品均能增强免疫功能，并对氧化损伤具有一定的保护作用，生品的效果优于炮制品。

5）降血糖作用

林璐璐等实验发现，桑螵蛸各剂量组均能降低四氧嘧啶致糖尿病小鼠的血糖水平，改善其"三多一少"症状；桑螵蛸的石油醚提取物、水提物和醇提物均能降低四氧嘧啶致糖尿病小鼠的血糖水平，其中石油醚提取物作用最为显著，其次是水提物，醇提物的作用不明显；表明桑螵蛸对四氧嘧啶糖尿病小鼠具有良好的治疗作用，且其活性成分主要存在于石油醚提取物中。

【述评】

据古籍记载，桑螵蛸炮制方法主要有蒸、炙、炒、火炮、麸炒、酒制、米泔水煮、盐制、蜜制、醋制等。《本草纲目》记载了蒸、炒、浆水制等法。现版《中国药典》收载有蒸法。桑螵蛸气味不良，具有致泻副作用，且含有虫卵，在适宜环境下可孵化，故常加热炮制。正如《本草纲目》强调的"蒸过火炙用，不尔令人泄"。桑螵蛸炮制可增效、矫味、消除致泻副作用、杀虫卵、使质地酥脆、利于制剂等。

蛇蜕 （Shetui）

《本草纲目》·鳞部·第四十三卷·蛇蜕

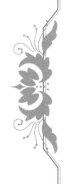

本品为游蛇科动物黑眉锦蛇 *Elaphe taeniura* Cope、锦蛇 *Elaphe carinata*（Guenther）或乌梢蛇 *Zaocys dhumnades*（Cantor）等蜕下的干燥表皮膜。

【"修治"原文】

【敩曰】凡使，勿用青、黄、苍色者，只用白色如银者。先于地下掘坑，深一尺二寸，安蜕于中，一宿取出，醋浸炙干用。

【时珍曰】今人用蛇蜕，先以皂荚水洗净缠竹上，或酒或醋或蜜浸，炙黄用。或烧存性，或盐泥固煅，各随方法。

【古代炮制】

汉代有熬法（《本经》）。晋代有烧（《肘后》）。南北朝有醋制（《雷公》）。唐代有烧炭、炙（《千金》《千金翼》）。宋代有烧存性（《朱氏》），炙黄（《证类》），微炙焦（《总录》），青竹炙（《苏沈》），"缠竹柱上，慢火炙"（《总病论》），马勃皂角子制（《药证》），炒（《指迷》），微炒（《总微》），甘草制（《急救》）。元代有醋煮、酒浸焙、皂角制（《世医》），焙黄（《丹溪》）。明代有炒炭存性、炒令黑色、洗焙、炙（《普济方》），煅炭（《普济方》《万氏》），炒黄（《世医》），甘草焙干（《准绳》），焙干（《保元》），酒炙（《婴童》），油制（《奇效》），盐制（《理例》《医学》）。清代有煅存性（《本草汇》），泥裹火煅（《全生集》），醋浸（《本草述》），皂角水洗（《握灵》），炒黄（《串雅内》）等炮制方法。

【现代炮制】

1. 炮制方法

蛇蜕：除去杂质，切段。

酒蛇蜕：取蛇蜕段按酒炙法，文火炒干。每 100 kg 蛇蜕，用黄酒 15 kg。

2. 炮制作用

蛇蜕：咸、甘，平。归肝经。具有祛风、定惊、退翳、解毒的功效。生品有腥气，不利于服用。

酒蛇蜕：增强祛风定惊、退翳作用，并减少腥气，便于服用和粉碎。多入煎剂。

3. 质量要求

蛇蜕：呈圆筒形小段，多压扁而皱缩，背部银灰色或淡灰棕色，有光泽，具菱形或椭圆形鳞迹，衔接处呈白色，略抽皱或凹下；腹部乳白色或略显黄色，鳞迹长方形，呈覆瓦状排列。体轻，质微韧，手捏有润滑感，略具弹性，轻轻搓揉，沙沙作响。气微腥，味淡或微咸。酸不溶性灰分不得过 3.0%。

酒蛇蜕：形如蛇蜕，表面微显黄色，略有酒气。酸不溶性灰分不得过 3.0%。

【研究概况】

1. 化学成分

蛇蜕主要含甲壳质，亦含骨胶原、氨基酸、脂肪酸、甾醇及多种无机元素。

2. 药理作用

蛇蜕具祛风、定惊、退翳、解毒的功效。现代药理研究主要有以下几方面。

1）抗炎作用

孙萍等实验发现，蛇蜕水提液对二甲苯致小鼠耳郭肿胀、甲醛注射致小鼠足肿胀、冰醋酸致小鼠腹腔毛细血管通透性增加均有明显的抑制作用。有研究显示，给大鼠静脉注射 20 mg/kg 蛇蜕水提取液，或 5d 内每日灌胃 200 mg/kg 蛇蜕提取液，均可显著抑制 2% 羧甲基纤维素引起的白细胞游出；灌胃或皮下注射蛇蜕提取液 50 mg/kg，或静脉注射 20 mg/kg，对角叉菜胶所致浮肿有明显抑制作用。还可抑制白芥子或右旋糖酐引起的大鼠足肿胀。

2）抗菌、抗病毒作用

蛇蜕的醇溶性部位对枯草芽孢杆菌、大肠杆菌和绿脓杆菌具有一定抑制作用，水溶性部位抑菌作用相对最强，对枯草芽孢杆菌、变形杆菌、大肠杆菌和绿脓杆菌都有抑制作用，但对金黄色葡萄球菌、表皮葡萄球菌抑制作用不明显。

蛇蜕与阿昔洛韦联用治疗带状疱疹，可缩短病程，加快疱疹愈合。蛇蜕可治疗流行性腮腺炎。

【述评】

据古籍记载，蛇蜕炮制方法有熬、烧、炙、煮、煅等多达 20 余种。《本草纲目》收载了酒炙、醋炙、蜜炙及煅炭法。现版《中国药典》载有生品和酒炙品。蛇蜕味咸、甘，性平，归肝经，具有祛风、定惊、解毒、退翳的功效。生品有腥气；酒炙可增强祛风作用，并可减少腥气，利于服用。

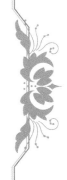

象胆 （Xiangdan）

《本草纲目》·兽部·五十一卷·象

本品为象科动物亚洲象 *Elephas maximus* Linnaeus 肝管末端的膨大部分。

【"修治"原文】

胆

【敩曰】凡使勿用杂胆。其象胆干了，上有青竹纹斑光腻，其味微带甘。入药勿便和众药，须先捣成粉，乃和众药。

【古代炮制】

南北朝有捣成粉《雷公》。宋代研《总录》，研《证类》等炮制方法。

【述评】

象胆味苦、性寒，归肝、脾经。功能清肝、明目、消肿。治目生翳障，疳积，疮肿。《本草纲目》转载雷公的"先捣成粉，乃和众药"制药方法。象胆汁成分为胆酸和脱氧胆酸，有降血压、利胆、止咳祛痰平喘、抗炎、抗菌和抗病毒等作用。亚洲象属国家一级保护动物，严禁捕猎。象胆在药品标准中未收载，现已无临床应用。

猪脂膏 （Zhuzhigao）

《本草纲目》·兽部·第五十卷·豕

本品为猪科动物猪 *Sus scrofa domestica* Brisson 的脂肪油。

【"修治"原文】

脂膏

【时珍曰】凡凝者为肪为脂，释者为膏为油，腊月炼净收用。

【恭曰】十二月上亥日，取入新瓶，埋亥地百日用之，名膒脂。每升入鸡子白十四枚，更良。

【弘景曰】勿令水中，腊月者历年不坏。项下膏谓之负革肪，入道家炼五金用。

【述评】

猪脂膏，习称猪油，味甘、凉，功能补虚、润燥、解毒。治脏腑枯涩、大便不利、燥咳、皮肤皲裂。古代主要用于熬膏或入丸剂或外用于熬膏涂敷。今主为食用，未做药用，民间有临床应用。

猫屎 （Maoshi）

《本草纲目》·兽部·第五十一卷·猫

本品为猫科动物猫 *Felis ocreata domestica* Brisson 的粪便。

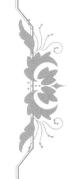

【"修治"原文】

屎

腊月采干者，泥固，烧存性，收用。

【古代炮制】

唐代有烧灰《外台》。明代有"以阴阳瓦合，盐泥固济，过研末"（《本草纲目》）。清代有烧灰（《求真》），土裹火煨（《全生集》），"瓦上干白者佳，黑黄者不用"（《奇效良方》）等炮制方法。

【述评】

猫屎古代的炮制主要为"烧灰"，《本草纲目》收载了该法，并记载猫屎主治痘疮倒陷不发、瘰疬溃烂、恶疮蛊疰、蝎螫鼠咬。烧灰水服。现代的中药专著中均无猫屎记载，亦无临床应用。

鹿角 (Lujiao)

《本草纲目》·兽部·第五十一卷·鹿

本品为鹿科动物马鹿 *Cervus elaphus* Linnaeus 或梅花鹿 *Cervus nippon* Temminck 已骨化的角或锯茸后翌年春季脱落的角基。

【"修治"原文】

【诜曰】凡用鹿角、麋角，并截段错屑，以蜜浸过，微火焙，令小变色，曝干，捣筛为末。或烧飞为丹，服之至妙。以角寸截，泥裹，于器中大火烧一日，如玉粉也。

【时珍曰】按崔行功纂要方·鹿角粉法：以鹿角寸截，炭火烧过，捣末，水和成团，以绢袋三五重盛之，再煅再和，如此五度，以牛乳和，再烧过研用。

【古代炮制】

晋代有制炭（《肘后》）。唐代有炙、熬（《千金》），炒（《外台》），酒制（《产宝》）。宋代有浆水制（《圣惠方》），牛乳、大麦制（《圣惠方》），酥制（《总录》），煅制（《疮疡》）。明代有蜜制（《蒙筌》《本草纲目》），龟板制（《瑶函》）。清代有制霜（《握灵》，酥油、酒制（《本草汇》），煎胶（《备要》）等炮制方法。

【现代炮制】

1. 炮制方法

鹿角：取原药材，洗净，锯长段，用沸水浸泡，捞出，镑片，干燥；或锉成粗末。或锯成约 2 mm 厚片，锯屑另收集。（2005《安徽》）

鹿角粉：取净鹿角片，研成细粉，或取净鹿角剉末研成细粉（1988《全国》）。锉成粗粉（2005《安徽》）

鹿角霜：将鹿角熬制鹿角胶后剩余骨渣，干燥。用时捣碎。（2005《安徽》）

2. 炮制作用

鹿角：咸，温。归肝、肾经。具有温肾阳、强筋骨、行血消肿的功效。用于肾阳不足，阳痿遗精，腰脊冷痛，阴疽疮疡，乳痈初起，瘀血肿痛。

鹿角粉：有利于调剂、服用，提高利用度。

鹿角霜：咸、涩，温。归肝、肾经。具有温肾助阳、收敛止血的功效。用于脾肾阳虚，白带过多，遗尿尿频，崩漏下血，疮疡不敛。

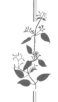

3. 质量要求

鹿角：呈圆形或椭圆形薄片；表面棕黄色或灰褐色，中部有细蜂窝状小孔，周边白色或灰白色；质地细密；体轻，质脆；无臭，味微咸。

鹿角粉：呈粉末状，淡黄色或棕黄色，无臭，味微咸。

鹿角霜：呈不规则碎块。表面灰白色，显粉性。碎块断面外层较致密，内层有蜂窝状小孔。有吸湿性。体轻、质酥，嚼之有粘牙感。

【研究概况】

1. 化学成分

1）鹿角中所含成分

鹿角主要含蛋白质、多肽、氨基酸、矿物质元素、多糖、胆固醇、脂类、性激素等。

2）炮制对化学成分的影响

鹿角与砂烫鹿角水浸出物分别为 7.21%、12.24%，砂烫品明显高于生品。砂温170～180℃时鹿角的水溶性成分不被破坏。

2. 药理作用

鹿角具有温肾阳、强筋骨、行血消肿的作用。现代药理研究主要有以下几方面。

1）增强性功能作用

鹿角多肽能显著增加雄鼠血浆和腺垂体细胞培养液中促黄体激素含量、雄鼠血浆中睾酮含量，降低雌鼠血浆和雌鼠腺垂体细胞培养液中垂体泌乳素含量。提示鹿角多肽可能是影响性功能的有效成分之一。

2）增强免疫力作用

研究表明，给小鼠注射鹿角脱盘水溶性成分能显著促进小鼠巨噬细胞的吞噬功能和 T 淋巴细胞的增殖能力，使 T、B 淋巴细胞的比值明显增大。鹿角盘水溶液能明显抑制肿瘤的生长，并能改善乳腺癌 MA-737 小鼠 T 淋巴细胞的衰竭。

3）抗疲劳、抗氧化作用

马鹿角蛋白酶解物对羟自由基、超氧阴离子自由基均有清除能力，且高于同等质量浓度的马鹿角蛋白，总还原力与马鹿角蛋白相比也有提高；可提高小鼠血清 SOD 活性，降低其血清 MDA 含量，并明显延长小鼠负重游泳时间、降低血乳酸值和增加肝糖原含量；可显著增强小鼠的免疫功能。鹿角托盘蛋白质 PSAB 能显著地增强机体的抗疲劳作用和提高肾上腺功能。此外鹿角胶可通过提高机体抗氧化能力，清除衰老机体产生的过多自由基，抑制机体组织、细胞的过氧化过程，使机体的各项生命体征得到改善。

4）其他

鹿角还有降血糖、促进骨形成、防治骨质疏松、治疗乳腺增生等作用。

【述评】

据古籍记载，鹿角主要炮制方法有研捣、制炭、炙、熬、炒、酒制、浆水制、辅料制、煅、制霜、煎胶等。《本草纲目》记载了烧、煅等法。时珍曰："鹿角，生用则散热行血，消肿辟邪；熟用则益肾补虚，强精活血；炼霜熬膏，则专于滋补矣。"

现版《中国药典》载有鹿角及其炮制品。鹿角要求镑片或锉末应用；炮制品有鹿角胶、鹿角霜。鹿角具有温肾阳、强筋骨等作用。根据中药炮制理论，其古法中酥制、酒制有利于增强其作用。

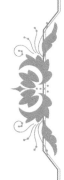

鹿茸 (Lurong)

《本草纲目》·兽部·第五十一卷·鹿

本品为鹿科动物梅花鹿 *Cervus nippon* Temminck 或马鹿 *Cervus elaphus* Linnaeus 的雄鹿未骨化密生茸毛的幼角。

【"修治"原文】

【别录曰】四月、五月解角时取，阴干，使时燥。

【恭曰】鹿茸，夏收之阴干，百不收一，且易臭。惟破之火干大好。

【敩曰】凡使鹿茸，用黄精自然汁浸两日夜，漉出切焙捣用，免渴人也。又法：以鹿茸锯作片，每五两，用羊脂三两，拌天灵盖末涂之，慢火炙令内外黄脆，以鹿皮裹之，安室中一宿，则药魂归矣。乃慢火焙干，捣末用。

【日华曰】只用酥炙炒研。

【宗奭曰】茸上毛，先以酥薄涂匀，于烈焰中灼之，候毛尽微炙。不以酥，则火焰伤茸矣。

【时珍曰】澹寮、济生诸方，有用酥炙、酒炙，及酒蒸焙用者，当各随本方。

【古代炮制】

南齐有烧灰（《鬼遗》）。南北朝有羊脂制、黄精汁制（《雷公》）。唐代有炙制（《千金翼》），蜜制（《食疗》）。宋代有酥制（《圣惠方》），去毛、切片、酥炙（《指迷》），酒浸、酒炙（《总录》），酒煮（《博济》），酒浸三宿，蒸熟培干（《朱氏》），醋炙、醋蒸（《济生》）。元代有炒制（《瑞竹》）。明代有醋煮（《保元》），盐酒制（《普济方》）。清代有熬膏（《玉揪》）等炮制方法。

【现代炮制】

1. 炮制方法

鹿茸片：取净鹿茸，燎去茸毛，刮净，以布带缠绕茸体，自锯口面小孔灌入热白酒，并不断添酒，至润透或灌酒稍蒸，横切薄片，压平，干燥。

鹿茸粉：取净鹿茸，燎去茸毛，刮净，劈成碎块，研成细粉。

2. 炮制作用

鹿茸片：甘、咸，温。归肾、肝经。具有壮肾阳、益精血、强筋骨、调冲任、托疮毒的功效。

鹿茸粉：有利于调剂、服用和提高利用度。

3. 质量要求

鹿茸片：呈不规则圆形或类圆形薄片，半透明。质坚韧、气微腥，味微咸。

鹿茸粉：呈乳白色，浅黄色或红棕色粉末，气微腥，味微咸。

【研究概况】

1. 化学成分

1）鹿茸所含成分

鹿茸主要成分有蛋白质、多肽、氨基酸、脂质类、多胺类、维生素、甾体类、多糖类、核酸、无机元素等。

2）炮制对化学成分的影响

加热温度对鹿茸的蛋白成分和活性产生较大影响，生品冻干鹿茸中水溶性蛋白含量显著高于传统热加工方法，总磷脂差异不明显。

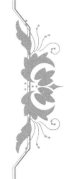

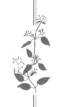

2. 工艺研究

刘军等研究表明,鹿茸片冷冻干燥工艺为:冷冻温度不低于-25℃、不高于45℃,切成约4 mm厚的片,搁板的温度为-30℃。冻结阶段耗时1.5 h,冻结的鹿茸片的温度约-25℃。

3. 药理作用

鹿茸具有壮肾阳、益精血、强筋骨、调冲任、托疮毒的功能。现代药理研究主要有以下几方面。

1) 对生殖系统的影响

鹿茸具有激素样作用。黎同明等报道,鹿茸可升高腺嘌呤肾阳虚不育症大鼠精子总数、活率、顶体酶水平、附睾系数及T水平,降低FSH水平。张红梅等报道,人参与鹿茸配伍对肾阳虚模型大鼠生殖机能减退有改善作用。

2) 对免疫系统的影响

腹腔注射1、4、8 mg/kg分子量低于17 kD的鹿茸多肽混合物后,小鼠腹腔巨噬细胞吞噬百分率显著增高,说明鹿茸多肽具有免疫调节作用。由马鹿茸血水解获得的肽Ⅰ、肽Ⅱ DH分别为18.1%、12.2%时,肽Ⅱ组能极显著提高小鼠体液和细胞免疫功能。有研究表明,马鹿茸血酶解物组分3具有较高的DPPH自由基清除能力,刺激白介素-1的分泌、促进巨噬细胞的吞噬活性。

3) 对心血管系统的影响

李朝政等通过鹿茸多肽诱导心肌干细胞分化作用及对心肌细胞特性MHC基因表达,证实鹿茸多肽对动物缺血性心肌损伤有一定的保护作用。赵天一等研究发现,鹿茸多肽对结扎大鼠左前冠状动脉降支法缺血心肌具有保护作用,其机制与鹿茸多肽增强机体抗氧化能力、抗心肌细胞凋亡、促进心肌细胞线粒体DNA修复有关。陈晓光报道,鹿茸多肽能明显减少心肌缺血损伤大鼠心肌梗死面积。另外,鹿茸多肽能降低血清CK、LDH、AST活性,血清及心肌组织MDA含量,增加血清及心肌组织SOD活性。对缺血心肌的继发性损伤起到一定程度的保护。

4) 对神经系统的影响

鹿茸对交感神经、副交感神经系统均有作用。通过副交感神经系统作用于外周血管系统,作用方式同胆碱能物质类似,能增强副交感神经末梢的紧张性,促进神经系统的恢复,改善神经肌肉系统的功能。鹿茸多肽在体外可明显促进大鼠脑神经干细胞、骨髓间充质干细胞向神经元细胞分化,提高分化细胞数量,加速神经轴突的生长。李立军等研究发现鹿茸多肽能促进大鼠坐骨神经再生及功能的恢复。

5) 抗氧化和抗衰老作用

鹿茸可通过增强SOD活性,减少脂质过氧化产物丙二醛的生成,清除体内过多的氧自由基,提高机体的抗氧化作用。陈晓光等研究表明鹿茸多胺具有体内外抗脂质过氧化作用。

6) 抗骨质疏松作用

鹿茸具有强筋健骨的功效,常用于骨质疏松症的治疗。研究表明鹿茸的氯仿提取物通过抑制破骨细胞的分化,从而调节骨再吸收作用。鹿茸总多肽能促进维A酸大鼠成骨细胞增殖,使骨形成大于骨吸收,预防和控制维A酸大鼠骨丢失,使受损的骨小梁得到部分重建。鹿茸胶原酶解物能使维A酸诱导骨质疏松症模型大鼠骨量增加,骨组织显微结构趋于正常,骨生物力学强度增加,达到治疗骨质疏松的目的。

7) 抗疲劳作用

鹿茸具有耐缺氧和抗疲劳作用。鹿茸水提物能够显著延长小鼠力竭游泳时间、降低游泳后血乳酸和血清尿素氮含量、增强乳酸脱氢酶活力、提高肝糖原和肌糖原含量,加速疲劳的消除。罗翔丹报道,鹿茸多肽能显著增加小鼠常压缺氧存活时间、断头喘气时间、爬杆时间和负重游泳时间并能

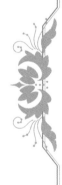

显著降低游泳后血清乳酸的增加量。鹿茸脂溶性组分也具有抗疲劳作用。

8）其他

鹿茸还具有护肝、抗肿瘤、抗溃疡、抗炎镇痛、减肥降脂、促进组织伤口愈合、提高记忆能力等作用。

【述评】

据古籍记载，鹿茸炮制方法主要有净制、切制、制炭、羊脂制、黄精汁制、炙、炒、辅料（蜜、酥、酒、醋、盐酒）制、熬膏等。《本草纲目》较全面收载了前人的方法，方法描述详尽，如"慢火炙""慢火焙干""烈焰中灼之，候毛尽微炙"。其中酒炙及酒蒸法沿用至今。《本草纲目》也收载有具有迷信色彩的方法，如"以鹿皮裹之，安室中一宿，则药魂归矣"，应弃去糟粕。

现代研究证实，鹿茸主要生物活性成分为蛋白质、活性多肽和多种氨基酸。炮制中加热温度对鹿茸的蛋白成分和活性多肽等产生较大影响，现在低温干燥、冷冻干燥等技术正大量应用于鹿茸的加工炮制中。

鹿角胶 （Lujiaojiao）

《本草纲目》·兽部·第五十一卷·鹿

本品为鹿角经水煎煮、浓缩制成的固体胶块。

【"修治"原文】

白胶

【别录曰】白胶生云中，煮鹿角作之。

【弘景曰】今人少复煮作，惟合角弓用之。其法：先以米潘汁渍七日令软，煮煎如作阿胶法耳。又一法：剉角令细，入干牛皮一片，即易消烂。不尔，虽百年无一熟也。

【恭曰】鹿角、麇角，但煮浓汁重煎，即为胶矣，何必使烂？欲求烂亦不难，陶未见耳。

【诜曰】作胶法：细破寸截，以河水浸七日令软，方煮之。

【敩曰】采全角锯开，并长三寸，以物盛，于急水中浸一百日取出，刀刮去黄皮，拭净。以酽醋煮七日，旋旋添醋，勿令少歇。成时不用着火，只从子至戌也。日足，角软如粉。捣烂，每一两入无灰酒一镒，煮成胶，阴干研筛用。

【时珍曰】今人呼煮烂成粉者，为鹿角霜；取粉熬成胶，或只以浓汁熬成膏者，为鹿角胶。按胡瑛卫生方云：以米泔浸鹿角七日令软，入急流水中浸七日，去粗皮，以东流水、桑柴火煮七日，旋旋添水，入醋少许，捣成霜用。其汁，加无灰酒，熬成胶用。又邵以正济急方云：用新角三对，寸截，盛于长流水浸三日，刮净，入褚实子、桑白皮、黄蜡各二两，铁锅中水煮三日夜，不可少停，水少即添汤。日足，取出刮净，晒研为霜。韩愗医通云：以新鹿角寸截，囊盛，于流水中浸七日，以瓦缶入水，桑柴火煮。每一斤，入黄蜡半斤，以壶掩住，水少旋添。其角软，以竹刀刮净，捣为霜用。

【古代炮制】

梁代白胶法（《集注》）。南北朝以无灰酒煮成胶（《雷公》）。唐代有炙、熬令色黄（《外台》）。宋代有蛤粉炒、螺粉炒（《朱氏》）。明代有炒如珠子（《普济方》），鹿角霜拌炒成珠（《准绳》）等炮制方法。

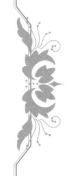

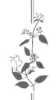

【现代炮制】

1. 炮制方法

鹿角胶：原药入药，用时打碎。

鹿角胶珠：将蛤粉置锅内，加热至灵活状态后，投入鹿角胶方块，翻动至鼓起成圆珠形，内无溏心时，取出。

2. 炮制作用

鹿角胶：甘、咸，温。归肾、肝经。具有温补肝肾、益精养血的功效。

鹿角胶珠：经蛤粉炒珠后可使药物质地酥脆，便于制剂和调剂，降低药物的滞腻之性，矫正不良气味，入汤剂时，可防止糊锅，又易于粉碎。

3. 质量要求

鹿角胶：呈不规则的碎块，黄棕色或红棕色，半透明，有的表面有黄白色泡沫层。质脆，易碎，断面光亮。气微，味微甜。水分不得过 15.0%，总灰分不得过 3.0%，重金属不得过 30 mg/kg，砷盐不得过 2 mg/kg，水中不溶物不得过 2.0%。含 L-羟脯氨酸不得少于 6.6%、甘氨酸不得少于 13.3%、丙氨酸不得少于 5.2%、L-脯氨酸不得少于 7.5%。

鹿角胶珠：呈类球形，表面黄白色或淡黄色，附有蛤粉细粉。质脆，易碎，断面中略成海绵状，淡黄色。气微，味微甜。

【研究概况】

1. 化学成分

鹿角胶中主要含有胶质、氨基酸、磷酸钙及少量雌酮、多糖、硫酸软骨素 A、胆碱样物质等。主要成分有 L-羟脯氨酸、甘氨酸、丙氨酸、L-脯氨酸等。

2. 工艺研究

程一帆等用正交试验法，以微波强度、时间和胶丁大小为考察因素优选阿胶、龟甲胶和鹿角胶的微波炮制时，发现用 100% 的强微波来炮制规格为 6～10 mm 的胶丁时，胶珠质量最好。比传统工艺生产的胶珠外观圆整，色泽均匀，质地酥脆度高。

3. 药理作用

鹿角胶具有温补肝肾、益精养血的功效。现代药理研究主要有以下几方面。

1）抗骨质疏松作用

蒙海燕等研究表明，鹿角胶组能显著提高去卵巢大鼠的骨密度、骨矿物质含量及血清中骨钙素，降低碱性磷酸酶含量，增加骨小梁宽度及骨小梁面积百分比；显著增加成骨细胞数，降低破骨细胞数，从而表明鹿角胶对去卵巢所致的大鼠骨质疏松症具有拮抗作用。王志超等实验结果表明，鹿角胶具有改善骨代谢，增加骨胶原的利用，促进骨形成，抑制骨吸收从而达到防治骨质疏松的目的。

2）增强性功能作用

鹿角胶粉末溶液给雄性 Wistar 成年大鼠灌胃后，能够显著缩短电刺激诱发阴茎勃起的潜伏期，增强大鼠交配的能力，并对雄性大鼠前列腺与精液囊有明显的增重作用。鹿角醇提取液能促进恢复由电刺激诱发雄性小鼠性功能障碍，并具有一定促性激素样作用。

3）抗衰老作用

鹿角胶能够明显提高衰老大鼠肝、血清中超氧化物歧化酶、谷胱甘肽还原酶、铜蓝蛋白，有利于清除体内自由基；能够降低肝单胺氧化酶活性，有效改善老龄大鼠老化相关酶活性；降低肝丙二醛、脂褐质含量，可改善大鼠过氧化脂质的产生及降低与衰老相关的氧化酶，从而改善衰老状况。

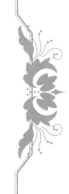

4）抗乳腺增生作用

林贺等研究表明，鹿角胶能够明显增高血清中孕酮、促滤泡生成激素的含量，降低血清中黄体生成激素、雌二醇的含量，从而调节乳腺增生大鼠血清雌激素水平；明显减少乳腺增生大鼠乳房直径及乳头高度。鹿角胶能够使乳腺腺泡萎缩，腺泡数目减少，导管扩张不明显，部分乳腺恢复正常；同时研究发现血清中雌二醇、孕酮、睾酮、促黄体生成素含量均降低，垂体泌乳素含量升高，提示鹿角胶对大鼠乳腺增生有明显的治疗作用。

5）补血作用

聂淑琴等实验显示，鹿角胶颗粒溶液灌胃 24 h 后，与氯化钠溶液对照组对比，贫血小鼠与正常小鼠的红细胞、血红蛋白、血球比积都有不同程度升高，表明鹿角胶有一定补血作用。王龙等通过给正常小白鼠灌胃鹿角胶溶液（20％）11d 后，发现血红蛋白的含量可显著增加。

6）其他

鹿角胶还有保护胃黏膜、改善左心室肥厚、缓解心绞痛、降低心肌耗氧量等作用。

【述评】

鹿角胶始载于《神农本草经》，名白胶，列为上品。古代炮制方法主要有制胶、炙、炒、麸炒、蛤粉炒、鹿角霜炒、醋制、酒制等。《本草纲目》着重介绍了鹿角胶的制备，时珍曰："今人呼煮烂成粉者，为鹿角霜；取粉熬成胶，或只以浓汁熬成膏者，为鹿角胶。"现代沿用了该炮制方法。现版《中国药典》收载有鹿角胶和鹿角霜，部分规范载有蛤粉炒鹿角胶。鹿角霜温肾助阳，收敛止血；鹿角胶温补肝肾，益精养血；鹿角胶经蛤粉炒珠后可使药物质地酥脆，便于制剂和调剂，降低药物的滞腻之性，矫正不良气味。

羚羊角 （Lingyangjiao）

《本草纲目》·兽部·第五十一卷·麢羊

本品为牛科动物赛加羚羊 *Saiga tatarica* Linnaeus 的角。

【"修治"原文】

羚羊角

【敩曰】凡用，有神羊角甚长，有二十四节，内有天生木胎。此角有神力，抵千牛。凡使不可单用，须要不拆元对，绳缚，铁锉匕细，重匕密裹，避风，以旋匕取用，捣筛极细，更研万匝入药，免刮人肠。

【古代炮制】

梁代有刮截作屑（《集注》），南北朝有锉法（《雷公》）。唐代有烧成炭（《千金》），炙令焦（《外台》）。宋代有炒制（《圣惠方》）。元代有煮制（《世医》）。明代有蜜制（《医学》），略烧、存性（《婴童》）等的炮制方法。

【现代炮制】

1. 炮制方法

羚羊角镑片：取净羚羊角，置温水中浸泡，捞出，镑片，干燥。

羚羊角粉：取净羚羊角，砸碎，粉碎成细粉。

2. 炮制作用

羚羊角：咸，寒。归肝、心经。具有平肝息风、清肝明目、散血解毒的功效。

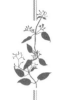

羚羊角粉：羚羊角质坚硬，制成细粉，便于调剂、服用。

3. 质量要求

羚羊角片：呈类圆形薄片；类白色或黄白色半透明，外表可见纹丝，微呈波状，中央可见空洞；质坚韧，不易拉断；无臭，味淡。

羚羊角粉：呈淡灰白色或淡黄白色的粉末；气微，味淡。

【研究概况】

1. 化学成分

羚羊角主含蛋白质、氨基酸、脂类、无机元素等。

2. 药理作用

羚羊角具有平肝息风、清肝明目、散血解毒的功能。现代药理研究主要有以下几个方面。

1）镇静催眠作用

羚羊角等 6 种角类动物药超细粉能使小鼠自发性活动计数不同程度地减少，明显延长小鼠睡眠时间。羚羊角口服液有明显的抗电惊厥作用和抗戊四氮引起的小鼠惊厥作用。腹腔注射可使脑内 5-HT 含量显著增高，明显降低小鼠脑内 DA 水平，表明羚羊角的中枢抑制作用可能和脑内儿茶酚胺减少有关。

2）解热镇痛作用

姜清华等研究表明，羚羊角和山羊角能明显减少冰醋酸引起的小鼠扭体次数和明显提高小鼠痛阈值；能明显降低伤寒 Vi 多糖菌苗引起的发热。周瑞玲等研究表明，羚羊角超细粉体与粗粉均有镇痛及解热作用。羚羊角超细粉组在给药 2 h 时痛阈值较对照组显著延长，腹腔注射冰醋酸小鼠扭体只数与次数较对照组显著减少，同剂量超细粉组效果优于粗粉组。杨广民等研究表明，羚羊角的水溶性蛋白质对家兔的解热作用可持续 4～5 h，并能使戊四氮引起的小鼠惊厥潜伏期和生存期均明显延长，能明显减少酒石酸锑钾引起的小鼠扭体次数，明显提高小鼠痛阈值。

3）降血压作用

杨兴才等采用羚羊角治疗高血压病（肝阳上亢证），考察治疗前后临床症状、血压、内皮素、一氧化氮、血管紧张素 Ⅱ 水平的变化。结果羚羊角组的症状、血压改善明显优于阳性对照组。其作用机制可能与其影响内皮素、一氧化氮水平，使二者关系趋于平衡有关。

4）其他

羚羊角还具有抗癫痫、抗血栓、止咳、提高耐缺氧能力、兴奋平滑肌等作用。

【述评】

据古籍记载，羚羊角炮制方法主要有研（锉）、制炭、炒制、煮制、蜜制等。《本草纲目》收载研粉法，一直沿用至今。现版《中国药典》载有镑片法、研粉法。羚羊角质地坚硬，含角质蛋白、磷酸钙及不溶性无机盐等，煎熬时很难溶出，为了提高临床疗效，宜制成粉末、超微粉末，或用水研汁内服。临床适用于高热惊痫，神昏痉厥，子痫抽搐，癫痫发狂，头痛眩晕等高热症。

绿毛龟 （Lümaogui）

《本草纲目》·介部·第四十五卷·绿毛龟

【"修治"原文】

【时珍曰】此龟古方无用者。近世滋补方往往用之，大抵与龟甲同功。刘氏先天丸用之，其法用龟九枚，以活鲤二尾安釜中，入水，覆以米筛，安龟在筛上蒸熟，取肉晒干。其甲仍以酥炙黄，入药用。又有连甲、肉、头、颈俱用者。

【述评】

绿毛龟始载于《本草蒙筌》，《纲目图鉴》认为绿毛龟为水龟属动物，其绿毛乃其背甲上所生寄生虫。《本草纲目》记载曰"安龟在筛上蒸熟，取肉晒干。其甲仍以酥炙黄，入药用"。可见绿毛龟以甲入药为主。《本草纲目》还记载绿毛龟"大抵与龟甲同功"。"可通任脉，助阳道，补阴血，益精气，治痿弱"。

斑蝥 （Banmao）

《本草纲目》·虫部·第四十卷·斑蝥

本品为芫青科昆虫南方大斑蝥 *Mylabris phalerata* Pallas 或黄黑小斑蝥 *Mylabris cichorii* Linnaeus 的干燥体。

【"修治"原文】

【敩曰】凡斑蝥、芫青、亭长、地胆修事，并渍糯米、小麻子相拌炒，至米黄黑色取出，去头、足、两翅，以血余裹，悬东墙角上一夜用之，则毒去也。

【大明曰】入药须去翅、足，糯米炒熟，不可生用，即吐泻人。

【时珍曰】一法用麸炒过，醋煮用之也。

【古代炮制】

晋代有炙、炒、烧令烟尽（《肘后》）。南北朝有糯米、小麻子同炒，并要求"待米黄黑出，去两翅足并头"（《雷公》）。宋代有麸炒、豆面炒、酒浸（《博济》），醋煮（《苏沈》），米炒焦（《朱氏》）。明代有醋煮焙干（《普济方》），牡蛎炒（《粹言》），麸炒醋煮（《通玄》）。清代有蒸制（《本草述》），米泔制（《串雅补》），土炒（《治全》）等炮制方法。

【现代炮制】

1. 炮制方法

斑蝥：除去杂质。

米炒斑蝥：取净斑蝥与米拌炒，至米呈黄棕色，取出，除去头、足、翅。每 100 kg 斑蝥，用米 20 kg。

2. 炮制作用

斑蝥：辛，热；有大毒。归肝、胃、肾经。具有破血消癥、攻毒蚀疮的功效。生斑蝥有大毒，多外用，以攻毒蚀疮为主。

米炒斑蝥：毒性降低，矫臭矫味，供内服。以通经、破癥散结为主。

3. 质量要求

斑蝥：南方大斑蝥，呈长圆形，长 1.0～2.5 cm，宽 0.5～1 cm。头及口器向下垂，有较大的复眼及触角各 1 对，触角多已脱落。背部具革质鞘翅 1 对，黑色，有 3 条黄色或棕黄色的横纹；鞘翅下面有棕褐色薄膜状透明的内翅 2 片。胸腹部乌黑色，胸部有足 3 对。有特殊的臭气。黄黑小斑蝥较小，长 1.0～1.5 cm。斑蝥素不得少于 0.35%。

米炒斑蝥：南方斑蝥，体型较大，头足翅偶有残留，色乌黑发亮，头部去除后的断面不整齐，边

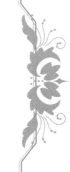

缘黑色，中心灰黄色，质脆易碎。有焦香气。黄黑小斑蝥体型较小。斑蝥素应为 0.25%～0.65%。

【研究概况】

1. 化学成分

1）斑蝥所含成分

斑蝥主要含斑蝥素及其衍生物。还含有脂肪酸类、胺类、芳香族、杂环及不饱和酮类等。

2）炮制对化学成分的影响

赵丽娜等检测发现，南方大斑蝥中斑蝥素含量：斑蝥饮片 0.79%＞斑蝥药材 0.68%＞米炒斑蝥 0.46%；斑蝥头中斑蝥素含量 0.050%，足 0.042%，外翅 0.044%，内翅 0.024%，含量低且总重量占全虫的 28.3%。王一硕等检测结果显示，斑蝥各样品中微量元素的含量从高至低依次：K＞Mg＞Fe＞Ca＞Zn＞Mn＞Cu＞Pb＞As＞Hg＞Cd。斑蝥经米炒炮制后 Pb、As、Hg、Cd、Fe 元素含量降低，Cu、Mg、Ca 元素含量增高。

2. 工艺研究

王正益等以烘法代替米炒法炮制斑蝥，结果表明 110℃烘 30 min 者斑蝥素含量和米炒品比较相差甚微。采用碱制的方法将传统米炒法改为低浓度的碱溶液炮制，可以使斑蝥素直接在虫体内转化成斑蝥酸二钠盐，从而降低毒性。

3. 药理作用

斑蝥具有破血消癥、攻毒蚀疮的功能。现代药理研究主要有以下几个方面。

1）抗肿瘤作用

斑蝥素是斑蝥的活性成分，它对肝脏和癌细胞有较强的亲和性，具有首先抑制癌细胞蛋白质合成，继而影响 RNA 和 DNA 的合成，最终实现抑制癌细胞的生长分裂的作用。腹腔注射或口服斑蝥素对腹水型网状细胞瘤和腹水型肝癌有一定抑制作用。斑蝥素对结肠癌细胞 HCT-116、人肝癌细胞 Hep G2、人胃癌细胞 BGC-823、人非小细胞肺癌细胞 NCI-H1650、人卵巢癌细胞 A2780 也表现明显的抑制作用，具有较强的抗肿瘤活性。

去甲斑蝥素能抑制肿瘤细胞的增殖，提高腹水肝癌 H22 细胞线粒体的呼吸抑制素（RCR）及溶酶体酶，对钙调素激活的环苷酸磷酸二酯酶具有抑制作用；对人早幼粒白血病 HL-60 细胞株 DNA 合成有明显抑制作用；对小鼠艾氏腹水有较强的干预作用，可抑制癌细胞 DNA 的合成，并且可以诱导 K562 细胞在有丝分裂期凋亡。

斑蝥酸钠能抑制 Hela 细胞株、人食管鳞癌 CaEs-17 细胞株及人肝癌 BeL-7402 细胞株。

2）对免疫系统的影响

去甲斑蝥素可显著地抑制体外刺激因子 CoA 或 LPS 引起的小鼠淋巴细胞的增殖及混合淋巴细胞反应，并呈剂量依赖关系，而对没有促细胞分裂素刺激的淋巴细胞却没有作用。

3）对骨髓造血系统的影响

研究发现去甲斑蝥素具有刺激骨髓产生白细胞的作用。去甲斑蝥酸钠对正常或放射损伤小鼠骨髓粒系造血均有较强的刺激作用，它对骨髓造血系统的影响，可能与加速骨髓粒细胞成熟，释放及促进骨髓造血干细胞增殖有关。

4）其他

斑蝥素还具有抗真菌、抗病毒、雌激素样等作用。

【述评】

据古籍记载，斑蝥炮制方法主要有净制（去头足翅）、炙、熬、炒、烧、辅料（小麻子、麸、

面、米）炒、酒制、醋制、蒸制等。以炒和辅料炒为主。《本草纲目》记载有米炒、麸炒、小麻子炒、醋煮，其中米炒法一直沿用至今，主要目的为降低毒性。

斑蝥的主要成分斑蝥素具有升华性，通过加热使其部分升华达到降毒的目的。采用米炒不仅米有吸附功能、减少斑蝥素含量，而且可以判断炮制火候，控制温度。为了充分利用资源，更大程度地发挥斑蝥素抗肿瘤的作用，采用低浓度的碱溶液炮制，使斑蝥素直接在虫体内转化成溶于水的斑蝥素二钠盐，最大限度保持斑蝥素的抗癌活性，同时降低其毒副作用，达到降毒增效的目的，弥补传统炮制方法的不足。

葛上亭长 （Geshangtingzhang）

《本草纲目》•虫部•第四十卷•葛上亭长

本品为芫青科动物锯角豆芫青 *Epicauta gorhami* Marseul 的全虫。

【"修治"原文】
同斑蝥。

【现代炮制】

1. 炮制方法

葛上亭长：取原药材，除去灰屑杂质。（2006《中药大辞典》）

米炒葛上亭长：取净葛上亭长与糯米或糙米同炒，炒至米呈焦黄色时，取出，去净米，除去头、足、翅。（2006《中药大辞典》）

2. 炮制作用

葛上亭长：辛，微温；有毒。具有逐瘀、破积、攻毒的功效。临床一般不用生品。

米炒葛上亭长：炒后降低药物毒性，缓和药性，纠正不良气味。

3. 质量要求

葛上亭长：呈长圆形，头红色，体和足黑色。前胸较狭小而呈颈状，前胸背板有一条白色纵纹。鞘翅黑色，内外缘及中部具灰白色纵纹。足 3 对。有腥臭味。

米炒葛上亭长：形如葛上亭长，微挂火色，显光泽，微具焦臭。

【述评】
见青娘虫。

紫河车 （Ziheche）

《本草纲目》•人部•第五十二卷•人胞

本品为健康产妇胎盘的干燥品。

【"修治"原文】
【吴球曰】紫河车，古方不分男女。近世男用男，女用女；一云男病用女，女病用男。初生者

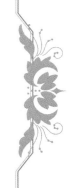

为佳，次则健壮无病妇人者亦可。取得，以清米泔摆净，竹器盛，于长流水中洗去筋膜，再以乳香酒洗过，篾笼盛之，烘干研末。亦有瓦焙研者，酒煮捣烂者，甑蒸捣晒者，以蒸者为佳。董炳云：今人皆酒煮火焙及去筋膜，大误矣。火焙水煮，其子多不育，惟蒸捣和药最良。筋膜乃初结真气，不可剔去也。

【古代炮制】

宋代有煅制（《总录》），黑豆制（《局方》），煨制（《妇人》），酒煮（《传信》）。元代有焙制（《宝鉴》），熬制成膏（《世医》）。明代有米泔煮、烘熟、酒蒸（《景岳》），清蒸（《蒙筌》），酒醋洗（《普济方》），猪肚蒸（《大法》），乳香酒蒸（《乘雅》），烘制（《入门》）。清代有白矾、姜与酒同制法（《幼幼》）等炮制方法。

【现代炮制】

1. 炮制方法

紫河车：砸成小块或研成细粉。（2010《中国药典》）

酒紫河车：取洗净的紫河车，置沸水中加适量花椒、黄酒略煮，干燥。（2002《四川》）

2. 炮制作用

紫河车：甘、咸，温。归心、肺、肾经。具有温肾补精、益气养血的功效。生品有腥气，内服易出现恶心呕吐。

酒紫河车：酒制后可除去腥臭味，便于服用。

3. 质量要求

紫河车：呈不规则的碎块，大小不一。黄色或黄棕色，外面凹凸不平，有多数沟纹；内面由一层极薄的羊膜包被，较光滑。质坚脆，有特异的腥气。

酒紫河车：呈黄棕色，质地酥脆，腥气较弱，具酒香气。

【研究概况】

1. 化学成分

1）紫河车所含成分

紫河车中主要含激素、免疫球蛋白、酶类、细胞因子、氨基酸、微量元素、维生素、胶原蛋白等。

2）炮制对化学成分的影响

热处理可使蛋白质凝固，生物酶活性、细胞因子活性等受较大影响。

2. 药理作用

紫河车具有温肾补精、益气养血的功效。现代药理研究主要有以下几个方面。

1）激素样作用

紫河车对围绝经期模型大鼠 E2、LH、FSH 具干预作用、对去势雌性小鼠及不孕症有较好治疗作用。人类胎盘自溶产物提取物含类 β-内啡肽和 ACTH 的物质，注入预先用过地塞米松的家兔可增加氢化可的松类物质分泌。

2）免疫调节作用

胎盘免疫调节因子可增加小白鼠 SOD 活性、影响 LPO 的含量。紫河车煎液给小鼠灌胃提高小鼠外周血 T 淋巴细胞的比率；对抗泼尼松引起的小鼠胸腺指数和 T 淋巴细胞比率的下降及胸腺髓质区域的扩大。胎盘粉灌胃可提高小鼠单核巨噬细胞的吞噬指数，增加免疫器官重量。胎盘匀浆液制备提取物可体外促小鼠脾淋巴细胞增殖活性，胎盘因子腹腔注射可改善冷应激所引起的小鼠免疫

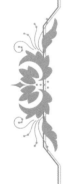

功能抑制，升高白介素 2 活性。

　　3）对造血功能的影响

　　温岩等研究发现胎盘组织表达 SCF、FL、GM-CSF、G-CSF、M-CSF 及 IL-6 等多种造血相关因子，证实胎盘组织与造血之间有相关性，有生血作用。胎盘因子肌内注射可提高^{60}Co-γ 射线照射小鼠的脾集落形成单位数，改善造血功能。小鼠灌胃给予紫河车，对失血性贫血和环磷酰胺引起的贫血均有防治作用。紫河车干粉混悬液灌胃还可对抗环磷酰胺引起的骨髓抑制，升高白细胞，对骨髓造血功能有促进作用。

　　4）抗疲劳、抗衰老作用

　　紫河车水煎液灌胃提高小鼠的耐缺氧能力，延长负荷游泳时间，改善由东莨菪碱及亚硝酸钠所致的小鼠记忆损伤。紫河车蜜丸给老年痴呆患者服用，降低患者脑脊液 β 淀粉样蛋白含量，对阿尔茨海默病和血管性痴呆均有效。

　　5）其他

　　紫河车还有镇痛、抗凝、抗心肌缺血、抗菌、抗病毒、促进伤口愈合等作用。

【述评】

　　据古籍记载，紫河车炮制方法主要有净制、煅、煨、焙、熬、清水煮及辅料（米泔、蜂蜜、酒）煮、清蒸及辅料（酒、猪肚、乳香酒、米泔）蒸等。《本草纲目》收载有烘、焙、酒制、蒸制等法。有些地方炮制规范收载有酒紫河车。通过炮制可矫正不良气味，便于粉碎，加辅料制可增强疗效。

　　《本草纲目》记载，紫河车用于虚喘劳嗽、气虚无力、不孕等各种肝肾气血亏虚的病症。紫河车始载于《本草拾遗》，有千余年临床使用史。但出于伦理和安全考虑，2015 版《中国药典》不再收录紫河车。

紫贝齿 （Zibeichi）

《本草纲目》·介部·第四十六卷·紫贝

本品为宝贝科动物阿文绶贝 *Mauritia arabica* L. 的贝壳。

【"修治"原文】

同贝子。

【古代炮制】

汉代有烧用（《本经》）。南北朝有苦酒与蜜制（《雷公》）。唐代有炭上熟烧为末（《千金》）。宋代有烧存性（《衍义》），研（《总病论》）。明代有煅制（《入门》），火煅水淬（《瑶函》），炙研（《普济方》）等炮制方法。

【现代炮制】

1. 炮制方法

紫贝齿：取原药，除去杂质，水浸 4～5 h，洗净，干燥、碾碎。（2005《安徽》）

煅紫贝齿：取净紫贝齿，按明煅法煅至紫棕色或灰褐色，质地酥脆，无光泽时取出。（2005《安徽》）

2. 炮制作用

紫贝：咸，平。归脾、肝经。具有清肝明目、平肝潜阳，镇惊安神的功效。生品质地坚硬，不利于粉碎和煎出有效成分。

煅紫贝：炮制后使质地酥脆，便于粉碎和煎出有效成分，提高疗效。

3. 质量要求

紫贝：呈不规则形的块片，有的卷曲或向内微凹，外表面淡灰褐色或淡青灰色，有的具紫褐色或褐色圆形斑点，有的具虚线状褐色花纹，有的边缘可见棕色排列整齐的齿。内表面灰紫色，少数灰黄色，两面均平滑而具光泽，破碎面粗糙，质坚硬，气微。

煅紫贝齿：外表面灰黑色或淡灰褐色，内表面呈灰白色，质松，略具焦臭。

【研究概况】

1. 化学成分

1）紫贝所含成分

紫贝主要含碳酸钙、有机质，尚含少量镁、硅酸盐、硫酸盐、磷酸盐和氯化物。

2）炮制对化学成分的影响

紫贝煅品较生品中钙盐含量显著提高，有机质被破坏，使钙盐含量相对增加。

2. 工艺研究

庞秀生等应用正交试验设计法，以煅制品的水煎液中 Ca^{2+} 含量为考察指标，确定紫贝齿煅制最佳工艺条件为：750℃条件下煅制 30 min；并以小规格（长度为 3.9～4.9 cm）为宜。

【述评】

据古籍记载，紫贝齿炮制方法主要为煅、烧法。《本草纲目》收载了烧法、蜜和醋浸蒸等。烧法即煅法，沿用至今。

紫贝的功效始见于唐代《新修本草》，谓其能"明目，治热毒"。《本草纲目》中，李时珍以之治"小儿癍疹目翳"。现代主要用于治疗肝阳上亢、肝风内动及心神不宁证。现代药理方面的研究文献少见。

蛤壳（Geqiao）

《本草纲目》·介部·第四十六卷·海蛤·文蛤

本品为帘蛤科动物文蛤 *Meretrix meretrix* Linnaeus. 或青蛤 *Cyclina sinensis* Gmelin 的贝壳。

【"修治"原文】

海蛤

【敩曰】凡使海蛤，勿用游波虫骨。真相似，只是面上无光。误饵之，令人狂走欲投水，如鬼祟，惟醋解之立愈。其海蛤用浆水煮一伏时，每一两入地骨皮、柏叶各二两，同煮一伏时，东流水淘三次，捣粉用。

【保昇曰】取得，以半天河煮五十刻，以枸杞汁拌匀，入篾竹筒内蒸一伏时，捣用。

文蛤

【修治】同海蛤。

【古代炮制】

汉代有"杵为散"（《金匮》）。唐代有"研炼"（《千金翼》）。宋代有"烧通赤细研"（《总录》），煅(《急救》)。明代有醋淬(《医学》)。清代有煅制(《本草述》《逢原》),煨制(《大成》),童便制(《逢原》),生捣碎(《害利》)等炮制方法。

【现代炮制】

1. 炮制方法

蛤壳:洗净,碾碎,干燥。

煅蛤壳:取蛤壳,照明煅法煅至酥脆,取出,放凉,打碎。

2. 炮制作用

蛤壳:苦、咸,寒。归肺、肾、胃经。具有清热化痰、软坚散结、制酸止痛;外用收湿敛疮的功效。

煅蛤壳:易于粉碎,增强了化痰制酸的作用。

3. 质量要求

蛤壳:呈不规则碎片。碎片外面黄褐色或棕红色,可见同心生长纹。内面白色。质坚硬。断面有层纹。气微,味淡。

煅蛤壳:呈不规则碎片或粗粉。灰白色,碎片外面有时可见同心生长纹。质酥脆。断面有层纹。碳酸钙不得少于95.0%。

【研究概况】

1. 化学成分

1)蛤壳所含成分

蛤壳主要含甲壳素、碳酸钙等。不同产地的蛤壳均含有砷,相差达7~8倍。

2)炮制对化学成分的影响

蛤壳经火煅后,砷含量均有不同程度的降低,与生品相比,砷含量降低5.05%~10.0%,表明蛤壳经煅制后均可除去或降低毒性。

2. 工艺研究

李莹莹等以性状、得率、水浸出物、总钙、水煎液中Ca^{2+}含量及水煎液pH值为指标,对不同煅制温度的样品进行综合分析,结果显示蛤壳最佳煅制温度为700~800℃。

【述评】

现版《中国药典》收载蛤壳为帘蛤科文蛤属动物文蛤或青蛤属动物青蛤的贝壳。在《本草纲目》中将文蛤和海蛤分别记载,认为文蛤为有花纹、未烂的蛤壳;海蛤为海中烂壳,久在泥沙,风波淘洗,自然圆净无文。二物本为一类。时珍曰:"海蛤为诸蛤烂壳总称,文蛤自是一种。"《饮片新参》中记载蛤壳的异名为海蛤壳,《梦溪笔谈》中文蛤又称花蛤,《本经》中青蛤又称为海蛤,因此两品种在此合并。

历代典籍记载蛤壳炮制方法有"煅烧通赤""醋淬""烧为粉"等,以煅法多见。《本草纲目》收载了蒸煮法,便于除去肉质。现版《中国药典》载有蛤壳和煅蛤壳。蛤壳偏于软坚散结,煅蛤壳质酥脆,易于粉碎,化痰制酸作用增强。

蛤蚧 (Gejie)

《本草纲目》·鳞部·第四十三卷·蛤蚧

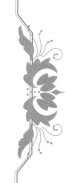

本品为壁虎科动物蛤蚧 *Gekko gecko* Linnaeus 的干燥体。

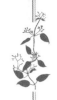

【"修治"原文】

【敩曰】其毒在眼。须去眼及甲上、尾上、腹上肉毛，以酒浸透，隔两重纸缓焙令干，以瓷器盛，悬屋东角上一夜用之，力可十倍，勿伤尾也。

【日华曰】凡用去头、足，洗去鳞鬣内不净，以酥炙用（或用蜜炙）。

【李珣曰】凡用须炙令黄色，熟捣。口含少许，奔走不喘息者，为之真也。宜丸散中用。

【古代炮制】

南北朝有酒浸焙、酒浸酥炙、清酒洗和蜜涂炙熟（《雷公》）。宋代有研、炙制（《博济》），蜜炙（《总录》），酥炙（《圣惠方》《证类》），醋炙（《圣惠方》《三因》），炙令黄熟（《证类》），去足炙（《妇人》），煅存性（《洪氏》）。明代有青盐酒炙、酒炒（《普济方》），酒浸一宿、酥炙（《准绳》），酒洗温净炙（《粹言》），"其毒在眼，须去眼及甲上、尾上、腹上肉毛，炙令黄色，勿伤其尾，效在尾也"（《本草述》《钩元》）。清代有酒浸（《串雅外》），"酒洗，去头足鳞鬣"（《本草汇》），"去头眼鳞爪，酒浸酥炙黄，研细"（《玉楸》），"凡用，先去眼及遍身肉毛酒浸两重纸焙"（《握灵》）等炮制方法。

【现代炮制】

1. 炮制方法

蛤蚧：除去鳞片及头足，切成小块。

酒蛤蚧：取蛤蚧块，用黄酒浸润后，烘干。

2. 炮制作用

蛤蚧：甘，平。归肺、肾、大肠经。具有补肺益肾、纳气定喘、助阳益精的功效。用于肺肾不足，虚喘气促，劳嗽咳血，阳痿，遗精。

酒蛤蚧：减少腥气，增强补肾壮阳作用，用于肾阳不足、精血亏损的阳痿。

3. 质量要求

蛤蚧：呈不规则的片状小块，表面灰黑色或银灰白色，有黄白色或灰棕色斑纹及鳞甲脱落痕迹；切面黄白色或灰黄色，脊椎骨及肋骨突起；气腥，味微咸。醇溶性浸出物不得少于8.0%。

酒蛤蚧：形如蛤蚧块，稍有酒气，味微咸。醇溶性浸出物不得少于8.0%。

【研究概况】

1. 化学成分

蛤蚧主要含谷氨酸、甘氨酸、天冬氨酸等18种氨基酸及多种微量元素、磷脂和脂肪酸。

2. 工艺研究

有研究表明，取净蛤蚧去头、足，用黄酒浸透，10对蛤蚧用黄酒250 mL，置于烘干箱内，摊平，控制温度110～120℃。蛤蚧外表略呈微黄色，有焦香气时关闭电源，放凉后取出，工艺较好。

3. 药理作用

蛤蚧具有补肺益肾、纳气定喘、助阳益精的功效。现代药理研究主要有以下几个方面。

1）免疫调节作用

蛤蚧乙醇提取物能加强豚鼠白细胞的移动力，增强肺支气管和腹腔吞噬细胞的吞噬功能。蛤蚧具促进S180荷肉瘤小鼠免疫系统增强的作用，可使荷瘤小鼠脾指数异常升高，对T/B淋巴细胞的诱导转化都有增强作用，从而发挥抗肿瘤活性。

2）治疗哮喘作用

班建东等以卵清蛋白诱发BALB/c小鼠过敏性哮喘为模型，研究发现蛤蚧可能通过改善气道炎性反应，对哮喘具有较好的治疗作用。廖成成等研究结果提示，蛤蚧能下调小鼠血清中的IL-4、IL-5水平，上调IFN-γ水平，从而抑制哮喘气道炎症。胡觉民等研究发现，蛤蚧体及蛤蚧尾的乙醇提取物对氯化乙酰胆碱所致的哮喘模型有明显的平喘作用，对豚鼠离体气管也具有松弛作用。

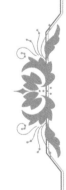

3）抗炎作用

蛤蚧乙醇提取物的水溶性和脂溶性成分均能明显降低冰醋酸所致的小鼠腹腔毛细血管通透性的增加，并能对抗二甲苯所致的小鼠耳肿胀，对正常或去肾上腺大鼠的蛋清性足肿胀有明显的抑制作用，说明蛤蚧具有抑制炎症前期血管通透性增加、渗出和水肿等作用。

4）其他

蛤蚧还能阻止骨髓基质中破骨细胞的生成、减少骨质丢失、改善肝功能等作用。

【述评】

蛤蚧为贵重中药，历代本草均有记载，炮制方法较多，以焙、酥、炙、酒制为主。《本草纲目》记载有净制、酥炙、炙令黄等炮制方法。现版《中国药典》载有蛤蚧和酒蛤蚧，地方规范中还有炙蛤蚧。《本草纲目》记载："其毒在眼。须去眼及甲上、尾上、腹上肉毛。"《中国药典》也记载有"去鳞片、头足"的要求。

有学者对蛤蚧的头、足、眼部位的毒性和药效进行实验研究，结果提示蛤蚧眼可以使小鼠出现躁动不安、四处走窜、轻微抽搐等毒性反应，蛤蚧的头、足有明显的药理作用，而无任何副作用。也有学者对蛤蚧眼、脑进行急性毒性进行实验，以相当于 25～200 倍剂量，分别给健康小鼠灌胃观察 72 h，未见小鼠活动和进食异常及死亡。蛤蚧的眼是否有毒，有待进一步研究。

蛤蜊粉 （Gelifen）

《本草纲目》·介部·第四十六卷·蛤蜊

本品为蛤蜊科四角蛤蜊 *Mactra veneriformis* Reeve 的贝壳加工制成的粉。

【"修治"原文】

蛤蜊粉

【震亨曰】蛤粉，用蛤蜊烧成粉，不入煎剂。

【时珍曰】按吴球云：凡用蛤粉，取紫口蛤蜊壳，炭火煅成，以熟栝蒌连子同捣，和成团，风干用，最妙。

【述评】

蛤蜊粉为四角蛤蜊贝壳加工制成的细粉，《中药大辞典》等现代专著中有记载。蛤蜊粉性味咸寒，归肺、肾、肝经，具有清热、化痰、利湿、软坚的作用，蛤蜊肉性味咸寒，具有滋阴润燥、利尿消肿、软坚散结作用。《本草纲目》收载蛤蜊粉的炮制方法为煅制和栝蒌莲子制。现版《中国药典》等标准中未收载，临床少用。

蛤蟆 （Hama）

《本草纲目》·虫部·第四十二卷·虾蟆

本品为蛙科动物泽蛙 *Rana limnocharia* Boie 的干燥全身。

【"修治"原文】

【敩曰】凡使虾蟆，先去皮并肠及爪子，阴干。每个用真牛酥一分涂，炙干。若使黑虎，即连头、尾、皮、爪并阴干，酒浸三日，漉出焙用。

【述评】

蛤蟆在现代中医药专著中少见记载。在《本草纲目》【发明】项记载："蛤蟆、蟾蜍，二物虽同一类，而功用小别，亦当分而用之。"时珍曰："古方多用蛤蟆，近方多用蟾蜍，盖古人通称蟾为蛤蟆耳。今考二物功用亦不甚远，则古人所用多是蟾蜍，且今人亦只用蟾蜍有效，而蛤蟆不复入药矣。"现在以蟾蜍入药，与《本草纲目》记载一致。

蛴螬 (Qicao)

《本草纲目》·虫部·第四十一卷·蛴螬

本品为金龟子科昆虫朝鲜黑金龟子 *Holotrichia diomphalia* Bates 及同属近缘昆虫的干燥幼虫。

【"修治"原文】

【敩曰】凡收得后阴干，与糯米同炒，至米焦黑取出，去米及身上、口畔肉毛并黑尘了，作三四截，研粉用之。

【时珍曰】诸方有干研及生取汁者，又不拘此例也。

【古代炮制】

南北朝有米炒（《雷公》）。唐代有熬制（《千金翼》）。元代有醋浸（《世医》），焙干（《瑞竹》）。宋代有炙令微黄（《圣惠方》），湿纸裹煨研（《总录》），干炒（《普本》）。明代有干研、生取汁（《本草纲目》）。清代有炒枯存性研细用（《长沙》）等炮制方法。

【现代炮制】

1. 炮制方法

蛴螬：取原药材，除去杂质。（2018《天津》）

2. 炮制作用

蛴螬：咸，微温；有小毒。归肝经。具有破血祛瘀、散结通乳、明目的功效。外用丹毒，疮疡，痔漏，目生翳膜。

3. 质量要求

蛴螬：呈长圆形或弯曲成扁肾形。全体棕黄色、棕褐色或黄白色。全体有轮节，头部较小，棕褐色或棕红色，有光泽。体壳质硬而脆，断面中空或有棕褐色内容物，气微腥，味微咸。

【研究概况】

1. 化学成分

1）蛴螬所含成分

蛴螬主要含蛋白质、氨基酸，还含有机酸、酯类、醛类、醇类、甾体类及多种微量元素。

2）炮制对化学成分的影响

曹蔚等研究发现蛴螬麸炒后蛋白质含量较高，为 46.7%，氨基酸的含量为 39.31%，明显低于烘干品的含量；80℃烘干的蛴螬中氨基酸、水溶性浸出物含量均低于 50℃烘干蛴螬。

2. 药理作用

蛴螬具有破血祛瘀，散结通乳，明目功效。现代药理研究主要有以下几方面。

1）对心血管的影响

陈梅等研究发现蛴螬提取物可以抑制有色家兔脉络膜新生血管中的血管内皮生长因子和碱性成

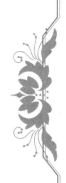

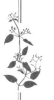

纤维细胞生长因子表达，从而可以抑制实验性脉络膜新生血管的形成；蛴螬水浸液 1∶10000 浓度对兔冠状血管、离体兔耳血管、蟾蜍肺血管皆有收缩作用；1∶1000 浓度能兴奋离体心脏，浓度更高则导致舒张期停止。

2）治疗眼疾

张泼涛等研究发现蛴螬提取物可减轻兔 RVO 模型后视网膜各层受到的损害，有效保护视网膜视觉神经细胞。邱晓星等研究发现，蛴螬提取物能有效干预色素上皮衍生因子的降低，保护视网膜组织，对脉络膜新生血管具有抑制作用。江运长等发现蛴螬在益气活血的组方中能够促进眼底激光视网膜损伤的修复，对视网膜激光光凝损伤有一定的防治作用。

3）抗肿瘤作用

徐京男等实验发现蛴螬提取物对人肺癌 A549 细胞具有明显的增殖抑制作用，并呈时间依赖性；对细胞 Bax 和 p21 表达均增强，细胞凋亡率与对照组相比有显著性差异。

4）其他

蛴螬还有抗菌、抗病毒、抗炎、镇痛等作用。

【述评】

据古籍记载，蛴螬炮制方法主要有炒、米炒、熬、醋制、焙、煨制等。《本草纲目》记载了米炒法。现版《中国药典》未收载该品种，少数炮制规范载有该药，现以生用为主。

《本草纲目》记载："蛴螬，治筋急，治血瘀痹也。""取蛴螬蒸熟食，目即开。"现代研究表明，蛴螬有兴奋心脏、收缩血管、治疗眼疾、抗肿瘤、抗菌及抗病毒等作用，验证了李时珍的相关记载。

犀角 （Xijiao）

《本草纲目》·兽部·第五十一卷·犀

为犀科动物印度犀 *Rhinoceros unicornis* L. 、爪哇犀 *Rhinoceros sondaicus* Desmarest、苏门犀 *Rhinoceros sumatrensis* cuvier 的角。

【"修治"原文】

【弘景曰】入药惟雄犀生者为佳。若犀片及见成器物皆被蒸煮，不堪用。

【颂曰】凡犀入药有黑白二种，以黑者为胜，角尖又胜。生犀不独未经水火者，盖犀有捕得杀取者为上，蜕角者次之。

【宗奭曰】鹿取茸，犀取尖，其精锐之力尽在是也。以西番生犀磨服为佳，入汤、散则屑之。

【敩曰】凡使，勿用奴犀、牸犀、病水犀、奢子犀、无润犀。惟取乌黑肌皱、拆裂光润者，错屑，入臼杵，细研万匝乃用。

【李珣曰】凡犀角锯成，当以薄纸裹于怀中蒸燥，乘热捣之，应手如粉。故归田录云：翡翠屑金，人气粉犀。

【古代炮制】

唐代有研、水磨（《食疗》）。宋代有"以磨服为佳，若在汤散，则屑之"（《衍义》），犀角屑（《圣惠方》），锉屑（《总录》）。明代有磨汁或研末（《本草纲目》），锉（《奇效良方》）。清代有磨汁用（《本草撮要》《本草分经》）等炮制方法。

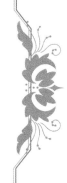

【现代炮制】

1. 炮制方法

犀角片：取犀角，劈成瓣，置温水中浸泡，捞出，镑片即得。（1963《中国药典》）

犀角粉：取犀角，锉粉，研成极细粉即得。（1963《中国药典》）

2. 炮制作用

犀角片：咸，寒。归肝、心、胃经。具有凉血止血、清心安神、泻火解毒的功效。

犀角粉：犀角质地坚硬，锉或研成细粉，便于调剂和服用，可提高生物利用度。

3. 质量要求

犀角片：呈卷曲不平的极薄片，表明灰白色，有芝麻花点或短线纹。气微清香而不腥，味稍咸。

犀角粉：呈淡灰白色细粉，气微清香，味稍咸。

【述评】

据古籍记载，犀角以镑片法、研粉法为主，也有磨汁用。由于犀角质地坚硬，为了提高临床疗效和方便服用，宜制成粉末、超微粉末，或用水研汁应用。

犀牛角具凉血止血、清心安神、泻火解毒功效，疗效极佳。应用历史悠久。在《中国药典》1963 版有记载。由于全球犀牛濒临灭绝，我国政府已颁布禁令，禁止使用犀牛角。鉴于水牛角与犀牛角功效相似，资源丰富、易得，现在临床已采用水牛角代替犀牛角使用。现代犀牛角的相关研究极少，主要集中在物种鉴定、寻找替代品上。

蜈蚣 （Wugong）

《本草纲目》·虫部·第四十二卷·蜈蚣

本品为蜈蚣科动物少棘巨蜈蚣 *Scolopendra subspinipes mutilans* L. Koch 的干燥体。

【"修治"原文】

【敩曰】 凡使勿用千足虫，真相似，只是头上有白肉，面并嘴尖。若误用，并把着，腥臭气入顶，能致死也。凡治蜈蚣，先以蜈蚣木末（或柳蛀末）于土器中炒。令木末焦黑，去木末，以竹刀刮去足、甲用。

【时珍曰】 蜈蚣木不知是何木也。今人惟以火炙去头、足用，或去尾、足，以薄荷叶火煨用之。

【古代炮制】

晋代有制炭（《肘后》）。南北朝木粉制（《雷公》）。唐代有炙法（《千金翼》）。宋代有酒炙、酒浸、姜制（《总录》），薄荷制（《局方》），酥制（《总徽》），焙制（《急救》）。明代有炒制、葱制、醋制（《普济方》），酒焙（《景岳》），火炮（《保元》）。清代有荷叶制（《备要》），煅制（《大成》），鱼鳔制（《制裁》）等炮制方法。

【现代炮制】

1. 炮制方法

蜈蚣：去竹片，洗净，微火烘焙，剪段。

2. 炮制作用

蜈蚣：辛，温；有毒。归肝经。具有息风镇痉、攻毒散结、通络止痛的功效。用于中风，惊痫，破伤风，风湿顽痹，疮疡，瘰疬，毒蛇咬伤。

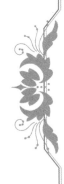

3. 质量要求

蜈蚣：呈扁平的小段，棕褐色或灰褐色，具焦香气。水分不得过 15.0%，总灰分不得过 5.0%，每 1 000 g 含黄曲霉毒素 B_1 不得过 5 μg，黄曲霉毒素 G_2、G_1、B_2、B_1 总量不得过 10 μg。醇溶性浸出物不得少于 20.0%。

【研究概况】

1. 化学成分

1）蜈蚣所含成分

蜈蚣含组织胺样物质及溶血性蛋白质，此外含有酶、糖类、脂肪酸、胆甾醇、蚁酸、多种氨基酸和微量元素等。

2）炮制对化学成分的影响

蜈蚣含两种类似蜂毒的有毒成分，烘焙法可破坏毒性成分，使蜈蚣毒性降低。章迺荣等报道用高温及具挥发性的辅料处理蜈蚣，可减少毒性和腥臭味，令患者易于服用。

2. 药理作用

蜈蚣具有祛风定惊、通络止痛、攻毒散结功效。现代药理研究主要有以下几方面。

1）抗肿瘤作用

蜈蚣提取物能抑制胃癌、肝癌、肺癌、肾癌、结肠癌、卵巢癌、宫颈癌等细胞株的体外生长。李永浩等研究结果表明，蜈蚣水煎剂对小鼠 Lewis 肺癌的生长有一定抑制作用，随着药物剂量的增大，抑瘤率相应增高。

2）对血液系统的影响

药理实验表明：蜈蚣煎剂能改善小鼠微循环，降低血黏度；蜈蚣提取物能改善冠脉供血，抑制动脉粥样硬化，而且蜈蚣酸性蛋白 CAP 对心肌有保护作用。此外，蜈蚣纤溶酶具有抗血栓作用，临床上蜈蚣可用于治疗血栓；10% 蜈蚣酊也被用于治疗原发性高血压。

3）镇静作用

蜈蚣具有镇静、镇痛及抗惊厥的作用，能抑制士的宁、0.6% 醋酸引起的小鼠惊厥扭体，能延长戊巴比妥钠所致的小鼠睡眠时间。故蜈蚣临床上可用于治疗癫痫、惊厥、抽搐等；其中枢抑制作用，可用于治疗神经性头痛、偏头痛等。

4）其他

蜈蚣还能增强胃肠功能、促进免疫功能、抗炎等作用。

【述评】

据古籍记载，蜈蚣炮制方法主要有制炭、木粉制、焙、炒、煅、煨、辅料（酒、醋、姜、薄荷、葱等）制法等。《本草纲目》记载了木粉制、炙、煨制等方法。现版《中国药典》收载有烘焙法。蜈蚣有毒，焙制可降低毒性，矫味矫臭，使之干燥酥脆，便于粉碎。

蜂蜜 （Fengmi）

《本草纲目》·虫部·第三十九卷·蜂蜜

本品为蜜蜂科昆虫中华蜜蜂 *Apis cerana* Fabricius 或意大利蜂 *Apis mellifera* Linnaeus 所酿的蜜。

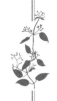

【"修治"原文】

【敩曰】凡炼蜜一斤，只得十二两半是数。若火少、火过，并用不得。

【时珍曰】凡炼沙蜜，每斤入水四两，银石器内，以桑柴火慢炼，掠去浮沫，至滴水成珠不散乃用，谓之水火炼法。又法：以器盛，置重汤中煮一日，候滴水不散，取用亦佳，且不伤火也。

【古代炮制】

梁代有火上煎、去沫、色微黄（《集注》）。南北朝有"凡炼蜜一斤，只得十二两半或一分是数，若火少火过，并用不得"（《雷公》）。唐代有炼（《千金》），"下姜汁于蜜中，微火煎，令姜汁尽"（《食疗》）。宋代有煎（《普本》）。金代去蜜渣（《儒门》）。元代有熬（《汤液》）。明代有绢滤去渣（《普济方》），澄去渣蜡（《医学》），熬去沫（《景岳》），熬（《瑶函》），"以器盛置重汤中煮一日，候滴水不散，取用亦佳，且不伤火也"（《本草纲目》），煨化（《保元》）。清代有炼、熬（《逢原》）等炮制方法。

【现代炮制】

1. 炮制方法

蜂蜜：取原蜂蜜，加热煮沸捞去泡沫，滤去杂质。

炼蜜：取净蜂蜜，文火熬炼至淡黄色，起泡并溢出汽水（嫩蜜）；或继续炼至黄棕色，起荸荠样大泡（中蜜）；或继续炼至深棕色，黏性减弱（老蜜）（2015《浙江》）。或炼至黄棕色，滴水成珠（2005《安徽》）。

2. 炮制作用

蜂蜜：甘，平。归肺、脾、大肠经。补中，润燥，止痛，解毒；外用生肌敛疮。

炼蜜：性偏温，以补脾气、润肺燥力胜。

3. 质量要求

蜂蜜：为半透明、带色泽、浓稠的液体，白色至淡黄色或橘黄色至黄褐色，久置或遇冷渐有白色颗粒状结晶析出。气芳香，味极甜。水分不得过 24.0%，5-羟甲基糠醛不得过 0.004%，含蔗糖和麦芽糖分别不得过 5.0%，果糖和葡萄糖的总量不得少于 60.0%，果糖与葡萄糖含量比值不得小于 1.0。

炼蜜：形如蜂蜜，色泽加深。气香，味甜。

【研究概况】

1. 化学成分

1）蜂蜜所含成分

蜂蜜主要含葡萄糖、果糖，其还含少量蔗糖、有机酸、蛋白质、挥发油、腊、维生素及多种酶等。

2）炮制对化学成分的影响

蜂蜜炼制后，果糖、葡萄糖、5-羟甲基糠醛含量发生变化，当温度高于 80℃时，随着温度的升高，时间延长，果糖和葡萄糖的含量降低，5-羟甲基糠醛的含量升高；加热温度在 80℃以下时，这三种成分含量变化不明显。同时，炼蜜过程中挥发性成分损失较大，如糠醛、苯甲醛和苯乙醛。

2. 工艺研究

曹佩玉等用黏度控制炼蜜指标，采用烘箱，设计温度为（90±1）℃，加热 2.5 h 后取出观察，结果完全符合嫩蜜的要求；5.5 h 后观察，完全符合中蜜要求；9 h 后观察，完全符合老蜜要求。

3. 药理作用

蜂蜜具有补中、润燥、止痛、解毒，外用生肌敛疮的功效。现代药理研究主要有以下几方面。

1）抗氧化作用

蜂蜜的抗氧化能力主要与酚酸类、黄酮类、氨基酸及美拉德产物的含量有关。研究发现蜂蜜的

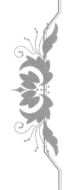

ORAC 值显著高于常见的糖类物质，其对 DPPH 的清除率随总酚含量增高而上升。Jubri 等研究发现麦卢卡蜂蜜能够降低小鼠体内的 MDA 含量，显著增加小鼠红细胞内 GSH-Px 的活性，降低过氧化氢酶（CAT）的活性。

2）抗菌作用

未经过加热的生蜂蜜对化脓金黄色葡萄球菌、乙型溶血性链球菌、铜绿假单胞杆菌、部分大肠杆菌均有明显杀灭作用。蜂蜜抑菌和杀菌功能随蜜液浓度而变化，低浓度具有抑菌作用，高浓度具有杀菌作用。孙艳萍等体外抗菌研究发现 9 种蜂蜜对临床分离的 50 株铜绿假单胞菌均具有相同的抑菌模式，其中新西兰的 Manuka 蜂蜜抑菌效果最佳，铜绿假单胞菌的存活率仅为 11%。

【述评】

蜂蜜既是药食两用中药，又是炮制辅料。古代有多种炮制方法：煎、炼、姜汁煎、熬制、重汤煮制等。《本草纲目》记载了炼、重汤煮制（隔水蒸煮）法，与现代炼蜜的方法一致。炼蜜有嫩蜜、中蜜、老蜜之分，火候的控制不同。李时珍曰："凡炼蜜一斤，只得十二两半是数。若火少、火过，并用不得。"蜜炙法均使用炼蜜。

蜂蜜生则性凉，故能清热；熟则性温，故能补中。蜂蜜炼制以补脾气、润肺燥力胜。时珍曰，蜂蜜"入药之功有五：清热也，补中也，解毒也，润燥也，止痛也。故能调和百药，而与甘草同功"。

蜂房 （Fengfang）

《本草纲目》·虫部·三十九卷·露蜂房

本品为胡蜂科昆虫果马蜂 *Polistes olivaceous* （DeGeer）、日本长脚胡蜂 *Polistes japonicus* Saussure 或异腹胡蜂 *Parapolybia varia* Fabricius 的巢。

【"修治"原文】

【敩曰】凡使革蜂窠，先以鸦豆枕等同拌蒸，从巳至未时，出鸦豆枕了，晒干用。

【大明曰】入药并炙用。

【古代炮制】

汉代有火熬（《本经》），炙（《金匮》）等方法。南北朝有蒸制（《雷公》）。唐代有微炒、烧灰（《千金》），炙制、熬制（《千金翼》）等方法。宋代有微炒、蜜制、煅制（《疮疡》）的记载。明代有炒黑、炒焦（《普济方》）。清代又增加了焙（《奥旨》）的制法。

【现代炮制】

1. 炮制方法

蜂房：除去杂质，切块。

炒蜂房：取净蜂房，炒至表面黄色（2009《甘肃》）。微具焦斑（2015《浙江》）

煅蜂房（蜂房炭）：取净蜂房块置煅锅内，上扣一口径较小的锅，合缝处用盐泥封固，在扣锅上压以重物，并贴一白纸或放数粒大米，用武火加热，煅至纸条或大米呈焦黄色为度，离火，待凉后取出（2009《甘肃》）。

2. 炮制作用

蜂房：甘，平。归胃经。具有攻毒杀虫、祛风止痛的功效。用于疮疡肿毒，乳痈，瘰疬，皮肤顽癣，鹅掌风，牙痛，风湿痹痛。生蜂房有小毒，一般作外用，内服多用其炮制品。

炒蜂房：炒制可降低毒性。

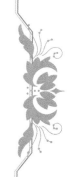

煅蜂房（蜂房炭）：疗效增强，毒性降低，并利于粉碎和制剂。

3. 质量要求

蜂房：呈不规则的扁块状，大小不一。表面灰白色或灰褐色。有多数整齐的六角形房孔。偶见黑色突起的短柄。体轻，质韧，稍有弹性，似纸。气微，味辛、淡。水分不得过 12.0%，总灰分不得过 10.0%、酸不溶性灰分不得过 5.0%。每 1000 g 含黄曲霉毒素 B_1 不得过 5 μg，含黄曲霉毒素 G_2、黄曲霉毒素 G_1，黄曲霉毒素 B_2 和黄曲霉毒素 B_1 的总量不得过 10 μg。

炒蜂房：形似如蜂房，表面黄色。

煅蜂房：形如蜂房，表面呈棕褐色。

【研究概况】

1. 化学成分

蜂房主要含蜂蜡、蜂胶和蜂房油，还含有色素、糖类、蛋白质、黄酮、有机酸、脂肪酸和昆虫激素等成分。

2. 药理作用

蜂房具有攻毒杀虫、祛风止痛的功效。现代药理研究主要有以下几方面。

1）抗肿瘤作用

汪长东等研究发现，蜂房中的蛋白质（NVP）可使 HepG2 细胞发生凋亡。将此蛋白作用于大鼠支气管平滑肌细胞，观察到细胞的增殖同样受到抑制，表明 NVP 可能是一种能够有效抑制细胞增殖的蛋白。蜂房蛋白对白血病细胞增殖也有显著作用。NVP 作用于急性髓系白血病（AML）患者骨髓单个核细胞（BMMNC）后，出现细胞数量减少，增值减弱及明显的细胞凋亡特征。NVP 还能抑制 K562 细胞增殖并诱导其凋亡。NVP 对诱导红白血病模型小鼠脾组织和骨髓中红白血病细胞凋亡的作用显著。NVP 作用下的肿瘤细胞中 Bcl-2 蛋白表达降低，Bax 蛋白表达升高。

蜂房有机溶剂提取物也表现出显著的抗肿瘤作用。张坤等报道蜂房甲醇提取物对人胃腺癌 SGC7901 细胞、口腔上皮癌 KB 细胞、人宫颈癌 Hela 细胞、人非小细胞肺癌 H460 细胞和人肝癌 HepG2 细胞均有生长抑制作用。

2）抗菌作用

蜂房乙醇提取物对口腔变形链球菌、内氏放线菌、黏性放线菌、乳酸杆菌和金黄色葡萄球菌的生长、产酸均有抑制作用，并显示出抗糖基转移酶、抗黏附和抗生物膜形成的作用，对变形链球菌和血链球菌能够产生水不溶性葡聚糖。蜂房中的单体成分槲皮素和山奈酚对变形链球菌、茸毛链球菌、血链球菌、黏性放线菌、内氏放线菌和鼠李糖乳杆菌也表现出显著的抑制作用。

3）其他

蜂房还具有抗血栓、免疫抑制、镇痛、抗炎、抗过敏、驱虫等作用。

【述评】

据古籍记载，蜂房炮制方法主要有炙、制炭、炒、蒸、蜜制等。《本草纲目》记载了蒸制和炙制的方法。现版《中国药典》收载有生品，各地炮制规范中还收载了炒法和扣锅煅法，炒或煅后毒性降低，疗效增强，并利于粉碎和制剂。

《本草纲目》【附方】项记载，蜂房主要以炭药应用，配以酒、醋、盐等辅料，治疗脐风湿肿、手足风痹、瘙痒瘾疹、风热牙肿、吐血衄血、崩中漏下等多种病症。近年来，针对蜂房化学成分和药理活性展开了一系列的研究工作，分离得到包括黄酮类、酚酸类、二苯基庚烷类和萜类等化合物，药理活性研究主要集中在抗肿瘤、抗菌和免疫抑制等方面。

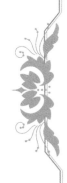

蜣螂 (Qianglang)

《本草纲目》 ·虫部·第四十一卷·蜣螂

本品为金龟子科动物屎壳螂 *Catharsius molossus* Linnaeus 的干燥全虫。

【"修治"原文】

【别录曰】 五月五日采取蒸藏之，临用（去足）火炙。勿置水中，令人吐。

【古代炮制】

汉代有火熬之良（《本经》）。唐代有蒸制（《千金翼》），醋制（《颅卤》）。宋代有微炙、烧灰（《圣惠方》），去头翅足、炙（《局方》），糯米炒焦（《总微》），去足炒用（《证类》）。元代有醋煮（《世医》）。明代有烧存性、土裹煨热（（《本草纲目》），焙制（《医学》）。清代有入生姜内煨、巴豆微炒（《逢原》）等炮制方法。

【现代炮制】

1. 炮制方法

蜣螂：除去杂质，洗净，干燥。（2015《浙江》）

2. 炮制作用

蜣螂：咸，寒；有毒。归肝、胃、大肠经。具有破瘀、定惊、通便、攻毒的功效。用于癥瘕，惊痫，噎嗝反胃，腹胀便秘，痔漏，疔肿，恶疮。

3. 质量要求

蜣螂：呈椭圆形，黑褐色，有光泽。雄虫头部前方呈扇面形，易脱落，中央具角突 1 支，长约 6 mm。前胸背板呈宽半月形，顶部有攒形隆脊，两侧各有角突 1 枚。后胸约占体长 1/2，为翅覆盖。雌者头部中央及前胸背板横形隆脊的两侧无角状突。前翅革质，黑褐色，有 7 条纵向平行的纹理；后翅膜质，黄色或黄棕色。足 3 对。体质坚硬，有臭气。

【研究概况】

1. 化学成分

蜣螂主要含氨基酸、蜣螂毒素、脂肪酸。此外，还含有壳聚糖及少量铜、锌、铁、锰等微量元素。

2. 药理作用

蜣螂具有破瘀、定惊、通便、攻毒的功效。现代药理研究主要有以下几方面。

1）抑制前列腺增生作用

赵兴梅等实验结果显示，从前列腺湿质量和前列腺指数等指标上观察，蜣螂对丙酸睾酮引起的小鼠前列腺增生具有明显的抑制作用，而蜣螂三氯甲烷提取物和乙醇提取物对 α 受体激动剂去甲肾上腺素所诱发的膀胱三角肌收缩具有显著的抑制作用。

蒋巧梅等研究发现，蜣螂乙醇提取总部位、三氯甲烷萃取部位、萃取剩余部位能明显减小造模小鼠前列腺指数，降低腺体增生。谭承佳等研究发现蜣螂提高造模大鼠血清睾酮水平、降低雌二醇水平；同时使大鼠的前列腺湿重、前列腺指数降低，前列腺组织腺上皮及间质面积缩小。

2）抗炎镇痛作用

黄显章等研究发现蜣螂水提取物能显著延长小鼠在热板法和甩尾法中的耐热时长，减少醋酸所致的小鼠扭体次数，抑制二甲苯所致的小鼠耳肿胀、鸡蛋清所致的小鼠足趾肿胀及醋酸所致的小鼠

腹腔毛细血管通透性增加，并能有效降低胸膜炎大鼠胸腔渗出液中蛋白含量、血清中前列腺素 E_2 与肿瘤坏死因子含量。

3）其他

蜣螂还有抗顽固性溃疡、抗凝血及抗癌、促进伤口愈合等作用。

【述评】

据古籍记载，蜣螂炮制方法主要有炒、蒸、煮、炙、制炭、米炒、煨制、醋制、姜制、巴豆制等。《本草纲目》收载有蒸和火炙法，在【附方】项还有煨、制炭、焙、巴豆制等多种炮制方法应用。现版《中国药典》未收载该药，但部分地方规范有记载。

蜣螂是一种常见的昆虫，在我国民间应用广泛。近几年人们关注蜣螂的临床作用，并对其药理作用、化学成分进行研究，发现其在治疗前列腺疾病与抗肿瘤方面具有独特的疗效。

蝉蜕 （Chantui）

《本草纲目》·虫部·第四十一卷·蚱蝉

本品为蝉科昆虫黑蚱 *Gryptotympana pustulata* Fabricius 的若虫羽化时脱落的皮壳。

【"修治"原文】

【时珍曰】凡用蜕壳，沸汤洗去泥土、翅、足，浆水煮过，晒干用。

【古代炮制】

宋代有炙制（《总录》），炒制、酒制（《圣惠方》），盐制（《传信》），烧灰（《证类》）。元代有制炭（《瑞竹》）。明代有煮制（《本草纲目》），甘草制（《瑶函》）。清代有煨制（《大成》）等炮制方法。

【现代炮制】

1. 炮制方法

蝉蜕：除去杂质，洗净，干燥。

2. 炮制作用

蝉蜕：甘，寒。归肺、肝经。具有疏散风热、利咽、透疹、明目退翳、解痉的功效。用于风热感冒，咽痛音哑，麻疹不透，风疹瘙痒，目赤翳障，惊风抽搐，破伤风。

3. 质量要求

蝉蜕：略呈椭圆形而弯曲，表面黄棕色，半透明，有光泽。头部有丝状触角 1 对，多已断落，复眼突出。额部先端突出，口吻发达，上唇宽短，下唇伸长成管状。胸部背面呈十字形裂开，裂口向内卷曲，脊背两旁具小翅 2 对；腹面有足 3 对，被黄棕色细毛。腹部钝圆，共 9 节。体轻，中空，易碎。气微，味淡。

【研究概况】

1. 化学成分

蝉蜕含有大量蛋白质、氨基酸类成分，此外还含有甲壳素、可溶性钙及多种微量元素等。

2. 药理作用

蝉蜕具有疏散风热、利咽、透疹、明目退翳、解痉的功效。现代药理研究主要有以下几方面。

1）解热镇痛作用

谢达莎等研究发现，蝉枣汤能明显降低发热家兔体温、抑制小鼠耳肿胀、提高小鼠巨噬细胞的吞噬指数、增加小鼠血清溶血素生成。小鼠扭体法实验结果证明，蝉蜕各部分均有明显的镇静、镇

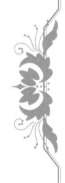

痛作用，其解热作用以头、脚为强，全蝉蜕次之，蝉蜕身最差。

2）镇咳平喘作用

蝉蜕提取物对敏化大鼠支气管及肺组织炎症有明显改善作用。蝉蜕对组胺参与的致喘模型有明显的平喘作用，能稳定肥大细胞脱颗粒，阻滞过敏介质（如组胺等）释放，抑制变态反应及气道受损的程度，从而减缓气道炎症，降低气道高反应性来预防和治疗支气管哮喘。有学者认为蝉蜕对神经节有阻断作用，能降低反射反应和横纹肌的紧张度，有定惊和解痉作用。

3）抗惊厥作用

安磊等研究蝉蜕的抗惊厥活性，结果表明蝉蜕提取物可明显延长小鼠发生惊厥的潜伏期，延长惊厥小鼠的死亡时间，降低死亡率，其中水提物的作用强于醇提物。蝉蜕醇提物也能拮抗士的宁引起的惊厥，但不能拮抗四氯化碳引起的惊厥。有些学者认为蝉蜕对中枢神经系统的抗惊厥作用与其含有磷和镁有较大关系。

4）其他

蝉蜕还具有抗炎、抗菌、抗氧化、抗肿瘤、降血脂等作用。

【述评】

据古籍记载，蝉蜕炮制方法主要有煮、炙、炒、酒制、制炭、盐制、甘草制、煨制等。《本草纲目》记载有浆水煮法。现版《中国药典》及各地炮制规范中收载的大多数是生用。古代的酒制、炒制、盐制、甘草制等方法可矫味矫臭。

熊掌 （Xiongzhang）

《本草纲目》·兽部·第五十一卷·熊

本品为熊科动物黑熊 *Selenarctos thibetanus* G. Cuvier 和棕熊 *Ursus arctos* Linnaeus 的足掌。

【"修治"原文】

【圣惠方云】熊掌难胹，得酒、醋、水三件同煮，熟即大如皮球也。

【古代炮制】

宋代有酒、醋、水同煮（《圣惠方》《证类》）。元代至清代记载的方法基本相同。

【述评】

熊全身是宝，熊掌、熊胆、熊脂等均能入药使用。且熊掌、熊脂可以食用。在古代野生熊资源相对丰富，临床和食用历史悠久。由于大量捕猎，马来熊、黑熊和棕熊等濒临绝种。马来熊列为国家一级保护动物，黑熊和棕熊列为国家二级保护动物，严禁捕猎。现在相关中药标准已不再收载相关品种。熊掌味甘、性平，归脾、胃经，具有健脾胃、补气血、祛风湿功能。主脾胃虚弱，诸虚劳损，风寒湿痹。为药食两用的佳品，古代加工方法以煮制为主。《本草纲目》记载了"酒醋水同煮"法。现在需寻找代用品。

熊脂 （Xiongzhi）

《本草纲目》·兽部·第五十一卷·熊

本品为熊科动物黑熊 *Selenarctos thibetanus* G. Cuvier 和棕熊 *Ursus arctos* Linnaeus 的脂肪油。

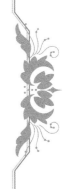

第十章 动物类

419

【"修治"原文】

【敩曰】凡取得，每一斤入生椒十四个，同炼过，器盛收之。

【述评】

熊脂味甘，性温，具有补虚损、润肌肤、消积、杀虫的功能。主治虚损羸瘦、风痹不仁、筋脉挛急、积聚、面疮、癣、白秃、臁疮。实施《野生动物保护》后，在相关中药标准中不再有收载，民间偶有应用。

僵蚕 （Jiangcan）

《本草纲目》·虫部·第三十九卷·蚕

本品为蚕蛾科昆虫家蚕 *Bombyx mori* Linnaeus 4～5 龄的幼虫感染（或人工接种）白僵菌 *Beauveria bassiana* （Bals.） Vuillant 而致死的干燥体。

【"修治"原文】

白僵蚕

【别录曰】生颖川平泽。四月取自死者。勿令中湿，有毒不可用。

【弘景曰】人家养蚕时，有合箔皆僵者，即暴躁都不坏。今见小白似有盐度者。

【恭曰】蚕自僵死，其色自白。云有盐度，误矣。

【颂曰】所在养蚕处有之。不拘早晚，但有白色而条直、食桑叶者佳。用时去丝绵及子，炒过。

【宗奭曰】蚕有两三番，惟头番僵蚕最佳，大而无蛆。

【敩曰】凡使，先以糯米泔浸一日，待蚕桑涎出，如锅涎浮出水上，然后漉出，微火焙干，以布拭净黄肉、毛，并黑口甲了，捣筛如粉，入药。

【古代炮制】

南北朝有米泔制（《雷公》）。唐代有炒制（《千金》），熬制（《千金翼》）。宋代有姜汁制（《博济》），面炒制（《脚气》），酒炒、灰炮（《药证》），麸炒、蜜制、盐制（《总录》），油制（《朱氏》）。明代有醋制（《普济方》）。清代有糯米炒（《尊生》），制炭（《备要》），红枣制（《全生集》）等炮制方法。

【现代炮制】

1. 炮制方法

僵蚕：淘洗后干燥，除去杂质。

麸炒僵蚕：取净僵蚕按麸炒法，拌炒至表面黄色，取出，筛去麸皮。每 100 kg 僵蚕，用麸皮 10 kg。

姜僵蚕：取净僵蚕，拌姜汁文火炒干或蒸软。每 100 kg 僵蚕，用生姜 10 kg。（2010《广东》，2015《四川》）

2. 炮制作用

僵蚕：辛、咸，平。归肝、肺、胃经。具有息风止痉、祛风止痛、化痰散结的功效。生僵蚕味辛性平，偏散风热，药力较猛。

麸炒僵蚕：可矫正不良气味，同时有助于除去生僵蚕虫体上的菌丝和分泌物，便于粉碎和服用。疏风解表之力稍减，长于化痰定惊、散结止痛。

姜僵蚕：姜汁矫味除腥臭气，并有祛风定惊、止抽搐的作用。

3. 质量要求

僵蚕：呈圆柱形，多弯曲皱缩，表面灰黄色，被有白色粉霜状的气生菌丝和分生孢子。头部较圆，足 8 对，体节明显，尾部略呈二分歧状。质硬而脆，易折断，断面平坦，外层白色，中间有亮棕色或亮黑色的丝腺环 4 个。气微腥，味微咸。杂质不得过 3.0%，水分不得过 13.0%，总灰分不得过 7.0%，酸不溶性灰分不得过 2.0%，每 1000 g 含黄曲霉毒素 B_1 不得过 5 μg，含黄曲霉毒素 G_2、G_1、B_2、B_1 的总量不得过 10 μg，醇溶性浸出物不得少于 20.0%。

麸炒僵蚕：形如僵蚕。表面黄色，偶有焦斑。气微腥，有焦麸气，味微咸。

姜僵蚕：形如僵蚕。气微腥，味微姜辣，微咸。

【研究概况】

1. 化学成分

1）僵蚕所含成分

僵蚕主要含蛋白质。此外，还含有氨基酸、核苷、多肽、有机酸、甾体、黄酮、微量元素等。

2）炮制对化学成分的影响

僵蚕经炮制后游离氨基酸和草酸铵的含量均降低，其中游离氨基酸麸炒品为生品总量的 48.8%。马莉等研究表明，生僵蚕的水溶性蛋白质质量分数为 47.06 mg·g^{-1}，麸炒僵蚕为 29.76 mg·g^{-1}；生品中黄曲霉毒素 G_1、B_1、G_2、B_2 的质量分数分别为 0.382、0.207、0.223、0.073 $\mu g·kg^{-1}$，而麸炒僵蚕未检出。结果表明僵蚕经麸炒后蛋白质含量下降，黄曲霉毒素完全消失。

2. 工艺研究

张昌文等采用正交设计，以僵蚕中白僵菌素的含量为评价指标，优选出麸炒僵蚕工艺参数为 180℃炒 5 min、麦麸用量为 100∶10。

3. 药理作用

僵蚕具有息风止痉、祛风止痛、化痰散结的功效。现代药理研究主要有以下几方面。

1）抗血栓作用

彭延古等研究结果显示，僵蚕对凝血酶-纤维蛋白原反应有直接的抑制作用，通过抑制血液凝固、促纤溶活性而抑制血栓形成。大剂量僵蚕注射液可明显抑制凝血酶诱导的内皮细胞释放，并能抗血栓形成。毛晓健等研究结果显示，僵蚕水煎剂能增加毛细血管开放数量，增大微血管直径，延长凝血时间。

2）抗肿瘤作用

Jiang X 等在僵蚕中分离得到的寡聚糖 BBPW-2。体外实验表明其对肿瘤细胞株 HeLa 和 HepG2 具有直接的细胞毒活性，对 MCF-7 细胞株具有长期抗增殖效应。僵蚕醇提取物对小鼠艾氏腹水癌实体型抑制率为 36%，对小鼠 S180 也有抑制作用。

3）抗惊厥作用

汤化琴等研究结果显示，僵蚕能对抗士的宁引起的小鼠惊厥效果与氯化铵相似。郭晓恒等研究显示，僵蚕中成分白僵菌素具有抗惊厥活性。

4）抗菌作用

白僵蚕醇提取物对大肠杆菌、苹果炭疽病菌、腐烂病菌、花椒落叶病菌均有一定的抑制作用，其中对炭疽病菌的抑制作用最强。

5）其他

僵蚕还具有增强免疫、镇静催眠、保护神经、抗氧化、降血糖、雄性激素等作用。

【述评】

据古籍记载，僵蚕炮制方法主要有米泔制、炒、焙、辅料（米、面、麸）炒、辅料（酒、蜜、盐、醋、姜汁）制等。《本草纲目》记载了米泔制、炒法；【附方】中还记载有姜制及姜汁服、酒服等。如"牙齿疼痛：白僵蚕、生姜同炒赤黄色（《普济》）"；"急喉风痹：姜汁调灌，涎出即愈。后以生姜炙过（《博济》）"；"瘾疹风疮：白僵蚕焙研，酒服一钱，立瘥（《圣惠》）"。可见，古人辨证论治，用药因病殊制。现版《中国药典》仅收载了麸炒法，地方规范还有炒法（2005《天津》），姜制法（2010《广东》）。僵蚕气味腥臭，表面被有菌丝。麸炒疏风解表之力稍减，长于化痰散结；姜制能增强祛风止痉作用。

蕲蛇（Qishe）

《本草纲目》·鳞部·第四十三卷·白花蛇

本品为蝰科动物五步蛇 *Agkistrodon acutus*（Guenther）的干燥体。

【"修治"原文】

【颂曰】头尾各一尺，有大毒，不可用。只用中段干者，以酒浸，去皮、骨，炙过收之则不蛀。其骨刺须远弃之，伤人，毒与生者同也。

【宗奭】凡用去头尾，换酒浸三日，火炙，去尽皮、骨。此物甚毒，不可不防。

【时珍曰】黔蛇长大，故头尾可去一尺。蕲蛇止可头尾各去三寸。亦有单用头尾者。大蛇一条，只得净肉四两而已。久留易蛀，惟取肉密封藏之，十年亦不坏也。按圣济总录云：凡用花蛇，春秋酒浸三宿，夏一宿，冬五宿，取出炭火焙干，如此三次。以砂瓶盛，埋地中一宿，出火气。去皮、骨，取肉用。

【古代炮制】

宋代有酒浸炙（《圣惠方》《总微》《局方》），酒浸（《疮疡》），酒浸焙（《三因》《朱氏》《普济方》），酥制（《圣惠方》），酒醋炙（《普济方》），砂炒制（《回春》）。明代有炙黄（《正宗》），去骨焙（《医学》），连骨火炙干、勿焦（《准绳》）。清代有酒浸酥炙焙（《逢原》），切片，酥油炙黄（《金鉴》）等炮制方法。

【现代炮制】

1. 炮制方法

蕲蛇：去头、鳞片，切成寸段。

蕲蛇肉：去头，用黄酒润透后，除去鳞、骨，干燥。每100 kg蕲蛇，用黄酒20 kg。

酒蕲蛇：取蕲蛇段，加黄酒拌匀，闷透，用文火炒至黄色，取出。每100 kg蕲蛇，用黄酒20 kg。

2. 炮制作用

蕲蛇：甘、咸，温；有毒。归肝经。具有祛风、通络、止痉的功效。用于风湿顽痹，麻木拘挛，中风口眼㖞斜，半身不遂，抽搐痉挛，破伤风，麻风，疥癣。头部有毒，除去头部入药能消除毒性。鳞、骨为非药用部位。生品气腥，不利于服用。

蕲蛇肉：与蕲蛇功效相同，但酒浸去除骨后作用较强，并减少腥气。

酒蕲蛇：酒炙后能增强祛风除湿、通络止痛的作用，并减少腥气。

3. 质量要求

蕲蛇：呈段状，长2～4 cm，背部呈黑褐色，表皮光滑，有明显的鳞斑，可见不完整的方胜纹。腹部可见白色的肋骨，呈黄白色、淡黄色或黄色。断面中间可见白色菱形的脊柱骨，脊椎骨的棘突

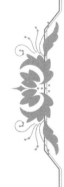

较高，棘突两侧可见淡黄色的肉块，棘突呈刀状上突，前后椎体下突基本同形，多为弯刀状。肉质松散，轻捏易碎。气腥，味微咸。水分不得过 14.0%。浸出物不得少于 12.0%。

蕲蛇肉：呈条状或块状，长 2～5 cm，可见深黄色的肉条及黑褐色的皮。肉条质地较硬，皮质地较脆。有酒香气，味微咸。水分不得过 14.0%，总灰分不得过 4.0%。浸出物不得少于 12.0%。

酒蕲蛇：形如蕲蛇段，表面棕褐色或黑色，略有酒气。气腥，味微咸。水分不得过 14.0%。浸出物不得少于 12.0%。

【研究概况】

1. 化学成分

1）蕲蛇所含成分

蕲蛇含蛋白质、氨基酸、磷脂、核苷等类成分。

2）炮制对化学成分的影响

蕲蛇头部毒腺中，含有出血性毒素。去头的目的主要是为了降低毒性。酒制后，所含的难溶于水的成分易于溶出。

2. 药理作用

蕲蛇具有祛风、通络、止痉的功效。现代药理研究主要有以下几方面。

1）抗炎镇痛作用

蕲蛇醇溶性和水溶性部位对小鼠热板及冰醋酸致痛有明显镇痛作用，对二甲苯致小鼠耳郭肿胀、冰醋酸致腹腔毛细血管通透性增高均有明显的抑制作用。谷恒存等研究发现，蕲蛇水提液能显著降低佐剂性关节炎大鼠右后足跖肿胀度，降低大鼠血清中炎性细胞因子 TNF-α、IL-1β 和 IL-6 的水平。张纪达等研究表明，蕲蛇水提液可以下调胶原诱导型关节炎模型大鼠血清中 TNF-α 含量，上调 IL-10 含量，显著减轻其踝关节肿胀程度和关节炎指数。王蔡未等研究表明，蕲蛇水提液可显著改善骨性关节炎大鼠关节疼痛，并修复软骨损伤。

2）抗肿瘤作用

蕲蛇提取物对胶质细胞具有细胞毒作用，对胃癌细胞株具有一定的抑制作用。

【述评】

据古籍记载，蕲蛇以净制，酒制和炒制为主。《本草纲目》收载方法有净制（去头、尾、皮、骨）及酒制法，这些方法沿用至今，现版《中国药典》载有蕲蛇、蕲蛇肉、酒蕲蛇。《本草纲目》较全面总结了当时蕲蛇的净制法和保管方法。蕲蛇头部有毒，除去头部能消除毒性。颂曰："头尾各一尺，有大毒，不可用。只用中段干者。"说明蕲蛇需净制方可使用，但"须去头尾各一尺"有些夸张，浪费药用资源。李时珍提出"蕲蛇止可头尾各去三寸""以酒浸，去皮、骨，炙过收之则不蛀""惟取肉密封藏之，十年亦不坏也"。

麋角（Mijiao）

《本草纲目》·兽部·第五十一卷·麋

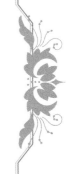

本品为鹿科动物麋鹿 *Elaphurus davidianus* Milne-Edwards 雄性的骨化角。

【"修治"原文】

麋角

【敩曰】麋角，以顶根上有黄毛若金线，兼旁生小尖。色苍白者为上。

【诜曰】凡用麋角，可五寸截之，中破，炙黄为末，入药。

【时珍曰】麋鹿茸角，今人罕能分别。陈自明以小者为鹿茸，大者为麋茸，亦臆见也。不若亲视其采取时为有准也。造麋角胶、麋角霜，并与鹿角胶、鹿角霜同法。又集灵方云：用麋角一双，水浸七日，刮去皮，错屑。以银瓶盛牛乳浸一日，乳耗再加，至不耗乃止。用油纸密封瓶口。别用大麦铺锅中三寸，上安瓶，再以麦四周填满。入水浸一伏时，水耗旋加，待屑软如面取出，焙研成霜用。

【古代炮制】

唐代有净制、削皮、米泔制（《千金》），切制、火炙（《食疗》）。宋代有火燎去毛、乳制（《圣惠方》），煮制（《总录》），酥制、酒制酒蒸（《洪氏》）等炮制方法。

【现代炮制】

1. 炮制方法

麋角镑片：取麋角，置温水中浸泡，捞出，镑片，干燥。（2006《中药大辞典》）

麋角粉：取麋角，砸碎，粉碎成细粉。或将其截断后从中间纵剖开，炙令黄香后，研末。（2006《中药大辞典》）

2. 炮制作用

麋角：甘，温。归肾经。具有温肾壮阳、填精补髓、强筋骨、益血脉的功效。

麋角粉：麋角质坚硬，制成细粉，便于成分煎煮，便于调剂和服用。

3. 质量要求

麋角：表面浅黄白色，无毛，有光泽，具疣状突起，习称"骨钉"，并有纵棱。质硬，断面周围白色，中央灰黄色，并有细蜂窝状小孔。气微，味甘。

麋角粉：为灰黄色粉末。气微，味甘。

【研究概况】

1. 化学成分

1）麋角所含成分

麋角含有蛋白质、氨基酸、维生素、胆固醇、脂类、性激素及多种微量元素等。

2）炮制对化学成分的影响

宋建平等研究表明，麋角超微粉水溶性蛋白质为普通粉的 1.41 倍；总胆固醇和游离胆固醇分别为普通粉的 1.2、1.57 倍；总磷脂为普通粉的 2.53 倍。

2. 药理作用

麋角具有温肾壮阳、填精补髓、强筋骨、益血脉的功效。现代药理研究主要有以下几方面。

1）抗氧化作用

秦红兵等研究显示，麋角乙醇提取液能提高衰老小鼠血中 SOD 活性，降低 MDA 含量，延长小鼠缺氧条件下的存活时间和游泳时间。表明麋角具有抗氧化作用，能增强小鼠耐缺氧和耐疲劳能力。李锋涛报道麋角粉和水提取物均能显著提高衰老小鼠肝脏、肾脏及脑组织内过低的 SOD 活性，提高肾脏和脑组织内过低的 GSH-PX 活性；同时降低肝脏和脑组织内过高的 MDA 水平，抑制脑组织中过高的 MAO 活性。

2）滋阴作用

钱大玮研究证实，麋角醇提部位对于甲亢阴虚模型小鼠有明显的补阴功效，能显著调节阴虚小鼠的物质代谢，提高其抗应激损伤的能力，其补阴功效优于水提部位。彭蕴茹研究结果显示，麋角醇提部位对于甲亢阴虚症模型大鼠有明显的补阴功效，能显著调节阴虚大鼠的物质代谢。汪银银研究显示，麋角对于阴虚证的作用较之鹿角更为显著，鹿角对于阳虚证的治疗作用比麋角强。

3）其他

麋角还具有增强免疫、提高记忆、改善性功能等作用。

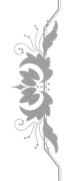

【述评】

据古籍记载，麋角炮制方法有火炙、火燎去毛、酥制、煮制、米泔制、酒制、乳制等。《本草纲目》收载有"炙黄为末""造麋角胶、麋角霜"等法。

麋鹿为国家一级保护动物，野生麋鹿已匿迹，仅见动物园有少量饲养。现在已无资源利用，未被收录到药品标准中。麋角、茸具有较好药用价值，应鼓励开展人工驯养，替代野生药。

麋茸 （Mirong）

《本草纲目》·兽部·第五十一卷·麋茸

本品为鹿科动物麋鹿 *Elaphurus davidianus* Milne-Edwards 雄性未骨化的带有茸毛的幼角。

【"修治"原文】

与鹿茸同。

【古代炮制】

宋代有酥炙、酒浸（《总录》），涂酥炙微黄（《证类》），火烧去毛、薄切酥涂、炙（《洪氏》），去毛酒蒸（《济生方》），去毛酒洗炙（《圣惠方》）。清代有熬成白胶、生角、去毛骨酥炙用（《冯氏锦囊秘录》）等炮制方法。

【现代炮制】

1. 炮制方法

麋茸粉：取原药材，涂酥炙微黄，燎去毛，研为细末。（《中药大辞典》）

2. 炮制作用

麋茸粉：甘，温。归肾经。具有补肾阳、益精血、强筋骨、壮腰膝的功效。麋茸质坚硬，其制成细粉，便于成分煎煮，便于调剂和服用。

3. 质量要求

麋茸粉：为灰白色至棕红粉末。气微，味甘。

【研究概况】

1. 化学成分

麋茸含有蛋白质、脂肪、膳食纤维、维生素、氨基酸、天然性激素及无机元素等。

2. 工艺研究

麋茸的加工主要有两种方法：排血加工和带血加工。一般认为带血麋茸的有效成分高于排血麋茸。也有采用冷冻干燥法对麋茸进行干燥处理，该法可保存麋茸中酶类物质的活性，但成本较高。

3. 药理作用

麋茸具有补肾阳、益精血、强筋骨、壮腰膝的功效。现代药理研究主要有以下几方面。

1）雌性激素样作用

麋茸提取液可促进小鼠雌性幼鼠生殖系统组织发育，增加子宫、卵巢的重量；能使去势大鼠子宫阴道有代偿性增生和变化。麋茸含有雌激素，对阴虚、雌性激素低下的闭经、不孕症、更年期综合征等具有较好疗效。

2）对心血管系统的影响

大剂量麋茸可使血压降低，心率减慢，心脏收缩幅度变小；中等剂量能使心脏输出血量增加，显著增强心脏收缩，对疲劳者的心脏作用尤其显著。

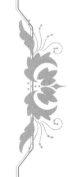

3）其他

麋茸还具有改善神经、肌肉系统功能等作用。

【述评】

同"麋角"。

蟾蜍（Chanchu）

《本草纲目》·虫部·第四十二卷·蟾蜍

本品为蟾蜍科中华大蟾蜍 *Bufo bufo gargarizans* Cantor. 或黑眶蟾蜍 *Bufo melanostictus* Schneider. 的干燥全身。

【"修治"原文】

【蜀图经曰】五月五日取得，日干或烘干用。一法：去皮、爪，酒浸一宿，又用黄精自然汁浸一宿，涂酥，炙干用。

【时珍曰】今人皆于端午日捕抓，风干，黄泥固济，煅性存用之。永类钤方云：蟾目赤，腹无八字者不可用。崔寔四民月令云：五月五日取蟾蜍，可治恶疮。即此也。亦有酒浸取肉者。钱仲阳治小儿冷热疳泻，如圣丸，用干者，酒煮成膏丸药，亦一法也。

【古代炮制】

晋代有烧炭（《肘后》）。宋代有烧灰、酒、黄精制、炙制、绞汁（《证类》），酥制（《总微》），煅炭、酒、蜜制、胡黄连制（《圣惠方》），煅性存（《本草纲目》），酒、醋制（《病源方》）。元代有炙焦（《宝鉴》）。明代有巴豆制、姜制（《普济方》），醋制（《奇效》），煨制（《蒙筌》），乳制（《禁方》），杵膏（《景岳》）。清代有炒炭（《金鉴》）等炮制方法。

【现代炮制】

1. 炮制方法

干蟾：刷去灰屑，泥土，剪去头爪，切成方块。（1992《卫生部药品标准中药材》第一册）

制干蟾：取砂子置锅内，用武火加热后，加入干蟾块，炒至微焦黄、发泡时取出，筛去砂子。或取净干蟾，在微火上燎至发泡，并有焦香味。（同上）

2. 炮制作用

干蟾：辛，凉；有毒。归肝、脾、肺经。具有破结、消疳积、行水、解毒、杀虫、定痛的功效。用于疔疮，发背，阴疽瘰疬，水肿，恶疮，小儿疳积。

制干蟾：砂炒后质地变疏脆，有效成分易于煎出，同时还可矫臭矫味，便于服用。

3. 质量要求

干蟾：呈不规则块状或片状，表面灰绿色或绿棕色，有瘰疣。内面灰黄色，有黑斑，可见到骨骼及皮膜。气腥，味辛。

制干蟾：形如干蟾蜍块或片，表面鼓起，焦黄色，内面色泽较深，有泡状突起，可见麻点花纹，质轻而脆。气微腥，略具焦臭。

【研究概况】

1. 化学成分

蟾蜍主要含有蟾蜍毒素、蟾毒配基、蟾毒色胺类等化合物。

2. 药理作用

蟾蜍具有解毒散结、消积利水、杀虫消疳之功效。现代药理研究主要有以下几方面。

1) 强心作用

研究表明，蟾毒配基可抑制心肌细胞膜上的 Na^+、K^+-ATP 酶的活性，继而使心肌细胞内的 Na^+ 浓度相对升高，因此有更多的 Ca^{2+} 可通过 Na^+-Ca^{2+} 通道交换进入心肌细胞，使心肌收缩力增加。研究证实，脂蟾毒苷元对大鼠的心收缩力具有明显加强作用，大鼠心率也同时减慢；此外，对因戊巴比妥钠和缺氧引起离体豚鼠心衰也有较好的保护作用。蟾毒灵在浓度较低时可增强离体豚鼠的心房收缩力，在高浓度时则引起心室正常收缩以外的收缩。

2) 抗肿瘤作用

实验表明，干蟾皮水提物制剂华蟾素对许多癌细胞系都表现出明显的生长和增殖的抑制作用，如人肺腺癌 A549 细胞、人肝癌 HepG2 细胞及人胃癌 MGC-803 细胞等。研究发现，蟾皮的水提取物能够显著降低小鼠 Lewis 肺癌细胞中增殖细胞核抗原的表达，从而能抑制细胞增殖。因此，通过诱导细胞分化来减少癌细胞的增殖率，可减缓癌症的发展程度。

【述评】

据古籍记载，蟾蜍炮制方法主要有制炭、炙、酥制、煨、酒制、醋制、蜜制、乳制及各种药汁制等。《本草纲目》中记载有酒制、黄精制、酥制、煅炭等炮制方法。还收载了蟾酥的"采治"方法，"以竹篦刮下，面和成块，干之。其汁不可入人目，令人赤、肿、盲"。现版《中国药典》未收载该药，1992 版《卫生部药品标准中药材第一册》有记载。该药毒性大。

现在以蟾蜍科动物中华大蟾蜍 *Bufo bufo gargarizans* Cantor 或黑眶蟾蜍 *Bufo melanostictus* Schneider 除去内脏的干燥体或干燥分泌物入药常见。前者为蟾皮（2005《安徽》），后者为蟾酥（《中国药典》）。蟾皮、蟾酥与蟾蜍功用类似。蟾酥毒性更强，需酒制降低毒性。蟾酥研粉时注意防护，以免吸入；外用不可入目。

蟹 (Xie)

《本草纲目》·介部·第四十五卷·蟹

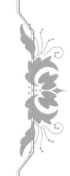

本品为方蟹科动物中华绒螯蟹 *Eriocheir sinensis* H. Milne-Edwards 的全体。

【"修治"原文】

【时珍曰】凡蟹生烹，盐藏糟收，酒浸酱汁浸，皆为佳品。但久留易沙，见灯亦沙，得椒易脂。得皂荚或蒜及韶粉可免沙脂。得白芷则黄不散。得葱及五味子同煮则色不变。藏蟹名曰蝑蟹。

【古代炮制】

清代有酒浸、煮(《本草纲目》)等炮制方法。

【现代炮制】

1. 炮制方法

蟹：取原药材，除去杂质，洗净，晒干或鲜用。（2006《中药大辞典》）

2. 炮制作用

蟹：咸，寒。归肝、胃经。具有清热、散瘀、消肿解毒的功效。用于湿热黄疸，产后瘀滞腹痛，筋骨损伤，痈肿疔毒，漆疮，烫伤。

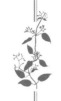

【述评】

蟹，性味咸寒，具有清热、散瘀、消肿解毒的作用。《本草纲目》所收载蟹的修治法实际是烹饪加工。现代螃蟹主要用于美食，但在有些地方规范中（2005《天津》，2009《甘肃》等）记载有螃蟹壳。螃蟹壳为蟹蒸熟后将壳揭开，去肉，干燥而得。螃蟹壳具有破瘀消积作用。还有酥制螃蟹壳，其制备方法：酥油炼沸，倒入螃蟹壳，文火炒至深黄色，沥净油。用时捣碎（2009《甘肃》）。

鳖甲（Biejia）

《本草纲目》·介部·第四十五卷·鳖

本品为鳖科动物鳖 *Trionyx sinensis* Wiegmann 的背甲。

【"修治"原文】

鳖甲

【别录曰】 鳖甲生丹阳池泽。采无时。

【颂曰】 今处处有之，以岳州、沅江所出甲有九肋者为胜。入药以醋炙黄用。

【弘景曰】 采得，生取甲，剔其肉者，为好。凡有连厌及干岩者便真。若肋骨出者是煮熟，不可用。

【敩曰】 凡使，要绿色、九肋、多裙、重七两者为上。用六一泥固瓶子底，待干，安甲于中，以物搘起。若治癥块定心药，用头醋入瓶内，大火煎，尽三升，乃去裙、肋骨，炙干入用。若治劳去热药，不用醋，用童子小便煎，尽一斗二升，乃去裙留骨，石臼捣粉，以鸡膍皮裹之，取东流水三斗盆盛，阁于盆上，一宿取用，力有万倍也。

【时珍曰】 按卫生宝鉴云：凡鳖甲，以煅灶灰一斗，酒五升，浸一夜，煮令烂如胶漆用，更佳。桑柴灰尤妙。

【古代炮制】

汉代有炙（《金匮》）。唐代有捣、烧灰捣散（《外台》），剉、捣为末（《产宝》），烧焦末（《千金翼》）。宋代有杵碎（《活人生》），蛤粉炒制（《总录》），醋煮（《博济》《三因》），醋炙（《活人书》《局方》），童便制（《总录》《总微》），酒浸、炙令赤（《博济》），酥炙、去裙（《史载》），涂酥炙令黄、去裙（《宝产》）。元代有醋制、醋淬（《世医》）。明代入臼中杵细成霜（《蒙筌》），研如飞面（《大法》），米醋炒（《普济方》），烧令烟尽、捣末（《保元》），酒浸、炙黄（《必读》），酥炙、研细用（《正宗》），制膏（《奇效》）。清代有醋炙炒、研细用（《长沙》），烧灰存性、研为细末（《本草述》），酥炙黄为末、无酥以醋炙代之（《经纬》），酒浸、煮烂、桑柴煮（《握灵》），熬胶（《食物》《医案》）等炮制方法。

【现代炮制】

1. 炮制方法

鳖甲：置蒸锅内，沸水蒸 45 min，取出，放入热水中，立即用硬刷除去皮肉，洗净，干燥。

醋鳖甲：取净鳖甲按砂炒法，烫至表面淡黄色，取出，筛去河砂，趁热投入米醋中浸淬，捞出，干燥。每 100 kg 鳖甲，用米醋 20 kg。

2. 炮制作用

鳖甲：咸，微寒。归肝、肾经。具有滋阴潜阳、退热除蒸、软坚散结的功效。生品质地坚硬，有腥臭气，养阴清热、潜阳熄风之力较强。

醋鳖甲：质变酥脆，易于粉碎及煎出有效成分，并能矫臭矫味。醋制还能增强入肝消积，软坚散结的作用。

3. 质量要求

鳖甲：呈不规则的碎片，类白色，质坚硬，气腥，味淡。水分不得过 12.0%，醇浸出物检查不得少于 5.0%。

醋鳖甲：形如鳖甲，呈深黄色，质酥脆，略具醋气。

【研究概况】

1. 化学成分

1）鳖甲所含成分

鳖甲主要含动物胶、角蛋白、维生素 D、磷酸钙、碳酸钙、氨基酸、多种微量元素等。

2）炮制对化学成分的影响

有研究表明，煎煮 3 h 后，炮制品蛋白质煎出量是生品的 11.6 倍，Ca 的煎出量是生品的 10 倍以上。鳖甲砂烫醋淬后氨基酸含量略有降低，但其煎出量大幅度增加。小分子肽类为鳖甲抗肝纤维化的有效部位，醋鳖甲总肽含量明显高于生鳖甲，醋制法可提高鳖甲有效成分溶出率，并产生了一些新的成分。

2. 工艺研究

邢延一等以出膏率、游离总氨基酸的含量为指标，确定鳖甲最佳净制和砂烫醋淬工艺：常压下蒸 75 min，250℃砂烫 20 min，以 6% 醋浸淬。

3. 药理作用

鳖甲具有滋阴潜阳、退热除蒸、软坚散结的功效。现代药理研究主要有以下几方面。

1）抗肝纤维化作用

高建蓉等研究表明，鳖甲水煎液药物血清能抑制肝星状细胞活化增殖及细胞外基质合成分泌，促进细胞外基质降解吸收，调控细胞因子水平及信号传导通路，从而发挥抗肝纤维化的作用。实验研究表明，鳖甲煎口服液对实验性肝纤维化有一定的治疗作用，对大鼠实验性肝纤维化具有明显的保护作用，早期应用可以预防或延缓肝纤维化的形成和发展。

2）免疫调节作用

张大旭等研究证明鳖甲提取物能显著提高小鼠细胞免疫功能，提高机体对负荷的适应性。徐桂珍等研究显示，口服鳖甲提取物能显著提高受照小鼠的免疫功能。有研究表明，鳖甲多糖能显著提高小鼠空斑形成细胞的溶血能力，促进溶血素抗体生成，增强小鼠迟发性超敏反应；并且能明显提高 S180 荷瘤小鼠的非特异性免疫功能和细胞免疫功能。

3）其他

鳖甲还具有抗肿瘤、预防辐射损伤、抗疲劳、抗突变、补血、增加骨密度等作用。

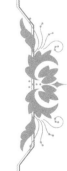

【述评】

据古籍记载，鳖甲炮制方法多达 20 余种，以炙、炒、酒制、醋淬为主。《本草纲目》记载有醋制、熬胶、童便制、酒制等方法。其中醋鳖甲、熬胶（鳖甲胶）沿用至今。鳖甲的活性物质主要为多肽类成分，难以煎出。而李时珍曰：酒五升，浸一夜，煮令烂如胶漆用，更佳。该法有利于鳖甲的活性成分提取，增强其临床疗效。

醋制法始见于《雷公炮炙法》，历代均有应用，鳖甲醋制历经醋煮炙干→醋炙为粗末→多次醋淬炙→砂烫醋淬，体现了其炮制方法不断创新完善的发展历程。现版《中国药典》收载了砂烫醋淬品。鳖甲具有滋阴潜阳、退热除蒸、软坚散结功效。生品质地坚硬，有腥臭气，砂烫醋淬后质变酥脆，易于粉碎及有效成分溶出，并能矫臭矫味。醋制还能增强入肝消积、软坚散结的作用。

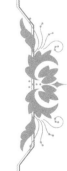

鼍甲 （Tuojia）

《本草纲目》·鳞部·第四十三卷·鼍龙

本品为鼍科动物扬子鳄 *Alligator sinensis* Fauvel 的鳞甲。

【"修治"原文】

鼍甲

酥炙，或酒炙用。

【古代炮制】

唐代有炙烧浸酒（《本草拾遗》）。宋代有皮及骨、烧灰研末（《本草图经》）。

【述评】

鼍甲即为鳄鱼鳞甲，具有逐淤、消积、杀虫功效。用于癥瘕积聚，崩中带下，疮疥，恶疮。《本草纲目》记载其炮制方法为酥炙、酒炙。由于鼍甲质地坚硬，炙后使其质地酥脆，利于煎出，便于服用。其主治"心腹癥瘕，有伏坚积聚"。现版《中国药典》、地方规范及重要中药专著均未收载，现少用。

麝香 （Shexiang）

《本草纲目》·兽部·第五十一卷·麝

本品为鹿科动物林麝 *Moschus berezovskii* Flerov、马麝 *Moschus sifanicus* Przewalski 或原麝 *Moschus moschiferus* Linnaeus 成熟雄体香囊中的干燥分泌物。

【"修治"原文】

麝脐香

【敩曰】 凡使麝香，用当门子尤妙。以子日开之，微研用，不必苦细也。

【古代炮制】

南北朝有微研（《雷公》）。唐代有须末加粉（《千金》），研（《理伤》）。明代有净制、陈酒浸（《保元》），烧灰、炒、"酒发一宿，碾细入药"（《普济方》），"面包煨，甘草火煨面熟为度"（《回春》）等炮制方法。

【现代炮制】

1. 炮制方法

麝香：取毛壳麝香，除去囊壳，取出麝香仁，除去杂质，用时研细。

2. 炮制作用

麝香：辛，温。归心、脾经。具有开窍醒神、活血通经、消肿止痛的功效。用于热病神昏，中风痰厥，气郁暴厥，中恶昏迷，经闭，癥瘕，难产死胎，胸痹心痛，心腹暴痛，跌扑伤痛，痹痛麻木，痈肿瘰疬，咽喉肿痛。净制使药物洁净，便于调剂和制剂。

3. 质量要求

麝香：野生者由当门子和散香组成。当门子呈不规则圆形或颗粒状，表面多呈紫黑色，油润光

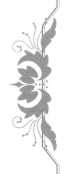

亮，微有麻纹，断面深棕色或黄棕色 aet 香呈粉末状，多呈棕褐色或黄棕色。质软，油润，疏松，气香浓烈而特异，味微辣，微苦带咸。养殖者呈颗粒状、短条形或不规则的团块；表面不平，紫黑色或深棕色，显油性，微有光泽。干燥失重减失重量不得过 35.0%，总灰分不得过 6.5%，麝香酮不得少于 2.0%。

【研究概况】

1. 化学成分

麝香主要含大环化合物、甾体化合物、多肽蛋白质等。主要成分有麝香酮等。

2. 药理作用

麝香具有开窍醒神、活血通经、消肿止痛的功效。现代药理研究主要有以下几方面。

1）对中枢神经系统的影响

麝香对中枢神经系统是双向影响，小剂量兴奋中枢，大剂量则抑制中枢。这种双向作用与中医既用麝香治疗中风不省又治惊痫相符。麝香或天然麝香酮或合成麝香酮灌胃或腹腔注射或静脉注射给药对小鼠、家兔等动物具有双向调节睡眠、增强耐缺氧、保护脑损伤等作用。

2）对心血管系统的影响

麝香或其有效活性成分 Musclid-A、Musclid 可使离体蟾蜍、离体兔心肌收缩振幅增加、收缩力增强，可使培养的心肌细胞自主节律减慢、加速心肌缺血细胞释放乳酸脱氢酶、琥珀酸脱氢酶和酸性磷酸酶，具有强心、保护心肌细胞等作用。

3）对免疫系统的影响

麝香蛋白可增强小鼠免疫溶血反应，麝香糖蛋白可抑制中性白细胞趋化反应，具有增强免疫系统的作用。麝香能够降低退变颈椎间盘中 IgG 含量，可减轻引起退变椎间盘自身的免疫反应和炎症反应。

4）对生殖系统的影响

麝香对家兔、大鼠和豚鼠的离体子宫均呈现明显的兴奋作用，麝香酮对孕鼠表现有抗着床和抗早孕的作用。麝香酮含有雄甾酮，具有雄性激素样的作用。麝香醚提物有睾丸酮样的激素作用。

5）其他

麝香还具有活血化瘀、抗炎、抗菌、抗溃疡及兴奋呼吸等作用。

【述评】

据古籍记载，麝香主要有研粉、炒、煨、烧灰、酒制等制法，其中以研粉应用居多。麝香有开窍醒神、活血通经、消肿止痛功效，用于热病神昏、中风痰厥、气郁暴厥、中恶昏迷、经闭、难产死胎、心腹暴痛等症。现版《中国药典》记载麝香以净制处理（或研粉）入药用，与《本草纲目》记载的方法一致。

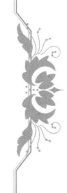

第十一章
矿 物 药

土黄 （Tuhuang）

《本草纲目》·石部·第十卷·土黄

【"修治"原文】

【时珍曰】用砒石二两，木鳖子仁、巴豆仁各半两，硇砂二钱，为末，用木鳖子油、石脑油和成一块，油裹，埋土坑内，四十九日取出，劈作小块，瓷器收用。

【述评】

土黄始载于《本草纲目》，为砒石、木鳖子仁、巴豆仁、硇砂、石脑油等原料加工制成，《本草纲目》主要收载了其"修治""气味"和"主治"几项。其性味辛酸、热，有毒。主治枯瘤赘痔乳，食瘘痂并诸疮恶肉。该药制备原料均为有毒药物，处理方法特殊。现版《中国药典》、地方规范及主要专著均没收载该品种，也无临床应用。

井泉石 （Jingquanshi）

《本草纲目》·石部·第九卷·井泉石

【"修治"原文】

【禹锡曰】凡用，细研水飞过。不尔，令人淋。

【古代炮制】

宋代有研飞（《总录》）。明代有细研水飞过（《本草纲目》）等法。

【述评】

井泉石为水中形成的碳酸钙结石，现在少见使用。在古时作为治疗眼疾的常用药，主要用于眼痤、热邪攻眼，目生翳障，如井泉散。《本草纲目》中记载井泉石的炮制方法为水飞法，适用于眼疾。现在未见相关研究。

云母 （Yunmu）

《本草纲目》·石部·第八卷·云母

本品为硅酸盐类矿物白云母 Muscovite，主含铝钾的硅酸盐 $[KAl_2(AlSi_3O_{10})(OH)_2]$

【"修治"原文】

【敩曰】 凡使，黄黑者厚而顽，赤色者，经妇人手把者，并不中用。须要光莹如冰色者为上。每一斤，用小地胆草、紫背天葵、生甘草、地黄汁各一镒，干者细剉，湿者取汁了，于瓷埚中安置，下天池水三镒，着火煮七日夜，水火勿令失度，云母自然成碧玉浆在埚底，却以天池水猛投其中，搅之，浮如蜗涎者即去之。如此三度淘净，取沉香一两捣作末，以天池水煎沉香汤三升以来，分为三度，再淘云母浆了，日晒任用。

【抱朴子曰】 服五云之法：或以桂葱水玉化之为水，或以露于铁器中，以原水熬之为水，或以消石合于筒中理之为水，或以蜜溲为酪，或以秋露渍之百日，韦囊挺以为粉，或以无颠草樗血合饵之。服至一年百病除，三年返老成童，五年役使鬼神。

【胡演曰】 炼粉法：八九月间取云母，以矾石拌匀，入瓦罐内封口，三伏时则自柔软，去矾，次日取百草头上露水渍之，百日，韦囊挺以为粉。

【时珍曰】 道书言盐汤煮云母可为粉。又云：云母一斤，盐一斗渍之，铜器中蒸一日，臼中捣成粉。又云：云母一斤，白盐一升，同捣细，入重布袋挼之，沃令盐味尽，悬高处风吹，自然成粉。

【古代炮制】

汉代有烧（《金匮》）。唐代有烧令之赤（《千金方》），炼（《新修》）。南北朝有小地担草、紫背天葵、生甘草、地黄汁制（《雷公》）。宋代有"用盐花同捣如麦皮止"（《圣惠方》）。明代有盐汤煮云母（《本草纲目》），炒制（《一草亭》）。清代有秋露渍数十日、同露煮七日夜（《逢原》）等法。

【现代炮制】

1. 炮制方法

云母：取原药材，洗净泥土，拣净杂质，捣碎。（2005《安徽》）

煅云母：取净云母，置耐火容器内，用武火煅至红透，取出，冷却，研粉。（2005《安徽》）

醋云母：取净云母，置耐火容器内，用无烟武火加热煅至红透，以醋淬，取出，干燥，用时捣碎。每 100 kg 云母，用醋 20 kg。（2006《中药大辞典》）

2. 炮制作用

云母：甘，温。归心、肝、肺经。具有安神镇惊、敛疮止血的功效。

煅云母：煅制使质地酥脆，易于粉碎和煎出有效成分。

醋云母：经火煅醋淬后，可使质地酥脆，易于粉碎和煎出有效成分。

3. 质量要求

云母：呈不规则板片状，大小不一，由多层薄片叠成。无色或略浅黄棕色、浅绿色或浅灰色，具珍珠样光泽。质韧，可层层剥离，薄片光滑透明，具弹性。气微，无味。

煅云母：呈灰白色或灰棕色粉末，质疏松，无光泽。微有焦土气，无味。

醋云母：形如煅云母，为灰白色粉末，易破碎，稍带醋香气。

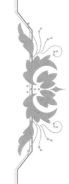

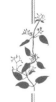

【研究概况】

1. 化学成分

1）云母所含成分

云母主要含铝钾的硅酸盐 $[KAl_2(AlSi_3O_{10})(OH)_2]$。还含有钠、镁、铁、锂及微量的氟、钛、钡、锰、铬等元素。

2）炮制对化学成分的影响

云母经过煅制后较生品微量元素溶出率有明显差别。云母煅后，K/Na 比值降低，Ca、Mg 等元素含量增加。

2. 药理作用

云母具有安神镇惊、敛疮止血之功。现代药理研究主要有以下几方面。

1）保护胃黏膜作用

云母能提升再生黏膜组织及功能成熟度。通过吸附胃黏膜表面，促进黏液分泌、抑制和中和胃酸、减少炎细胞浸润、促进 PGE_2 合成，从而促进组织修复再生和维持胃黏膜完整性，并增加胃黏膜腺体的厚度。

2）保护肠黏膜作用

云母可减轻大鼠溃疡结肠炎肠黏膜损害和炎症指数，降低结肠组织 MPO 活性，具有肠黏膜保护作用。乔樵等发现预防性云母灌胃在减轻大鼠胃黏膜损伤的同时，可降低胃黏膜和血清丙二醛含量，提高超氧化物歧化酶、谷胱甘肽过氧化酶活性。云母对结肠炎的治疗作用可能与其相对提高修复因子 EGF 含量、降低致炎因子 TNF-α 含量有关。

【述评】

据古籍记载，云母炮制方法以煅法和露法为主。《本草纲目》记载有煮法和露法。其中煮制极其复杂，采用不同中药辅料煮、浸等操作而成；露法与现代渗析制霜类似，使成分通过析出结晶，纯净药物。现版《中国药典》未收载，部分规范有收载。以煅法常用。

据《本草纲目》记载，云母具五色，分别为青、赤、黄、白、黑，有分具一色者，亦有五色皆有者。由于云母的品种众多，功效差异较大，临床疗效不尽一致。在《本草纲目》中有诸如"明滑光白者为上""方书用云母，皆以白泽者为贵""白色轻薄通透者，为上；黑者，不任用，令人淋沥发疮"等表述了云母质量优劣标准，云母以色白为最佳。故当今作为药用的云母多为白云母。

水银 （Shuiyin）

《本草纲目》·石部·第九卷·水银

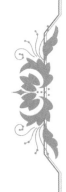

本品为自然元素类液态矿物自然汞（Hg）。

【"修治"原文】

【敩曰】凡使勿用草汞并旧朱漆中者，经别药制过者，在尸中过者，半生半死者。其朱砂中水银色微红，收得后用葫芦贮之，免遗失。若先以紫背矢葵并夜交藤自然汁二味同煮一伏时，其毒自退。若修十两，二汁各七镒。

【古代炮制】

南北朝有天葵、夜交藤制（《雷公》）。唐代有煮制、油煎（《千金》），炼（《外台》），制霜（《新修》）。宋代有硝石、猪汁制、朱砂、雄黄、硫黄、醋制、铅制、锡制（《圣惠方》），硫黄制（《苏沈》），枣肉制、金末制、丹砂制（《总录》），枣肉制（《总微》），腻粉制（《药证》）。明代有紫背天葵制、冬瓜制（《普济方》），铅制（《要诀》《保婴》《医学》），锡制（《奇效》），胡粉制（《理例》），铅锡制（《医学》）。清代有轻粉制（《金鉴》）等炮制方法。

【现代炮制】

1. 炮制方法

水银：除去杂质。（2010《湖南》、2008《上海》、2008《江西》）

铅制水银：取纯铅置容器内，加热熔化。用铁铲拨去上层黑渣，倒入水银，搅匀后倒出。放凉，研粉。每 100 kg 水银，用铅 50 kg（1990 版《山东》）；每 100 kg 水银，用铅 25 kg（1986《吉林》）；每 100 kg 水银，用铅 40 kg（1988《全国》《中华本草》）。

硫黄制水银：将水银与硫黄同研成末。（2008《江西》、2007《广西》）

大风子制水银：取大风子仁研细，与水银共钵，将水银分解成细粉。（2007《广西》）

2. 炮制作用

水银：辛，寒；有毒。归心、肝、肾经。具有杀虫、攻毒的功效。

铅制水银：也称"铅汞齐"，偏于镇坠痰涎。

硫黄制水银：攻毒疗疮。

大风子制水银：长于治疗疮等疮痈。

3. 质量要求

水银：常温下为质重液体，银白色，有光泽，不透明。极易流动，遇热易挥发，不粘手。不溶于水、醇、盐酸，能溶于硝酸、热硫酸形成盐。能与多种金属形成合金，无臭。

铅制水银：呈银灰色细粉，质酥松。

硫黄制水银：呈浅黄色粉末或浅黄绿色粉末，质酥松，不允许有肉眼可见的银灰色汞珠存在。微具特殊臭气，味淡。

大风子制水银：呈银灰色细粉，质酥松，不允许有肉眼可见的银灰色汞珠存在。

【研究概况】

1. 化学成分

1）水银所含成分

水银主要含金属元素汞（Hg），并含有微量的银（Ag）。

2）炮制对化学成分的影响

王栋等在研究蒙药水银不同炮制品游离汞含量时，四种不同炮制品游离汞的含量顺序：热制水银＜寒制水银＜软制水银＜硬制水银。

2. 药理作用

水银具有杀虫、攻毒的功效。现代药理研究主要有以下几方面。

1）抗炎镇痛作用

热制水银明显延长热板刺激小鼠舔足潜伏期，提高热板小鼠痛阈值，明显抑制大鼠足趾肿胀，抗炎镇痛效果明显好于寒制法组。

2）毒性

佟海英等研究发现，孟根乌苏（水银）高剂量组大鼠肝脏、肾脏均出现了一定的病理变化。侯敏等通过四种水银制品给予小鼠进行急性毒性试验，结果表明毒性由大到小依次为硬制水银、制水银、寒制水银、热制水银。其最大耐药量分别为 2.8 g/kg、2.8 g/kg、2.8 g/kg、0.3 g/kg。

【述评】

水银为大毒之品。古法炮制以水银与硫黄、雄黄、硝石等不同矿物或药物共同炼制为常见。在

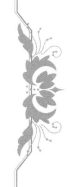

有些地方规范也有类似制法，如铅制、硫黄制、大风子制等法。《本草纲目》所载修治方法为："紫背天葵和夜交藤汁共煮，去毒。"水银主要成分为"Hg"，有大毒，常作为制备黑膏药的重要原料。在《本草纲目》【发明】项记载了丹药"还复为丹，事出仙经。酒和日暴，服之长生"，认为水银炼丹可长生不老。然而寇宗奭曰："水银入药，虽各有法，极须审谨。有毒故也。"时珍曰："水银乃至阴之精，禀沉着之性。……，得人气熏蒸，则入骨钻筋，绝阳蚀脑。"所以李时珍在梳理古人对水银药性认识基础上，明确提出水银有大毒提示其危害性。现版《中国药典》未收载该品种。临床上可适量外用水银制剂。

玄明粉 （Xuanmingfen）

《本草纲目》·石部·第十一卷·朴消·玄明粉

本品为芒硝风化干燥制得，主要成分为无水硫酸钠（Na_2SO_4）。又称风化硝。

【"修治"原文】

风化消

【时珍曰】 以芒硝于风日中消尽水气，自成轻飘白粉也。或以瓷瓶盛，挂檐下，待消渗出瓶外，刮下收之。别有甜瓜盛消渗出刮收者，或黄牡牛胆收消刮取，皆非甜消也。

玄明粉

【时珍曰】 制法：用白净朴消十斤，长流水一石，煎化去滓，星月下露一夜，去水取消。每一斗，用萝卜一斤切片，同煮熟滤净，再露一夜取出。每消一斤，用甘草一两，同煎去滓，再露一夜取出。以大沙罐一个，筑实盛之，盐泥固济厚半寸，不盖口，置炉中，以炭火十斤，从文至武煅之。待沸定，以瓦一片盖口，仍前固济，再以十五斤顶火煅之。放冷一伏时，取出，隔纸安地上，盆覆二日出火毒，研末。每一斤，入生甘草末一两，炙甘草末一两，和匀，瓶收用。

【古代炮制】

风化硝

明代有"消尽水气，自成轻飘白粉"（《纲目》），"萝卜煮、风干"（《古今医统大全》）。清代"置风日中，硝尽水气"（《得配》）等炮制方法。

玄明粉

宋代有炼制、煅制（《证类》），萝卜制（《疮疡》）。元代有皂荚、萝卜制（《活幼》）。明代有萝卜、冬瓜、豆腐制（《蒙筌》），萝卜、甘草制（《纲目》），萝卜、防风、甘草制（《粹言》），黄连制（《瑶函》）。清代有研（《金鉴》）等炮制方法。

【现代炮制】

1. 炮制方法

玄明粉：将芒硝包裹，露置通风干燥处（温度不宜高于 32℃），令其风化，使水分消失，成为白色粉末。

2. 炮制作用

玄明粉：咸、苦，寒。归胃、大肠经。具有泻下通便、润燥软坚、清火消肿的功效。用于实热积滞，大便燥结，腹满胀痛；外治咽喉肿痛，口舌生疮，牙龈肿痛，目赤痈肿等。性能较芒硝缓和。

3. 质量要求

玄明粉：呈白色粉末，有引湿性。气微味咸。含重金属不得过 20 mg/kg，砷盐不得过 20 mg/kg。

硫酸钠不得少于99.0%。

【研究概况】

1. 化学成分

1）玄明粉所含成分

玄明粉主要含无水硫酸钠。夹杂物有硫酸钙、硫酸铁、硫酸钾，并有重金属及有害元素等。

2）炮制对化学成分的影响

玄明粉的炮制是将含有结晶水的硫酸钠失去10个结晶水的过程，同时使药物变得更为纯净。由于玄明粉易吸潮自溶，故应低温密闭防潮保存。

2. 工艺研究

玄明粉的现代制法较多，主要有全溶蒸发脱水法、余热化硝法、五效逆流强制循环真空等方法。邹节明等实验结果表明，芒硝的风干温度从32℃提高到40℃，可使风干速度提高20倍以上，大大提高了玄明粉制备效率，降低了能耗。

3. 药理作用

玄明粉具有泻热通便、润燥软坚、清火消肿的功效。现代药理研究主要有以下几方面。

1）促进胃动力作用

游宇等研究发现，与复方地芬诺酯模型组相比较，玄明粉组与无水硫酸钠组小鼠首次排便时间均极显著缩短，且在6 h排便粒数玄明粉组明显多于无水硫酸钠组。在肠推进方面，两给药组较模型组小鼠推进率显著增加，玄明粉组明显强于无水硫酸钠组。表明了玄明粉组与其主要成分无水硫酸钠对肠胃的运动作用差异大，不可混用。

2）抑制胆盐促癌作用

竺振榕等用0.75%玄明粉掺入大鼠饲料，观察对0.3%胆盐食谱同时接受二甲肼（DMH）皮下注射之大鼠诱发肠癌的影响，结果证明，玄明粉具有明显抑制胆盐促癌作用。

【述评】

玄明粉为《中国药典》收载品种，为芒硝风化品，常称之为风化硝。《中国药典》与《本草纲目》所记载的风化硝制备方法一致。而《本草纲目》中还记载有玄明粉，其制法为：净朴硝经溶解，过滤，萝卜煮制后，再甘草煮制，经加热去除结晶水，再闷煅。该法与《中国药典》中玄明粉制法相差甚远。该过程有高温加热，成分将发生分解，与现在临床使用的玄明粉应不属一物。

现在，临床所用玄明粉与风化硝实为一物，为芒硝风化产物。玄明粉与芒硝性味归经一致，均具泻下通便、润燥软坚、清火消肿之功效。但两者主治有所不同，玄明粉善清上焦之火，而芒硝长于下焦，泻热作用更强。

玉 （Yu)

《本草纲目》·石部·第八卷·玉

本品为硅酸盐类、角闪石族矿物透闪石的隐晶质亚种软玉，或蛇纹石族矿物蛇纹石的隐晶质亚种岫玉。

【"修治"原文】

玉屑

【弘景曰】玉屑是以玉为屑，非别一物也。仙经服谷玉，有捣如米粒，乃以苦酒辈，消令如泥，

亦有合为浆者。凡服玉皆不得用已成器物,及冢中玉璞。

【恭曰】饵玉当以消作水者为佳。屑如麻豆服者,取其精润脏腑,滓秽当完出也。又为粉服者,即使人淋壅。屑如麻豆,其义殊深。化水法,在淮南三十六水法中。

玉泉

【青霞子曰】作玉浆法:玉屑一升,地榆草一升,稻米一升,取白露二升,铜器中煮,米熟绞汁,玉屑化为水,以药纳入,所谓神仙玉浆也。

【藏器曰】以玉杀朱草汁,化成醴。朱草,瑞草也。术家取蟾蜍膏软玉如泥,以苦酒消之成水。

【古代炮制】

玉屑

南北朝有捣(《集注》)。唐代有屑(《新修》)。宋代有碎(《本草图经》)。清代有研细极(《冯氏锦囊秘录》)等炮制方法。

玉泉

唐代载有“玉泉者,玉之泉液也,以仙室玉池中者为上,其以法化为玉浆者,功劣于自然液也”(《新修》)。明代有地榆草、稻米、白露同煮(《纲目》)等炮制方法。

【现代炮制】

1. 炮制方法

玉:除去附着的沙土及杂质。(2006《中药大辞典》)

2. 炮制作用

玉:甘,平。归肺、胃、心经。润肠清胃、除烦解渴、镇心明目。主治喘息烦满,消渴,惊悸,目翳,丹毒。

3. 质量要求

软玉:呈不规则致密块状。白色、淡灰白色,有的微带淡绿色调,条痕白色。蜡状光泽,有的具有丝绢光泽。体较重,质细腻坚硬,砸碎后,断面呈刺状小片。气无,味无。

岫玉:呈不规则块状。淡绿色,条痕白色。半透明,油脂光泽,手触之具有滑腻感。硬度较低。

【述评】

《本草纲目》中收载了玉屑与玉泉两药,列于玉下。玉泉为“玉之精华,白者质色明澈,可消之为水”。当今少见玉入药,也少有研究。玉现在主要为佩饰。

石膏 (Shigao)

《本草纲目》·石部·第九卷·石膏

本品为硫酸盐类矿物硬石膏族石膏,主含水硫酸钙($CaSO_4·2H_2O$)。

【“修治”原文】

【敩曰】凡使,石臼中捣成粉,罗过,生甘草水飞过,澄晒筛研用。

【时珍曰】古法惟打碎如豆大,绢包入汤煮之。近人因其性寒,火煅过用,或糖拌炒过,则不妨脾胃。

【古代炮制】

汉代有碎(《玉函》),研、打碎(《千金翼》)。南北朝有甘草水飞(《雷公》)。唐代有煅(《理伤》)。

宋代有炒（《指迷》），火煅醋淬（《局方》）。明代有火炮（《普济方》），雪水浸（《奇效》），糖拌炒（《本草纲目》）。

1. 炮制方法

生石膏：打碎，除去杂石，粉碎成粗粉。

煅石膏：取净石膏块，用武火加热，煅至红透，取出，凉后碾碎。

2. 炮制作用

生石膏：甘、辛，大寒。归肺、胃经。具有清热泻火、除烦止渴的功效。适用于外感热病，高热烦渴，肺热喘咳，胃火亢盛，头痛，牙痛。

煅石膏：清热力较缓，而收湿、生肌、敛疮、止血力强。适用于外治溃疡不敛，湿疹瘙痒，水火烫伤，外伤出血。

3. 质量要求

生石膏：呈长块状、板块状或不规则的块状，白色、灰白色或淡黄色，有的半透明。体重，质软，易打碎，常顺纵纹裂开，纵断面具有绢丝样光泽。气微，味淡。重金属不得过 10 mg/kg，砷盐不得过 2 mg/kg。含水硫酸钙不得少于 95.0%。

煅石膏：呈白色的粉末或酥松块状物，表面透出微红色的光泽，不透明。体较轻，质软，易碎，捏之成粉。气微，味淡。重金属不得过 10 mg/kg。含硫酸钙不得少于 92.0%。

【研究概况】

1. 化学成分

1）石膏所含成分

石膏主要含含水硫酸钙，还含有铝、铜、锌、镍、镁、铁、铅、钴等 20 多种元素及硫化物等杂质。

2）炮制对化学成分的影响

石膏加热到 80～90℃开始失水，至 225℃ 可全部脱水。对生、煅石膏采用电镜观察，失水率测定和无机元素含量测定。结果表明，饮片中无机元素以煅石膏含量为高，而溶出液中无机元素含量则是生石膏为高；经高温煅制石膏的 Al、Co、Cu、Fe、Mg、Si、Zn 等元素含量均不同程度的下降，只有 Sr 的含量相对增加；石膏煅制前后的红外光谱图有明显差异；电镜观察结果显示，生石膏的粉末晶体形状结构整齐而紧密，而煅石膏的粉末结晶疏松而无规则。石膏表层的红棕色及灰黄色矿物质和质次硬石膏中含砷量较高，炮制时应去除。

2. 工艺研究

高锦飚等以酥脆程度、失水率及 $CaSO_4$ 含量为考察指标，采用正交试验法优选煅石膏的最佳炮制工艺：石膏粒度控制在 100 目，温度 650℃、煅制 1.5 h。王建华等采用正交试验，以铅、镉、砷、汞、铜 5 种有害元素的溶出量为指标，优选煅石膏最佳炮制工艺：石膏打成小块，650℃、煅制 0.5 h，煅制后，有害元素含量降低。

3. 药理作用

石膏具有清热泻火、除烦止渴的功效；煅石膏具有收湿、生肌、敛疮、止血的功效。现代药理研究主要有以下几方面。

1）解热作用

研究均表明石膏对实验性发热有明显的解热作用，如白虎汤，石膏知母合用，麻杏甘石汤均有解热作用。生石膏静注实验研究表明其可能是在中枢神经元水平发挥解热作用的。

2）生肌作用

以大鼠肌层创口为模型，煅石膏粉撒敷可见创口成纤维细胞数、肉芽组织中毛细血管数和毛细

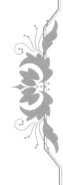

血管面积明显增加，但生石膏无明显作用。徐韬等采用大鼠外伤动物模型，用生石膏、煅石膏及赛霉安对创口进行给药，结果发现煅石膏组与赛霉安散组创口恢复速度较快，可见煅石膏生肌功效明显增强。

3）降血糖作用

石膏的有效成分主要为钙，钙离子可参与许多激素如促肾上腺皮质激素、胰岛素等的分泌而影响机体的糖代谢。石膏为君药的白虎汤加人参汤可降低糖尿病大鼠空腹血糖、空腹胰岛素、总胆固醇和甘油三酯含量，显著升高胰岛素敏感指数，对Ⅱ型糖尿病胰岛素抵抗模型大鼠胰岛功能有明显保护作用。人参知母配伍中加入石膏，降糖作用强于单用人参或知母，且在一定范围内因石膏用量增加而降糖作用增强。

4）其他

石膏还具有增强免疫、抗病毒等作用。

【述评】

据古籍记载，石膏的炮制方法主要有研碎、水飞、煅、炒、炮、水浸等。《本草纲目》记载了甘草水飞、煅制、糖拌炒等法。现在仅沿用了煅制法。《本草纲目》还记载石膏可治"消渴烦逆"，现在有文献报道了类似作用。有报道，白虎加人参汤治疗糖尿病有较好的效果，石膏与知母、人参配伍降糖效果优于单用。可见《本草纲目》所记载石膏"治消渴"有科学道理。

白垩 (Bai'e)

《本草纲目》·土部·第七卷·白垩

本品为黏土岩高岭土或膨润土，前者主含硅酸盐类高岭石族矿物高岭石，后者主含蒙脱石族矿物蒙脱石。

【"修治"原文】

【敩曰】凡使勿用色青并底白者，捣筛末，以盐汤飞过，晾干用，则免结涩人肠也。每垩二两，用盐一分。

【大明曰】入药烧用，不入汤饮。

【古代炮制】

南北朝时期有水飞、捣、盐汤飞、曝干（《雷公》）。五代时期有煅、烧（《日华子诸家本草》）。宋代有煅醋淬（《妇人良方》）。明代有烧（《本草纲目》）等炮制方法。

【现代炮制】

1. 炮制方法

白垩：去杂质。（《中华本草》）

2. 炮制作用

白垩：苦，温。归脾、胃、肾经。具有温中暖肾、涩肠止泻、止血、敛疮的功效。

3. 质量要求

高岭土：呈不规则状。白色、浅灰白色。表面细腻，有滑腻感；具吸水力，舐之粘舌；体较轻，质较软；可塑性低，黏结性小，微带土腥气，味淡。

膨润土：一般呈白色、粉红色、浅灰色。具蜡状光泽，吸水后体积膨胀，具高可塑性和良好的黏结性。

【研究概况】

1. 化学成分

白垩主要含硅酸盐。另外还含有铁、钛、钡、锶、钒、铬、铜等元素。

2. 药理作用

白垩具有温中暖肾、涩肠止泻、止血、敛疮的功效。现代药理研究表明，"白垩"可治疗腹泻（水泄不化）、出血、眼睑炎（风赤烂眼）、镰疮、痱子等皮肤炎症。内服能吸附消化道内的毒物或炎性渗出物，还能保护胃肠黏膜；外用可吸附创面渗出物，加快溃疡面的愈合。

【述评】

据古籍记载，白垩炮制方法有水飞、煅、煅淬、烧等法。《本草纲目》较全面收载了古人的方法。现在主要是去杂研粉。白垩具温中暖肾、涩肠、止血、敛疮等作用，与《本草纲目》中描述其气味：苦、温、无毒，主要用于涩肠止血等基本一致。白垩的化学成分主要为铝硅酸盐。在《天工开物》中提到"凡白土曰垩土，为陶家精美器用，中国出唯五六处……南则泉郡德化。徽郡婺源、祁门"，其中婺源陶瓷用土已被证实为高岭土，因此可推理出中药中的"白垩"，为以高岭土为主的多矿物集合体。

白矾 （Baifan）

《本草纲目》·石部·第十一卷·矾石

本品为硫酸盐类矿物明矾石经加工提炼制成，主含含水硫酸铝钾 $KAl(SO_4)_2 \cdot 12H_2O$。

【"修治"原文】

【敩曰】 凡使白矾石，以瓷瓶盛，于火中令内外通赤，用钳揭起盖，旋安石蜂巢入内烧之。每十两用巢六两，烧尽为度。取出放冷，研粉，以纸裹，安五寸深土坑中一宿，取用。又法：取光明如水晶，酸、咸、涩味全者，研粉。以瓷瓶用六一泥泥之，待干，入粉三升在内，旋旋入五方草、紫背天葵各自然汁一镒，待汁干，盖了瓶口，更泥上下，用火一百斤煅之。从已至未，去火取出，其色如银，研如轻粉用之。

【时珍曰】 今人但煅干汁用，谓之枯矾，不煅者为生矾。若入服食，须循法度。按九鼎神丹秘诀，炼矾石入服食法：用新桑合槃一具。于密室净扫，以火烧地令热，洒水于上，或洒苦酒于上，乃布白矾于地上，以槃覆之，四面以灰拥定。一日夜，其石精皆飞于槃上，扫取收之。未尽者，更如前法，数遍乃止，此为矾精。若欲作水，即以扫下矾精一斤，纳三年苦酒一斗中清之，号曰矾华，百日弥佳。若急用之，七日亦可。

【古代炮制】

汉以前有烧（《病方》），炼（《本经》）。南北朝有煅、药汁制（《雷公》）。唐代有飞法（《理伤》）。宋代有巴豆制（《朱氏》）。元、明有硫黄同炒（《世医》），姜汁浸（《丹溪》），陈皮同炒香（《奇效》），五倍子一钱、入矾于内煅枯（《景岳》）。清代有麸炒黑（《玉尺》）等炮制方法。

【现代炮制】

1. 炮制方法

白矾：除去杂质，用时捣碎。

枯矾：取净白矾，置适宜容器内煅至呈白色蜂窝状固体。

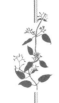

2. 炮制作用

白矾：酸、涩，寒。归肺、脾、肝、大肠经。外用解毒杀虫，燥湿止痒；内服止血止泻，祛除风痰。

枯矾：酸寒之性降低，涌吐作用减弱，增强收涩敛疮、止血、化腐作用。

3. 质量要求

白矾：呈不规则结晶块或颗粒。无色或淡黄白色，透明或半透明。表面略平滑或凹凸不平，具细密纵棱，玻璃样光泽。质硬而脆，气微，味酸、微甘而极涩。重金属不得过 20 mg/kg。含水硫酸铝钾不得少于 99.0%。

枯矾：呈不规则蜂窝状碎块或细粉，白色或灰白色，无光泽。质轻，疏松，手捻易碎。味淡，有颗粒感。

【研究概况】

1. 化学成分

1）矾石所含成分

白矾主要含含水硫酸铝钾（$KAl(SO_4)_2 \cdot 12H_2O$）及少量微量成分。

2）炮制对化学成分的影响

白矾煅制时 50℃ 开始失重，120℃ 出现大量吸热过程，大量结晶水失去，在 200℃ 左右时，已失去大部分结晶水，大约 260℃ 左右脱水基本完成，300℃ 开始分解，在 600℃ 以上时，则有部分硫酸铝钾分解成三氧化二铝而放出氧化硫。至 750℃ 无水硫酸铝钾脱硫过程大量发生，产生硫酸钾、三氧化二铝及三氧化硫，成品水溶性降低，出现混浊并有沉淀。白矾和枯矾 X 射线衍射分析证明两种组分的含量比例不同。

2. 工艺研究

白明纲等采用正交设计法对白矾炮制工艺进行考察，结果表明在厚度为 2 cm 的前提下，取 10 mm 大小的白矾，将温度控制在 240℃，烘制 3 h 为最佳条件，$KAl(SO_4)_2$ 的含量不少于 95.0%。杨晓晖等采用多功能烘烤箱来代替传统直火加热方法炮制白矾，结果在 180℃ 左右时，铝离子含量高，且炮制的枯矾色洁白，呈蜂窝状。陶虹取适量白矾置于马弗炉中，240℃ 恒温 1.5 h 后得到煅制品，与传统明煅法煅制的枯矾在性状、含量等方面一致。该法适于批量生产。

3. 药理作用

白矾具解毒杀虫、燥湿止痒、止血止泻、祛除风痰的作用。枯矾收湿敛疮、止血化腐。现代药理研究主要有以下几方面。

1）抑菌作用

乌恩等实验发现 1% 白矾及枯矾溶液在体外均对大肠杆菌、痢疾杆菌、白色葡萄球菌、金黄色葡萄球菌、变形杆菌、炭疽杆菌、甲型副伤寒沙门氏菌、伤寒杆菌均有明显的抑菌作用。有体外实验证明白矾对溶血性链球菌、肺炎链球菌、福氏及志贺痢疾杆菌、甲型副伤寒杆菌、白喉杆菌、炭疽杆菌等均有抑制作用，对厌氧菌亦有明显抑制作用。而枯矾对金黄色葡萄球菌、溶血性链球菌、大肠杆菌、霉菌等都具有高度敏感。

2）止血作用

将明矾制剂直接用于出血点有止血作用，可用于治疗上消化道出血、泌尿系手术出血及鼻衄等。研究发现白矾对微血管的渗血有明显的止血效果，但对小动脉及活动性出血效果不佳。

3）毒副作用

有实验研究证明，中高剂量白矾能降低大鼠的学习记忆能力，损害海马组织细胞。白矾给药使正常小鼠血铝升高到一定程度后可通过血脑屏障进入脑，长期、大剂量给药可致小鼠学习、记忆障

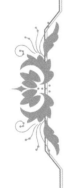

碍，肝、肾功能损伤。家兔或狗直肠周围注射 8% 明矾注射液 2 mL/kg，局部产生出血性坏死，继而周围形成胶原纤维瘢痕，造成排便困难等，甚至形成肛周围组织坏死，直肠瘘管及晚期直肠狭窄。

【述评】

据古籍记载，白矾的炮制方法主要包括烧、煅、飞、辅料炒等法。《本草纲目》记载有煅法。其所描述的方法与《中国药典》收载的枯矾煅法一致。在临床上白矾及枯矾是常用的两种规格。此外，《本草纲目》还记载了矾精和矾华的制备方法。矾精制法类似枯矾的制备方法，但其制备温度较低；矾华为醋处理过的矾精。矾华和矾精现均未见使用。在《医宗金鉴》六十六卷收载有矾精散，用于治疗喉癣，说明该炮制品作用确切。矾精与枯矾、白矾成分上有什么异同，值得进一步研究。

朱砂 （Zhusha）

《本草纲目》·石部·第九卷·丹砂

本品为硫化物类矿物辰砂族辰砂，主含硫化汞（HgS）。

【"修治"原文】

【敩曰】 凡修事朱砂，静室焚香斋沐后，取砂以香水浴过，拭干，碎捣之，钵中更研三伏时。取一瓷锅子，每朱砂一两，同甘草二两，紫背天葵一镒，五方草一镒，着砂上，以东流水煮三伏时，勿令水阙。去药，以东流水淘净干熬，又研如粉。用小瓷瓶入青芝草、山须草半两盖之，下十斤火，从巳至子方歇，候冷取出，细研用。如要服，则以熬蜜丸细麻子大，空腹服一丸。

【时珍曰】 今法惟取好砂研末，以流水飞三次用。其末砂多杂石末、铁屑，不堪入药。又法：以绢袋盛砂，用荞麦灰淋汁，煮三伏时取出，流水浸洗过，研粉飞晒用。又丹砂以石胆、消石和埋土中，可化为水。

【古代炮制】

南北朝有甘草、紫背天葵、五方草同制（《雷公》），研（《鬼遗》）。唐代有去杂石及炼制（《本草图经》）。宋代有新汲水浓磨汁（《斗门方》），细研、水飞（《圣惠方》），与蛇黄同研水飞（《衍义》），荞麦灰煮（《总录》），酽醋浸（《普本》），黄松节酒煮（《三因》），蜜木瓜蒸（《朱氏》）。元代有磁石引去铁屑、次用水乳钵内细杵、取浮者飞过（《活幼》）。明、清有蒸、当归煮、椒红煮、细研水飞（《准绳》），荔枝壳水煮（《启玄》），酒蒸（《普济方》），煨制（《增广》），甘草煮（《拾遗》）等炮制方法。

【现代炮制】

1. 炮制方法

朱砂粉：取朱砂，用磁铁吸尽铁屑，置乳钵或适宜的容器内，加适量清水研磨成糊状，再加多量清水搅拌，倾取混悬液，下沉的粗粉再如上法，反复操作多次，直至手捻细腻，无亮星为止，弃去杂质，合并混悬液，静置，取沉淀晾干或 40℃ 以下干燥。

2. 炮制作用

朱砂粉：甘，微寒；有毒。归心经。具有清心镇惊、安神、明目、解毒功效。水飞能清除杂质，降低毒性，便于临床入丸散或冲服。

3. 质量要求

朱砂粉：呈朱红色极细粉末，体轻，以手指撮之无粒状物，以磁铁吸之，无铁末。气微，味淡。硫化汞不得少于 98.0%。

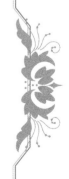

【研究概况】

1. 化学成分

1）朱砂所含成分

朱砂主要含硫化汞，另含硫化镁及铋、铁、硅、钡、钙、铜、锰、锑、砷等元素。

2）炮制对化学成分的影响

朱砂球磨法粉碎，与金属材料接触或加热易引起 HgS 中汞的还原，使游离汞含量增高，一般采用不锈钢或陶瓷罐。球磨后的朱砂再采用水飞法处理，可大大减少其有害成分。杨国红等比较不同炮制品中游离汞的含量，结果球磨朱砂中游离汞含量可高达 3 028 μg/g，高于国家饮用水标准300 多万倍，水飞朱砂均低于 1 μg/g。表明朱砂经水飞可大大减少游离汞的含量。高天爱等比较水飞法、湿法研磨、粉碎机粉碎、粉碎沸水漂 3 次等五种不同的炮制品中汞含量，以水飞法含量最低，粉碎机粉碎法最高。

2. 工艺研究

李超英等采用显微镜动态观察朱砂的形态和粒径，测定朱砂颗粒的沉降时间及 HgS 含量，确定朱砂最佳水飞工艺为：加 5 倍量水研磨 10 min，成糊状后加 150 倍水搅拌、静置时间 6 min 以上取混悬液，水飞 6 次以上，合并混悬液后静置 8 h 以上，干燥温度 40～60℃，炮制品已达到细腻、粒径均匀。刘艳菊等采用酸式滴定法测定不同工艺朱砂 HgS 的含量，并对各组样品进行 X 射线衍射分析，结果均检出硫化汞，部分检出氯化汞，与滴定法结果一致。刘艳菊等以朱砂 HgS 的含量和可溶性汞盐的含量为考查指标，采用正交试验优选朱砂最佳水飞炮制工艺为 10 倍量水，研磨30 min，研磨 6 次。

3. 药理作用

朱砂具清心镇惊、安神、明目、解毒功效。现代药理研究主要有以下几方面。

1）镇心安神、抗惊厥作用

有实验表明，朱砂对动物自发活动无明显影响，但可明显延长给予水合氯醛小鼠的睡眠时间，可使小鼠抗惊厥时间延长。长期连续服用朱砂所引起的戊巴比妥钠睡眠时间延长，是朱砂中汞的蓄积影响肝、肾对巴比妥钠盐类的代谢功能和延缓了自尿中排泄的结果。

2）抗心律失常作用

李钟文等给家兔分别口服朱砂、朱砂安神丸和去朱砂之安神丸，考察不同方剂对氯仿-肾上腺素和草乌注射液所致心律失常的对抗作用，发现朱砂安神丸药效强于去朱砂之安神丸，肯定了朱砂在处方中的中君药的地位。

3）抗焦虑作用

王旗等研究表明，给予朱砂后焦虑模型小鼠脑内的神经递质 5-羟色胺（5-HT）水平显著降低，但小鼠脑内单胺氧化酶（MAO-A 及 MAO-B）活性与空白对照组均无显著差异。因此，推测朱砂可能通过减少 5-HT 的合成或释放而非改变 5-HT 的代谢进而发挥抗焦虑作用。

4）毒性

王大鹏等研究发现，长期过量使用朱砂可引起肝脏汞蓄积，造成肝脏损伤。有研究表明，朱砂对雄性大鼠生育能力和雌性大鼠胚胎着床及胎鼠发育有影响。

【述评】

据古籍记载，朱砂炮制方法有炼、研磨、水飞、蒸、煮及煨制等法。《本草纲目》仅转载了雷敩的炮制方法：先煮制，再烘干。该法因加热温度较高，可能会增加朱砂的毒性。李时珍还记载了水飞法，强调"今法惟取好砂研末，以流水飞三次用"。水飞法为《中国药典》收载方法，可除去杂质及水溶性毒性成分。现规定朱砂干燥温度不宜超过 40℃。

自然铜 (Zirantong)

《本草纲目》·石部·第八卷·自然铜

本品为硫化物类矿物黄铁矿族黄铁矿，主含二硫化铁（FeS_2）。

【"修治"原文】

【敩曰】采得石髓铅捶碎，同甘草汤煮二伏时，至明漉出，摊令干，入臼中捣了，重筛过，以醋浸一宿，至明，用六一泥泥瓷盒子，盛二升，文武火中养三日夜，才干用盖盖了，火煅两伏时，去土研如粉用。凡修事五两，以醋两镒为度。

【时珍曰】今人只以火醋淬七次，研细水飞过用。

【古代炮制】

南北朝有煅（《雷公》）。唐代有煅存性，煅醋淬，酒淬别研（《理伤》）。宋、元、明代有煅红米醋浸（《总录》），酒淬七遍（《普济方》），醋炒干研，（《传信》），童便、醋淬（《普济方》），水飞（《世医》）。清代有甘草、醋淬法、火煅醋淬研、甘草水飞（《备要》）等炮制方法。

【现代炮制】

1. 炮制方法

自然铜：除去杂质，洗净，干燥。用时砸碎。

煅自然铜：取净自然铜，煅至暗红色、醋淬，反复煅淬至表面呈黑褐色，光泽消失并酥松，每 100 kg 自然铜，用醋 30 kg。

2. 炮制作用

自然铜：辛，平。归肝经。具有散瘀止痛、续筋接骨的功效。

煅自然铜：经煅淬后，便于粉碎，利于煎出有效成分，可增强散瘀止痛作用。

3. 质量要求

自然铜：多呈为立方体，集合体呈致密块状。表面呈亮淡黄色，有金属光泽；有的黄棕色或棕褐色，无金属光泽。具条纹，条痕绿黑色或棕红色。质重而硬或稍脆，易砸碎，断面黄白色，有金属光泽；或断面棕褐色，可见银白色亮星，无磁性。含铁（Fe）应为 40.0%～55.0%。

煅自然铜：呈小立方体或不规则的碎粒或粉末状，呈棕褐色至黑褐色或灰黑色，质酥脆，无金属光泽，略具醋酸味。含铁（Fe）不得少于 40.0%。

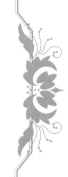

【研究概况】

1. 化学成分

1）自然铜所含成分

自然铜主含二硫化铁（FeS_2），还含有铜、镍、砷、锑、硅、钡、铅等杂质。

2）炮制对化学成分的影响

徐中显等测定结果显示，醋淬后水溶性铁和铜均比生品高，而毒性成分砷却明显减少。铁步荣等对 11 种煅品、生品自然铜中砷含量测定结果表明，生品比煅品高约 10 倍。蔡皓等研究表明，自然铜煅制温度在 400～900℃过程中，其物相发生较大变化，FeS_2 先转变为铁的硫化物（Fe_7S_8、FeS），后又转化为铁的氧化物（Fe_2O_3）。铁含量在 400℃煅制 3 h 为 47.10%，900℃煅制 3 h 升为 65.81%；600℃煅制 1 h 为 52.55%，600℃煅制 4 h 升为 62.18%。

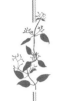

2. 工艺研究

王静等以 X 射线衍射、X 射线荧光技术对其进行成分检测，确定煅自然铜工艺：750℃，1 h，1 次煅醋淬。高婵等采用正交试验法，以疏松度、硬度、Fe^{2+} 含量、As 含量 4 个指标相结合综合评分，确定煅制自然铜的最佳工艺：自然铜粒度在 9～10 mm，铺垫厚度 3 cm，煅制温度 450℃，时间 2 h，程序升温时间 40 min，用醋含酸量 3.8 g/100 mL。

3. 药理作用

自然铜具有散瘀止痛、续筋接骨的功效。现代药理研究主要有以下几方面。

1）促骨愈合作用

赵利平等试验结果表明，自然铜能够明显提高家兔骨痂中微量元素 Fe、Cu 的含量，促进骨痂的生长。何赞厚等研究表明，骨折小鼠服用含自然铜中药驳骨煎剂后，骨折组织^{45}Ca 和^{32}P 水平高于对照组。提示自然铜可能具有提高骨折组织钙、磷水平的作用。

2）抗真菌作用

关洪全等研究发现，自然铜对多种病原性真菌有不同程度的抗菌作用，尤其对石膏样毛癣菌、土曲霉菌等丝状真菌作用较强。

3）毒性

小鼠静脉注射自然铜煎剂的 LD_{50} 为 1.92 g/kg，煅自然铜则为 3.83 g/kg。煅淬品毒性较低。

【述评】

据古籍记载，自然铜的炮制方法主要有煅、醋淬、酒淬、水飞、甘草汁飞、醋炒等。《本草纲目》记载了醋浸火煅和醋淬法，与现版《中国药典》收载的煅淬法一致。

自然铜燥散之性较强，煅淬可缓和其燥烈之性，增强散瘀接骨之功。在《本草纲目》【发明】项记载"自然铜虽有接骨之功，燥散之祸，甚于刀剑，戒之"。因此临床应用以煅自然铜为主。自然铜煅制后磁性发生变化。生品无磁性，煅制后具有了磁性。该性质变化与药性是否有相关性，有待研究。

阳起石（Yangqishi）

《本草纲目》·石部·第十卷·阳起石

本品为硅酸盐类矿物角闪石族透闪石，主含碱式硅酸镁钙［$Ca_2Mg_5 (Si_4O_{11})_2$·$(OH)_2$］。

【"修治"原文】

【大明曰】凡入药烧后水煅用之，凝白者佳。

【时珍曰】凡用火中煅赤，酒淬七次，研细水飞过，日干。亦有用烧酒浸过，同樟脑入罐升炼，取粉用者。

【古代炮制】

唐以前有酒渍（《千金翼》）。宋代有酒煮（《圣惠方》），酒浸（《总录》），酒淬（《局方》），煅（《总录》），醋淬（《百问》）。明代有火煅醋淬（《入门》）。清代有驴鞭汁制（《新编》）等炮制方法。

【现代炮制】

1. 炮制方法

阳起石：取原药材，除去杂质，洗净，干燥，打碎成小块。（2010《湖南》）

煅阳起石：取净阳起石小块，置耐火容器内，用武火煅至红透，取出，放冷，研碎。（2008

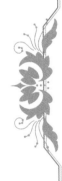

《上海》)

酒阳起石：取净阳起石，煅（600℃，1h）至红透，趁热置黄酒中浸淬，如此反复煅淬至药物酥脆，酒尽为度。每100 kg阳起石，用黄酒30 kg。（2008《北京》）

2. 炮制作用

阳起石：咸，微温。归肾经。具有温肾壮阳的功效。

煅阳起石：煅后质地酥脆，易于粉碎，便于煎出有效成分，作用增强。

酒阳起石：酒淬使其质地更酥脆，利于粉碎，可加强温肾壮阳作用。

3. 质量要求

阳起石：呈不规则的碎块，大小不一。白色、浅灰白色或淡绿白色，有时具浅黄棕色条纹或花纹，具丝绢样光泽。体重，质较硬脆，有的略疏松。断面不整齐，纵切面呈纤维状或细柱状。气无，味淡、无杂质。

煅阳起石：呈不规则颗粒或纤维状粉末。青灰色，质酥脆，无光泽。无杂质。

酒阳起石：呈不规则碎块或纤维状粉末。灰白色或灰黄色，质松，无光泽。略有酒气。无杂质。

【研究概况】

1. 化学成分

1）阳起石所含成分

阳起石主含碱式硅酸镁钙。另外还含有少量锰、铝、钛、铬、镍等杂质。

2）炮制对化学成分的影响

张斌权等采用离子化火焰原子吸收光谱仪测定阳起石中锌、铜、铁、锰4种主要微量元素的含量，分别为1.041、8.358、16.584、1.288 mg/kg，差异极显著。何伟等测定结果表明，阳起石炮制品水煎液中Zn、Mn、Cu的含量比其生品明显增加，分别增加3.93倍、8.8倍、32.85倍。

2. 工艺研究

彭智聪等以阳起石中微量元素Ca、Mg、Zn、Fe、Al、Mn的含量为考察指标，结果阳起石以黄酒为辅料、煅淬7次的炮制方法各元素含量较高。

3. 药理作用

阳起石具有温肾壮阳之功。现代药理研究主要有以下几方面。

1）雄激素样作用

杨明辉等研究结果表明，高剂量阳起石能显著增加正常小鼠交尾次数，提高雄性小鼠血清睾酮含量。说明阳起石具有壮阳作用。

2）调节内分泌

阳起石所含微量元素对于维持人体生殖内分泌功能极其重要，Zn和Mn元素的代谢直接关系到垂体、甲状腺、卵巢等腺体的功能活动，Cu则影响垂体释放生长激素、促甲状腺激素和肾上腺皮质激素及影响儿茶酚胺的合成。Mn过少可致性功能障碍，使性欲减退。Zn元素与"肾精"有着内在的联系。

【述评】

据古籍记载，阳起石炮制方法主要有酒制（浸、煮、淬）、醋淬、驴鞭汁制、水飞等法。《本草纲目》收载了煅后水飞及酒淬后水飞法。酒淬后水飞为李时珍时期习用方法，一直沿用至今。但李时珍还记载的另一法——樟脑烧炼法，今已未见使用。

阳起石性微温味咸，归肾经。具有温肾壮阳之功。古今医药文献对主治功能的记录基本一致。但《本草纲目》所载阳起石具"散诸热肿"的作用，现代未见报道。

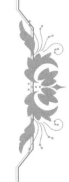

赤石脂 （Chishizhi）

《本草纲目》·石部·第九卷·五色石脂

本品为硅酸盐类矿物多水高岭石族多水高岭石，主含四水硅酸铝 $[Al_4(Si_4O_{10})(OH)_8 \cdot 4H_2O]$。

【"修治"原文】

【敩曰】凡使赤脂，研如粉，新汲水飞过三度，晒干用。

【时珍曰】亦有火煅水飞者。

【古代炮制】

汉代有碎、筛末（《玉函》）。南北朝有水飞（《雷公》）。宋代有烧（《圣惠方》），煅（《局方》），醋淬（《圣惠方》），煅、醋淬七次（《济生方》）。明代有醋炒、煨（《奇效》）。清代有筛用（《金鉴》）等炮制方法。

【现代炮制】

1. 炮制方法

赤石脂：除去杂质，打碎或研细粉。

煅赤石脂：取赤石脂细粉，用醋调匀，搓条，切段，干燥，煅至红透，用时捣碎。每 100 kg 赤石脂，用醋 40 kg。

2. 炮制作用

赤石脂：甘、涩、酸，温。归大肠、胃经。具有涩肠、止血、生肌敛疮的功效。用于久泻久痢，大便出血，崩漏带下；外治创疡久溃不敛等。

煅赤石脂：功能与赤石脂类似，但固涩收敛作用增强。

3. 质量要求

赤石脂：为块状集合体，呈不规则的块状。粉红色、红色至紫红色，或有红白相间的花纹。质软，易碎，断面有的具蜡样光泽，吸水性强，具黏土气，味淡，嚼之无沙粒感。

煅赤石脂：呈圆柱形段状，紫红色，质坚硬；或呈深红色及红褐色细粉。吸水性强，用舌舔之粘舌；略有醋气。

【研究概况】

1. 化学成分

1）赤石脂所含成分

赤石脂主含四水硅酸铝。还含有氧化铁及少量钡、铬、锶、锌、钠、钴、镍、钒、铜、铅、硒、钾、磷、钛等元素。

2）炮制对化学成分的影响

赤石脂煅制后铝元素明显降低。高慧慧等利用 ICP-MS 法测定赤石脂煅制前后 Be、Bi、Mg 等21 种可溶性无机元素的含量，结果煅品中的元素含量高于生品，煅制前后含量差异明显。

2. 工艺研究

张太山等以不同煅制品水溶性浸出物及微量元素的含量及小鼠止血效果为指标，对赤石脂煅块醋淬、煅块非醋淬、煅条的三种炮制品进行比较，结果以赤石脂煅块醋淬为宜。

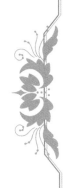

3. 药理作用

赤石脂具有涩肠、止血、生肌敛疮的功效。现代药理研究主要有以下几方面。

1）止泻作用

赤石脂口服进入肠道后，能形成硅酸盐和水合氧化铝的胶体溶液，吸附胃肠中的污染食物，清洁肠道而达到止泻作用。林秀珍等发现赤石脂在治疗小儿病毒性肠炎方面止泻效果明显，能缩短病程，且无不良反应。

2）止血作用

赤石脂既有止血作用，又有抗血栓形成作用。禹志领研究发现赤石脂水煎浓缩液能显著缩短凝血时间和血浆复钙时间；体外、体内均能显著抑制 ADP 诱导的血小板聚集；对 ADP 引起的体内血小板血栓形成也有显著对抗作用，对全血黏度影响不明显。赤石脂合剂能显著缩短小鼠出血、凝血时间及家兔实验性胃溃疡出血。

3）保护黏膜作用

赤石脂研末外用有吸湿作用，能使创面皮肤干燥，防止细菌生成，减轻炎症，促进溃疡愈合，对于烧伤、眼角膜溃疡效果佳。赤石脂内服可吸附炎性渗出物，使炎性得以缓解，对发炎的胃黏膜有保护作用，同时对胃肠出血也有止血作用。

【述评】

据古籍记载，赤石脂的炮制方法主要有粉碎、煅、醋淬、醋炒等。《本草纲目》记载有煅制、水飞法。现今临床以研细粉生用或煅用为多，但在不同地区规范中记载的醋淬时醋的用量有所不同。《本草纲目》记载的五色石脂，包括青、赤、黄、白、黑五种石脂。但【集解】项下弘景曰"今俗惟用赤石、白石二脂。余三色石脂无正用"。现版《中国药典》一部只收载了赤石脂，《中国药典》四部收载有煅白石脂。《中华本草》中收载有赤、白、黄三种，且对赤、白石脂论述较为详尽。现代临床上以赤石脂使用为主，少用白石脂，两者功效相近。其他三色石脂未做药用。

赤铜屑 (Chitongxie)

《本草纲目》·金石部·第八卷·赤铜

本品为煅铜时打落的铜屑。

【"修治"原文】

赤铜屑

【时珍曰】 即打铜落下屑也。或以红铜火煅水淬，亦自落下。以水淘净，用好酒入砂锅内炒见火星，取研末用。

【古代炮制】

清代酒炒、研末（《本草纲目》）。

【述评】

赤铜屑主要成分为金属铜元素，受环境影响，其表面常被覆着微量的碳酸铜、氧化铜等物质。《本草纲目》记载有"火煅水淬"，有利于上述成分的形成，增强其作用。赤铜屑味苦、性平，微毒，归肝经，具有明目、接骨续筋的功效。但《中国药典》和规范中未收载该品种，临床也几乎无应用。

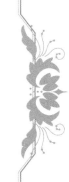

449

花蕊石 (Huaruishi)

《本草纲目》·石部·第十卷·花乳石

本品为变质岩类岩石蛇纹石大理岩，主含碳酸钙（$CaCO_3$）。

【"修治"原文】

【时珍曰】凡入丸散，以罐固济，顶火煅过，出火毒，研细水飞晒干用。

【古代炮制】

宋代有火烧（《嘉佑本草》），醋煅（《疮疡》），合硫黄同煅研末（《证类》）。元代有烧过存性、研如粉（《丹溪》）。明代煅、研细水飞晒干（《本草纲目》）。清代有童便煅淬（《正宗》《金鉴》）等炮制方法。

【现代炮制】

1. 炮制方法

花蕊石：洗净，干燥，砸成碎块。

煅花蕊石：取净花蕊石，武火煅至红透，取出，放凉，碾碎。

醋淬花蕊石：取净花蕊石，装入罐中，煅至红透，趁热醋淬，干燥研碎。每 100 kg 花蕊石，用醋 25 kg。（《中华本草》）

水淬花蕊石：取生花蕊石，煅至红透，趁热水淬，随即捞起，捣成碎粒。（1986《浙江》）

2. 炮制作用

花蕊石：酸、涩，平。归肝经。具有化瘀止血的功效。用于咯血，吐血，外伤出血，跌扑伤痛。

煅花蕊石：煅后缓和酸涩之性，消除伤脾伐胃副作用，易于粉碎和煎出，利于内服，收敛止血增强。

醋淬花蕊石：经醋淬后质脆易于粉碎，增强化瘀止血、止痛作用。

水淬花蕊石：经水淬后，质脆易于粉碎和煎出，有利于内服。

3. 质量要求

花蕊石：为粒状和致密块状的集合体，呈不规则的块状，具棱角，而不锋利。白色或浅灰白色，其中夹有点状或条状的蛇纹石，呈浅绿色或淡黄色，习称"彩晕"，对光观察有闪星状光泽。体重，质硬，不易破碎。气微，味淡。碳酸钙不得少于 40.0%。

煅花蕊石：煅后色泽变黯，呈粉末状，灰褐色，无光泽，质酥，易碎。碳酸钙不得少于 40.0%。

醋淬花蕊石：形如煅花蕊石，具有醋酸气。

水淬花蕊石：形如煅花蕊石。

【研究概况】

1. 化学成分

1）花乳石所含成分

花蕊石主要含钙、镁的碳酸盐，并混有少量铁盐、铝盐及锌、铜、钴、镍、铬、镉、铅等元素。

2）炮制对化学成分的影响

花蕊石经高温煅制后，元素 Ca、Mg、Al、Fe 含量均有一定程度的升高，而 Cu、Pb 等元素的含量均显著下降，说明煅制除了使药物疏松、便于粉碎、利于有效元素的溶出之外，还能降低其毒性。赵晶等研究结果显示，不同煅制温度下花蕊石红外光谱图差异显著，其中碳酸钙逐渐分解；

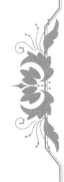

镁、钙、铝、铁、钠溶出量较高；煅制后 Ca 溶出量显著增高，而 Mg、As 溶出量降低。

2. 工艺研究

高锦飚等采用正交试验法，以煅后硬度、相对密度、疏松度和人工胃液浸提 Ca^{2+} 含量为指标，优选花蕊石最佳炮制工艺：将花蕊石粉碎成小块（0.5 cm³）在 800℃下煅制 1.5 h。

3. 药理作用

花蕊石具有化瘀止血的功效。现代药理研究主要有以下几方面。

1）止血作用

丁望等研究结果表明，花蕊石能缩短凝血时间和出血时间，减少出血，炮制后止血作用略有增强。彭智聪等实验结果表明，花蕊石及其煅制品均具有明显的止血作用，能缩短凝血时间和出血时间，减少出血量，增加外周血小板数量，但炮制前后作用差异不明显。

2）抗肿瘤作用

赵晶对以荷瘤小鼠（肝癌 H22 小鼠）为在体实验模型，以肝癌 HepG2、SMMC-7721 细胞株为实验癌株，实验结果表明：制品水煎液的抗肿瘤活性明显强于生品水煎液；蛇纹石制品水煎液的抑瘤作用明显强于方解石制品水煎液。

【述评】

据古籍记载，花蕊石的炮制方法主要有煅、醋煅、烧存性、水飞等法。《本草纲目》记载："入丸散者，煅后水飞。"现版《中国药典》及地方规范均收载了明煅法，使其酥脆。

花蕊石为止血要药，其功专止血。既能收敛止血，又能化瘀止血，有止血而不留瘀的特点。临床上一般入散剂需煅制；生者，多外用。

灵砂 （Lingsha）

《本草纲目》·石部·第九卷·灵砂

本品为以水银和硫黄为原料，经人工加热升华而制成的硫化汞（HgS）。

【"修治"原文】

【慎微曰】 灵砂，用水银一两，硫黄六铢，细研炒作青砂头，后入水火既济炉，抽之如束针纹者，成就也。

【时珍曰】 按胡演丹药秘诀云：升灵砂法：用新锅安逍遥炉上，蜜揩锅底，文火下烧，入硫黄二两熔化，投水银半斤，以铁匙急搅，作青砂头。如有焰起，喷醋解之。待汞不见星，取出细研，盛入水火鼎内，盐泥固济，下以自然火升之，干水十二盏为度，取出如束针纹者，成矣。庚辛玉册云：灵砂者，至神之物也。硫汞制而成形，谓之丹基。夺天地造化之功，窃阴阳不测之妙。可以变化五行，炼成九还。其未升鼎者，谓之青金丹头；已升鼎者，乃曰灵砂。灵砂有三：以一伏时周天火而成者，谓之金鼎灵砂；以九度抽添用周天火而成者，谓之九转灵砂；以地数三十日炒炼而成者，谓之医家老火灵砂。并宜桑灰淋醋煮伏过用，乃良。

【古代炮制】

宋代有水银和硫黄炼（《证类》），研细（《朱氏》）。明代有煅炼（《蒙筌》）等炮制方法。

【现代炮制】

1. 炮制方法

灵砂：取灵砂研成细粉，照水飞法水飞，晾干。（2010《湖南》）

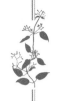

2. 炮制作用

灵砂：甘，温；有毒。归心、胃经。具有祛痰、降逆、安神、定惊的功效。主治头晕吐逆，反胃，小儿惊吐噫膈，心腹冷痛，心悸，失眠等。

3. 质量要求

灵砂：为针柱状集合体，呈扁平块状。上表面平坦，底面圆滑，或一面平坦另面粗糙，有小孔；侧面结晶呈直立针柱状，似栅状排列。红色、暗红色或紫红色；条痕红色，不透明；晶面金刚光泽。体重，质脆而软，易碎。无嗅，味淡。铁不得过 0.1％，不得检出汞球及硫黄球。硫化汞不得少于 98.0％。

【研究概况】

1. 化学成分

灵砂主含硫化汞，另含少量的杂质铁。

2. 工艺研究

丁林生等将汞与硝酸作用生成硝酸汞，再与硫化钠反应，生成黑色硫化汞，然后升华，得到硫化汞，新工艺比原生产工艺成本显著降低，产品中硫化汞含量由原来的 99.69％提高到 99.90％以上。张亚雄通过对含汞废料进行预处理后，置 700～800℃提炼得到粗汞；将粗汞过滤，置于反应锅，同时加入理论量 103％的硫黄及少量水，边搅拌边加热至 90～100℃，生成黑色硫化汞粉末；再置 600℃使硫化汞升华得红色硫化汞晶体。

【述评】

灵砂和朱砂皆为含汞化合物，且二者主要成分为硫化汞。灵砂为原料加工合成品，而朱砂为天然矿物药。郑末晶等对朱砂、灵砂、银朱三者进行考证，认为朱砂、灵砂、银朱三种均以硫化汞为主要成分，但为不同中药。灵砂在现代与《本草纲目》等古代著作中所载制法基本相同，为水银和硫黄人工合成品，主要成分为 HgS。银朱在《本草纲目》所载也是人工合成品，但炼制原料与灵砂有别，用的是石亭脂，且硫的用量比灵砂大。银朱除含 HgS 外，可能还含有一定量的硒、砷、游离汞、单质硫等。朱砂、灵砂、银朱三种中药不可混用或代用。

现代研究认为，灵砂具有镇静、抗惊厥作用，还可促进烫伤伤口愈合。由于含有汞元素，具有一定毒性。

金牙石 （Jinyashi）

《本草纲目》·金石部·第十卷·金牙石

【"修治"原文】

【大明曰】入药烧赤，去粗乃用。

【古代炮制】

唐代有烧法（《日华子诸家本草》）。

【述评】

金牙石古代应用较少，且来源不详，现更无法考证，《中华本草》《中药大辞典》等重要专著均无记载，也无临床应用。

炉甘石 （Luganshi）

《本草纲目》·石部·第九卷·炉甘石

本品为碳酸盐类矿物方解石族菱锌矿，主含碳酸锌（$ZnCO_3$）。

【"修治"原文】

【时珍曰】凡用炉甘石，以炭火煅红，童子小便淬七次，水洗净，研粉，水飞过，晒用。

【古代炮制】

唐代有火煅黄连水淬（《银海精微》）。宋代有研极细末（《博济》），水飞（《急救》），黄连制（《济生方》），黄连童便制（《急救》）。明代有煅制（《普济方》），童便制（《普济方》），童便、黄连、龙胆草、当归制（《普济方》），童便、黄连、茶制（《医学》），三黄汤制（《粹言》），童便、灰、火硝制（《保元》），黄连、童便、朱砂制（《一草亭》）。清代有黄连、黄柏、黄芩、甘菊、薄荷、童便制（《拾遗》），黄连、归身、木贼、羌活、麻黄制（《治裁》），黄连、黄柏、荆芥制（《增广》），火煅醋淬制（《良朋》）等炮制方法。

【现代炮制】

1. 炮制方法

炉甘石：除去杂质，打碎。

煅炉甘石：取炉甘石，用武火煅至透红，立即水淬，搅拌，取上层混悬液，残渣重复煅淬 3～4 次，合并混悬液，静置，取沉淀干燥。

黄连汤制炉甘石：同上，以黄连汁为淬液。每 100 kg 煅炉甘石，用黄连 12.5 kg（煎 3 次，去渣浓缩至 20L）。（2005《浙江省》）

三黄汤制炉甘石：同上，以三黄汤为淬液。每 100 kg 煅炉甘石，用黄连、黄柏、黄芩各 2.5 kg，（2008 版《上海市》）；每 100 kg 煅炉甘石，用黄芩、黄柏、黄连各 20 kg 煎汤（2008《江西》）；或煅炉甘石粉与三黄汤拌匀、干燥。每 100 kg 炉甘石粉，用黄连、黄芩、黄柏各 12.5 kg。（2005《安徽》）

2. 炮制作用

炉甘石：平，甘。归肝、脾经。具有解毒明目退翳、收湿止痒敛疮的功效。不生用，也不作内服，多作外用。

煅炉甘石：煅淬后，质地纯洁细腻，消除对黏膜、创面的刺激性。

制炉甘石：采用黄连汤、三黄汤煅淬或拌制，可增强清热明目、敛疮收湿的功效。

3. 质量要求

炉甘石：呈不规则碎块状，灰白色或淡红色，表面粉性，无光泽，凸凹不平，多孔，似蜂窝状。体轻，易碎，气微，味微涩。氧化锌不得少于 40.0%。

煅炉甘石：呈白色、淡黄色或粉红色的粉末；体轻，质松软而细腻光滑。气微，味微涩。氧化锌不得少于 56.0%。

制炉甘石：黄连汤制炉甘石为黄色细粉，质轻，味极苦；三黄汤制炉甘石为深黄色细粉，质轻，味苦。

【研究概况】

1. 化学成分

1）炉甘石所含成分

炉甘石主要含碳酸锌、氧化锌，尚含有少量氧化钙、氧化镁、氧化铁、氧化锰及少量钴、铜、

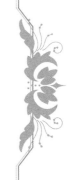

镉、铅等。

2）炮制对化学成分的影响

炉甘石经炮制后主要物相从单斜晶系的 $Zn_5(CO_3)_2(OH)_6$ 转化成六方晶系的 ZnO；氧化锌的质量分数增加。在经过煅制后 Zn 元素的相对含量略有增加，C、O、Ca 和 S 相对含量小于生品，K、Cl 和 Cd 等 3 种元素煅品中未检出，P、Ba、Si 及 Al 的相对含量大于生品。

2. 工艺研究

研究表明，炉甘石在 700℃ 煅烧，氧化锌含量增加 20%，温度再升高，氧化锌虽有所增加，但增加幅度较小。700℃ 为炉甘石煅烧至红透的最低温度。周灵君等以抑菌活性和 ZnO 含量为指标研究炉甘石煅淬水飞工艺，结果显示 40 目炉甘石 1 次煅淬后 ZnO 含量高、抑菌活性强，拇指盖大小炉甘石 7 次煅淬效果最佳；1 次煅淬水飞时，拇指盖大小炉甘石 700℃ 煅烧 6 h 才能使 ZnO 含量较高，绿豆大小炉甘石也需煅烧 3 h。

3. 药理作用

炉甘石具有解毒明目退翳、收湿止痒敛疮的功效。现代药理研究主要有以下几方面。

1）抑菌作用

通过对不同粒径炉甘石体外抑菌活性的研究发现，1000 目炉甘石抑菌效果相对较好，且纳米炉甘石抑菌活性显著提高。炉甘石经煅制水飞后抑菌活性增强，其对大肠杆菌、金黄色葡萄球菌、产气杆菌和表皮葡萄球菌有较好的抑菌活性，对乙型链球菌有抑菌活性，而对变形杆菌几乎无效。

2）促进伤口愈合作用

炉甘石、煅炉甘石均能促进大鼠伤口成纤维细胞和毛细血管的形成，加快肉芽组织增生，增加受损创面的供血，从而加速皮肤创口的愈合，且煅炉甘石生肌作用更强。

【述评】

据古籍记载，炉甘石的炮制方法主要为煅淬法，包括黄连汁淬、药汁淬、童子便淬；还有水飞法。《本草纲目》记载了煅童子尿淬和水飞法，现版《中国药典》收载的煅炉甘石也为煅后水飞，两者记载方法基本一致，只是《本草纲目》中用童子尿淬，而现在用水淬。童子尿淬可增强炉甘石的清热之功，现今采用黄连汤及三黄汤制炉甘石也可增强清热明目、收湿敛疮的作用。经童子尿淬炉甘石的药效与现在炮制品作用有何不同，有待进一步研究。

青礞石（Qingmengshi）

《本草纲目》·石部·第十卷·礞石

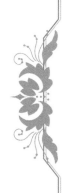

本品为变质岩类黑云母片岩或绿泥石化云母碳酸盐片岩。

【"修治"原文】

【时珍曰】 用大坩埚一个，以礞石四两打碎，入消石四两拌匀。炭火十五斤簇定，煅至消尽，其石色如金为度。取出研末，水飞去消毒，晒干用。

【古代炮制】

宋代有炭火烧（《总微》），细研（《嘉祐本草》），硝石煅（《总录》）。元代有密闭硝煅法（《丹溪》）。明代有研（《大法》），研极细、水飞（《乘雅》），水飞去消毒（《纲目》），"煅红淬生姜汁内"（《禁方》），炒、硝煨（《普济方》）。清代有炭火煅水飞（《握灵》），煅、藜芦煮汁（《本草述》）等炮制方法。

【现代炮制】

1. 炮制方法

青礞石：除去杂石，砸成小块。

煅青礞石：取净青礞石，煅至红透，取出，晾凉，碾碎。

2. 炮制作用

青礞石：甘、咸、平。归肺、心、肝经。具有坠痰下气、平肝镇惊的功效。用于顽痰胶结、咳逆喘急、癫痫发狂、烦躁胸闷、惊风抽搐。

煅青礞石：煅后质地酥松，便于粉碎加工，易于煎出有效成分。

3. 质量要求

青礞石：呈鳞片状、不规则碎块状或颗粒，碎块直径 0.5～2 cm，厚 0.5～1 cm，无明显棱角。褐黑色、绿褐色或灰绿色，具玻璃光泽。碎块断面呈较明显层片状。质软，易碎，气微，味淡。

煅青礞石：呈不规则碎块状或鳞片状粉末，碎块直径 0.5～1.5 cm，厚 0.5～1 cm，无明显棱角。黄绿色至青黄色，鳞片状粉末光泽性更强。碎块断面呈较明显层片状。质松软，易碎，气微，味淡。

【研究概况】

1. 化学成分

1）青礞石所含成分

青礞石主要含钾、镁、铁、铝的硅酸盐$[K(Mg \cdot Fe)_2(AlSi_3O_{10})(OH,F)_2]$，尚含有钛、钙、锰等杂质。

2）炮制对化学成分的影响

有研究发现青礞石火硝煅制后 Na 元素更容易溶出，K 元素在火硝煅制品中质量分数显著增加。吴德康等在分析煅青礞石的无机元素含量时，发现煅青礞石的元素含量总体较生青礞石低，重金属和有害元素含量也有不同程度的下降。

2. 工艺研究

刘圣金等采用正交优选法，以青礞石炮制品的外观颜色、疏松度、溶出率等为指标，得到硝煅青礞石的最佳炮制工艺：700℃、青礞石与火硝质量配比为 1∶0.4、摊层厚度 2 cm 的条件下煅制 2 h。

3. 药理作用

青礞石具坠痰下气、平肝镇惊的功效。现代药理研究主要有以下几方面。

1）祛痰作用

王瑞等以慢性阻塞性肺疾病急性加重痰热证大鼠为模型，研究发现青礞石混悬液、水煎液、药渣均能有效降低模型大鼠血清及肺组织中炎症因子的含量，三种样品的高剂量组能降低模型大鼠血清中 LTB4、MMP-9、TIMP-1 水平及肺组织中 NF-κB 蛋白的表达。

2）抗癫痫作用

吴露婷等以戊四氮点燃癫痫大鼠为模型，发现青礞石的粉末、药渣、水煎液均能降低大鼠海马区的病变程度、提高 T-SOD 活性、降低 MDA 含量等作用。通过建立超高效液相色谱-三重四级杆-线性离子阱色谱法同时测定大鼠脑组织中 4 种氨基酸类神经递质，结果表明青礞石能有效降低模型大鼠脑内兴奋性氨基酸递质含量，调节皮层和海马区 Gly 含量。

3）其他

青礞石具抗室性早搏、治疗慢性萎缩性胃炎等作用。

【述评】

据古籍记载，青礞石的炮制方法主要有煅、硝煅、水飞等。《本草纲目》收载有硝煅后水飞。

现版《中国药典》载有煅法，临床常用的炮制品有青礞石和煅青礞石。硝煅法在现代专著中也有记载。

青礞石始载《嘉佑本草》，金礞石古代本草未见记载，在现代文献始载于《中药志》，可见《本草纲目》中所载的礞石应是青礞石。在诸多著作中金礞石与青礞石并列统称为"礞石"。青礞石来源于变质岩类黑云母片岩或绿泥石化云母碳酸盐片岩，而金礞石来源于变质岩类蛭石片岩或水黑云母片岩，两者成分略有差异，但主治功效相近，均具坠痰下气、平肝镇惊作用。青礞石、金礞石在现版《中国药典》中两品均有收载，品种单列。

轻粉 （Qingfen）

《本草纲目》·石部·第九卷·水银粉

本品为氯化亚汞（Hg_2Cl_2）。

【"修治"原文】

【时珍曰】升炼轻粉法：用水银一两，白矾二两，食盐一两，同研不见星，铺于铁器内，以小乌盆覆之。筛灶灰，盐水和，封固盆口。以炭打二炷香取开，则粉升于盆上矣。其白如雪，轻盈可爱。一两汞，可升粉八钱。又法：水银一两，皂矾七钱，白盐五钱，同研，如上升炼。又法：先以皂矾四两，盐一两，焰硝五钱，共炒黄为麹。水银一两，又麹二两，白矾二钱。研匀，如上升炼。海客论云：诸矾不与水银相合，而绿矾和盐能制水银成粉，何也？盖水银者金之魂魄，绿矾者铁之精华，二气同根，是以暂制成粉。无盐则色不白。

【古代炮制】

明代有研细（《普济方》），炒、烧过（《医学》）。清代有隔纸微炒（《大成》）等炮制方法。

【现代炮制】

1. 炮制方法

轻粉：将硫酸汞 15 份与汞 10 份混合，使成为硫酸亚汞，加食盐 3 份，混合均匀，升华即得。

2. 炮制作用

轻粉：辛，寒；有毒。归大肠、小肠经。外用攻毒、敛疮、杀虫，内服祛痰消积、逐水通便。

3. 质量要求

轻粉：呈白色有光泽的鳞片状或雪花状结晶，或结晶性粉末；体轻，质脆，用手捻之，易碎成细粉；遇光颜色缓缓变暗。气微。炽灼残渣不得过 0.1％，氯化亚汞不得少于 99.0％。

【研究概况】

1. 化学成分

轻粉的主要成分为氯化亚汞，并含有 Na、Zn、Pb、Ca、Cu 等元素。此外，还含有少量的氯化汞。

2. 药理作用

轻粉外用具有杀虫、攻毒、敛疮之功；内服具有祛痰消积、逐水通便之效。现代药理研究主要有以下几方面。

1）抗菌作用

体外实验表明，0.5％～1％轻粉混悬液对大肠杆菌、变形杆菌、乙型溶血性链球菌、金黄色葡萄球菌均有明显抑制作用。轻粉水浸剂（1∶3）在试管内对堇色毛癣菌、奥杜盎小芽孢癣菌、红色

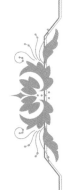

表皮癣菌、星形奴卡菌等有不同程度的抑制作用。陆继梅等用临床药敏实验方法，考察红粉、轻粉对金黄色葡萄球菌、大肠杆菌、绿脓杆菌的最低抑菌浓度和杀菌浓度，结果显示轻粉具有广泛抗菌和杀菌作用。

2）泻下作用

据报道口服甘汞后，在肠道中遇碱及胆汁，部分变成易溶的二价汞离子，它能抑制肠壁细胞的代谢与机能活动，阻碍肠中电解质与水分的吸收而引起泻下。二价汞离子可与肾小管细胞中含巯基酶结合，发挥利尿作用。

3）毒性

轻粉能导致肝、肾组织损伤，也可使受损皮肤产生明显的组织性坏死。

【述评】

《本草纲目》详细描述了轻粉制备方法。主要为水银、胆矾和食盐按比例混合升华制成的结晶，主要成分为氯化亚汞。《中国药典》收载有该药，要求氯化亚汞不得少于99.0%。

轻粉乃有毒之品，但《本草纲目》在水银粉的【气味】项列其为无毒。然而李时珍称其"温燥有毒"。并在【发明】项收载"水银粉下膈涎，并小儿涎潮瘰疬药多用。然不可常服或过多，多则损人"，"若服之过剂，或不得法，则毒气被蒸，窜入经络筋骨，莫之能出"。因此，李时珍对轻粉的毒性有较深刻认识，但在原文中各项描述不尽一致。

砒石 (Pishi)

《本草纲目》·石部·第十卷·砒石

本品为氧化物类矿物砒华或由硫化物类矿物毒砂（硫砷铁矿）或雄黄等含砷矿物经加工升华加工品。

【"修治"原文】

【敩曰】凡使用，以小瓷瓶盛，后入紫背天葵、石龙芮二味，火煅从巳至申；便用甘从水浸，从申至子，出拭干，入瓶再煅，别研三万下用。

【时珍曰】草家皆言生砒轻见火则毒甚，而雷氏治法用火煅，今所用多是飞炼者，盖皆欲求速效，不惜其毒也，曷若用生者为愈乎？

【古代炮制】

南北朝有天葵、石龙芮制（《雷公》）。宋代有研飞（《普本》），细研（《圣惠方》），飞炼（《证类》），露（《总录》），研为霜（《朱氏》），萝卜、灯心制，醋熬，猪肉制（《圣惠方》），白矾铺地火煅七分、清油制（《急救》），萝卜制（《扁鹊》），醋煮、煅（《局方》）。明代有水飞（《医学》），研细如面（《普济方》），锡制（《普济方》），硝石制（《要诀》），酸浆水制（《奇效》），醋、甘草制（《入门》），煅（《奇效》），生煅两用（《正宗》）。清代有红枣制（《大成》），（《全生集》），铅制、香油制（《全生集》），煅烟尽去净末（《增广》），面裹煨熟（《尊生》），酒制（《良朋》），猪肉制（《串雅内》），豆腐制（《串雅补》）等炮制方法。

【现代炮制】

1. 炮制方法

砒石：取原药材，除去杂质，砸碎。（2015《浙江》）

砒霜：取净砒石，置煅锅内，上盖一口径较小的锅，密封，压重物，盖锅底上贴一白纸条或几粒大米，煅至白纸或大米成老黄色，待凉后，收集盖锅上的结晶。（2005《安徽》）

2. 炮制作用

砒石：酸、辛，大热；有大毒。归肺、脾、胃、大肠经。具有祛痰、截疟、杀虫、蚀腐的功能。

砒霜：药性更纯，毒性更大。内服可祛痰平喘、截疟，外用可蚀疣祛腐杀虫。

3. 质量要求

砒石：有红、白之分，药用以红砒为主。红砒呈不规则碎块状，淡红色、淡黄色或红、黄相间，略透明或不透明，具玻璃样光泽或绢丝样光泽或无光泽，质脆，易砸碎，气无，烧之有蒜样臭气，极毒。白砒为无色或白色，有的透明，质较纯，毒性比红砒剧。

砒霜：为白色结晶或细末。

【研究概况】

1. 化学成分

砒石主含三氧化二砷，并含有银、铅、钴、镍、锡、硫、铁等杂质。

2. 药理作用

砒石具有蚀疮去腐、杀虫、祛痰定喘、截疟的功效。现代药理研究主要有以下几方面。

1) 抗肿瘤作用

砒石的主要成分是三氧化二砷，用于治疗骨肉瘤、黑色素瘤，因其能抑制过氧化氢酶基因的表达从而促进人成骨肉瘤 MG63 细胞的凋亡。有研究证明，三氧化二砷可以抑制肺癌、膀胱癌、胰腺癌的生长与分化，可通过诱导肿瘤细胞的凋亡来抑制宫颈癌移植瘤的生长。以砒霜、青黛组成的复方能减少 4T1 乳腺癌小鼠肺转移结节数，能增加非特异性免疫碳粒轮廓指数，其中以砒霜与青黛的量的比为 1∶49 时效果最显著。

砒霜因具有原浆毒作用，能通过干扰白血病细胞的核酸代谢，破坏其细胞膜，干扰 RNA、DNA 的合成、克隆及增殖能力来诱导白血病细胞凋亡。还可通过诱导白血病细胞的分化，抑制肿瘤新生血管的生成及肿瘤细胞的生长，从而治疗白血病。向航进一步证实了三氧化二砷（砒霜剂）治疗复发型急性早幼粒细胞白血病具有很好的疗效。张永田等发现三氧化二砷能抑制 K562 细胞增殖，促进细胞分化，EVI1、WT1 在 mRNA 水平表达下降，TGF-β_1 则表达升高。三氧化二砷则可能通过影响 K562 细胞 TGF-β_1/Smad 通路的表达而起到对白血病的治疗作用。

2) 抑制哮喘作用

三氧化二砷可能通过抑制支气管哮喘小鼠模型气道重塑来减轻哮喘症状。姚卫民等发现砒石能减轻对哮喘小鼠肺的损害性，通过降低肺组织中白三烯 B4、白三烯 C4 的含量，从而具有抗哮喘的活性。研究发现哮喘患者对三氧化二砷诱导 T 细胞凋亡的敏感性高于正常人，也表明了三氧化二砷治疗过敏性哮喘的机制。

3) 促进溃疡愈合作用

三氧化二砷可提高未经过炎症因子活化的人皮肤成纤维细胞（HSFb）中多种基质金属蛋白酶（MMPs）的活性，并降低或抑制 TIMP-1、TGF-β_1 的表达，从而实现化腐和创伤愈合作用。进一步实验表明，三氧化二砷对 MMPs 活性的调节是具有双向性的。梁慧雅等将乳香酸与三氧化二砷配伍使用会使得 MMP 分泌得到抑制，促进创伤愈合。

4) 毒性

砒霜短期大量摄入会导致急性中毒，长期少量摄入则会导致慢性中毒。砒霜摄入体内后对心

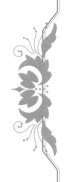

脏、肝细胞、雄性生殖器官、免疫器官均会有不同程度的毒理损伤。张盼盼等研究证明砒霜对大鼠的急性靶器官是肝脏，低剂量会导致产生急性应激，高剂量则可诱导细胞凋亡。范玉华等研究发现PKC-ε可能参与三氧化二砷诱导心肌细胞凋亡的过程。同时，三氧化二砷不仅能抑制在代谢过程中许多含巯基酶的活性，还能直接损害小动脉和毛细血管壁，抑制血管舒缩中枢，使血管平滑肌麻痹，毛细血管扩张，血管渗透性增加；砷剂能使肝脏脂肪变性、肝小叶中心坏死，心、肝、肾、肠充血，上皮细胞坏死。

【述评】

据古籍记载，砒石主要炮制方法有研、飞、煅、灯芯制、猪肉制、萝卜制、甘草制、煨等法。《本草纲目》转载了雷氏的煅法，也收载了李时珍对当时砒石炮制方法的总结，曰"草家皆言生砒轻见火则毒甚，而雷氏治法用火煅，今所用多是飞炼者"。李时珍认为煅法会增加毒性，采用飞炼即水飞法较合理。目前砒石的炮制主要为升华制霜法，通过升华得到更纯净的药物，质量更稳定。砒石及砒霜都是大毒之品，常用剂量为 0.002～0.004 g，内服入丸散剂。忌酒浸服。外用须慎用，不宜连续久用。砒石、砒霜及主要成分三氧化二砷，在治疗白血病等癌症方面疗效显著，已有新制剂面市，该药是中药以毒攻毒的典型实例。

禹余粮 （Yuyuliang）

《本草纲目》·石部·第十卷·禹余粮·太一余粮

本品为氢氧化物类矿物褐铁矿。主要成分为碱式氧化铁 ［FeO（OH）］。

【"修治"原文】

禹余粮

【弘景曰】凡用，细研水洮，取汁澄之，勿令有沙土也。

【敩曰】见太一下。

太一余粮

【敩曰】凡修事，用黑豆五合，黄精五合，水二斗，煮取五升，置瓷锅中，下余粮四两煮之，旋添，汁尽为度，其药气自然香如新米，捣了，又研一万杵，方用。

【古代炮制】

汉代有炼（《本经》），烧（《金匮》）。梁代有水洮（《集注》）。南北朝时黑豆、黄精煮制（《雷公》）。宋代有醋制（《圣惠方》），针砂、醋制（《三因》），酒制（《局方》）等炮制方法。

【现代炮制】

1. 炮制方法

禹余粮：除去杂石，洗净泥土，干燥，即得。

煅禹余粮：取净禹余粮，砸成碎块，煅至红透，醋淬，取出干燥。每 100 kg 禹余粮，用醋 30 kg。或取净禹余粮，煅至红透。（2008《北京》、2008《上海》）

2. 炮制作用

禹余粮：甘、涩，平。归胃、大肠经。具有涩肠止泻、收敛止血的功效。用于治疗久泻久痢，崩漏带下，大便出血等。

煅禹余粮：煅淬后易于粉碎，增强收涩性。以收敛止血为主。

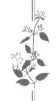

3. 质量要求

禹余粮：为块状集合体，呈不规则的斜方块状。表面红棕色、灰棕色或浅棕色，多凹凸不平或附有黄色粉末。断面多显深棕色与淡棕色或浅黄色相间的层纹，各层硬度不同，质松部分指甲可划动。体重，质硬。气微，味淡，嚼之无砂粒感。

煅禹余粮：为不规则碎块或粉末。块状者表面黄棕色、红棕色至黑褐色，粗糙，无光泽。断面红褐色、棕褐色至黑褐色，凹凸不平，体得，质脆。粉末状者呈黄褐色至棕褐色。气微，味淡。具醋气。

【研究概况】

1. 化学成分

1）禹余粮所含成分

禹余粮主含碱式氧化铁［FeO（OH）］及碱式含水氧化铁［FeO（OH）·nH_2O］，还含有磷酸盐及铝、镁、钾、钠等元素。

2）炮制对化学成分的影响

禹余粮经过炮制后含铁量增加，但二价铁的含量，在炮制后无明显变化。任仁安等研究发现禹余粮经炮制后，其主要组成矿物针铁矿转化为赤铁矿，炮制后铁的溶解量有一定量的降低。

2. 工艺研究

黄敏以 Fe^{2+} 含量为指标，用正交试验法研究煅淬禹余粮炮制工艺，确定的工艺条件：药物直径为 1.7 cm，煅至红透，用 30％的醋淬。方成武等在对禹余粮炮制工艺研究时，以煎出率为指标，得出的炮制工艺：药物粒径 0.5 cm、煅制温度 550℃、时间 25 min、醋淬 3 次。

3. 药理作用

禹余粮具有涩肠止泻、收敛止血的功效。现代药理研究主要有以下几方面。

1）抗腹泻作用

朱育凤等实验发现禹余粮水煎液中的黏土类物质能降低腹泻模型小鼠的肠蠕动及吸收肠道的水分，而起到涩肠作用；另外久泻久痢、便血崩漏易造成元素如 K、Ca 等大量流失，而禹余粮富含这些元素，有一定的辅助作用。

2）止血作用

吴德康等研究发现，生品禹余粮能明显缩短家兔凝血时间及出血时间，而禹余粮经煅制后，时间有所延长。据报道，禹余粮能显著缩短家兔血浆再钙化时间，具有止血作用。

3）保护创面作用

禹余粮在胃肠中能收敛管壁黏膜，保护创面，制止黏液分泌。对肠道内异常的发酵产物和炎症渗出物有吸附作用，对发炎的胃肠黏膜有保护作用。

4）其他

禹余粮体内外均有明显的抑瘤作用。

【述评】

据古籍记载，禹余粮的炮制方法主要有炼、烧、醋制、酒制、水飞等法。《本草纲目》收载了水飞法和黑豆、黄精煮制法，这两种方法现在均未沿用。现版《中国药典》及地方规范主要有明煅法和火煅醋淬法。

禹余粮与太一余粮古代诸多典籍分别记载。弘景曰："本草有太一余粮、禹余粮两种，治体相同。而今世惟有禹余粮……"恭曰："太一余粮及禹余粮，乃一物而以精粗为名尔。"《别录》言："禹余粮生东海池泽及山岛，太一余粮生泰山山谷，石中黄出余粮处有之，乃壳中未成余粮黄浊水

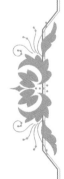

也。据此则三者一物也。……"时珍曰："禹余粮、太一余粮、石中黄水，性味功用皆同，但入药有精粗之等尔。故服食家以黄水为上，太一次之，禹余粮又次之。"可见，禹余粮与太一余粮均为褐铁矿的块状集合体相符，两者区别主要是精粗不同。现在将两者统称为禹余粮，也把太一余粮称为其别名。均具涩肠止泻，收敛止血，止带之功。

食盐 (Shiyan)

《本草纲目》·石部·第十一卷·食盐

本品为海水、盐井、盐池、盐泉中的盐水经煎、晒而成的结晶体，主含氯化钠（NaCl）。

【"修治"原文】

【时珍曰】 凡盐，人多以矾、消、灰、石之类杂之。入药须以水化，澄去脚滓，煎炼白色，乃良。

【古代炮制】

晋代有熬制（《肘后》）。唐代有煅制（《产宝》）。宋代有炒制（《证类》《局方》），湿纸裹烧令赤通（《圣惠方》），火煅（《朱氏》）。明代有炒焦（《普济方》），火炮（《奇效》），炒赤（《入门》），草决明制、甘草制（《一草亭》）。清代有铁锈刀烧红将食盐放于刀上煅之、煨制（《大成》《金鉴》），煅（《本草述》），煎炼方棱（《汇纂》），蒸制（《得配》）等炮制方法。

【现代炮制】

1. 炮制方法

食盐：取原药材，除去杂质。（2005《安徽》）

2. 炮制作用

食盐：咸，寒。归胃、肾、大小肠经。具有涌吐、清火、凉血、解毒、软坚、杀虫、止痒的功效。引药入肾。经炮制后可使药物更纯净。

3. 质量要求

食盐：为立方体、长方形或不规则多棱形晶体，白色或灰白色，半透明；纯净者，无色透明。具玻璃样光泽，体较重，质硬，易砸碎。气微，味咸。含氯化钠不得少于97%。

【述评】

据古籍记载，食盐炮制方法主要有熬、炼、煅、炒、辅料制等。《本草纲目》收载了炼法，即现在的提净法。目前食盐作为生活必备品，已由大生产制备。时珍曰："盐为百病之主，百病无不用之。"根据食盐中医功能主治，咸入肾，具有涌吐、清火、凉血、解毒、软坚、杀虫、止痒等功效。食盐可作为中药炮制辅料，具有引药下行、增强疗效、缓和药物辛燥之性、增强滋阴降火等作用。有研究表明3%氯化钠对脂多糖小鼠脑水肿有保护作用，可减轻脂多糖诱导的小鼠脑水肿。

钟乳石 (Zhongrushi)

《本草纲目》·石部·第九卷·石钟乳

本品为碳酸盐类矿物方解石族方解石，主含为碳酸钙（CaCO₃）。

【"修治"原文】

【敩曰】凡使勿用头粗厚并尾大者,为孔公石,不用。色黑及经大火掠过,并久在地上收者,曾经药物制者,并不得用。须要鲜明、薄而有光润者,似鹅翎筒子为上,有长五六寸者。凡修事法:钟乳八两,用沉香、零陵香、藿香、甘松、白茅各一两,水煮过,再煮汁,方用煮乳,一伏时漉出。以甘草、紫背天葵各二两同煮,漉出拭干,缓火焙之,入白杵粉,筛过入钵中。令有力少壮者二三人不住研,三日三夜勿歇。然后以水飞澄,过绢笼,于日中晒干,入钵再研二万遍,乃以瓷盒收之。

【慎微曰】太清经炼钟乳法:取好细末置金银器中,瓦一片蜜盖,勿令泄气,蒸之,自然化作水也。李补阙炼乳法见后。

【古代炮制】

汉代有碓炼(《金匮》)。南北朝有煮制后水飞(《雷公》)。唐代有煮炼(《千金翼》),酒制(《新修》)。宋代有煅制、制炭(《扁鹊》),醋制、蒸制(《证类》),甘草、天葵制(《疮疡》)。明代有药汤煮炼(《蒙筌》)。清代有甘草、紫背天葵同煮、水飞(《逢原》),牡丹皮制(《新编》),乳制(《大成》)等炮制方法。

【现代炮制】

1. 炮制方法

钟乳石:洗净,砸成小块,干燥。

煅钟乳石:取净钟乳石,煅至红透。

醋淬钟乳石:取净钟乳石,煅至红透,趁热倾入醋中淬透,冷后研碎。每100 kg钟乳石,用醋20 kg。(2008《江西》)

2. 炮制作用

钟乳石:甘,温。归肺、肾、胃经。具有温肺、助阳、平喘、制酸、通乳之功效。用于寒痰喘咳,阳虚冷喘,腰膝冷痛,胃痛泛酸,乳汁不通。

煅钟乳石:煅后增强温肾壮阳作用,利于有效成分的煎出。

醋淬钟乳石:易于粉碎和煎出有效成分。

3. 质量要求

钟乳石:呈圆锥或圆柱形,表面白色、灰白色或棕黄色,粗糙,凹凸不平,质硬,体重,断面较平整,白色至浅灰白色,对光观察具闪星状的亮光,近中心常有一圆孔,圆孔周围有多数浅橙黄色同心环层。气微,味微咸。碳酸钙不得少于95.0%。

煅钟乳石:呈不规则碎块或粉末,碎块具同心环层,并可见白色星点,呈白色或灰黄色,质酥松,无光泽。

醋淬钟乳石:形如煅钟乳石,有醋味。

【研究概况】

1. 化学成分

1)钟乳石所含成分

钟乳石主含碳酸钙。还含铁、铜、钾、锌、锰、镉、镁、磷、钴、镍、铅、银、铬等元素。

2)炮制对化学成分的影响

钟乳石经过炮制后,钙含量明显增加;其主要化学成分碳酸钙部分分解为氧化钙;物质的物相、晶质发生了较大变化,而不单纯是成分的改变。Cu、Mn在生品中被检出,经煅制后未被检出;K、Na、Si元素不同程度地下降。陈国佩等研究发现所收集的10批钟乳石生品、炮制品的FT-IR光谱相似度均达到95%以上,这是因为钟乳石的主要化学成分为$CaCO_3$,煅制只有部分

$CaCO_3$ 分解成 CaO。

2. 工艺研究

房方等采用正交试验得到钟乳石的最佳炮制工艺：粉碎粒径为小块（0.20 ± 0.10）cm，铺置厚度 1 cm，煅制温度 950℃，时间 20 min。

3. 药理作用

钟乳石具有温肺、助阳、平喘、制酸、通乳之功效。现代药理研究主要有以下几方面。

1）保护胃黏膜作用

钟乳石主含碳酸钙，能中和胃酸，保护胃黏膜，缓解疼痛。有研究表明，钟乳石散加减方，治疗胃、十二指肠溃疡有很好疗效。钟乳石黄芪汤对消化道溃疡有积极的治疗效果。

2）促进骨生成作用

碳酸钙是钟乳石的主要成分，其可用于补钙。碳酸钙和生物碳酸钙均可明显改善去卵巢大鼠的骨生物力学性能，能防治去卵巢诱导的大鼠骨质疏松症，生物碳酸钙的作用略优于碳酸钙。王保芳等以不同粒径超细碳酸钙给小鼠补钙，结果证明超细碳酸钙补钙效果良好，且粒径越小补钙效果越好。而纳米碳酸钙补钙亦显著，是一种良好的钙源。

3）其他

钟乳石能降低大鼠的血钾、血钠含量。有利于生长发育。

【述评】

据古籍记载，钟乳石的炮制方法主要有炼、飞、煅、酒制、醋制、药汁制等。《本草纲目》收载了药汁制、水飞、蒸、煅法。其中大多方法已被淘汰，现在以生用和煅用为主。《本草纲目》所载其功效大多与现在基本一致，但其治疗消渴引饮等症现在临床少见应用，或许有其科学依据，有研究价值。

铁华粉 （Tiehuafen）

《本草纲目》·石部·第八卷·铁华粉

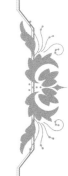

本品为铁与醋酸作用形成的锈粉。

【"修治"原文】

【志曰】作铁华粉法：取钢煅作叶，如笏或团，平面磨错，令光净，以盐水洒之，于醋瓮中，阴处埋之，一百日铁土衣生，即成粉矣。刮取细捣筛，入乳钵研如面，和合诸药为丸散，此铁之精华，功用强于铁粉也。

【大明曰】悬于酱瓿上生霜者，名铁胤粉。淘去粗滓咸味，烘干用。

【古代炮制】

宋代有研（《开宝本草》），"淘去粗滓咸味，烘干用"（《嘉祐本草》），"以铁拍作段片，置醋糟中，积久衣生，刮取之，为铁华粉"（《本草图经》）等炮制方法。

【述评】

铁华粉主要成分为醋酸亚铁。《本草纲目》记载了铁华粉的制备方法，是将铁在酸性条件下处理而得，收载其主治功能为安心神、坚骨髓、强志力、除风邪、养血气等。现今该药使用较少。

铅霜 （Qianshuang）

《本草纲目》·石部·第八卷·铅霜

本品为铅加工制成的醋酸铅。

【"修治"原文】

【颂曰】铅霜，用铅杂水银十五分之一合炼作片，置醋瓮中密封，经久成霜。

【时珍曰】以铅打成钱，穿成串，瓦盆盛生醋，以串横盆中，离醋三寸，仍以瓦盆覆之，置阴处，候生霜刷下，仍合住。

【古代炮制】

宋代有炼、置醋瓮密封成霜(《本草图经》)。明代有"以串横盆中，离醋 3 寸，仍以瓦盆覆之，置阴处，候生霜刷下"(《本草纲目》)等炮制方法。

【现代炮制】

1. 炮制方法

铅霜：将醋酸、氧化铅，微温溶解，过滤，放冷，即析出醋酸铅结晶。可加稀酸少许，趁热过滤，放冷析晶，即得纯净的醋酸铅（铅霜）。用氧化铅 22 份，醋酸（36％）12 份。(《中华本草》)

2. 炮制作用

铅霜：酸、甘，寒；有毒。归心、肺经。具有解毒敛疮、止血、坠痰镇惊的功效。用于牙疳，口疮，溃疡，鼻衄，痰热惊痫等症。

3. 质量要求

铅霜：呈针状或板状结晶体。白色，具金属光泽。体重，无臭，味酸。其水溶液有甜味。

【研究概况】

1. 化学成分

铅霜主含醋酸铅。

2. 工艺研究

李炳春对醋酸铅的生产工艺进行改进，将金属铅块制备成海绵铅放在耐酸容器中，用浓度约为 20％的稀醋酸喷淋或间歇的冲洗，进行反应，此法反应速度快，生产效率高，成本降低，消除了铅蒸汽对环境的污染。

【述评】

铅霜始载于唐代《日华子诸家本草》，古籍中少有记载。《本草纲目》记载铅霜制法较为详细，现代基本沿用了该方法。铅霜具解毒敛疮、止血、坠痰镇惊的功效。《本草纲目》在铅霜【气味】项记载其"无毒"，但在【发明】项又描述为"非久服常用之物"，说明铅霜具有毒性。现代研究也验证了该观点。有研究表明铅霜主要成分醋酸铅具有肾毒、生殖毒、神经毒等多种毒性，人接触有可能致癌。

铅霜主要成分为含水醋酸铅 $[Pb(C_2H_3O_2)_2 \cdot 3H_2O]$。在 75℃时失去 3 个结晶水，成为白色无水醋酸铅；100℃以上开始分解，200℃以上完全分解。在干燥空气中易风化成颗粒或粉末，无金属光泽；露置空气中因吸收二氧化碳而表面生成白色的碱式碳酸铅。能与酸类、碱类、盐类起化学反应。在贮存及使用时需特别注意。

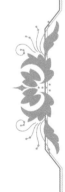

粉霜 (Fenshuang)

《本草纲目》·石部·第九卷·粉霜

本品为升华法炼制而成的氯化汞（$HgCl_2$）。

【"修治"原文】

【时珍曰】升炼法：用真汞粉一两，入瓦罐内令匀。以灯盏仰盖罐口，盐泥涂缝。先以小炭火铺罐底四围，以水湿纸不住手在灯盏内擦，勿令间断。逐渐加火，至罐颈住火。冷定取出，即成霜如白蜡。按外台秘要载古方崔氏造水银霜法云：用水银十两，石硫黄十两，各以一铛熬之。良久银热黄消，急倾入一铛，少缓即不相入，仍急搅之。良久硫成灰，银不见，乃下伏龙肝末十两，盐末一两，搅之。别以盐末铺铛底一分，入药在上，又以盐末盖面一分，以瓦盆覆之，盐土和泥涂缝，炭火煅一伏时，先文后武，开盆刷下，凡一转。后分旧土为四分，以一分和霜，入盐末二两，如前法飞之讫。又以土一分，盐末二两，和飞如前，凡四转。土尽更用新土，如此七转，乃成霜用之。此法后人罕知，故附于此云。

【古代炮制】

宋代有研（《苏沈》），炙（《总录》）。明代有细研（《瑶函》），炒（《医学》），炼（《纲目》），煨（《普济方》）等炮制方法。

【现代炮制】

1. 炮制方法

粉霜：将轻粉置于烧瓶中，密封瓶口加热使之升华。取升华物水飞成细粉，以水、乙醇洗涤后，低温干燥。过 100 目筛。（2008《上海》）

2. 炮制作用

粉霜：升华炼制后，纯度提高。为剧毒药，故不可内服。外用，具有攻毒、蚀恶肉、杀虫的功效。

3. 质量要求

粉霜：呈白色结晶粉末。具光泽，遇光色泽变暗。质重，气微。

【述评】

据古籍记载，粉霜炮制方法主要为研和炼法。《本草纲目》收载了升炼制备法，即真汞粉（轻粉）升华、水银和硫黄合炼等方法。现在主要是升华法，与《本草纲目》中方法一致。

《本草纲目》记载粉霜的主治与轻粉同功。可下痰涎、消积滞、利水。时珍曰："其功过与轻粉同。"关于粉霜与轻粉的区别？有不同说法，对其主要成分，1986 版《北京中药饮片炮制规范》所载的白粉霜所含成分主要为氯化汞（升汞）（$HgCl_2$）；2018 版《天津市中药饮片炮制规范》记载白粉霜成分为氯化亚汞（Hg_2Cl_2），为水银、火硝、白矾等加工而成的轻粉升华物，根据升华原理成分应是轻粉，主要成分氯化亚汞，只是纯度更高。少数规范所记载成分不同是否由制备方法不同而产生，需进一步考证。

粉霜现代研究主要集中于毒性方面，主要有生殖毒性、肝毒性和神经毒性等。粉霜以外用为主，用于攻毒蚀疮。临床使用应注意剂量。现在较少使用。

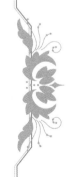

硇砂 (Naosha)

《本草纲目》·石部·第十一卷·硇砂

本品为卤化物类矿物硇砂的晶体。白硇砂主要含氯化铵（NH_4Cl）。紫硇砂主要含氯化钠（$NaCl$）。

【"修治"原文】

【宗奭曰】凡用须水飞过，去尘秽，入瓷器中，重汤煮干，则杀其毒。

【时珍曰】今时人多用水飞净，醋煮干如霜，刮下用之。

【古代炮制】

宋代有水飞熬成霜（《博济》），煅赤（《证类》），熬（《济生方》），水飞、煮（《衍义》），汤煮、醋熬成霜研、皂角汁及童便煮制（《总录》）。明代有水煎炼成霜、醋浸、湿纸煨（《普济方》），煮（《原始》），醋制（《济阴》），醋煮（《本草纲目》），煨制（《仁术》《保元》），研炒（《医学》），枫树皮制（《一草亭》）。清代有豆腐制（《良朋》）等炮制方法。

【现代炮制】

1. 炮制方法

硇砂：除去杂质，砸成小块。（2012《山东》）

制硇砂（醋硇砂）：取净硇砂块，置沸水中溶化，过滤后倒入搪瓷盆中，加入适量醋，隔水加热蒸发，当液面出现结晶时即捞起，直至无结晶析出为止，干燥。或将上法滤液加入适量醋，加热蒸发至干，取出。每 100 kg 硇砂，用醋 50 kg。（2005《河南》）；每 100 kg 硇砂，用醋 30 kg。（2012《山东》）

煅硇砂：取净硇砂，武火煅烧至红透时，取出，放凉，碾成粉末。（2012《山东》）

2. 炮制作用

硇砂：咸、苦、辛，温；有毒。归肝、脾、胃经。具有消积软坚、化腐生肌、祛痰、利尿的功效。用于治疗癥瘕积聚，噎膈反胃，喉痹肿痛，臃肿，瘰疬，翳障，息肉，赘疣等。

制硇砂（醋硇砂）：能使药物纯净，并能降低毒性。

煅硇砂：使药物易于粉碎，降低毒性。

3. 质量要求

硇砂：呈不规则块状或粒状结晶，表面灰白色或暗白色，稍有光泽。质较脆，碎断面显束针状纹理，有玻璃样光泽。微臭，味咸、苦而刺舌。

制硇砂（醋硇砂）：呈粉末状。灰白色或微带黄色，无光泽。味咸、苦。

煅硇砂：呈粉末状。灰白色或微带黄色，无光泽。味咸、苦。

【研究概况】

1. 化学成分

1）硇砂所含成分

白硇砂主含氯化铵，还含 Al、As、B、Ca、Cd、Fe、K、Mg、Ti、Zn 等元素。紫硇砂主含氯化钠，尚含少量 Fe^{3+}、Fe^{2+}、Mg^{2+}、S^{2-}、SO_4^{2-}。

2）炮制对化学成分的影响

研究表明，经醋煮或加醋捞制后，各炮制品中检出的元素种类基本同于各生品，醋捞品中未检

出 Sn，As、Cd、Cr、Pb 等有害元素的量降低，且 As 的量减少十分显著，在醋煮品与醋捞品中同种元素的量存在差异，硫含量均远少于生品。

2. 工艺研究

毛春芹等以小鼠耳肿胀抑制率、半数致死量（LD$_{50}$）和氯化钠质量分数作为指标，确定紫硇砂最佳炮制工艺：40 目筛的紫硇砂，加 5 倍量水，加饮片总量 50％的醋，控制析晶时间为 60 min。

3. 药理作用

硇砂具有消积软坚、化腐生肌、祛痰、利尿的功效。现代药理研究主要有以下几方面。

1）抗癌作用

有学者对硇砂提取液通过体外和体内实验进行抑制肝癌研究，结果表明，硇砂提取液在体外具有良好的杀伤癌细胞作用；体内实验通过局部注射该提取液，可使肿瘤体积显著减小，甚至坏死，作用明显。韩小芬等研究显示，硇砂提取物可剂量依赖性抑制 Lewis 肺癌细胞的增殖。连续瘤内给药 8d 对小鼠 Lewis 肺癌皮下肿瘤的抑瘤率为 46.7％，但灌胃对肿瘤的抑瘤率仅为 15.7％。表明了硇砂提取物的抗肿瘤作用与给药途径有关。

2）毒性

小鼠灌胃白硇砂的 LD$_{50}$ 为 2.94 g/kg，而灌胃紫硇砂的 LD$_{50}$ 为 4.82 g/kg。硇砂推荐剂量为内服 0.3～1 g，安全性较好，大幅度增加剂量后可产生毒性。

【述评】

据古籍记载，硇砂炮制方法主要有水飞、煅、煮制、辅料煮（以醋煮多见）、研等。其中《本草纲目》收载有水飞、煮和醋煮。醋煮有利于除去硫元素，降低腐蚀性。醋煮法为李时珍对当时方法的总结，沿用至今。

硇砂分为白硇砂和紫硇砂两种，两者临床作用一致，具消积软坚、化腐生肌、祛痰、利尿的功效。《本草纲目》指出"硇砂亦消石之类，乃卤液所结，出于青海……状如盐块，以白净者为良"。此硇砂为白硇砂主含氯化铵，作用更为峻烈。硇砂"能滑五金八石，腐坏人肠胃，生食之，化人心为血"，可见其烈性之不一般。临床上多用制硇砂。

蛇含石 （Shehanshi）

《本草纲目》·石部·第十卷·蛇黄

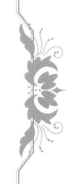

本品为硫化物类矿物黄铁矿（或白铁矿）结核或褐铁矿化黄铁矿结核。

【"修治"原文】

【大明曰】 入药烧赤醋淬三四次，研末水飞用。

【古代炮制】

唐代有火煅醋淬（《日华子本草》）。宋代有甘草制（《圣惠方》《局方》），醋制（《博济》），烧赤、醋淬、水研飞（《药证》），火煅醋淬、研细（《普本》），酒制（《衍义》），煅（《总录》）。明、清有火煅七次（《回春》），胆汁制（《奇效》），童便制（《正宗》）等炮制方法。

【现代炮制】

1. 炮制方法

蛇含石：取原药材，除去杂质，洗净，干燥，加工成碎块。（2015《浙江》、2012《黑龙江》等）

煅蛇含石：取净蛇含石，煅（550℃，40 min）至红透，取出，晾凉，碾碎。（2008《北京》、2010《湖南》等）

醋淬蛇含石：取净蛇含石，煅至红透，立即投入醋中，淬至质地酥脆时，取出，漂净，干燥。每 100 kg 蛇含石，用醋 30 kg。（2015《浙江》）

2. 炮制作用

蛇含石：甘，寒。归心包、肝经。具有镇惊安神、止血定痛的功效。生用以镇静安神为主。

煅蛇含石：煅后质脆易于粉碎与制剂，止血定痛作用增强。多用于便血，血痢，癥瘕积聚，去腐生肌。

醋蛇含石：煅醋淬使质地酥脆易于粉碎和制剂，且与醋酸发生作用，有利于药效成分溶出，增强药效。

3. 质量要求

蛇含石：呈粒状或结核状集合体。呈类圆球形、椭圆形或不规则块状。褐黄色或褐色，表面粗糙，具密集的立方体形突起，常被一层深黄色粉状物，手触之染指。体重，质坚硬。断面呈放射状或具同心环层纹；外层色较深，呈褐色或褐黄色（为褐铁矿），土状光泽。中央核层色较淡，呈铜黄色、浅黄色或灰黄色（为黄铁矿），具金属光泽。微有硫黄气，味淡。

煅蛇含石：呈不规则细粒状或粗粉状。深黄棕色或黄褐色，质酥脆，无光泽。气微，味淡。

醋淬蛇含石：形如煅蛇含石。表面黄褐色或铁黑色。质脆，断面无光泽。气微，略具醋气，味微酸。

【述评】

据古籍记载，蛇黄（蛇含石）炮制方法主要有火煅醋淬、煅、甘草制、醋制、酒制、水飞等。《本草纲目》收载了火煅醋淬、水飞法。这些方法在唐朝已有，一直沿用至今。蛇含石的现代炮制方法主要为煅法和煅淬法，在各地炮制规范中有记载。

蛇含石首载于《新修本草》，名为蛇黄，李时珍在《本草纲目》中以蛇含石代之，并沿用至今。蛇含石来源于黄铁矿主含硫化铁（FeS_2），经氧化而成的褐铁矿主含三氧化二铁（Fe_2O_3）。生品主要由黄铁矿组成，煅后转化为赤铁矿。该药现在临床使用较少。

银箔（Yinbo）

《本草纲目》·石部·第八卷·银

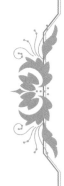

本品为自然元素类铜族矿物自然银经加工而成的薄片。

【"修治"原文】

银屑

【弘景曰】医方镇心丸用之，不可正服。为屑，当以水银研令消也。

【恭曰】方家用银屑，取见成银薄，以水银消之为泥，合消石及盐研为粉，烧出水银，淘去盐石，为粉极细，用之乃佳，不得只磨取屑耳。

【时珍曰】入药只用银箔易细，若用水银盐硝制者，反有毒矣。龙木论谓之银液。又有锡箔可伪，宜辨之。

【古代炮制】

南北朝有水银研（《集注》）。唐代有"以水银消之为泥。合硝石及盐研为粉，烧出水银"（《新修本草》)。明代有自然银制成银箔入药(《本草纲目》),"用金银锉为细末,以水银少许研成泥"(《古今医统大全》)等炮制方法。

【现代炮制】

1. 炮制方法

银箔:取自然银加工而成的薄片。(《中华本草》)

2. 炮制作用

银箔:具有安神、镇惊、定痫的功效。

3. 质量要求

银箔:呈正方形薄片状。多夹于面积相同的薄纸层中。银白色。表面平坦,但具微细皱纹。金属光泽,不透明。质菲薄,并易皱褶而破裂,气味皆无。

【研究概况】

1. 化学成分

银箔主含银。

2. 药理作用

银箔具有安神、镇惊、定痫的功效。现代药理研究主要有以下几方面。

1)抗菌作用

研究表明,银及其相关制剂具有一定的抗菌作用,抗菌机理主要与静电吸附、金属溶出、光催化和复合作用杀菌有关。银离子的抗菌机制可归纳为脱氧核糖核酸的浓缩、蛋白质的失活、破坏细菌细胞壁或细胞膜、影响电子的释放等。纳米银可以抑制大肠杆菌新生核酸的生成,抑制大肠杆菌的增殖,从而发挥抗菌效果;纳米银可以抵抗多重耐药鲍曼不动杆菌的生长,促进其发生凋亡并抑制其增殖。

2)抗病毒作用

李秀景等实验结果显示,与对照组相比,高、中、低剂量组小鼠流感的死亡率均明显降低,其平均生存天数均明显延长。另有研究表明,纳米银对 3 型副流感病毒(PIV3)具有明显的抑制作用,而其机制可能与纳米银破坏病毒粒子结构及抑制神经氨酸酶活性有关。

3)毒性

黄琰等研究发现,纳米银可导致小鼠睾丸组织形态发生异常改变,精子质量下降。Asharani 等发现纳米银可以改变细胞形态、细胞的生存能力、代谢活动、氧化过程。纳米银可以减少细胞中 ATP 的量,造成线粒体的损害,增加活性氧的产物。在高剂量吸入纳米银粒子时会引起轻度肝损伤。

【述评】

古代文献以银入药始见于《别录》"银屑",此后《本草拾遗》始载"生银",而据《本草图经》记载,银屑多从含银矿中冶炼而得,生银则指未经冶炼的自然银,功用相同。《古今医统大全》收载有银屑制法,用银锉为细末后以水银少许研成泥。唐代开始用银箔(薄),后逐步取代"银屑"。《本草纲目》明确指出"入药只用银箔"。现代专著《中华本草》收载了银箔。

现代研究证实银具有抗菌、抗病毒的作用与《本草纲目》【主治】项下"治疗小儿诸热丹毒"吻合。

关于银屑的毒性,《本草纲目》中指出"入药只用银箔易细,若用水银盐硝制者,反有毒矣"。《本草衍义》指出"银本出于矿,须煎炼而成,故名熟银"。银的毒性,是在其制备成银屑过程中加入硝石、水银之物而产生,而使之具有毒性。在《中华本草》银箔【使用注意】项下指出"勿炼粉入药服"。

梁上尘 （Liangshangchen）

《本草纲目》·土部·第七卷·梁上尘

【"修治"原文】

【敩曰】凡梁上尘，须去烟火大远，高堂殿上者，拂下，筛净末用。

【时珍曰】凡用倒挂尘，烧令烟尽，筛取末入药，雷氏所说，似是梁上灰尘，今人不见用。

【古代炮制】

南北朝有筛净末用（《雷公》）。宋代有醋调、和油（《证类》）。明代有"烧令烟尽，筛取末"（《纲目》）等炮制方法。

【述评】

《本草纲目》记载梁上尘，气味辛、苦，微寒，无毒。并收载了相关组方。梁上尘现已不做药用，现代专著及文献中均无收载。

密陀僧 （Mituoseng）

《本草纲目》·石部·第八卷·密陀僧

本品为硫化物类方铅矿族矿物方铅矿提炼银、铅时沉积的炉底，或为铅熔融后的加工制成品。

【"修治"原文】

【敩曰】凡使捣细，安瓷锅中，重纸袋盛柳蛀末焙之，次下东流水浸满，火煮一伏时，去柳末、纸袋，取用。

【古代炮制】

南北朝有煮制（《雷公》）。唐代有研如粉（《千金翼》）。宋代有细研、醋制（《药证》），烧制、萝卜制（《圣惠方》）。明代有水飞、火煅醋淬、炭火煅、炒黄色（《普济方》），水研飞净（《启玄》）。清代有研细水飞（《玉楸》），捣细、水煮、水飞（《本草汇》），煮制（《辑要》），煅赤（《奥旨》）等炮制方法。

【现代炮制】

1. 炮制方法

密陀僧：取原药材，除去杂质，研成细粉（过80目筛）。（2008《江西》）

2. 炮制作用

密陀僧：咸、辛，平；有毒。归肝、脾经。具有燥湿、杀虫、解毒、收敛、防腐的功效。研成细粉，多入膏药，也方便调剂。

3. 质量要求

密陀僧：呈黄色、橙红色或褐黄色粉末，在阳光下可见白色金属的闪光。质重。气微、味淡。砷量不得过百万分之二十。

【研究概况】

1. 化学成分

密陀僧主含氧化铅，尚含少量砂石、金属铅、二氧化铅等夹杂物，以及微量锑、铁、钙和

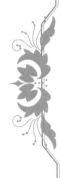

镁等。

2. 药理作用

密陀僧具有燥湿、杀虫、解毒、收敛、防腐的功效。现代药理研究主要有以下几方面。

1）抑菌、收敛作用

密佗僧对共心性毛癣菌、堇色毛癣菌、红色毛癣菌、铁锈色小芽孢菌、絮状表皮癣菌、石膏样毛癣菌、足跖毛癣菌、趾间毛癣菌、许兰黄癣菌、星形奴卡菌等有抑制作用。密佗僧能与蛋白质结合为蛋白化铅，有收敛作用，可减少黏液分泌，保护溃疡面，故可用治溃疡、湿疹、肠炎、下痢等。

2）抗炎镇痛作用

密陀僧对二甲苯致鼠耳肿胀有显著的抑制作用，抗炎作用明显；对热刺激引起的疼痛有显著的抑制作用。外用可减轻炎症。

3）毒性

密陀僧可降低小鼠血红蛋白、胸腺及脾脏指数。小鼠静脉注射密陀僧煎剂的半数致死量为 6.81 g/kg，中毒表现有反应迟钝、震颤、肝充血。

【述评】

据古籍记载，密陀僧炮制方法主要有煅、煮、水飞等，以水飞为多用。《本草纲目》收录了煮制法。现代临床需研细使用。《本草纲目》收载密陀僧主治久痢、五痔、金疮、面上瘢、除狐臭、消肿毒、治诸疮、染髭发等，与现代应用相似。密陀僧具抗皮肤真菌、抗炎、减少黏液分泌等作用，将密陀僧散剂加减研成细末后，用米醋调涂，借醋之酸敛以助燥湿止汗之效，增强除腋臭之力。

密佗僧药性沉降，可用治气机上逆的呕吐。《本草纲目》【发明】项下记载，"密陀僧感铅银之气，其性重坠下沉，直走下焦"。密陀僧以毒攻毒，在《本草纲目》中所载可治疮毒，现代临床除用治一般的热毒疮疡外，还用于乳腺癌的治疗。但由于毒性大，临床少用。

寒水石 (Hanshuishi)

《本草纲目》·石部·第十一卷·凝水石

本品为硫酸盐类矿物硬石膏族矿物红石膏（北寒水石，主含水硫酸钙 $[CaSO_4 \cdot 2H_2O]$）或碳酸盐类矿物方解石族方解石（南寒水石，主含碳酸钙）。

【"修治"原文】

【敩曰】凡使，须用生姜自然汁煮干研粉用。每十两，用生姜一镒也。

【古代炮制】

南北朝有姜汁煮（《雷公》）。宋代有烧制（《圣惠方》），煅制（《总录》），酒淬（《博济》），醋制（《局方》）。金代有烧存性（《保命》）。元代有烧半日研（《精义》），烧、去火毒（《宝鉴》），炒、煨（《世医》）。明代有烧、煅制、火煨水淬（《普济方》），火煅水飞（《入门》），火烧研炒（《医学》），炮（《普济方》），姜汁煮用（《仁术》）。清代有生姜自然汁煮（《指南》）等炮制方法。

【现代炮制】

1. 炮制方法

寒水石：除去杂质，洗净，打碎成小块或研成细粉用。（2008《江西》）

煅寒水石：取净寒水石，用武火煅至红透，取出放凉，碾碎或打碎。（2005《安徽》、2008《江西》）

2. 炮制作用

寒水石：辛、咸，寒。归心、胃、肾经。具有清热泻火、除烦止渴的功效。生品清热泻火、除烦止渴力强。多用于温热证、热入气分、积热烦渴。

煅寒水石：降低大寒之性，消除伐脾阳的副作用，缓和清热泻火的功效，增强收敛固涩作用。同时煅后质地酥松，易于粉碎和煎出有效成分。

3. 质量要求

寒水石：北寒水石（红石膏）：为纤维状集合体，呈扁平块状或厚板状。大小不一，厚 0.5～3.5 cm。淡红色，有的为白色；条痕白色。表面凹凸不平，侧面呈纵细纹理，具丝绢光泽。质较软，指甲可刻划成痕；易砸碎，断面显直立纤维状，粉红色。气微，味淡。南寒水石（方解石）：为不规则块状，有棱角。表面光滑，有玻璃样光泽，无色或白色或黄白色，为浅棕褐色。透明或半透明。体重质松，易碎成方形或长方形小块。

煅寒水石：煅北寒水石呈大小不规则的块状，纹理破坏，光泽消失，黄白色，不透明，质地酥脆，手捻易碎。煅南寒水石白色或黄白色，不透明。质地酥脆，手捻易碎。

【研究概况】

1. 化学成分

1）寒水石所含成分

寒水石分为南、北两种。北寒水石主含硫酸钙，尚含有铁、铝等。南寒水石主含碳酸钙，尚含有镁、铁、锰、锌等。

2）炮制对化学成分的影响

寒水石煅制后主要成分钙离子百分含量增加，而所含微量元素含量在炮制前后发生改变。南寒水石的炮制方法均能显著提高其水煎液钙溶出率，大小顺序为醋淬品＞酒淬品＞水淬品。方解石类寒水石煅制时的温度未超过碳酸钙的分解温度（898.6℃），故其煅制品与生品中碳酸钙的含量无差异，均在 98％以上。而红石膏类寒水石的煅烧温度已超过水合硫酸钙失去全部结晶水的温度（163℃），故其煅制品中硫酸钙的含量较生品高，煅制品多在 95％以上，生品在 76％以上。

2. 工艺研究

李明雄等以 Ca^{2+} 的溶出量以及总成分的煎出率为考察指标，得到寒水石煅制工艺：温度控制在 800℃以上，时间在 30～60 min。陈朝军等通过正交试验，以煅后性状和碳酸钙含量作为考察指标，得到南寒水石的煅制工艺：粉碎粒度为粉末（过 20 目），温度为 1000℃，时间为 1.5 h。

3. 药理作用

寒水石具有清热泻火、利窍、消肿的功效。现代药理研究主要有以下几方面。

1）清热作用

寒水石的主要成分为碳酸钙，口服经胃酸作用后，一部分变成可溶性钙盐，吸收后增加血清内钙离子浓度，钙离子可作用于体温调节中枢的前视区-下丘脑（PO/AH）系统，对产热中枢、渴感中枢、出汗中枢有明显的抑制作用。

2）抑制胃液分泌作用

连续给予大鼠南寒水石灌胃 7d，能显著引起幽门结扎大鼠胃液分泌量减少，pH 值增加，胃液总酸度和 1 h 酸排出量下降。表明南寒水石对大鼠胃液分泌有抑制作用。北寒水石亦得到相似的结果。

【述评】

据古籍记载，寒水石炮制以煅法为主。《本草纲目》收载了生姜汁制寒水石一法。现在有些地方仍习用姜寒水石，采用煅淬法制备而成。现版《中国药典》四部收载有寒水石，部分规范载有煅寒水石。

寒水石具有清热降火、利窍、消肿的功效。主治时行热病，壮热烦渴，水肿，尿闭，咽喉肿痛，口舌生疮，痈疽，丹毒，烫伤。古今主治功能描述一致。

消石 (Xiaoshi)

《本草纲目》·石部·第十一卷·消石

本品为硝酸盐类矿物钾硝石经加工精制成的结晶体或人工制品。主要成分为硝酸钾。

【"修治"原文】

【大明曰】真硝石，柳枝汤煎三周时，如汤少，即加热者，伏火即止。

【敩曰】凡使消石，先研如粉，用鸡肠菜、柏子仁共二十五个，和作一处，丸如小帝珠子，以瓷瓶子于五斤火中煅赤，投消石四两于瓶内，连投药丸入瓶，自然伏火也。

【抱朴子曰】能消柔五金，化七十二石为水。制之须用地莲子、猪牙皂角、苦参、南星、巴豆、汉防己、晚蚕砂。

【时珍曰】溶化，投甘草入内，即伏火。

【古代炮制】

汉代有炼制(《本经》)。唐代有熬黄(《外台》)。宋代有煅制(《局方》)，熬制(《总录》)，炒(《证类》)，硫黄制(《普本》)，烧制(《局方》)。明代有柳枝汤炼制(《本草纲目》)，厚朴水制(《普济方》)，甘草制(《本草纲目》)，酒制(《准绳》)等炮制方法。

【现代炮制】

1. 炮制方法

消石：除去杂质，捣碎成米粒大小或用时打碎。(2015《浙江》等)

萝卜制消石：取萝卜，洗净切薄片，置锅内，加适量清水煮透，加入消石共煮，至全部溶化，取出，滤去杂质及萝卜片，滤液静置于阴凉处冷却，待结晶析出，捞出，晾干，研细。每 100 kg 消石块，用萝卜 20 kg。(1990《山东》)

2. 炮制作用

消石：苦、咸，温；有毒。归心、脾、肺经。具有破坚散积、利尿泻下、解毒消肿的功效。

萝卜制消石：可除去杂质，使药物更为纯净，减小毒性。

3. 质量要求

消石：为柱状结晶体或晶状粉末，白色或类白色，半透明，质脆，易碎，断面有玻璃样光泽，燃之则熔融而爆发，并生有紫色火焰，遇水易溶。气微，味苦且凉，微辛。

萝卜制消石：呈结晶性粉末，白色，具玻璃样光泽。味苦。

【述评】

据古籍记载，消石炮制方法主要有细研、炼制（霜水制、柳枝制等）、煅、炒、酒制、甘草制、厚朴水制等。《本草纲目》收载有柳枝汤制、药物煅制等法，李时珍时期习用甘草制法。现在临床习用萝卜制法。消石主含硝酸钾，现代研究表明其主要药理作用有溶解结石、利尿、促进血液循环。

消石在古本草中有众多异名，有如芒硝、硝石、苦消、火消、焰消等，"消"与"硝"混用。《本草纲目》中【正误】项在充分引用前人本草著作的论述后，李时珍提出自己的观点，认为朴硝和消石不是一物。在《中华本草》《广西中药饮片炮制规范》（2007年版）正名收载为"消石"，也有诸多炮制规范用名为"硝石"。消石和硝石实为一物。

硫黄 （Liuhuang）

《本草纲目》·石部·第十一卷·石硫黄

本品为自然元素类硫黄族矿物自然硫。采挖后，加热熔化，除去杂质；或用含硫矿物经加工制得。

【"修治"原文】

【敩曰】凡使勿用青赤色及半白半青、半赤半黑者。自有黄色，内莹净似物命者，贵也。凡用四两。先以龙尾蒿自然汁一镒，东流水三镒，紫背天葵汁一镒，栗逐子茎汁，四件合之搅令匀。入坩埚内，用六乙泥固济底下，将硫黄碎之，入锅中，以前汁旋旋添入，火煮汁尽为度。再以百部末十两，柳蚛末二斤，一簇草二斤，细判，以东流水同硫黄煮二伏时。取出，去诸药，用熟甘草汤洗了，入钵研二万匝用。

【时珍曰】凡用硫黄，入丸散用，须以萝卜剜空，入硫在内，合定，稻糠火煨熟，去其臭气；以紫背浮萍同煮过，消其火毒；以皂荚汤淘之，去其黑浆。一法：打碎，以绢袋盛，用无灰酒煮三伏时。又消石能化硫为水，以竹筒盛硫埋马粪中一月亦成水，名硫黄液。

【古代炮制】

南北朝有药汁制（《雷公》）。唐代有研细（《千金翼》），烧灰（《颅囟》），火炼（《本草图经》）。宋代有"与水银结砂子研细""研细水飞""滴生甘草水研一伏时"、煮制、酒煮、细研（《圣惠方》），炒制（《产育》），煨制（《三因》），煅制（《药证》）。明清尚有豆腐制（《医学》），硝石制（《要诀》），醋制（《原始》），猪大肠制（《握灵》），寒水石制（《新编》）等炮制方法。

【现代炮制】

1. 炮制方法

硫黄：除去杂质，敲成小块。

制硫黄：取净硫黄块，与豆腐同煮，至豆腐显黑绿色时，取出，漂净，阴干。每100 kg硫黄，用豆腐200 kg。

鱼子硫：取制硫黄，加水煮熔化，趁热通过筛眼流入冷水中，冷却成细小颗粒。或将熔化的制硫黄缓缓倒入水中，并不停搅动，使成细小颗粒，取出，晾干。（2005版《安徽》）

2. 炮制作用

硫黄：酸，温；有毒。归肾、大肠经。外用解毒杀虫疗疮；内服补火助阳通便。

制硫黄：炮制后可降低毒性，适用于内服。

鱼子硫：作用同制硫黄。炮制后成为细小颗粒，方便调剂量和应用。

3. 质量要求

硫黄：呈不规则的小块，黄色或略呈黄绿色，有脂肪样光泽，表面不平坦，常具多数小孔，用手握紧置于耳旁，可闻轻微的爆裂声，体轻，质松，易碎。断面常呈针状结晶形，有特异的臭气，味淡。硫不得少于98.5%。

制硫黄：形同硫黄，黄褐色或绿色，臭气不明显。

鱼子硫：为细小颗粒状，黄色或绿黄色。

【研究概况】

1. 化学成分

1）硫黄所含成分

硫黄主含硫，尚杂有砷、硒、碲等。

2）炮制对化学成分的影响

吕文海等测定 5 种工艺制硫黄中的砷含量，结果表明，炮制可降低硫黄中的砷含量，并以豆腐炮制品最为显著。说明豆腐制硫黄能降低其毒性。杜薇等测定结果也表明，硫黄生品的砷含量比豆腐制品大 8～15 倍，硫黄经炮制后有明显的减毒作用。成日吉等对羊脂油制硫黄进行了研究，发现羊脂油熔后水煮法的除砷效果优于羊脂油熔后酒煮法，同时也优于水菖蒲汤煮制法。郭春萍等测定硫黄及其炮制品在酸性（人工胃液）、碱性和中性介质中的溶出率，结果表明炮制后的硫黄溶出率均高于天然硫黄的溶出率。

2. 工艺研究

苏作林等实验结果表明，硫黄：豆腐为 1∶1.5 炮制时，硫黄含 S 量可达 98％以上，含砷量低于或等于 1 μg/mL。以砷含量降低率为指标，通过正交法优化硫黄水菖蒲汤炮制的工艺条件：每 100 g 硫黄用 300 mL 浓度为 30 g/L 的水菖蒲汤，浸泡 16 h 后煮制 4 次，每次煮制 1.5 h。该工艺可显著降低硫黄中的砷含量，而且硫的损失率低。

3. 药理作用

硫黄外用解毒杀虫疗疮；内服补火助阳通便。现代药理研究表明，硫黄具有抗菌杀虫作用，与皮肤分泌液接触，可形成硫化氢及五硫黄酸，具有杀灭真菌及疥虫的作用。硫黄及升华硫有一定的镇咳消炎作用，可使各级支气管慢性炎症细胞浸润减轻，使各级支气管黏膜的杯状细胞数有不同程度的减少，还能促进支气管分泌增加。此外，硫黄还有抗炎、中枢抑制、溶解角质等作用。

【述评】

据古籍记载，硫黄炮制方法主要有研细、药汁制、豆腐煮、烧、水飞等。《本草纲目》除沿袭雷敩的药汁制外，创新提出了萝卜煨、紫背浮萍煮、皂荚汤洗的复制法及无灰酒煮等炮制方法。所载萝卜煨制，后世改为了萝卜煮制法，为现代专著《中华本草》收载方法之一。现版《中国药典》收载了硫黄豆腐煮制法，其目的是纯净药物，除去杂质。《本草纲目》【发明】项记载"但炼制久服，则有偏胜之害"。经现代研究，表明硫黄用煮制法减毒的效果优于火制法。

滑石 （Huashi）

《本草纲目》·石部·第九卷·滑石

本品为硅酸盐类矿物滑石族滑石，主含含水硅酸镁 $[Mg_3(Si_4O_{10})(OH)_2]$。

【"修治"原文】

【敩曰】凡用白滑石，先以刀刮净研粉，以牡丹皮同煮一伏时。去牡丹皮，取滑石，以东流水淘过，晒干用。

【古代炮制】

南北朝有牡丹皮制（《雷公》）。唐代有细研（《千金翼》），炼（《新修》）。宋代有水飞（《苏沈》），炒法（《博济》），火煅通赤（《总微》）。明代有火煨煅（《普济方》）。明、清尤尚生用等炮制方法。

【现代炮制】

1. 炮制方法

滑石：除去杂石，洗净，砸成碎块，粉碎成细粉。或取滑石粗粉，按水飞法制备。

滑石粉：滑石经精选净制、粉碎、干燥制成。

2. 炮制作用

滑石：甘、淡，寒。归膀胱、肺、胃经。具有利尿通淋、清热解暑的功效；外用祛湿敛疮。

滑石粉：药物更加细腻、纯净，便于内服和外用，作用同滑石。

3. 质量要求

滑石：呈不规则块碎块或粉末。白色、黄白色或浅灰色至淡蓝色。半透明或不透明。具蜡样光泽，有的呈珍珠光泽。质软细腻，可于硬纸上书写，手摸有滑润感。无吸湿性，置水中不崩散。气微，味淡。

滑石粉：为白色或类白色、微细、无砂性的粉末，手摸有滑腻感。气微，味淡。要求酸碱度应显中性，水中可溶物遗留残渣不得过 0.1%，酸中可溶物遗留残渣不得过 2.0%，铁盐减失重量不得过 5.0%，重金属不得过 40 mg/kg，砷盐不得过 2 mg/kg。硅酸镁不得少于 88.0%。

【研究概况】

1. 化学成分

1）滑石所含成分

滑石主含硅酸镁。此外，还含有氧化铝等杂质。

2）炮制对化学成分的影响

于瑞杰等测定结果显示，滑石粉碎品与水飞品相比，水飞品二氧化硅含量提高 0.31%，氧化铝提高 1.04%，氧化镁提高 0.25%，而氧化钙却降低 0.5%，氧化铁无变化；粉碎品烧失量比水飞品高 0.66%。二者在各成分含量上变化不大。

2. 药理作用

滑石具有利水通淋、清解暑热、外用祛湿敛疮的功效。现代药理研究主要有以下几方面。

1）利尿作用

实验表明，六一散（滑石、甘草）对小鼠有明显的利尿作用，按 2 g/kg 灌胃给药，观察其 6 h 内排尿情况，结果服药后 3 h 内尿量明显增加，3 h 后恢复正常。拆方研究证实，滑石具有一定的利尿作用，但作用时间较短。六一散和滑石的利尿高峰均在服药后 1 h，以后逐渐下降。

2）抗炎、抑菌作用

徐富一等实验结果证实，滑石有明显减轻关节浮肿的作用。滑石外用于破损或发炎的皮肤，可吸附化学刺激物或毒物，产生保护作用。10% 的滑石粉体外对伤寒杆菌与副伤寒甲杆菌有抑制作用，对脑膜炎球菌有轻度抑菌作用。

【述评】

据古籍记载，滑石炮制方法主要有净制、研碎、水飞、牡丹皮制、煅等。以水飞、煅法为多见。《本草纲目》记载有净制、煮、研粉等制备过程，与现版《中国药典》收载的去杂、粉碎、水飞法基本一致。滑石炼制始于唐代，随后又有炒、烧、火煅、火煨煅等加热炮制方法，清代后基本不用加热法，而水飞法一直沿用至今。滑石水飞的作用，古人认为"研细，以水飞净，服下方得滑通"（《蒙筌》）；"拣去粗者，择细腻者研为极细末，水飞入药，今粗入煎汤皆不作效"（《粹言》）。现代一般认为，水飞可除去杂质和有害成分；使药物更加细腻、纯净，提高生物利用度，便于内服和外用。

雄黄 （Xionghuang）

《本草纲目》·石部·第九卷·雄黄

本品为硫化物类矿物雄黄族雄黄，主含二硫化二砷（As_2S_2）。

【"修治"原文】

【敩曰】每雄黄三两，以甘草、紫背天葵、地胆、碧棱花各五两，细剉，东流水入坩埚中，煮三伏时，漉出，捣如粉，水飞澄去黑者，晒干再研用。其内有劫铁石，又号赴矢黄，能劫于铁，并不入药用。

【思邈曰】凡服食用武都雄黄，须油煎九日九夜，乃可入药；不尔有毒，慎勿生用。

【时珍曰】一法：用米醋入萝卜汁煮干用良。

【抱朴子曰】饵法：或以蒸煮，或以消石化为水，或以猪脂裹蒸之于赤土下，或以松脂和之，或以三物炼之，引之如布，白如水。服之令人长生，除百病，杀三虫。伏火者，可点铜成金，变银为金。

【古代炮制】

春秋战国有水磨《内经》。汉代有炼（《本经》），研法（《金匮》）。梁代有醋制（《肘后》）。南北朝有甘草、紫背天葵、地胆、碧棱花等药制（《雷公》）。唐代有油煮（《千金》），烧制、煨制（《新修》），熬制（《外台》）。宋代水飞法（《局方》），醋煮、醋浸（《圣惠方》），醋研（《总录》），油煎（《普本》）。明代出现炒法（《普济方》），米醋入萝卜汁煮（《本草纲目》）。清代有蜜煎（《说约》），脂裹蒸、松脂制（《指南》），白萝卜蒸（《全生集》），竹筒蒸（《辑要》），"忌火煅"（《便读》）等炮制方法。

【现代炮制】

1. 炮制方法

雄黄粉：取净雄黄，加适量清水按水飞法制备。

2. 炮制作用

雄黄粉：辛，温；有毒。归肝、大肠经。具有解毒杀虫燥湿祛痰、截疟的功效。水飞制成极细粉，可除杂质、夹石，降低毒性，便于内服外用。

3. 质量要求

雄黄粉：为橙红色或橙黄色极细腻的粉末。易粘手，气特异。含三价砷和五价砷的总量以砷计不得过 7.0%。含砷量以二硫化二砷计不得少于 90.0%。

【研究概况】

1. 化学成分

1）雄黄所含成分

雄黄主要含有二硫化二砷，还含氧化砷及铜、锌、镉、钙、镁、钾、钠、汞、锶、铁和钛等元素。

2）炮制对化学成分的影响

雄黄药材含砷量比炮制品高 2～21 倍，炮制除去砷效果：醋飞＞水飞＞干研。雄黄以 10% 醋飞法去毒效果最好，并可大幅提高雄黄成品中 As_2S_2 含量，稀盐酸洗法可使样品中多数元素大幅度下降，碱洗法也可使雄黄中 As_2O_3 含量显著下降。

2. 工艺研究

姜泓等以雄黄中可溶性砷盐 As 的含量为考察指标，采用正交设计优选雄黄水飞最佳炮制工艺：

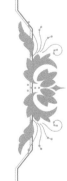

加 15 倍量水、操作 8 次、干燥温度 40℃。李超英等以氧化砷的含量、以显微镜下动态观察结果、成品收率等多项指标确定雄黄最佳水飞工艺：先加 0.5 倍量水、研磨 5 min 至糊状，再加 40 倍量水搅拌 1 min，静置 4 min，倾取混悬液。合并混悬液静置 10 h 以上，沉淀物 60℃以下干燥 10 h，可使炮制品粒度圆整均匀，粒径＜5 μm。陈明等采用稀醋酸、稀盐酸代替水，按水飞法炮制雄黄，结果显示雄黄以 10%醋飞法炮制较好，酸飞法的去毒效果与酸液浓度呈正比关系。李化等研究发现，碱洗法可显著降低雄黄中 As_2O_3 含量，以 120 目雄黄，3%氢氧化钠碱洗效果最佳。王晓波等采用正交设计，优选高能球磨机制备纳米级雄黄粉的最佳工艺：球料比 16：1、球磨转速 38Hz、球磨温度－20℃、球磨时间 12 h、去离子水量 50 mL，可以得到粒径小于 100 纳米的雄黄颗粒达 90%。

3. 药理作用

雄黄具有解毒杀虫、燥湿祛痰、截疟的功效。现代药理研究主要有以下几方面。

1）抗肿瘤作用

现研究证明，雄黄可抑制人慢性淋巴细胞白血病 MEC-1 细胞、宫颈癌 HeLa 细胞、胃腺癌 AGS 及 MGC803 细胞、结肠癌 HCT116 细胞、胃癌 MKN45 细胞、胰腺癌 8898 细胞、肝癌 HepG2 细胞、白血病 K562 细胞、肺癌 A549 细胞、皮肤鳞癌 A431 细胞及小鼠 Lewis 肺癌细胞等增殖，促进凋亡。雄黄能够通过各种不同通路抑制多种肿瘤细胞的增殖，促进凋亡和诱导分化，抑制肿瘤组织新生血管的生成而导致肿瘤组织坏死，发挥抗肿瘤作用。

2）抗菌、抗病毒作用

雄黄具有广泛的抗菌谱，如对金黄色葡萄球菌、链球菌、白色链珠菌、痢疾杆菌、结核杆菌等有较强的抗菌作用。体外抑菌实验研究发现，雄黄对金黄色葡萄球菌有非常明显的抑制作用。另外，雄黄及含雄黄复方治疗带状疱疹等病毒性皮肤感染与其具有解疫毒、燥湿等作用有关。

3）其他

雄黄还有调节免疫作用。长期大量使用雄黄可致突变、致癌、致畸。

【述评】

据古籍记载，雄黄炮制方法有 10 余种，以煮法为主。水飞法从宋代开始，至明清广泛应用。清《便读》记载雄黄"忌火煅"，后又有"雄黄见火毒如砒"的记载。《本草纲目》载有水飞、油煎、米醋-萝卜煮、炼、蒸等法。其中醋、萝卜煮法，可能对除去三氧化二砷有一定作用，但炼法会产生氧化砷，增加雄黄的毒性，已被淘汰。《本草纲目》记载"凡服食武都雄黄，须油煎九日九夜，乃可入药，不尔有毒，慎勿生用"，说明油煎法可降毒。现代有文献报道该法可降低氧化砷含量，但炮制原理还有待进一步研究。现版《中国药典》收载了雄黄水飞法，可细腻药物、降低毒性。

现代研究表明，雄黄在高温有氧的条件下，可产生三氧化二砷（As_2O_3），有剧毒，另一方面 As_2O_3 具升华性，升华点 137℃，并可溶于水、酸水等。因此，在无氧加热可通过升华而除去 As_2O_3；水飞雄黄既可避免 As_2O_3 生成，还可除去已有的 As_2O_3 达到降低毒性的目的。

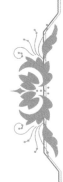

紫石英（Zishiying）

《本草纲目》·石部·第八卷·紫石英

本品为氟化物类矿物萤石族萤石，主含氟化钙（CaF_2）。

【"修治"原文】

【时珍曰】凡入丸散，用火煅醋淬七次，研末水飞过，晒干入药。

【古代炮制】

唐代有研（《千金翼》），醋淬、捣为末（《日华子本草》）。宋代有醋淬水飞（《局方》），煅制（《济生方》），葵菜煮（《总录》）。明代有煨制（《奇效》）等炮制方法。

【现代炮制】

1. 炮制方法

紫石英：除去杂质，杂石，砸成碎块。

煅紫石英：取净紫石英块，煅透，醋淬。每 100 kg 紫石英，用醋 30 kg。

2. 炮制作用

紫石英：甘，温。归肾、心、肺经。具有温肾暖宫、镇心安神、温肺平喘的功效。

煅紫石英：质酥易碎，醋入肝走血分，增强温肺气、暖下焦的作用。

3. 质量要求

紫石英：呈不规则碎块。紫色或绿色，半透明至透明，有玻璃样光泽。气微，味淡。氟化钙不得少于 85.0%。

煅紫石英：呈不规则碎块或粉末。表面黄白色、棕色或紫色，无光泽。质酥脆。有醋香气，味淡。氟化钙不得少于 80.0%。

【研究概况】

1. 化学成分

1) 紫石英所含成分

紫石英主含氟化钙，还有氧化铁及镉、铬、铜、锰、镍、铅、锌、钇和铈等元素。

2) 炮制对化学成分的影响

紫石英经火煅醋淬后，钙的溶出增多，而氟的溶出变化不大。煅制温度、煅制时间、醋用量、煅制次数 4 个因素对铅、镉、砷、铜的含量均有非常显著性的影响；煅制温度、煅制次数对汞含量有显著性影响，而煅制时间、醋用量对汞含量无显著性影响。

2. 工艺研究

谭朝阳等采用正交试验法，以铅、镉、砷、汞、铜的含量为考察指标，优选煅紫石英的炮制工艺：700℃煅制 20 min，每 100 g 紫石英每次加醋 15 mL，煅淬 3 次。房方等采用正交设计试验，以相对密度、疏松度、水煎液和人工胃液浸提液中含钙量多指标进行综合加权评分，优选出紫石英最佳煅淬工艺：600℃下煅烧 10 min，以总酸含量为 6.19 g/100 mL 的醋煅淬 3 次，醋用量 30%（v/w）。张贞丽等采用正交试验法优选煅紫石英的炮制工艺：加热至 600℃煅制 30 min，以米醋（含酸量5%）淬 1 次，每 100 kg 紫石英加醋 30 kg。曾祥林以紫石英水煎液中氟化钙的含量作为考察指标，采用正交试验法优选出紫石英的煅制工艺：温度 700℃、恒温 10 min、醋淬用量 40% 时为最佳。

3. 药理作用

紫石英具有温肾暖宫、镇心安神、温肺平喘的功效。现代药理研究主要有以下几方面。

1) 促进卵巢功能作用

袁苹苹采用 Bogovich 法建立排卵障碍大鼠病理模型，研究结果显示，经过紫石英、补肾活血方、枸橼酸氯米芬及氟化钙治疗后，各组卵巢局部组织中胰岛素样生长因子-I（IGF-I）与抑制素（INH）的蛋白表达均明显降低。紫石英能调节排卵障碍大鼠卵巢局部 IGF-I 与 INH 的异常高表达且效果稍优于氟化钙；紫石英可能具有内分泌激素样作用，能够使下丘脑-垂体-卵巢轴（HPOA）的调节功能得以改善，从而促进初级卵泡向优势卵泡发育。动物实验及临床证实，紫石英确有兴奋卵巢的功能、提高性欲的作用，其增强生殖功能的作用可能是药物影响钙代谢，不仅直接影响子宫，还可以通过影响卵巢激素而调节子宫发育。

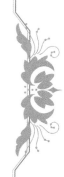

2）抑制神经应激能力作用

研究表明，宏量元素 Ca 能抑制神经应激能力，具有镇静、解痉作用。紫石英的镇静安神作用与所含的 Ca、Fe，特别是 Ca 应该有一定的关系。

【述评】

据古籍记载，紫石英炮制方法主要为煅淬，还有蒸、煮等法。《本草纲目》记载有醋淬、水飞法。与现在炮制方法一致。

关于紫石英的功用，在《本草纲目》【发明】项下，时珍曰："紫石英，手少阴、足厥阴血分药也。上能镇心，重以去怯也。下能益肝，湿以去枯也……心神不安，肝血不足，及女子血海虚寒不孕者宜之。"所述功效与现在基本一致。

曾青（Zengqing）

《本草纲目》·石部·第十卷·曾青

本品为碳酸盐类矿物孔雀石族蓝铜矿的具层壳结构的结核状集合体，主含碱式碳酸铜 $[Cu_3(CO_3)_2(OH)_2]$。

【"修治"原文】

【敩曰】凡使勿用夹石及铜青。每一两要紫背天葵、甘草、青芝草三件，干湿各一镒，细剉，放瓷埚内，安青于中。东流水二镒，缓缓煮之，五昼夜，勿令水火失时。取出以东流水浴过，研乳如粉用。

【古代炮制】

南北朝有紫背天葵、甘草、青芝草煮后研粉用（《雷公》）。

【现代炮制】

1. 炮制方法

曾青：取药材，除去杂石。（2006《中药大辞典》）

2. 炮制作用

曾青：酸，寒；小毒。归肝经。具有凉肝明目、祛风定惊之功效。

3. 质量要求

曾青：呈扁平块状。深蓝色，表面间有绿色薄层（绿青）。不透明，土状光泽。质较硬，不易砸碎，断面不平坦。无气无味。

【述评】

曾青为古今临床极少使用的矿物药，历史上少有典籍记载。《本草纲目》所载其炮制方法为煮后研粉。《中国药典》及地方规范均未收载该品种。据《本草纲目》记载，曾青有治疗"目痛，止泪出，利关节，通九窍，破癥坚积聚"的作用。

磁石（Cishi）

《本草纲目》·石部·第十卷·慈石

本品为氧化物类矿物尖晶石族磁铁矿。主要成分为四氧化三铁（Fe_3O_4）。

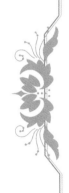

【"修治"原文】

【敩曰】凡修事一斤，用五花皮一镒，地榆一镒，故绵十五两。三件并到。于石上捶，碎作二三十块。将石入瓷瓶中，下草药，以东流水煮三日夜，漉出拭干，布裹再捶细，乃碾如尘，水飞过再碾用。

【宗奭曰】入药须火烧醋淬，研末水飞。或醋煮三日夜。

【古代炮制】

南北朝有水煮、水飞（《雷公》）。唐代有"研以水浮去浊汁"（《心鉴》）。宋代有烧醋淬水飞、烧酒淬后细研（《圣惠方》）等炮制方法。明清基本沿用上述方法。

【现代炮制】

1. 炮制方法

磁石：除去杂质，加工成碎块。

煅磁石：取净磁石块，煅至红透，醋淬，碾成粗粉。每 100 kg 磁石，用醋 30 kg。或每 100 kg 磁石，用醋 20 kg。（2008《江西》）

2. 炮制作用

磁石：咸，寒。归肝、心、肾经。具有镇惊安神、平肝潜阳、聪耳明目、纳气平喘的功效。生用擅于平肝潜阳、镇惊安神。

煅磁石：煅后易于粉碎与制剂，聪耳明目、补肾纳气力强。

3. 质量要求

磁石：呈不规则的碎块。灰黑色或棕褐色，条痕黑色，具金属光泽，体重，质坚硬，断面不整齐，具磁性。有土腥气，味淡。铁不得少于 50.0%。

煅磁石：呈不规则的碎块、颗粒或粉末。表面黑色或棕黑色，质硬而酥，无磁性。有醋香气。铁不得少于 45.0%。

【研究概况】

1. 化学成分

1）磁石所含成分

磁石主要含有四氧化三铁，并含有少量硅、铅、钛、磷、锰、钙、铬、钡、锶、镁、铝、砷、钾等。

2）炮制对化学成分的影响

研究表明磁石炮制后有害元素铝、铬、钡和锶等含量降低，其中锶炮制后未检出；试验中还发现煅前 10 份样品中均含有钾元素，含量最高达 4%，煅后均未检出。醋淬炮制品中微量元素钙、镁、钠、铜、锌明显升高，且磁石经煅淬后，钙、镁、钠、锰、镍、铜、锌等微量元素的溶出量均有不同程度的增加。磁石经煅制后砷、铅含量显著降低。不同炮制方法含铁量次序为煅醋淬水飞法＞煅醋淬法＞醋煮法＞生品。可见高温煅烧、醋制法有利于有效成分铁的溶出。

2. 工艺研究

林小明等采用正交设计，以铁含量为考察指标，优选出煅磁石的炮制工艺：将磁石打碎成粒径 0.2 cm，煅至红亮，用 50%（v/w）醋量淬。闫静等研究认为磁石最佳炮制工艺：660℃，煅烧 20 min，醋淬 1 次。王晓静采用正交设计法优选出煅磁石炮制最佳工艺：温度 900℃，煅 2 h，煅 1 次，磁石粒径（2.5±0.2）cm 时含铁量最高。傅兴圣等采用正交试验法，以水溶性铁、重金属（铜、镉、汞、铅）和有害元素（砷）的溶出量为评价指标，优选煅磁石最佳炮制工艺：600℃炮制 0.5 h，煅淬 3 次。上述实验结果煅制温度差异较大。实际生产上煅制温度和时间根据设备型号不同，投药量不同工艺参数有一定差异。

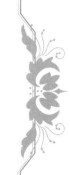

第十一章 矿物药

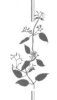

3. 药理作用

磁石具有镇惊安神、平肝潜阳、聪耳明目、纳气平喘的功效。现代药理研究主要有以下几方面。

1) 镇静、抗惊厥作用

磁石可显著减少小鼠自发活动，能明显增加小鼠的入睡率，可显著缩短小鼠的入睡时间并能延长其睡眠时间。杜景喜等研究发现，煅磁石与异戊巴比妥钠有协同作用，能显著延长异戊巴比妥钠对小鼠的睡眠作用。拮抗戊四氮致小鼠惊厥，延长盐酸二甲弗林致惊潜伏期时间，对士的宁引起的小鼠惊厥有对抗作用，使惊厥潜伏期明显延长。

2) 抗炎、镇痛作用

有实验通过观察小鼠扭体时间和次数，发现磁石能显著抑制醋酸引起小鼠的扭体反应。同时，当给予角叉菜胶致炎后，磁石可明显缓解小鼠足肿胀。

3) 其他

磁石还有缩短出血、凝血时间等作用。

【述评】

据古籍记载，磁石炮制方法以煮制、水飞、煅淬（醋、酒）为主。《本草纲目》记载有煮后水飞、火煅醋淬后水飞及醋煮等三种。其中醋淬法沿用至今。现版《中国药典》也收载了煅淬法。

关于磁石的使用，《本草纲目》【发明】项记载："滔云：磁石乃坚顽之物，无融化之气，只可假其气服食，不可久服渣滓，必有大患。"现代研究表明，磁石毒性主要是粉尘的污染而引起的呼吸系统的疾病，另一方面就是所含的杂质砷对机体的毒性。故在《本草纲目》中要求磁石煅淬后水飞成细粉，这样既可使砷含量大减，又利于制剂及有效成分的溶出。

雌黄 （Cihuang）

《本草纲目》·石部·第九卷·雌黄

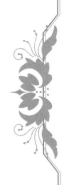

本品为硫化物类雌黄族矿物雌黄，主要为三硫化二砷。

【"修治"原文】

【敩曰】 凡修事，勿令妇人、鸡、犬、新犯淫人、有患人、不男人、非形人，及曾是刑狱臭秽之地；犯之则雌黄黑如铁色，不堪用也，反损人寿。每四两，用天碧枝、和阳草、粟遂子草各五两，入瓷锅中煮三伏时，其色如金汁，一垛在锅底下。用东流水猛投于中，如此淘三度，去水拭干，白中捣筛，研如尘用。又曰：雌得芹花，立便成庚。芹花一名立起草，形如芍药，煮雌能住火也。

【古代炮制】

汉代有炼制（《本经》）。宋代有研细（《圣惠方》），水飞（《局方》），炒制（《圣惠方》），醋制（《普本》）。明代有水淘细研（《原始》），煅制（《入门》）等炮制方法。

【现代炮制】

1. 炮制方法

雌黄：取原药材，除去杂质泥土，加工成碎块，或碾成细粉。（2010《湖南》）

2. 炮制作用

雌黄：辛，平。归肝经。具有燥湿、杀虫、解毒的功效。加工成碎块或碾成细粉，可去除杂质，降低毒性，且可便于内服、外用及制剂。

3. 质量要求

雌黄：呈不规则块状，表面金黄色，常附一层黄色粉末，微显珍珠样光泽，手摸染指。断面黄绿色，略显层状，有珠光样闪光点，体较重，质脆易碎；或为细粉末，金黄色，具光泽，手摸染指。其蒜样特异臭气，味淡。

【研究概况】

1. 化学成分

雌黄主要含有三硫化二砷。还有少量三硫化二锑、二硫化铁、二氧化硅。此外含铅、锌、铜、锰、钡、锶、钙、镁、铝、汞等元素。

2. 药理作用

雌黄有燥湿、杀虫、解毒的功效。现代药理研究表明，雌黄及其纳米粒均具有抗肿瘤作用。Lin M 等体外研究不同浓度的 As_2S_3 纳米粒对肝癌 SMMC-7721 细胞生长的影响，并与传统剂型的 As_2S_3 进行比较。研究结果表明，As_2S_3 纳米粒有更强的抗肿瘤作用。林梅等研究结果显示雌黄纳米粒能强烈抑制 K562 细胞增殖并诱导其凋亡，效果明显优于普通雌黄。

【述评】

据古籍记载，雌黄的炮制方法以炼、飞、炒、醋制、煅为主。《本草纲目》转载了雷敩的煮后研粉法。《中国药典》未收载该药，部分地方规范有记载，研粉使用。

《本草纲目》【发明】项记载，时珍曰："雌黄、雄黄同产，但以山阳、山阴受气不同分别。……若夫治病，则二黄之功亦仿佛，大要皆取其温中、搜肝杀虫、解毒祛邪焉尔。"可见，《本草纲目》中认为雌黄、雄黄的功效主治是相近，且均为性温之品。功效方面，《本草纲目》所述功效大多沿袭，但其中"炼之久服，轻身增年不老"的描述无科学性；而"解毒"及治"寒痰咳喘、癫痫、虫积腹痛"等则是李时珍充实的内容。药性方面，《本经》认为雌黄性平，《别录》认为雌黄大寒，而《本草纲目》记载性温；现代专著《中华本草》记载雌黄的药性为平性。到底药性如何，哪种说法准确值得考证和研究。现代研究表明，雌黄主含成分为三硫化二砷（As_2S_3），雄黄主含成分为二硫化二砷（As_2S_2），两者成分不同，药性及功效应有所不同，其差异性值得探究。

赭石 （Zheshi）

《本草纲目》·石部·第十卷·代赭石

本品为氧化物类矿物刚玉族赤铁矿，主含三氧化二铁（Fe_2O_3）。

【"修治"原文】

【敩曰】凡使研细，以腊水重重飞过，水面上有赤色如薄云者去之。乃用细茶脚汤煮一伏时，取出又研一万匝。以净铁铛烧赤，下白蜜蜡一两，待化投新汲水冲之，再煮一二十沸，取出晒干用。

【时珍曰】今人惟煅赤以醋淬三次或七次，研，水飞过用，取其相制，并为肝经血分引用也。相感志云：代赭以酒醋煮之，插铁钉于内，扇之成汁。

【古代炮制】

汉代有粉碎法（《金匮》《外台》）。南北朝有研飞（《雷公》）。宋代有火煅醋淬水飞法（《局方》），烧制（《圣惠方》），煅研（《总录》）。明、清有煨制（《普济方》），煨醋淬（《本草述》），煨飞（《医案》），酒醋制（《本草纲目》）等炮制方法。

【现代炮制】

1. 炮制方法

赭石：取原药材，除去杂质，砸碎。

煅赭石：取净赭石，砸成碎块，煅至红透，醋淬，取出干燥，碾成粗粉。每 100 kg 赭石，用米醋 30 kg。

2. 炮制作用

赭石：苦，寒。归肝、心、肺、胃经。具有平肝潜阳、重镇降逆、凉血止血的功效。

煅赭石：质地松脆，易于粉碎和煎出有效成分，降低了苦寒之性，缓和重镇降逆之功，增强了平肝止血作用。

3. 质量要求

赭石：呈不规则扁平块状，大小不一，暗棕红色或灰黑色，有的可见圆形突起或凹窝，有的具金属光泽。体重，质硬，断面常见层叠状。气微，味淡。铁不得少于 45.0%。

煅赭石：为粉末状。暗褐色或紫褐色，光泽消失。质地酥脆。略带醋气。

【研究概况】

1. 化学成分

1）赭石所含成分

赭石主含有三氧化二铁。此外含有氧化钾、钙、锡、锰、铝、铅、砷等元素。

2）炮制对化学成分的影响

赭石经过煅淬后较生品成分的含量发生很大变化，除 Cu 含量不变外，煎液中 As 在煅淬赭石含量低于生品，以 Fe、Mn、Ca 含量提高明显。张亚敏等对赭石不同方法所得炮制品的砷含量进行比较，发现其砷含量依次为生品干研＞煅干研＞煅醋淬干研＞生品水飞＞煅水飞＞煅醋淬水飞。丁霞等人测定结果显示，代赭石及其炮制品 Fe^{2+}、Fe^{3+} 的溶出量排序为醋淬品＞煅品＞生品，1 次醋淬品＞2 次醋淬品。

2. 工艺研究

刘丹等以赭石煅制后的硬度、疏松度及其水煎液中 Fe^{2+}、As 的含量为指标，采用正交设计综合评分法优选煅赭石的炮制工艺：煅制温度 850℃，醋浓度为 5.5 g/100 mL，程序升温时间 20 min，煅 2 h。王永龙以 Fe^{2+} 含量为指标，采用正交试验法优选赭石最佳炮制工艺：生赭石 20 g，醋 6 mL，800℃，煅 1 h。

3. 药理作用

赭石具有平肝潜阳、重镇降逆、凉血止血之功效。现代药理研究主要有以下几方面。

1）止血作用

熊南燕等研究结果表明，赭石及其制品均能有效地缩短动物出血时间和凝血时间，煅制品略强于生品。刘丹等通过毛细玻璃管法、小鼠断尾法研究赭石的止血作用，结果煅赭石高剂量水煎液能明显缩短小鼠出血时间和凝血时间。生、煅赭石均能明显缩短凝血酶原时间、活化部分凝血活酶时间和凝血酶时间，均能增加大鼠血浆纤维蛋白原含量，生、煅品之间无显著差异。并推测赭石的止血机制可能是激活内、外源性凝血系统。

2）其他

刘淑花等研究表明，生、煅赭石均能降低戊巴比妥钠阈剂量，且煅赭石优于生赭石；煅赭石能显著对抗戊四氮诱发小鼠的惊厥作用，延长抽搐潜伏期时间，减少惊厥动物数；生、煅赭石显著抑制小鼠足肿胀度，且生品优于煅品。

【述评】

据古籍记载，赭石炮制方法主要有研粉、煅淬、水飞、煨等，《本草纲目》载有醋淬、水飞等

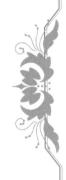

方法，现在临床以煅赭石为多用。现版《中国药典》收载有生品和煅淬品。关于代赭石生用还是炮制用，古时就颇有争议，近代著名医家张锡纯，善用代赭石，其主张赭石宜生用，生用则氧气纯全，大能补血，煅则无此效用。现今，由于生、煅赭石的化学成分、现代药理研究的辅证，且赭石经过煅淬后，苦寒之性会降低，止血作用会增强，故赭石大多是煅用。

《中国药典》收载有煅赭石与《本草纲目》中的制法基本一致，不同点在于，当今的赭石没有水飞制品，但在《本草纲目》及历代本草著作中特别强调需水飞，如"用水细研尽，重重飞过，水面上有赤色如薄云者去之(《证类·雷公》)""捣研水飞令极细，方入药用(《局方》)"。水飞法不仅可得到矿物药的细粉，而且可去除杂质，提高安全性。是否需要保留水飞法值得深入研究。

第十二章
其他类中药

干漆 （Ganqi）

《本草纲目》·木部·第三十五卷·漆

本品为漆树科植物漆树 *Toxicodendron vernicifluum* （Stokes）F. A. Barkl. 的树脂经加工后的干燥品。

【"修治"原文】

干漆

【大明曰】 干漆入药，须捣碎炒熟。不尔，损人肠胃。若是湿漆，煎干更好。亦有烧存性者。

【古代炮制】

晋代有熬烟绝（《肘后》）。唐代有烧炭（《颅囟》），捣碎炒熟（《日华子本草》）。宋代有重汤煮（《苏沈》），酒炒、醋炒（《总录》）。明代有火煅（《粹言》）等炮制方法。

【现代炮制】

1. 炮制方法

干漆：除去杂质，砸成小块，洗净，晒干。

干漆炭：取干漆，置火上烧枯；或砸成小块，置锅中炒至焦枯黑烟尽，取出。

煅干漆：取净干漆采用扣过煅法，用文武火加热，煅至白纸或大米呈老黄色为度。离火，待凉后取出，剁成小块或碾碎。

2. 炮制作用

干漆：辛，温；有毒。归肝、脾经。具有破瘀、通经、消积杀虫的功效。生干漆辛温有毒，伤营血，损脾胃，不宜生用。

炒干漆、煅干漆：毒性和刺激性降低。用于妇女经闭，瘀血癥瘕，虫积腹痛。

3. 质量要求

干漆：呈不规则块状，黑褐色或棕褐色，表面粗糙，有蜂窝状细小孔洞或呈颗粒状。质坚硬，不易折断，断面不平坦。具特殊臭气。水分不得过 7.0%，总灰分不得过 8.0%、酸不溶性灰分不得过 5.0%。醇溶性浸出物不得少于 1.2%。

干漆炭：形如干漆，表面棕褐色至黑色，粗糙，呈蜂窝状或颗粒状。质松脆，断面有空隙，微具特殊臭气。

煅干漆：呈黑色或棕褐色，为大小不一的块状或粒状，有光泽。质松脆，断面多孔隙，气微，味淡，嚼之有砂粒感。

【研究概况】

1. 化学成分

1）干漆所含成分

干漆主含漆酚，还含有漆树多糖、树胶质、漆敏内酯等。

2）炮制对化学成分的影响

目前干漆及炮制前后成分变化研究较少。有研究认为干漆是生漆中的漆酚在虫漆酶的作用下，在空气中氧化生成的黑色树脂状物质。王少敏等采用顶空进样气相质谱联用（GC/MS）技术对干漆及其炮制品进行分析，研究其中的挥发性毒性物质，共鉴定出了二甲苯、三甲基苯、甲基苯甲醛类同分异构体和乙酸至庚酸等系列有机酸类化合物等 25 个毒性成分。

2. 工艺研究

现代炮制工艺多结合"炒焦""烟尽""滴水即沸""白纸变黄"等传统经验进行炒焦、煅制。吕桂月摸索出了一套烧灼方法：将大块干漆砸碎成鸡蛋大小，放在室外的水泥地板或铁板上，用火点燃，着火后及时翻动，待表面燃烧后及时将明火用水扑灭，堆在一起让其暗火焚烧，直到将干漆内的油烧尽为止，摊开，再用水扑灭暗火，晾干、粉碎。经灼烧后的干漆呈蜂窝状，质轻色黑且亮。

3. 药理作用

干漆具有破瘀通经、消积杀虫的功效。现代药理研究主要有以下几个方面。

1）对心血管系统的影响

小剂量时，使蛙、兔心脏的收缩增强，搏动增快，舒张充分，因而搏动量增加，还能使动物的血管收缩，血压升高，瞳孔散大。而大剂量时，对心脏有抑制作用，能使血压下降、瞳孔缩小、麻痹中枢神经系统。赵震等研究表明，干漆在大鼠心肌对抗 I/R 损伤可能是通过抑制 RHO/rock 信号通路来抑制心肌细胞炎症反应，从而发挥明显的心肌保护作用。

2）抗凝血作用

干漆提取液（生药 0.2 g/mL）与对照组相比，凝血时间显著延长。以干漆组方的平消片（胶囊）经长期临床实践，在抗肿瘤方面有良好的疗效，而以干漆组方的大黄䗪虫丸则具有驱瘀生新的功效。

3）其他

干漆的醇提取物对离体平滑肌具有拮抗组胺、5-羟色胺、乙酰胆碱的作用。还有研究发现干漆及其所含的部分化合物具有抗糖尿病、肾病作用。

【述评】

据古籍记载，干漆炮制方法主要有炒、熬、烘、煅、煮等。《本草纲目》记载"干漆入药，须捣碎炒熟。亦有烧存性者"。一直沿用至今。现版《中国药典》载有干漆炭。煅或炒炭可降低干漆毒性。

马勃 （Mabo）

《本草纲目》·草部·第二十一卷·马勃

本品为灰包科真菌脱皮马勃 *Lasiosphaera fenzlii* Reich.、大马勃 *Calvatia gigantea*（Batsch ex Pers.）Lloyd 或紫色马勃 *Calvatia lilacina*（Mont. et Berk.）Lloyd 的干燥子实体。

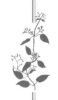

【"修治"原文】

【时珍曰】凡用以生布张开，将马勃于上摩擦，下以盘承，取末用。

【古代炮制】

宋代有去膜净制（《衍义》），烧存性、研细（《药证》）。明代有蜜制（《品汇》），磨末（《本草纲目》）等炮制方法。

【现代炮制】

1. 炮制方法

马勃：除去杂质，剪成小块。

2. 炮制作用

马勃：辛，平。归肺经。具有清肺利咽，止血的功效。剪成小块便于调剂制剂。

3. 质量要求

脱皮马勃：呈不规则小块。包被灰棕色至黄褐色，纸质，常破碎呈块片状，或已全部脱落。孢体灰褐色或浅褐色，紧密，有弹性，用手撕之，内有灰褐色棉絮状的丝状物。触之则孢子呈尘土样飞扬，手捻有细腻感，臭似尘土，无味。

大马勃：呈不规则小块。残留的包被由黄棕色的膜状外包被和较厚的灰黄色的内包被所组成，光滑，质硬而脆，成块脱落。孢体浅青褐色，手捻有润滑感。

紫色马勃：呈不规则小块。包被薄，两层，紫褐色，粗皱，有圆形凹陷，外翻，上部常裂成小块或已部分脱落，孢体紫色。

水分不得过 15.0%，总灰分不得过 15.0%、酸不溶性灰分不得过 10.0%。醇溶性浸出物不得少于 8.0%。

【研究概况】

1. 化学成分

马勃主含甾体化合物、萜类化合物、氨基酸、脂肪酸及多糖、蛋白质和多肽等，还含有一些微量元素。

2. 药理作用

马勃具有清热解毒、止血、利咽的功效。现代药理研究主要有以下几方面。

1）抗菌、抗炎作用

孙菊英等采用试管双倍稀释法研究发现大部分马勃均有不同程度的抗菌活性。此外，国外学者证明了马勃中麦角甾醇过氧化物有抗分枝杆菌的作用。邓志鹏从马勃中筛选出麦角甾-7、22-二烯-3，6-二酮和呈棕红色的油状化合物Ⅱ对巨噬细胞分泌 IL-1β 和 TNF-α 均有一定的抑制作用。

2）止血作用

高云佳等系统研究了马勃止血的有效部位，确定了乙酸乙酯部位和正丁醇部位为有效部位，正丁醇部位凝血效果更佳。经药理研究证实，马勃对肝、膀胱、皮肤黏膜及肌肉等处的创伤出血均有立即止血的功效。

3）抗肿瘤作用

徐力等利用动物移植性肿瘤模型探讨大马勃提取液的体内抗肿瘤作用，结果显示大马勃提取液剂量的不同对 S180 肉瘤和 Lewis 肺癌瘤株抑制作用的差别。黄文琴采用噻唑蓝染色法测定了从脱皮马勃中分离到的小分子化合物有抑制肿瘤细胞增殖的作用。

4）其他

马勃还有清除自由基、延长咳嗽潜伏期等作用。

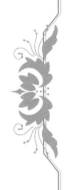

【述评】

据古籍记载，马勃的炮制方法有去膜、烧存性、蜜制等。《本草纲目》记载“凡用以生布张开，将马勃于上摩擦，下以盘承，取末用”。即取其孢子粉使用。因马勃包被易破碎，孢子容易飞出，现在直接剪成块使用。古代还有“合蜜揉拌”“入小罐内，盐泥固济，烧存性，研细”等法。现版《中国药典》仅载有生品。

天然冰片 (Tianranbingpian)

《本草纲目》·木部·第三十四卷·樟脑

本品为樟科植物樟 *Cinnamomum camphora*（L.）Presl. 的枝干、叶及根部经加工提取的结晶。

【“修治”原文】

【时珍曰】凡用，每一两以二碗合住，湿纸糊口，文武火熁之。半时许取出，冷定用。又法：每一两，用黄连、薄荷六钱，白芷、细辛四钱，荆芥、密蒙花二钱，当归、槐花一钱。以新土碗铺杉木片于底，安药在上，入水半盏，洒脑于上，再以一碗合住，糊口，安火煨之。待水干取开，其脑自升于上。以翎扫下，形似松脂，可入风热眼药。人亦多以乱片脑，不可不辨。

【古代炮制】

明代有碎用(《品汇》)，炼制、煨制(《本草纲目》)等炮制方法。

【现代炮制】

1. 炮制方法

天然冰片：除去杂质，用时碾成粉。

2. 炮制作用

天然冰片：辛、苦，凉。归心、脾、肺经。具有开窍醒神、清热止痛的功效。

3. 质量要求

天然冰片：为白色结晶性粉末或片状结晶。气清香，味辛、凉。具挥发性，点燃时有浓烟，火焰呈黄色。含樟脑不得过 3.0%，右旋龙脑不得少于 96.0%。

【述评】

《本草纲目》较详细记载了樟脑的来源和制备方法。时珍曰：“樟脑出韶州、漳州。状似龙脑，白色如雪，樟树脂膏也。”还收载了胡演升《炼方》中煎樟脑法，包括煎煮-浓缩-析出结晶等过程。云：“须以意度之，不可太过、不及。勿令走气。候冷取出，则脑皆升于上盆，如此升二三次，可充片脑也。”现在樟脑有两种，即天然樟脑和合成樟脑。从《本草纲目》记载的樟脑为天然樟脑，即为《中国药典》收载的天然冰片。天然樟脑纯度高、主含右旋龙脑达 96%以上，在医药等方面有特殊用途，合成樟脑不能取代之。合成樟脑成分较复杂，有用松节油做原料制造，与天然樟脑相似，但含有萘或者对二氯苯的合成樟脑丸则有刺鼻的味道，对二氯苯有毒性，它能引起人体中毒症状，如倦怠、头晕、头痛、腹泻等，应注意区别。

龙脑冰片 (Longnaobingpian)

《本草纲目》·木部·第三十四卷·龙脑香

本品为龙脑香科植物龙脑香 *Dryobalanops aromatic* Gaertn. f. 的树脂经加工而成。又称“梅花冰片"。

【"修治"原文】

【恭曰】龙脑香合糯米炭、相思子贮之，则不耗。

【时珍曰】或言以鸡毛、相思子，同入小瓷罐密收之佳。相感志言以杉木炭养之更良，不耗也。今人多以樟脑升打乱之，不可不辨也。

【古代炮制】

宋代有细研(《圣惠方》)，焙(《药证》)。明代有炒(《普济方》)等炮制方法。

【现代炮制】

1. 炮制方法

龙脑冰片：用时捣碎。

2. 炮制作用

龙脑冰片：辛、苦，微寒。归心、脾、肺经。具有开窍醒神、清热止痛的功效。捣碎便于调剂。

3. 质量要求

龙脑冰片：呈半透明块状、片状或颗粒状结晶、类白色或淡灰棕色。质松脆，手捻易成白色粉末。具挥发性。气芳香，味清凉，嚼之慢慢溶化。熔点 206～208℃比旋度＋34°～＋37°。燃烧时无黑烟或微有黑烟。

【研究概况】

1. 化学成分

龙脑冰片主要成分为右旋龙脑。

2. 药理作用

冰片具有开窍醒神、清热止痛的功效。现代药理研究主要有以下几个方面。

1）对中枢神经的影响

冰片对中枢神经兴奋性有较强的双向调节作用。方永奇等研究结果表明，冰片有镇静、抗惊厥、醒脑作用。表现为能缩短戊巴比妥钠持续睡眠时间，延长苯巴比妥钠入睡时间；冰片能延长常压耐缺氧实验小鼠耐缺氧存活时间。

2）对心脑血管的影响

临床上冰片常用于心脑血管疾病防治，单味冰片对急性心肌梗死的麻醉犬产生与冠心苏合丸类似的作用，能使冠状窦血流量回升，减慢心率，降低心肌氧耗量。提示冰片有利于冠脉痉挛的防治，并可减轻缺血引起的心肌损伤。王斌等研究表明，麝香、冰片能显著提高脑缺血-再灌注损伤大鼠神经功能缺损评分，改善其脑组织病理形态，降低脑内 COX-2 和 5-LOX 的活性，抑制脑海马组织 CysLT2 蛋白表达。

3）镇痛作用

研究发现，龙脑能明显抑制小鼠耳肿胀和醋酸引起的腹腔毛细血管通透性增加，明显延长热刺激引起小鼠痛反应时间，具有镇痛作用。孙晓萍采用热板刺激、冰醋酸刺激小鼠扭体、角叉菜胶致大鼠足肿胀等模型，研究发现龙脑能明显抑制大鼠足踝关节肿胀度，延长小鼠疼痛反应时间，减少小鼠扭体次数，镇痛作用显著。

4）抗菌作用

国内对龙脑抗菌性活性研究资料较早，国外也有对含右旋龙脑的植物精油抗菌研究报道。在对14 种常见致病菌株进行体外的抑菌实验，发现龙脑对金黄色葡萄球菌、耐药金黄色葡萄球菌和白色葡萄球菌有明显的抑菌作用，在较低浓度时有抑菌作用，高浓度时有杀菌作用，抑菌效果随作用时

间增加而增强，随药物浓度的降低而减弱。冰片对金黄色葡萄球菌、乙型溶血性链球菌、草绿色链球菌、肺炎链球菌和大肠杆菌等，在试管内均有明显抗菌作用，且抗菌作用相似，低浓度抑菌，高浓度杀菌。这些研究结果和中医传统认为冰片有"清热止痛，生肌"之功相吻合。

5）抗炎作用

研究显示，将龙脑喂食各组经三硝基苯磺酸（TNBS）诱导的大肠炎 ICR 小鼠，而后实时定量 RT-PCR 法检测结肠组织中 mRNA 表达量，发现促炎因子 IL-1β、IL-6 的 mRNA 表达相较于空白对照组明显减少，其他细胞因子也出现不同程度的减少，抗炎作用显著。另有国内研究表明龙脑或异龙脑乳剂涂耳对巴豆油合剂涂耳所致小鼠炎症反应有抑制作用，其中异龙脑作用显著。龙脑或异龙脑乳剂腹腔注射对大鼠蛋清性足跖肿胀均有显著抑制作用。

6）抗生育作用

冰片为"孕妇慎用"药物，早在《名医别录》中就有记载"妇人难产，取龙脑研末少许，以新汲水调服"。给妊娠早期、中期和晚期小鼠腹腔注射冰片乳剂，使中晚期妊娠流产，妊娠终止率分别为 100％ 和 91％，但对早期妊娠作用不明显。冰片能够兴奋正常非孕大鼠在体子宫平滑肌收缩频率，持续给药后能延长正常非孕大鼠的动情周期，提示大剂量使用冰片可能对女性子宫和内分泌有一定影响。

【述评】

冰片为常用中药，主要包括龙脑冰片（梅花冰片）、艾片、天然冰片和冰片。天然冰片（右旋龙脑）为樟科植物樟 Cinnamomum camphora（L.）Presl 的新鲜枝叶的加工品；艾片为菊科植物艾纳香 Blumea balsamifera（L.）DC. 的鲜叶加工品，冰片为合成龙脑。我国最早使用的是龙脑冰片，从魏晋时期已开始应用。《本草纲目》收载"龙脑香"，因其白莹如冰，片状晶形，故名冰片。据《本草纲目》记载：冰片具"通诸窍、散郁火"之功。主治妇人难产、心腹邪气、风湿积聚、心盛有热、目赤肤翳、内外障眼、治疗喉痹脑痛、鼻息等症。现代实验证明，冰片有调节中枢神经、抗菌、消炎、止痛、抗生育等作用，与《本草纲目》记载一致。

龙脑冰片与天然冰片主要成分是右旋龙脑，艾片主要成分为左旋龙脑。龙脑脂溶性强、分子质量小、易挥发，易快速透过血脑屏障进入脑组织，还可促进其他中枢治疗性药物透过血脑屏障，对脑组织的损伤小并且具有双向调节血脑屏障通透性的作用，对治疗脑部疾病有应用潜值，通常广泛应用于治疗心脑血管疾病的中成药中。

龙脑冰片主产于印度尼西亚的苏门答腊等地，药源紧缺，我国主要依赖进口。现版《中国药典》收载的冰片品种有天然冰片、冰片（合成龙脑）及艾片，但没有龙脑冰片（部分规范有收载），可能与其资源紧缺有关。三种冰片性状及质量有所差异，《中国药典》对收载冰片品种质量要求有所不同。

冰片贮藏保管不当容易挥发，因此《本草纲目》中主要收载了"与糯米炭、相思子贮之""小瓷罐密收"等保管方法。

竹沥 (Zhuli)

《本草纲目》·木部·第三十七卷·竹

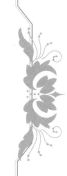

本品为禾本科植物淡竹 Phyllostachys nigra（Lodd.）Munro var. henonis（Mitf.）Stapf ex Rendle 的嫩茎用火烤灼而流出的液体。

【"修治"原文】

淡竹沥

【机曰】将竹截作二尺长，劈开。以砖两片对立，架竹于上。以火炙出其沥，以盘承取。

【时珍曰】一法：以竹截长五六寸，以瓶盛，倒悬，下用一器承之，周围以炭火逼之，其油沥于器下也。

【古代炮制】

唐代有火烧得汁（《千金》）。宋代有新堇竹烧取之（《普本》）。明代有竹段装瓶倒悬炭火围逼制竹沥。清代有"青竹断二尺许，劈开火炙，如欲多取，以坛埋土中，湿纸糊好，量坛口大小，用篾箍二道，竖入坛口，多著炭火，于竹顶上炙"（《逢原》）等炮制方法。

【现代炮制】

1. 炮制方法

竹沥：取鲜竹，锯成段，两端去节，中部架起加热，两端流出的液汁以器盛之。（2005《安徽》）

2. 炮制作用

竹沥：甘、苦，寒。归心、胃经。具有清热豁痰、镇惊利窍的功效。

3. 质量要求

竹沥：呈青黄色或黄棕色浓稠汁液。具烟熏气，味苦微甜。

【研究概况】

1. 化学成分

1）竹沥所含成分

竹沥主要有效成分是愈创木酚及氨基酸。

2）炮制对化学成分的影响

杨欣等分别对以禾本科植物丛竹、斑竹、淡竹、水竹为原料制备的竹沥成分进行分析，结果表明4种竹沥离子流图谱差异大，但均含有愈创木酚、紫丁香醇、去甲绵马酚和5-叔丁基焦酚等13个相同成分。干馏时间对竹沥收率及成分有较大影响。干馏10 min的竹沥与干馏50 min的竹沥相比，前者被检出的化学成分更多，所测得的总酚相对含量更高，主要有效成分愈创木酚的相对含量亦略高。

2. 工艺研究

罗怀浩等以止咳化痰作用为评价指标，对竹沥干馏工艺进行研究，结果表明，当竹沥的炮制温度为400℃，时间为30 min时止咳化痰效果最佳。

3. 药理作用

竹沥具有清热豁痰、镇惊利窍的功效。现代药理研究主要有以下几个方面。

1）镇咳祛痰作用

鲜竹沥具有明显的镇咳祛痰作用。鲜竹沥能延迟枸橼酸所致豚鼠的咳嗽潜伏期，减少咳嗽次数，能促进小鼠气管酚红分泌，加速兔离体气管黏液纤毛运动。

2）抗炎、抗菌作用

许小平等研究了竹沥对不同类型腐败菌的抑制效果，结果显示，竹沥对金葡菌和枯草杆菌的抑制作用很强。通过制片扩散法实验证明，新鲜的竹提取物能够明显抑制革兰阳性菌和革兰阴性菌，与青霉素相比其效果明显。

【述评】

历代古籍对竹沥炮制方法描述一致，主要是烧法。唐代《千金要方》："取淡竹，断两头节，火

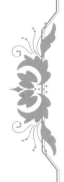

烧中央，器承两头得汁。"《本草纲目》对竹沥的炮制方法记载更加详细、全面，该法一直沿用至今。

《本草纲目》记载的竹沥有淡竹沥、竹沥、苦竹沥和慈竹沥四种，其主治功效也有所区别，如淡竹沥主治"暴中风风痹，胸中大热，止烦闷，消渴，劳复"（《别录》），"中风失音不语，养血清痰，风痰虚痰在胸膈，使人癫狂，痰在经络四肢及皮里膜外，非此不达不行"（震亨），"治子冒风痉，解射罔毒"（时珍）。竹沥主治"风痉"（《别录》）。苦竹沥主治"口疮目痛，明目，利九窍"（《别录》），"治牙疼"（时珍）。慈竹沥主治"疗热风，和粥饮服"（孟诜）。因此，有必要对不同来源的竹沥开展包括化学成分、药理作用及临床应用等方面的系统比较研究，为其临床应用提供科学依据。

竹沥传统炮制方法收率低、原材料消耗大且污染环境，炮制过程中各因素难以控制。需对其炮制工艺及设备进行研究，以适应现代化生产。

百药煎（Baiyaojian）

《本草纲目》·虫部·第三十九卷·五倍子

本品为五倍子同茶叶等经发酵而制成的加工品。

【"修治"原文】

百药煎

【时珍曰】 用五倍子为粗末。每一斤，以真茶一两煎浓汁，入酵糟四两，擂烂拌和，器盛置糠缸中之，待发起如发面状即可矣。捏作饼丸，晒干用。

【嘉谟曰】 入药者，五倍子（鲜者）十斤舂细，用瓷缸盛，稻草盖，盦七日夜。取出再捣，入桔梗、甘草末各二两，又盦一七。仍捣仍盦，满七次，取出捏饼，晒干用。如无鲜者，用干者水渍为之。又方五倍子一斤，生糯米一两（滚水浸过），细茶一两，上右共研末，入罐内封固，六月要一七，取开配合用。又方五倍子一斤（研末），酒麹半斤，细茶一把（研末）。右用小蓼汁调匀，入钵中按紧，上以长稻草封固。另用笒一个，多著稻草，将药针坐草中，上以稻草盖，置净处。过一七后，看药上长起长霜，药则已成矣。或捏作丸，或作饼，晒干才可收用。

【古代炮制】

宋代有煅制（《三因》）。元代有切制（《瑞竹》），烧存性、炒焦（《世医》）。明代有桔梗、甘草制（《蒙筌》），酒糟、茶制（《纲目》），乌梅、白矾、水红蓼、酒曲制（《入门》）。清代有马齿苋汁煮煎（《串雅补》），炒制（《良朋》）等炮制方法。

【现代炮制】

1. 炮制方法

百药煎：取茶叶，分次加水煎煮，滤过，合并滤液，浓缩至适量，放凉，与酒糟捏合；另取净五倍子，研成细粉，加水与上述捏合物搅拌成软块，置适宜容器内，密闭发酵，待遍布"白毛"时，取出，切成小方块，低温干燥。每 100 kg 五倍子，用茶叶 6.2 kg，酒糟 25 kg。（2006《中药大辞典》）

2. 炮制作用

百药煎：酸、咸、微甘，平。归肺、胃经。具有清热化痰、生津止渴的功效。用于肺热咳嗽，风火牙痛，口舌糜烂，久痢脱肛。

3. 质量要求

百药煎：呈黑褐色小方块。表面有黄白色斑点。质坚硬，断面粗糙，黄褐色。气微，味酸、涩、微甘。

【研究概况】

1. 化学成分

1）百药煎所含成分

百药煎主要药用成分为没食子酸和鞣质。

2）炮制对化学成分的影响

绿茶对五倍子中鞣质和没食子酸的含量有一定的影响。史莲莲等通过对百药煎炮制过程中绿茶的加入方式进行研究，发现相比于直接发酵和混合发酵，茶叶煎煮后的茶渣和茶汁一起加入五倍子酒曲中发酵，鞣质转化率最高，发酵效果最好。

2. 工艺研究

瞿燕等采用正交试验方法，以没食子酸的含量为指标，得出百药煎最佳工艺：30％的酵曲，5％的茶叶，发酵时间为 72 h。禹玉洪比较了安琪甜酒曲、安琪酿酒曲和苏州甜酒曲三种酵曲，以没食子酸含量和发酵外观性状、TLC 图谱为指标，得出安琪酵曲发酵效果最好。李雪春利用电子鼻动态采集百药煎发酵过程中产生气体信息并转化为相应的信号，实现高效、快速、在线无损检测其质量。

【述评】

据古籍记载，百药煎炮制方法有煅制、切制、烧存性、炒焦、酒糟、马齿苋汁煮煎、炒制等。百药煎名称见于宋代《三因》，炮制方法始载于明代，以五倍子为原料，通过加入不同辅料，采用不同酿造方法，制造出多种专供药用的百药煎。《本草纲目》详细记载了制备工艺，其中采用加酒曲、茶叶汁对五倍子进行发酵制备百药煎的炮制方法，一直沿用至今。

关于百药煎作用，李时珍曰"清肺化痰定嗽，解热生津止渴，收湿消酒，乌须发"等，与现代主治功能一致。

现代研究证明，五倍子含有大量鞣质，加酒曲发酵会产生大量没食子酸，从而更好地发挥五倍子润肺化痰、生津止渴的作用。现版《中国药典》未收载该药，国内外对其药理研究文献也甚少。

血竭（Xuejie）

《本草纲目》·木部·第三十四卷·麒麟竭

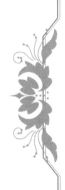

本品为棕榈科植物麒麟竭 *Daemonorops draco* Bl. 果实渗出的树脂经加工制成。

【"修治"原文】

【敩曰】凡使先研作粉，筛过入丸散中用。若同众药捣，则化作尘飞也。

【古代炮制】

南北朝有研作粉（《雷公》）。宋代有炒制（《圣惠方》）。清代有酒制、煨制、烘制（《拾遗》）等炮制方法。

【现代炮制】

1. 炮制方法

血竭：除去杂质，打成碎粒或研成细末。

2. 炮制作用

血竭：甘、咸，平。归心、肝经。具有活血定痛、化瘀止血、生肌敛疮的功效。捣碎便于调剂。

3. 质量要求

血竭：呈碎粒或粉末状，红色至砖红色。在水中不溶，在热水中软化。置白纸上，用火隔纸烘烤即熔化，但无扩散的油迹，对光照视呈鲜艳的红色。以火燃烧则产生呛鼻的烟气。气微，味淡。总灰分不得过 6.0%，醇不溶物不得过 25.0%，血竭素不得少于 1.0%。

【现代研究】

1. 化学成分

血竭主含黄酮类、萜类、苷类及芳香类化合物。黄酮类主要包括血竭红素、血竭素、去甲基血竭红素、去甲基血竭素等；萜类主要有海松酸、异海松酸及松香酸等。

2. 药理作用

血竭具有活血定痛，化瘀止血，生肌敛疮的功效。现代药理研究主要有以下几方面。

1）抗血栓作用

黄树莲等研究表明血竭对正常家兔的血液流变学各项指标（全血黏度、血浆黏度、红细胞电泳时间和红细胞比积等）均无明显影响；而对用葡萄糖造成的"急性血瘀"症家兔模型血液的高黏滞状态、全血黏度、血浆黏度和红细胞比积均有明显降低作用，红细胞电泳时间加快。广西血竭能缩短小鼠凝血时间、家兔血浆复钙时间及优球蛋白溶解时间，对家兔凝血酶原时间无明显影响。贾敏等研究表明，血竭总黄酮显著降低血瘀大鼠血浆中的 VWF 及 CMP-140 含量；能有效降低大鼠血小板黏附率；对 ADP、PAF 诱导的血小板聚集有明显抑制作用；对大鼠实验性静脉血栓有较强的抑制作用。

2）抗炎镇痛作用

曾雪瑜等研究表明广西血竭外擦能明显抑制巴豆引起的小鼠耳郭炎症、大鼠角叉菜胶性足肿胀，降低小鼠腹腔毛细血管通透性；减少小鼠扭体反应次数，对抗己烯雌酚引起的大鼠在位子宫收缩作用。

3）其他

血竭还有抑菌、降血糖等作用。

【述评】

血竭从南北朝刘宋时代开始记有"研作粉"的炮制方法，后来又有了炒制、酒制、煨制、烘制等法。《本草纲目》记载有"研作粉"，该法一直沿用至今。

根据炮制理论，血竭酒制后可增加有效成分溶出，并增强其活血化瘀作用，因此，酒制［酒浸（清《拾遗》），为末酒服（清《正义》）］血竭值得研究和探讨。

没药 （Moyao）

《本草纲目》·木部·第三十四卷·没药

本品为橄榄科植物地丁树 *Commiphora myrrha* Engl. 或哈地丁树 *Commiphora molmol* Engl. 的干燥树脂。

【"修治"原文】

同乳香。

【古代炮制】

唐代有研法（《产宝》）。宋代有酒制（《传信》），童便制（《苏沈》），蒸制（《总录》），去油制（《扁鹊》）。明代有药汁制（《普济方》），炒制（《原始》），制霜（《普济方》）。清代有灯心炒（《全生集》），童便酒制（《金鉴》）等炮制方法。

【现代炮制】

1. 炮制方法

没药：除去杂质，捣碎或剁碎。

醋没药：取净没药块，用文火炒至冒烟，表面微熔，分次喷淋米醋炒至表面光亮，取出。每100 kg没药，用米醋5 kg。

炒没药：取净没药，用文火炒至冒烟，表面呈油亮光泽时，取出。

2. 炮制作用

没药：辛、苦，平。归心、肝、脾经。具有散瘀定痛、消肿生肌的功效。生没药气味浓烈，对胃有一定的刺激性，容易引起恶心、呕吐，故多外用。但生品化瘀力强，也用于瘀损肿痛、跌扑损伤、骨折筋伤等证。

醋没药：增强活血止痛、收敛生肌作用，缓和刺激性，便于服用，易于粉碎，并能矫臭矫味。

炒没药：能缓和刺激性，方便服用和粉碎。功用与生没药相同。

3. 质量要求

没药：天然没药呈不规则颗粒性团块，大小不等。表面黄棕色或红棕色，近半透明部分呈棕黑色，被有黄色粉尘。质坚脆，破碎面不整齐，无光泽。有特异香气，味苦而微辛。胶质没药呈不规则块状和颗粒，多黏结成大小不等的团块。表面棕黄色至棕褐色，不透明，质坚实或疏松，有特异香气，味苦而有黏性。

含杂质天然没药不得过10.0%、胶质没药不得过15.0%。总灰分不得过15.0%、酸不溶性灰分不得过10.0%。含挥发油天然没药不得少于4.0%（mg/g）、胶质没药不得少于2.0%（mg/g）。

醋没药：呈不规则小块状或类圆形颗粒状，表面棕褐色或黑褐色，有光泽。具特异香气，略有醋香气，味苦而微辛。酸不溶性灰分不得过8.0%。含挥发油不得少于2.0%。

炒没药：形如没药，表面黑褐色或棕黑色，有光泽，气微香。

【研究概况】

1. 化学成分

1）没药所含成分

没药主含挥发油、树脂、树胶。主要成分类型有单萜、倍半萜、三萜、甾体、木脂素等。

2）炮制对化学成分的影响

孙亦群等采用GC-MS对没药炮制前后挥发油进行分析，结果显示，低沸点、易挥发的小分子成分炮制后含量减少较多、甚至消失，而对沸点较高的大分子成分影响不大。

2. 工艺研究

陈卫红等以收率、出粉率、挥发油、外观为评价指标，比较没药的4种不同炮制方法（蒸法、煮法、烘法、醋炙）的效果，结果表明炮制没药以烘制法最好，其最佳炮制工艺：没药100 g，直径为0.5 cm，125℃下烘制2.5 h。

3. 药理作用

没药具有散瘀定痛、消肿生肌的功效。现代药理研究主要有以下几个方面。

1）镇痛作用

康重阳等用热板法和扭体法进行止痛实验，发现生没药和制没药都具有止痛作用，并且醋制后

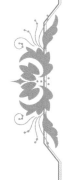

其作用更强。Dolara 等发现，没药中呋喃桉烷-1，3-二烯和莪术烯可作用于中枢神经系统阿片受体，有镇痛活性，其作用可被吗啡拮抗剂纳洛酮阻断。

2）抗凝血作用

蒋海峰等研究结果显示，没药的水提物、挥发油对家兔血小板聚集及凝血酶时间的影响均能产生显著效应，且水提物活性强于相应挥发油活性。没药醋制后具有降低血小板黏附性的作用。

3）抗肿瘤作用

没药对 C6 胶质瘤细胞、A2780 细胞、SK-OV-3 细胞、Shikawa 细胞和 A2708 细胞等均表现出显著的抗肿瘤活性。没药倍半萜中含有 β、γ 和 δ-榄香烯，现代药理和临床研究表明榄香烯有很好的抗肿瘤功效。β-榄香烯已作为抗癌药物治疗各种癌症，包括胶质母细胞瘤。β-榄香烯对胶质母细胞瘤的抗增殖作用是通过激活 p38MAPK 实现的。

4）其他

没药还有护肝、抗真菌、治疗糖尿病足溃疡感染等作用。

【述评】

据古籍记载，没药炮制方法有研法、酒制、童便制、蒸、药汁制、炒、制霜、灯心炒制等。《本草纲目》记载有风干、微炒、水飞、辅料研等，其主要目的是便于粉碎。《中国药典》载有没药和醋没药，认为醋制没药增强活血止痛、收敛生肌作用，缓和刺激性，便于服用，易于粉碎，并能矫臭矫味。

牡荆沥 （Mujingli）

《本草纲目》•木部•第三十六卷•牡荆

本品为马鞭草科植物牡荆 *Vitex negundo* L. var. *cannabifolia*（Sieb. et Zucc.）Hand. - Mazz. 的茎用火烧灼而流出的液汁。

【"修治"原文】

荆沥

【时珍曰】 取法：用新采荆茎，截尺五长，架于两砖上，中间烧火灸之，两头以器承取，热服，或入药中。又法：截三四寸长，束入瓶中，仍以一瓶合住固，外以糠火煨烧，其汁沥入下瓶中，亦妙。

【古代炮制】

宋代有切制、"新荆截尺许长，用两砖对立，相去八寸。置荆在上。每截破作二片，仰安砖上。急着火。砖外两头各置碗以盛沥，以绢滤澄清"（《证类》《三因》）。明代有火上灸熏沥取两头流漓、加姜汁(《蒙筌》)，糠火煨烧(《纲目》)等炮制方法。

【述评】

牡荆沥最早记载于宋代《证类本草》，烧炼取汁。《本草纲目》沿用了该法，即为现在的干馏法。牡荆沥甘、凉。归心、肝经。具有除风热、化痰涎、通经络、行气血的功效。该品种现在少用，也未见相关研究。

松香 （Songxiang）

《本草纲目》·木部·第三十四卷·松

本品为松科若干种植物中渗出的油树脂，经蒸馏或提取除去挥发油后所余固体树脂。

【"修治"原文】

松脂

【弘景曰】采炼松脂法，并在服食方中。以桑灰汁或酒煮软，按纳寒水中数十过，白滑则可用。

【颂曰】凡用松脂，先须炼治。用大釜加水置甑，用白茅藉甑底，又加黄砂于茅上，厚寸许。然后布松脂于上，炊以桑薪，汤减频添热水。候松脂尽入釜中，乃出之，投于冷水，既凝又蒸，如此二过，其白如玉，然后入用。

【古代炮制】

南齐有炼制（《鬼遗》）。唐代有酒制（《千金》），煮制（《千金翼》）。宋代有净制（《疮疡》），炙制（《圣惠方》），炒制（《百问》）。明代有蒸制（《品汇》）。清代炒炭（《得配》）等炮制方法。

【现代炮制】

1. 炮制方法

松香：拣去杂质，用文火加热熔化，除去木屑等杂质后倾入水中，放凉，取出，晾干，用时捣碎。（2012《福建》）

制松香：取葱煎汤，加入松香粉，煮至松香完全融化，趁热倒入冷水中，待凝固后，取出，阴干。每100 kg松香，用葱10 kg。（2010《湖南》）

2. 炮制作用

松香：苦、甘，温。归肝、脾经。具有祛风燥湿、排脓拔毒、生肌止痛的功效。

制松香：可除去部分油质及杂质，使其品质纯洁，质地酥脆，便于制剂和粉碎，并可矫味，减少刺激性。

3. 质量要求

松香：呈透明或半透明不规则块状物，大小不等，颜色由浅黄到深棕色。常温时质地较脆，破碎面平滑，有玻璃样光泽，具有松节油香气，味苦。

制松香：颜色加深，味微苦。

【述评】

据古籍记载，松香的炮制方法有炼、煮、炒、蒸、酒制等。《本草纲目》较全面收载前人的方法。关于其炮制目的，有古籍记载"水煮百沸白滑方可去"（明《必读》），"治疮用葱汁拌煮干，研用"（清《说约》），"炒黑，罨刀伤止血"（清《得配》）。

现代，松香有水制、炒法、加葱汁煮法记载。现版《中国药典》未收载该品种。松香作为药用逐渐减少，主要在工业中应用。

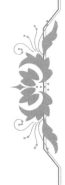

昆布 (Kunbu)

《本草纲目》·草部·第十九卷·海带·昆布

本品为海带科植物海带 *Laminaria japonica* Aresch. 或翅藻科植物昆布 *Ecklonia kurome* Okam. 的干燥叶状体。

【"修治"原文】

昆布

【敩曰】 凡使昆布，每一斤，用甑箪大小十个，同剉细，以东流水煮之，从巳至亥，待咸味去，乃晒焙用。

【古代炮制】

南北朝有煮、焙（《雷公》）。唐代有净制（《外台》）。宋代有洗去咸汁微炒、汤洗去咸味焙令干（《总录》），酒洗切丝、醋制（《疮疡》）等炮制方法。

【现代炮制】

1. 炮制方法

昆布：除去杂质，漂净，稍晾，切宽丝，晒干。

2. 炮制作用

昆布：咸、寒。归肝、胃、肾经。具有消痰软坚散结、利水消肿的功效。切制后便于调剂。

3. 质量要求

海带：呈不规则宽丝，黑褐色或绿褐色。用水浸软则膨胀，中部较厚，边缘较薄而呈波状。类革质，残存柄部扁圆柱状。气腥，味咸。含碘不得少于0.35%。

昆布：呈不规则宽丝，黑色，较薄。用水浸软则膨胀，两侧呈羽状深裂，裂片呈长舌状，边缘有小齿或全缘。质柔滑。含碘不得少于0.20%。含昆布多糖不得少于2.0%。

水分不得过16.0%，总灰分不得过46%，铅不得过 5 mg/kg、镉不得过 4 mg/kg、汞不得过 0.1 mg/kg、铜不得过 20 mg/kg。

【研究概况】

1. 化学成分

海带中主含海带多糖、褐藻酸氨、甘露醇、维生素、氨基酸，碘及微量元素等。昆布中主昆布多糖、昆布醇类、岩藻多聚糖硫酸酯类、碘等。

2. 药理作用

昆布具有消痰软坚散结、利水消肿的功效。现代药理研究主要有以下几个方面。

1）抗肿瘤作用

昆布多糖可以通过激活巨噬细胞，产生细胞毒性作用，抑制肿瘤细胞增殖而杀死肿瘤细胞；也可以通过抑制肿瘤血管生成而抑制肿瘤生长。刘玉等研究发现昆布多糖可使细胞的恶性表型发生变化，使其侵袭转移能力受到抑制，并成剂量依赖性。肖青等以 MTT 法分别测定不同浓度 LAMS 对 BxPC-3 细胞增殖的抑制作用，证实 LAMS 可使 BxPC-3 细胞增殖抑制，细胞 Bcl-2 基因蛋白质表达下降，Bax 基因蛋白表达增加。徐中平等用鸡胚绒毛尿囊膜测定法观察了 LAMS 在抗肿瘤血管生成中的作用时发现 LAMS 具有明显的血管抑制活性。

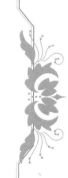

2）抗凝血作用

昆布中含有的岩藻聚糖和岩藻多糖都具有抗凝血作用。Nishino 等从昆布中纯化了 4 种岩藻聚糖，均能显著抑制凝血酶的产生。且岩藻聚糖分子质量越高，硫酸盐浓度越高，抗凝血活性越高。

3）降血脂作用

海带在肠道中能将食糜中的脂肪带出体外，具有良好的降脂、降胆固醇的功效，而没有降脂药物的副作用。李德远发现，海带岩藻糖胶经口服能有效降低小鼠的胆固醇血清 TC 水平，能较好地防止高胆固醇血症的形成，因而有降脂、维护心血管正常功能的作用。

4）免疫抑制作用

海带多糖具有免疫调节功能，王庭欣等研究发现海带多糖能明显增强巨噬细胞吞噬功能。钱永昌等也发现昆布多糖可使小鼠免疫器官增重，并可使免疫抑制剂处理的外周血白细胞数下降恢复正常。

5）其他

昆布还有降血糖、抗病毒、抗菌和治疗缺碘性甲状腺肿等作用。

【述评】

现版《中国药典》收载的昆布来源包括昆布和海带两品种，洗净切丝即可。《本草纲目》将两品种分别收载，记载炮制方法有切细、煮去咸味。与《中国药典》方法一致。古代典籍中还记载汏制、酒制和醋制等方法。

《本草纲目》记载了昆布、海带和海藻的主治。昆布主治水肿、瘿瘤、瘘疮，破积聚、利水道、去面肿，治恶疮鼠瘘。海带主治催生，治妇人病，及疗风下水。治水病瘿瘤，功同海藻。海藻主治：瘿瘤结气，散颈下硬核痛，痈肿症瘕坚气，腹中上下雷鸣，下十二水肿；疗皮间积聚暴，瘤气结热，利小便等。时珍曰："海藻咸能润下，寒能泄热引水，故能消瘿瘤、结核阴之坚聚。"

可见，三者主要功效相近，又有一定差异。现版《中国药典》将海藻、昆布（含海带）单列，但记载的两者功效主治完全一样，均具有消痰软坚散结、利水消肿功效。

枫香脂 （Fengxiangzhi）

《本草纲目》·木部·第三十四卷·枫香脂

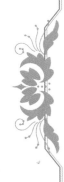

本品为金缕梅科植物枫香树 *Liquidambar formosana* Hance 的干燥树脂。

【"修治"原文】

香脂

【时珍曰】凡用以疳水煮二十沸，入冷水中，揉扯数十次，晒干用。

【古代炮制】

宋代有炒制（《总录》），煮制（《传信》）。明代有疳水煮（《本草纲目》）等炮制方法。

【现代炮制】

1. 炮制方法

枫香脂：除去杂质，用时捣碎或研成细粉。

2. 炮制作用

枫香脂：辛、微苦，平。归肺、脾经。具有活血止痛、凉血止血、解毒生肌的功效。

3. 质量要求

枫香脂：呈不规则块状，淡黄色至黄棕色，半透明或不透明。质脆易碎，断面具光泽。气清香，燃烧时香气更浓，味淡。干燥失重不得过 2.0%，总灰分不得过 1.5%。挥发油不得少于 1.0%（ml/g）。

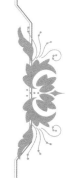

【现代研究】

1. 化学成分

枫香脂主含树脂。成分有松香酸、脱氢松香酸、枫香脂、熊果酸等。

2. 药理作用

枫香脂具有活血止痛、凉血止血、解毒生肌的功效。现代研究显示，枫香脂可使兔血栓长度缩短和重量（湿重和干重）减轻，在体实验显示可明显抑制大鼠血栓形成；试管法实验表明可明显提高纤溶酶活性，显著提高血小板内 cAMP 含量。表明其抗血栓作用与促进纤溶活性和提高血小板 cAMP 有关。

进一步研究表明，枫香脂"活血化瘀"功效可能与枫香脂挥发油和乙酸乙酯部位对血管活性因子的调节作用有关；枫香脂挥发油对大鼠离体血管确实有舒张血管的作用。

【述评】

据古籍记载，枫香脂炮制方法有炒、煮、齑水煮等。《本草纲目》收载了"齑水煮"法。齑水，《本草纲目》曰："此乃作黄齑菜水也。"就是用盐腌制咸菜中产生的黄色卤水。枫香脂采用齑水煮目的有待探索研究。临床以生用为主。

乳香 （Ruxiang）

《本草纲目》·木部·三十四卷·熏陆香（乳香）

本品为橄榄科乳香树 *Boswellia carterii* Birdw. 及同属植物 *Boswellia bhaw-dajiana* Birdw. 树皮渗出的树脂。

【"修治"原文】

【颂曰】乳性至粘难碾。用时以缯袋挂于窗隙间，良久取研，乃不粘也。

【大明曰】入丸散，微炒杀毒，则不粘。

【时珍曰】或言乳香入丸药，以少酒研如泥，以水飞过，晒干用。或言以灯心同研则易细。或言以糯米数粒同研，或言以人指甲二三片同研，或言以乳钵坐热水中乳之，皆易细。外丹本草云：乳香以韭实、葱、蒜煅伏成汁，最柔五金。丹房镜源云：乳香哑铜。

【古代炮制】

唐代有研法（《产宝》）。宋代有炒制（《证类》），米制、姜制（《总录》），醋制（《局方》），酒制（《洪氏》），竹叶制（《宝产》），去油制（《扁鹊》）。明、清时代增加有煮制、煅制（《普济方》），焙制（《保元》），炙制（《景岳》），乳制（《大法》），黄连制（《普济方》），灯心制（《奇效》），童便制（《金鉴》）等炮制方法。

【现代炮制】

1. 炮制方法

乳香：除去杂质，将大块者砸碎。

醋乳香：取净乳香，用文火加热，炒至冒烟，表面微熔，喷淋定量的米醋，边喷边炒至表面呈油亮光泽时，迅速取出，摊开放凉。每 100 kg 乳香，用米醋 5 kg。

炒乳香：取净乳香，用文火加热，炒至冒烟，表面熔化显油亮光泽时，迅速取出，摊开放凉。

2. 炮制作用

乳香：辛、苦，温。归心、肝、脾经。具有活血定痛、消肿生肌的功效。

醋乳香：醋炙后刺激性缓和，利于服用，便于粉碎。还能增强活血止痛、收敛生肌的功效，并可矫臭矫味。

炒乳香：作用与醋乳香基本相同。

3. 质量要求

乳香：呈长卵形滴乳状、类圆形颗粒或粘合成大小不等的不规则块状物。大者长达 2 cm（乳香珠）或 5 cm（原乳香）。表面黄白色，半透明，被有黄白色粉末，久存则颜色加深。质脆，遇热软化。破碎面有玻璃样或蜡样光泽。具特异香气，味微苦。杂质：乳香珠不得过 2%，原乳香珠不得过 10%。挥发油索马里乳香不得少于 6.0%，埃塞俄比亚乳香不得少于 2.0%。

醋乳香：形如乳香颗粒或块，表面深黄色，显油亮，略有醋气。

炒乳香：形如乳香颗粒或块，表面油黄色，微透明，质坚脆，具特异香气。

【研究概况】

1. 化学研究

1）乳香所含成分

乳香主含有树脂、树胶和挥发油等。

2）炮制对化学成分的研究

滕坤等研究不同炮制方法对乳香挥发性成分的影响，结果显示，生品乳香与酒制乳香从挥发性成分种类看基本为烷烃类化学组分，炮制前后没有明显变化；烘制乳香挥发性成分在含量和组成上变化明显，由原来的 8 个组分增加为 15 个组分，一些衍生物类成分经过烘制后产生较多，含量较高。

2. 工艺研究

胡素连等以小鼠的痛阈值和家兔眼睛充血、水肿数为评价指标，采用正交试验优选乳香烘制的最佳工艺：120 ℃烘制 3 h，药物放置厚度 1 cm，药物直径 1 cm。蒋孟良等研究 5 种不同炮制方法对乳香挥发油、收率及粉碎度的影响，结果表明烘制法除去挥发油较多，烘制法所得炮制品收率最高，灯心炒收率最低，灯心炒所得炮制品最易粉碎，其次是烘制法。因此认为烘制法是乳香的最佳炮制方法。张亚丽等研究发现将热熔冷凝法应用于乳香的炮制中，无论从炮制品的性状、质量、收得率等方面与其他炮制方法相比都有所提高，而且经过炮制后的乳香呈方块状，便于调剂。

3. 药理作用

乳香具有活血止痛、消肿生肌的功效。现代药理研究主要有以下几个方面。

1）镇痛作用

乳香能直接作用于神经末梢达止痛目的，又能抑制毛细血管通透性，改善局部血液循环，促进病灶处渗出液的吸收，达消肿止痛目的。

2）抗炎、抗菌作用

研究表明，乳香提取物及三萜类成分对多种急慢性炎症模型均有抗炎作用。田中心等对比乳香炮制前后抗炎作用表明，乳香炮制后抗炎作用显著增强。Henkel 等研究发现，乳香酸三萜类化合物可抑制脂多糖的活性。进一步研究表明，乳香酸提取物的抗炎作用靶点为前列腺素合酶和丝氨酸蛋白酶及组织蛋白酶。刘绍军等研究表明，β-乳香酸可能是潜在的人多形核白细胞激动剂，可激活丝裂原激活蛋白激酶中 p42MAPK、p38MAPK，抑制 p38 蛋白激酶活性，有效阻止促炎因子的产生，并诱导抗炎因子，减轻炎症反应。

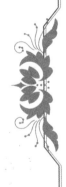

3）抗肿瘤作用

乳香提取物及挥发油成分具有抗肿瘤细胞增殖、诱导细胞分化及凋亡的作用。乳香三萜类化合物具有抑制肿瘤细胞增殖的作用，α-乳香酸在体外抑制急性早幼粒细胞白血病血管新生，从而抑制人早幼粒白血病细胞（HL-60）的增殖。王睿齐通过对比乳香酸和阿司匹林对自发肠腺瘤模型小鼠（APCMin/＋鼠）肠腺瘤化学预防作用的比较发现，乳香醇对 APCMin/＋小鼠肠腺瘤的预防疗效明显高于阿司匹林。Khan MA 等发现乳香酸提取物和阿霉素联合用药对治疗肝癌细胞（HepG2、Hep3B）有协同作用。

4）抗溃疡作用

乳香提取物能提高溃疡再生黏膜结构成熟度，提高溃疡愈合质量。柏景坪等采用 NaOH 晶体化学灼烧法建立大鼠口腔溃疡动物模型测定乳香酸对实验性口腔溃疡的治疗效果，结果显示乳香酸在降低溃疡组织丙二醛含量、提高超氧化物歧化酶活性方面效果较强，并可抑制溃疡组织中肿瘤坏死因子-α 和白介素-6 的表达水平。

5）其他

乳香还有抗氧化、改善学习记忆、抗抑郁、加速伤口愈合等作用。

【述评】

据古籍记载，乳香炮制方法有研、炒、米制、姜制、醋制、黄连制、酒制等 10 余种炮制方法。《本草纲目》记载了研制和炒制法。现版《中国药典》收载有乳香和醋乳香。乳香醋炙主要目的是除去部分挥发油，缓和刺激性，利于服用，便于粉碎，还能增强活血止痛、收敛生肌的功效，并可矫臭矫味。

关于乳香炮制的目的有不同说法。一般认为乳香挥发油具有毒性和刺激性，是引起恶心、呕吐等反应的主要原因，应通过炮制除去部分挥发油。也有观点认为，乳香挥发油具有镇痛作用，炮制致使其损失是对药物的浪费，乳香宜生用。因此，对乳香炮制原理，需深入研究，弄清乳香产生刺激性、引起恶心和呕吐等反应的物质基础，阐明乳香炮制的原理。

茯苓（Fuling）

《本草纲目》·木部·第三十七卷·茯苓

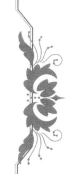

本品为多孔菌科真菌茯苓 *Poria cocos*（Schw.）Wolf 的干燥菌核。

【"修治"原文】

【敩曰】凡用皮、去心，捣细，于水盆中搅浊，浮者滤去之。此是茯苓赤筋，若误服饵，令人瞳子并黑睛点小，兼盲目。

【弘景曰】作丸散者，先煮二三沸乃切，曝干用。

【古代炮制】

南北朝有去皮心神（《雷公》）。唐代有煮制（《新修》）。宋代有炒制（《博济》），乳拌制（《扁鹊》）。金元时期有蒸制（《儒门》），焙制（《世医》），酒浸制（《汤液》），面裹煨制（《宝鉴》）。明代有砂仁蒸制（《正宗》），乳炙制（《滇南》），乳浸制、乳蒸制（《宋氏》），乳煮制（《保元》），酒蒸制（《景岳》），酒洗法（《济阴》），米泔制（《普济方》）。清代有雄黄制（《时病》），乳、桂、酒、童便复制（《逢原》），酒煮法（《尊生》），酒炒、姜汁蒸制（《幼幼》），土炒（《玉尺》）等炮制方法。

【现代炮制】

1. 炮制方法

茯苓：取茯苓个，浸泡，洗净，润后稍蒸，及时削去外皮，切制成块或切厚片，晒干。

2. 炮制作用

茯苓：甘、淡，平。归心、肺、脾、肾经。具有利水渗湿、健脾宁心的功效。

3. 质量要求

茯苓：呈立方块状、方块状或不规则厚片，大小、厚薄不一。白色、淡红色或淡棕色。气微，味淡，嚼之黏牙。水分不得过 18.0%，总灰分不得过 2.0%，醇溶性浸出物不得少于 2.5%。

【研究概况】

1. 化学成分

1）茯苓所含成分

茯苓主含有三萜、多糖，树胶、蛋白质、脂肪酸和甾醇等类成分，主要活性成分有酸性多糖、茯苓酸等。

2）炮制对化学成分的影响

李习平等研究茯苓酸的含量：茯苓皮＞茯苓，且经蒸制后两者的含量均明显降低，其中生切品＞传统法蒸品＞高压蒸品。茯苓的不同炮制品中，总糖及多糖含量较生品有显著性增加：米汤制＞明矾米汤制＞土炒＞朱砂＞生品。

2. 工艺研究

许腊英等以茯苓多糖含量为评价指标，通过实验研究，筛选茯苓的最佳炮制工艺：发汗 2 次，然后加 12 倍量水洗 2 次，每次洗 3 min，再蒸 20 min，趁热去皮后切成约为 0.5 cm×0.5 cm×0.5 cm 的茯苓丁，于 60℃，烘 8 h，其间翻动 2 次。

3. 药理作用

茯苓具有利水渗湿、健脾、宁心之功效。现代药理研究主要有以下几方面。

1）利尿作用

将茯苓水煎液分别给生理盐水负荷大鼠和小鼠灌胃。结果显示，茯苓有较为明显的利尿作用，且作用时间长。田婷等研究表明，茯苓皮乙醇提取物具有显著的利尿作用，其主要化学成分为四环三萜类化合物。

2）免疫调节作用

茯苓水提取物、碱提取物和醇提取物都能促进小鼠腹腔内巨噬细胞的吞噬指数和吞噬百分率，显著增加小鼠血清内免疫因子 IL-2 和 TNF-α 的含量，使胸腺及脾脏的质量增加。王青等研究发现口服茯苓多糖能有效对抗环磷酰胺诱导的淋巴细胞亚群的变化，其中对派氏结作用明显，显示茯苓多糖对肠道黏膜免疫系统的作用强于对外周免疫系统的作用。蒋娟等研究证明茯苓多糖有利于小鼠血清中 IgA、IgG 和 IgM 的生物合成，能提高机体免疫水平。

3）保肝肾作用

刘成等通过异硫氰酸-α-萘酯大鼠黄疸模型试验，证明高剂量茯苓多糖能抑制 IL-1β、TNF-α 的 mRNA 表达，提高 IL-4 mRNA 表达，通过免疫调节达到退黄保肝的作用。王灿红等研究羧甲基茯苓多糖（CMP）对氟尿嘧啶（5-Fu）肝损伤小鼠减毒和肝脏保护作用及机制，结果表明，CMP 对正常小鼠肝脏无明显作用，但能明显减轻 5-Fu 毒性，并对肝损伤有明显保护作用。张先淑等通过 CCl_4 小鼠模型，证实茯苓三萜能够显著降低小鼠血清中 AST、ALT 活性，病理切片也显示茯苓三萜能够显著减轻小鼠肝损伤的程度，茯苓三萜对 CCl_4 所致的小鼠肝损伤有明显治疗作用。

4）抗氧化、抗衰老作用

李燕凌等研究显示茯苓多糖具有较强的抗氧化能力。梁亦龙等通过果蝇试验，验证了茯苓能提升果蝇超氧化物歧化酶和过氧化氢酶活性，降低丙二醛含量，茯苓对果蝇具有提升其抗氧化能力、抑制其脂质过氧化、延长其寿命的功效。程水明等通过化学发光法和比色法评价证明茯苓皮三萜对清除自由基、抑制红细胞的氧化损伤和抑制过氧化产生的 MDA 均有较好的效果，有明显的抗氧化作用。茯苓中的羟脯氨酸能增加皮肤内的胶原纤维达到延缓皮肤衰老的效果。茯苓多糖和茯苓三萜均是通过增强超氧化歧化酶活性、降低过氧化氢酶活性达到抗氧化能力提升的效果，起到抗衰老的作用。

5）抗肿瘤作用

王晓菲等实验证明茯苓乙酸乙酯和多糖组分对胃癌和乳腺癌细胞均表现出较好的抑制活性，在一定时间范围内药物作用强度与时间呈正相关，呈现一定的时间剂量依赖关系。李丽娟等通过将经茯苓多糖作用后的大鼠外周血中性粒细胞加入体外培养的 Bel-7402 肿瘤细胞中，发现茯苓多糖可以增加大鼠外周血中性粒细胞活性。张密霞等研究证明茯苓多糖对接种 B16 黑色素瘤的小鼠肿瘤肺转移有抑制作用。赵吉福等向小鼠注射 Sarcoma180 瘤细胞后再给药茯苓酸，结果发现茯苓酸对小鼠 Sarcoma180 瘤细胞抑制率达 62.8%。茯苓酸在小鼠体内和体外均能明显增强巨噬细胞产生 TNF 的能力。

6）其他

茯苓还具有降血糖、降血脂、抗炎、镇静催眠等作用。

【述评】

茯苓始载于《神农本草经》。现在临床使用的饮片规格有茯苓皮、茯苓和茯神，茯苓根据颜色分为赤茯苓和白茯苓。茯苓具有渗湿利水、健脾、宁心的功效；茯苓皮利水消肿；茯神宁心安神。据《本草纲目》记载："赤茯苓破结气，泻心、小肠、膀胱。茯苓皮治水肿肤胀，开水道，开腠理。""茯神甘，平，无毒；疗风眩风虚，五劳口干，止惊悸、多恚怒、善忘，开心益智，安魂魄，养精神"（《别录》）。对于《本草纲目》记载茯苓不同部位需分开使用的临床经验，现代一直沿袭。现代化学及药理学研究也证明，茯苓不同部位所含成分及其含量不同，作用功效差异显著。现版《中国药典》仅收载了茯苓及茯苓皮两种饮片，没有白茯苓和赤茯苓之分，两者应属于质量等级不同而已。

据古籍记载，茯苓炮制方法有净制、切制、炒、土炒、蒸、煮、焙、煨、酒制、乳制、泔制、姜制等。《本草纲目》中强调茯苓要去皮、去赤筋，煮二三沸。认为茯苓赤筋令人瞳子并黑睛点小，兼盲目，该描述是否具科学性，有待研究。现在除净制、切制外，未见其他炮制方法应用。

桃胶 (Taojiao)

《本草纲目》·果部·第二十九卷·桃

本品为蔷薇科植物桃 *Prunus persica*（L.）Batsch 或山桃 *Prunus davidiana*（Carr.）Franch. 的树皮中分泌出来的树脂。

【"修治"原文】

桃胶

【时珍曰】桃茂盛时，以刀割树皮，久则胶溢出，采收，以桑灰汤浸过，曝干用。如服食，当依本方修炼。

【古代炮制】

宋代有炼(《证类》)，焙(《产育》)。明代有桑灰汤浸制(《纲目》)等炮制方法。

【现代炮制】

1. 炮制方法

桃胶：取原药材，除去杂质，敲成小于 2 cm 的块，筛去杂质。（2008《安徽》）或取原药材，水浸、洗去杂质，干燥。（2005《安徽》）

2. 炮制作用

桃胶：甘、苦，平。归大肠、膀胱经。具有和血、通淋、止痢的功效。用于血瘕、石淋、痢疾、糖尿病等。

3. 质量要求

桃胶：呈不规则球状、块状或颗粒状，表面红棕色、黄棕色或白色，有的表面具有多个瘤状突起，有的附有树皮。质脆，易断碎，断面呈颗粒性，具玻璃样光泽，透明或半透明。气微，味微甘，嚼之黏牙。

【现代研究】

1. 化学研究

桃胶主含多糖，多糖主要由半乳糖和阿拉伯糖组成。此外还含少量蛋白质等。

2. 药理作用

桃胶具有和血、通淋、止痢的功效。现代药理研究主要有以下几方面。

1）降血糖、降血脂作用

桃胶多糖能改善糖尿病小鼠"三多一少"的症状，具有降血糖作用。桃胶含有锰、钙和镁等少量微量元素，锰缺乏将导致胰岛素合成和分泌的降低，影响糖代谢。因此，桃胶中锰的含量较高可能与其降血糖作用有关。采用小剂量四氧嘧啶＋高糖高脂饲料复制糖尿病大鼠模型，用桃胶粉进行治疗，实验结果提示桃胶有改善糖尿病大鼠血脂、调节血脂紊乱的作用。

2）增强胃动力作用

桃胶膨胀吸水，可以促进肠道蠕动，能帮助缓解便秘的症状，可以减缓食物从胃进入肠道的速度，达到控制体重的目的。

3）其他

桃胶还有增强免疫、抗氧化等作用。

【述评】

桃胶炮制方法简单，主要有炼、焙、桑灰汤浸等。《本草纲目》载有桑灰汤浸制方法。现版《中国药典》未收载该品种。临床少用，多作食用。

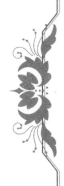

海藻 （Haizao）

《本草纲目》·草部·第十九卷·海藻

本品为马尾藻科植物海蒿子 *Sargassum pallidum* （Turn.） C. Ag. 或羊栖菜 *Sargassum fusiforme* （Harv.） Setch. 的干燥藻体。前者为"大叶海藻"，后者为"小叶海藻"。

【"修治"原文】

【敩曰】凡使须用生乌豆，并紫背天葵，三件同蒸伏时，日干用。

【时珍曰】近人但洗净咸味，焙干用。

【古代炮制】

南北朝有黑豆、紫背天葵同蒸(《雷公》)。宋代有焙制汤洗去咸味、焙令干(《总录》)，酒洗(《疮疡》)。元代有汤洗七次焙干用(《活幼》)。明代有酒浸焙干、荞麦炒(《普济方》)，酒浸晒干、醋煮(《医学》)，酒洗、生乌豆、紫贝天葵同蒸(《入门》)。清代有荞麦炒(《金鉴》)，酒洗去盐水晒干(《奥旨》)等炮制方法。

【现代炮制】

1. 炮制方法

海藻：除去杂质，洗净，稍晾，切段，干燥。

2. 炮制作用

海藻：苦、咸，寒。归肝、胃、肾经。具消痰软坚散结、利水消肿的功效。净制可去其咸味。

3. 质量要求

大叶海藻：为不规则的段，卷曲状，棕褐色至黑褐色，有的被白霜。杆干可见短小的刺状突起；叶缘偶见锯齿。气囊棕褐色至黑褐色，球形或卵圆形，有的有柄。质脆，潮润时柔软；水浸后膨胀，肉质，黏滑。气腥，味微咸。

小叶海藻：为不规则的段，卷曲状，棕黑色至黑褐色。枝干无刺状突起。叶条形或细匙形，先端稍膨大。气囊腋生，纺锤形或椭圆形，多脱落，囊柄较长。

海藻含水分不得过 19.0%，重金属及有害元素：铅不得过 5 mg/kg、镉不得过 4 mg/kg、汞不得过 0.1 mg/kg、铜不得过 20 mg/kg。醇溶性浸出物不得少于 6.5%。海藻多糖不得少于 1.70%。

【研究概况】

1. 化学成分

海藻中主含多糖、不饱和脂肪酸、氨基酸、牛磺酸、褐藻酸、甘露醇、碘等。

2. 药理作用

海藻具消痰软坚散结、利水消肿的功效。现代药理研究主要有以下几个方面。

1）抗肿瘤作用

海藻多糖对机体的免疫功能呈现增强和抑制双向的调节，并通过增强免疫来实现其抗肿瘤作用。研究海藻酸钠微球包裹小鼠黑色素瘤细胞 B16 抗原对小鼠免疫系统的激活作用，发现给荷瘤小鼠接种被黑色素瘤抗原激活后的 DC 细胞，可以抑制肿瘤生长；将黑色素瘤 B16 细胞抗原微球化后对小鼠进行免疫能够增加 IFN-γ 和 IL-12 细胞因子水平，具有潜在的抗肿瘤效果。

2）抗病毒作用

岳路路研究显示，海藻提取物对呼吸道合胞病毒（RSV）及肠道病毒 71 型（EV71）有良好的抗病毒效用，其浓度越高对 RSV 肺炎小鼠的肺组织保护作用越好，对 RSV 和 EV71 的直接灭活作用很强。

3）对心血管的影响

海藻提取物褐藻酸可预防鹌鹑实验性动脉粥样硬化的发生。藻酸双酯钠能扩张血管，对血管内高度聚集的红细胞有解聚能力，影响前列腺素合成，降低 TXB2 及 TXB2/PGI2 水平。海藻主要降压成分有褐藻多酚、类胡萝卜素、降血压肽和氨基酸。熊霜将膳食纤维与药食同源的传统中药复合，制成海藻膳食纤维复方，研究证实海藻膳食纤维复方能够显著降低高脂大鼠血清脂质水平，具有修复受损细胞、阻止高脂环境对细胞膜的破坏、提高细胞抗氧化活性的功效。

【述评】

据古籍记载，海藻炮制方法主要有黑豆紫背天葵蒸、酒洗、荞麦炒等。《本草纲目》收载有黑豆、天葵同蒸法，该法现在虽未见使用，但有其合理性。紫背天葵具消肿、解毒、利水作用，治疗瘰疬、黑豆具补肾、活血、利水、解毒作用，三者同蒸，可增强利水消肿、散结的作用。时珍又曰：近人但洗净咸味，焙干用。该法与《中国药典》方法一致，即洗净、切段、干燥。海藻临床一般生用。现代医学认为"甲状腺肿大"是中医"瘿结"的一种表现，由于缺碘导致，海藻含有丰富的有机碘，具有治疗作用。

猪苓 (Zhuling)

《本草纲目》·木部·三十七卷·猪苓

本品为多孔菌科真菌猪苓 *Polyporus umbellatus*（Pers.）Fries 的干燥菌核。

【"修治"原文】

【敩曰】采得，铜刀削去粗皮，薄切，以东流水浸一夜。至明漉出，细切，以升麻叶对蒸一日，去叶，晒干用。

【时珍曰】猪苓取其行湿，生用更佳。

【古代炮制】

汉代有去黑皮（《伤寒》）。南北朝有升麻叶蒸制（《雷公》）。宋代有醋炒（《疮疡》）。明代有蒸（《大法》），木通同炒（《普济方》）。清代有炒（《幼幼》）等炮制方法。

【现代炮制】

1. 炮制方法

猪苓：除去杂质，浸泡，洗净，润透，切厚片，干燥。

2. 炮制作用

猪苓：甘、淡，平。归肾、膀胱经。具有利水渗湿功效。切制便于调剂制剂。

3. 质量要求

猪苓：呈类圆形或不规则的厚片。外表皮黑色或棕黑色，皱缩。切面类白色或黄白色，略呈颗粒状。气微，味淡。水分不得过 13.0%，总灰分不得过 10.0%。麦角甾醇不得少于 0.050%。

【研究概况】

1. 化学成分

1）猪苓所含成分

猪苓主含麦角甾醇、多糖及甾酮类化合物，其主要成分有麦角甾醇、猪苓酮 A 和 B 等。

2）炮制对化学成分的影响

鲁文静等研究表明，以多糖含量为指标考核干燥方法：70℃2 h、50℃烘干法（3.78%）＞50℃烘干（2.11%）＞晒干（1.80%）＞70℃烘干（1.51%）＞阴干（1.44%）；麦角甾醇含量：晒干及 50℃烘干＞阴干及 30℃烘干＞70℃烘干。

2. 药理作用

猪苓具有利水渗湿功效。现代药理研究主要有以下几方面。

1）利尿作用

猪苓煎剂静脉或肌内注射，对不麻醉犬具有比较明显的利尿作用，并能促进钠、氯、钾等电解

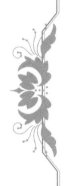

质的排出。猪苓提取物对肾结石大鼠实验表明，猪苓具有明显的利尿、抑制尿结石形成和肾功能保护作用，可用于利尿、防治尿结石及肾功能衰竭。

2）抗肿瘤作用

猪苓多糖具有抑制肿瘤生长和增强荷瘤动物及肿瘤患者免疫功能的作用。猪苓多糖对小鼠 S180 瘤体的抑制率达 50%～70%，瘤重抑制率达 30% 以上，6%～7% 荷瘤小鼠肿瘤完全消退，使荷瘤小鼠脾淋巴样细胞对瘤细胞的杀伤作用增强。研究证实猪苓多糖对膀胱癌细胞株 T_{24} 细胞有抑制作用，对 T_{24} 细胞 p53 蛋白表达有调控作用，对 H-Ras 蛋白表达无明显影响。猪苓多糖可通过上调膀胱癌大鼠外周血的 $CD8^+$、CD^+、$CD28^+$ 及 $TCR\gamma\delta^+$ T 淋巴细胞水平，增强膀胱癌大鼠对抗原的免疫应答水平，促进免疫功能恢复，提高抗癌能力。

3）免疫调节作用

猪苓多糖能明显提高小鼠腹腔巨噬细胞的吞噬指数和吞噬率、淋巴细胞转化率、E 玫瑰花环率及 EAC 花环率，表明猪苓多糖可以通过提高巨噬细胞生物活性，淋巴细胞转化能力，T 细胞免疫活性等增强或促进小鼠的非特异性和特异性免疫功能。猪苓多糖可抵消肿瘤细胞 180 培养上清的免疫抑制作用，下调肿瘤细胞 S180 合成和/或分泌免疫抑制物质。猪苓多糖可以促进小鼠骨髓树突状细胞（DC）的成熟，促进 DC 诱导的免疫应答启动而发挥免疫增强作用。

4）保肝作用

猪苓多糖能减轻四氯化碳对小鼠肝脏的损伤，使肝组织病理损伤减轻、血清谷丙转氨酶活性下降，防止肝细胞中 6-磷酸葡萄糖磷酸酶和结合酸性磷酸酶活性降低。猪苓多糖治疗慢性乙型肝炎的疗效较为肯定，无论猪苓多糖单独应用，或是与其他药物联合应用，均可有效抑制乙肝病毒复制，提高 HBeAg 和 HBV-DNA 阴转率、抗-HBe 阳转率，改善肝功能。

【述评】

据古籍记载，猪苓炮制方法有去黑皮、蒸、升麻叶蒸制、炒、醋炒、木通同炒等。《本草纲目》仅收载有升麻叶蒸法。用升麻叶制在于"取升麻升发之性，资其发汗逐邪，引导内湿出于皮毛"（《雷公》）。关于木通同炒，有典籍记载"木通泻火行水，通利血脉，两药合制增强泻火行水，交通心肾的作用，治肾气"（《普济方》）。但历代均以生用为主，李时珍也强调：猪苓取其行湿，生用更佳。现版《中国药典》仅载有生品。

琥珀 （Hupo）

《本草纲目》·木部·第三十七卷·琥珀

本品为古代松科植物的树脂埋藏地下经久转化而成的化石样物质。

【"修治"原文】

【敩曰】入药，用水调侧柏子末，安瓷锅中，置琥珀于内煮之，从巳至申，当有异光，捣粉筛用。

【古代炮制】

晋代有研粉、童便制（《鬼遗方》）。南北朝刘宋时代有煮制后捣粉（《雷公》）。

【现代炮制】

1. 炮制方法

琥珀：取原料除去杂质，研成细粉。（2012《辽宁》）

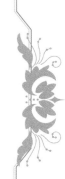

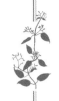

2. 炮制作用

琥珀：甘，平。归心、肝、膀胱经。具有镇惊安神、散瘀止血、利水通淋的功效。研粉便于调剂制剂。

3. 质量要求

琥珀：呈不规则的块状、颗粒状或多角形，大小不一。血红色（习称"血珀"）或黄棕色，表面不平，有光泽。质松脆，捻之即成粉末。气无，味淡，嚼之易碎无沙感。以火燃之易熔，爆炸有声，冒白烟，微有松香气。

【述评】

据古籍记载，琥珀炮制方法有研粉、童便制、煮制等，《本草纲目》记载了"捣粉筛用"等方法，该法沿用至今。琥珀具有镇惊安神、散瘀止血、利水通淋的功效，为远古松科松属植物的树脂埋藏于地层，经漫长岁月的演变而形成的化石。资源有限。现代多以琥珀为原料加工成文玩饰品，药用较少。

雷丸 （Leiwan）

《本草纲目》·木部·三十七卷·雷丸

本品为白磨科真菌雷丸 *Omphalia lapidescens* Schroet. 的干燥菌核。

【"修治"原文】

【敩曰】 凡使，用甘草水浸一夜，铜刀刮去黑皮，破作四五片。以甘草水再浸一宿，蒸之，从巳至未，日干。酒拌再蒸，日干用。

【大明曰】 入药炮用。

【古代炮制】

南北朝有甘草水浸再酒拌蒸制（《雷公》）。唐代有熬制（《外台》），烧炭（《颅囟》）。宋代有炮（《证类》），炒（《朱氏》）。明代有甘草制（《蒙筌》），醋浸（《入门》），醋煮（《准绳》），醋炙（《景岳》），酒蒸（《必读》），苍术制（《大法》），米泔苍术复制（《瑶函》）。清代有竹刀去黑皮（《本草述》），泡（《得配》）等炮制方法。

【现代炮制】

1. 炮制方法

雷丸：除去杂质，洗净，晒干，粉碎。不得蒸煮或高温烘烤。

2. 炮制作用

雷丸：微苦，寒。归胃、大肠经。具有杀虫消积的功效。粉碎便于调剂制剂。

3. 质量要求

雷丸：为不规则的颗粒状或粉末，表面白色或浅灰黄色，嚼之有颗粒感，稍带黏性，久嚼无渣，无臭，味微苦。水分不得过 15.0%，总灰分不得过 6.0%。醇溶性浸出物不得少于 2.0%。雷丸素不得少于 0.60%。

【研究概况】

1. 化学成分

雷丸主含蛋白质、多糖、氨基酸等。主要成分有雷丸蛋白酶（雷丸素）和雷丸凝集素。

2. 药理作用

雷丸具有杀虫消积的功效。现代药理研究主要有以下几方面。

1）杀虫作用

雷丸具有较好的杀虫作用。宋国平等研究表明，随着吡喹酮和雷丸体外培养浓度的增加及时间的延长，裂头蚴对小鼠的感染性逐渐降低，并引起虫体广泛的组织结构损伤。赵冠宏发现，雷丸蛋白酶对猪囊尾蚴大体形态、组织结构均有明显的破坏作用，可侵入实质细胞层。

2）抗肿瘤作用

雷丸蛋白酶超过一定用量范围可直接杀伤人胃癌细胞 MC-4。给腹水癌鼠腹腔注射雷丸提取液后，发现腹水减少，癌细胞变性、坏死，表明雷丸对腹水癌有抑制作用。陈宜涛等研究表明，雷丸菌丝蛋白对 H22 肝癌细胞所致实体瘤具有明显抑制作用，并能增强小鼠免疫功能。雷丸中 pPeOp 蛋白能够抑制胃癌细胞 MC-4 的增殖和迁移，且迁移抑制作用与 MMP-2 具有一定的相关性。

3）其他

雷丸还有降血糖、抗炎、调节免疫等作用。

【述评】

据古籍记载，雷丸炮制方法有蒸、熬、烧炭、炒、甘草制、醋制、酒制、苍术制、复制、泡制等。《本草纲目》记载有甘草水-酒拌蒸法。雷丸以生品使用为主，现版《中国药典》仅载有生品。

现代研究表明，雷丸中含有蛋白是雷丸驱虫及凝血的有效成分之一，受热不稳定，入煎汤剂也不易煎出。不宜入煎剂，以丸、散剂及胶囊剂型为较理想的药用剂型。

附　　录

附录1　金陵本《本草纲目》与本书药物名称对照表

金陵本《本草纲目》药物名称		本书药物名称
卷	药名	
第七卷	白垩	白垩
	梁上尘	梁上尘
第八卷	银	银箔
	赤铜	赤铜屑
	自然铜	自然铜
	铅霜	铅霜
	密陀僧	密陀僧
	铁华粉	铁华粉
	玉	玉
	云母	云母
	紫石英	紫石英
第九卷	丹砂	朱砂
	水银	水银
	水银粉	轻粉
	粉霜	粉霜
	灵砂	灵砂
	雄黄	雄黄
	雌黄	雌黄
	石膏	石膏
	滑石	滑石
	五色石脂	赤石脂
	炉甘石	炉甘石
	井泉石	井泉石
	石钟乳	钟乳石

金陵本《本草纲目》药物名称		本书药物名称
卷	药名	
第十卷	阳起石	阳起石
	慈石	磁石
	代赭石	赭石
	禹余粮、太一余粮	禹余粮
	曾青	曾青
	砒石	砒石
	土黄	土黄
	礞石	青礞石
	花乳石	花蕊石
	金牙石	金牙石
	蛇黄	蛇含石
第十一卷	食盐	食盐
	凝水石	寒水石
	风化消、玄明粉	玄明粉
	消石	消石
	硇砂	硇砂
	石硫黄	硫黄
	矾石	白矾
第十二卷	甘草	甘草
	黄耆	黄芪
	人参	人参
	桔梗	桔梗
	黄精	黄精
	萎蕤	玉竹
	知母	知母
	肉苁蓉	肉苁蓉
	赤箭、天麻	天麻
	狗脊	狗脊
	巴戟天	巴戟天
	远志	远志
	淫羊藿	淫羊藿
	仙茅	仙茅
	玄参	玄参
	紫草	紫草
	术	苍术

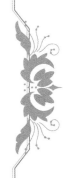

附录

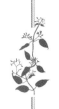

《本草纲目·修治》新编

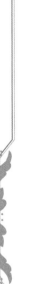

金陵本《本草纲目》药物名称		本书药物名称
卷	药名	
第十三卷	黄连	黄连
	秦艽	秦艽
	茈胡	柴胡
	前胡	前胡
	独活	独活
	升麻	升麻
	苦参	苦参
	贝母	川贝母、浙贝母
	龙胆	龙胆
	细辛	细辛
	鬼督邮	银线草
	徐长卿	徐长卿
	白薇	白薇
	白前	白前
第十四卷	当归	当归
	蛇床	蛇床子
	白芷	白芷
	芍药	白芍、赤芍
	牡丹	牡丹皮
	木香	木香
	杜若	杜若
	高良姜	高良姜
	豆蔻	草豆蔻
	荜茇	荜茇
	蒟酱	蒟酱
	肉豆蔻	肉豆蔻
	补骨脂	补骨脂
	蓬莪术	莪术
	荆三棱	三棱
	香附子、莎草	香附
	兰草	佩兰
	泽兰	泽兰
	香薷	香薷
	赤车使者	赤车使者

金陵本《本草纲目》药物名称		本书药物名称
卷	药名	
第十五卷	艾	艾叶
	青蒿	青蒿
	茺蔚	茺蔚子
	刘寄奴草	刘寄奴
	旋覆花	旋覆花
	青葙	青葙、青葙子
	续断	续断
	漏卢	漏芦
	飞廉	飞廉
	胡卢巴	胡芦巴
	蠡实	马蔺子
	恶实	牛蒡子
	葈耳	苍耳子
	蘘荷	蘘荷
	麻黄	麻黄
	灯心草	灯心草
第十六卷	地黄	地黄
	牛膝	牛膝、川牛膝
	紫菀	紫菀
	麦门冬	麦冬
	败酱	败酱草
	款冬花	款冬花
	瞿麦	瞿麦
	王不留行	王不留行
	葶苈	葶苈子
	车前	车前草、车前子
	虎杖	虎杖
	蒺藜	蒺藜
第十七卷	大黄	大黄
	商陆	商陆
	防葵	防葵
	大戟	京大戟、红大戟

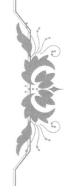

金陵本《本草纲目》药物名称		本书药物名称
卷	药名	
	甘遂	甘遂
	续随子	千金子
	莨菪	天仙子
	云实	云实
	蓖麻	蓖麻子
	常山	常山
	藜芦	藜芦
	附子、侧子	附子
	天雄	天雄
	乌头	川乌、草乌
	虎掌、天南星	天南星
	半夏	半夏
	射干	射干
	芫花	芫花
	莽草	莽草
第十八卷	菟丝子	菟丝子
	五味子	五味子、南五味子
	覆盆子	覆盆子
	马兜铃	马兜铃
	牵牛子	牵牛子
	栝楼	天花粉、瓜蒌、瓜蒌皮、瓜蒌子
	天门冬	天冬
	百部	百部
	何首乌	何首乌
	女萎	女萎
	茜草	茜草
	防己	防己
	赤地利	金荞麦
	络石	络石藤
第十九卷	泽泻	泽泻
	菖蒲	石菖蒲
	蒲黄	蒲黄
	水萍	浮萍
	海藻	海藻
	昆布	昆布

续表

附
录

金陵本《本草纲目》药物名称		本书药物名称
卷	药名	
第二十卷	石斛	石斛
	骨碎补	骨碎补
	石韦	石韦
第二十一卷	卷柏	卷柏
	马勃	马勃
第二十二卷	胡麻	黑芝麻
	大麻	火麻仁
第二十三卷	薏苡仁	薏苡仁
	罂子粟	罂粟壳
第二十四卷	藊豆	白扁豆
第二十六卷	韭	韭菜子
	胡葱	胡葱
第二十七卷	灰藋	灰藋
	薯蓣	山药
第二十九卷	李	李根皮
	杏	苦杏仁
	梅	乌梅
	桃	桃仁、桃花、桃枝、桃胶
第三十卷	木瓜	木瓜
	山楂	山楂
	柿	柿饼、柿糕、酥柿
	安石榴	石榴皮
	橘	陈皮、青皮、橘核
	枇杷	枇杷叶
	橡实	橡实、橡实壳
	槲实	槲叶
第三十一卷	槟榔	槟榔
	大腹子	大腹皮
	椰子	椰子皮
第三十二卷	蜀椒	花椒
	荜澄茄	荜澄茄
	吴茱萸	吴茱萸

517 ◆

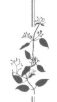

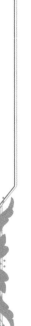

《本草纲目·修治》新编

金陵本《本草纲目》药物名称		本书药物名称
卷	药名	
第三十三卷	甜瓜	甜瓜子、甜瓜蒂
	莲藕	莲子、荷叶
	芡实	芡实
第三十四卷	柏	柏子仁、侧柏叶
	松	松香
	辛夷	辛夷
	沉香	沉香
	枫香脂	枫香脂
	乳香	乳香
	没药	没药
	骐𬴊竭	血竭
	龙脑香	龙脑冰片
	樟脑	天然冰片
第三十五卷	檗木	黄柏
	厚朴	厚朴
	杜仲	杜仲
	椿樗	椿皮
	漆	干漆
	楝	川楝子
	槐	槐角、槐花
	皂荚	皂荚、皂荚子
	无食子	没食子
	诃黎勒	诃子
	榉	榉树皮
	白杨	白杨树皮
	苏方木	苏木
	巴豆	巴豆
	大风子	大风子
第三十六卷	桑	桑白皮
	楮	楮实子
	枳	枳实、枳壳
	卮子	栀子
	蕤核	蕤仁

金陵本《本草纲目》药物名称		本书药物名称
卷	药名	
	山茱萸	山茱萸
	郁李	郁李仁
	卫矛	鬼箭羽
	地骨皮	地骨皮
	枸杞	枸杞子
	牡荆	牡荆沥
	蔓荆	蔓荆子
	密蒙花	密蒙花
	卖子木	卖子木
第三十七卷	茯苓	茯苓
	琥珀	琥珀
	猪苓	猪苓
	雷丸	雷丸
	桑上寄生	桑寄生
	竹	竹沥
第三十九卷	蜂蜜	蜂蜜
	露蜂房	蜂房
	五倍子	百药煎
	螳螂	桑螵蛸
	蚕	僵蚕
第四十卷	樗鸡	红娘子
	斑蝥	斑蝥
	芫青	青娘虫
	地胆	地胆
	水蛭	水蛭
	葛上亭长	葛上亭长
第四十一卷	蛴螬	蛴螬
	蚱蝉	蝉蜕
	蜣螂	蜣螂
	蜚虻	虻虫
第四十二卷	蟾蜍	蟾蜍
	虾蟆	蛤蟆
	蜈蚣	蜈蚣

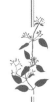

《本草纲目·修治》新编

金陵本《本草纲目》药物名称		本书药物名称
卷	药名	
	马陆	马陆
	蚯蚓	地龙
第四十三卷	龙	龙骨、龙齿、龙角
	鼍龙	鼍甲
	鲮鲤	穿山甲
	石龙子	石龙子
	蛤蚧	蛤蚧
	蛇蜕	蛇蜕
	白花蛇	蕲蛇
第四十四卷	乌贼鱼	海螵蛸
第四十五卷	水龟	龟甲
	秦龟	秦龟甲
	绿毛龟	绿毛龟
	鳖	鳖甲
	蟹	蟹
第四十六卷	牡蛎	牡蛎
	真珠	珍珠
	石决明	石决明
	海蛤、文蛤	蛤壳
	蛤蜊	蛤蜊粉
	魁蛤	瓦楞子
	贝子	贝齿
	紫贝	紫贝齿
	珂	珂
	海蠃	甲香
第四十八卷	雀	白丁香
	伏翼	夜明砂、蝙蝠
	寒号虫	五灵脂
第四十九卷	鸥	鸥头
第五十卷	豕	猪脂膏
	马	白马阴茎
	阿胶	阿胶
	牛黄	牛黄

金陵本《本草纲目》药物名称		本书药物名称
卷	药名	
第五十一卷	虎	虎骨、虎睛
	象	象胆
	犀	犀角
	羆熊	熊掌、熊脂
	羊	羚羊角
	鹿	鹿角、鹿茸、鹿角胶
	麋	麋角、麋茸
	麝	麝香
	猫	猫屎
	腽肭兽	海狗肾
	猬	刺猬皮
第五十二卷	发髲	血余炭
	天灵盖	天灵盖
	人胞	紫河车
	胞衣水	胞衣水

附录 2　本书引用主要书目

《病方》:《五十二病方》　春秋战国·马王堆汉墓帛书整理小组编　文物出版社(1979 年)

《内经》:《黄帝内经·素问》　春秋战国·明·顾从德刻本　人民卫生出版社影印(1959 年)

《本经》:《神农本草经》(公元前 200 年—公元 200 年)　魏·吴普等述　清·孙星衍、孙星翼辑　商务印刷馆(1955 年)

《玉函》:《金匮玉函经》　汉·张仲景(公元 219 年)　人民卫生出版社影印(康熙间刻本,1955 年)

《金匮》:《金匮要略方论》　汉·张仲景(公元 219 年)　人民卫生出版社影印(明赵开美刻本,1955 年)

《伤寒》:《注解伤寒论》　汉·张仲景(公元 219 年)　人民卫生出版社影印(明赵开美刻仲景全书本,1956 年)

《肘后》:《肘后备急方》　晋·葛洪(公元 281—341 年)　人民卫生出版社影印(明刘自化刻本,1956 年)

《鬼遗》:《刘涓子鬼遗方》　南齐·龚庆宣(公元 495—499 年)　人民卫生出版影印(徐万昌摹宋刻本,1956 年)

《集注》:《本草经集注》　梁·陶弘景(公元 502—536 年)　群联出版社影印(敦煌石室藏六朝写本,1955 年)

《雷公》:《雷公炮炙论》　刘宋·雷敩(公元? 年)(辑自《证类本草》)　人民卫生出版影印(据张氏原刻晦明轩本,1957 年)

《千金》:《备急千金要方》　唐·孙思邈(公元 659 年)　人民卫生出版影印(北京刻本,1955 年)

《新修》:《新修本草》　唐·苏敬(公元 659 年)　群联出版社(据汤溪范氏所藏傅氏纂喜庐丛书影刻,1955 年)

《千金翼》:《千金翼方》　唐·孙思邈(公元 682 年)　人民卫生出版社影印(文政十二年依元大德重刊,1955 年)

《食疗》:《食疗本草》　唐·孟诜(公元 713—739 年)　大东书局(敦煌石室古本草,食疗本草残卷,1934 年)

《外台》:《外台秘要》　唐·王焘(公元 752 年)　人民卫生出版影印(歙西槐塘经余居藏版,1955 年)

《产宝》:《经效产宝》　唐·昝殷(公元 847 年)　人民卫生出版影印(光绪十四年重校刊本,1955 年)

《颅囟》:《颅囟经》　唐·佚名(公元 907 年)　人民卫生出版影印(明·《永乐大典》中辑出,1956 年)

《理伤》:《仙授理伤续断秘方》　唐·蔺道人(公元 946 年?)　人民卫生出版影印(据明洪武刻本并核对道藏本勘后排印)

《圣惠方》:《太平圣惠方》　宋·王怀隐(公元 992 年)　人民卫生出版影印(1958 年)

《博济》:《博济方》　宋·王衮(公元 1047 年)　商务印书馆铅印本(据墨海金壶本,参四库全书本

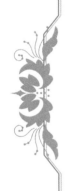

排印,1959 年)

《苏沈》:《苏沈良方》 宋·苏轼、沈括(公元 1075 年) 人民卫生出版影印(1956 年)

《旅舍》:《旅舍备急方》 宋·董汲(公元 1086 年) 木刻单行本

《史载》:《史载之方》 宋·史堪(公元 1085 年?) 商务印书馆重印本(1956 年)

《脚气》:《脚气治法总要》 宋·董汲(公元 1093 年) 商务印书馆重印本(文渊阁藏本)

《总病论》:《伤寒总病论》 宋·庞安时(公元 1100 年) 千顷堂石印本(道光癸未仲春)

《药证》:《小儿药证直诀》 宋·钱乙(公元 1114 年) 人民卫生出版影印(1955 年)

《活人书》:《类证活人书》 宋·朱肱(公元 1108 年) 商务印书馆铅印(1955 年)

《证类》:《重修政和经史证类备用本草》 宋·唐慎微(公元 1116 年) 人民卫生出版影印(据扬州季范董氏藏金泰和存晦明轩本,1957 年)

《衍义》:《本草衍义》 宋·寇宗奭(公元 1116 年) 大东书局铅印本(1936 年)

《总录》:《圣济总录》 宋·太医院编(公元 1117 年) 人民卫生出版社(据现存善本与残存元刻珍本进行互相增补加句排印,1962 年)

《指迷》:《全生指迷方》 宋·王贶(公元 1125 年?) 商务印书馆重印本(1956 年)

《产育》:《产育宝庆集》 宋·李师圣、郭稽中(公元 1131 年) 湖北崇文书局刻本(清同治十年辛未)

《普本》:《普济本事方》 宋·许叔微(公元 1132 年?) 上海科学技术出版社(1959 年)

《鸡峰》:《鸡峰普济方》 宋·张锐(公元 1133 年) 清道光八年戊子(1828 年)汪士钟复南宋刻本艺芸书舍藏版道光戊子仲夏重刊

《局方》:《太平惠民和剂局方》 宋·陈师文等(公元 1151 年) 人民卫生出版社(据元建安宗文书堂郑天泽刊本排印)

《总微》:《小儿卫生总微方论》 宋·撰人未详(公元 1156 年) 上海科学技术出版社(据黄波萧氏重校本排印)

《卫济》:《卫济宝书》 宋·东轩居士(公元 1170 年) 人民卫生出版社影印(1956 年)

《洪氏》:《洪氏集验方》 宋·洪遵辑(公元 1170 年) 商务印书馆(1955—1956 年)重印本

《三因》:《三因极一病证方论》 宋·陈言(无择)(公元 1174 年) 人民卫生出版社(据宋刊配补元麻覆刻本排印,1957 年)

《传信》:《传信适用方》 宋·吴彦夔(公元 1180 年) 人民卫生出版社影印(1956 年)

《宝产》:《卫生家宝产科备要》 宋·朱瑞章(公元 1184 年) 十万卷楼丛书本 连史纸印

《背疽》:《校正集验背疽方》 宋·李迅(公元 1196 年) 上海国医书局铅印国医小丛书单行本(1930 年)

《妇人》:《校注妇人良方》 宋·陈自明(公元 1237 年) 人民卫生出版社(1956 年)

《济生》:《济生方》 宋·严用和(公元 1253 年) 人民卫生出版社影印(1956—1957 年)

《痘疹方》:《陈氏小儿痘疹方论》 宋·陈文中(公元 1254 年?) 商务印刷馆铅印(1958 年)

《精要》:《外科精要》 宋·陈自明(公元 1263 年) 日本津轻氏藏本

《朱氏》:《类编朱氏集验医方》 宋·宋佐(公元 1265 年) 商务印书馆选印委别藏的单行本

《急救》:《急救仙方》 宋·不著撰人(公元 1278 年?) 清道光 8 年戊子(1828 年)鲍氏校医书四

523

种单行本

《产宝》:《产宝杂录》 宋·齐仲甫(公元1279年？) 抄本

《百问》:《女科百问》 宋·齐仲甫(公元1279年) 疑是慎贻堂藏版

《扁鹊》:《扁鹊心书》 宋·窦材重集 光绪22年上海图书集成印书局医林指月本

《履巉岩》:《履巉岩本草》(三卷) 宋·琅琊默庵 明抄影绘本

《保命》:《素问病机气宜保命集》 金·刘完素(公元1186年) 人民卫生出版社(1959年)

《儒门》:《儒门事亲》 金·张子和(公元1228年？) 上海科学技术出版社(1958年,原大东版)

《世医》:《世医得效方》 元·危亦林(公元1277—1347年) 上海科学技术出版社(1964年)

《脾胃论》:《脾胃论》 元·李杲(公元1249年) 由《李东垣医书十种》摘出,上海受古书店、中一书局印行

《活幼》:《活幼心书》 元·曾世荣(公元1294年) 清宣统二年(1910年)武昌医馆据艺风堂藏至元刻本重校刊

《汤液》:《汤液本草》 元·王好古(公元1298年) 人民卫生出版社影印(1956年)

《瑞竹》:《瑞竹堂经验方》 元·沙图穆苏(公元1326年) 上海科学技术出版社(据当归草堂本校印,1959年)

《精义》:《外科精义》 元·齐德之(公元1335年) 人民卫生出版社影印(1956年)

《宝鉴》:《卫生宝鉴》 元·罗天益(公元1343年) 商务印书馆排印(1959年)

《丹溪》:《丹溪心法》 元·朱震亨(公元1347年) 上海科学技术出版社(据医统正脉本重校印,1959年)

《十药》:《十药神书》 元·葛可久(公元1348年) 人民卫生出版社影印(1956年)

《原机》:《原机启微》 元·倪维德(公元1370年) 上海卫生出版社(根据《薛氏医案》本校印,1958年)

《疮疡》:《疮疡经验全书》 宋·窦汉卿辑 其裔孙窦梦麟续增(公元1569年？) 清康熙五十六年(1717年)浩然楼依王桂堂本重镌

《发挥》:《本草发挥》 明·徐彦纯(公元1368年) 据1922年上海大成书局《薛氏医案》石印本辑录

《普济方》:《普济方》 明·朱棣等(公元1406年) 人民卫生出版社(据四库抄本印,1959年)

《要诀》:《秘传证治要诀及类方》 明·戴元礼(公元1443年) 商务印书馆(1955年)

《奇效》:《奇效良方》 明·方贤著(公元1449年？) 商务印书馆(依明成化六年原刊本黑口版印,1959年)

《滇南》:《滇南本草》 清·兰茂著(公元1476年) 云南卫生厅整理 云南人民出版社(1959年)

《品汇》:《本草品汇精要》 明·刘文泰等纂(公元1505年) 人民卫生出版社(1964年)

《理例》:《外科理例》 明·汪机(公元1519年) 人民卫生出版社(按商务印书馆1957年初版原型重版本,据明嘉靖辛卯年刊本)

《蒙筌》:《本草蒙筌》 明·陈嘉谟(公元1525年) 文茂堂藏版

《婴童》:《婴童百问》 明·鲁伯嗣(公元1526年？) 人民卫生出版社(1961年)

《撮要》:《女科撮要》 明·薛己(公元1548年) 据1922年上海大成书局《薛氏医案》石印本

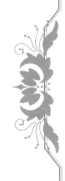

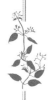

辑录

《明医》:《明医杂录》 明·王节斋集,薛己注(公元 1549 年) 据 1922 年上海大成书局《薛氏医案》石印本辑录

《万氏》:《万氏女科》 明·万全(公元 1549 年) 康熙甲午西昌裴琅玉声氏重刊木刻本

《保婴》:《保婴撮要》 明·薛铠集,薛己增补(公元 1555 年) 据 1932 年上海大成书局《薛氏医案》石印本辑录

《医学》:《医学纲目》 明·楼英(公元 1565 年) 世界书局铅印本(1937 年)

《入门》:《医学入门》 明·李梴(公元 1575 年) 锦章书局石印本(1941 年)

《纲目》:《本草纲目》 明·李时珍(公元 1578 年) 人民卫生出版社影印本(据张刻本,1957 年)

《仁术》:《仁术便览》(卷四:炮制药法) 明·张浩(公元 1585 年) 商务印书馆铅印本(1957 年)

《回春》:《增补万物回春》(卷上:药性歌 240 味) 明·龚廷贤(公元 1587 年) 上海扫叶山房石印本

《原始》:《本草原始》 明·李中立(公元 1593 年) 清乾隆安雅堂藏本

《禁方》:《鲁府禁方》 明·龚廷贤(公元 1594 年) 世界书局印行

《准绳》:《证治准绳》 明·王肯堂(公元 1602 年) 上海科学技术出版社影印(1959 年)

《启玄》:《外科启玄》 明·申斗垣(公元 1604 年) 人民卫生出版社(按明版本缩印,1955 年)

《宋氏》:《宋氏女科秘书》 明·宋林皋(公元 1612 年) 上海中医书局铅印本(1954 年)

《粹言》:《医宗粹言》(卷四:药性论) 明·罗周彦(公元 1612 年) 明万历四十年壬子(1612 年)常群何敬塘梓本

《保元》:《寿世保元》(卷一:药性歌 400 味) 明·龚廷贤(公元 1615 年) 上海科学技术出版社

《景岳》:《景岳全书》 明·张景岳(公元 1624 年) 上海科学技术出版社(据岳峙楼本影印,1959 年)

《正宗》:《外科正宗》 明·陈实功(公元 1617 年) 人民卫生出版社(据明崇祯四年本影印,1956 年)

《济阴》:《济阴纲目》 明·武之望(公元 1620 年) 科技卫生出版社校印(康熙四年蜩寄刊本,1958 年)

《大法》:《炮炙大法》 明·缪希雍(公元 1622 年) 人民卫生出版社影印(1956 年)

《醒斋》:《先醒斋广笔记》(附炮炙大法一卷) 明·缪希雍(公元 1622 年) 清道光辛卯年武林涵古堂木刻本

《本草正》:《本草正》 明·张景岳(1624 年) 清光绪 33 年(丁未 1907 年)刊景岳全书单行本

《必读》:《医宗必读》 明·李中梓(公元 1637 年) 上海卫生出版社

《通玄》:《本草通玄》 明·李中梓(公元 1637 年?) 清康熙十七年戊午(1678 年)吴三桂称帝时刊于云南

《瑶函》:《审视瑶函》 明·傅仁宇(公元 1644 年) 上海科学技术出版社(1959 年)

《一草亭》:《一草亭目科全书》(与异授眼科) 明·邓苑(公元 1644 年?) 上海科学技术出版社(1959 年)

《乘雅》:《本草乘雅半偈》 明·卢之颐(公元 1647 年) 清初卢氏月枢阁刊本

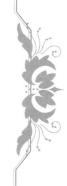

《握灵》:《握灵本草》 清·王翃(公元 1638 年) 清康熙二十二年序,乾隆五年(1740 年)朱钟勋补刻本

《本草汇》:《本草汇》 清·郭佩兰(公元 1655 年) 清梅花屿刊本(1666 年)

《法律》:《医学法律》 清·喻嘉言(公元 1658 年) 上海卫生出版社(1957 年)

《崇原》:《本草崇原》 清·张志聪(公元 1663 年) 医林指月单行本

《说约》:《医宗说约(卷首:药性炮炙歌)》 清·蒋仲芳(公元 1663 年) 清木刻本

《大成》:《外科大成》 清·祁坤(公元 1665 年) 科技卫生出版社(1958 年)

《本草述》:《本草述》 清·刘若金(公元 1666 年) 清肖兰陵堂刊本

《钩元》:《本草述钩元》 清·杨时泰(公元 1666 元?) 上海科学技术出版社(1958 年)

《玉衡》:《痧胀玉衡》 清·郭志邃(公元 1675) 上海卫生出版社(1957 年)

《暑疫》:《温热暑疫全书》 清·周扬俊(公元 1679 年) 科技卫生出版社(1959 年)

《集解》:《医方集解》 清·汪昂(公元 1682 年) 科技卫生出版社(1957 年)

《新编》:《本草新编》 清·陈士铎(公元 1687 年) 日本宽政元年(1789 年) 东园松田义厚翻刻本(卷一为刻本,卷二、三、四、五均为抄本)

《备要》:《本草备要》 清·汪昂(公元 1694 年) 商务印书馆铅印(1954 年)

《辨义》:《药品辨义》(明·贾所学撰) 清·尤乘增辑(公元 1691 年) 清康熙三十年林屋绣梓本

《食物》:《食物本草会纂》 清·沈季龙(公元 1691 年) 清镌本(乾隆癸卯阁书业堂版)

《奥旨》:《洞天奥旨》 清·陈士铎(公元 1694 年) 上海扫叶山房石印本

《逢原》:《本经逢原》 清·张璐(公元 1695 年) 上海科学技术出版社(1959 年)

《尊生》:《嵩崖尊生全书》 清·景冬阳(公元 1696 年) 扫叶山房木版刊本

《指南》:《修事指南》 清·张仲岩(公元 1704 年) 杭州抱经堂书局印行

《良朋》:《良朋汇集》 清·孙望林(公元 1711 年) 善成堂木刻本

《必用》:《本草必用》(顾松园医镜六种) 清·顾靖远(公元 1722 年?) 河南人民出版社(1961 年)

《解要》:《本草经解要》 清·叶天士(公元 1724 年)卫生堂刊本(1781 年)

《全生集》:《外科证治全生集》 清·王维德(公元 1740 年) 人民卫生出版社影印(乾隆五年刻本,1965 年)

《金鉴》:《医宗金鉴》 清·吴谦等(公元 1742 年) 人民卫生出版社影印(1957 年)

《幼幼》:《幼幼集成》 清·陈复正(公元 1750 年) 上海卫生出版社(1956 年)

《长沙》:《长沙药解》(黄氏医书八种) 清·黄元御(公元 1753 年) 宣统六年上海江左书林石印

《玉楸》:《玉楸药解》(黄氏医书八种) 清·黄元御(公元 1753 年) 宣统六年上海江左书林石印

《从新》:《本草从新》 清·吴仪洛(公元 1757 年) 上海科学技术出版社(1958 年)

《串雅内》:《串雅内编》 清·赵学敏(公元 1759 年) 人民卫生出版社影印(1956 年)

《串雅外》:《串雅外编》 清·赵学敏(公元 1759 年) 人民卫生出版社(1960 年)

《串雅补》:《串雅补》 清·鲁照(公元 1759 年?) 扫叶山房印行

《得配》:《得配本草》 清·严西亭等(公元 1761 年) 上海卫生出版社(1957 年)

《切用》:《成方切用》 清·吴仪洛(公元 1761 年) 上海科学技术出版社(1963 年)

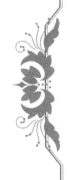

《拾遗》:《本草纲目拾遗》 清·赵学敏(公元 1765 年) 人民卫生出版社影印(1957 年)

《求真》:《本草求真》 清·黄宫锈(公元 1769 年) 广益书局石印本

《释谜》:《幼科释谜》 清·沈金鳌(公元 1773 年) 上海科学技术出版社(1959 年)

《玉尺》:《妇科玉尺》 清·沈金鳌(公元 1773 年) 上海科学技术出版社(1958 年)

《大全》:《叶天士秘方大全》 清·叶天士(公元 1775 年) 上海中央书店铅行(1954 年)

《医案》:《吴鞠通医案》 清·吴鞠通(公元 1789 年) 人民卫生出版社(1960 年)

《辑要》:《本草辑要》 清·林玉友(公元 1790 年) 道光辛卯年刊本,寸耕堂藏本

《条辨》:《温病条辨》 清·吴鞠通(公元 1798 年) 人民卫生出版社(1955 年)

《时方》:《时方妙用》《时方歌括》 清·陈修园(公元 1803 年) 人民卫生出版社影印(1956 年)

《要旨》:《女科要旨》 清·陈修园(公元 1820 年) 人民卫生出版社(1959 年)

《从众录》:《医学从众录》 清·陈修园(公元 1820 年) 上海科学技术出版社(1958 年)

《正义》:《本草本义》 清·张德裕(公元 1828 年) 清道光八年戊子(1828 年)刊本

《治全》:《外科证治全书》 清·许克唱、毕法(公元 1831 年) 人民卫生出版社(1961 年)

《霍乱》:《霍乱论》 清·王士雄(公元 1838 年) 上海科技卫生出版社(1958 年)

《重楼》:《重楼玉钥》 清·郑梅涧(公元 1838 年) 人民卫生出版社影印(1956 年)

《治裁》:《类证治裁》 清·林佩琴(公元 1839 年) 上海科学技术出版社(据光绪重刊本校印)

《分经》:《本草分经》 清·姚澜(1840 年) 成都昌福公司铅印本

《增广》:《增广验方新编》 清·鲍相璈(公元 1846 年) 上海锦章书局石印(1940 年)

《经纬》:《温热经纬》 清·王孟英(公元 1852 年) 人民卫生出版社影印(1956 年)

《害利》:《本草害利》 清·凌晓五(公元 1862 年) 手稿本

《医醇》:《校注医醇賸义》 清·费伯雄(公元 1863 年) 上海科学技术出版社(1963 年)

《汇纂》:《本草汇纂》 清·屠道和(公元 1863 年) 王宗喆校刊国医砥柱社印版(1936 年)

《笔花》:《笔花医镜》 清·江笔花(公元 1871 年) 上海科学技术出版社(据同治十年扬州文富堂刊本重校排,1963 年)

《时病》:《时病论》 清·雷丰(公元 1882 年) 人民卫生出版社(根据光绪甲申雷慎修堂本校仇排印)

《四要》:《医家四要》 清·程曦、江诚、雷大震同纂(公元 1884 年) 上海卫生出版社(1957 年)

《丛话》:《医方丛话》 清·徐士銮(公元 1886 年) 清光绪十五年己丑(1889 年)律门徐氏蝶园雕版

《便读》:《本草便读》 清·张秉成(公元 1887 年) 上海卫生出版社(1957 年)

《问答》:《本草问答》 清·唐宗海(公元 1893 年) 清光绪间善成裕记刊本

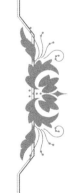